U0397363

Cancer Immunotherapy

Immune Suppression and Tumor Growth （2nd Edition）

癌症的免疫治疗：

免疫抑制与肿瘤生长 （第 2 版）

[美] 乔治 · C. 普伦德加斯特
（George C. Prendergast）
[美] 伊丽莎白 · M. 扎菲
（Elizabeth M. Jaffee）
著

主　　译：鲁　翔　苏东明
副 主 译：周　洪　尤　强　郭宏骞
学术秘书：黄　曙　程志祥　刘悦芳　王嘉显

东南大学出版社
- 南京 -

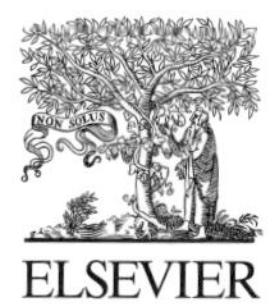

图书在版编目(CIP)数据

癌症的免疫治疗:免疫抑制与肿瘤生长:第2版 /
(美)乔治·C.普伦德加斯特,(美)伊丽莎白·M.扎菲著;
鲁翔,苏东明主译. —南京:东南大学出版社,2019.11
书名原文:Cancer immunotherapy: immune
suppression and tumor growth (2nd)
ISBN 978-7-5641-8581-7

Ⅰ. 癌… Ⅱ. ①乔… ②伊… ③鲁… ④苏…
Ⅲ. ①肿瘤免疫疗法 Ⅳ. ①R730.51

中国版本图书馆CIP数据核字(2019)第230767号

江苏省版权局著作权合同登记
图字 10-2014-208

癌症的免疫治疗:免疫抑制与肿瘤生长(第2版)

著　者	[美]乔治·C.普伦德加斯特(George C. Prendergast) [美]伊丽莎白·M.扎菲(Elizabeth M. Jaffee)
主　译	鲁　翔　苏东明
出版发行	东南大学出版社
社　址	南京市玄武区四牌楼2号　(邮编:210096)
出 版 人	江建中
责任编辑	张　慧
经　销	全国各地新华书店
印　刷	苏州市古得堡数码印刷有限公司
开　本	889 mm × 1194 mm　1/16
印　张	40.25
字　数	1050千
版　次	2019年11月第1版
印　次	2019年11月第1次印刷
书　号	ISBN　978-7-5641-8581-7
定　价	360.00元

(本社图书若有印装质量问题,请直接与营销部联系,电话:025-83791830)

序

Elizabeth M. Jaffee
The Sidney Kimmel Cancer Center at Johns Hopkins, Baltimore, MD USA
主译：鲁翔 苏东明

近年来，针对恶性细胞信号通路的抗体类药物和小分子类药物不断获准用于癌症的临床治疗，标志着癌症靶向治疗新时代的到来。免疫治疗正是靶向治疗癌症的重要手段。在这段时期，疫苗也被不断地应用于癌症的预防（如 HPV 疫苗 Gardasil ®、Cervarix ®）和治疗（如前列腺癌疫苗 Sipuleucel-T ®、Provenge ®）。作为第一个免疫调节药物，易普利姆玛（ipilimumab，商标名称为 Yervoy ®）可通过阻断 T 细胞中的 CTLA-4 信号通路增强其杀伤恶性黑色素瘤细胞的免疫活性。在免疫治疗方面取得的这一系列进展都归功于不同学科的科研人员不断深入理解不同癌症的生物学特征。这些突破性进展标志着我们进入了可以利用患者自身的免疫系统对抗肿瘤的新时代。

直到最近，人们才逐步阐明肿瘤微环境中抑制免疫系统发挥作用的因素。由于存在这些抑制因素，肿瘤微环境中的免疫系统甚至不能清除尚处于早期的恶性细胞。免疫治疗正是要打破肿瘤微环境中的这些“壁垒”。随着对不同癌症及其免疫生物学特征的理解逐步加深，研究人员不断地发现可以用于肿瘤疫苗开发的特异性靶点。人们还可以通过调节另外一些靶点，使疫苗更容易进入肿瘤微环境发挥免疫杀伤作用。我们也进一步发现，癌症细胞正是通过“绑架”肿瘤相关性成纤维细胞、调节性 T 淋巴细胞、树突状细胞、髓源性抑制细胞以及肿瘤相关性巨噬细胞等诱导肿瘤微环境中的免疫耐受。针对不同类型的恶性肿瘤，外科医生、放疗医生、肿瘤科医生与免疫学家、分子生物学家、物理学家、药理学家正在通力合作，努力寻找通过改变肿瘤微环境来改善肿瘤治疗预后的方法。新型分子生物学技术和基因改造小鼠的不断出现使得人们可以去除肿瘤微环境中的免疫抑制信号通路和其中有害的炎症反应。综合使用上述治疗手段可显著清除肿瘤微环境中的免疫“壁垒”，使癌症不再是一种致死性的疾病，有望得到完全治愈和有效预防。

《癌症的免疫治疗：免疫抑制与肿瘤生长（第 2 版）》为我们提供了癌症免疫治疗方面最新的基础与临床知识，其中的每一章节都是由本领域的著名专家撰写。鉴于癌症发生发展的过程非常复杂，当初我和 George C. Prendergast 博士规划这本书时就设想邀请与癌症研究相关的分子生物学、药理学和免疫学方面专家共同撰写这些领域的最新进展。本书第 1 版的发行当年曾引起不小的轰动，当时很多读者都反映从中学到了不少肿瘤免疫学的基础与临床知识。在出版第 2 版时，我们在保留大多数原作者的基础上，又增加了一些新的作者，以便能体现更多的新进展。这些进展包括在临床上如何综合使用外科手术、放射治疗、化学治疗与免疫治疗等手段以获得最佳的肿瘤治疗效果。

我们非常高兴地看到本书在中国的出版，衷心希望从事不同专业的中国读者能从本书中获益。同时，我们也希望本书的出版能激励更多的科学家、转化研究人员和临床医生加入我们的领域，致力于利用免疫治疗的手段战胜各种癌症，造福患者。

Elizabeth M. Jaffee

Dana & Albert“Cubby”Broccoli 肿瘤学教授
约翰 · 霍普金斯大学 Sidney Kimmel 综合癌症中心

译 者 名 单（按照所翻译的章节顺序）

鲁　翔	南京医科大学附属逸夫医院	老年医学科
苏东明	南京医科大学附属逸夫医院	病理与临床检验中心
	南京医科大学基础医学院	病理学系
何慧薇	南京医科大学第二附属医院	老年医学科
鲁　南	江苏省人民医院	生殖医学中心
刘正霞	南京医科大学第二附属医院	老年医学研究室
高　伟	南京医科大学附属逸夫医院	老年医学科
王嘉显	南京艾尔普再生医学科技有限公司	干细胞工程中心
季国忠	南京医科大学第二附属医院	消化内科
郭宏骞	南京大学医学院附属鼓楼医院	泌尿外科
李晓曦	南京医科大学基础医学院	免疫学系
梁秀彬	南京医科大学基础医学院	病理生理学系
刘　云	南京医科大学第一附属医院	老年医学科
王洪江	大连医科大学附属第一医院	乳腺外科
王　嘉	大连医科大学附属第二医院	乳腺外科
周　洪	南京医科大学基础医学院	免疫学系
尤　强	南京医科大学第二附属医院	生物治疗中心
林　岩	南京医科大学第二附属医院	肿瘤科
喻春钊	南京医科大学第二附属医院	普外科
程志祥	南京医科大学第二附属医院	疼痛科
贾支俊	南京大学医学院附属鼓楼医院	核医学科
单　清	扬州大学医学院第一医院	老年医学科
王科明	南京医科大学第二附属医院	肿瘤科
王朝霞	南京医科大学第二附属医院	肿瘤科
王雪融	南京医科大学基础医学院	药理学系
郭万华	南京大学医学院附属明基医院	核医学中心
张丽珍	南京医科大学第二附属医院	放疗科
黄　曙	淮安市涟水县人民医院	消化内科
范志宁	南京医科大学第一附属医院	消化内镜中心
陈　芳	南京医科大学基础医学院	生物化学与分子生物学系
刘悦芳	南京医科大学基础医学院	病理学系
王志梁	武汉大学中南医院	肝胆疾病研究院

其他参与翻译人员

贾　璐　江　雯　李　敏　玄文颖　尤　慧

黄玉洁　刘林卉　李　妍　王　海　赵　婷

原著编委名单

Paola Allavena, Humanitas Clinical and Research Center, Rozzano, Milan, Italy

Maria Libera Ascierto, Infectious Disease and Immunogenetics Section (IDIS), Department of Transfusion Medicine (DTM), FOCIS Center of Excellence, Clinical Center (CC) and Trans-National Institutes of Health (NIH) Center for Human Immunology (CHI),NIH, Bethesda, MD USA, Department of Internal Medicine (DiMI), University of Genoa, Genoa, Italy, Center of Excellence for Biomedical Research (CEBR), University of Genoa, Genoa, Italy

Davide Bedognetti, Infectious Disease and Immunogenetics Section (IDIS), Department of Transfusion Medicine (DTM), FOCIS Center of Excellence, Clinical Center (CC) and Trans-National Institutes of Health (NIH) Center for Human Immunology (CHI), NIH, Bethesda, MD USA, Department of Internal Medicine (DiMI), University of Genoa, Genoa, Italy

Daniel W. Beury, Dept. Biological Sciences, University of Maryland Baltimore County (UMBC), Baltimore, MD USA

Vincenzo Bronte, University Hospital and Department of Pathology, Immunology Section, Verona, Italy

Sjoerd H. van der Burg, Experimental Cancer Immunology and Therapy Group, Department of Clinical Oncology, Leiden University Medical Center, Leiden, The Netherlands

Zheng Cai, Department of Pathology and Lab Medicine, University of Pennsylvania Perelman School of Medicine, Philadelphia, PA USA

Margaret K. Callahan, Department of Medicine, Memorial Sloan-Kettering Cancer Center, New York, NY USA, Weill-Cornell Medical College, New York, NY USA

Bruce D. Car, Discovery Toxicology, Pharmaceutical Candidate Optimization, Bristol-Myers Squibb Co., Princeton, NJ USA

Gang Chen, Department of Oncology, Johns Hopkins University School of Medicine, The Sidney Kimmel Cancer Center at Johns Hopkins, Baltimore, MD USA

Mariacristina Chioda, Istituto Oncologico Veneto, Padova, Italy

Olesya Chornoguz, Dept. Biological Sciences, University of Maryland Baltimore County (UMBC), Baltimore, MD USA

Sandra Demaria, Department of Pathology, New York University School of Medicine, and NYU Langone Medical Center, New York, NY USA

Jiehui Deng, Department of Cancer Immunotherapeutics & Tumor Immunology, Beckman Research Institute and City of Hope Comprehensive Cancer Center, Duarte, CA USA

Julie Y. Djeu, H. Lee Moffitt Cancer Center, Tampa, FL USA

Sarah S. Donatelli, H. Lee Moffitt Cancer Center, Tampa, FL USA

Charles G. Drake, Department of Oncology, Johns Hopkins University, Baltimore, MD USA

Glenn Dranoff, Department of Medical Oncology and Cancer Vaccine Center, Dana-Farber Cancer Institute and Department of Medicine, Brigham and Women’s Hospital and Harvard Medical School, Boston, MA USA

Nicholas M. Durham, Department of Oncology, Johns Hopkins University, Baltimore, MD USA

Laurence C. Eisenlohr, Department of Microbiology and Immunology, Kimmel Cancer Center, Thomas Jefferson University, Philadelphia, PA USA

Leisha A. Emens, Department of Oncology, Johns Hopkins University School of Medicine, The Sidney Kimmel Cancer Center at Johns Hopkins, Baltimore, MD USA

Benedetto Farsaci, Laboratory of Tumor Immunology and Biology, Center for Cancer Research, National Cancer Institute, National Institutes of Health, Bethesda, MD USA

Taylor Feehley, Committee on Immunology, Department of Pathology, The University of Chicago, Chicago, IL USA

Paola Filipazzi, Unit of Immunotherapy of Human Tumors, Fondazione IRCCS Istituto Nazionale dei Tumori, Milan, Italy

Maria Rosaria Galdiero, Humanitas Clinical and Research Center, Rozzano, Milan, Italy, Division of Allergy and Clinical Immunology, University of Naples, Naples, Italy

Gianfranco di Genova, Molecular Immunology Group, Cancer Sciences Unit, University of Southampton Faculty of Medicine, Southampton General Hospital, Southampton, United Kingdom

Paul B. Gilman, Lankenau Medical Center, Lankenau Institute for Medical Research, Wynnewood, PA USA

Mark I. Greene, Department of Pathology and Lab Medicine, University of Pennsylvania Perelman School of Medicine, Philadelphia, PA USA

John W. Greiner, Laboratory of Tumor Immunology and Biology, Center for Cancer Research, National Cancer Institute, National Institutes of Health, Bethesda, MD USA

James L. Gulley, Laboratory of Tumor Immunology and Biology, Center for Cancer Research, National Cancer Institute, National Institutes of Health, Bethesda, MD USA
Claire Hearnden, Adjuvant Research Group, School of Biochemistry and Immunology, Trinity Biomedical Sciences Institute, Trinity College Dublin, Dublin 2, Ireland
James W. Hodge, Laboratory of Tumor Immunology and Biology, Center for Cancer Research, National Cancer Institute, National Institutes of Health, Bethesda, MD USA
Veronica Huber, Unit of Immunotherapy of Human Tumors, Fondazione IRCCS Istituto Nazionale dei Tumori, Milan, Italy
Elizabeth M. Jaffee, The Dana and Albert "Cubby" Broccoli Professor of Oncology, Co-Director of the Gastrointestinal Cancers Program, Co-Director of the Skip Viragh Pancreatic Cancer Center, Associate Director for Translational Research, The Sidney Kimmel Cancer Center at Johns Hopkins, Baltimore, MD USA
Masahisa Jinushi, Research Center for Infection-Associated Cancer, Institute for Genetic Medicine, Hokkaido University, Sapporo, Japan
Richard Jove, Molecular Medicine, Beckman Research Institute and City of Hope Comprehensive Cancer Center, Duarte, CA USA
Michael H. Kershaw, Cancer Immunology Program, Peter MacCallum Cancer Centre, East Melbourne, Victoria, Australia, Sir Peter MacCallum Department of Oncology, University of Melbourne, Victoria, Australia
Robert Kiss, Laboratory of Toxicology, Faculty of Pharmacy, Université Libre de Bruxelles, Brussels, Belgium, R.K. and G.A.R. contributed equally to this chapter
Ilona Kryczek, Department of Surgery, University of Michigan School of Medicine, Ann Arbor, MI USA
Richard A. Lake, National Centre for Asbestos Related Diseases and Tumor Immunology Group, School of Medicine and Pharmacology, University of Western Australia, Sir Charles Gairdner Hospital, Nedlands, WA 6009, Australia
Bradley W. Lash, Lankenau Medical Center
Ed C. Lavelle, Adjuvant Research Group, School of Biochemistry and Immunology, Trinity Biomedical Sciences Institute, Trinity College Dublin, Dublin 2, Ireland
W. Joost Lesterhuis, National Centre for Asbestos Related Diseases and Tumor Immunology Group, School of Medicine and Pharmacology, University of Western Australia, Sir Charles Gairdner Hospital, Nedlands, WA 6009, Australia
Charles J. Link, NewLink Genetic Corporation, Ames, IA USA
Jing Liu, School of Life Sciences, University of Science and Technology of China, Hefei, Anhui China
Nancy Luckashenak, Department of Microbiology and Immunology, Kimmel Cancer Center, Thomas Jefferson University, Philadelphia, PA USA
Ravi A. Madan, Laboratory of Tumor Immunology and Biology, Center for Cancer Research, National Cancer Institute, National Institutes of Health, Bethesda, MD USA
Laura Mandik-Nayak, Lankenau Institute for Medical Research, Wynnewood, PA USA
Susanna Mandruzzato, Department of Surgery, Oncology and Gastroenterology, Oncology and Immunology Section, University of Padova, Italy
Alberto Mantovani, Humanitas Clinical and Research Center, Rozzano, Milan, Italy, Department of Biotechnology and Translational Medicine, University of Milan, Rozzano, Milan, Italy
Ilaria Marigo, Stem Cell Biology, Department of Medicine, Division of Experimental Medicine, Hammersmith Hospital, London, UK
Francesco M. Marincola, Infectious Disease and Immunogenetics Section (IDIS), Department of Transfusion Medicine (DTM), FOCIS Center of Excellence, Clinical Center (CC) and Trans-National Institutes of Health (NIH) Center for Human Immunology (CHI), NIH, Bethesda, MD USA, Sidra Medical and Research Centre, Doha, Qatar
Veronique Mathieu, Laboratory of Toxicology, Faculty of Pharmacy, Université Libre de Bruxelles, Brussels, Belgium
Kenneth F. May, Jr., Department of Medical Oncology and Cancer Vaccine Center, Dana-Farber Cancer Institute and Department of Medicine, Brigham and Women' s Hospital and Harvard Medical School, Boston, MA USA
Andrew L. Mellor, Immunotherapy Center and Department of Medicine, Medical College of Georgia, Georgia Health Sciences University, Augusta, GA USA
Lauren M.F. Merlo, Lankenau Institute for Medical Research, Wynnewood, PA USA
Richard Metz, NewLink Genetics Corporation, Wynnewood, PA USA
Simone Mocellin, Department of Surgery, Oncology and Gastroenterology, Surgery Section, University of Padova, Italy
Richard A. Morgan, Surgery Branch, National Cancer Institute, National Institutes of Health, Bethesda, MD USA

Alexander J. Muller, Lankenau Institute for Medical Research, Wynnewood, PA USA
David H. Munn, Cancer Immunotherapy Program and Department of Pediatrics, Medical College of Georgia, Georgia Health Sciences University, Augusta, GA USA
Yasuhiro Nagai, Department of Pathology and Lab Medicine, University of Pennsylvania Perelman School of Medicine, Philadelphia, PA USA
Cathryn Nagler, Committee on Immunology, Department of Pathology, The University of Chicago, Chicago, IL USA
Amanda Norvell, Department of Biology, The College of New Jersey, Ewing, NJ USA
Anna K. Nowak, National Centre for Asbestos Related Diseases and Tumor Immunology Group, School of Medicine and Pharmacology, University of Western Australia, Sir Charles Gairdner Hospital, Nedlands, WA 6009, Australia, Department of Medical Oncology, Sir Charles Gairdner Hospital Nedlands, WA, Australia
Takuya Ohtani, Department of Pathology and Lab Medicine, University of Pennsylvania Perelman School of Medicine, Philadelphia, PA USA
Suzanne Ostrand–Rosenberg, Dept. Biological Sciences, University of Maryland Baltimore County (UMBC), Baltimore, MD USA
Christian H Ottensmeier, Molecular Immunology Group, Cancer Sciences Unit, University of Southampton Faculty of Medicine, Southampton General Hospital, Southampton, United Kingdom
Claudia Palena, Laboratory of Tumor Immunology and Biology, Center for Cancer Research, National Cancer Institute, National Institutes of Health, Bethesda, MD USA
Katherine H. Parker, Dept. Biological Sciences, University of Maryland Baltimore County (UMBC), Baltimore, MD USA
Michael A. Postow, Department of Medicine, Memorial Sloan–Kettering Cancer Center, New York, NY USA, Weill - Cornell Medical College, New York, NY USA
George C. Prendergast, Lankenau Institute for Medical Research, Wynnewood, PA USA, Department of Pathology, Anatomy & Cell Biology, Kimmel Cancer Center, Jefferson Medical School, Thomas Jefferson University, Philadelphia, PA USA
Saul J. Priceman, Department of Cancer Immunotherapeutics & Tumor Immunology, Beckman Research Institute and City of Hope Comprehensive Cancer Center, Duarte, CA USA
Jenni Punt, VMD, PhD, Haverford College, Haverford, PA USA
Gabriel A. Rabinovich, Laboratorio de Inmunopatología, Instituto de Biología y Medicina Experimental (IBYME), Consejo Nacional de Investigaciones Científicas y Técnicas (CONICET), Buenos Aires, Argentina, Laboratorio de Glicómica Estructural y Funcional, IQUIBICEN–CONICET, Departamento de Química Biológica, Facultad de Ciencias Exactas y Naturales, Universidad de Buenos Aires, Ciudad de Buenos Aires, Argentina
W. Jay Ramsey, NewLink Genetic Corporation, Ames, IA USA
Licia Rivoltini, Unit of Immunotherapy of Human Tumors, Fondazione IRCCS Istituto Nazionale dei Tumori, Milan, Italy
Gabriela R. Rossi, NewLink Genetics Corporation, Ames, IA USA
Eva Sahakian, Department of Immunology and Malignant Hematology, H. Lee Moffitt Cancer Center & Research Institute, Tampa, FL USA
Arabinda Samanta, Department of Pathology and Lab Medicine, University of Pennsylvania Perelman School of Medicine, Philadelphia, PA USA
Marimo Sato–Matsushita, Infectious Disease and Immunogenetics Section (IDIS), Department of Transfusion Medicine (DTM), FOCIS Center of Excellence, Clinical Center (CC) and Trans–National Institutes of Health (NIH) Center for Human Immunology (CHI), NIH, Bethesda, MD USA, Institute of Medical Science, The University of Tokyo, Tokyo, Japan
Natalia Savelyeva, Molecular Immunology Group, Cancer Sciences Unit, University of Southampton Faculty of Medicine, Southampton General Hospital, Southampton, United Kingdom
Jeffrey Schlom, Laboratory of Tumor Immunology and Biology, Center for Cancer Research, National Cancer Institute, National Institutes of Health, Bethesda, MD USA
Antonio Sica, Humanitas Clinical and Research Center, Rozzano, Milan, Italy, DiSCAFF, University of Piemonte Orientale A. Avogadro, Novara, Italy
Pratima Sinha, Dept. Biological Sciences, University of Maryland Baltimore County (UMBC), Baltimore, MD USA
Courtney Smith, Lankenau Institute for Medical Research, Wynnewood, PA USA
Mark J. Smyth, Cancer Immunology Program, Peter MacCallum Cancer Centre, East Melbourne, Victoria, Australia, Sir Peter MacCallum Department of Oncology, University of Melbourne, Victoria, Australia
Eduardo M. Sotomayor, Department of Immunology and Malignant Hematology, H. Lee Moffitt Cancer Center & Research

Institute, Tampa, FL USA

Freda K Stevenson, Molecular Immunology Group, Cancer Sciences Unit, University of Southampton Faculty of Medicine, Southampton General Hospital, Southampton, United Kingdom

Victoria Sundblad, Laboratorio de Inmunopatología, Instituto de Biología y Medicina Experimental (IBYME), Consejo Nacional de Investigaciones Científicas y Técnicas (CONICET), Buenos Aires, Argentina

Michele W.L. Teng, Cancer Immunology Program, Peter MacCallum Cancer Centre, East Melbourne, Victoria, Australia, Sir Peter MacCallum Department of Oncology, University of Melbourne, Victoria, Australia

Kwong-Yok Tsang, Laboratory of Tumor Immunology and Biology, Center for Cancer Research, National Cancer Institute, National Institutes of Health, Bethesda, MD USA

Hiromichi Tsuchiya, Department of Pathology and Lab Medicine, University of Pennsylvania Perelman School of Medicine, Philadelphia, PA USA

Nicholas N. Vahanian, NewLink Genetic Corporation, Ames, IA USA

Alejandro Villagra, Department of Immunology and Malignant Hematology, H. Lee Moffitt Cancer Center & Research Institute, Tampa, FL USA

Ena Wang, Infectious Disease and Immunogenetics Section (IDIS), Department of Transfusion Medicine (DTM), FOCIS Center of Excellence, Clinical Center (CC) and Trans-National Institutes of Health (NIH) Center for Human Immunology (CHI), NIH, Bethesda, MD USA

Lin Wang, Central Laboratory, Union Hospital, Tongji Medical College, Huazhong University of Science and Technology, Wuhan, China

Shuang Wei, Department of Surgery, University of Michigan School of Medicine, Ann Arbor, MI USA

Marij J.P. Welters, Experimental Cancer Immunology and Therapy Group, Department of Clinical Oncology, Leiden University Medical Center, Leiden, The Netherlands

Richard A. Westhouse, Discovery Toxicology, Pharmaceutical Candidate Optimization, Bristol-Myers Squibb Co., Princeton, NJ USA

Karrune Woan, Department of Immunology and Malignant Hematology, H. Lee Moffitt Cancer Center & Research Institute, Tampa, FL USA

Jedd D. Wolchok, Department of Medicine, Memorial Sloan-Kettering Cancer Center, New York, NY USA, Weill - Cornell Medical College, New York, NY USA, Ludwig Center for Cancer Immunotherapy, Immunology Program, New York, NY USA, The Ludwig Institute for Cancer Research, New York Branch, New York, NY USA

Hua Yu, Department of Cancer Immunotherapeutics & Tumor Immunology, Beckman Research Institute and City of Hope Comprehensive Cancer Center, Duarte, CA USA

Hongtao Zhang, Department of Pathology and Lab Medicine, University of Pennsylvania Perelman School of Medicine, Philadelphia, PA USA

Ende Zhao, Department of Surgery, University of Michigan School of Medicine, Ann Arbor, MI USA, Central Laboratory, Union Hospital, Tongji Medical College, Huazhong University of Science and Technology, Wuhan, China

Zhiqiang Zhu, Department of Pathology and Lab Medicine, University of Pennsylvania Perelman School of Medicine, Philadelphia, PA USA

Weiping Zou, Department of Surgery, University of Michigan School of Medicine, Ann Arbor, MI USA, Graduate Program in Immunology and Cancer Biology, University of Michigan School of Medicine, Ann Arbor, MI USA, University of Michigan Comprehensive Cancer Center, University of Michigan School of Medicine, Ann Arbor, MI USA

目 录

目 录

目 录

目 录

目 录

目录

目 录

目 录

第一章 1

绪论

George C. Prendergast[1,2,3] and Elizabeth M. Jaffee[4]

1. Lankenau Institute for Medical Research, Wynnewood, PA USA
2. Department of Pathology, Anatomy & Cell Biology
3. Kimmel Cancer Center, Jefferson Medical School, Thomas Jefferson University, Philadelphia, PA USA
4. The Sidney Kimmel Comprehensive Cancer Center at Johns Hopkins, Department of Oncology, The Johns Hopkins University, Baltimore, MD USA

译者：鲁翔　何慧薇

致谢

本书作者实验室的工作所获得的资助来源于：美国国立卫生研究院（NIH）项目 CA109542、CA159337 和 CA159315，New Link Genetics 公司，Sharpe-Strumia 研究基金会，Lankenau 医院基金会和 Main Line 卫生系统（GCP），以及 NIH 资助项目 R01CA122081、P50CA062924 和 P50CA088843（EMJ）。Jaffee 博士是肿瘤学领域第一位“Dana and Albert‘Cubby’Broccoli 教授职位”获得者，她也是约翰·霍普金斯大学 Skip Viragh 胰腺癌中心的副主任。GCP 是 NewLink Genetics 公司的科学顾问、资助接受者以及股东。NewLink Genetics 公司正在开发超急性疫苗，并且该公司获得了本书作者所属研究机构的专利授权以开发 IDO 和 IDO 通路的小分子抑制剂，用于治疗癌症以及其他疾病。Elizabeth M. Jaffee 发表竞争性利益声明，基于所属的研究机构把疫苗专利授权给 BioSante 制药公司和 Aduro 生物科技有限公司，这两位作者的发明都有可能在将来产生特许权使用费。

一、概要

近年来，免疫学的进展对癌症的研究产生了越来越深远的影响，这打破了过去几十年肿瘤遗传学理论在癌症研究领域所处的主导地位。近十年来，从事癌症研究的学者们都认识到，炎症和免疫逃逸在恶性肿瘤的发生发展中起到了关键作用。这一共识为未来癌症治疗的进步带来了新的理念。在本书中，我们在现有的手术、放疗和化疗等治疗手段的基础上，着重介绍免疫治疗的新观点和新技术，以期带来肿瘤学领域的变革。我们致力于探索和寻找免疫疗法和化学治疗相联合的癌症治疗方法，希望能在免疫化学疗法这个新的技术领域中促进新的思考。具体来说，我们的目标是：（1）强调免疫抑制是引起癌症的新机制。在过去十年里，免疫抑制代表了肿瘤免疫学领域的重大突破。（2）讨论免疫疗法和化学疗法应该怎样结合。二者的联合治疗不仅能够打破肿瘤诱导的免疫抑制，也能重新调整肿瘤细胞的炎症微环境，从而改善长期的临床疗效。既往许多免疫学治疗方案都聚焦在激活免疫系统的功能上，癌症具有的逃避或抑制免疫系统的能力往往会削弱这些疗法的效果。打破肿瘤细胞对机体的免疫抑制作用不仅对癌症的治疗，而且对慢性感染和老年性疾病的治疗均具有重要的意义。因此，在治疗这些疾病的过程中，有效减轻致病性免疫耐受是一个关键的挑战。为此，作者在本书中综合了不同的观点和经验，从以下几个方面为读者做了详细阐述：免疫系统的简要概述；肿瘤逃避免疫系统攻击的方式；目前临床上各种治疗癌症方法的原理，以及这些方法是如何打破肿瘤免疫耐受/抑制从而增强疗效的。本文的目标是为更有效地全力攻击肿瘤提供理论基础。在本章中，我们将回顾肿瘤免疫学思想的发展过程，讨论肿瘤免疫治疗领域所面临的关键挑战，并且对此进行概述。

二、历史背景

“我不能理解为什么人们惧怕新的思想。对我来说，最感到恐惧的是因循守旧。”

——John Cage（1912—1992）

大约从1980年起，肿瘤遗传学和肿瘤细胞生物学的观点就一直在肿瘤研究中占据主导地位。肿瘤遗传学起源于对动物肿瘤相关病毒的研究。这些理论为人们了解肿瘤发生发展的生物学机制做出了突出的贡献，也为治疗、干预和鉴定肿瘤提供了特定的靶点。随着癌基因的发现，使得“癌症是一种因为正常细胞基因出现错误而导致的疾病”的观点成为该领域的主导思想。这一理论还引导人们针对这些癌基因的产物开发抗癌药物。与之相比，“癌症是一种因免疫系统失调而导致的全身性疾病”的观点则没有引起足够的认识。经历了数十年的互相怀疑，肿瘤研究人员最终达成了历史性的重要共识，即：慢性炎症和机体免疫力的改变与恶性肿瘤的发生发展之间存在着因果关系。这一共识进一步完善了肿瘤遗传学的理论。人们越来越认识到，肿瘤遗传学所强调的“以肿瘤细胞为中心”的观点未能反映出控制肿瘤细胞生长和活动的全身以及局部组织因素。按照这些新理论开发出的分子治疗方案，虽然数量有限，但也显示出良好的临床疗效（如Bcr-Abl激酶抑制剂Gleevec®，它也许仍是目前肿瘤分子治疗手段中最成功的例子）。

在最早对肿瘤病理组织的描述中，19世纪的Virchow首先注意到在许多肿瘤中都存在炎症细胞的过度浸润。多年来，肿瘤免疫学家们曾致力于彻底了解炎症、免疫和癌症之间的关系，以期开发出可以更好地改进癌症的诊断、治疗和预后的方法。20世纪以来，随着肿瘤遗传学和“以肿瘤细胞为中心”的观点逐渐占据主导地位，研究人员忽略了肿瘤间质细胞和免疫系统在肿瘤发生发展中的作用。人们一直对于“免疫系统在癌症中是否重要”持怀疑态度。直到本世纪初，一些有影响力的综述在描述癌症重要特征时还是遗漏了免疫逃逸和炎症的内容[1]。然而，自 2000 年以来，肿瘤研究领域再次发生了根本性的转变，许多研究人员开始密切关注肿瘤间质微环境、炎症和免疫系统的改变如何影响肿瘤的发生、休眠和进展。一些著名综述最近也更新了观念，将炎症和免疫逃逸作为癌症的重要特征[2]。

随着在癌症研究中，人们对免疫学理论的日趋重视，免疫化疗和放射免疫治疗也成为癌症治疗的全新途径[3]。在过去的 25 年里，由于历史上存在固有的学术分歧，肿瘤研究领域中的肿瘤免疫学家、分子遗传学家和细胞生物学家之间的交流、理解和合作非常有限。一方面，遗传学家和细胞生物学家过于狭隘地专注于“以肿瘤细胞为中心”的观点，并且在某种程度上这种现象目前仍在持续。而在另一方面，免疫学家一直在努力理解“炎症和免疫细胞是如何促进或控制癌症”。有些根深蒂固的偏见已灌输给各领域的年轻科学家，在一定程度上进一步限制了两个理论阵营之间的沟通和互动。令人高兴的是，近年来，从现代转基因动物模型以及严格设计的临床观察中所获得的结果为这些老问题渐渐找到了答案，即：炎症和免疫功能低下是癌症发生发展的关键病理生理学基础[4]。肿瘤微环境在恶性肿瘤发展中发挥着重要作用，而免疫抑制则可促进癌细胞的增殖、生存和转移。因此，在实施免疫治疗时，为了激活免疫系统，我们需要先解除机体固有的免疫抑制机制。这个观点在肿瘤遗传学家的眼中可能会被认为和他们领域中的观点相似，即只有肿瘤抑制基因不被激活，肿瘤基因才会促进肿瘤细胞的增殖。

三、癌症的挑战

毫无疑问，癌症治疗的目标是杀死手术所不能切除的残留肿瘤细胞。然而，癌细胞的固有特征限制了现有肿瘤治疗方法的疗效。由于癌细胞来源于宿主细胞，癌细胞有着和宿主细胞相同的特征，使得治疗变得困难，由此导致的副作用也会限制其效果。此外，肿瘤的可塑性使得恶性细胞在传统的临床放射治疗和化学治疗中很快恢复活力。比如说，即使大部分的癌细胞被细胞毒性化疗药物所杀灭，只要有一小部分残留的细胞对这些药物具有耐药性，就足以使它们重新长成肿瘤。更糟的是，由于癌细胞在细胞毒性药物的选择压力下可以进化出对化疗药物的耐药性，所以新生的肿瘤也许对先前有效的疗法没有反应。确实，“选择”的概念可以让我们从整体上理解癌症这种疾病：通常是在不利于生存的条件下，某些细胞驱动了癌症的发生和发展。肿瘤细胞具有遗传可塑性（这是它们的重要特征），因此对任何致死性的压力所产生的抵抗都可能被进化选择。与治疗其他具有高度基因突变的疾病（如 HIV）类似，要想成功地打击肿瘤细胞，可能需要联合应用针对多种不同靶向分子的化疗药物。然而，由于癌细胞比 HIV 病毒的基因组更庞大，其可进化的遗传空间也更大。因此，目前乃至将来，即便是联合使用不同的治疗方案，想要有效根除肿瘤细胞仍然是一个挑战。因为癌细胞基因组在面对不同化疗药物的多重选择压力时，最终还是会通过激活其进化机制继续生存。筛选和抑制这些潜在的进化机制则是我们治疗肿瘤的重要手段。我们可以采用两种不同的策略来实现该目标：（1）将治疗的重点从对肿瘤细胞本身的打击转移到破坏维持肿瘤生长和生存的微环境上来；（2）充分激活免疫系统，使其能像清除感染一样根除肿瘤细胞。从本质上讲，前者是被动的策略，癌细胞是通过间接手段被杀死，比如抗血管生成药物通过切断肿瘤的血供间接杀死癌细胞。癌细胞对这种疗法应该很难进化出耐受性，因为肿瘤环境中的间质细胞在遗传上并没有可塑性。但是，由于其被动的本质，它们仍然容易因肿瘤细胞的进化而失去作为治疗靶点的作用，比如在抗血管生成治疗的情况下出现的仿血管生成的状态（vascular mimicry）[5]。肿瘤异质性是选择压力作用于肿瘤细胞导致的必然结果。鉴于主动免疫具有“识别”肿瘤异质性的能力，因此，采取积极的手段“唤醒”癌症患者体内的主动免疫机制是很有希望的治疗手段。在这方面，免疫系统可能特别适合于清除少量残留的肿瘤细胞，尤其是放射疗法和化学疗法都不能很好根除的休眠肿瘤细胞或肿瘤干细胞，这将有助于延长患者的疾病缓解期。当然，即使该治疗方法不能治愈癌症，而是将癌症转化为长期亚临床状态（类似于艾滋病毒感染），这也将是一个巨大的成功。鉴于肿瘤发生过程中往往出现免疫逃逸的现象，免疫治疗的关键就在于理解肿瘤如何能逃脱激活的免疫系统。只有解决这一问题，我们才能使免疫系统实现新的平衡，有利于消灭肿瘤。

四、本书的主要内容及章节介绍

本书第 2 版对第 1 版的内容进行了大幅扩充，力争反映出肿瘤免疫学和免疫化学疗法这一新兴领域的飞速进展。本书主要分为两大部分，其中每一大部分又可细分为三个小部分。第一大部分介绍了本书的主要概念，其中第一至三部分分别介绍了免疫学、肿瘤免疫学和癌症治疗的基本概念。第二大部分介绍了刺激或增强（以及检测）免疫反应的方法，其中第四至六部分重点阐述了被动和主动免疫疗法和目前已有疗法的进展，以及新开发出来的用以靶向肿瘤免疫抑制机制的治疗策略。

因为有很多从事肿瘤研究或是对肿瘤研究感兴趣的人员对这一学科的进展仍然知之甚少，第一部分介绍了免疫学的基本原理。这一部分虽然没有给出过多的细节，但是阐述了这个领域内一些重要的基础理论知识。第 2 章介绍了免疫系统的主要组成部分，包括固有免疫和适应性免疫。接下来的章节则更深入地讲解了适应性免疫系统，它主要承担杀灭肿瘤细胞的任务。第 3 章讲述了 B 细胞和抗体。第 4 章讲述了 T 细胞和细胞因子。第 5 章介绍了抗原加工以及将其呈递给适应性免疫系统的过程，这一过程是由树突状细胞等抗原呈递细胞完成的。这一章讲述了肿瘤免疫治疗，包括迄今为止第一个在美国被批准用于癌症治疗的主动免疫疗法。第 6 章介绍了黏膜免疫，该领域正受到越来越多的重视，部分原因是人们对呼吸道、消化道是如何对环境抗原产生耐受的，以及肠道微生物组是如何从整体上影响免疫系统的这两个问题越来越感兴趣[6]。

第二部分具体介绍了肿瘤免疫学的基本原理。自 20 世纪 80 年代分子遗传学的发展导致免疫学与肿瘤研究领域的主流方向分道扬镳后，免疫学又重新获得了它在肿瘤研究中的应有地位。本部分的章节着重叙述了肿瘤免疫编辑和免疫抑制机制在肿瘤进展中的重要意义。这里有两个基本的观点：亚临床型（隐匿性）癌症可能会在衰老进程中普遍发生，而临床型癌症只代表已经达到免疫逃逸的罕见病变。在癌症研究中，肿瘤发生模型曾经对“以肿瘤细胞为中心”的学说的建立起到了极大的影响；而免疫编辑的假说则提出了癌症微环境的概念。第 7 章介绍了肿瘤免疫编辑的三个基本过程——免疫清除、免疫均衡和免疫逃逸，它们分别导致了恶性肿瘤的控制、停滞和过度生长。免疫编辑始于免疫识别和对在遗传、表观遗传上已经发生改变的肿瘤细胞的攻击；与此同时，在免疫编辑过程中产生的选择性压力会驱使肿瘤发生进化和发展。在此过程中，肿瘤细胞的内在特征（如永生化、过度生长、抗凋亡和肿瘤抑制机制失活）会导致亚临床或隐匿性病变，这在临床上不具有特别重要的意义；直到这些细胞出现浸润、血管生成、转移和免疫逃逸才会表现出临床症状。在上述病理学变化中，炎性细胞表现出复杂的功能，机体免疫力也随之变化。第 8 章主要讨论了免疫监视的内容，包括“危险信号”的产生，以及针对肿瘤细胞的固有免疫和适应性免疫应答的激活。第 9 章讨论的是肿瘤细胞免疫“雕刻”的进程，这个过程是免疫细胞和肿瘤细胞之间斗争演变的结果，着重探讨自然杀伤细胞（NK 细胞）在炎症肿瘤微环境中起到的关键作用。第 10、11 章是关于免疫逃逸的内容。第 10 章关注了以 Th17 辅助细胞为基础的免疫抑制机制进展。第 11 章则对免疫抑制网络进行了更广泛的讨论。肿瘤细胞通过改变肿瘤免疫抑制网络和免疫编辑过程，从而逃避机体的免疫控制，最初肿瘤只是在局部生长，但最终会发生侵袭和转移，使临床治疗以失败告终。

第三部分介绍了癌症治疗方案开发方面的内容，包括药理学和安全性评估、癌症疫苗和免疫治疗等。第 12 章介绍了细胞毒性药物的化学治疗，这依然是肿瘤学家采用的主要治疗方法。第 13 章对“经典”细胞毒性药物以及现代分子靶向治疗药物的药理学和安全性评价进行了概述，旨在用一个相对安全有效的方式在肿瘤细胞中实现精准治疗（药效学）。第 14 章回顾了使用单克隆抗体对癌症进行被动免疫治疗的方案。这个领域在既往 20 年里取得了巨大成功，而且在癌症治疗中可能还会发挥更大的作用。针对 T 细胞的负向调节通路，美国最近已批准抗 CTLA-4 的治疗方法（ipilimumab 或 Yervoy ®），这在后一章节将会重点讨论。第 15 章介绍了主动免疫治疗，着重介绍了癌症疫苗。虽然多年来癌症疫苗的研究结果并不令人满意，但将会有所突破，即通过联合靶向治疗减轻肿瘤免疫抑制以增强临床疗效（如第五、六部分所述）。第 16 章介绍了免疫检测的方法，即在治疗对象免疫指标质或量变化的基础上，制订和开发指南以指导免疫治疗的应用。这个领域包括免疫药理学的一般概念，对不同疾病的患者制订个性化治疗方案则变得至关重要。

本书的第二大部分从第四部分开始。这部分阐述了如何使用免疫治疗提高患者生存率。第四部分介绍了利用不同的被动或主动免疫攻击肿瘤的方法，重点在于免疫细胞疗法、疫苗和免疫检测点抗体等。这些方法都是通过逆转肿瘤免疫抑制机制使患者受益，并减少患者对化疗的需求（传统的化疗也许最终部分会被免疫治疗所替代）。第 17 章涉及 T 细胞过继治疗，主要聚焦于如何通过 T 细胞受体改造最大限度地发挥治疗作用。

第 18 章和 19 章提供了从第一批由美国 FDA（美国食品药品管理局）批准的主动和被动免疫治疗中获得的经验教训，即自体树突状细胞疫苗 sipuleucel-T（Provenge®）和抗 CTLA-4 抗体 ipilimumab（Yervoy®）。在有效提高肿瘤抗原呈递的方案中，Provenge® 毫无疑问是众多策略中第一个能提高癌症患者体内树突状细胞活性的方法。而 Yervoy® 则是第一个阻断负性免疫共调节信号（免疫检控点信号）的方法。第 20 章描述了人们从开发肿瘤抗原疫苗 PSA-TRICOM 过程中得到的经验教训。它和 Provenge® 一样，都是为治疗前列腺癌而开发的。作为癌症疫苗开发的经典案例，该项目多年来已经获得许多重要进展。第 21 章阐述了疫苗佐剂。在 20 世纪 50 年代，引入合适的佐剂对提高传染病疫苗的预防接种效果产生了巨大的影响，也许在癌症疫苗中使用佐剂对肿瘤的治疗和预防也会有相似的效果。

第五部分讲述了如何通过联合使用免疫治疗和化学治疗来改善临床疗效（图 1.1）。虽然肿瘤药理学和肿瘤免疫学都是快速发展的领域，人们对于在临床前和临床研究中如何联合使用这两种肿瘤治疗方法还知之甚少。随着时代的进步，肿瘤药理学和肿瘤免疫学越来越趋于融合[3]，但即使有现存的研究工具，两个学科之间缺乏沟通和交流仍然是限制免疫化学疗法发展的障碍。本书的这个部分强调了一些与此有关的多学科交叉研究

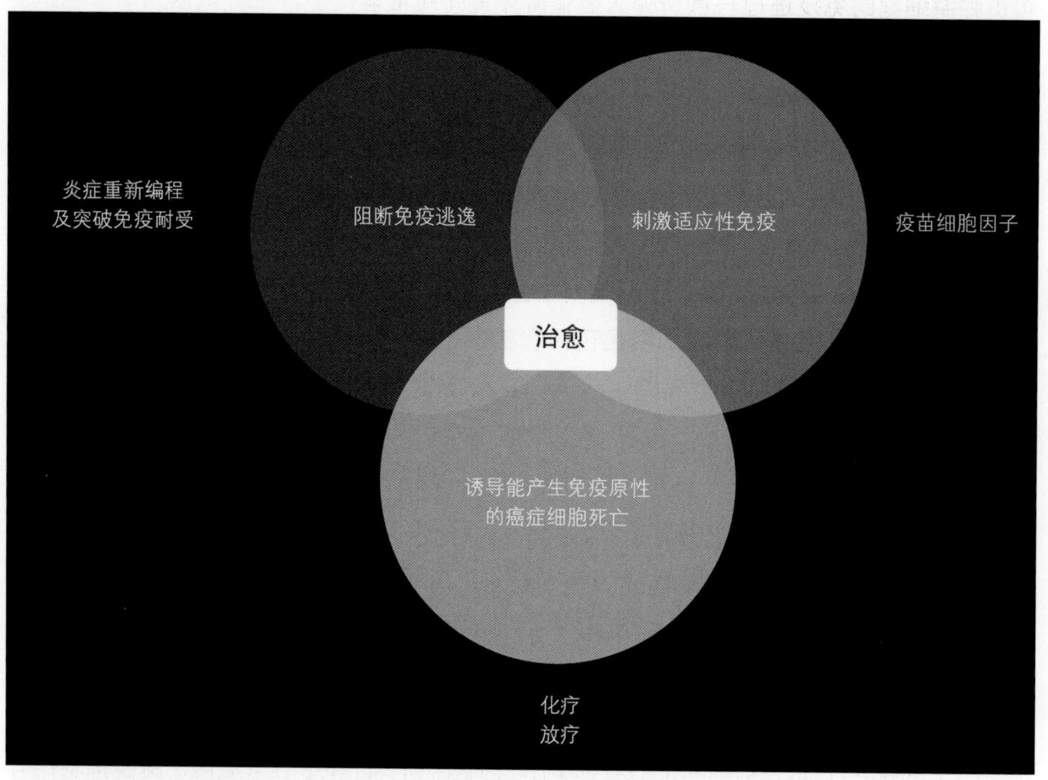

图 1.1　未来的免疫疗法

免疫学理论与癌症研究主流思想的重新结合，促进了肿瘤综合治疗手段的创新和演变。这些新的治疗方法能够激活免疫系统，减轻肿瘤细胞对机体免疫系统的抑制作用，促进具有免疫原性的肿瘤细胞的死亡。肿瘤细胞在破坏了机体免疫防御机制的同时，还使肿瘤微环境的性质从拮抗肿瘤生长变成促进肿瘤生长。因此，理想的免疫化疗药物应能重塑肿瘤炎症微环境或阻断肿瘤产生的免疫耐受，从而激活免疫反应，杀死癌细胞。从遗传学的角度而言，重塑免疫微环境和清除免疫耐受都是一回事[8]。

和临床试验之间的争论。第 22 章以组蛋白去乙酰化酶（HDAC）小分子抑制剂的应用作为例证，说明表观遗传修饰可能对癌症的免疫微环境和癌细胞本身都很重要。第 23 章讨论了用来鉴定免疫治疗耐受的工具，包括影响基因表达的表观遗传学变化。第 24 章讨论的是传统的细胞毒性化学疗法如何通过刺激免疫活性促进临床疗效。有些研究结果早已存在，但并没有得到广泛共识，直到最近人们才能从机制上解释传统化疗激发免疫效应的机制。在这部分的最后，第 25 章讨论了如何联合应用细胞毒性化疗与主动免疫疗法产生最佳效果。此前这种观点都被视为异端，人们过去认为化疗只会破坏免疫系统，从而阻碍免疫治疗的效果。现在，我们越来越清楚这种观念是错误的。确实，随着大家开始逐渐接受传统细胞毒性化疗方法可以（或是一定）与免疫治疗相结合的观点，我们认为或许二者之间的结合能够促进持久的临床效果和患者的长期生存。

第六部分介绍了由肿瘤细胞引起机体产生免疫抑制的分子机制。该领域进展迅速且令人兴奋。利用这些新知识，通过制订合理的治疗方案抑制或防止免疫逃逸，从而使得清除这些恶性细胞成为可能。本章的一个共同点是从不同的角度对骨髓细胞进行了描述。骨髓细胞源自固有免疫系统，它参与构成了支持肿瘤浸润、转移和发展的炎症状态。肿瘤基质中包含大量的这些骨髓来源的细胞。事实上，最近的科研结果认为导致免疫逃逸的机制与引起癌症相关炎症的机制在基因上相互重叠[8]，也许主要涉及骨髓细胞。这样，纠正肿瘤细胞的免疫逃逸与重塑肿瘤炎症微环境同样重要。

目前已有不同的方法用于评估临床免疫治疗的效果。第六部分讲述了涉及这些方法的各种细胞学原理和分子生物学原理。第 26 章讨论了髓样细胞中的 JAK/STAT 信号通路。针对该信号通路的抑制剂是早期被批准用于肿瘤临床治疗的抑制剂之一。第 27 和 28 章关注了我们十分感兴趣的两种髓样细胞亚群——肿瘤相关巨噬细胞（tumor-associated macrophage，TAM）和骨髓来源的抑制细胞（myeloid-derived suppressor cell，MDSC），它们都参与构建了利于肿瘤细胞生长的免疫微环境。第 29 章介绍了超急性疫苗，这是一种全新的非自体全肿瘤细胞疫苗。它主要是利用超急性异体移植排斥反应的原理重塑与肿瘤抗原呈递相关的炎症环境。早期的临床试验表明，超急性免疫反应通过募集嗜酸性粒细胞广泛减轻针对肿瘤抗原的抑制。剩余的章节从免疫抑制的细胞机制转移到了分子原理。第 30 章讨论了与肿瘤相关的外泌体的工作。外泌体是细胞分泌的小囊泡，在组织间传达激素样的信息（如蛋白质、小分子 RNA 和其他成分）。外泌体在肿瘤微环境中使树突状细胞对抗原产生耐受，并介导关键的抗炎和免疫调节信号，具有治疗和改善预后的作用。第 31 至 34 章聚焦在半乳糖凝集素、吲哚胺 2,3- 双加氧酶（IDO）、精氨酸酶和一氧化氮（一氧化氮合酶）免疫调节的分子机理。这其中还包括了肿瘤免疫代谢这个充满吸引力的新领域。总体看来，越来越多的证据表明，这些细胞和分子可能广泛地参与了癌症的免疫抑制过程，这使我们对这类抑制剂的临床研究产生了极大兴趣。这些抑制剂可以削弱上述由细胞、分子所建立的用来帮助肿瘤逃避免疫控制的机制。目前，人们在临床前的动物研究中已经发现，通过削弱肿瘤的免疫逃逸机制可以获得较好的治疗效果，并通过早期临床试验对这些发现进行验证。

综上所述，在这一部分的各章节中，作者讨论了不同类型的免疫治疗方法。这些疗法针对免疫系统的不同机制，从而更有效地攻击和消除肿瘤细胞。迄今为止，癌症免疫学家大多倾向于生物疗法，但对癌症药理学或遗传学知之有限。与之相反，癌症遗传学家和药理学家往往更倾向于小分子药物疗法，但对癌症免疫学或基于免疫的治疗知之有限（除了被动免疫疗法，如抗体）。在过去十年中，免疫化学治疗取得了令人瞩目的进展，希望本书的出版可以从理论和临床实践的角度促进这两个仍然是相对独立学科之间的融合。随着癌症生物学和免疫学的逐渐融合[7]，免疫化学治疗这个新概念也随之形成。这也许会把我们与癌症间的全面战争带入新的阶段。我们有希望能够更好地征服这种可怕的疾病。

参考文献

[1] Hanahan D, Weinberg RA. The hallmarks of cancer. Cell, 2000, 100: 57 - 70.

[2] Hanahan D, Weinberg RA. Hallmarks of cancer: the next generation. Cell, 2011, 144: 646 - 674.

[3] Prendergast. Immunological thought in the mainstream of cancer research: past divorce, recent remarriage and elective affinities of the future. OncoImmunology, 2012, 1: 1 - 5.

[4] Dunn GP, Old LJ, Schreiber RD. The three Es of cancer immunoediting. Ann Rev Immunol, 2004, 22: 329 - 360.

[5] Folberg R, Hendrix MJ, Maniotis AJ. Vasculogenic mimicry and tumor angiogenesis. Am J Pathol, 2000,156: 361 - 381.

[6] Cho I, Blaser MJ. The human microbiome: at the interface of health and disease. Nat Rev Genet, 2012, 13: 260 - 270.

[7] Prendergast GC, Jaffee EM. Cancer immunologists and cancer biologists: why we didn't talk then but need to now. Cancer Res, 2007, 67: 3500 - 3504.

[8] Prendergast GC, Metz R, Muller AJ. Towards a genetic definition of cancer–associated inflammation: role of the IDO pathway. Am J Pathol, 2010, 176: 2082 - 2087.

第一部分 1

免疫学的基本理论

免疫系统的组成

原作者：Amanda Norvell

Department of Biology, The College of New Jersey, Ewing, NJ USA

译者：鲁翔　高伟

一、概要

免疫系统由多种细胞、分子和器官组成。它精巧地保护着机体免受各种外源性病原体和肿瘤细胞的伤害。适当的保护性免疫应答需要多种细胞精确合作，一旦发生紊乱，会导致自身免疫性疾病或免疫缺陷等严重后果。本章将对人类免疫系统进行简要概述，阐明免疫系统的组成，介绍主要的免疫细胞及免疫应答类型，为后续章节提供一个概念性框架。

简单地说，免疫系统的功能就是识别和清除危险因素。为了实现这种功能，免疫系统需要完成两个关键步骤：首先是识别，即通过免疫细胞表面的特异性受体识别有害物质，即“抗原”；然后是效应性应答，即提供保护性的细胞行为——清除或中和抗原的保护性应答，涉及多种不同类型的细胞之间以及不同细胞应答之间的协同作用。细胞之间的相互联系既可以通过细胞间接触，也可通过细胞分泌能被其他细胞所接收的化学信号来完成。巨噬细胞和树突状细胞等在识别外来细胞后启动各种机制，以增强它们的攻击或清除病原体的能力；或以向其他免疫细胞发出预警信号的方式来参与免疫应答。其他专职免疫细胞，如淋巴细胞会在体内循环和巡逻中发现外来物质。每个淋巴细胞只能识别单一抗原，因而对机体的保护实际上是由循环中的多种淋巴细胞来实现的。特定的淋巴细胞一旦遇到抗原便通过增殖分化参与免疫应答，形成具有特定功能的免疫细胞，例如能够直接杀伤靶细胞的细胞毒性 T 淋巴细胞（CTLs），以及留在体内长期生存的记忆细胞，一旦再次遇到相同抗原，便可迅速反应。一方面，单个细胞中发生的分子事件非常关键，是科学家广泛研究的对象。同时，多种细胞之间的相互配合为机体提供强有力的保护来防御各种危险；而自身免疫性疾病或免疫缺陷疾病中，免疫应答如何发生功能失调，也都是人们研究关注的热点。

免疫系统的研究始于对人类健康的关注以及对微生物所引起疾病的理解。免疫学作为独立的研究领域，是在 19 世纪从 Louis Pasteur 和 Robert Koch 等科学家研究细菌感染理论开始的。一旦确认某种微生物能够致病，接下来就需要研究如何保护机体免于感染。有关免疫学的记载可追溯到古希腊人患病康复后获得了对疾病的自然免疫这个现象。这在当时引发了人们对暴露于病原微生物时如何产生保护力的思考。这种特性被称为免疫记忆，是免疫应答最重要的特征之一。免疫系统不但能够记住曾经遭遇的外来抗原，而且再次遭遇相同抗原时，能够启动更快速、更有效的再次免疫应答。免疫记忆是疫苗接种的理论基础，目前对其研究主要集中于如何提高对特定病原体或肿瘤的保护性清除和获得长效免疫力方面。

二、主要的免疫组织和器官

免疫系统由全身相互关联的不同细胞和组织组成。这些细胞大部分处于血液循环或者迁移过程中。构成免疫系统的主要细胞类型将在后文介绍。淋巴器官包括初级淋巴器官（骨髓和胸腺）以及次级淋巴器官（包括局部淋巴结和脾脏）。它们通过血液和淋巴循环相互联系。初级淋巴器官是白细胞生成和分化的场所，而次级淋巴器官和初级淋巴器官以外的循环系统统称为外周淋巴组织。淋巴结和脾脏可以过滤和诱捕来源于组织中、通过淋巴液或者血液运输的外来物质和细胞。此外，次级淋巴器官还提供一个有序的免疫应答场所，免疫细胞在此能遇到外来抗原并与其他免疫细胞相互作用，从而启动免疫应答。大多数次级淋巴器官通常具有厚胶囊、芸豆状等相似的结构[1]。不同亚群的免疫细胞在器官特定区域富集。在淋巴组织内，人们可以从形态学上区分皮质、副皮质和髓质等区域。血液和淋巴液分别通过输入和输出管道进出淋巴器官。此外，脾脏高度专一化的区域称为生发中心，是免疫应答过程中记忆 B 细胞形成的必需场所[2-3]。

三、免疫细胞

免疫系统的细胞主要可分为三大类：淋巴细胞，包括 T 细胞、B 细胞和自然杀伤细胞（NK 细胞）；髓系细胞，包括抗原呈递细胞，即巨噬细胞和树突状细胞（DCs）；粒细胞，如中性粒细胞、嗜碱性粒细胞和嗜酸性粒细胞。这些细胞大多数来源于普通造血干细胞（图 2.1）。成人的骨髓是最主要的造血器官。骨髓微环境包括上皮细胞和基质细胞等多种支持细胞，以促进处于发育过程中的血细胞的增殖和分化。在人体发育过程中，造血部位不停变换：最初，胎儿期中血细胞主要来源于胎肝，随发育过程转移至胎儿脾脏；至出生前后，造血部位转移至骨髓。所有血细胞，包括红细胞和免疫系统的白细胞，都是从具有自我更新能力的造血干细胞分化成的多能祖细胞发育而来[4]。这些祖细胞向下分化为两类细胞系统：一是淋巴细胞，进一步发育成 B 细胞、T 细胞系或者 NK 细胞；另一类是粒 / 单核祖细胞，能够分化为树突状细胞、巨噬细胞、中性粒细胞、嗜酸性粒细胞、嗜碱性粒细胞、肥大细胞、巨核细胞或红细胞等。除了 T 细胞在骨髓中产生并迁移至胸腺继续成熟和发育外，其余的血细胞均在骨髓中按特定步骤分化后进入外周循环成熟，成为有功能的细胞。最近的相关研究发现：脐带血同样富含造血干细胞，这不仅为需要骨髓移植的患者提供了新的治疗选择，而且进一步加深了人们对脐血干细胞生物学的理解。以往出生时被丢弃的脐血如今已成为可通过非侵入性途径获取的相对无争议的干细胞来源 [5]。虽然目前决定发育中血细胞命运的内外部信号还未完全阐明，但揭示特定祖细胞定向分化为 B 细胞而非 T 细胞的机制将对免疫缺陷病或白血病等疾病的治疗具有重要意义 [6]。

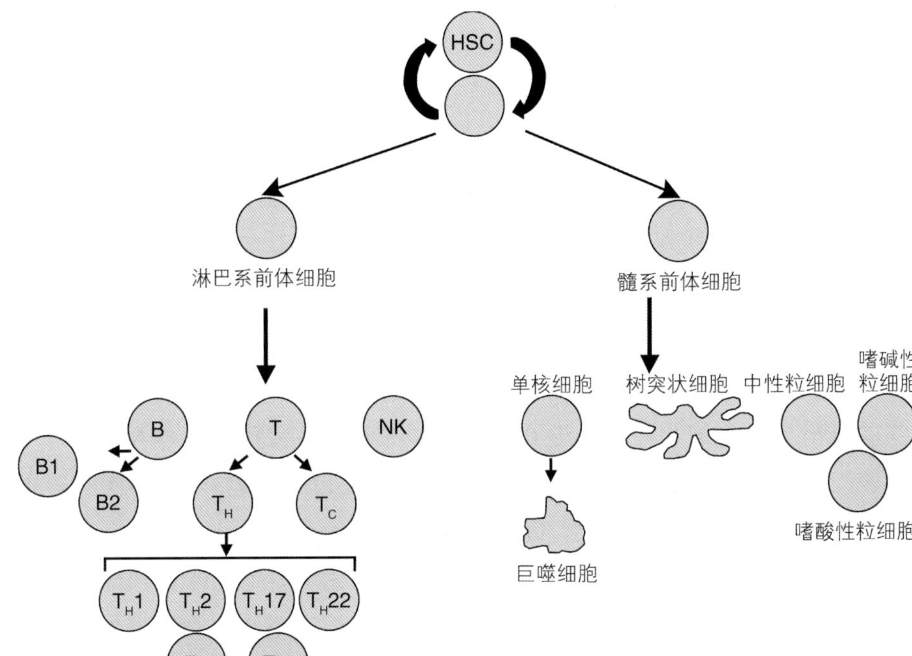

图 2.1　免疫系统主要细胞（示意图）
起源于普通造血干细胞的血细胞分化产生两类细胞系：淋巴细胞系和髓细胞系。淋巴祖细胞进一步分化为 B 细胞、T 细胞或自然杀伤细胞；成熟粒细胞包括中性粒细胞、嗜碱性粒细胞和嗜酸性粒细胞，树突状细胞和单核/巨噬细胞组成了成熟的单核细胞系。

A. 淋巴细胞

B 淋巴细胞：B 细胞是循环淋巴细胞，因起源于鸡的腔上囊而得名。所有 B 细胞可通过其表面特异性表达的 CD45 蛋白来辨别；这一蛋白的变体叫 B220，是一个泛 B 细胞标记。B 细胞具有两类明显不同的亚群：B1 细胞和 B2 细胞 [7]。B1 细胞是一群生命周期较长、具有自我更新能力的淋巴细胞，主要位于腹膜腔和胸膜腔。这些细胞表达低水平 B220，其中许多细胞表面还表达 CD5。大部分 B 细胞属于 B2 细胞类别，这些 B 细胞也叫“传统 B 细胞”，其特征是表达高水平的 B220。因为 B2 细胞是 B 细胞主要群体，因而本章只着重于讨论 B 细胞中的 B2 细胞亚群。最后，所有 B 细胞表达抗原受体。B 细胞识别抗原后开始分裂，部分分化为浆细胞，并分泌可溶性免疫球蛋白分子（亦称为抗体）。

T 淋巴细胞：T 细胞因其在人类胸腺成熟而得名。成人中早期的 T 细胞来源于造血组织（如骨髓），然后迁移到胸腺继续发育 [8]。成熟的 T 细胞离开胸腺进入外周循环进行增殖。然而，与细胞群组成成分相对单一的 B 细胞不同，T 细胞按照特异性表面标记物不同，在表型和功能上可以被分为许多不同亚群。正如 B220 作为所有 B 细胞的标记物一样，由多个表面糖蛋白组成的 CD3 复合物是泛 T 细胞标记物。

辅助性 T 淋巴细胞：大约 60% 的成熟 T 细胞是辅助性 T 细胞（Th），可通过其表面表达的 CD4 来鉴别。这类淋巴细胞通过分泌可溶性化学信号即细胞因子、表达于细胞表面的膜结合分子以及细胞表面分子介导的细胞 - 细胞接触等途径来帮助免疫系统中其他细胞完成功能 [9-10]。

细胞毒性 T 淋巴细胞：外周 T 细胞中的第二大亚群是细胞毒性 T 细胞（CTLs），可以通过其表面表达的 CD8 来鉴别 [11]。这些 T 细胞具有识别并杀死被病毒感染的细胞或肿瘤细胞的能力。在识别发生变化的自身细胞后，CTLs 通过诱导感染细胞或癌细胞的凋亡程序来消灭靶细胞。

调节性 T 淋巴细胞：调节性 T 细胞（regulatory T cells, Tregs）是 $CD4^+$T 细胞的一个小亚群，同时持续表达 CD25（IL-2 受体 α 链）。Tregs 分为两种：一种是在正常胸腺发育过程中出现的（固有型或 nTregs），另一种是在外周诱导的（诱导型或 iTregs）。Tregs 在预防自身免疫性疾病方面发挥重要作用，因转录因子 Foxp3 基因突变而导致的调节性 T 细胞发育不全，可引起自身免疫综合征的发生 [12-14]。

自然杀伤细胞：自然杀伤细胞（natural killer, NK）是第三类淋巴细胞，由于体积更大且胞内富含颗粒，在显微镜下可与 B 细胞和 T 细胞相区分。NK 细胞的命名源于它们能够通过不同的分子途径直接杀死靶细胞。NK 细胞可以根据其细胞表面表达的标记物进行鉴别，NK 细胞不表达 CD3（据此可以与 T 细胞区分），但所有 NK 细胞均表达 CD16（Fc 受体分子）和 CD56（黏附分子）。NK 细胞群可基于 CD56 的表达差异进一步分类，大约 90％的循环 NK 细胞表达低水平 CD56，另外 10％的循环 NK 细胞在细胞表面表达高水平 CD56。在功能方面，CD56 表达相对较低的 NK 细胞具有更高的细胞杀伤活性，而 CD56 表达较高的 NK 细胞可以大量分泌各种细胞因子 [15-17]。

B. 抗原呈递细胞

T 细胞只能识别自身 MHC 分子呈递的抗原肽（这些将在下文中详细讨论）。这一事实说明，T 细胞需要其他类型细胞的协助才能完成工作。对于 Th 细胞来说，完成这一过程必须有专职抗原呈递细胞（APCs），包括树突状细胞、巨噬细胞和 B 细胞的参与 [18-22]。巨噬细胞和树突状细胞均为髓系来源。这群细胞在寿命和表型特征上更具异质性。然而，所有三类 APCs 均可通过胞吞途径内化细胞外分子并将其降解，由此产生的被内化蛋白的肽片段通过主要组织相容性复合物（MHC）Ⅱ类分子呈递在 APC 表面。巨噬细胞和树突状细胞通过吞噬作用或通过受体介导的内吞作用内化抗原；而 B 细胞只能通过受体介导的内吞作用内化抗原。

巨噬细胞：巨噬细胞由外周循环中的单核细胞分化而来，具有吞噬活性，并能产生大量的细胞因子。单核细胞一旦离开骨髓，经过短时间经循环系统迁移到特定组织，分化成组织巨噬细胞。一些巨噬细胞群仍存在于特定组织，成为“定居巨噬细胞”；而其他巨噬细胞可以在体内继续迁移，成为“浸润性巨噬细胞”。正如不同的 Th 细胞亚群可以通过不同的细胞因子表达模式来区分，巨噬细胞亚群可通过其分布部位、功能活性和细胞因子表达谱来进一步区分[19-20]。

树突状细胞：树突状细胞（dendritic cell, DC）最初是根据其形态而命名的，它们有细长而精致的分枝，看上去类似于神经元的树突。DCs 有两个主要亚群：髓系 DCs 和浆细胞样 DCs，分别来源于不同类型的前体细胞。这些主要的 DCs 亚群根据其表面表达的特异蛋白和细胞因子的不同还可以进一步进行分类。树突状细胞是强有力的抗原呈递细胞。这主要依赖于它们有很大的表面积，以及其表面高表达的 MHC Ⅱ类分子。DCs 在促进免疫应答过程中发挥极其关键的作用。有趣的是，它们在防止不适当的自身反应性免疫应答中也发挥关键作用[22]。拉尔夫·斯坦曼由于一生致力于研究 DCs 在免疫应答中的关键作用而成为 2011 年诺贝尔生理学或医学奖的获得者。

四、免疫应答

概括地说，免疫系统可以分为固有免疫系统和适应性免疫系统两大部分。然而，这种分类方法并不是绝对的，因为特定的细胞类型和免疫应答可以在这两种分类中同时存在。此外，固有免疫应答可对适应性免疫应答中细胞反应的效率和强度产生显著的影响[23]。巨噬细胞和树突状细胞是这两个分支间的关键桥梁。没有这些细胞，适应性免疫应答是不可能启动的。针对传染性病原产生的固有免疫应答是迅速广泛的防御反应；而启动适应性免疫应答需要的时间相对更长，但其一旦激活，将为机体提供高度特异性且持久的保护。这两个免疫应答系统的相互合作可以为机体提供有效的保护，以抵抗外源性病原和内源性“危险”（如肿瘤等）。

固有免疫，又称天然免疫，存在于包括植物和简单多细胞动物的整个系统生物进化过程中。参与固有免疫应答的细胞群和细胞应答非常多样化。固有免疫系统通过物理性或生理性屏障防御微生物的定植。皮肤是固有免疫应答系统的组成部分之一，是创伤或虫咬后病原体进入机体必须穿透的第一道防线。同样，胃内 pH 值不适合许多微生物生长，也是有效的生理性屏障。巨噬细胞、粒细胞与 NK 细胞是参与固有免疫应答的主要细胞类型。

人们在很久之前就认识到固有免疫细胞在适应性免疫应答中扮演着呈递抗原的角色。固有免疫细胞识别外源性细胞并做出应答是在不久前才得以被认识。最著名的开创性工作当属 2011 年诺贝尔生理学或医学奖获得者 Bruce A. Beutler 和 Jules A. Hoffmann 的研究，他们揭示了固有免疫细胞识别微生物的过程[24-25]。微生物，包括细菌、病毒、真菌和各种寄生虫均含有人体细胞所不具备的保守序列。例如，脂多糖（LPS）是革兰氏阴性细菌胞外膜上的多糖成分，而双链 RNA 结构是许多病毒的特征，人类细胞通常不具备这些特征。与微生物相关的分子序列统称为病原相关分子模式（pathogen-associated molecular patterns，PAMPs）。这些 PAMPs 可被表达于各种各样固有免疫细胞（包括 NK 细胞、巨噬细胞和树突状细胞）的受体即模式识别受体（pattern recognition receptors，PRRs）所识别[26]。目前人们已发现多个 PRR 家族，包括维甲酸诱导基因 I（retinoic acid-inducible gene I，RIG-I）样受体家族和 C- 凝集素[27]。首先被发现且研究最多的 PRRs 家族是 Toll 样受体（Toll-like receptors, TLRs）。TLRs 因其与果蝇 Toll 蛋白同源而得名[28]，是表达于细胞表面或细胞内膜（如内体）上的跨膜蛋白。目前，人体内已经鉴定出 13 种不同的 TLRs 蛋白，广泛表达于包括固有免疫细胞、淋巴细胞及上皮细胞群等各种细胞类型。TLRs 与配体结合后引起信号级联反应，最终启动细胞应答。例如，TLR4 识别 LPS 后，信号通过巨噬细胞和 DCs 表面的 TLR4 将信号向下游传递，上调炎症因子，如白介素 6（IL-6）、干扰素 β（IFN-β）和肿瘤坏死因子 α（TNF-α）的表达。TLRs 与配体结合后可以启动不同的细胞反应，包括激活适应性免疫应答、炎症反应，甚至组织修复[25]。然而，PRRs 如何介导适宜的免疫应答，如何从无害微生物（如肠道共生菌）中区分病原性微生物的机制还未完全阐明。

适应性免疫应答系统主要由 B 淋巴细胞和 T 淋巴细胞组成。这些细胞能识别特异性抗原并对抗原刺激产生应答。适应性免疫应答具有五个典型特性，即特异性、可诱导性、多样性、记忆性和自身无反应性。从 20 世纪开始，理解这些特性是如何获得的、如何有效地利用这些特性来预防感染和疾病一直是免疫学研究的重点。适应性免疫应答有两种类型：体液免疫应答和细胞免疫应答，分别由 B 细胞和 T 细胞介导。体液免疫应答以产生可溶性免疫球蛋白或抗体为特征。这些蛋白最终结合到靶抗原，并对这些抗原进行破坏或清除；对于毒素或病毒分子，抗体的结合可使其失活。细胞介导的免疫应答更具多样性，特异性 T 细胞或 NK 细胞可杀伤病毒感染细胞或癌细胞。同时，T 细胞也可以释放细胞因子并活化其他细胞。

五、淋巴细胞对抗原的识别

免疫细胞在血液循环中持续寻找入侵的微生物、其他危险入侵者或异常的自身细胞。已进入外周的淋巴细胞如果没有接触抗原，则称为初始淋巴细胞，其寿命有限。特异性淋巴细胞必须接受合适的抗原刺激后才能启动体液免疫应答或细胞免疫应答。这一机制保证淋巴细胞在没有抗原刺激的情况下不会分化为效应细胞。特定 B 细胞或 T 细胞识别特异性抗原是免疫应答的首要步骤。

B 细胞和 T 细胞共有的关键特征之一是表面表达单一的特异抗原受体。B 细胞表面的抗原受体是一种膜结合免疫球蛋白分子（表面 Ig 或 sIg）[29-30]；而 T 细胞抗原受体是一种与细胞膜结合的异源二聚体蛋白，称为 T 细胞受体（TCR）[31]。每个淋巴细胞的抗原受体是特异的，只能与某一表位（抗原表位）结合。抗原受体上抗原结合位点的氨基酸序列可与抗原表位以非共价结合启动生化信号级联反应，最终导致淋巴细胞活化。然而由于 sIg 和 TCR 胞内段较短，不能传导胞内生化信号，这两种类型抗原受体都要依靠与其他分子（B 细胞上 Ig-α 和 Ig-β 蛋白之间的联系，T 细胞上 CD3 复合体蛋白）协同来实现这一目标。适当的外来抗原刺激可引起活化的 B 细胞和 T 细胞分裂，生成多个自身拷贝，而这些子细胞又继续分化为功能性效应细胞和长寿命记忆细胞（图 2.2）。重要的是，这些子代效应细胞和记忆细胞的抗原特异性与亲代完全相同。这种单个细胞识别外来抗原，并产生大量具有相同特异性的效应细胞和记忆细胞应答能力的特性，被

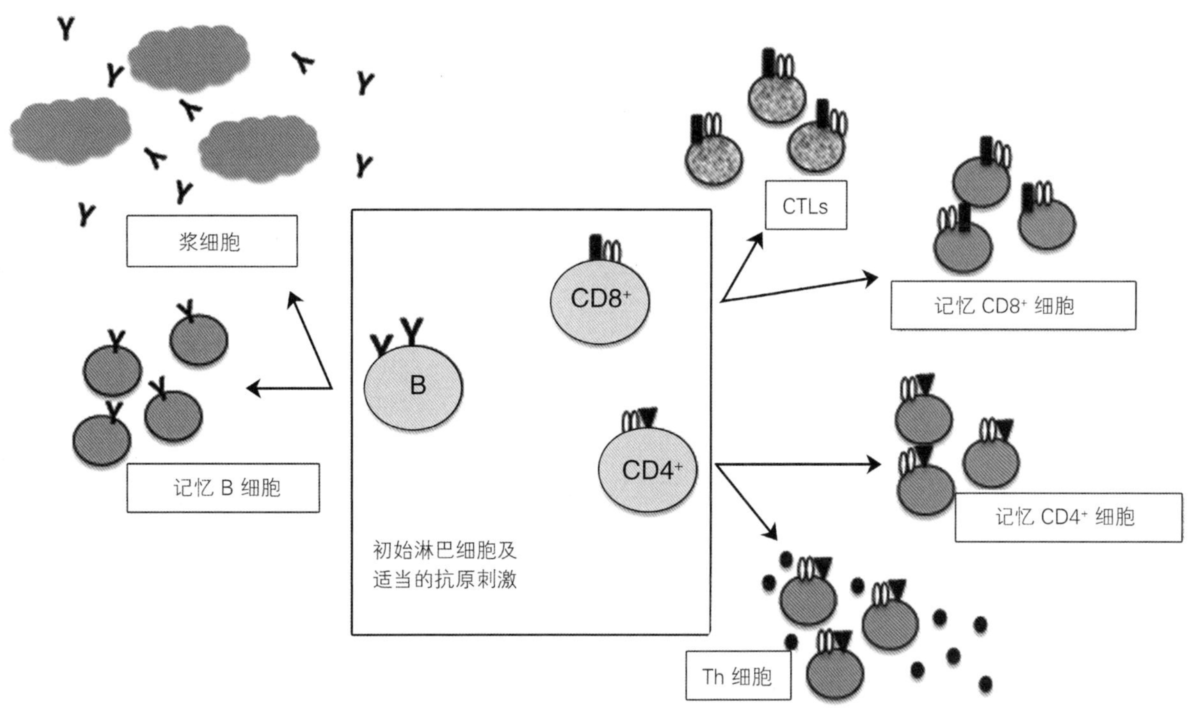

图 2.2　适当的抗原刺激后，初始淋巴细胞分裂并分化为效应细胞和记忆细胞群

记忆淋巴细胞保留了与亲代细胞相同的抗原特异性。效应 B 细胞，又称浆细胞，分泌免疫球蛋白分子；效应 CTLs 获得裂解靶细胞的能力；效应 Th 细胞分泌细胞因子。

称为克隆选择理论，它是我们免疫系统的核心功能[32]。

B 细胞抗原受体是一种膜结合的抗体分子。抗体是由两条相同的重链和轻链通过共价键连接在一起形成的 Y 形分子的四聚体。从功能上分，抗体分子具有两个结构域：第一个是由重链和轻链结合形成的抗原结合部位（Fab，代表抗原结合片段），位于抗体分子的膜远端；而抗体的膜近端包含一个跨膜结构域，将抗体分子连接到细胞表面（Fc 部分）。单一免疫球蛋白分子是二价的，包含两个相同的抗原结合位点[33]。此外，免疫球蛋白分子的抗原结合位点可识别包括蛋白质、核酸、碳水化合物或脂质等几乎所有成分的抗原表位，甚至可以与大分子结合。抗体和抗原表位的相互作用取决于抗原表位的三维结构，类似于酶活性识别位点与其底物的结合。我们应该记住，任何进入机体的外源分子都是抗原，而抗原表位是指与抗体分子 Fab 互相作用的不连续的三维构象。一个复杂的抗原，如多肽或传染性病原体可能有多个能激活 B 细胞克隆的表位。另外，B 细胞识别的抗原可以是可溶性的或膜结合型的。这些特点与 T 细胞抗原的特点形成鲜明的对比，见下文描述。

与 B 细胞上的二价抗原受体相反，TCR 是单价的，只能识别单一抗原表位[34-36]。TCR 由两条不同的肽链通过共价结合形成。超过 95%～99%的循环 T 细胞表达 αβTCRs，一小部分 T 细胞表达 γδTCRs。这些 γδT 细胞是罕见的淋巴细胞群：寿命长，大部分来自胚胎或产后早期，既不表达 CD4，也不表达 CD8，其抗原识别模式不同于 αβT 细胞[37]。本章将主要讨论传统的、占大多数的 αβT 细胞亚群。抗体分子与抗原结合的位点可以结合多种生物大分子，而 TCR 只能识别 9～15 个氨基酸长度的肽段。此外，TCR 必须在自身主要组织相容性复合体（MHC）存在的情况下才能“看到”抗原[38]。MHC分子表达于细胞表面，呈递来自细胞内的由蛋白质分解产生的肽片段。MHC分子有两种基本类型，即MHC Ⅰ和MHC Ⅱ，两者之间存在重要区别。但这里需要指出的是，MHC Ⅰ类分子表达于体内所有的有核细胞；而MHC Ⅱ类分子的表达仅限于专职抗原呈递细胞，如巨噬细胞和DCs。此外，MHC Ⅰ类分子呈递内源性肽（来自细胞内合成的蛋白质）。因此，病毒肽和异常自身肽以及肿瘤细胞内的肽段由MHC Ⅰ类分子呈递。与之相反，MHC Ⅱ类分子呈递的肽段是外源性的，通过内吞作用内化和消化蛋白质而获得，更具特异性。MHC Ⅱ类肽只能由专职APCs呈递，因为它们表达MHC Ⅱ类分子的细胞，只有这些细胞才能内化和处理外源性抗原。最后，$CD4^+$T细胞（Th细胞）只能识别MHC Ⅱ类分子呈递的肽段；而$CD8^+$T细胞（CTLs）能够与MHC Ⅰ类分子呈递的肽相互作用。在免疫学术语中，$CD4^+$T细胞是MHC Ⅱ限制性的，而$CD8^+$T细胞是MHC Ⅰ限制性的[39]，不同类型的细胞会引起不同的T细胞群的效应功能。

存在于B细胞和T细胞克隆的基因组中独特的DNA重排过程造成了免疫球蛋白和TCR分子上抗原结合位点的多样性[40]。这个过程发生在处于初级淋巴器官中的淋巴细胞内。需要指出的是，淋巴细胞遇到抗原之前就具抗原特异性，这是一个随机的过程。每一个人的抗原特异性都是独特的，即使在外来抗原刺激后这也不会被改变或被筛选。因此，只有那些对自身抗原无反应的淋巴细胞才能在机体中存活[41-42]，这个选择过程的分子机制非常复杂。发育中的淋巴细胞要经过严格筛选，那些表达与自身分子相互作用的抗原受体的淋巴细胞要么被清除，要么变得无应答[43-45]。潜在的自身反应性细胞也可能会逃脱初级淋巴器官对其的免疫耐受的诱导，但通过调节性细胞Tregs的作用同样也可以使其在外周处于无应答状态[46]。上述任何一种诱导免疫耐受的具体机制最终都会使淋巴细胞对任何自身抗原无应答。这使得免疫系统很难识别癌细胞，因为相对于正常细胞，癌细胞只有很微小的变化，因而区分正常细胞和癌细胞相当困难。

最后，在遇到抗原后，除了通过抗原受体所产生的信号，淋巴细胞还需要共刺激信号的参与才能完全活化和增殖。B细胞的共刺激信号来自CD40与其配体的结合。CD40是成熟B淋巴细胞表面常规表达的一种跨膜蛋白，CD40配体是在抗原活化的Th细胞表面表达的一种跨膜蛋白，两者相结合后为B细胞活化提供共刺激信号[47]。T细胞的活化需要通过CD28与其配体B7.1（CD80）或B7.2（CD86）结合后发出共刺激信号[48-49]。尽管T细胞表达CD28，APCs表达B7家族成员模式则是可变的。作为高效的APCs，DCs在任何时候都表达高水平的B7，而巨噬细胞和B细胞在接触抗原后才会上调B7的表达水平。为了诱发免疫应答，淋巴细胞需要接收多个信号：首先是抗原受体的刺激，这始终是第一信号；其次是共刺激信号或第二信号，由另一个也接触抗原的抗原呈递细胞提供（图2.3）。这种校验和再次校验体系可以确保淋巴细胞只有在多个细胞被外源抗原刺激后才会完全活化并分化成效应细胞，从而避免产生过度的自身免疫应答。

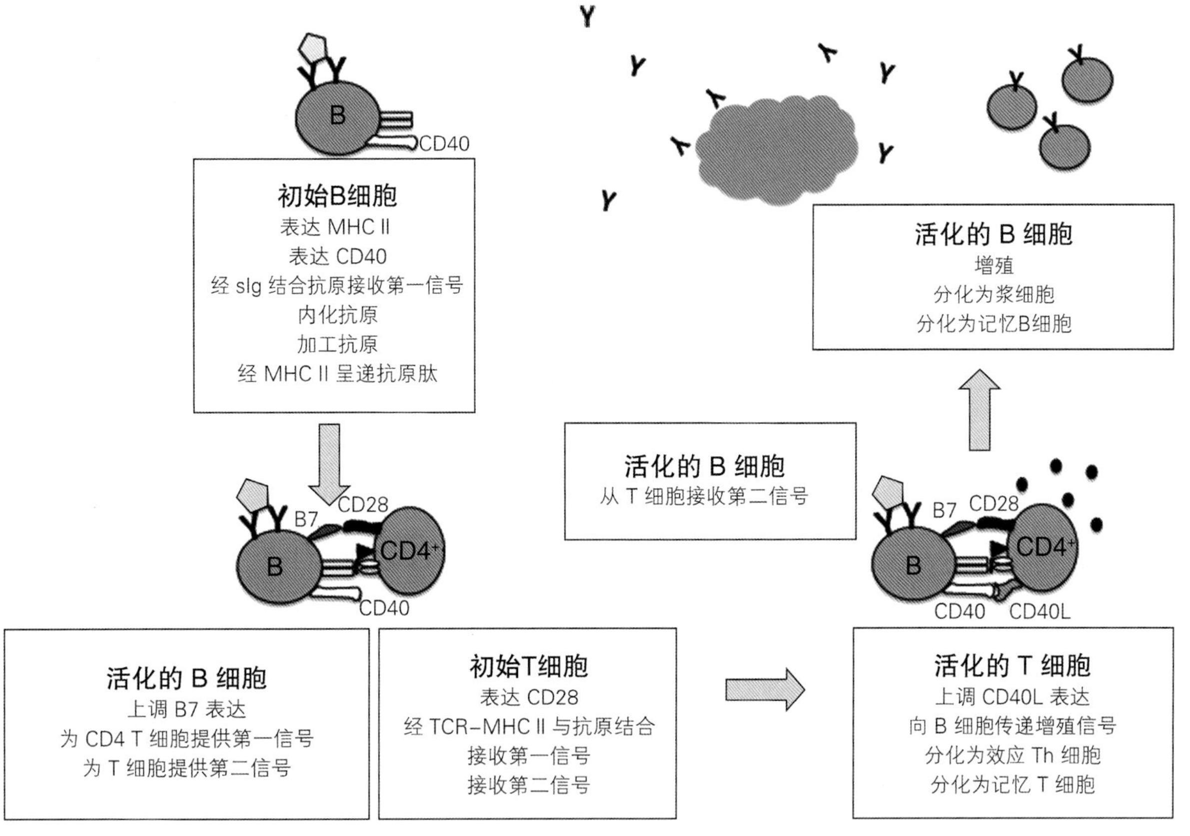

图 2.3 初始淋巴细胞的完全活化、增殖和分化至少需要两个信号，第一信号通过抗原受体产生（信号 1），第二信号是共刺激信号（信号 2）

在这个示意图中，初始 B 细胞与特异性抗原相互作用。抗原结合 sIg，内化、加工后，B 细胞通过表面 MHC Ⅱ类分子呈递抗原肽，上调 B7 表达。具有抗原特异性的初始 CD4$^+$T 细胞通过 TCR 接收第一信号，通过 B 细胞上 B7 与 CD28 结合传递第二信号，然后上调 CD40L 表达。反之，这也给 B 细胞提供第二信号。总的来说，这些信号提供给每个原始淋巴细胞（B 细胞和 T 细胞）两种信号，使之分别分化成效应性浆细胞和 Th 细胞。

六、效应功能

经过适当的抗原刺激后，淋巴细胞增殖和分化成两群细胞，即效应细胞和记忆细胞。效应细胞是真正清除或中和抗原的细胞。对于 B 细胞来说，效应细胞为浆细胞，这些细胞产生可溶性免疫球蛋白分子。效应性 T 细胞则种类繁多，主要分为两种效应类型：CD8$^+$细胞毒性 T 细胞（CTLs），它可以杀死靶细胞；CD4$^+$辅助 T 细胞，它可以产生可溶性细胞因子，并通过细胞 - 细胞之间的接触促进 B 淋巴细胞和 CD8$^+$T 细胞的功能。未经治疗的 HIV 感染最终会导致严重的免疫缺陷的发生，证实 CD4$^+$T 细胞在体液免疫和细胞免疫中发挥至关重要的作用，CD4$^+$T 细胞缺陷将导致适应性免疫系统两个分支的完全崩溃。

sIg 与成熟 B 细胞的交联提示细胞识别了抗原信号。此外，结合在 sIg 上的抗原是通过受体介导的内吞作用内化，之后 B 细胞处理抗原，并通过 MHC Ⅱ类分子将肽段呈递给 Th 细胞，并使之分化成浆细胞[18、21]。浆细胞是产生可溶性免疫球蛋白分子的主要细胞类型。浆细胞产生的分泌型抗体与初始的 B 细胞克隆具有相同的抗原特异性。可溶性抗体与抗原结合后可通过多种机制促进抗原的清除。抗体与融入细胞膜的病原体（如细菌或包膜病毒）上的抗原表位结合后，通过激活血清补体成分（补体固定）破坏靶细胞。

此外，抗体包被的抗原可以被吞噬细胞（如巨噬细胞、树突状细胞）通过“调理作用”快速清除。这些APCs有抗体分子Fc段的表面受体，当与抗原结合后，可溶性抗体与这些Fc受体结合，抗体抗原复合物通过受体介导的内吞作用被内化和分解。

人体有五种主要类型的抗体分子（也称同型抗原），即IgM、IgD、IgG、IgA和IgE都具有自己的特点。例如，IgM有较强的激活补体的能力；IgG在血清中半衰期很长；IgA抗体可以穿过黏膜分泌。在抗原刺激之后，效应性浆细胞群寿命有限，而产生的记忆性B细胞不分泌抗体，但在循环中存活更久。大多数浆细胞半衰期短，从数天到一周。然而，最近研究表明，血清中也可以存在一些“长寿”浆细胞群体[50-52]。

初次和再次体液免疫应答有明显不同的特点。IgM是初次接触抗原后产生的主要免疫球蛋白，IgG是再次应答时分泌的主要免疫球蛋白类型。此外，抗体对抗原的亲和力在再次免疫应答中得到加强。这种现象称为“亲和力成熟（affinity maturation）”，是编码抗体分子Fab段的DNA发生体细胞突变的结果，选择性激活与抗原有更强结合力的B细胞克隆选择性激活。

在外周循环中的初始$CD8^+$T细胞对所有表达MHC Ⅰ类分子的细胞进行监视。在健康成人体内，大多数正常细胞的表面表达自身多肽；T细胞通常不会将这些多肽识别为多源性多肽。然而，被病毒感染的细胞或在癌变细胞中，外源肽可能被自身MHC分子呈递。一个初始$CD8^+$T细胞在识别了一个外源肽之后，通过CD28传递的协同刺激信号以及细胞因子IL-2的帮助就可以分化成为效应细胞毒性T细胞（CTLs）。这种细胞内存在的颗粒充满着小分子穿孔素和颗粒酶。当CTL效应细胞接触一个显示有相同抗原肽的细胞时，通过T细胞受体和靶细胞上MHC Ⅰ类分子相联系形成共轭结合。共轭形成后，CTLs将颗粒内容物释放到靶细胞。穿孔素能够插入到靶细胞膜，在靶细胞膜上形成孔道；颗粒酶B则通过这个孔道进入靶细胞。颗粒酶B在靶细胞胞浆内引发级联反应，最终导致靶细胞的凋亡。CTLs还可以通过死亡受体蛋白Fas介导的第二条途径诱导靶细胞凋亡。循环$CD8^+$T细胞表面不表达Fas配体（FasL）；然而，在合适的抗原刺激后，活化的CTLs上调FasL表达。当CTLs与靶细胞共轭结合后，CTLs上的FasL与靶细胞Fas结合，启动诱导靶细胞凋亡的生化信号级联反应。一旦初次抗原接触激活$CD8^+$T细胞克隆，生成的效应CTLs变成高效但短寿命的杀手，可以在自身死亡前杀死多个靶细胞[53-55]。

辅助T淋巴细胞亚群对免疫系统的功能来说是必需的。抗原刺激后，Th细胞通过细胞间接触依赖的信号和产生的特定细胞因子帮助激活相应的免疫反应。根据所产生的细胞因子的不同，$CD4^+$T细胞进一步分化为Th1和Th2两种辅助细胞亚群，分别分泌IFN-γ和IL-4[56]。根据其产生的细胞因子差异，人们已经发现了其他几个$CD4^+$Th细胞亚群，包括Tregs（调节性T细胞）[12-14]、Th17[57-58]、Tfh（滤泡辅助T细胞）[59-61]和Th22细胞[62]等。上述的每一种细胞均可产生一组典型的细胞因子。这些Th细胞亚群是否代表不同的Th系，或是代表不同的动态、瞬态的细胞行为仍然是一个悬而未决的问题[63]。重要的是，由特定Th细胞亚群产生的细胞因子可以促进和加强这一亚类的特性，并抑制其他Th细胞亚群的活动或行为[64]。因此，人体内不同Th细胞亚群之间的平衡对产生的细胞因子组合有着显著的影响，反过来还会显著影响其他Th细胞亚群的活动。Th细胞平衡在免疫应答中如何维持？在免疫功能紊乱时又如何被打破？这些都是很有趣的问题。

NK细胞是固有免疫系统的一种主要细胞类型。除了分泌可以刺激其他不同类型细胞和诱导多种细胞应答的细胞因子外，NK细胞在某种程度上与CTLs类似，具有细胞毒性作用。NK细胞也可以通过分泌穿孔素和颗粒酶，或与靶细胞死亡受体Fas结合杀死靶细胞[65-66]。然而，与CTLs不同的是，NK细胞不需要与任何抗原接触即可分化成细胞杀手。NK细胞的杀伤能力可以通过两条不同的路径被诱导激活：首先，抗体分子包被的靶细胞结合到NK细胞表面的Fc受体上，触发脱颗粒作用，通过称为抗体依赖细胞介导的细胞毒作用（ADCC）杀死靶细胞[67]。其次，NK细胞表面表达的几类受体蛋白，包括黏附分子、活化型受体和共刺激受体可以诱导NK细胞的脱颗粒作用[68]。

还未接触抗原的、处于血液循环中的成熟淋巴细胞称为“初始淋巴细胞”。这些细胞对激活有非常严格的要求。如上所述，在初次免疫应答中，初始B细胞和T细胞必须接受两个不同的信号，即抗原和共刺激，才能增殖和分化为效应细胞和记忆细胞。然而在接受初始刺激后，效应细胞和记忆细胞对抗原活化的要求就不太严格了。这实际上意味着一旦被抗原激活后，效应细胞和记忆细胞克隆再次接触抗原时就更容易触发免疫应答。对于CTLs，就意味着一旦CTLs克隆分化为成熟的杀伤T细胞后，它比初始亲代$CD8^+$T细胞更容易被触发，进而杀死表达抗原的靶细胞。这是如何做到的呢？原因在于CTLs效应细胞激活并不总是需要协同刺激信号，也不总是需要$CD4^+$Th克隆的T细胞帮助。这种对抗原激活要求不太严格的现象也存在于记忆细胞中，从而有助于确保记忆应答相较于初始应答具有放大效应。

健康的免疫系统能够应对无数的外源抗原或改变的自身抗原。总的来说，固有免疫系统和适应性免疫系统的应答提供了对传染性病原体的一个普遍、直接的保护作用，同时也提供了一个对“非己”危险信号的长期特异性应答。适应性免疫系统能记住外来抗原，再次暴露于相同的抗原时能积极快速地应答，为机体提供了抵抗传染性病原体和改变的自身抗原的长期保护的机会。了解各种不同的细胞如何进行协调行动，以提高稳定和合适的免疫系统应答是一个持续的挑战。

参考文献

[1] Ruddle NH, Akirav EM. Secondary lymphoid organs: responding to genetic and environmental cues in ontogeny and the immune response. J Immunol, 2009, 183(4):2205－2212.

[2] Coico RF, Bhogal BS, Thorbecke GJ. Relationship of germinal centers in lymphoid tissue to immunologic memory VI transfer of B cell memory with lymph node cells fractionated according to their receptors for peanut agglutinin. J Immunol, 1983, 131(5):2254－2257.

[3] Kraal G, Weissman IL, Butcher EC. Memory B cells express a phenotype consistent with migratory competence after secondary but not short-term primary immunization. Cell Immunol, 1988,115(1):78－87.

[4] Seita J, Weissman IL. Hematopoietic stem cell: selfrenewal versus differentiation. Wiley Interdiscip Rev Syst Biol Med, 2010, 2(6):640－653.

[5] Alkindi S, Dennison D. Umbilical cord blood banking and transplantation: a short review. Sultan Qaboos Un Ⅳ Med J, 2011, 11(4):455－461.

[6] Czechowicz A, Weissman IL. Purified hematopoietic stem cell transplantation: the next generation of blood and immune replacement. Immunol Allergy Clin North Am, 2010, 30(2):159 - 171.

[7] Montecino-Rodriguez E, Dorshkind K. B-1 B cell development in the fetus and adult. Immunity, 2012, 36(1):13 - 21.

[8] Thompson PK, Zuniga-Pflucker JC. On becoming a T cell, a convergence of factors kick it up a Notch along the way. Semin Immunol, 2011, 23(5):350 - 359.

[9] Pepper M, Jenkins MK. Origins of CD4($^{+}$) effector and central memory T cells. Nat Immunol, 2011, 12(6):467 - 471.

[10] Zhu J, Paul WE. Heterogeneity and plasticity of T helper cells. Cell Res, 2010, 20(1):4 - 12.

[11] Williams MA, Bevan MJ. Effector and memory CTL differentiation. Annu Rev Immunol, 2007, 25:171 - 192.

[12] Josefowicz SZ, Rudensky A. Control of regulatory T cell lineage commitment and maintenance. Immunity, 2009, 30(5):616 - 625.

[13] Sakaguchi S, Yamaguchi T, Nomura T, et al. Regulatory T cells and immune tolerance. Cell, 2008, 133(5):775 - 787.

[14] Shevach EM. $CD4^{+}CD25^{+}$ suppressor T cells: more questions than answers. Nat Rev Immunol, 2002, 2(6):389 - 400.

[15] Caligiuri MA. Human natural killer cells. Blood, 2008, 112(3):461 - 469.

[16] Cooper MA, Fehniger TA, Caligiuri MA. The biology of human natural killer-cell subsets. Trends Immunol, 2001, 22(11):633 - 640.

[17] Fehniger TA, Cooper MA, Nuovo GJ, et al. CD56bright natural killer cells are present in human lymph nodes and are activated by T cell-derived IL-2: a potential new link between adaptive and innate immunity. Blood, 2003, 101(8):3052 - 3057.

[18] Chen X, Jensen PE. The role of B lymphocytes as antigen-presenting cells. Arch Immunol Ther Exp (Warsz), 2008, 56(2):77 - 83.

[19] Geissmann F, Gordon S, Hume DA, et al. Unravelling mononuclear phagocyte heterogeneity. Nat Rev Immunol, 2010, 10(6):453 - 460.

[20] Hume DA. Macrophages as APC and the dendritic cell myth. J Immunol, 2008, 181(9):5829 - 5835.

[21] Rodriguez-Pinto D. B cells as antigen presenting cells. Cell Immunol, 2005, 238(2):67 - 75.

[22] Steinman RM. Decisions about dendritic cells: past, present, and future. Annu Rev Immunol, 2011, 13.

[23] Hoebe K, Janssen E, Beutler B. The interface between innate and adaptive immunity. Nat Immunol, 2004, 5(10):971 - 974.

[24] Hoffmann JA. The immune response of Drosophila. Nature, 2003, 426(6962):33 - 38.

[25] Moresco EM, LaVine D, Beutler B. Toll-like receptors. Curr Biol, 2011, 21(13):R488 - R493.

[26] Janeway Jr CA. Approaching the asymptote? Evolution and revolution in immunology. Cold Spring Harb Symp Quant Biol, 1989, 54:1 - 13 Pt 1.

[27] Iwasaki A, Medzhitov R. Regulation of adaptive immunity by the innate immune system. Science, 2010, 327(5963):291 - 295.

[28] Medzhitov R, Preston-Hurlburt P, Janeway Jr CA. A human homologue of the Drosophila Toll protein signals activation of adaptive immunity. Nature, 1997, 388(6640):394 - 397.

[29] Brezski RJ, Monroe JG. B-cell receptor. Adv Exp Med Biol, 2008, 640:12 - 21.

[30] Treanor B. B-cell receptor: from resting state to activate. Immunology, 2012, 23.

[31] Morris GP, Allen PM. How the TCR balances sensitivity and specificity for the recognition of self and pathogens. Nat Immunol, 2012, 13(2):121 - 128.

[32] Burnet FM. The clonal selection theory of acquired immunity. Cambridge, MA: Cambridge University Press, 1959.

[33] Silverton EW, Navia MA, Davies DR. Three-dimensional structure of an intact human immunoglobulin. Proc Natl Acad Sci US A, 1977, 74(11):5140 - 5144.

[34] Garboczi DN, Ghosh P, Utz U, et al. Structure of the complex between human T-cell receptor, viral peptide and HLA-A2. Nature, 1996, 384(6605):134 - 141.

[35] Garboczi DN, Utz U, Ghosh P, et al. Assembly, specific binding, and crystallization of a human TCRalphabeta with an antigenic Tax peptide from human T lymphotropic virus type 1 and the class I MHC molecule HLA-A2. J Immunol, 1006 , 157(12):5403 - 5410.

[36] Garcia KC, Degano M, Stanfield RL, et al. An alphabeta T cell receptor structure at 2.5 A and its orientation in the TCR-MHC complex. Science, 1996, 274(5285):209 - 219.

[37] Hao J, Wu X, Xia S, et al. Current progress in gammadelta T-cell biology. Cell Mol Immunol, 2010, 7(6):409 - 413.

[38] Zinkernagel RM, Doherty PC. Restriction of in vitro T cell-mediated cytotoxicity in lymphocytic choriomeningitis within a syngeneic or semiallogeneic system. Nature, 1974, 248(450):701 - 702.

[39] Braciale TJ, Morrison LA, Sweetser MT, et al. Antigen presentation pathways to class I and class II MHC–restricted T lymphocytes. Immunol Rev, 1987, 98:95 - 114.

[40] Tonegawa S. Somatic generation of antibody diversity. Nature, 1983, 302(5909):575 - 581.

[41] Billingham RE, Brent L, Medewar PB. 'Actively acquired tolerance' of foreign cells. Nature, 1953, 172:603 - 606.

[42] Lederberg J. Genes and antibodies: Do antigens bear instructions for antibody specificity or do they select cell lines that arise by mutation? Science, 1959, 129:1649 - 1653.

[43] Goodnow CC, Crosbie J, Adelstein S, et al. Altered immunoglobulin expression and functional silencing of self–reactive B lymphocytes in transgenic mice. Nature, 1988, 334(6184):676 - 682.

[44] Nemazee DA, Burki K. Clonal deletion of B lymphocytes in a transgenic mouse bearing anti–MHC class I antibody genes. Nature, 1989, 337(6207):562 - 566.

[45] von Boehmer H, Kisielow P. Self–nonself discrimination by T cells. Science, 1990, 248(4961):1369 - 1373.

[46] Bilate AM, Lafaille JJ. Induced CD4($^+$)Foxp3($^+$) regulatory T cells in immune tolerance. Annu Rev Immunol 2011.

[47] Klaus SJ, Pinchuk LM, Ochs HD, et al. Costimulation through CD28 enhances T celldependent B cell activation via CD40–CD40L interaction. J Immunol, 1994, 152(12):5643 - 5652.

[48] Ledbetter JA, Imboden JB, Schieven GL, et al. CD28 ligation in T–cell activation: evidence for two signal transduction pathways. Blood, 1990, 75(7):1531 - 1539.

[49] Turka LA, Ledbetter JA, Lee K, et al. CD28 is an inducible T cell surface antigen that transduces a proliferative signal in CD3$^+$mature thymocytes. J Immunol, 1990, 144(5):1646 - 1653.

[50] Ahmed R, Gray D. Immunological memory and protective immunity: understanding their relation. Science, 1996, 272(5258):54 - 60.

[51] Slifka MK, Ahmed R. Long–lived plasma cells: a mechanism for maintaining persistent antibody production. Curr Opin Immunol, 1998, 10(3):252 - 258.

[52] Good–Jacobson KL, Shlomchik MJ. Plasticity and heterogeneity in the generation of memory B cells and long–lived plasma cells: the influence of germinal center interactions and dynamics. J Immunol, 2010, 185(6):3117 - 3125.

[53] Berke G. The binding and lysis of target cells by cytotoxic lymphocytes: molecular and cellular aspects. Annu Rev Immunol, 1994, 12:735 - 773.

[54] Berke G. The CTL's kiss of death, Cell, 1995, 81(1):9 - 12.

[55] Nagata S, Suda T. Fas and Fas ligand: lpr and gld mutations. Immunol Today, 1995, 16(1):39 - 43.

[56] Mosmann TR, Cherwinski H, Bond MW, et al. Two types of murine helper T cell clone I. Definition according to profiles of lymphokine activities and secreted proteins. J Immunol, 1986, 136(7):2348 - 2357.

[57] Stockinger B, Veldhoen M, Martin B. Th17 T cells: linking innate and adaptive immunity. Semin Immunol, 2007, 19(6):353 - 361.

[58] Miossec P, Korn T, Kuchroo VK. Interleukin–17 and type 17 helper T cells. N Engl J Med, 2009, 27;361(9):888 - 898.

[59] Zhou L, Chong MM, Littman DR. Plasticity of CD4$^+$T cell lineage differentiation. Immunity, 2009, 30(5):646 - 655.

[60] Fazilleau N, Mark L, McHeyzer–Williams LJ, et al. Follicular helper T cells: lineage and location. Immunity, 2009, 30(3):324 - 335.

[61] King C, Tangye SG, Mackay CR. T follicular helper (TFH) cells in normal and dysregulated immune responses. Annu Rev Immunol, 2008, 26:741 - 766.

[62] Eyerich S, Eyerich K, Pennino D, et al. Th22 cells represent a distinct human T cell subset involved in epidermal immunity and remodeling. J Clin Invest, 2009, 119(12):3573 - 3585.

[63] O' Shea JJ, Paul WE. Mechanisms underlying lineage commitment and plasticity of helper CD4$^+$T cells. Science, 2010, 327(5969):1098 - 1102.

[64] Knosp CA, Johnston JA. Regulation of CD4$^+$T–cell polarization by suppressor of cytokine signaling proteins. Immunology, 2012, 135(2):101 - 111.

[65] Arase H, Arase N, Saito T. Fas–mediated cytotoxicity by freshly isolated natural killer cells. J Exp Med, 1995, 181(3):1235 - 1238.

[66] Bratke K, Kuepper M, Bade B, et al. Differential expression of human granzymes A, B, and K in natural killer cells and during CD8$^+$T cell differentiation in peripheral blood. Eur J Immunol, 2005, 35(9):2608 - 2616.

[67] Cooper MA, Fehniger TA, Caligiuri MA. The biology of human natural killer–cell subsets. Trends Immunol, 2001, 11:633 - 640.

[68] Bryceson YT, March ME, Ljunggren HG, et al. Activation, coactivation, and costimulation of resting human natural killer cells. Immunol Rev, 2006, 214:73 - 91.

第三章 3

适应性免疫：B 细胞和抗体

Lauren M.F. Merlo, Laura Mandik-Nayak

Lankenau Institute for Medical Research, Wynnewood, PA USA

译者：鲁翔　刘正霞

一、B 细胞简介

B细胞在免疫系统中扮演着许多重要的角色，包括作为抗原呈递细胞、分泌细胞因子、参与淋巴器官构成等，但其最主要的功能还是在获得性免疫过程中产生抗体。B 细胞能够产生高度特异性的抗体作用于各种外源性抗原。本章我们将描述 B 细胞各个基本发育阶段，包括 B 细胞受体的产生、B 细胞激活以及抗体的生成（图 3.1）。

虽然人体内功能基因的数量有限，在我们一生中免疫系统却要遭受数以百万计的病原体或者其他免疫性抗原的攻击。因此，免疫系统必须能够产生足够多样的抗体去对抗入侵的病原体，同时避免对自身组织以及对自身无害的抗原（如我们摄入的食物）进行攻击。免疫系统通过少数有功能的基因完成了这所有一切功能。B 细胞通过对不同基因片段的剪切和拼接，以及以随机插入核苷酸的方式促进不同 B 细胞受体的形成，并借此消除了抗原以及自身免疫性反应。

根据抗原受体形成的不同，B 细胞形成和成熟的过程可以分为不同的阶段。B 细胞受体是由两条重链和两条轻链分子构成（图 3.2），这些结构与成熟的抗原识别分子——B 细胞受体的形成有关。B 细胞表达的受体不仅能有效地自我活化，最终还能以抗体形式分泌。

B 细胞和同系物在脊椎动物的获得性免疫中发挥了至关重要的作用。获得性免疫在进化过程中首先产生于有颚鱼类。但是，在无脊椎动物中，人们同样也发现了免疫球蛋白的同源基因，说明获得性免疫起源于远古的免疫前体 [1]。

二、B 细胞发育

A. 造血干细胞

B 细胞来源于骨髓多能造血干细胞，并在长骨的骨髓中逐渐形成。多能干细胞具有自我更新能力，并且能够分化成多种不同类型的细胞。这些多能干细胞能够进一步分化

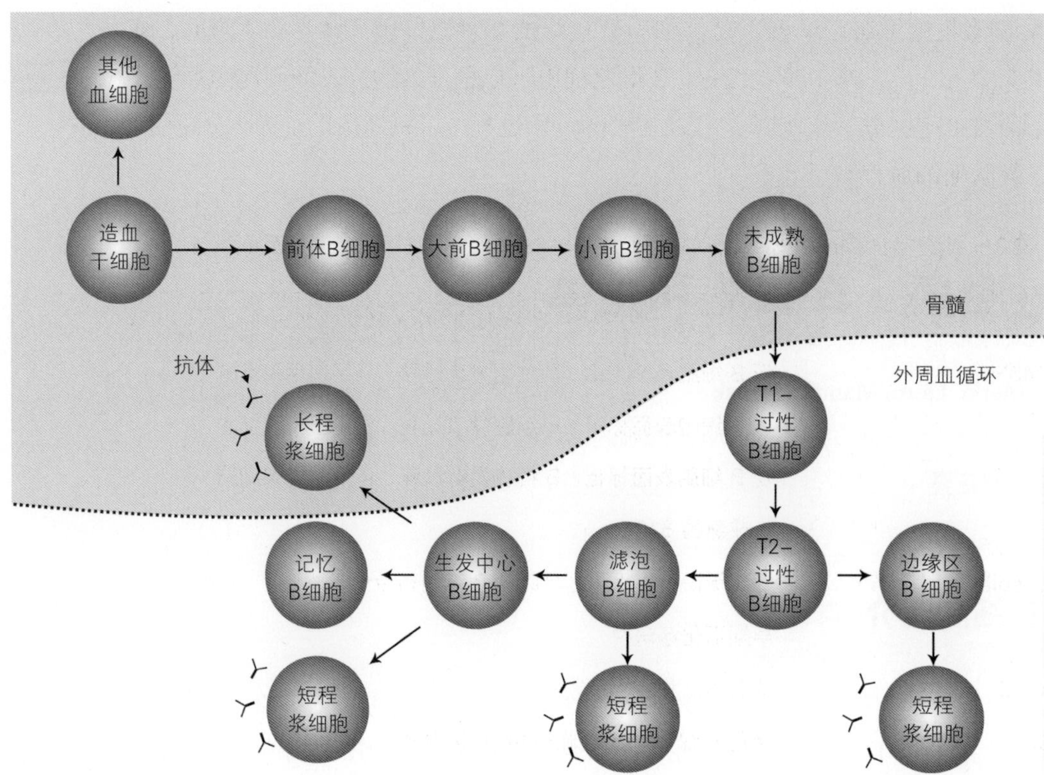

图 3.1　B 细胞的发育

B 细胞来源于造血干细胞。骨髓中编码重链的 V、D、J 基因片段以及编码轻链的 V、J 基因片段进行重组构成了 B 细胞受体。表达 IgM 的 B 细胞离开骨髓进入外周血中，在接受抗原刺激后产生短暂的初次免疫应答，或形成生发中心进一步提高受体和抗原特异性结合的亲和力，同时促进短效、长效浆细胞的分化和记忆 B 细胞的产生。浆细胞通过分泌抗体清除抗原。

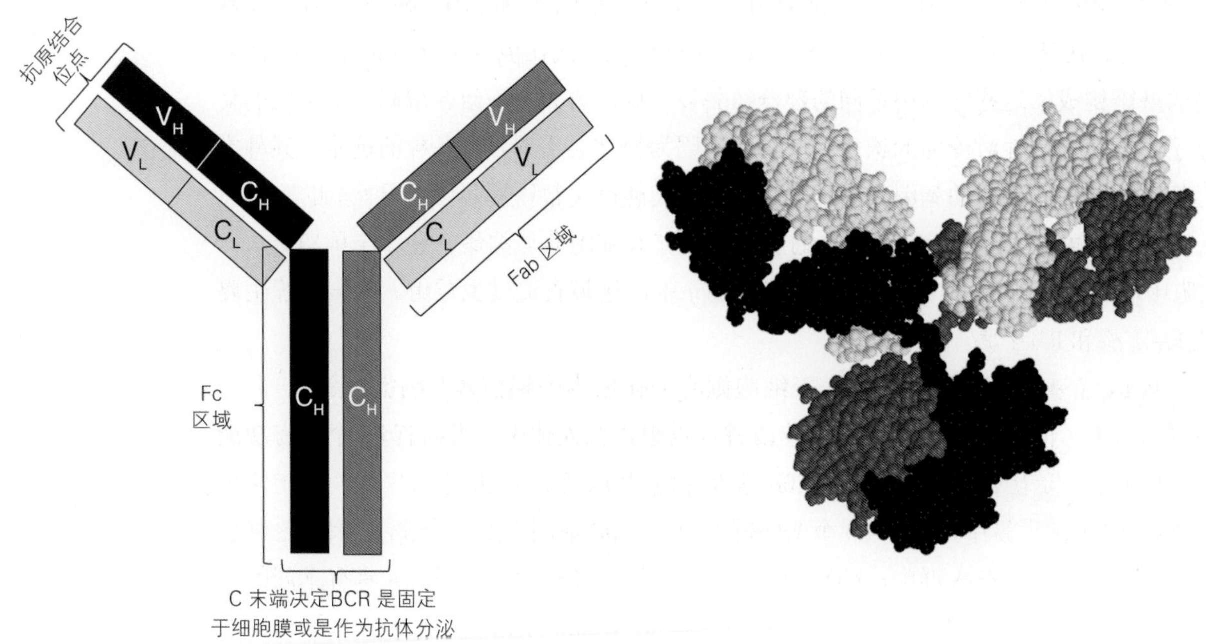

图 3.2　抗体的结构

左图为 B 细胞受体 / 抗体结构示意图，V_L 为轻链可变区；V_H 为重链可变区；C_L 为轻链恒定区；C_H 为重链恒定区。右图是一个 3D IgG 抗体结构图。两幅图中颜色所代表的含义相同，轻链：浅灰色；其中一条重链：暗灰色；另一条重链：黑色；注意：虽然两条重链颜色不同，但只是为了图中方便区分，其代表的都是重链。

成为淋巴系和髓系祖细胞。淋巴系前体细胞分化形成 T 淋巴细胞（详见第 4 章）、NK 细胞（详见第 8 ～ 9 章）和 B 淋巴细胞。B 淋巴细胞可以根据细胞膜表面不同的标记物与其他类型的血细胞区分开来（表 3.1）。在骨髓造血过程中，祖细胞以及正在分化的 B 细胞分布于骨髓毛细血管窦 [2]。

表 3.1　通过流式细胞技术识别不同类型的 B 淋巴细胞——常用的分子表面标记

表面标记物	研究 B 细胞过程中的应用
B220 (CD45R)	泛 B 细胞表面标记，B 细胞发育过程，但不包括浆细胞
CD19	泛 B 细胞表面标记，B 细胞发育过程，但不包括浆细胞
CD20	泛 B 细胞表面标记，B 细胞发育过程，但不包括浆细胞
IgM	未成熟的 B 细胞
CD62L (L–selectin)/CD44	活化标识物，用于区分原始 B 细胞和活化 B 细胞
CD69	早期活化标识物
MHC Class II	成熟的 B 细胞
CD80/CD60	活化 B 细胞上被上调的共同刺激分子
CD138 (syndecan)	分泌抗体的细胞

B. 前体 B 细胞和重链重组

B 细胞受体（BCR）识别抗原的部分由三组不同的基因序列编码，称为 V、D 和 J 基因片段，三者在基因水平上进行拼接和重组。这种重组方式在免疫系统中显得非常独特。不同的基因构成了这些序列中不同的部分，并以不同的方式进行组合编码产生不同的受体分子。这种多样性对受体的构成至关重要。因为机体会遭遇各种各样的抗原，其种类远远超过能够编码蛋白的基因数目，而重组过程则能产生数以百万计不同类型的受体。

B 细胞受体重链（下标 H 表示）的重组发生在 B 细胞分化的最早期。在早期的前体 B 细胞中，其编码重链的 D 基因和编码轻链的 J 基因区域首先发生重组。这一过程主要依赖 RAG1 酶和 RAG2 酶。

一旦 D、J 基因序列发生重组，干细胞则将分化成为晚期前体 B 细胞（图 3.1），伴有较短的 D、J 基因序列同 VH 基因片段进行重组。在人体中，大约有 50 个具有功能的 VH 基因 [3]、接近 25 个具有功能的 DH 基因片段 [4] 以及 6 个 JH 基因片段 [5]，定位于 14 号染色体（在小鼠中，约有 90 个 VH 基因、12 个 DH 基因以及 4 个 JH 基因，定位于 12 号染色体 [6-8]）。在人群中，VDJ 基因片段本身具有多态性：不同的人具有不同的单倍体形态，且基因数也不同 [9]。50 个 VH 基因、25 个 DH 基因和 6 个 JH 基因组成了近 7 500 种潜在的 VDJ 基因组合方式。这种重组序列在 RAG 酶的准确介导下被 12 或 23 个碱基所分隔 [10]。该过程虽然能够确保基因重组的正确性，但是却不能保证阅读框被保留，意味着有三分之二新重组的 VDJ 基因片段并不具备相应的功能。

在该阶段，N 核苷酸可以插入到基因片段衔接处，从而显著增加衔接点的多样性。尽管 N 核苷酸的插入也可以发生在轻链组装的过程中，但是在早期 B 细胞进行重链重组时，调节 N 核苷酸插入的末端脱氧转移酶（TdT）表达最为常见[11]。尽管与 N 核苷酸相比，P 碱基对衔接点多样性的作用较小，但是 TdT 在调控 N 核苷酸插入的同时，也可以调控少量 P 碱基的插入[12]。由于 P 碱基和 N 核苷酸的插入及核酸外切酶对碱基的切割，这一区域（包括中间的 D 区）碱基的数量多在 3 ～ 25 之间变化[12]。当然，每个细胞中含有两个 VDJ 基因座的拷贝。虽然在对小鼠的研究中发现有罕见的例外，但在一般情况下，一个 B 细胞只能产生一条单独的重链（而且最终会产生一条单独的轻链）[13]。虽然人们并没有完全弄清楚其分子机制，但是等位基因排斥会抑制第二个基因位点的重组[14]。我们认为，等位基因排斥可以降低发生自身反应以及自身免疫的概率[14]。处于 VDJ 重组和多样化联接之间的祖 B 细胞阶段，理论上产生的重链数目应该很多，但通常由于剪接过程中形成错误的阅读框架，大多数的重链是无功能的。如果祖 B 细胞在第一个位点不产生重链，第二个位点将会继续重排。

重链的第四个关键组成，即恒定区（C_H）。重链的恒定区决定了 BCR/ 抗体的分类，初始 B 细胞、未成熟 B 细胞都表达 μ 恒定区。重链区基因位于重组的 VDJ 区下游，μ 恒定区通过对标准内含子剪接与 VDJ 区相接产生一个 IgM 分子。

C. 前 B 细胞：重链与轻链重组的检测

Ig 重链的 VDJ 重组一旦完成，祖 B 细胞即成为前 B 细胞。首先，用替代轻链检测新重组的重链反应活性[15]。如果两者配对成功，细胞表面就会表达与 Igα 和 Igβ 配对的“前 B 细胞受体”（Igα 和 Igβ 对成熟 B 细胞受体也同样重要[16-18]），继而触发明显的前 B 细胞增殖。此时，重链重排即停止。每一个来自大前 B 细胞的小前 B 细胞群都有一个独特的重链，但会产生不同的轻链，进一步增加了最终合成受体的多样性。

随后，轻链开始重排。轻链除了缺乏 D 区外，其重排的基本过程与重链一样。哺乳动物有两个轻链基因位点：κ 和 λ，分别位于人类的 22 号和 2 号染色体（小鼠的 6 号和 16 号染色体）。由于同型排斥，每一个 B 细胞只能表达一种轻链。对于人类来说，κ 链倾向于在 λ 链之前重排，所以大多数轻链是 κ 链。小鼠中这种情况更加极端，κ 链占轻链的95%[19-20]。这一比例具有临床意义，异常的 κ / λ 比值提示可能患有淋巴瘤。轻链也有一个较小的恒定区，但它不参与 BCR/ 抗体 Fc 区的组成（图 3.2）。VDJ 重组的重链和 VJ 重组的轻链相结合，单单基于重组理论上将产生超过十万种的 BCR。如此少的基因数却产生如此多的多样性，令人叹为观止。

这一阶段，也可以检测到轻链的功能。如果初始的重排（通常在 κ 位点）没有产生一个有功能的蛋白，轻链会合并初始的 J_L 片段下游的一个 J_L 片段，以进一步重排其基因。另外，重排也可以发生在 λ 位点或者另一条染色体的 κ 和 λ 位点。虽然不像重链重排那样完整，轻链也存在等位排斥[14]。

D. 免疫B细胞与B细胞耐受

当产生的轻链结合到已存在的 μ 重链上时，表明未成熟B细胞已经形成。此时，B细胞受体已经形成。初始完整的IgM分子已表达在细胞表面，而不是像前体B细胞那样仅存在于细胞内[21]。

IgM分子一旦形成即可检测到其自身免疫反应。这种中心耐受过程对清除会与自身蛋白发生潜在反应的B细胞非常重要，可以避免发生自身免疫性疾病。这一过程并非完美，有微弱自身反应的细胞可能会进入外周血。实际上，从生物多样性的角度出发，免疫系统能够允许一小部分细胞存在自身反应性。

这一阶段，自身反应性细胞可通过多种途径被清除。中心耐受通常通过受体编排[22-24]或者凋亡过程[25-26]来改变或清除有较强自身反应性的B细胞。一般认为55%～75%新产生的B细胞都存在自身反应性[27]。如果未成熟B细胞在骨髓中表达自身抗原，其发育就会受阻，并且B细胞生存所需的因子如bcl-2和BAFF的表达会减少[26, 28]。短期内，RAG持续表达，使B细胞轻链可以重排以改变其特异性，并降低自身免疫反应性[23]。我们注意到，在一些前体B细胞中也可以观察到重链的重排[29]，但目前并不清楚这种重排是由于缺乏经典的有效重排还是由一些自身反应性信号诱发[30]。

在骨髓中造成免疫耐受的最终机制是免疫失能（anergy）[31-33]，即使原本有弱自身免疫反应的细胞失去功能，并不再对抗原刺激起反应。无活力的B细胞可能会离开骨髓而进入外周血，然而这并非普遍现象。无活力的细胞会停止发育并且从淋巴滤泡中清除[34]，在几周的时间内，在Fas的帮助下，无活力的细胞通过由bcl-2和BIM水平调控的途径而凋亡[28, 35-36]。这些无活力的细胞能够有效“关闭”其抗原受体信号；当存在大量抗原时又会被激活[37]，特别是存在限制性抗原的情况下，很少有与初始B细胞竞争生存因子的情况出现。B细胞大多会被保留在无功能状态，虽然存在产生自身反应性的可能，但是它们不会接触到自身抗原，或接触到自身抗原时也不会有T细胞协助[38-39]。

免疫耐受的过程在外周血和骨髓中都存在。外周B细胞受体（BCR）可能会结合到某些器官特异性蛋白，而这些蛋白在骨髓中并不存在，由于B细胞通常不会得到T细胞协助，这防止了这些自身反应性B细胞的激活[28, 40-41]。因此，这种链接识别过程本身就有助于抑制自身免疫反应的发生。另外，由于生发中心体细胞发生的高频突变，自身反应性细胞可能会出现在外周血中。这些细胞可以通过凋亡而被清除[42]。

免疫耐受对人类疾病有重要意义。免疫机制紊乱可导致多种自身免疫性疾病，如系统性红斑狼疮（SLE）和类风湿关节炎（RA）。在肿瘤治疗方面也存在重要意义，因为自身免疫反应可能是肿瘤治疗，特别是免疫治疗的伴随反应[43]。

没有自身反应性的细胞会离开骨髓进入外周组织。迁移到外周的未成熟B细胞通常被称为过渡B细胞。这些细胞被激活后称为成熟B细胞。虽然过渡B细胞群在人体中很少有明确定义，但在小鼠中，过渡B细胞可基于其表面标志物的表达和定位被进一步分类[44]。

三、成熟 B 细胞

A. 外周 B 细胞和淋巴结构

B 细胞一旦发育成熟，会通过在外周淋巴组织中接触抗原而被激活。这些淋巴组织也被称为次级淋巴组织 / 器官（初始淋巴器官是骨髓）。B 细胞被激活的主要位置是淋巴结和脾脏，少数为其他淋巴组织，如扁桃体和派伊尔结（集合淋巴结）。成熟 B 细胞有多种类型，大多数是 B-2 细胞，这是我们关注的重点，后文将讨论其他 B 细胞亚型（见本节 G 部分）。

在脾脏和淋巴结的滤泡中，B 细胞在接触到可溶性抗原或接触到另一个细胞表面呈递的抗原后才会被激活。这些淋巴滤泡在人和小鼠之间有所不同[45]。这些区域允许固有免疫系统和适应性免疫系统共同作用产生协同免疫反应。B 细胞大多数时间主要存在于淋巴组织。经典研究表明，成熟 B 细胞通过次级淋巴器官实现有规律的循环，没有接触过抗原的 B 细胞会在 24 小时内循环到另一个淋巴器官，在两个淋巴器官之间的运输时间少于 1 小时[46-47]。

作为一个血液滤过器官，脾脏能够“看见”血液循环中的病原体，而淋巴结是防御胞内病原体的主要部位，并且可以有效搜索附近的外来抗原。进入脾脏的抗原，通过血液经边缘窦进入到淋巴结样区（白髓）。在淋巴结中，B 细胞经过高内皮小静脉和传入淋巴管进入皮质定居于此[45]。淋巴结与脾脏中允许免疫细胞移动的导管系统存在差异，可以通过或阻断不同大小和类型的微粒[45, 48]。在脾脏和淋巴结中，B 细胞和 T 细胞分别被分隔在不同区域，即淋巴滤泡（B 细胞）和动脉周围淋巴鞘（T 细胞）。这种分隔（图 3.3）对两者行使正确的功能是必需的。B 细胞本身对维持正确的淋巴组织结构，特别是脾边缘区的形成也是非常重要的[49-50]。

抗原呈递到 B 细胞

B 细胞只有在接触到抗原时才会被活化。T 细胞只能识别由 MHC 分子呈递的短肽序列，而 B 细胞可以识别大的、完整的三维抗原结构。同时，B 细胞还能够识别一些小的可溶

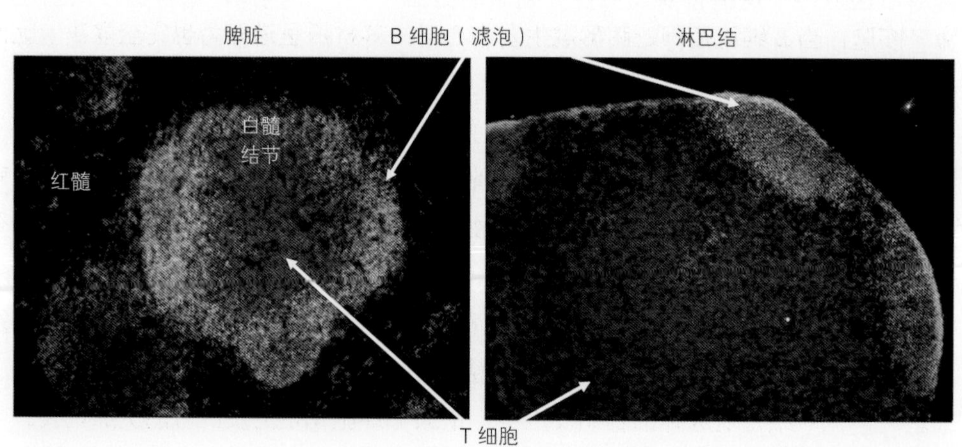

图 3.3　小鼠滤泡结构

在次级淋巴组织中，B 细胞和 T 细胞彼此隔离。

性抗原，这种识别大多是由固有免疫细胞，特别是巨噬细胞和各种类型的树突状细胞介导的抗原呈递来实现的。

B 细胞到底如何接触抗原？抗原在淋巴结内的移动过程非常复杂。最近人们利用成像研究对淋巴结结构进行了更为详细的描述，并且能够详细地跟踪其中的细胞运动轨迹[51-52]。小的可溶性抗原似乎是通过以前很少被提到的被膜下淋巴窦的毛孔直接进入淋巴滤泡后与初始 B 细胞相遇。淋巴结内的抗原呈递是一个高度程序化的过程，这提高了 B 细胞遇到抗原的概率。病毒、细菌、免疫复合物等大而完整抗原的呈递可以由定位于淋巴结被膜下淋巴窦内的巨噬细胞介导，虽然这种呈递具有确切的机制，但抗原是不经处理的直接呈递还是经内化后回到细胞表面再呈递还存在争议[51]。巨噬细胞可能会呈递那些可以被 BCR 识别的抗原，即抗原被识别后先内化再在 MHC 的帮助下返回 B 细胞表面以诱导 Th 细胞[53]。人们公认树突状细胞可对活化 T 细胞呈递抗原，树突状细胞也可以向 B 细胞呈递抗原。人体内似乎存在这样一群树突状细胞亚群，它们聚集在高内皮小静脉（B 细胞进入淋巴结的入口），向 B 细胞呈递完整抗原。这种完整抗原呈递的确切分子机制尚在研究中，可能会涉及 Fc 受体和 DC-SIGN[51, 54-55]。

滤泡树突状细胞（FDCs）是属于树突状细胞的一个独立的细胞群。它们向 B 细胞呈递调理素修饰的抗原，在抗原呈递过程中可能发挥非常重要的作用。在亲和力成熟的过程中，FDC 在初级滤泡和生发中心内向原始 B 细胞呈递免疫复合物[56]。这些细胞通常局限于滤泡中，它们获得抗原的机制尚不完全明确，可能是通过脾脏边缘区的 B 细胞（见 G 部分）或通过滤泡 B 细胞本身介导[57-58]。滤泡树突状细胞可以通过补体介导呈递抗原，在生发中心可以通过 Fc 受体机制呈递抗原[56, 59]。滤泡树突状细胞能长时间保留抗原，在获得抗原后，其激活同源 B 细胞的能力可持续一周以上。

在对化学成分（如 FDCs 分泌的 CXCL13）产生反应的过程中，B 细胞和它们的抗原在淋巴结中沿着一个网状纤维构成的复杂网络移动，该网络与滤泡树突状细胞的突起有关[52]。与被动扩散的过程相比，这种高度程序化的过程增加了 B 细胞接触抗原的概率。

迁移使 B 细胞以一种非随机的方式与合适的辅助 T 细胞产生相互作用，这使已经内化的抗原通过 BCR 迁移至 T：B 细胞群分界处。重要的是，抗原特异性 B 细胞本身就是非常有效的抗原呈递细胞。在抗原被有效限制在 T：B 细胞群分界处时，它们就能够刺激 T 细胞。当 B 细胞往回迁移形成生发中心时，其抗原呈递能力也完全取决于这两种细胞之间的交互作用。

已经获得抗原的 B 细胞能够以 T 细胞依赖或非依赖的方式被上述的某种机制所激活。大量的研究结果表明，当呈递特定类型的抗原尤其是细菌多糖时，B 细胞大多依赖 T 细胞而被激活。在长期抵抗不同病原微生物时，B 细胞不依赖 T 细胞而激活。某些分子，如脂多糖（LPS），在高浓度时可以产生非特异性的 B 细胞反应。其他高度重复的抗原能够通过结合特异性 B 细胞受体刺激 B 细胞[61]。由胸腺非依赖性抗原激活的 B 细胞能够转变为寿命较短的浆细胞，但通常不会经历亲和力成熟或产生记忆 B 细胞[62-63]。目前认为，在对细菌病原体的初始反应中，依赖 T 细胞免疫的反应可能更加重要。

更常为见的机制是，CD4$^+$（辅助性）T 细胞依赖的活化过程需要复杂的 B 细胞和 T 细胞间的协调互动。一旦 B 细胞受体识别一个特定的抗原将导致抗原内化，进一步通过内吞作用使其降解，并随后与 MHC Ⅱ类分子相互作用将多肽片段呈递到细胞表面。MHC Ⅱ类分子具有高度多态性，通常仅表达于抗原呈递细胞（B 细胞、树突状细胞和巨噬细胞）[64]。CD4$^+$T 细胞就像 BCRs 一样识别同样的抗原（但不一定是相同的抗原表位），启动级联反应，允许同源的 B 细胞活化。B 细胞上的 CD40 分子和 T 细胞上的 CD40 配体结合，以及多种细胞因子如 IL-4 相应的分泌，都可启动 B 细胞分裂。在这一点上，基于 EBI-2 介导的过程，激活的 B 细胞可能会迁移到滤泡外周部分，并且快速分化成短寿命的、能够产生抗体的浆细胞，产生对感染的初始适应性反应。或者，激活的 B 细胞可能迁移至滤泡，在生发反应中心增殖并进一步成熟，以较低的速率产生高亲和力的抗体和记忆细胞。B 细胞能否参与滤泡外浆细胞的构成或者生发中心反应，可能依赖于 BCRs 对抗原的亲和力而定。

在负荷抗原的 FDCs 存在的情况下，当滤泡中的 B 细胞对依赖 T 细胞的抗原发生反应时，B 细胞在滤泡内广泛增殖的区域称为生发中心（GCs）。在这里，B 细胞进行克隆扩张、高频突变、亲和力成熟以及类别转换重组（虽然这也发生在外部 GCs），最终形成分泌抗体的浆细胞。生发中心也是记忆 B 细胞形成的场所。生发中心根据其形态学特征分为“暗区”和“亮区”。很长一段时间都认为，增殖、细胞类型转变和高频突变过程一般发生在暗区，与辅助性 T 细胞在亮区进行相互作用。现在看来，区域之间有更多的 B 细胞发生信息传递[52,67]。T 细胞亚群对生发中心的 B 细胞提供“帮助”，其中的 T-滤泡辅助细胞（Tfh），已成为最近广泛研究的对象[68-70]。Tfh 细胞似乎是负责 B 细胞向滤泡归巢的主要 T 细胞，并且产生多种蛋白质调控生发中心的形成，以及浆细胞和记忆细胞的分化，其中包括 CD40L、IL-4 和 IL-21，它们能改变 B 细胞分化的两个关键调控点：bcl-6 和 blimp-1[68]。

C. 类型转换

抗体“类型”也被称为“同种型（isotype）”，由重链恒定区所决定。短寿命和长寿命的抗体分泌细胞都能进行类型转换。如果它们在原始 T 细胞的帮助下，受到 CD40/CD40L 结合所发出的信号刺激，短寿命和长寿命的抗体分泌细胞可能同时接受信号进行转换。类型转换涉及初始 μ 恒定区域（IgM）转变成几种替代恒定区域中的一种，即 C_γ(IgG)、C_ε(IgE) 和 C_α(IgA)。类型转换完成的同时还保持位于抗体另一末端可变区的抗原特异性。重链部分决定所合成抗体的稳定性，并且许多其他蛋白质可以通过识别抗体的这个 Fc 区域（图 3.2）来帮助清除病原体。在已研究明确的机制中，类型转换重组，如高频突变（见 D 部分）依赖于活化诱导性胞嘧啶核苷脱氨酶。简而言之，替代的 C 区域分布在初始表达的 C_μ 串联区域的下游，其上游有一个短“S”（转换）部分。活化诱导的胞嘧啶核苷脱氨酶的脱氨基胞嘧啶在 S 区域，最终导致双链解离，允许加入下游 C 区域，产生一个具有相同 VDJ 抗原特异性的 B 细胞受体，但是拥有一个新的恒定区域。人类有 9 个 C_H 区域，即 C_μ、C_δ、$C_{\gamma3}$、$C_{\gamma1}$、$C_{\alpha1}$、$C_{\gamma2}$、$C_{\gamma4}$、C_ε、$C_{\alpha2}$。小鼠中的相关基因位点和同种型则是不同的，分别是 C_{μ}、C_{δ}、$C_{\gamma3}$、$C_{\gamma1}$、$C_{\gamma2b}$、$C_{\gamma2a}$、C_{ε}、C_{α}[74]。

五种免疫球蛋白类型中的IgD在过渡性B细胞表面表达，这在 C_{δ} 区域是不常见的。C_{δ} 区域紧邻 C_{μ} 区域下游，一般通过对包含 C_{μ} 和 C_{δ} 的长mRNA转录产物进行选择性剪接而实现表达，在罕见情况下它可以通过类型转换重组而形成。

上文已提及分泌抗体的B细胞受体。在其C端，每一个C区域可以进行选择性剪切，以产生膜结合型B细胞受体或分泌受体（抗体）[75]。在第四部分我们将更加充分地探讨不同免疫球蛋白亚型的功能。

D. 亲和力成熟和超突变

亲和力成熟是B细胞增加对某种特定抗原亲和力的过程。B细胞特异性的调节是通过B细胞受体超突变和随后的克隆选择实现的。

在生发中心中，B细胞表达AID，从而引发B细胞受体与抗原结合部位的超突变[72]。重链和轻链免疫球蛋白基因都可以发生超突变，它是在基因编码B细胞受体的时候发生点突变和修复的过程。突变开始于V区启动子，可以发生在免疫球蛋白基因VDJ区的任何位置。一般情况下，AID诱导胞嘧啶、尿嘧啶发生脱氨作用。错配可以由几种机制修复，包括碱基切除修复和错配修复。在此修复过程中，易错聚合酶可使任意碱基之间进行配对[72]。通过细胞突变产生的大多数克隆可能比原克隆更缺乏抗原特异性。伴随着阻碍克隆形成的细胞凋亡现象，“适合”克隆的阳性选择有利于增加亲和力。此外，有些发生超突变的受体具有自身反应性，因此可能存在与这一过程相关的免疫耐受“关卡”。事实上，缺乏bcl-2介导的细胞凋亡的小鼠能够发生自身免疫性疾病，这是因为通过细胞超突变产生的自身反应性B细胞没有被清除造成的[76-77]。

人们尚不完全清楚亲和力成熟的过程。一般认为，这个过程一方面对携带高抗原亲和力受体的细胞进行反复的阳性选择，同时诱导低亲和力或者具有自身反应性的突变受体的细胞发生凋亡。那些对FDC所呈递的抗原有亲和力的细胞后续或许还将竞争T细胞的辅助[78]。最终，生发中心产生两种类型细胞：记忆B细胞和分泌抗体的浆细胞。

E. 浆细胞

浆细胞是指那些已经完全分化的、能够分泌抗体的B细胞。虽然浆细胞只占淋巴组织中细胞总数的一小部分，但它们是机体内所有的抗体的来源[79]。浆细胞寿命可能很短，对感染产生即时的抗体反应；寿命也可能较长，以产生持久免疫反应。短寿命的浆细胞可以来自T细胞依赖或非依赖的过程，长寿命浆细胞的形成一般需要T细胞的辅助。浆细胞的分化开始于浆母细胞的形成。浆母细胞作为成熟B细胞已开始分泌抗体，但仍表达MHC Ⅱ类分子以便获得T细胞的帮助。这些细胞随后分化为浆细胞，但它不表达MHC Ⅱ类分子，无法进一步转化抗体类型。调节浆细胞分化的分子机制涉及转录因子blimp1和xbp1的上调，伴有bcl-6和pax-5的下调[80]。短寿命的浆细胞可以存在于脾脏和淋巴结中，但寿命长的浆细胞通常与骨髓有关。虽然长寿命浆细胞的生命周期较长，同时还伴有抗凋亡因子表达的上调，但就细胞来源而言，人们还是无法确定这些“长寿命浆细胞”究竟是生命周期较长的浆细胞，还是由记忆性 B 细胞持续转化来的短寿命浆细胞。根据观察：骨髓节段中的大多数细胞会发生类型转换，并且对抗原具有很高的亲和力，因此认为这些长寿命的浆细胞主要来自生发中心的反应[84]。

F. 免疫记忆

记忆细胞产生于生发中心中 T 细胞依赖的反应，并且是抗原再次激发免疫反应的关键细胞类型。虽然记忆 B 细胞像浆细胞一样分化于生发中心反应，但它并不分泌抗体并且可以独立于抗原而存在[85]。在病原体的再次刺激后，记忆 B 细胞提供抗原给 Tfh 细胞，刺激记忆浆细胞以及次级生发中心的形成[86]。这些变化有助于进行快速、有序产生 T 细胞依赖的针对病原体的再次应答反应。更准确地说，再次应答反应比初次免疫应答更迅速[87]，这也是免疫系统提供疾病保护的关键过程。许多控制记忆细胞形成的因素与那些生发中心形成及浆细胞分化所涉及的因素类似，确切的分子机制仍在研究中[86]。

G. 成熟 B 细胞的类型

以上我们讨论了最常见类型的 B 细胞分化以及成熟过程，简称其为 B-2 细胞。此外，机体内还有很多其他类型的成熟 B 细胞。人们并不清楚哪些细胞信号参与这些 B 细胞类型的分化或维持。这些信号在某种程度上在小鼠和人类之间存在种属差异[88]。

边缘区 B 细胞是一类只存在于脾脏红髓和白髓之间的边缘区的 B 细胞。它们对于针对病原体的初始反应过程非常重要，因为初始反应过程可以对少量抗原迅速反应。边缘区 B 细胞位于边缘窦，参与针对经血液传播的细菌抗原的非 T 细胞依赖性免疫应答。同时它在 T 细胞依赖的免疫反应中也同样重要。边缘区 B 细胞可以作为抗原呈递细胞间接诱导 T 细胞，将免疫复合物从边缘窦转移到滤泡 B 细胞，或者直接激活 $CD4^+$ T 细胞。在转基因啮齿动物自身免疫性疾病模型中，边缘区 B 细胞也被证明在自身抗体产生过程中发挥作用。边缘区 B 细胞的发育过程仍在研究中，人们推测其可能主要来自过渡 2 型（T2）B 细胞，其分化程度依赖于 BCR 信号强度以及 Notch2 和 NF-κB 信号。边缘区 B 细胞通常会产生短寿命的、能够产生 IgM 的浆细胞[94]。边缘区 B 细胞群在啮齿动物模型中的定义比人类系统更清楚；在人类系统中，边缘区 B 细胞可能发生一些突变，并出现再循环[95]。

相对于适应性免疫的活性成分，B-1 B 细胞更像“天然的”或“先天的”免疫细胞。虽然最近的证据表明它们来源于不同的 B-2 细胞，但此类细胞的起源仍有争议。啮齿动物的 B-1 细胞通常可细分为 B-1a 和 B-1b 两个亚型，共同负责腹腔和胸腔的免疫应答。B-1 细胞被认为有助于针对病原体产生快速的、非 T 细胞依赖性的初始免疫应答，在此期间，它们可能分化成分泌 IgM 的短寿命浆细胞，也可能引起黏膜部位的 IgA 应答。和其他 B 细胞亚群一样，虽然在小鼠中已经确定存在有 B-1 细胞，但是其是否存在于人体内尚不清楚[96]。

另一类产生 IL-10 的 B 细胞最近被认作为是一类调节性 B 细胞，通常被称为 B_{regs}。这类细胞被认为在先天性免疫应答和适应性免疫应答的相互转换中发挥作用。它通过由

toll 样受体信号诱导 IL-10 的生成来减轻初始炎症和削弱树突状细胞的功能。此类细胞和调节性T细胞一样，能够调控免疫应答，其调节异常可能与自身免疫性疾病的发生有关。和调节性T细胞相似，调节性B细胞也可能通过抑制抗肿瘤免疫反应，促进癌症进展[99]（详见第 11 章）。B 细胞治疗肿瘤的可能机制之一就是减少调节性 B 细胞群。调节性 B 细胞在小鼠中已被明确定义，而对人类调节性 B 细胞群进行研究则较困难[100]。

四、抗体功能

免疫球蛋白有五种亚型（见 C 部分），每一亚型都有着独特的性质和功能。不同类型的免疫球蛋白对不同类型的抗原产生应答，并通过不同的激活途径中和或清除病原体。

正如前文所述，IgM 在 B 细胞发育过程中表达于细胞表面，其分泌形式和初始免疫应答有关。因为可变区没有发生体细胞突变以及亲和力成熟，IgM 对抗原的亲和力往往较低。分泌型 IgM 的五聚体结构能够有效包被抗原并使之被破坏。未成熟的 B 细胞离开骨髓后，IgD 与 IgM 同时在细胞膜表面表达，而在血清中水平较低。IgD 的功能不明确，在B细胞的发育过程中它似乎可以和IgM相互转换。IgD可能参与调节B细胞的动态平衡。IgA 多表达在黏膜表面，可以通过阻止病原体黏附于黏膜表面或者直接中和病原体的方式防止毒素、病毒、细菌的入侵，以保护黏膜表面。IgA 可以以单体或二聚体的形式存在。IgE 参与人体对寄生虫感染的防御，但其最众所周知的功能是参与过敏反应。虽然 IgE 的血清浓度低，半衰期短，但其作用方式强效，通过上调各种骨髓细胞表面 Fc 受体的表达而发挥功能[75]。

IgG 是最常见的抗体型，大多数血清免疫球蛋白即 IgG 型。血清是所有类型免疫球蛋白存在的最稳定的场所。四个人类（三个小鼠）IgG 亚型在直接中和毒素和病毒方面功能类似。虽然对蛋白和多糖抗原的反应不同，但是所有 IgG 类型均参与了次级抗体反应。IgG1、IgG2 和 IgG3 可激活补体级联反应，清除被抗体包被的病原体。IgG 分子一般以单体的形式发挥作用。

抗体可以通过以下过程中和及（或）清除体内病原体：其一，中和作用，通过包被入侵的毒素、病毒或细菌，以防止病原体发挥损伤作用。这个过程在病毒研究中已被详细探讨，中和性抗体能够阻止病毒表面蛋白与其相关受体的相互作用，并阻止病毒成分组装。其二，调理作用，常与清除细菌病原体有关。抗体（通常是 IgG 抗体）的可变区（Fab）（图 3.2）可结合到细胞膜上形成免疫复合物。吞噬细胞，尤其是单核细胞和中性粒细胞通过识别 Fc 受体激活抗体相对端的 Fc 区域破坏病原体。一旦和抗体结合，这些激活的 Fc 受体可以通过刺激 MHC 抗原呈递分子而增强 T 细胞的应答。参与促进调理和吞噬作用的补体系统的成分也错综复杂。事实上，激活补体系统是抗体的一个重要功能。抗体也可以通过抗体依赖的、细胞介导的细胞毒作用及 NK 细胞的作用清除病原体。表达 Fc 受体的 NK 细胞可以识别黏附于特定类型病原体上的抗体以释放细胞因子（如干扰素 γ）来诱导靶细胞凋亡。目前研究的热点是遵循这个思路，利用治疗性单克隆抗体确定癌症免疫治疗中的靶细胞。

五、B 细胞和癌症

在 B 细胞发育过程中的不同阶段，如果出现了紊乱就会导致癌症的发生。在美国，大约 90% 的非霍奇金淋巴瘤与 B 细胞紊乱有关。癌症也可以来自分化的 B 细胞，浆细胞的生长失控能够导致多发性骨髓瘤。替代性 B 细胞亚型，比如边缘区 B 细胞，也可以导致淋巴瘤。

六、小结

B 细胞已被人们深入研究了许多年，并且实验室中也有许多各种各样的工具可用于 B 细胞的研究（表 3.2）。B 细胞参与多种人体适应性免疫应答过程，它们不仅能够分化为产生抗体的细胞直接清除病原体，也可以将抗原呈递于其他类型细胞。此外，B 细胞也是淋巴组织结构发育所必需的。

表 3.2　评估 B 细胞的主要方法

试验 / 工具	在研究 B 细胞中的作用
流式细胞仪	检测单细胞表面和细胞内蛋白质。通常，目标蛋白抗体用不同的荧光染料染色。通过流式细胞仪，可同时监测多个标记。细胞需要在体外检测
酶联免疫吸附	定量测定由成熟 B 细胞产生针对特定抗原的抗体量。抗原包被于平板的表面，然后加入抗体。抗体的数量可以通过比色分析法量化
酶联免疫斑点法	确定那些可以黏附于特定目标抗原的 B 细胞数量。抗原附着于膜表面，然后细胞在表面生长，即可确定分泌目标抗体的斑点的数目（即细胞数目）。酶联免疫斑点法有其优点，因为能够测定单细胞的分泌
B 细胞消耗	一些抗体存在于 B 细胞耗竭的小鼠模型中，尤其是抗 CD20
小鼠模型（与 B 细胞基因敲除小鼠杂交）	各种小鼠模型中，调节 B 细胞发育和成熟的基因存在着不同的变异。注意，清除 B 细胞所清除的远不止抗体，B 细胞是淋巴组织结构发育所必需的
骨髓嵌合体（小鼠模型）	骨髓是 B 细胞发育的场所。它可以从供体小鼠转移至受照射的受体小鼠，供体和受体之间的差别可以用来追踪体内 B 细胞
免疫法	通过与新抗原产生的免疫反应在不同的实验模型中研究免疫应答
体外刺激	B 细胞培养体系中添加不同的化合物可以对 B 细胞进行体外刺激，包括：（1）脂多糖，通常加入初始 B 细胞的培养液中，可激活 B 细胞并刺激抗体产生；（2）抗 IgM 抗体，用于模拟抗原；（3）抗 CD40 + IL–4，模拟辅助 T 细胞

参考文献

[1] Pancer Z, Cooper MD. The evolution of adaptive immunity. Annu Rev Immunol, 2006, 24:497 - 518.

[2] Nagasawa T. Microenvironmental niches in the bone marrow required for B-cell development. Nat Rev Immunol, 2006, 6:107 - 116.

[3] Tomlinson IM, Cook GP, Walter G, et al. A complete map of the human immunoglobulin VH locus. Ann N Y Acad Sci, 1995, 764:43 - 46.

[4] Corbett SJ, Tomlinson IM, Sonnhammer EL, et al. Sequence of the human immunoglobulin diversity (D) segment locus: a systematic analysis provides no evidence for the use of DIR segments, inverted D segments, 'minor' D segments or D-D recombination. J Mol Biol, 1997, 270:587 - 597.

[5] Ravetch JV, Siebenlist U, Korsmeyer S, et al. Structure of the human immunoglobulin mu locus: characterization of embryonic and rearranged J and D genes. Cell, 1981, 27:583 - 591.

[6] Wood C, Tonegawa S. Diversity and joining segments of mouse immunoglobulin heavy chain genes are closely linked and in the same orientation: implications for the joining mechanism. Proc Natl Acad Sci USA, 1983, 80:3030 - 3034.

[7] Kofler R, Geley S, Kofler H, et al. Mouse variable-region gene families: complexity, polymorphism and use in non-autoimmune responses. Immunol Rev, 1992, 128:5 - 21.

[8] de Bono B, Madera M, Chothia C. VH gene segments in the mouse and human genomes. J Mol Biol, 2004, 342:131 - 143.

[9] Kidd MJ, Chen Z, Wang Y, et al. The inference of phased haplotypes for the immunoglobulin H chain V region gene loci by analysis of VDJ gene rearrangements. J Immunol, 2012, 188:1333 - 1340.

[10] Schatz DG, Ji Y. Recombination centres and the orchestration of V(D)J recombination. Nat Rev Immunol, 2011, 11:251 - 263.

[11] Bentolila LA, Olson S, Marshall A, et al. Extensive junctional diversity in Ig light chain genes from early B cell progenitors of mu MT mice. J Immunol, 1999, 162:2123 - 2128.

[12] Hofle M, Linthicum DS, Ioerger T. Analysis of diversity of nucleotide and amino acid distributions in the VD and DJ joining regions in Ig heavy chains. Mol Immunol, 2000, 37:827 - 835.

[13] Velez MG, Kane M, Liu S, et al. Ig allotypic inclusion does not prevent B cell development or response. J Immunol, 2007, 179:1049 - 1057.

[14] Brady BL, Steinel NC, Bassing CH. Antigen receptor allelic exclusion: an update and reappraisal. J Immunol, 2010, 185:3801 - 3808.

[15] Martensson IL, Ceredig R. Review article: role of the surrogate light chain and the pre-B-cell receptor in mouse B-cell development. Immunology, 2000, 101:435 - 441.

[16] Sigvardsson M, Clark DR, Fitzsimmons D, et al. Early B-cell factor, E2A, and Pax-5 cooperate to activate the early B cell-specific mb-1 promoter. Mol Cell Biol, 2002, 22:8539 - 8551.

[17] Herren B, Burrows PD. B cell-restricted human mb-1 gene: expression, function, and lineage infidelity. Immunol Res, 2002, 26:35 - 43.

[18] Pelanda R, Braun U, Hobeika E, et al. B cell progenitors are arrested in maturation but have intact VDJ recombination in the absence of Ig-alpha and Ig-beta. J Immunol, 2002, 169:865 - 872.

[19] Arakawa H, Shimizu T, Takeda S. Re-evaluation of the probabilities for productive arrangements on the kappa and lambda loci. Int Immunol, 1996, 8:91 - 99.

[20] Langman RE, Cohn M. The proportion of B-cell subsets expressing kappa and lambda light chains changes following antigenic selection. Immunol Today, 1995, 16:141 - 144.

[21] King LB, Monroe JG. Immunobiology of the immature B-cell: plasticity in the B-cell antigen receptor-induced response fine tunes negative selection. Immunol Rev, 2000, 176:86 - 104.

[22] Gay D, Saunders T, Camper S, et al. Receptor editing: an approach by autoreactive B cells to escape tolerance. J Exp Med, 1993, 177:999 - 1008.

[23] Tiegs SL, Russell DM, Nemazee D. Receptor editing in self-reactive bone marrow B cells. J Exp Med, 1993, 177:1009 - 1020.

[24] Nemazee D. Receptor editing in lymphocyte development and central tolerance. Nat Rev Immunol, 2006, 6:728 - 740.

[25] Hartley SB, Crosbie J, Brink R, et al. Elimination from peripheral lymphoid tissues of self-reactive B lymphocytes recognizing membrane-bound antigens. Nature, 1991, 353:765 - 769.

[26] Hartley SB, Cooke MP, Fulcher DA, et al. Elimination of self-reactive B lymphocytes proceeds in two stages: arrested development and cell death. Cell, 1993, 72:325 - 335.

[27] Wardemann H, Yurasov S, Schaefer A, et al. Predominant autoantibody production by early human B cell precursors. Science, 2003, 301:1374 - 1377.

[28] Ferry H, Leung JCH, Lewis G, et al. B-cell tolerance. Transplantation, 2006, 81:308 - 315.

[29] Zhang Z. VH replacement in mice and humans. Trends Immunol, 2007, 28:132 - 137.

[30] Lutz J, Mü ller W, J-ck H-M. VH replacement rescues progenitor B cells with two nonproductive VDJ alleles. J Immunol, 2006, 177:7007 - 7014.

[31] Goodnow CC, Crosbie J, Adelstein S, et al. Altered immunoglobulin expression and functional silencing of self-reactive B lymphocytes in transgenic mice. Published online: 25 August 1988, 1988, 334:676 - 682. doi 10.1038/334676a0.

[32] Goodnow CC, Crosbie J, Jorgensen H, et al. Induction of self-tolerance in mature peripheral B lymphocytes. Nature, 1989, 342:385 - 391.

[33] Erikson J, Radic MZ, Camper SA, et al. Expression of anti-DNA immunoglobulin transgenes in non-autoimmune mice. Nature, 1991, 349:331 - 334.

[34] Cyster JG, Goodnow CC. Antigen-induced exclusion from follicles and anergy are separate and complementary processes that influence peripheral B cell fate. Immunity, 1995, 3:691 - 701.

[35] Yarkoni Y, Getahun A, Cambier JC. Molecular underpinning of B-cell anergy. Immunol Rev, 2010, 237:249 - 263.

[36] Fulcher DA, Basten A. Reduced life span of anergic self-reactive B cells in a double-transgenic model. J Exp Med, 1994, 179:125 - 134.

[37] Goodnow CC. Balancing immunity and tolerance: deleting and tuning lymphocyte repertoires. Proc Natl Acad Sci USA, 1996, 93:2264 - 2271.

[38] Shlomchik MJ, Zharhary D, Saunders T, et al. A rheumatoid factor transgenic mouse model of autoantibody regulation. Int Immunol, 1993, 5:1329 - 1341.

[39] Shlomchik MJ. Sites and stages of autoreactive B cell activation and regulation. Immunity, 2008, 28:18 - 28.

[40] Adelstein S, Pritchard-Briscoe H, Anderson TA, et al. Induction of self-tolerance in T cells but not B cells of transgenic mice expressing little self antigen. Science, 1991, 251:1223 - 1225.

[41] Fulcher DA, Lyons AB, Korn SL, et al. The fate of self-reactive B cells depends primarily on the degree of antigen receptor engagement and availability of T cell help. J Exp Med, 1996, 183:2313 - 2328.

[42] Shokat KM, Goodnow CC. Antigen-induced B-cell death and elimination during germinal-centre immune responses. Nature, 1995, 375:334 - 338.

[43] Amos SM, Duong CPM, Westwood JA, et al. Autoimmunity associated with immunotherapy of cancer. Blood, 2011, 118:499 - 509.

[44] Vossenk-mper A, Spencer J. Transitional B cells: how well are the checkpoints for specificity understood? Arch Immunol Ther Exp (Warsz), 2011, 59:379 - 384.

[45] Mebius RE, Kraal G. Structure and function of the spleen. Nat Rev Immunol, 2005, 5:606 - 616.

[46] Gowans JL, Knight EJ. The route of recirculation of lymphocytes in the rat. Proc R Soc Lond B Biol Sci, 1964, 159:257 - 282.

[47] von Andrian UH, Mempel TR. Homing and cellular traffic in lymph nodes. Nat Rev Immunol, 2003;3:867 - 878.

[48] Nolte MA, Beliё -n JAM, Schadee-Eestermans I, et al. A conduit system distributes chemokines and small bloodborne molecules through the splenic white pulp. J Exp Med, 2003, 198:505 - 512.

[49] Crowley MT, Reilly CR, Lo D. Influence of lymphocytes on the presence and organization of dendritic cell subsets in the spleen. J Immunol, 1999, 163:4894 - 4900.

[50] Nolte MA, Arens R, Kraus M, et al. B cells are crucial for both development and maintenance of the splenic marginal zone. J Immunol, 2004, 172:3620 - 3627.

[51] Batista FD, Harwood NE. The who, how and where of antigen presentation to B cells. Nat Rev Immunol, 2009, 9:15 - 27.

[52] Gonzalez SF, Degn SE, Pitcher LA, et al. Trafficking of B cell antigen in lymph nodes. Annu Rev Immunol, 2011, 29:215 - 233.

[53] Carrasco YR, Batista FD. B cells acquire particulate antigen in a macrophage-rich area at the boundary between the follicle and the subcapsular sinus of the lymph node. Immunity, 2007, 27:160 - 171.

[54] Qi H, Egen JG, Huang AYC, et al. Extrafollicular activation of lymph node B cells by antigen-bearing dendritic cells. Science, 2006, 312:1672 - 1676.

[55] Huang NN, Han SB, Hwang IY, et al. B cells productively engage soluble antigen-pulsed dendritic cells: visualization of live-cell dynamics of B cell dendritic cell interactions. J Immunol, 2005, 175:7125 - 7134.

[56] Allen CDC, Cyster JG. Follicular dendritic cell networks of primary follicles and germinal centers: phenotype and function. Semin Immunol, 2008, 20:14 - 25.

[57] Cyster JG. B cell follicles and antigen encounters of the third kind. Nat Immunol, 2010, 11:989 - 996.

[58] Suzuki K, Grigorova I, Phan TG, et al. Visualizing B cell capture of cognate antigen from follicular dendritic cells. J Exp Med, 2009, 206:1485 - 1493.

[59] Qin D, Wu J, Vora KA, et al. Fc gamma receptor IIB on follicular dendritic cells regulates the B cell recall response. J Immunol, 2000, 164:6268 - 6275.

[60] Cyster JG, Ansel KM, Reif K, et al. Follicular stromal cells and lymphocyte homing to follicles. Immunol Rev, 2000, 176:181 - 193.

[61] Vos Q, Lees A, Wu ZQ, et al. Bcell activation by T-cell-independent type 2 antigens as an integral part of the humoral immune response to pathogenic microorganisms. Immunol Rev, 2000, 176:154 - 170.

[62] Defrance T, Taillardet M, Genestier L. T cell independent B cell memory. Curr Opin Immunol, 2011, 23:330 - 336.

[63] Taillardet M, Haffar G, Mondi è re P, et al. The thymus-independent immunity conferred by a pneumococcal polysaccharide is mediated by longlived plasma cells. Blood, 2009, 114:4432 - 4440.

[64] Neefjes J, Jongsma MLM, Paul P, et al. Towards a systems understanding of MHC class I and MHC class II antigen presentation. Nat Rev Immunol, 2011, 11:823 - 836.

[65] Pereira JP, Kelly LM, Xu Y, et al. EBI2 mediates B cell segregation between the outer and centre follicle. Nature, 2009, 460:1122 - 1126.

[66] Paus D, Phan TG, Chan TD, et al. Antigen recognition strength regulates the choice between extrafollicular plasma cell and germinal center B cell differentiation. J Exp Med, 2006, 203:1081 - 1091.

[67] Allen CDC, Okada T, Tang HL, et al. Imaging of germinal center selection events during affinity maturation. Science, 2007, 315:528 - 531.

[68] Crotty S. Follicular helper CD4 T cells (TFH). Annu Rev Immunol, 2011, 29:621 - 663.

[69] King C. New insights into the differentiation and function of T follicular helper cells. Nat Rev Immunol, 2009, 9:757 - 766.

[70] Nutt SL, Tarlinton DM. Germinal center B and follicular helper T cells: siblings, cousins or just good friends? Nat Immunol, 2011, 12:472 - 477.

[71] Basso K, Klein U, Niu H, et al. Tracking CD40 signaling during germinal center development. Blood, 2004, 104:4088 - 4096.

[72] Peled JU, Kuang FL, Iglesias-Ussel MD, et al. The biochemistry of somatic hypermutation. Annu Rev Immunol, 2008, 26:481 - 511.

[73] Stavnezer J, Guikema JEJ, Schrader CE. Mechanism and regulation of class switch recombination. Annu Rev Immunol, 2008, 26:261 - 292.

[74] Shimizu A, Takahashi N, Yaoita Y, et al. Organization of the constant-region gene family of the mouse immunoglobulin heavy chain. Cell, 1982, 28:499 - 506.

[75] Schroeder Jr HW, Cavacini L. Structure and function of immunoglobulins. J Allergy Clin Immunol, 2010, 125:S41 - S52.

[76] Mandik-Nayak L, Nayak S, Sokol C, et al. The origin of anti-nuclear antibodies in bcl-2 transgenic mice. Int Immunol, 2000, 12:353 - 364.

[77] Hande S, Notidis E, Manser T. Bcl-2 obstructs negative selection of autoreactive, hypermutated antibody V regions during memory B cell development. Immunity, 1998, 8:189 - 198.

[78] Allen CDC, Okada T, Cyster JG. Germinal-center organization and cellular dynamics. Immunity, 2007, 27:190 - 202.

[79] Fairfax KA, Kallies A, Nutt SL, et al. Plasma cell development: from B-cell subsets to longterm survival niches. Semin Immunol, 2008, 20:49 - 58.

[80] Shapiro-Shelef M, Calame K. Regulation of plasma cell development. Nat Rev Immunol, 2005, 5:230 - 242.

[81] Slifka MK, Matloubian M, Ahmed R. Bone marrow is a major site of long-term antibody production after acute viral infection. J Virol, 1995, 69:1895 - 1902.

[82] Spets H, Strömberg T, Georgii-Hemming P, et al. Expression of the bcl-2 family of pro-and anti-apoptotic genes in multiple myeloma and normal plasma cells: regulation during interleukin-6(IL-6)-induced growth and survival. Eur J Haematol, 2002, 69:76 - 89.

[83] Slifka MK, Antia R, Whitmire JK, et al. Humoral immunity due to long-lived plasma cells. Immunity, 1998, 8:363 - 372.

[84] Takahashi Y, Dutta PR, Cerasoli DM, et al. In situ studies of the primary immune response to (4-hydroxy- 3 nitrophenyl) acetyl V affinity maturation develops in two stages of clonal selection. J Exp Med, 1998, 187:885 - 895.

[85] Maruyama M, Lam KP, Rajewsky K. Memory B-cell persistence is independent of persisting immunizing antigen. Nature, 2000, 407:636 - 642.

[86] McHeyzer-Williams M, Okitsu S, Wang N, et al. Molecular programming of B cell memory. Nat Rev Immunol,

2012, 12:24 - 34.
[87] Tangye SG, Avery DT, Deenick EK, et al. Intrinsic differences in the proliferation of naive and memory human B cells as a mechanism for enhanced secondary immune responses. J Immunol, 2003, 170:686 - 694.
[88] LeBien TW, Tedder TF. B lymphocytes: how they develop and function. Blood, 2008, 112:1570 - 1580.
[89] Martin F, Oliver AM, Kearney JF. Marginal zone and B1 B cells unite in the early response against T-independent bloodborne particulate antigens. Immunity, 2001, 14:617 - 629.
[90] Pillai S, Cariappa A. The follicular versus marginal zone B lymphocyte cell fate decision. Nat Rev Immunol, 2009, 9:767 - 777.
[91] Cinamon G, Zachariah MA, Lam OM, et al. Follicular shuttling of marginal zone B cells facilitates antigen transport. Nat Immunol, 2008, 9:54 - 62.
[92] Attanavanich K, Kearney JF. Marginal zone, but not follicular B cells, are potent activators of naive CD4 T cells. J Immunol, 2004, 172:803 - 811.
[93] Mandik-Nayak L, Racz J, Sleckman BP, et al. Autoreactive marginal zone B cells are spontaneously activated but lymph node B cells require T cell help. J Exp Med, 2006, 203:1985 - 1998.
[94] Allman D, Pillai S. Peripheral B cell subsets. Curr Opin Immunol, 2008, 20:149 - 157.
[95] Weill JC, Weller S, Reynaud CA. Human marginal zone B cells. Annu Rev Immunol, 2009, 27:267 - 285.
[96] Montecino-Rodriguez E, Dorshkind K. B-1 B cell development in the fetus and adult. Immunity, 2012, 36:13 - 21.
[97] Macpherson AJ, Gatto D, Sainsbury E, et al. A primitive T cell-independent mechanism of intestinal mucosal IgA responses to commensal bacteria. Science, 2000, 288:2222 - 2226.
[98] Suzuki K, Ha S, Tsuji M, et al. Intestinal IgA synthesis: a primitive form of adaptive immunity thaTregulates microbial communities in the gut. Semin Immunol, 2007, 19:127 - 135.
[99] Schioppa T, Moore R, Thompson RG, et al. B regulatory cells and the tumor-promoting actions of TNF-α during squamous carcinogenesis. Proc Natl Acad Sci USA, 2011, 108:10662 - 10667.
[100] Mauri C, Ehrenstein MR. The 'short' history of regulatory B cells. Trends Immunol, 2008, 29:34 - 40.
[101] Geisberger R, Lamers M, Achatz G. The riddle of the dual expression of IgM and IgD. Immunology, 2006, 118:429 - 437.
[102] Joller N, Weber SS, Oxenius A. Antibody-Fc receptor interactions in protection against intracellular pathogens. Eur J Immunol, 2011, 41:889 - 897.
[103] Hangartner L, Zinkernagel RM, Hengartner H. Antiviral antibody responses: the two extremes of a wide spectrum. Nat Rev Immunol, 2006, 6:231 - 243.
[104] Dunkelberger JR, Song WC. Complement and its role in innate and adaptive immune responses. Cell Res, 2010, 20:34 - 50.
[105] Houot R, Kohrt HE, Marabelle A, et al. Targeting immune effector cells to promote antibody-induced cytotoxicity in cancer immunotherapy. Trends Immunol, 2011, 32:510 - 516.
[106] Alderson KL, Sondel PM. Clinical cancer therapy by NK cells via antibody-dependent cell-mediated cytotoxicity. J Biomed Biotechnol, 2011, 2011:379123.
[107] Morton LM, Turner JJ, Cerhan JR, et al. Proposed classification of lymphoid neoplasms for epidemiologic research from the Pathology Working Group of the International Lymphoma Epidemiology Consortium (InterLymph). Blood, 2007, 110:695 - 708.
[108] Sagaert X, Tousseyn T. Marginal zone B-cell lymphomas. Discov Med, 2010, 10:79 - 86.
[109] Harris LJ, Skaletsky E, McPherson A. Crystallographic structure of an intact IgG1 monoclonal antibody. J Mol Biol, 1998, 275:861 - 872.

适应性免疫：T 细胞和细胞因子

Jenni Punt, VMD , PhD

Haverford College, Haverford, PA USA

译者：鲁翔　鲁南

成功的肿瘤免疫应答需要强有力的细胞毒活性。自然杀伤细胞（NK 细胞）和 $CD8^+$细胞毒性 T 细胞是细胞介导的免疫应答中最强的杀伤细胞。一旦这两种细胞被激活，便会对它们的目标献上“死亡之吻”，诱导其凋亡。与 NK 细胞（第九章内容会详细阐述）不同的是，细胞毒性 T 细胞（cytotoxic T cells，CTLs）通过抗原特异性 T 细胞受体识别感染细胞、异源细胞以及肿瘤细胞所表达的 MHC Ⅰ类分子 - 抗原肽复合物。在后面的内容中，您将会了解肿瘤细胞可以对适应性免疫系统展开一系列“挑战”，从而避免自己成为 CTLs 的理想靶标。

在本章中，我们将重点介绍与 CTLs 发育和活性调节相关的内容。首先，我们将回顾启动适应性免疫应答的基本要素，继而深入了解 T 细胞的激活和活性——包括 CTLs 和抗体生成 B 细胞最佳分化时所必需的 $CD8^+$杀伤细胞和 $CD4^+$辅助细胞。我们还将讨论调节 $CD4^+$T 细胞的分化和活性，并最终调节 CTLs 发育的细胞因子作用网络。最后，我们将讨论抗肿瘤适应性免疫应答，并简要探讨 T 细胞要产生成功的抗肿瘤免疫应答所面临的挑战。

一、适应性免疫应答启动的概述

机体对入侵的病原体或肿瘤是否产生免疫应答依赖于固有免疫系统和适应性免疫系统之间的协调作用。固有免疫系统受髓系细胞的调节，包括树突状细胞、巨噬细胞和粒细胞；而适应性免疫系统受 T、B 淋巴系细胞的调节。

适应性免疫系统具有精细的抗原特异性，并且是长寿命的记忆细胞的来源；记忆细胞主要参与对异常细胞（如受感染细胞和肿瘤细胞）的免疫监视。重要的是，适应性免疫系统的激活完全依赖于固有免疫系统，因此在考虑适应性免疫系统对肿瘤产生应答时，必须考虑如何有效地激活固有免疫系统。适应性免疫系统对肿瘤的免疫应答较弱，可能是由于固有免疫系统没有被有效激活。

A. 固有免疫细胞启动适应性免疫应答

固有免疫细胞（详见第 2 章）表达模式识别受体（pattern recognition receptors, PRRs），可以识别不同类别的病原体（如革兰氏阴性菌、革兰氏阳性菌、RNA 病毒、蠕虫等）的特定结构以及细胞受损后释放出的蛋白质。模式识别受体与相应配体的结合可产生激活固有免疫细胞的信号，增强其处理和提呈抗原的能力，使其释放细胞因子和趋化因子，进而诱导炎症反应并激活所有的免疫细胞。

位于感染或病原入侵部位上皮层中的树突状细胞（详见第 5 章）是固有免疫中调节适应性免疫应答的最重要因子之一。作为初始 T 淋巴细胞最有效的激活剂，它们可以被病原体或细胞损伤后释放出的蛋白质激活。被激活的树突状细胞的吞噬作用增强，吞食并消化病原体或损伤细胞，并将消化后的抗原肽与 MHC Ⅰ类分子和Ⅱ类分子结合提呈至细胞表面。接着它们改变自身的迁移模式，转移到次级淋巴组织（淋巴结、脾脏和黏膜相关淋巴组织）并在那里接受循环 T 细胞的扫描检查。

B. 适应性免疫细胞、淋巴细胞在次级淋巴组织中被激活

树突状细胞主要在上皮组织中循环。同时，适应性免疫系统的主要细胞——初始 T、B 淋巴细胞（新生、尚未被刺激的细胞）在次级淋巴组织中持续循环，并通过各自的抗原特异性受体分别识别已被处理或未被处理的抗原。

T、B 淋巴细胞识别抗原的方式完全不同。B 淋巴细胞通过 B 细胞抗原受体（B-cell receptors, BCRs，是 B 细胞分泌的抗体的膜结合型）识别未被处理的蛋白质。而 T 细胞仅识别细胞表面由 MHC 分子提呈的处理过的多肽。其中 $CD4^+$T 细胞（可以分化为辅助 T 淋巴细胞）识别抗原肽 -MHC Ⅱ类分子复合物，而 $CD8^+$T 细胞（可以分化为细胞毒性 T 细胞）识别抗原肽 -MHC Ⅰ类分子复合物。

T、B 淋巴细胞监测淋巴组织内的不同微环境。B 淋巴细胞进入次级淋巴器官的滤泡，寻找附着在滤泡树突状细胞表面未经处理的抗原。T 细胞则进入 T 细胞区（淋巴结的副皮质区或脾脏的动脉周围淋巴鞘（periarteriolar lymphoid sheath, PALS），在那里筛选树突状细胞表面的 MHC- 抗原肽复合物。在接下来的 18 小时或更长的时间里，淋巴细胞持续地寻找相应的抗原。如果没有遇到能与它们有足够亲和力并进行结合的抗原，它们就离开这个器官，循环进入其他的次级淋巴组织。如果它们遇到了具有高亲和力的抗原，它们将停止迁移，在此进行增殖并分化为效应细胞。

适应性免疫应答包括产生抗体的体液免疫（详见第 3 章）和具有细胞毒活性的细胞免疫。次级淋巴组织中 $CD4^+$T 细胞的活化对适应性免疫应答的这两个方面都至关重要。当初始 $CD4^+$T 细胞识别了活化的树突状细胞表面的 MHC- 抗原肽复合物后，将启动活化反应。根据树突状细胞所传递信号的不同，$CD4^+$T 细胞可以分化为不同类型的辅助性 T 细胞，有些可促进 B 细胞的分化，有些可促进细胞毒性 T 细胞的分化。在接下来的 3 ～ 5 天，$CD4^+$T 细胞大量增殖，并根据免疫应答的始动因素而分化为其中一种效应辅助性 T 细胞。部分细胞离开次级淋巴组织迁移到炎症部位，留下来的细胞则促进 B 细胞和 $CD8^+$T 细胞的分化。还有一部分细胞则分化成寿命较长的记忆 T 细胞，保护机体免受第二次侵害。

C. B 细胞的活化需要 CD4⁺T 细胞的辅助

B 细胞必须要与特异性抗原相结合，并且需要具有相同抗原特异性的 $CD4^+T$ 细胞的辅助才能被完全激活。这两个看似不可能的事件却在淋巴结内很协调地发生。抗原特异性 B 细胞直接被抗原特异性的活化 $CD4^+$ 辅助性 T 细胞所识别。这些辅助性 T 细胞可以传递协同刺激信号和细胞因子至 B 细胞，进而诱导它们的增殖和分化（详见第 3 章）。

D. $CD8^+T$ 细胞的活化需要 $CD4^+T$ 细胞的辅助

绝大多数的 $CD8^+T$ 细胞被完全激活并产生记忆细胞的过程也需要 $CD4^+T$ 细胞的辅助。由于 $CD8^+T$ 细胞不表达识别 $CD4^+$ 辅助性 T 细胞所必需的 MHC- Ⅱ类分子，因此 $CD4^+T$ 细胞不能像直接辅助 B 细胞那样直接作用于 $CD8^+T$ 细胞。因此第三种细胞——树突状细胞成为 $CD4^+T$ 细胞与 $CD8^+T$ 细胞相互作用的媒介。这种相互作用诱导 $CD8^+T$ 细胞分化为细胞毒性细胞（CTLs），从而获得诱导靶细胞凋亡的能力。

效应 B 细胞和 $CD8^+$ 细胞毒性 T 细胞在分化增殖后即离开次级淋巴组织，在固有免疫应答所释放的趋化因子诱导下特异性地迁移至感染或损伤部位（固有免疫应答在该部位先被激活）。具备抗原特异性的记忆细胞可以停留在次级淋巴组织（如中枢性记忆细胞），也可以迁移到外周（如效应性记忆 T 细胞）以防止发生二次免疫攻击。关于淋巴结中发生的这些事件的图片描述请见图 4.1。

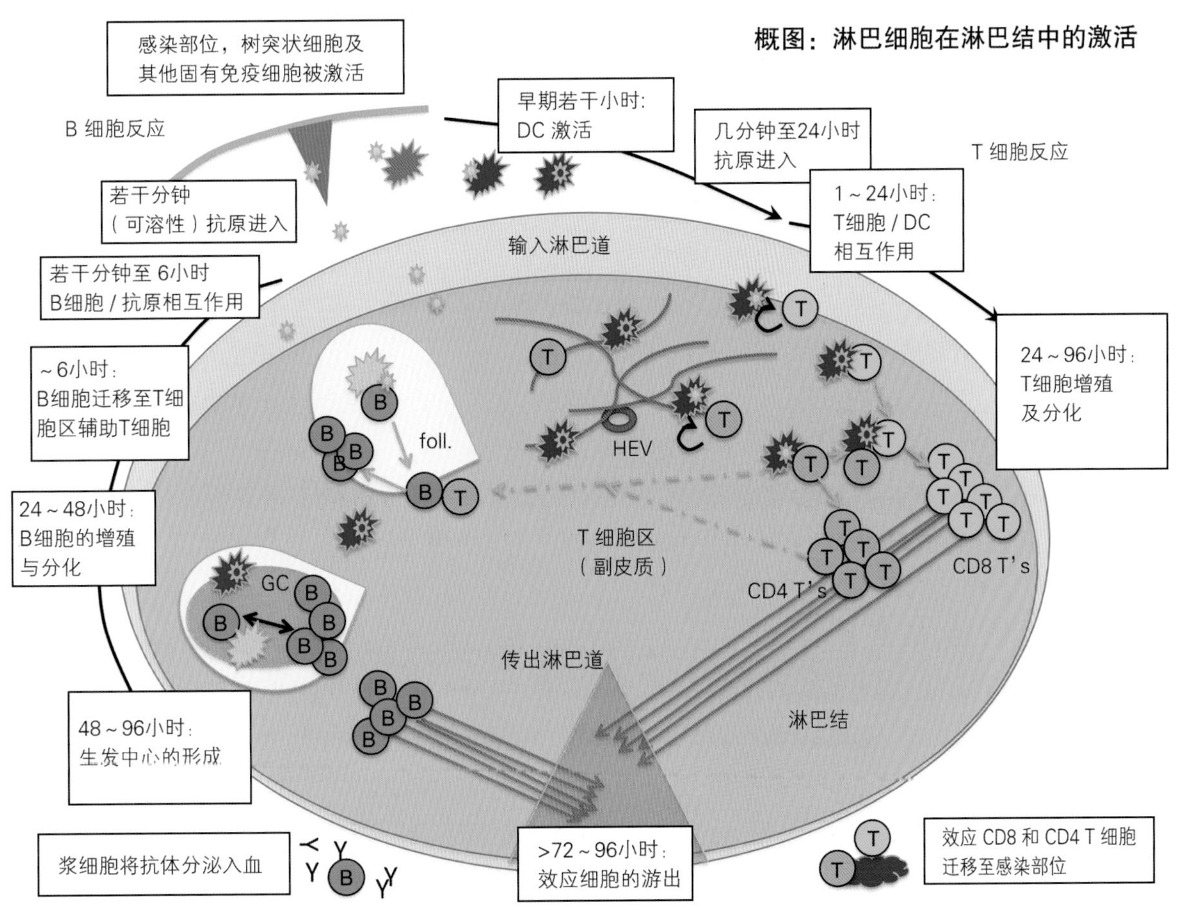

图 4.1 适应性免疫系统概述

二、深入了解 T 细胞激活的过程

为了全面了解如何启动最有效的抗肿瘤应答、为何免疫应答无法完全清除肿瘤细胞，我们需要进一步在细胞和分子水平详细了解免疫系统是如何产生辅助性 T 细胞，并进而刺激细胞毒性 T 细胞的发育（并有助于产生针对肿瘤的其他杀伤细胞的抗体）。

A. 初始 T 细胞在胸腺中产生并在淋巴器官中反复循环

初始 T 细胞在胸腺中持续产生，在此通过 DNA 重排生成均一的 T 细胞受体；同时每一个 T 细胞都要经过筛查以消除自身反应性以及与自身 MHC 的亲和性（即“限制”）（详见第 2 章）。

初始 T 细胞每 12 ～ 24 小时经历一次从血液进入淋巴结再回到血液的循环。由于每 100 000 个初始 T 细胞中只有 1 个可以与抗原发生反应，因此这种快速的再循环可以增加 T 细胞接触相应抗原的机会。

初始 T 细胞通过被称为高内皮微静脉（high endothelial venule，HEV）的特殊血管区从血液进入淋巴结。根据前面的描述，这些细胞在淋巴结的 T 区（副皮质区）寻找合适的树突状细胞。如果初始 T 细胞未与所遭遇的任何 MHC- 抗原肽复合物结合，将从输出淋巴管离开，进入胸导管，最终返回到血液中。如果它遇到了表达 MHC- 抗原肽复合物的抗原呈递细胞并与之结合，则启动激活程序。

B. T 细胞的活化需要 TCR、共同受体和共刺激分子信号

初始 T 细胞的活化需要双信号：(1) 由 TCR 产生的级联信号 TCR 是由一个抗原特异性二聚体（TCR αβ 二聚体）和一个传递信号的多聚体 CD3 组成的，由 10 个蛋白质成员构成的复合物（图 4.2）；(2) 由共刺激分子受体 CD28 传递的级联信号。CD28 是一个同源二聚体，大部分初始 $CD4^+$ 和 $CD8^+$T 细胞均可表达；CD28 与 B7 家族蛋白的两个成员 B7-1（CD8）、B7-2（CD86）相结合。共刺激分子的配体一般只表达于专司抗原提呈功能的细胞，如树突状细胞、巨噬细胞和 B 细胞等。树突状细胞表面的 MHC 和 B7 配体表达水平最高，对初始 T 细胞的激活能力也最强。

当缺乏 CD28 信号时，TCR 对初始 T 细胞发挥的是接触抑制而不是激活的作用，使细胞处于失能状态，对继发的 TCR 信号无法产生应答。这种抑制作用即使在后续 CD28 信号恢复后也不能被解除。

CD28 是初始 T 细胞表面表达的主要共刺激分子受体。另一个共刺激分子受体 ICOS 与 CD28 结构相类似，但只表达于记忆 T 细胞和效应 T 细胞。免疫细胞也表达负性共刺激分子受体，抑制 T 细胞的活化。负性共刺激分子 CTLA-4 跟 CD28 一样与 B7 配体结合，但亲和力更高。CTLA-4 的表达只有在 T 细胞启动激活程序后才会被上调，在抗原被清除后帮助控制 T 细胞的应答。同时，CTLA-4 在抑制自身反应性 T 细胞中也发挥了重要作用。临床科学家根据目前对 CTLA-4 抑制作用的认识，设计出了单克隆抗体以阻滞其活性。这些抗体（如易普利姆玛单抗 ipilimumab 和西木单抗 tremelimumab）可以延长

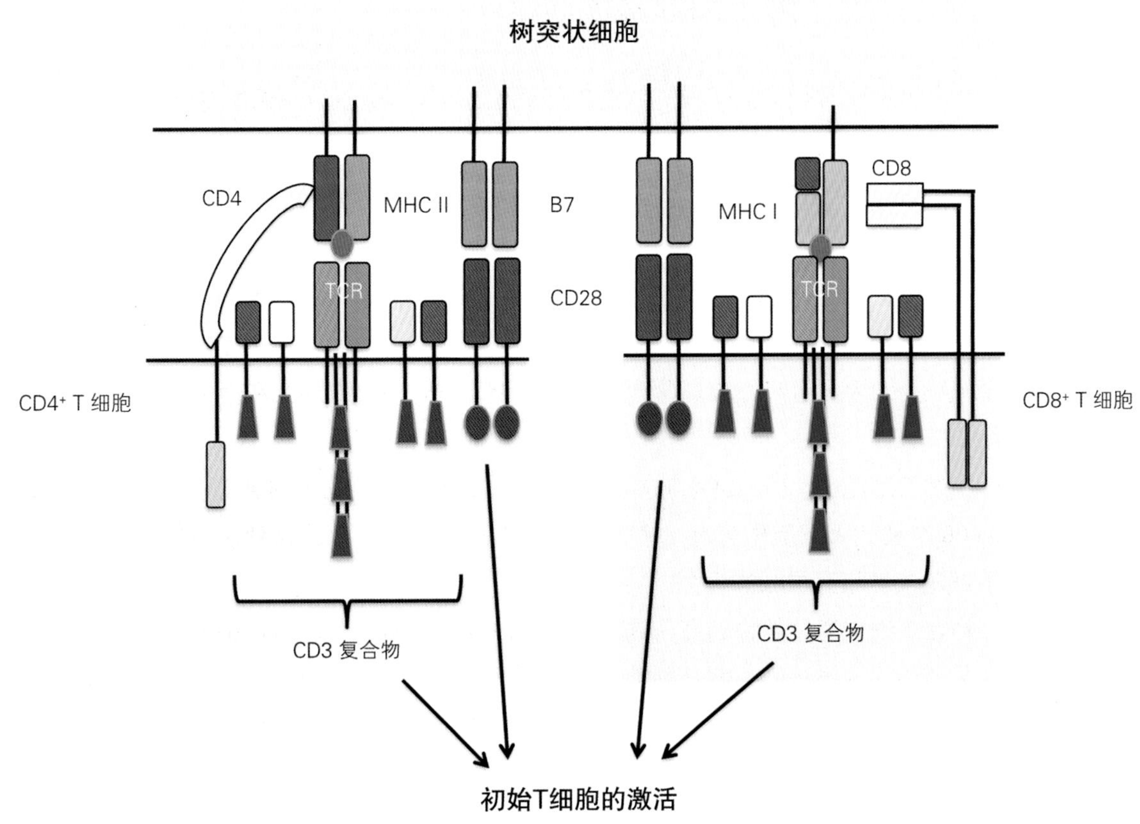

图 4.2 CD4⁺和 CD8⁺T 细胞识别抗原的过程

并增强 T 细胞对肿瘤的免疫应答（详见第 19 章）。

C. T 细胞激活过程与树突状细胞密切相关

TCR 信号初始阶段的主要特征是形成了一个超分子结构，称为免疫突触（immunological synapse, IS）。IS 在 T 细胞和树突状细胞开始接触的最初几个小时内产生，最终形成由细胞表面和细胞内蛋白质共同组成的两个同心簇样的有序结构。

该结构的中心部位称为中心超分子聚集簇（central supramolecular aggregative clusters，cSMAC），富含 TCR/CD3 复合物、共受体 CD4 和 CD8，它们可以通过分别结合 MHC Ⅰ类和Ⅱ类分子以及相关胞内信号蛋白而稳固两者的联系。该结构的外围称为外周 SMAC（pSMAC），富含黏附分子（如 LFA-1），以保证 T cell/APC 结合的稳固性。有趣的是，一些潜在的抑制性受体（如大分子跨膜磷酸酶 CD45）在该区域往往缺失，并且在 IS 形成的过程中它们可能会从中心区移出。尽管 IS 的形成并不是 TCR 信号传导所必需的过程，但它可以通过促进长期的细胞间相互作用而使 T 细胞的活化达到最佳状态。

D. T 细胞活化还需要细胞因子的参与

细胞因子在 T 细胞的活化过程中扮演了一个第三信号的角色。它们结合并激活细胞表面的细胞因子受体，产生促进增殖和存活的细胞内信号，使 T 细胞发挥效应。

IL-2 是初始 T 细胞活化的重要细胞因子。这一点尤其是在抗原和/或共刺激分子配体有限的情况下特别明显。当 TCR/CD28 双信号通路被激活后，T 细胞自身会产生 IL-2，与活化 T 细胞表面的 IL-2 受体（IL-2R）结合维持细胞的活化周期。在接下来的内容中，我们将了解由树突状细胞、T 细胞、NK 细胞以及其他免疫细胞产生的细胞因子网络如何决定 $CD4^+$ T 细胞的功能。

E. TCR 信号开启了胞内信号转导的级联反应

TCR/CD28 双信号启动了一系列生化级联反应，包括：（1）增强 T 细胞的存活；（2）诱导细胞进入细胞周期；（3）诱导分化成不同的记忆细胞或效应细胞亚群。TCR 信号引发的这一系列反应网络非常复杂。然而，这其中的一些规律可以应用于几乎所有的生长因子受体；TCR（和 BCR）只是其中一个特定的例子。

- 信号转导始于配体和受体之间的相互作用，最终引起多种受体和共受体的聚集（交联）。对 T 细胞来说，这一过程始于 TCR 和 MHC- 抗原肽分子复合物的结合。共受体 CD4 或 CD8 以及共刺激分子（CD28）也参与了这一起始交联的过程。
- 受体的交联导致蛋白磷酸酶和酪氨酸激酶活性的改变，从而导致酶活性的级联放大效应。在 T 细胞中，CD45 是重要的调节性磷酸酶，而起始酪氨酸激酶包括 lck 和 ZAP-70。
- 细胞内信号级联反应是由接头蛋白通过装配酶和它们的底物在空间和时间上进行的有序排列。T 细胞特异性的接头蛋白包括 SLP-76 和 LAT。
- 由接头蛋白组织的酶通过丝氨酸/苏氨酸激酶（如 MAPK，包括 ERK 和 JNK）和脂质激酶（如磷脂酶 C）启动信号级联反应。
- 信号转导还可促进细胞内“第二信使”的产生。作为第二信使的分子或离子可以扩散到细胞内的其他部位，并启动其他的信号级联反应。钙离子和 cAMP 都是常见且有效的第二信使。这些第二信使还可启动级联反应，改变基因的表达以及细胞内蛋白的定位和活性，从而导致新的基因转录，对酶进行翻译后修饰来增强或抑制其活性，达到调节细胞的功能和命运的目的。

三、从初始 T 细胞到效应 T 细胞

T 细胞 - 树突状细胞在淋巴器官中的成功结合可导致促生存分子 bcl-xL、促增殖细胞因子 IL-2 及其高亲和力受体 CD25 的表达。在 48 小时内，初始 T 细胞扩大为母细胞并经历反复的细胞分裂。在接下来的 4 ～ 5 天内，它们至少分裂 10 次以上并产生能分化为记忆或效应 T 细胞的子代细胞。

一个效应 T 细胞仅可获得一种单一的功能，可以对病原体的免疫应答产生直接影响。$CD8^+$ 效应 T 细胞可以结合并杀死感染细胞；而 $CD4^+$ 效应 T 细胞通过分泌细胞因子激活或杀死其他类型的细胞。$CD4^+$ 辅助 T 细胞可根据它们分泌的细胞因子的不同而产生不同的效应。

A. CD4⁺T 细胞可分化为不同的辅助 T 细胞亚群

活化的 $CD4^+$ 辅助 T 细胞（Th）至少可以分化（极化）为 5 种不同的效应细胞亚群，分别是 Th1、Th2、Th17、Tfh 和 iTreg 细胞。

这几种主要的 $CD4^+$ 辅助 T 细胞亚群都具有以下特征：（1）可以诱导表达不同的极化细胞因子；（2）具有可以决定效应细胞亚群基因型的主导基因调节因子；（3）当 T 细胞完全分化后可以产生一组特征性的效应细胞因子。每一种细胞因子在免疫应答中都各自发挥不同的作用（表 4.1）。

表 4.1　$CD4^+$ 辅助细胞的极化细胞因子和效应细胞因子

辅助细胞亚型	极化细胞因子	起主导作用的转录调节因子	效应细胞因子	生理和病理的功能
Th1	IL-12	T-bet	IFN-γ	防止细胞内病原体感染（辅助 $CD8^+$ T 细胞）；导致自身免疫症状
Th17	TGF-β,IL-6,IL-21,IL-23	RORγ	IL-17A,IL-17F,IL-21	防止真菌感染（？）；导致自身免疫症状
iTreg	TGF-β	Foxp3	IL-10	抑制免疫应答；防止自身免疫
Th2	IL-4	GATA-3	IL-4,IL-5,IL-10,IL-13	防止细胞外病原体感染，加强 B 细胞分化，特别是 IgE 的应答；引起过敏反应
Tfh	IL-6,IL-1β,TNF-α,IL-21	Bcl-6	IL-21,IFN-γ	防止细胞外病原体感染;辅助滤泡和生发中心的 B 细胞;促进自身抗体产生

1. Th1 细胞

Th1 细胞被认为能够增强机体对胞内病原体（细胞免疫）的免疫应答。活化的树突状细胞分泌的 IL-2 是 T 细胞向 Th1 系分化所需的主要极化细胞因子，能够诱导调节转录因子 T-bet 的表达。另外两类细胞因子——IFN-γ 和 IL-18 也影响 Th1 的极化。IFN-γ（由活化的 Th1 和 NK 细胞产生）能够促进树突状细胞分泌 IL-12，并且上调活化的 T 细胞表面 IL-12 受体的表达。IL-18（由 NK 细胞产生）可以促进增殖，并刺激产生更多的 IFN-γ。

由 Th1 亚群分泌的细胞因子 IFN-γ 可以激活巨噬细胞，促使抗体向 IgG 的类别转换（例如小鼠体内的 IgG2a），从而促进巨噬细胞的吞噬作用和补体的固定。IFN-γ 和 IL-12 一起可以共同促进 CTL 的分化（辅助 $CD8^+$T 细胞的分化）。细胞因子的这些综合效应使得 Th1 细胞亚群更易对病毒感染和胞内病原体感染做出应答。

此外，这个亚群还会引起机体产生与自身免疫性疾病相关的过度炎症反应和组织损伤，而 Th17 细胞在其中可能也发挥了一定的作用。

2. Th2 细胞

Th2 细胞的功能是促进抗体介导体液免疫，这在控制寄生虫感染方面尤为重要。此外，它们也参与过敏反应。Th2 亚群的分化依赖于它的特征性极化细胞因子 IL-4。在免疫应答的开始阶段在初始辅助细胞中加入 IL-4，可以诱导关键性转录调节因子 GATA-3 的表达，从而诱导其向 Th2 细胞分化。有趣的是，Th2 细胞的生长优于 Th1 细胞的生长，即便在 IFN-γ 和 IL-12 都存在的情况下，只要有 IL-4，T 细胞就会优先分化为 Th2 效应细胞。

Th2 亚群可产生多种细胞因子，比如 IL-4、IL-5、IL-10 和 IL-13。IL-4 是 Th2 亚群分泌的特征性细胞因子，能够促进 B 细胞的激活并向 IgE 类型转换。IgE 抗体与嗜碱性粒细胞、肥大细胞以及嗜酸性粒细胞表面的 Fcε 受体结合，当再与病原体结合时，会引发胞内蛋白质的释放，对寄生虫造成严重损伤。IL-5 可促进 IgG1 的生成；IL-13 的功能大部分同 IL-4 一样；IL-4 和 IL-10 都可抑制 Th1 细胞的扩增。

（1）Th1 和 Th2 细胞的交互调节

Th1 和 Th2 之间有关分化的相互调节非常紧密。促进 Th1 分化的细胞因子和转录因子会抑制 Th2 分化，反之亦然。不同于 Th 亚群，Th1 和 Th2 分泌的极化细胞因子对靶细胞有相反的作用。例如，由 Th1 亚群分泌的 IFN-γ 能够促进 B 细胞产生 IgG2a，但抑制 IgG1 和 IgE 的产生。另一方面，由 Th2 亚群分泌的 IL-4 促进 IgG1 和 IgE 的产生，抑制 IgG2a 的生成。这种交互调节现象解释了为什么一些抗体的产生和细胞免疫之间呈负相关。也就是说，当 IgG1 水平高的时候，细胞免疫就会降低；反之亦然。

（2）Th1/Th2 平衡决定疾病的转归

小鼠和人体研究均表明，体内不同 T 细胞亚群活性的平衡能够明显影响免疫应答的转归。例如，重症麻风病患者 Th2 的活性就显著高于 Th1。由于 Th2 控制胞内感染的效果不佳，HIV 感染向艾滋病的进展也可能随着 Th1 应答向 Th2 应答的转变而加快。

一些病原体看似“故意”影响 Th 亚群的活性。例如，EB 病毒可以产生人 IL-10 的同系物，称为病毒 IL-10（vIL-10）。跟人 IL-10 一样，vIL-10 也可抑制 Th1 的活性，从而削弱了机体对病毒的免疫应答。

3. Th17 细胞

同 Th1 细胞一样，Th17 细胞也参与细胞免疫应答（见第 10 章）。在 IL-6 和 TGFβ 的作用下，被激活的初始 $CD4^+$T 细胞分化为 Th17。上述细胞因子与 IL-23 协同作用，诱导 Th17 调节因子 RORγ 的表达。

Th17 细胞由于能产生 IL-17A 而得名。IL-17A 与炎性肠病、关节炎和多发性硬化等慢性免疫以及自身免疫应答有关。事实上，Th17 细胞似乎是慢性自身免疫性疾病的主要炎性细胞类型。它还能产生 IL-17F、IL-21 和 IL-22，这些细胞因子都与组织炎症有关。目前，我们刚刚开始认识 Th17 细胞的生理功能。这种细胞存在于健康人的肠道内，在阻止真菌和一部分细菌感染方面发挥作用。

4. 诱导性调节性 T 细胞（iTregs）

iTregs 是第四大 $CD4^+$T 细胞亚群，其功能跟产生于胸腺的自然 Tregs 细胞类似。这些细胞抑制调节 T 细胞应答，并且在削弱自身反应性 T 细胞活性方面起重要作用。

诱导性 Tregs 由初始 T 细胞在 TGFβ 存在的情况下活化而产生。TGFβ 是 Treg 分化的关键极化细胞因子，可以诱导 Foxp3 的表达，而 Foxp3 是 Treg 的主要转录调节因子。

Treg 细胞通过分泌细胞因子 IL-10 和 TGFβ，间接抑制抗原呈递细胞刺激 T 细胞的能力。它们也能更加直接地作用于 T 细胞，诱导细胞凋亡。

Th17 和 Tregs 亚群的交互调控

同 Th1 和 Th2 细胞一样，iTreg 和 Th17 也互相调控。TGFβ 诱导 Treg 分化；然而，当 IL-6 存在的时候，TGFβ 则诱导 Th17 的分化。Th17 和 iTregs 的关系可以是非常“和谐”的。在健康状态下抑炎性 iTregs 更适宜生长，这种作用会被 iTregs 细胞自身产生的 TGFβ 所增强。在炎性状态下，会产生急性期反应蛋白（如 IL-6)，导致 Tregs 的减少而促炎性的 Th17 增多，从而产生适当的防御系统。

5. Tfh 细胞

跟 Th2 细胞一样，Tfh 细胞调节体液免疫和抗体的产生。事实上，它们在 B 细胞滤泡中大量存在，并且似乎在生发中心对于辅助 B 细胞起了关键作用。

IL-6、IL-1β、TNFα 和 IL-21 都是参与 Tfh 分化的极化细胞因子，它们诱导 Tfh 主要转录调节因子 bcl-6 的表达。交叉调控同样是 Tfh 的显著功能；Bcl-6 的表达抑制了 T-bet、GATA-3 和 RORγ 的表达，从而抑制 Th1、Th2 和 Th17 的分化。

Tfh 细胞可分泌 IFN-γ 和 IL-4（它们分别是与 Th1 和 Th2 亚群相关的细胞因子），但其分泌的最具特征性的细胞因子是 IL-21（Th17 细胞也可分泌）。Th17 细胞与 Th2 细胞的区别主要在于 ICOS 和 CD28 表达的不同，以及使得它们集中于滤泡和生发中心的表面受体的表达不同。至今仍不清楚 Tfh 细胞与 Th2 细胞分别是如何辅助 B 细胞的。

B. T 细胞亚群的可塑性

目前的研究显示，Th 细胞亚群之间的关系要比以前认为的更具可塑性：在分化早期，辅助性细胞可能会转换类型产生新的细胞。例如，当暴露于 IL-12 的时候，新生的 Th2 细胞可以诱导表达 Th1 细胞特征性的细胞因子 IFN-γ。同样，新生的 Th1 细胞在 Th2 极化环境下也可以诱导表达 Th2 细胞特征性的细胞因子 IL-4。Th1 和 Th2 细胞似乎不能向 Th17 或 Tregs 细胞转化。而 Th17 和 Tregs 细胞却可以向其他细胞亚群转化，包括 Th1 和 Th2。T 细胞亚群的可塑性使得给这些细胞分类变得非常困难。事实上，新的辅助性 T 细胞亚群可能是处在极化环境中的 Th1、Th2、Th17、Tfh 和 Tregs 细胞的变异形式。

四、极化细胞因子的重要性

极化细胞因子使得免疫系统能够根据损伤或感染的不同激发相应的免疫应答。产生何种细胞因子取决于引发免疫应答的固有免疫作用。比如，某些病毒可与树突状细胞表面的 TLR3 结合，诱导其释放 IL-12；而寄生虫则与固有免疫细胞表面的模式识别受体结合，刺激 IL-4 的产生。

我们可以利用固有免疫应答对 T 辅助细胞极化的影响，辅之以疫苗佐剂。早在我们能准确理解其作用机制之前，佐剂就已经被应用于增强疫苗的免疫应答。现在我们知道它们的作用机制可能主要在于激活固有免疫系统和促进特定极化细胞因子的生成。尽管目前只有很少的佐剂可以用于人体，但研究者正在积极研发能够对疫苗抗原产生免疫应答的其他佐剂。

五、从 $CD8^+$T 细胞到 CTLs

细胞毒性 T 淋巴细胞（CTLs）可以诱导靶细胞的凋亡，包括病原体感染的细胞、同种异体移植物中的细胞和肿瘤细胞。虽然也有例外，但是 CTLs 主要是 MHC Ⅰ类分子限制性的 $CD8^+$T 细胞。由于人体内几乎所有有核细胞均可表达 MHC Ⅰ类分子，因此 CTLs 能够识别和消除任何表达 MHC Ⅰ类分子-抗原肽复合物的细胞。

A. 初始 $CD8^+$T 细胞如何分化为效应 CTLs

初始 $CD8^+$T 细胞并不具备杀死靶细胞的功能，但可以在次级淋巴组织中通过活化而获得这种能力。$CD8^+$T 细胞分化为杀伤细胞需要两套信号。同 $CD4^+$T 细胞一样，初始 $CD8^+$T 细胞在次级淋巴组织副皮质区被树突状细胞激活，并且必须通过其 TCR 和 CD28 接收信号。同时，它们还需要效应 $CD4^+$ Th 细胞的辅助。

Th1 和 Th17 细胞似乎都能辅助初始 $CD8^+$T 细胞。在淋巴结活组织中的观察表明，这种辅助是由三种细胞的交互作用来实现的。这三种细胞包括：$CD4^+$Th 细胞、活化的抗原呈递细胞和 $CD8^+$T 细胞。抗原呈递细胞作为桥梁，呈递 MHC Ⅱ类分子-抗原肽复合物给 $CD4^+$T 细胞；呈递 MHC Ⅰ类分子-抗原肽复合物给 $CD8^+$T 细胞。有些 Th 细胞所提供的“辅助”是由于它们可以与抗原呈递细胞表面的 CD40 结合，增强其激活 $CD8^+$T 细胞的能力。Th 细胞还可以直接与 $CD8^+$T 细胞表面的 CD40 结合，产生大量促增殖因子 IL-2，提供更直接的辅助。

有趣的是，T 细胞的辅助对 $CD8^+$T 细胞的激活来说并不是必须的。某些活化的抗原呈递细胞可以提供诱导增殖和分化的信号。值得注意的是，记忆 $CD8^+$T 细胞的分化必须有 $CD4^+$T 细胞的辅助。$CD8^+$T 细胞可以分化为两种细胞毒性 T 细胞亚型。具体来说，IL-12 可以诱导分泌 IFN-γ 的 TC1 $CD8^+$T 细胞亚群的分化；而 IL-4 可以诱导分泌 IL-4 的 TC2 $CD8^+$T 细胞亚群的分化。

六、组织中效应 T 细胞和记忆 T 细胞的活性

A. 效应 T 细胞和记忆细胞改变其活化需求和迁移行为

一旦被激活，抗原特异性的效应 T 细胞（包括细胞毒性 T 细胞和辅助 T 细胞）对抗原受体刺激的应答更为有效，并获得向体内多种组织迁移的能力。原因有以下几个方面：

（1）效应细胞对共刺激信号的依赖减少：和初始 T 细胞不同的是，抗原特异性效应 T 细胞和记忆 T 细胞可以在缺乏共刺激信号的情况下被激活。例如 CTLs 可以与组织中那些不表达 B7 配体的感染细胞结合，并对其进行杀伤。

（2）效应细胞表达不同的 CD45 亚型：CD45 是一类能够增强 TCR 信号的跨膜磷酸酶，存在几种不同的亚型。与表达 CD45RA 亚型的初始 T 细胞不同，效应 T 细胞表达更有效的 CD45 亚型——CD45RO。因此，它们对 TCR 刺激更为敏感。

（3）和初始 T 细胞相比，效应 T 细胞表达黏附分子的水平更高：效应 T 细胞表面的黏附分子 CD2 和 LFA-1 的表达水平是初始 T 细胞的 2 ～ 4 倍，这使效应 T 细胞能更有效地与那些表达黏附分子配体水平较低的靶细胞结合。

（4）效应细胞表达不同的细胞归巢和趋化因子受体：L 选择素（CD62L）和 CCR7 可以调节 T 细胞向次级淋巴组织 T 细胞区的归巢。与初始 T 细胞不同，效应 T 细胞不再表达这两个分子。它们能自由迁移到其他组织。效应 T 细胞到底会去哪里，取决于它们在活化和分化过程中上调哪些趋化因子受体的表达。有些被上调的趋化因子受体将这些效应细胞趋化到炎症部位，还有些则把它们趋化到特定的组织，例如肠道和皮肤。

B. CTLs 杀伤细胞的两种方式

一旦 CTLs 从次级淋巴器官迁移至感染部位，它们会“侦测”细胞表面特异性的 MHC- 抗原肽复合物。如果找到了可结合的位点，它们与靶细胞之间就会建立起免疫突触，传递诱导细胞凋亡的信号（“死亡之吻”，图 4.3）。靶细胞会在几个小时内死亡，这时 CTLs 早已与靶细胞分离并找寻其他杀伤目标了。

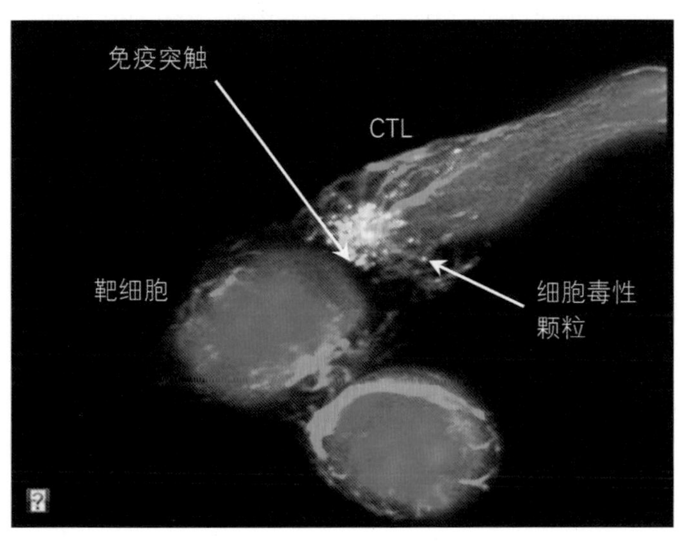

图 4.3　死亡之吻——细胞毒性 T 细胞（CTLs）与靶细胞结合（彩图见附录）

含有穿孔素（染成绿色）和颗粒酶 B 的毒性颗粒通过微管（染成红色）传递到免疫突触形成的接触点（细胞核被染成蓝色）

CTLs可以通过两种方式杀伤靶细胞。首先，它们合成含有颗粒酶和穿孔素的“死亡”囊泡。这些囊泡在被靶细胞内吞后，穿孔素在囊泡上打孔，使颗粒酶进入细胞质中。颗粒酶激活半胱天冬酶，进而诱导细胞凋亡。CTLs 还表达死亡受体 Fas 的配体（FasL）。多种细胞均可表达 Fas，Fas 与 FasL 的结合也可激活半胱天冬酶并诱导细胞凋亡。

C. 在次级淋巴组织和外周组织中的辅助 T 细胞均有活性

一些辅助 T 细胞继续留在淋巴结，调节 B 细胞和 $CD8^+$T 细胞的分化。还有一些辅助 T 细胞迁移到感染部位以增强固有免疫细胞的活性和抑制 T 细胞应答。

七、抗原清除后，机体保留的两大主要记忆细胞类型

T 细胞活化可引起其增殖，诱导效应细胞的产生。在病原体被清除后，至少 90％的效应细胞通过凋亡的形式死亡，留下一群非常重要的抗原特异性记忆 T 细胞。这些细胞寿命较长并处于静止期，但是对随后出现的相同抗原具有较高的反应性，产生特征性的二次应答。

记忆 T 细胞依据其功能和定位的不同可分为两个亚群：中央记忆细胞（T_{CM}）和效应记忆细胞（T_{EM}）。T_{CM} 表达活化标志 CD44、黏附分子 CD62L 和调节细胞向淋巴组织归巢的趋化因子受体 CCR7。它们位于次级淋巴器官，并保留了自我更新的能力。T_{EM} 一旦被激活就可以分化为效应 T 细胞。T_{EM} 表达 CD44，但不表达 CCR7，这让它们能在非淋巴组织中循环。许多（但不是全部）T_{EM} 也表达低水平的 CD62L。T_{EM} 位于外周组织（包括肺、肝脏和肠道），并且一旦被激活后就可快速表现出在初次应答过程中的效应功能。T_{EM} 是成功的二次应答中非常重要的第一道防线。

八、适应性免疫系统抗肿瘤应答所面临的挑战

肿瘤对适应性免疫系统展开了一系列挑战。下面我们将大致描述机体对实体肿瘤产生免疫应答过程中的主要事件。我们还将探讨免疫系统对肿瘤的应答并不总是处于最佳状态的可能原因。

如果肿瘤导致组织损伤，则固有免疫细胞会被激活（例如通过 DAMPs，见第 2 章）。活化的抗原呈递细胞吞噬活性增强，可吞噬受损的肿瘤细胞，加工呈递肿瘤抗原肽，并循环至次级淋巴组织。如果肿瘤不造成组织损伤，就可能无法诱导这一非常重要的固有免疫应答。

即使树突状细胞成功地处理了肿瘤抗原，并迁移至淋巴器官的 T 细胞区，它们也未必能与成千上万的“扫描”它们细胞表面抗原的初始 T 细胞结合。这主要是因为初始 T 细胞在胸腺中已经经历选择而被消除了自身反应性。而肿瘤细胞通常是发生轻微改变后的自身正常细胞。因此，循环 T 细胞可能对很多由肿瘤蛋白产生的抗原肽发生耐受。幸运的是，某些肿瘤可表达特异性的蛋白（例如，正常蛋白质的突变体或者在发育初期表

达的蛋白质，不再会被 T 细胞识别），可以被一些初始 T 细胞识别并诱导其活化。

为了有效地对抗肿瘤，活化的 T 细胞需要分化为效应细胞，从而增强细胞介导的免疫反应（例如 Th1、Th17）。在肿瘤部位，对 DAMPs 发生应答的树突状细胞能否诱导 T 细胞分化为效应 T 细胞依赖于其他因素，其中的许多因素我们仍然没有完全了解。

如果初始的肿瘤特异性 $CD8^+$T 细胞得到合适的 T 细胞辅助，那么它们将发展为功能性 CTLs，并离开淋巴结。接下来重要的一步，即它们能返回到肿瘤部位，这个能力依赖于固有免疫细胞在肿瘤部位所产生的趋化因子。肿瘤可能无法像病原体那样有效激发这些“趋化因子”的产生。

如果 CTLs 形成，并成功到达肿瘤部位，它们还需要与在次级淋巴器官中被初次刺激时的 MHC Ⅰ类分子－抗原肽复合物结合。最近的研究表明，即使有活性的 CTLs 到达了肿瘤部位，它们也不能有效地溶解细胞。这似乎归因于肿瘤细胞自身不能呈递抗原。

实体瘤的免疫治疗则有更多困难。即使肿瘤特异性 CTLs 发现了肿瘤细胞表面的抗原，它们还有可能难以穿透肿瘤来杀死所有的靶细胞。

虽然这些挑战非常现实而艰巨，但是如果能从细胞和分子水平来了解它们，则可以探索出战胜肿瘤的特异性治疗手段。

参考文献

[1] Ahmed R, Bevan M, Reiner S, et al. The precursors of memory: models and controversies. Nat Rev Immunol, 2009, 9:662－668.

[2] Bevan MJ. Helping the CD8(+) T-cell response. Nat Rev Immunol, 2004, 4:595－602.

[3] Bourgeois C, Tanchot C. Mini-review CD4 T cells are required for CD8 T cell memory generation. Eur J Immunol, 2003, 33:3225－3231.

[4] Jenkins MR, Griffiths GM. The synapse and cytolytic machinery of cytotoxic T cells. Curr Opin Immunol, 2010, 22:308－313.

[5] Kaiko GE, Horvat JC, Beagley KW, et al. Immunological decision making: how does the immune system decide to mount a helper T-cell response? Immunol, 2007, 123:326－338.

[6] Kapsenberg ML. Dendritic cell control of pathogen-driven T-cell polarization. Nature Reviews Immunol, 2003, 3:984－993.

[7] Khoury S, Sayegh M. The roles of the new negative T cell costimulatory pathways in regulating autoimmunity. Immunity, 2004, 20:529－538.

[8] King C. New insights into the differentiation and function of T follicular helper cells. Nat Rev Immunol, 2009,9: 757－766.

[9] Korn T, Bettelli E, Oukka M, et al. IL-17 and Th17 cells. Annu Rev Immunol, 2009, 27:485－517.

[10] Owen J, Punt J, Strafford S. Kuby Immunology. 7th ed. W.H. Freeman and Co, 2013.

[11] Linsley P, Nadler S. The clinical utility of inhibiting CD28-mediated costimulation. Immunol Rev, 2009, 229:307－321.

[12] Pepper M, Jenkins MK. Origins of CD4+ effector and memory T cells. Nature Immunol, 2011, 12:467－471.

[13] Reiner S. Inducing the T cell fates required for immunity. Immunol Res, 2008, 42:160－165.

[14] Sharpe A. Mechanisms of costimulation. Immunol Rev, 2009, 229:5－11.

[15] Smith-Garvin J, Koretzky G, Jordan M. T cell activation. Annu Rev Immunol, 2009, 27:591－619.

[16] Trambas CM, Griffiths GM. Delivering the kiss of death. Nat Immunol, 2003, 4:399－403.

[17] Zhu J, Paul W. Heterogeneity and plasticity of T helper cells. Cell Res, 2010, 20:4－12.

[18] Zhou L, Chong M, Littman D. Plasticity of CD4+T cell lineage differentiation. Immunity, 2009, 30:646－655.

第五章 5

树突状细胞：抗原加工和呈递

Nancy Luckashenak and Laurence C. Eisenlohr

Department of Microbiology and Immunology, Kimmel Cancer Center, Thomas Jefferson University, Philadelphia, PA USA

译者：季国忠　黄曙

一、树突状细胞

树突状细胞（DCs）是体内最强大的专司抗原呈递的细胞（APCs）。它既可以诱导免疫耐受，也可以启动初始T细胞应答。根据其独特的功能，人和小鼠的树突状细胞可以分为不同的亚型。一般而言，这些表达组成型MHC Ⅱ类分子并具有高度迁移能力的树突状细胞具有强大的刺激能力[1-3]。在静息状态下，“不成熟”的树突状细胞可以通过引起T细胞失能（anergy）、T细胞缺失或诱导产生调节性T细胞（Treg）而诱导外周耐受[4-6]。在炎症应答的起始阶段，树突状细胞会经历一个“成熟”的过程。该过程包括细胞骨架重排，形成许多树枝样长突起，细胞表面MHC和共刺激分子表达的上调，抗原加工过程中所需要的蛋白质重新分配，以及一些细胞因子（如IL-12）的分泌，这些因素共同作用促进初始T细胞的活化[1]。由于具备这些不同寻常的属性，树突状细胞成为许多免疫调节过程，包括癌症免疫治疗的核心问题（见第18章）。

二、抗原加工和呈递

树突状细胞通过MHC Ⅰ类和MHC Ⅱ类分子分别将抗原呈递给$CD8^+$T细胞和$CD4^+$T细胞以实现对免疫应答的调节功能。经典的MHC分子可将胞内和胞外产生的蛋白质抗原以多肽（抗原表位）的形式呈递，最终导致抗原特异性T细胞在中枢淋巴小室中大量增殖，最终活化并迁移至抗原装载部位，执行各种效应和调节功能。这些内容将在本篇中由其他作者详细阐述。

三、MHC Ⅰ类分子

$CD8^+$T细胞，也称细胞毒性T淋巴细胞（CTLs），通常识别MHC Ⅰ类分子呈递的长度为 8～10 个氨基酸的肽段。MHC Ⅰ类分子是由具有多态性的 α 链和非多态性的 β2 微球蛋白链通过非共价键结合而成。由 MHC Ⅰ类分子呈递的多肽通常来源于蛋白酶体降解的细胞内自身蛋白或病毒蛋白。这一过程极其低效，大约只有 0.1% 的 MHC Ⅰ类 - 多肽复合物能在细胞质和内质网（ER）的分解过程中“幸存”下来[7]。关于蛋白质能被 MHC Ⅰ类分子靶向性加工处理的特性仍然是一个有争议的问题。目前，人们已经推出了几个并不相互排斥的理论，这些蛋白可能具有以下特性：① 蛋白质在转录、翻译或折叠过程中发生缺陷而被质控机制所排斥[8]；② 检查新生 mRNA 种类完整性的特殊核糖体所产生的前期翻译产物的降解[9-10]；③ 截取部分新生多肽的细胞内折叠机制失败[11]；④ 衰老蛋白质的标准逆转过程也可能产生相关物质。尽管这些机制可能与清除急性病毒感染的关系很小（病毒粒子的组装通常比成熟蛋白质的周转花费更少的时间），但它可能是识别外来细胞、肿瘤细胞和持续感染细胞的一个可能机制。在大多数情况下，细胞蛋白质会被具有多相催化活性的 26S 蛋白酶体复合物经泛素化靶向性破坏，而这一个过程涉及 MHC Ⅰ类分子限制性抗原的处理加工[12]。蛋白酶体包含多个亚单位，由一个 20S 核心组分和两端的 19S 帽状结构组成。20S 核心部分由七个 α 和七个 β 的不同亚单位形成两内部的 β - 环和两外部的 α - 环。内部的 β - 环包含活跃的水解位点，每个位点都具有特异性。但是，总体来说，蛋白酶体倾向于在基础或疏水基团后面的 C- 末端裂解，因而会产生一个带有潜在锚基的多肽，便于与 MHC Ⅰ类分子结合。当存在 IFN-γ 时，β1、β2 和 β5 核心催化 β - 亚基会被具有不同蛋白水解活性和提高了裂解速率的亚基所替换[7, 13-15]。β1i(LMP2)、β2i(MECL-1) 以及 β5i(LMP7) 亚基与 20S 核心蛋白酶体的非催化亚基组装成“免疫蛋白酶体”，而这类蛋白酶体的多肽产物部分与组成性蛋白酶体的多肽是有差别的。虽然“免疫蛋白酶体”对细胞毒性 T 细胞反应的贡献不同，但一些研究已显示，在产生特定肿瘤来源的 CTL 表位时需要这种蛋白酶体[13]。此外，最近的研究表明“免疫蛋白酶体”在炎症反应期中发挥着清除被氧化的蛋白质的作用[16]。

20S 蛋白酶体也能被 PA28 调节性亚基加帽，这已经在大多数组织中被证实是构成性的、IFN-γ 非依赖性的和 IFN-γ 诱导的[17]。19S 帽可以与组成性蛋白酶体和“免疫蛋白酶体”相联系，结合泛素化蛋白质介导下游的去泛素化过程，展开并引导底物进入 20S 核心的催化室。PA28 的结合可打开催化室的通道，以便非泛素化底物的分解代谢，由此拓宽蛋白酶体生产的 MHC Ⅰ类抗原的种类[13, 18-19]。此外，越来越多的证据表明存在一种由无帽状结构的 20S 蛋白酶体介导的泛素非依赖性处理过程[20-21]，与内质网 - 靶向蛋白对比，这可能是一条更可能存在于细胞质的通路[21]。

细胞质也包含几种对大多数多肽具有高度破坏性的氨肽酶类[22]。从不利的细胞溶质中幸存的极少数多肽 TAP 复合物（抗原加工相关转运物）是转运进入内质网的候选者。TAP 是 ATP 结合转运家族的成员，定位于内质网膜上，但也可存在于后内质网小室中（图 5.1）[23]。TAP 优先结合 C- 末端有利于 MHC Ⅰ类分子结合的多肽[24]，从而确保仅向内质网运输相关的多肽。虽然有一些 TAP 非依赖性的 MHC Ⅰ类多肽已经被报道，但是在 TAP 缺乏的情况下 MHC Ⅰ类分子介导的抗原呈递会受到严重削弱[25]。TAP 是肽组装复合体

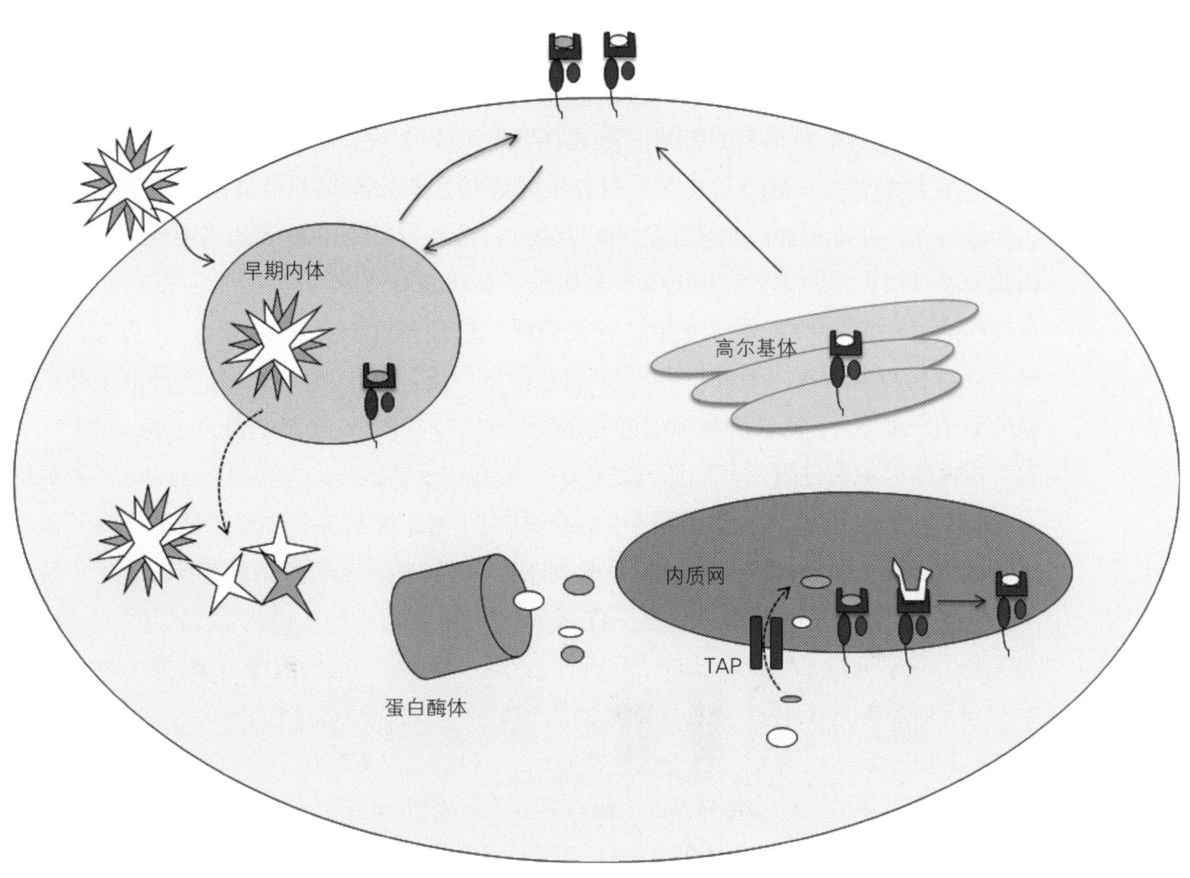

图 5.1 MHC Ⅰ类分子的抗原加工和呈递

抗原通过早期内体（EE）（交叉呈递）或通过直接的胞质合成（直接呈递）进入细胞质。蛋白质可能经蛋白酶体处理加工成多肽片段后通过 TAP 转运体转入内质网中（ER），在内质网中与新生的 MHC Ⅰ类分子结合。之后，稳定的抗原肽 –MHC Ⅰ类分子复合物被转运至细胞表面，供 $CD8^+$ 细胞识别。（抗原在内体交叉呈递的变化将在正文中阐述）。

(peptide loading complex，PLC) 的一种组成成分，该复合体还包括钙网织蛋白、空载的 MHC Ⅰ类分子和甲巯蛋白 -ERp57 共轭物[26]。钙网织蛋白是与 MHC Ⅰ类分子结合的分子伴侣，因此能将其募集入 PLC，并通过 ERp57 和甲巯蛋白发挥稳定并装载多肽的作用。总的来说，ERp57 和甲巯蛋白一定程度上可以通过改变 MHC Ⅰ类分子的构造和稳定性以便于优先结合具有高度亲和力的多肽[7,27-29]。定位于内质网的多肽，不管是 TAP 依赖还是非依赖的转运，在与 MHC Ⅰ类分子结合前或结合过程中可能都会经受抗原加工相关的内质网氨基肽酶的进一步 N- 尾端的修剪[7,30-33]。对 ERAAP 缺陷型小鼠的研究结果显示，ERAAP 是一部分表位产生 $CD8^+$T 细胞反应所必需的，而另一部分表位似乎是 ERAAP 非依赖的[34]。在人体中，ERAP1 基因的多态性与强直性脊柱炎的易感性密切相关。这表明，在特定环境下内质网中肽修饰的重要性[35]。一经完全加工，具有高度亲和力的多肽负载于 MHC Ⅰ类分子上，再经过高尔基体转运至细胞表面，供 $CD8^+$T 细胞识别。

四、MHC Ⅱ类分子

在存在 MHC Ⅱ类分子的情况下，$CD4^+$T 细胞识别 APCs 上的多肽抗原表位。MHC Ⅱ

类分子是一个由多形态的 α 链和 β 链组成的异形二聚体，每个分子都有一个跨膜区域。经典的 MHC Ⅱ类分子呈递模式与传统的 MHC Ⅰ类分子的处理途径是有差别的：MHC Ⅱ类分子呈递的抗原来源于细胞外，通过吞噬作用或内吞作用进入细胞并转运至内吞室（内体或溶酶体）（图 5.2）[36]。抗原经过酸性和蛋白水解活性逐渐增加的腔室，到达次级内体，在那里加载到新生的 MHC Ⅱ类分子上。抗原表位呈递所需要的加工处理工作数量是有很大差异性的。因为 MHC Ⅱ类分子多肽结合槽的两端为开放结构，展开抗原是最终的处理目标[37]。事实上，一些蛋白质在酸性条件下自然地展开，并且抗原呈递似乎只需要最少的蛋白水解作用[38]。而其他蛋白质是很难展开的，需要能够破坏共价键的酶类，如 γ 干扰素溶酶体硫醇还原酶（GILT）[39]、门冬酰胺酰内肽酶（AEP）[40]和 / 或内体组织蛋白酶。

MHC Ⅱ类分子最初是在内质网中被翻译，在内质网中三个二聚体很快被分子伴侣恒定链（Ii）三聚体结合[41]。Ii 结合到 MHC Ⅱ类分子的抗原肽结合槽以阻止与其他

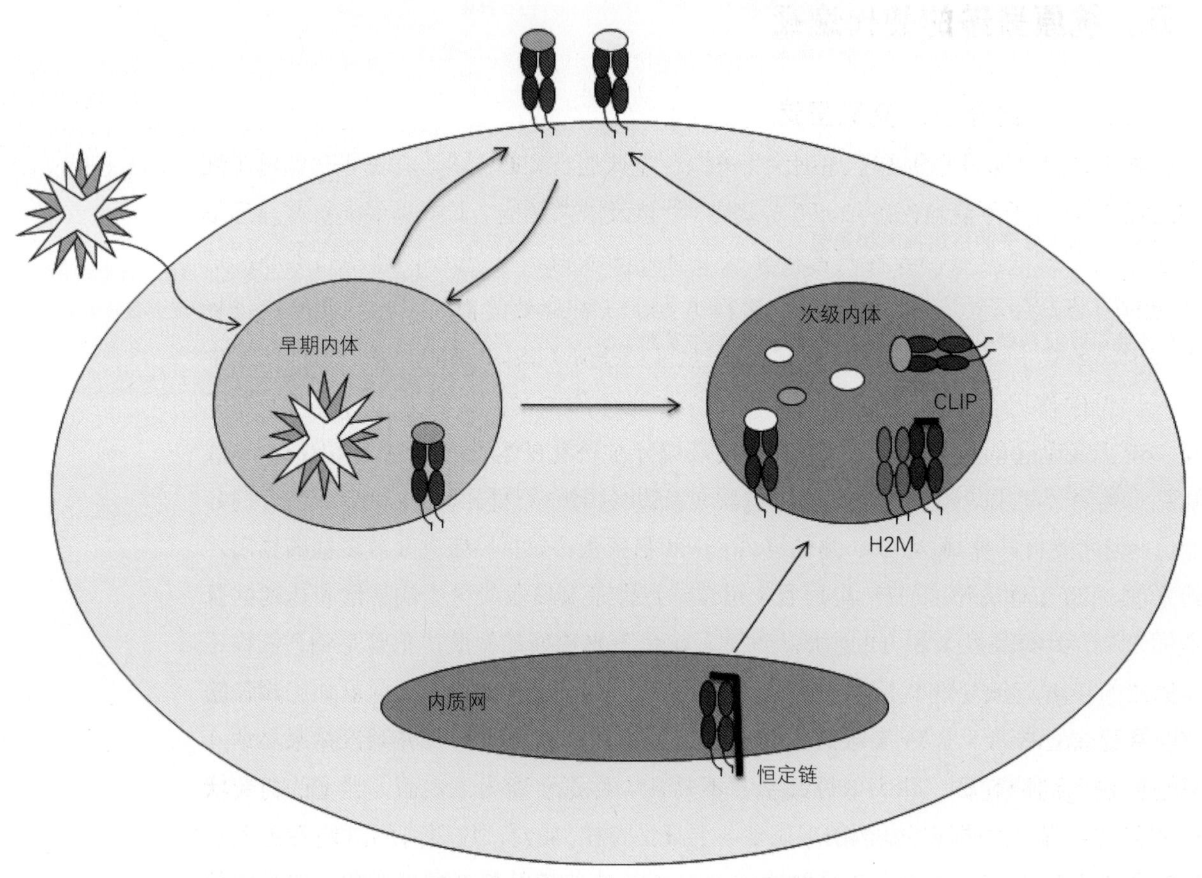

图 5.2　MHC Ⅱ类分子介导的经典抗原加工和呈递过程

抗原通过早期内体（EE）进入细胞。之后，抗原经过酸性和蛋白水解活性逐渐增加的腔室，经过展开和片段化，并到达次级内体 (LE)，加载在 MHC Ⅱ类分子上。MHC Ⅱ类分子在内质网中合成，与伴侣蛋白的恒定链结合，且通过恒定链尾部的双亮氨酸模体被传递到次级内体。在蛋白水解作用之后，恒定链被降解生成占领 MHC Ⅱ类分子的抗原肽结合槽的 CLIP 片段。在 H-2M（在人类中为 HLA-DM）分子辅助下，CLIP 与抗原肽置换，形成稳定的抗原肽 -MHC Ⅱ类分子复合物，然后被转运到细胞膜表面，供 $CD4^+$ T 细胞识别。根据抗原呈递细胞的成熟状态，表面的抗原肽 -MHC Ⅱ类分子复合物可能被吞噬进入细胞内并被降解或再循环回到细胞表面。

多肽的不稳定结合，并通过胞质尾端的双亮氨酸基序引导MHC Ⅱ类分子进入内体中[42]。

MHC Ⅱ类分子-Ii复合物可直接从内质网到达内体，或者伴随着开转运到质膜的复合物的内化到达内体[43]。一旦到达次级内体的“激烈”环境中，Ii链通过一系列的蛋白水解步骤被降解为小片段的CLIP(MHC Ⅱ类分子相关的恒定链多肽)[44]，并占据MHC Ⅱ类分子的抗原肽结合槽。在HLA-DM分子（在小鼠中为H2-M）的辅助下，CHIP与被呈递的抗原置换，以防止空载MHC Ⅱ类分子的聚集，并确保以高亲和性结合多肽[43,45]。装载多肽的MHC Ⅱ类分子被运送到抗原呈递细胞的表面。这一过程受到高度调控。当APC在一个“不成熟”的状态时，MHC Ⅱ类分子通过MARCH-1 E3泛素连接酶和其他可能的E3连接酶使β链的特定赖氨酸残基泛素化[46]。这一信号诱发迅速的内化，并使MHC Ⅱ类分子向内体中转运。一旦到达内体，MHC Ⅱ类分子可以再循环到细胞表面或被溶酶体降解。诱发树突状细胞“成熟”的炎症信号会中断MHC Ⅱ类分子的泛素化，导致MHC Ⅱ类分子在细胞表面积聚[46]。

五、抗原呈递的替代途径

A. MHC Ⅰ类分子：交叉呈递

经典的交叉呈递是指抗原呈递细胞将外源性抗原通过MHC Ⅰ类分子途径传递给T细胞的过程[47]。对于不能自然感染APC的病毒[48]以及肿瘤细胞，这类非经典抗原呈递细胞所表达的肿瘤或组织特异性抗原需要交叉呈递的参与[49]。此外，许多病毒和肿瘤会阻止抗原直接呈递[50-51]；而交叉呈递则提供了一种有效的方式，使抗原呈递过程免受抑制。事实上，因为不同的原因，交叉呈递似乎在$CD8^+$T细胞介导的适度应答中起着关键性的作用[52]。目前，有两个关于交叉呈递的主要问题仍然没有被阐明，其一是关于交叉呈递的抗原形式：尽管在体外环境下被纯化的可溶性蛋白质可以被呈递，但这在体内并不明显，因为用纯化的蛋白质免疫动物无法诱发典型的$CD8^+$T细胞应答。而且，有证据表明与抗原有关的热休克蛋白[53]和凋亡小体[54]都是可被转运的物质。这两种物质都可能来源于与感染或肿瘤负荷有关的细胞应激。树突状细胞表达的热休克蛋白[55-56]和凋亡小体[57]的受体有助于选择性摄取和处理相关“危险”物质。

第二个主要问题是交叉呈递在细胞内的通路。从传统的MHC Ⅰ类抗原加工途径来看（文中之前已提及），交叉呈递途径几乎是很难发挥作用，因为外源性抗原必须从胞外空间进入到细胞质，而大部分细胞并不具备这种摄取能力。然而，特定的树突状细胞和巨噬细胞亚型拥有这样的能力[58]。因此，总的来说，抗原可经过胞吞进入这些细胞的细胞质，随后发生传统的蛋白酶体和TAP依赖性的处理加工过程。但是对关于这种细胞质中的交叉呈递途径的许多方面依然不是很清楚，包括抗原在哪里及如何被转运到细胞质，处理后的多肽是在什么部位被装载上MHC Ⅰ类分子等等。关于后者，内质网是一个假定的装载位点，但TAP特别是在激活状态下也存在于树突状细胞的内体膜上[59]。

除了TAP依赖性交叉呈递之外，还有一些确实的证据表明存在无细胞质的交叉呈递，其抗原加工处理和抗原肽的装载被限制在内吞室中[52,60]。与这一非传统方式有关的研究结果如下：① 目前已经鉴别出内体中 MHC Ⅰ类抗原肽装载复合物的核心组分（MHC Ⅰ类分子、β-2 微球蛋白、钙网蛋白和钙联蛋白）；② 内体蛋白酶抑制剂可抑制交叉呈递；③ 鉴别出了与内体中的 ERAP 相对等的胰岛素调节的氨肽酶（IRAP）[61]。与传统的 TAP 依赖性途径一样，许多问题有待解决。例如，MHC Ⅰ类分子是合成后直接被转运到内吞室还是来自细胞表面的内吞作用？这两种理论均有支持者[62-63]。退一步来说，哪几种交叉呈递方式在体内的自然应答中发挥了最主要的作用？最近的一个综述表明，这可能因抗原类型（病毒、细菌或自身来源的蛋白质）、抗原呈递细胞的类型以及内化作用途径的不同而异[52]。同样地，几个途径同时进行会提高交叉呈递成功的可能性。

B. MHC Ⅱ类分子：内源性呈递

经典的 MHC Ⅱ类分子加工处理和呈递途径主要是通过使用纯化的蛋白质发现的。这类蛋白质由于其有效性高、稳定性好，并能刺激迟发型过敏性反应而得到了广泛的使用。这种蛋白质的活动聚焦于细胞的内体腔室中，尤其是在树突状细胞不作为抗原呈递细胞的时候。随着对病毒蛋白质、肿瘤抗原或自身抗原的研究，人们逐渐认识到一些其他的处理途径。最令人瞩目的是有三种途径能够在没有胞外相的情况下将表达于抗原呈递细胞内的蛋白质转换成能被 MHC Ⅱ类分子结合的“内源性”处理途径（图 5.3）。第一条路线是巨自噬作用[64]。该途径涉及存在细胞质的不溶性蛋白聚集体和细胞器在双膜囊泡中被包裹，之后这些囊泡通过一系列的蛋白质之间的相互作用与溶酶体融合。巨自噬作用涉及内源性 MHC Ⅱ类分子对一些病毒和自身的蛋白质的处理[65]。第二条途径是分子伴侣介导的自噬[66]。在这一过程中，具有相对退化的“KFERQ”序列的胞浆蛋白通过特定的转运复合物被定位到溶酶体。据估计，高达 30% 的胞浆蛋白包含该结构域。到目前为止，分子伴侣介导的自噬已涉及两种自身抗原的处理加工，即谷氨酸脱羧酶（GAD）和一个人免疫球蛋白 κ 轻链变异体[67]。更广泛的作用尚需进一步鉴定。还有一种同时涉及蛋白酶体和 TAP 的 MHC Ⅰ类分子类似途径可能与两种流感糖蛋白表位的产生有关[68]。其三，蛋白酶体和 TAP 依赖性的途径也已在其他系统中被发现[69-70]。既然这些处理途径并不冗余（相同来源的蛋白并不产生相同的抗原表位）[38,68,71]，正如交叉呈递，多种抗原呈递途径将有助于拓宽被呈递的抗原表位的差异。在某些情况下，这显得极为重要，比如在丙型肝炎病毒（HCV）中，感染病毒的清除与广泛的 $CD4^+$T 细胞应答相关，并且转变为慢性携带状态也与有限的 $CD4^+$T 细胞应答相关[72-73]。$CD4^+$T 细胞反应的幅度可能对肿瘤免疫非常重要，因为在肿瘤免疫中潜在靶标更加有限。

六、树突状细胞亚型和特异性功能

到目前为止，一部分树突状细胞的亚型已经在小鼠和人类中被描述，但更多的亚

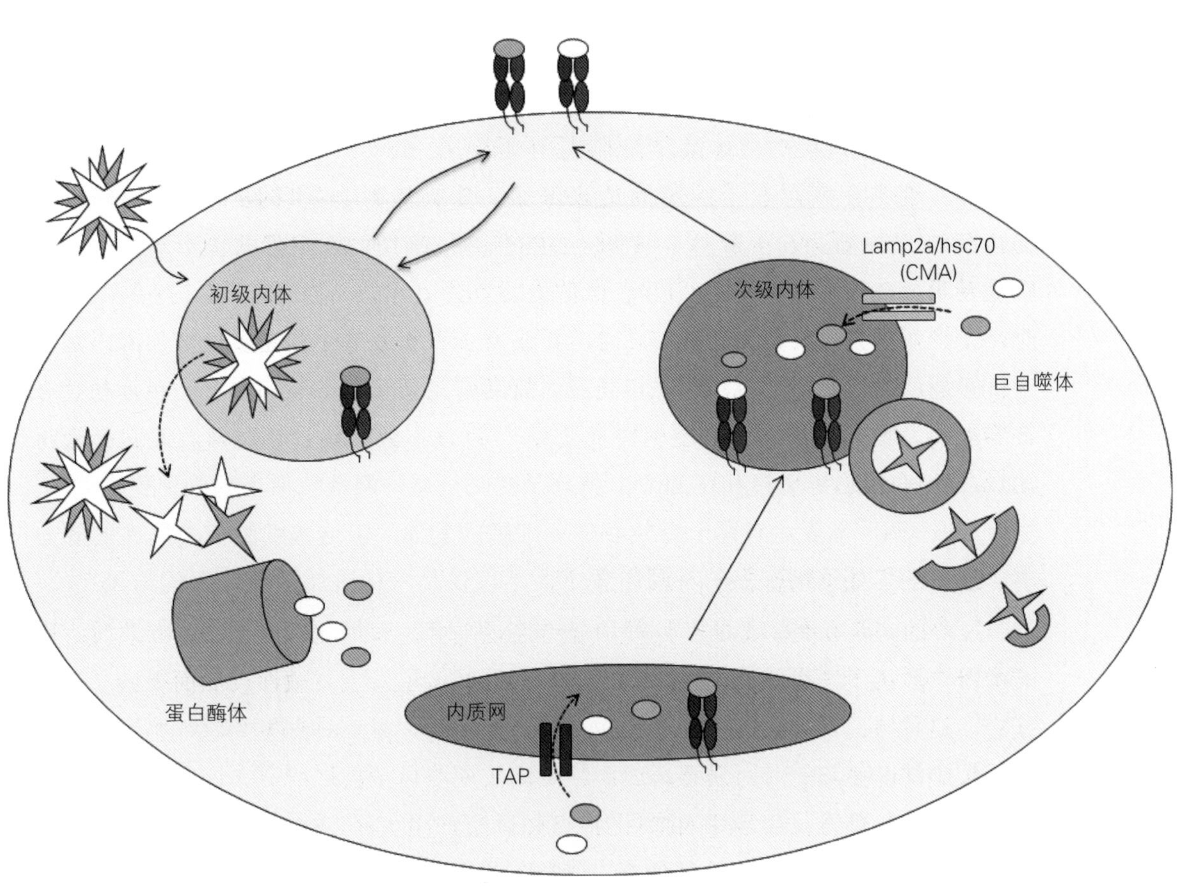

图 5.3　MHC Ⅱ类分子的内源性加工处理和呈递

通过生物合成或从内体室传递到细胞质的抗原将会涉及以下三个途径：① 大分子的巨自噬作用（MA）；② 分子伴侣介导的自噬（CMA）；③ 蛋白酶体依赖和 / 或 TAP 途径。有关这些途径的更多细节仍有待确定。

型仍有待鉴定。树突状细胞亚群的定义大部分是基于特定细胞表面标志分子的表达，但是也有一些亚群被赋予独特的功能特征。总的来说，当树突状细胞处于不成熟或静息状态时，它们低表达 MHC Ⅰ类分子、MHC Ⅱ类分子、共刺激分子（如 CD40 和 CD86）以及一些可以促进其向淋巴组织迁移的趋化因子受体（如 CCR7）[74]。促发树突状细胞成熟的级联信号通常通过 Toll 样受体（TLRs）接收，但是其他信号也能通过细胞因子或识别病毒组分（dsRNA）的非 Toll 样受体来诱发树突状细胞的成熟[75]。但是需要记住的是，并不是所有能诱发树突状细胞成熟的信号都能够产生免疫源性的树突状细胞。例如，E-cadherin 介导的 DC-DC 的粘接被破坏后可以诱发树突状细胞形态学和表型的成熟，但是这些细胞并不能产生促进炎症的细胞因子[76-77]。此外，并不是所有的树突状细胞功能都是相同的，关于单个树突状细胞亚型的要点会在下文中提到。

A. 小鼠树突状细胞亚型

1. 小鼠 cDCs

完全分化的小鼠树突状细胞表达整联蛋白 CD11c，并能被分为三类：定居在淋巴组织的 DCs（LT-DCs）、迁移 DCs（mDCs）、炎症性 DCs（Inf-DCs）[78]。LT-DC 类包括传统 DCs（cDCs）和浆细胞样 DCs（pDCs）。cDCs 表达高水平的 CD11c 和中等水平的 MHC Ⅱ类分子。它们主要存在于脾脏、淋巴结和胸腺中，并且可以被进一步分为 $CD8^+CD11b^-CD207^{+/-}$（郎罕细胞特异蛋白）、$CD4^+CD11b^+$ 或 $CD11b^+CD4^-CD8^-$。$CD8^-$cDCs 细胞亚型存在于脾脏的边缘区域，受刺激时会迁移到 T 细胞富集区，而 $CD8^+$cDCs 会一直存在于脾脏 T 细胞区。$CD8^-$cDCs 确切的作用目前仍不清楚。但是有研究表明，在不成熟状态下，$CD4^-$ 亚群能以 TGF-β 依赖的方式诱导 T 细胞耐受。然而，$CD4^-$ 亚群完全有能力合成 IL-12，并在 TLR 的刺激下引发细胞毒性 T 淋巴细胞反应。但是，在 TLR 刺激后，这一相同群体的细胞完全获得了产生 IL-12 和驱动 CTL 应答的能力，因而被认为可以控制自身免疫[79-81]。不像其他 cDC 亚群，人们已经明确 $CD8^+$cDCs 在抗病毒免疫和在 MHC Ⅰ类分子交叉呈递外源性抗原上的确切作用[82-83]。尽管 $CD8^+$cDCs 能表达有助于有效吞噬死细胞的受体，但这些细胞交叉呈递的能力是由于抗原加工处理细胞器的不同所致，而不仅仅是分化抗原捕获能力的结果[84]。当抗原与 $CD8^+$cDCs 高表达的 DEC205 内吞受体结合时，$CD8^+$cDCs 会诱发耐受性，显示出这种小鼠 DC 亚型的可塑性[85-86]。

2. 小鼠 pDCs

小鼠和人类的 pDCs 细胞的突出特点是具有产生大量 IFN 的能力。在对病毒产生的应答中，其产生的 IFN 是其他 DC 亚群的 100 到 1000 倍[87-88]。这是一个令人震惊的特征，因为 pDCs 只占人外周血或小鼠淋巴器官中细胞数的 0.3%～0.5%[89]。在小鼠中，pDCs 被认为是 $CD11c^{Lo}$ MHC 分子，标记物特征为：CD Ⅱ c^{Lo} MHC Class $Ⅱ^{Lo}$ $CD11b^-$ $B220/CD45RA^+Siglec\text{-}H^+PDCA\text{-}1^+$，它们只表达 TLR7 和 TLR9，而其他 DC 亚群则表达包括 TLR7 和 TLR9 在内的更多的 TLRs[90-91]。pDCs 细胞特异性地表达能识别病毒 DNA 和 RNA 的 TLRs，并能将有刺激作用的核酸维持在 TLRs 所在的内吞室中，这是刺激产生干扰素所必需的[92]。不成熟的 pDCs 像血细胞一样呈圆形，当它们受到刺激时更多呈现像 cDCs 细胞的树突状形态[89, 93]。这些细胞经血液直接运输到淋巴器官的 T 细胞区，在稳定状态下并不迁移到周边组织，但是在病毒感染的组织中能被很容易地检测到并激活免疫反应[94-96]。pDCs 具有引发和交叉激活 T 细胞反应的能力，但是与 cDCs 不同的是，它们需要通过 TLRs 的刺激来获得这种能力[97-98]。这种 DCs 细胞亚型的另一特点是它们成熟后能不断合成 MHC Ⅱ类分子，以便于内源性病毒性蛋白的呈递[98]。尽管如此，在一些病毒性感染模型中鼠源性 pDCs 的作用尚不明确。仅仅鼠肝炎病毒被证明与 pDCs 关系密切，去除 pDCs 会导致病毒在脾脏中大量复制（大约 100 倍），但其在组织中的传播并未受到影响，从而会引起严重的肝损伤[99]。在其他病毒感染时，如淋巴细胞性脉络丛脑膜炎病毒（LCMV），鼠源性 pDCs 会产生 IFN 以应对病毒感染，但是对 T 细胞应答或存活并不是必需的[100-102]。尽管 pDCs 在受到刺激时能促进强烈的 T 细胞应答，在稳定状态下，这些细胞在一些疾病模型中可诱导免疫耐受，如实验性自身免疫性脑脊髓炎（EAE）和口服免疫耐受诱导，但在其他的一些模型中，在稳态下这些细胞会被作为耐受原而被抑制[103-105]。

3. 小鼠 mDCs

鼠源性的mDCs亚群在过去的几十年中已被广泛研究，其中包括表皮朗格汉斯氏细胞（LCs）。LCs作为原型迁移的树突状细胞主导着DCs领域，直到最近许多另外的mDCs群被描述。mDCs在皮肤、肺、肠道、肝、肾脏、脾和淋巴结中相继被发现[106]。但是，通过深入研究发现，皮肤和皮肤淋巴结的mDCs群，根据CD207（郎罕细胞特异蛋白）、CD11b和能与上皮细胞以及LCs表达的E-cadherin黏合素结合的CD103（αE，β7）的差异性表达而被区别[107-108]。皮肤的表皮层只包含一个mDCs群——CD207$^+$CD103$^-$表皮LCs，而真皮层至少拥有五个mDCs亚型——CD207$^-$CD11b$^+$真皮树突状细胞（DDCs）、CD207$^+$CD103$^+$DDCs、CD207$^+$CD103$^-$DDCs、CD207$^-$CD11b$^-$DDCs 和 CD207$^+$CD103$^-$LCs，后者存在于向皮肤引流淋巴结迁移的过程中[109]。关于皮肤DCs的特殊功能，在大量转基因小鼠和敲除模型的研究中已经获得了宝贵的数据，但是这些研究结果有些是相互矛盾的。例如，在体外与一些体内模型中LCs被认为具有交叉呈递的能力；然而在敲除模型中，CD103$^+$dDCs而不是LCs，被显示是唯一能交叉呈递抗原的表皮树突状细胞[110-113]。此外，敲除模型中对皮肤接触性过敏反应（CHS）的研究表明，LCs在诱导免疫应答中没有作用或仅有调节作用，而CD207$^+$dDCs却被再次证明是CHS反应中的关键抗原呈递细胞（在参考文献[114]中被仔细描述）。在稳定状态下，LCs从皮肤迁移到皮肤引流淋巴结，支持了这些细胞在维持外周耐受性和抑制外来抗原活化反应中的作用[76,115]。尽管这些研究结果不太一致，但Kaplan提出了描述LCs和CD207$^+$dDCs 功能的两个模型：1）LCs捕获的抗原存在于表皮层最外面的区域；2）LCs对CTL反应的直接引发取决于抗原天然的特性和炎症环境。毫无疑问，在不久的将来，科学研究将会进一步揭示mDCs亚型更多的确切功能。

4. 小鼠 Inf-DCs

Inf-DCs也被称为TNF-iNOS DCs（Tip DC），呈CD11c^{Lo}CD11b$^+$Ly6C$^+$，能产生TNF和iNOS[78,116]。正如其名所示，这些DCs在炎症期间起源于单核细胞，而且可以在发炎的淋巴和非淋巴器官如脾、真皮、肝和肺脏中被检测到[117]。这些单核细胞募集和分化成树突状细胞已经在许多鼠的感染和疾病模型中被观察到，如李斯特菌属、利什曼原虫、单纯疱疹病毒（HSV）感染和EAE，但是这种DCs亚型对疾病消退或恶化的确切作用仍有待确定[117]。

B. 人树突状细胞亚型

人树突状细胞亚型通常被简单地分为两个主要的亚群，cDCs和pDCs。在人类血液中的cDCs亚群是CD1c$^+$BDCA1$^+$和CD141$^+$BDCA3$^+$亚群，而人类的pDCs亚群主要表现为BDCA$^+$BDCA4/neutropilin-1$^+$ILT7$^+$（免疫球蛋白样转录7）CD123$^+$[118-120]。在人类的皮肤中，另外的三个cDCs亚型已经被鉴定：在表皮的Langerin$^+$CDa$^+$DCIR$^+$（树突状细胞免疫受体）LCs，以及在真皮的CD1c$^+$和CD14$^+$DCs[121]。

1. 人 cDCs

人类 BDCA1$^+$和 BDCA3$^+$DCs 亚群被证实分别与小鼠脾脏的 CD8$^-$和 CD8$^+$DCs 亚型相当[118]。据报道，在体外，BDCA3$^+$DCS 对 CD8$^+$T 细胞的交叉呈递比 BDCA1$^+$DCs 更高效，然而在体内的情况有待进一步确定[121]。此外，这种在体内环境下加强交叉呈递的意义仍值得怀疑，因为在人类血液中 BDCA3$^+$亚型的数量约为 BDCA1$^+$亚型的十分之一[118]。在小鼠中对 CD8$^+$DCs 的观察发现，其抗原获取能力似乎无助于 BDCA3$^+$DCs 的独特交叉呈递表型[118]。有趣的是，最近人类和小鼠 DCs 亚群的基因表达谱和小鼠中的 DCs 亚群蛋白质表达谱揭示了进行高效与非高效交叉呈递的 DCs 间在抗原呈递过程中的独特表达模式。例如，与其他 DCs 亚群相比，小鼠的 CD8$^+$DCS、人类 BDCA3$^+$以及 LC 相较于其他 DCs 亚型，能高表达参与 MHC Ⅰ类分子呈递的蛋白，如 TAP。相反，人类 BDCA1$^+$、CD14$^+$DCs 和鼠 CD8$^-$DCs 表达高水平的溶酶体酶和 MHC Ⅱ类分子伴侣 HLA-DM（H2M），导致这些 DCs 亚型的 MHC Ⅱ类分子呈递功能增强[122-123]。

正如上文所述，人体皮肤中含有三个种群（cDCs）：表皮 LCs、CD14$^-$CD1C$^+$真皮 DCs 和 CD14$^+$表皮 DCs。与小鼠皮肤 DCs 不一样的是，到目前为止还没有关于人体皮肤 DCs 亚型功能的研究报道。然而，体外研究表明，人类 LCs 在交叉呈递方面比 CD14$^+$DCs 更高效，而 CD14$^+$DCs 可能在引起体液免疫应答中更专一[124]。这与一些在小鼠中的研究形成鲜明对比，因为在小鼠中，表皮亚型的 CD103$^+$被证明在体内的交叉呈递中更加高效[113,125]。

2. 人 pDCs

和在小鼠中一样，pDCs 在人体血液中只是很小的群体（人体血液中为 0.2% ～ 0.8%），但在对病毒的反应中却负责 95%以上的Ⅰ型干扰素的产生，部分原因是由于它们选择性表达 TLR7 和 TLR9[119,126]。这些细胞像小鼠的 pDCs 一样不表达其他的 TLRs，人类的 pDCs 具有将 DNA 保留在早期内体中的独特能力，这被认为可以增强 TLR 信号和随后 IFN 的分泌[127]。在体外，人的 pDCs 细胞能够引发和交叉引发 T 细胞反应，但其在体内的功能仍不清楚[126,128-132]。

pDCs 在艾滋病毒和丙型肝炎病毒感染人体方面已被广泛地研究，但它们在这些病毒感染中的实际功能仍不清楚。例如，虽然 pDCs 通过 TLR7 被丙型肝炎病毒感染的肝细胞激活，但是在慢性 HCV 感染期它们的活性是否被抑制，这点仍存在争议[133-134]；另一方面，在慢性 HCV 感染期间，个体的 pDCs 功能被观察到也是正常的[135]。在对病毒的应答中，pDCs 容易感染艾滋病毒并产生干扰素，但 HIV 感染者血液中的 pDCs 总数会进行性降低[89,136]。此外，pDCs 和它们在 HIV 感染过程中分泌的大量 IFN 到底是有利因素还是能够促进疾病的传播，目前还不清楚。有研究认为，在 HIV 感染的早期阶段，pDCs 分泌 IFN 有利于遏制病毒的传播，但后期阶段病毒已经逃脱抗病毒的策略，pDCs 细胞持续性高分泌 IFN，可能会导致 T 细胞过度活化和清除[89,137-138]。显然，需要更多的研究来确定 pDCs 是如何参与人类病毒的感染，以及在这些情况下它们能否最终成为潜在的治疗靶标。

由于 pDCs 具有产生大量 IFN 的能力，以及 IFN 水平升高是许多自身免疫性疾病的标志和发病原因这一事实，因此，这些细胞至少与两种类型的人类自身免疫性疾病密切相关，即牛皮癣和系统性红斑狼疮（SLE）[139-140]。在银屑病的皮肤损害中发现 pDCs 水平的升高，在小鼠异种移植模型中用 anti-BDCA-2 抗体阻滞这种细胞类型能够防止皮肤损伤，这些事实清楚地表明这种细胞类型与病情恶化有关[141]。

七、小结

多个细胞内和细胞外途径可以激活 T 细胞的 MHC 相关肽。在执行此功能的各种细胞类型中，没有一种像树突状细胞那样强大而且多效。实际上，“DC”包含不同的细胞亚型，每一亚型都具有各自特定的与抗原加工处理、细胞因子产生和迁移能力相关的“技能背景”，这覆盖了免疫反应的全程，从深度的耐受性诱导到高度的激活。正如其他章节所示，对 DCs 在许多肿瘤免疫治疗方面的研究收获颇大，随着对其内部和外部作用机制的更多了解，其有效性将毫无疑问地得到提高。

参考文献

[1] Banchereau J, Steinman RM. Dendritic cells and the control of immunity. Nature, 1998, 392(6673):245 - 252.

[2] Kushwah R, Hu J. Complexity of dendritic cell subsets and their function in the host immune system. Immunology, 2011,133(4):409 - 19.

[3] Pulendran B, Tang H, Denning TL. Division of labor, plasticity, and crosstalk between dendritic cell subsets. Curr opin Immunol, 2008, 20(1):61 - 67.

[4] Steinman RM, Hawiger D, Liu K, et al. Dendritic cell function in vivo during the steady state: a role in peripheral tolerance. Ann N Y Acad Sci, 2003, 987:15 - 25.

[5] Maldonado RA, von Andrian UH. How tolerogenic dendritic cells induce regulatory T cells. Adv Immunol, 2010, 108:111 - 165.

[6] Hu J, Wan Y. Tolerogenic dendritic cells and their potential applications. Immunology, 2011, 132(3):307 - 314.

[7] Saunders PM, van Endert P. Running the gauntlet: from peptide generation to antigen presentation by MHC class I. Tissue Antigens, 2011, 78(3):161 - 170.

[8] Yewdell JW, Anton LC, Bennink JR. Defective ribosomal products (DRiPs): a major source of antigenic peptides for MHC class I molecules? J Immunol, 1996, 157(5):1823 - 1826.

[9] Apcher S, Manoury B, Fahraeus R. The role of mRNA translation in direct MHC class I antigen presentation. Curr opin Immunol, 2012, 24(1):71 - 76.

[10] Apcher S, Daskalogianni C, Lejeune F, et al. Major source of antigenic peptides for the MHC class I pathway is produced during the pioneer round of mRNA translation. Proc Natl Acad Sci USA, 2011, 108(28):11572 - 11577

[11] Eisenlohr LC, Huang L, Golovina TN. Rethinking peptide supply to MHC class I molecules. Nat Rev Immunol, 2007, 7(5):403 - 410.

[12] Rock KL, Gramm C, Rothstein L, et al. Inhibitors of the proteasome block the degradation of most cell proteins and the generation of peptides presented on MHC class I molecules. Cell, 1994, 78(5):761 - 771.

[13] Sijts EJ, Kloetzel PM. The role of the proteasome in the generation of MHC class I ligands and immune responses. Cell Mol Life Sci, 2011, 68(9):1491 - 1502.

[14] Groll M, Bajorek M, Kohler A, et al. A gated channel into the proteasome core particle. Nat Struct Biol, 2000, 7(11):1062 - 1067.

[15] Schmidtke G, Eggers M, Ruppert T, et al. Inactivation of a defined active site in the mouse 20S proteasome complex enhances major histocompatibility complex class I antigen presentation of a murine cytomegalovirus protein. J Exp Med, 1998, 187(10):1641 - 1646.

[16] Ebstein F, Kloetzel PM, Kruger E, et al. Emerging roles of immunoproteasomes beyond MHC class I antigen processing. Cell Mol Life Sci, 2012.

[17] Strehl B, Seifert U, Kruger E, et al. Interferon-gamma, the functional plasticity of the ubiquitin-proteasome system, and MHC class I antigen processing. Immunol Rev, 2005, 207:19 - 30.

[18] Hendil KB, Khan S, Tanaka K. Simultaneous binding of PA28 and PA700 activators to 20S proteasomes. Biochem J, 1998, 332(Pt 3):749 - 754.

[19] Tanahashi N, Murakami Y, Minami Y, et al. Hybrid proteasomes induction by interferon-gamma and contribution to ATP-dependent proteolysis. J Biol Chem, 2000, 275(19):14336 - 14345.

[20] Qian SB, Princiotta MF, Bennink JR, et al. Characterization of rapidly degraded polypeptides in mammalian cells reveals a novel layer of nascent protein quality control. J Biol Chem, 2006, 281(1):392 - 400.

[21] Huang L, Marvin JM, Tatsis N, et al. Cutting edge: selective role of ubiquitin in MHC class I antigen presentation. J Immunol, 2011, 186(4):1904 - 1908.

[22] Reits E, Griekspoor A, Neijssen J, et al. Peptide diffusion, protection, and degradation in nuclear and cytoplasmic compartments before antigen presentation by MHC class I. Immunity, 2003, 18(1):97 - 108.

[23] Ghanem E, Fritzsche S, Al-Balushi M, et al. The transporter associated with antigen processing (TAP) is active in a post-ER compartment. J Cell Sci, 2010, 123(Pt 24):4271 - 4279.

[24] Burgevin A, Saveanu L, Kim Y, et al. A detailed analysis of the murine TAP transporter substrate specificity. PLOS One, 2008, 3(6):e2402.

[25] Van Kaer L, Ashton-Rickardt PG, Ploegh HL, et al. TAP1 mutant mice are deficient in antigen presentation, surface class I molecules, and $CD4^-8^+$ T cells. Cell, 1992, 71(7):1205 - 1214.

[26] Wearsch PA, Cresswell P. The quality control of MHC class I peptide loading. Curr Opin Cell Biol, 2008, 20(6):624 - 631.

[27] Garbi N, Tanaka S, Momburg F, et al. Impaired assembly of the major histocompatibility complex class I peptide-loading complex in mice deficient in the oxidoreductase ERp57. Nat Immunol, 2006, 7(1):93 - 102.

[28] Peaper DR, Wearsch PA, Cresswell P. Tapasin and ERp57 form a stable disulfide-linked dimer within the MHC class I peptide-loading complex. EMBO J, 2005, 24(20):3613 - 3623.

[29] Dong G, Wearsch PA, Peaper DR, et al. Insights into MHC class I peptide loading from the structure of the tapasin-ERp57 thiol oxidoreductase heterodimer. Immunity, 2009, 30(1):21 - 32.

[30] Koch J, Guntrum R, Heintke S, et al. Functional dissection of the transmembrane domains of the transporter associated with antigen processing (TAP). J Biol Chem, 2004, 279(11):10142 - 10147.

[31] Saric T, Chang SC, Hattori A, et al. An IFN-gamma-induced aminopeptidase in the ER, ERAP1, trims precursors to MHC class I-presented peptides. Nat Immunol, 2002, 3(12):1169 - 1176.

[32] Saveanu L, Carroll O, Lindo V, et al. Concerted peptide trimming by human ERAP1 and ERAP2 aminopeptidase complexes in the endoplasmic reticulum. Nat Immunol, 2005, 6(7):689 - 697.

[33] Serwold T, Gonzalez F, Kim J, et al. ERAAP customizes peptides for MHC class Imolecules in the endoplasmic reticulum. Nature, 2002, 419(6906):480 - 483.

[34] Hammer GE, Gonzalez F, Champsaur M, et al. The aminopeptidase ERAAP shapes the peptide repertoire displayed by major histocompatibility complex class I molecules. Nat Immunol, 2006, 7(1):103 - 112.

[35] Burton PR, Clayton DG, Cardon LR, et al. Association scan of 14,500 nonsynonymous SNPs in four diseases identifies autoimmunity variants. Nat Genet, 2007, 39(11):1329 - 1337.

[36] Trombetta ES, Mellman I. Cell biology of antigen processing in vitro and in vivo. Annu Rev Immunol, 2005, 23:975 - 1028.

[37] Sercarz EE, Maverakis E. MHC-guided processing: binding of large antigen fragments. Nat Rev Immunol, 2003, 3(8):621 - 629.

[38] Sinnathamby G, Eisenlohr LC. Presentation by recycling MHC class II molecules of an influenza hemagglutinin-derived epitope that is revealed in the early endosome by acidification. J Immunol, 2003, 170(7):3504 - 3513.

[39] Maric M, Arunachalam B, Phan UT, et al. Defective antigen processing in GILT-free mice. Science, 2001, 294(5545):1361 - 1365.

[40] Watts C, Matthews SP, Mazzeo D, et al. Asparaginyl endopeptidase: case history of a class II MHC compartment protease. Immunol Rev, 2005, 207:218 - 228.

[41] Roche PA, Marks MS, Cresswell P. Formation of a nine-subunit complex by HLA class II glycoproteins and the invariant chain. Nature, 1991, 354(6352):392 - 394.

[42] Bakke O, Dobberstein B. MHC class II-associated invariant chain contains a sorting signal for endosomal compartments. Cell, 1990, 63(4):707 - 716.

[43] Rocha N, Neefjes J. MHC class II molecules on the move for successful antigen presentation. EMBO J, 2008, 27(1):1 - 5.

[44] Bryant PW, Lennon-Dumenil AM, Fiebiger E, et al. Proteolysis and antigen presentation by MHC class II molecules. Adv Immunol, 2002, 80:71 - 114.

[45] Kropshofer H, Arndt SO, Moldenhauer G, et al. HLA-DM acts as a molecular chaperone and rescues empty HLA-DR molecules at lysosomal pH. Immunity, 1997, 6(3):293 - 302.

[46] Ishido S, Matsuki Y, Goto E, et al. Ohmura-Hoshino M MARCH-I: a new regulator of dendritic cell function. Mol Cells, 2010, 29(3):229 - 232.

[47] Lin ML, Zhan Y, Villadangos JA, et al. The cell biology of crosspresentation and the role of dendritic cell subsets. Immunol Cell Biol, 2008, 86(4):353 - 362.

[48] Sigal LJ, Crotty S, Andino R, et al. Cytotoxic T-cell immunity to virus-infected non-haematopoietic cells requires presentation of exogenous antigen. Nature, 1999, 398(6722):77 - 80.

[49] Huang AY, Bruce AT, Pardoll DM, et al. In vivo crosspriming of MHC class I-restricted antigens requires the TAP transporter. Immunity, 1996, 4(4):349 - 355.

[50] Horst D, Verweij MC, Davison AJ, et al. Viral evasion of T cell immunity: ancient mechanisms offering new applications. Curr Opin Immunol, 2011, 23(1):96 - 103.

[51] Chang CC, Ferrone S. Immune selective pressure and HLA class I antigen defects in malignant lesions. Cancer Immunol Immunother, 2007, 56(2):227 - 236.

[52] Segura E, Villadangos JA. A modular and combinatorial view of the antigen crosspresentation pathway in dendritic cells. Traffic, 2011, 12(12):1677 - 1685.

[53] Srivastava P. Interaction of heat shock proteins with peptides and antigen presenting cells: chaperoning of the innate and adaptive immune responses. Annu Rev Immunol, 2002, 20:395 - 425.

[54] Arina A, Tirapu I, Alfaro C, et al. Clinical implications of antigen transfer mechanisms from malignant to dendritic cells exploiting crosspriming. Exp Hematol, 2002, 30(12):1355 - 1364.

[55] Kuppner MC, Gastpar R, Gelwer S, et al. The role of heat shock protein (hsp70) in dendritic cell maturation: hsp70 induces the maturation of immature dendritic cells but reduces DC differentiation from monocyte precursors. Eur J Immunol, 2001, 31(5):1602 - 1609.

[56] Singh-Jasuja H, Hilf N, Scherer HU, et al. The heat shock protein gp96: a receptor-targeted crosspriming carrier and activator of dendritic cells. Cell Stress Chaperones, 2000, 5(5):462 - 470.

[57] Delneste Y, Magistrelli G, Gauchat J, et al. Involvement of LOX-1 in dendritic cell-mediated antigen crosspresentation. Immunity, 2002, 17(3):353 - 362.

[58] Rock KL, Shen L. Crosspresentation: underlying mechanisms and role in immune surveillance. Immunol Rev, 2005, 207:166 - 183.

[59] Burgdorf S, Scholz C, Kautz A, et al. Spatial and mechanistic separation of crosspresentation and endogenous antigen presentation. Nat Immunol, 2008, 9(5):558 - 566.

[60] Jutras I, Desjardins M. Phagocytosis: at the crossroads of innate and adaptive immunity. Annu Rev Cell Dev Biol, 2005, 21:511 - 527.

[61] Saveanu L, Carroll O, Weimershaus M, et al. IRAP identifies an endosomal compartment required for MHC class I crosspresentation. Science, 2009, 325(5937):213 - 217.

[62] Di Pucchio T, Chatterjee B, Smed-Sorensen A, et al. Direct proteasome-independent crosspresentation of viral antigen by plasmacytoid dendritic cells on major histocompatibility complex class I. Nat Immunol, 2008, 9(5):551 - 557.

[63] Basha G, Omilusik K, Chavez-Steenbock A, et al. A CD74-dependent MHC class I endolysosomal crosspresentation pathway. Nat Immunol, 2012, 13(3):237 - 245.

[64] Menzies FM, Moreau K, Rubinsztein DC. Protein misfolding disorders and macroautophagy. Curr Opin Cell Biol, 2011, 23(2):190 - 197.

[65] Gannage M, Munz C. Autophagy in MHC class II presentation of endogenous antigens. Curr Top Microbiol Immunol, 2009, 335:123 - 140.

[66] Arias E, Cuervo AM. Chaperone-mediated autophagy in protein quality control. Curr Opin Cell Biol, 2011,

23(2):184 - 189.

[67] Crotzer VL, Blum JS. Cytosol to lysosome transport of intracellular antigens during immune surveillance. Traffic, 2008, 9(1):10 - 16.

[68] Tewari MK, Sinnathamby G, Rajagopal D, et al. A cytosolic pathway for MHC class II-restricted antigen processing that is proteasome and TAP dependent. Nat Immunol, 2005, 6(3):287 - 294.

[69] van Luijn MM, Chamuleau ME, Ressing ME, et al. Alternative Ii-independent antigen-processing pathway in leukemic blasts involves TAP-dependent peptide loading of HLA class II complexes. Cancer Immunol Immunother, 2010, 59(12):1825 - 1838.

[70] Dani A, Chaudhry A, Mukherjee P, et al. The pathway for MHC Ⅱ -mediated presentation of endogenous proteins involves peptide transport to the endolysosomal compartment. J Cell Sci, 2004, 117(Pt18):4219 - 4230.

[71] Sinnathamby G, Maric M, Cresswell P, et al. Differential requirements for endosomal reduction in the presentation of two H2-E(d)-restricted epitopes from influenza hemagglutinin. J Immunol, 2004, 172(11):6607 - 6614.

[72] Lechner F, Wong DK, Dunbar PR, et al. Analysis of successful immune responses in persons infected with hepatitis C virus. J Exp Med, 2000, 191(9):1499 - 1512.

[73] Shoukry NH, Cawthon AG, Walker CM. Cell-mediated immunity and the outcome of hepatitis C virus infection. Annu Rev Microbiol, 2004, 58:391 - 424.

[74] Palucka K, Banchereau J, Mellman I. Designing vaccines based on biology of human dendritic cell subsets. Immunity, 2010, 33(4):464 - 478.

[75] Granucci F, Foti M, Ricciardi-Castagnoli P. Dendritic cell biology. Adv Immunol, 2005, 88:193 - 233.

[76] Jiang A, Bloom O, Ono S, et al. Disruption of E-cadherin-mediated adhesion induces a functionally distinct pathway of dendritic cell maturation. Immunity, 2007, 27(4):610 - 624.

[77] Manicassamy S, Pulendran B. Dendritic cell control of tolerogenic responses. Immunol Rev, 2011, 241(1):206 - 27.

[78] Crozat K, Guiton R, Guilliams M, et al. Comparative genomics as a tool to reveal functional equivalences between human and mouse dendritic cell subsets. Immunol Rev, 2010, 234(1):177 - 198.

[79] Edwards AD, Chaussabel D, Tomlinson S, et al. Relationships among murine CD11c(high)dendritic cell subsets as revealed by baseline gene expression patterns. J Immunol, 2003, 171(1):47 - 60.

[80] Gordon JR, Li F, Nayyar A, et al. CD8 alpha^{+}, but not CD8 alpha^{-}, dendritic cells tolerize Th2 responses via contact-dependent and-independent mechanisms, and reverse airway hyperresponsiveness, Th2, and eosinophil responses in a mouse model of asthma. J Immunol, 2005, 175(3):1516 - 1522.

[81] Legge KL, Gregg RK, Maldonado-Lopez R, et al. On the role of dendritic cells in peripheral T cell tolerance and modulation of autoimmunity. J Exp Med, 2002, 196(2):217 - 227.

[82] Shortman K, Heath WR. The CD8^{+}dendritic cell subset. Immunol Rev, 2010, 234(1):18 - 31.

[83] den Haan JM, Lehar SM, Bevan MJ. CD8^{+} but not CD8^{-} dendritic cells crossprime cytotoxic T cells in vivo. J Exp Med, 2000, 192(12):1685 - 1696.

[84] Schnorrer P, Behrens GM, Wilson NS, et al. The dominant role of CD8^{+}dendritic cells in crosspresentation is not dictated by antigen capture. Proc Natl Acad Sci USA, 2006, 103(28):10729 - 10734.

[85] Shrimpton RE, Butler M, Morel AS, et al. CD205 (DEC-205): a recognition receptor for apoptotic and necrotic self. Mol Immunol, 2009, 46(6):1229 - 1239.

[86] Bonifaz L, Bonnyay D, Mahnke K, et al. Efficient targeting of protein antigen to the dendritic cell receptor DEC-205 in the steady state leads to antigen presentation on major histocompatibility complex class I products and peripheral CD8^{+}T cell tolerance. J Exp Med, 2002, 196(12):1627 - 1638.

[87] Siegal FP, Kadowaki N, Shodell M, et al. The nature of the principal type 1 interferon-producing cells in human blood. Science, 1999, 284(5421):1835 - 1837.

[88] Liu YJ. IPC: professional type 1 interferon-producing cells and plasmacytoid dendritic cell precursors. Annu Rev Immunol, 2005, 23:275 - 306.

[89] Reizis B, Bunin A, Ghosh HS, et al. Plasmacytoid dendritic cells: recent progress and open questions. Annu Rev Immunol, 2011, 29:163 - 183.

[90] Jarrossay D, Napolitani G, Colonna M, et al. Specialization and complementarity in microbial molecule recognition by human myeloid and plasmacytoid dendritic cells. European Journal of Immunology, 2001, 31(11):3388 - 3393.

[91] Kadowaki N, Ho S, Antonenko S, et al. Subsets of human dendritic cell precursors express different toll-like receptors and respond to different microbial antigens. J Exp Med, 2001, 194(6):863 - 869.

[92] Honda K, Ohba Y, Yanai H, et al. Spatiotemporal regulation of MyD88-IRF-7 signalling for robust type-I interferon induction. Nature, 2005, 434(7036):1035 - 1040.

[93] Lande R, Gilliet M. Plasmacytoid dendritic cells: key players in the initiation and regulation of immune responses. Ann N Y Acad Sci, 2010, 1183:89 - 103.

[94] GeurtsvanKessel CH, Willart MA, van Rijt LS, et al.Clearance of influenza virus from the lung depends on migratory

langerin$^+$CD11bbut not plasmacytoid dendritic cells. J Exp Med, 2008, 205(7):1621 - 1634.
[95] Smit JJ, Rudd BD, Lukacs NW. Plasmacytoid dendritic cells inhibit pulmonary immunopathology and promote clearance of respiratory syncytial virus. J Exp Med, 2006, 203(5):1153 - 1159.
[96] Lund JM, Linehan MM, Iijima N, et al. Cutting edge: plasmacytoid dendritic cells provide innate immune protection against mucosal viral infection in situ. J Immunol, 2006, 177(11):7510 - 7514.
[97] Mouries J, Moron G, Schlecht G, et al, Leclerc C. Plasmacytoid dendritic cells efficiently crossprime naive T cells in vivo after TLR activation. Blood, 2008, 112(9):3713 - 3722.
[98] Young LJ, Wilson NS, Schnorrer P, et al. Differential MHC class II synthesis and ubiquitination confers distinct antigen-presenting properties on conventional and plasmacytoid dendritic cells. Nat Immunol, 2008, 9(11):1244 - 1252.
[99] Cervantes-Barragan L, Zust R, Weber F, et al. Control of coronavirus infection through plasmacytoid dendritic-cell-derived type I interferon. Blood, 2007, 109(3):1131 - 1137.
[100] Swiecki M, Colonna M. Unraveling the functions of plasmacytoid dendritic cells during viral infections, autoimmunity, and tolerance. Immunol Rev, 2010, 234(1):142 - 162.
[101] Krug A, French AR, Barchet W, et al. TLR9-dependent recognition of MCMV by IPC and DC generates coordinated cytokine responses that activate antiviral NK cell function. Immunity, 2004, 21(1):107 - 119.
[102] Dalod M, Salazar-Mather TP, Malmgaard L, et al. Interferon alpha/beta and interleukin 12 responses to viral infections: pathways regulating dendritic cell cytokine expression in vivo. J Exp Med, 2002, 195(4):517 - 528.
[103] Irla M, Kupfer N, Suter T, et al. MHC class II-restricted antigen presentation by plasmacytoid dendritic cells inhibits T cell-mediated autoimmunity. J Exp Med, 2010, 207(9):1891 - 1905.
[104] Goubier A, Dubois B, Gheit H, et al. Plasmacytoid dendritic cells mediate oral tolerance. Immunity, 2008, 29(3):464 - 475.
[105] Koyama M, Hashimoto D, Aoyama K, et al. Plasmacytoid dendritic cells prime alloreactive T cells to mediate graft-versus-host disease as antigen-presenting cells. Blood, 2009, 113(9):2088 - 2095.
[106] Kushwah R, Hu J. Complexity of dendritic cell subsets and their function in the host immune system. Immunology, 2011, 133(4):409 - 419.
[107] Jakob T, Brown MJ, Udey MC. Characterization of E-cadherin-containing junctions involving skin-derived dendritic cells. J Invest Dermatol, 1999, 112(1):102 - 108.
[108] Tang A, Amagai M, Granger LG, et al. Adhesion of epidermal Langerhans cells to keratinocytes mediated by E-cadherin. Nature, 1993, 361(6407):82 - 85.
[109] Guilliams M, Henri S, Tamoutounour S, et al. From skin dendritic cells to a simplified classification of human and mouse dendritic cell subsets. Eur J Immunol , 2010, 40(8):2089 - 94.
[110] Stoitzner P, Tripp CH, Eberhart A, et al. Langerhans cells crosspresent antigen derived from skin. Proc Natl Acad Sci USA, 2006, 103(20):7783 - 7788.
[111] Waithman J, Allan RS, Kosaka H, et al. Skin-derived dendritic cells can mediate deletional tolerance of class I-restricted self-reactive T cells. J Immunol, 2007, 179(7):4535 - 4541.
[112] Wang L, Bursch LS, Kissenpfennig A, et al. Langerin expressing cells promote skin immune responses under defined conditions. J Immunol, 2008, 180(7):4722 - 4727.
[113] Bedoui S, Whitney PG, Waithman J, et al. Crosspresentation of viral and self antigens by skin-derived CD103$^+$dendritic cells. Nat Immunol, 2009, 10(5):488 - 495.
[114] Kaplan DH. In vivo function of Langerhans cells and dermal dendritic cells. Trends Immunol, 2010, 31(12):446 - 51.
[115] Steinman RM, Nussenzweig MC. Avoiding horror autotoxicus: the importance of dendritic cells in peripheral T cell tolerance. Proc Natl Acad Sci USA, 2002, 99(1):351 - 358.
[116] Hashimoto D, Miller J, Merad M. Dendritic cell and macrophage heterogeneity in vivo. Immunity, 2011, 35(3):323 - 335.
[117] Dominguez PM, Ardavin C. Differentiation and function of mouse monocyte-derived dendritic cells in steady state and inflammation. Immunol Rev, 2010, 234(1):90 - 104.
[118] Delamarre L, Mellman I. Harnessing dendritic cells for immunotherapy. Semin Immunol, 2011, 23(1): 2 - 11.
[119] Lande R, Gilliet M. Plasmacytoid dendritic cells: key players in the initiation and regulation of immune responses. Ann NY Acad Sci, 2010, 1183: 89 - 103.
[120] Novak N, Gros E, Bieber T, et al. JP. Human skin and oral mucosal dendritic cells as "good guys" and "bad guys" in allergic immune responses. Clin Exp Immunol, 2010, 161(1):28 - 33.
[121] Ueno H, Klechevsky E, Schmitt N, et al. Targeting human dendritic cell subsets for improved vaccines. Semin Immunol, 2011, 23(1):21 - 27.
[122] Robbins SH, Walzer T, Dembele D, et al. Novel insights into the relationships between dendritic cell subsets in

human and mouse revealed by genome-wide expression profiling. Genome Biol, 2008, 9(1):R17.

[123] Klechevsky E, Liu M, Morita R, et al. Understanding human myeloid dendritic cell subsets for the rational design of novel vaccines. Hum Immunol, 2009, 70(5):281 - 288.

[124] Klechevsky E, Morita R, Liu M, et al. Functional specializations of human epidermal Langerhans cells and $CD14^+$ dermal dendritic cells. Immunity, 2008, 29(3):497 - 510.

[125] Heath WR, Carbone FR. Dendritic cell subsets in primary and secondary T cell responses at body surfaces. Nat Immunol, 2009, 10(12):1237 - 1244.

[126] Tel J, van der Leun AM, Figdor CG, et al. Harnessing human plasmacytoid dendritic cells as professional APCs. Cancer Immunol, Immunother, 2012, 6(18):1279–1288.

[127] Guiducci C, Ott G, Chan JH, et al. Properties regulating the nature of the plasmacytoid dendritic cell response to Toll-like receptor 9 activation. J Exp Med, 2006, 203 1999 - 2008.

[128] Mittelbrunn M, Martinez del Hoyo G, Lopez-Bravo M, et al. Imaging of plasmacytoid dendritic cell interactions with T cells. Blood, 2009, 113(1):75 - 84.

[129] Fonteneau JF, Gilliet M, Larsson M, et al. Activation of influenza virus-specific $CD4^+$ and $CD8^+$ T cells: a new role for plasmacytoid dendritic cells in adaptive immunity. Blood, 2003, 101(9):3520 - 3526.

[130] Kawamura K, Kadowaki N, Kitawaki T, et al. Virus-stimulated plasmacytoid dendritic cells induce $CD4^+$ cytotoxic regulatory T cells. Blood, 2006, 107(3):1031 - 1038.

[131] Cella M, Facchetti F, Lanzavecchia A, et al. Plasmacytoid dendritic cells activated by influenza virus and CD40L drive a potent TH1 polarization. Nat Immunol, 2000, 1(4):305 - 310.

[132] Hoeffel G, Ripoche AC, Matheoud D, et al. Antigen crosspresentation by human plasmacytoid dendritic cells. Immunity, 2007, 27(3):481 - 492.

[133] Takahashi K, Asabe S, Wieland S, et al. Plasmacytoid dendritic cells sense hepatitis C virus-infected cells, produce interferon, and inhibit infection. Proc Natl Acad Sci USA, 2010, 107(16):7431 - 7436.

[134] Yonkers NL, Rodriguez B, Milkovich KA, et al. TLR ligand-dependent activation of naive CD4 T cells by plasmacytoid dendritic cells is impaired in hepatitis C virus infection. J Immunol, 2007, 178(7):4436 - 4444.

[135] Decalf J, Fernandes S, Longman R, et al. Plasmacytoid dendritic cells initiate a complex chemokine and cytokine network and are a viable drug target in chronic HCV patients. J Exp Med, 2007, 204(10):2423 - 2437.

[136] Fitzgerald-Bocarsly P, Jacobs ES. Plasmacytoid dendritic cells in HIV infection: striking a delicate balance. J Leukoc Biol, 2010, 87(4):609 - 620.

[137] Meier A, Chang JJ, Chan ES, et al. Sex differences in the Toll-like receptor-mediated response of plasmacytoid dendritic cells to HIV-1. Nat Med, 2009, 15(8):955 - 959.

[138] Mandl JN, Barry AP, Vanderford TH, et al. Divergent TLR7 and TLR9 signaling and type I interferon production distinguish pathogenic and nonpathogenic AIDS virus infections. Nat Med, 2008, 14(10):1077 - 1087.

[139] Gilliet M, Cao W, Liu YJ. Plasmacytoid dendritic cells: sensing nucleic acids in viral infection and autoimmune diseases. Nat Rev Immunol, 2008, 8(8):594 - 606.

[140] Ronnblom L, Alm GV, Eloranta ML. Type I interferon and lupus. Curr Opin Rheumatol, 2009, 21(5):471 - 477.

[141] Nestle FO, Conrad C, Tun-Kyi A, et al. Plasmacytoid predendritic cells initiate psoriasis through interferon-alpha production. J Exp Med, 2005, 202(1):135 - 143.

第六章 6

黏膜免疫

Cathryn Nagler and Taylor Feehley

Committee on Immunology, Department of Pathology, the University of Chicago, Chicago, IL USA

译者：季国忠　黄曙

一、概要

黏膜表层是外部环境和皮肤以外的身体其他部位接触的界面，具有独特的结构和功能适应性。本章中将讨论这些屏障的生理结构、特定的保护机制以及在维持自身免疫稳态中的作用。

二、黏膜表面是抗原进入机体的主要门户

机体黏膜被覆的上皮，即呼吸道、消化道、泌尿生殖道的上皮具有巨大的表面积，同时也形成了外界环境和基质组织之间的屏障。因此，黏膜表面是抗原进入机体的主要途径，并且受到物理和免疫等一系列机制的保护。通过黏膜进入机体的抗原数量众多，包括空气传播的抗原（如真菌孢子、花粉、灰尘）和人类主动摄取的抗原（如食物和细菌）。黏膜表面的免疫反应取决于抗原本身以及感受这些抗原的环境。这些不同的反应大致可以分为免疫耐受或炎症反应，而维持机体耐受性和免疫力之间的平衡对宿主的健康非常重要。

尽管一些抗原在黏膜免疫系统中被加工和呈递，有些抗原则需穿过上皮屏障进入机体。在肠道中，许多抗原能够有序通过淋巴结构，如位于小肠的皮氏小结（Peyer’s patches，图 6.1）。黏膜表面通过淋巴液、血液与淋巴结等淋巴器官连接。肠系膜淋巴结和纵隔淋巴结通过输入淋巴管分别到达肠道和呼吸道（图 6.1）。抗原从黏膜进入到远端部位的能力为黏膜免疫系统和全身性免疫系统之间的交流以及系统性免疫应答的建立提供了可能性。

本章节的重点是肠道的黏膜表面性状以及肠道相关淋巴组织（GALT）的免疫应答作用；其中讨论到的很多细节也适用于身体其他部位的黏膜。

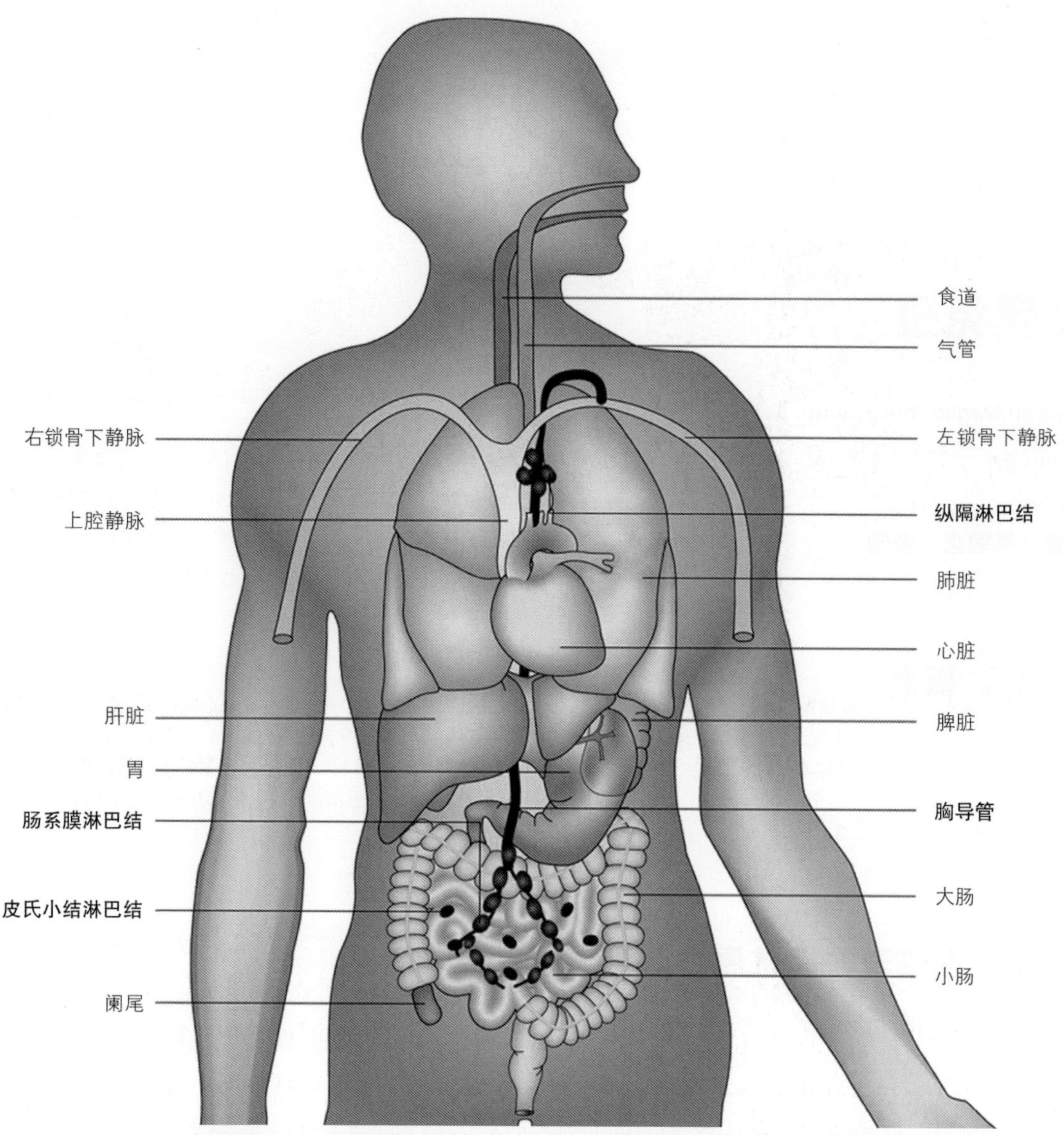

图 6.1 抗原穿过黏膜表面

大多数抗原通过呼吸道和胃肠道的黏膜表面被吸入或摄入机体。在肠道中，很多抗原通过皮氏小结进入机体。皮氏小结是聚集在一起的淋巴滤泡，首先在小肠的回肠末端被发现。输入淋巴管将抗原从肠道黏膜运输到引流肠系膜淋巴结，并呈递给初始 T 细胞（吸入性抗原通过呼吸道运转至纵隔淋巴结）。抗原致敏的 T 细胞通过输入淋巴管迁移到引流淋巴结，并最终通过胸导管进入全身循环。（引自文献 [1]）

三、上皮屏障

典型的黏膜表面上皮屏障通常是由单层柱状上皮细胞组成（也有例外，如食管是鳞状上皮）。这看似简单的屏障却有许多特异性的保护机制。这些保护机制包括：(1) 限制小分子物质通过的上皮细胞间的紧密连接；(2) 分泌型 IgA，一种覆盖在所有黏膜表面的，与黏膜相关的，结构稳定的免疫球蛋白；(3) 分泌防御素（defensins），一种由上皮潘氏细胞（Paneth cells）分泌的，作为天然抗生素的抗菌肽；(4) 黏液层本身。

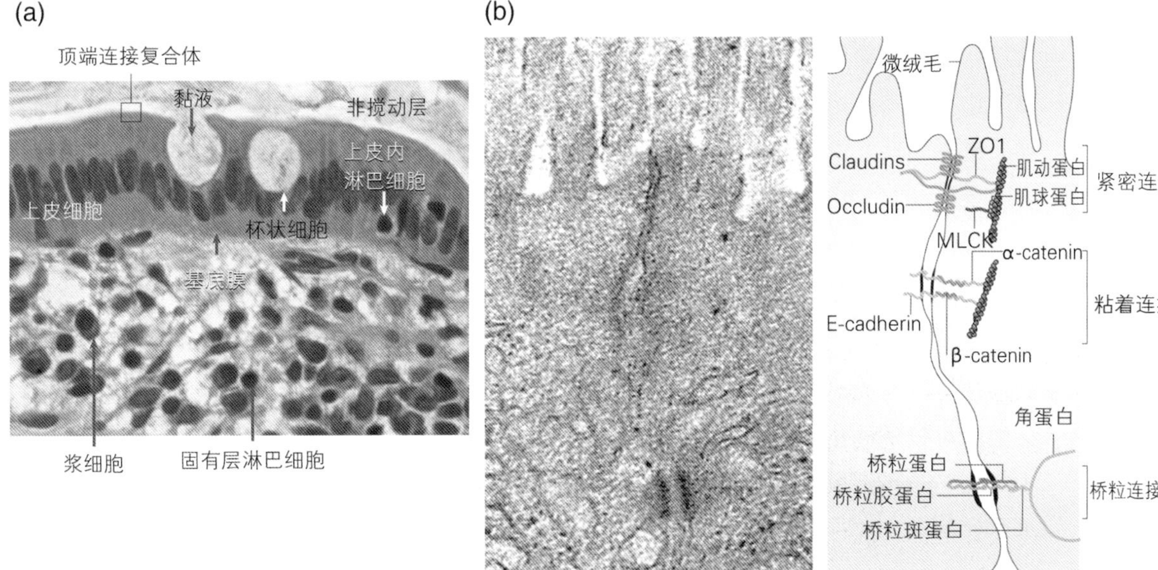

图 6.2　上皮屏障

（a）肠黏膜由单层柱状上皮细胞组成。上皮细胞层包括合成和释放黏蛋白的杯状细胞以及其他特定的细胞类型。作为顶端连接复合体的一个组成部分，细胞间的紧密连接封闭了上皮细胞之间的细胞间空隙。上皮内的淋巴细胞位于基底膜上，紧邻紧密连接。固有层中也可以检测到淋巴细胞。（b）肠上皮细胞间缝隙连接的电镜图片及相应的示意图。相邻细胞下方的基底膜、微绒毛在紧密连接处融合，而 claudins，zonula occludens 1（ZO1），occludin 和 F-actin 在此处相互作用。E-cadherin，α-catenin，β-catenin，catenin δ 1 和 F-actin 相互作用，形成黏着连接。（引自文献 [2]）

上皮屏障的选择性渗透受到位于顶端细胞间隙的紧密连接和黏着连接的调节（图 6.2）。紧密连接通过细胞 - 细胞间蛋白质的相互作用而形成，如 occludin 和 claudin 家族成员。黏着连接位于紧密连接的基底部，参与维持上皮屏障的稳定性。组成紧密连接和黏着连接的分子与相邻连接的肌动蛋白和肌凝蛋白环相互作用，使其能够调节收缩，收紧或放松邻近细胞间的联系；同时还提供一个选择性的渗透性屏障，使相应体积和电荷的溶质得以通过。在稳态条件下，这些连接确保细胞间的相互联系以及屏障的完整性。物质穿过上皮屏障的转运方式有两种：细胞旁转运和跨细胞转运。细胞旁转运是被动形式，能够使离子通过上皮细胞间隙；而跨细胞转运是主动形式，利用电化学梯度产生的能量运输其他营养物质穿过上皮进入固有层。被动的细胞旁转运方式使蛋白质或多糖顺浓度梯度通过细胞之间的屏障。然而，由于上皮屏障孔隙大小和电荷存在选择性，一些物质，如细菌或整个细胞不能自由通过上皮进入固有层。然而某些刺激，如传染性病原体和环境毒素则可能破坏该屏障使外源性抗原进入固有层。例如，促炎细胞因子 TNF-α 和 IFN-γ 等可以改变紧密连接的结构，从而使得屏障功能紊乱，增加了细胞间的渗透。

黏膜表面的另一种保护机制是合成分泌型 IgA。IgA 有单体和二聚体两种形式：单体形式主要存在于血清中，而二聚体形式分布在上皮屏障中，在肠道上皮中尤为常见。IgA 的二聚体由 J（聚合）链聚合，J 链是连接两个免疫球蛋白分子 FC 段而形成的小分子二聚体蛋白。J 链仅在黏膜的表面合成，使 IgA 的二聚体成为这些部位的独特结构。

分泌型 IgA 以每天 40 ～ 60 毫克 / 千克体重的惊人速度产生。其向管腔的分泌受多聚 Ig 受体（pIgR）的调节。这种受体允许二聚体 IgA 从基底层进入管腔面，与跨黏膜转运的方向恰好相反。pIgR 是一个能与 J 链结合的跨膜蛋白。一旦与 pIgR 结合，IgA 在胞内体（endosome）内从上皮细胞的基底面转运到顶端，进而被释放到管腔。IgA 的释放需要膜表面 pIgR 的降解，只留下结合 J 链的小肽段，即所谓的分泌片段（SC）。在管腔中，分泌片段能防止 IgA 被水解。黏膜表面 IgA 的主要功能与其中封闭抗原的能力相关。在内稳态条件下，部分 IgA 由独立于 T 细胞应答的 B1 细胞产生；由于在生发中心并不经过体细胞的高频突变，这种 IgA 的亲和力较低。许多非 T 细胞依赖的 IgA 反应被认为是细菌特异性的，并且广泛作用于各种不同的微生物。人们发现，给无菌小鼠植入肠道共生菌可以诱导 IgA 的产生。T 细胞依赖的高亲和力 IgA 对共生微生物的应答已经被证实。除了防止抗原进入上皮屏障外，IgA 还能与进入固有层的细菌或细菌抗原结合，并将其转运回管腔，IgA 的这种功能相当于抗原“泵”，能持续消除潜在的有害刺激并帮助控制炎症。IgA 还可以结合管腔中的细菌，这可能对限制微生物的过度生长和阻滞致病微生物的入侵起着重要作用。事实上，最新研究证实 IgA 通过调节肠道细菌菌群的组成，在维持机体免疫稳态中起着至关重要的作用。

第三个保护上皮屏障的特异性作用是合成抗菌肽。潘氏细胞（Paneth cells）是位于小肠绒毛隐窝的特异性上皮细胞，能够分泌抗菌肽。抗菌肽在该细胞中是持续合成的，其作用方式是抗原非特异性的，故能杀死多种细菌。潘氏细胞分泌的这些抗菌多肽为小肠提供了一个额外的保护层，以防止细菌入侵隐窝，从而保护上皮细胞的再生。几种常见的抗菌肽包括防御素、三叶肽、C 型凝集素以及磷脂酶。这些多肽通过不同的作用方式，抵御特定病原体入侵肠道，抑制肠道微生物的异常增殖。

杯状细胞是另一种特异性的上皮细胞。这些体积非常大的细胞分布于整个肠道上皮并能够分泌黏液（图 6.2）。覆盖于上皮细胞顶端的黏液是成分复杂的多糖基质，形成一个上皮表面和肠腔之间的保护屏障。该黏液层在阻止微生物进入上皮细胞方面非常重要，可以有效地隔离微生物群。除了少数细菌可与肠上皮细胞直接接触外，大多数细菌存在于肠道黏液中或游离于管腔内，限制了它们与上皮细胞直接接触和触发炎症反应的可能性。

分泌型 IgA、抗菌肽和黏液组成了一道特殊的屏障，增强了肠道上皮本身的物理屏障功能。这些防御机制在正常稳态条件下不容易被破坏，并且这些机制相互协同作用，能够较好地维持肠道管腔和固有层之间的相互独立性。

四、黏膜相关淋巴样组织中产生免疫诱导和免疫效应的部位

肠道独特的结构特征使其能够发挥免疫器官的功能。肠腔表面有大量的环形皱襞，即绒毛。这些绒毛可以增加肠黏膜的表面积，帮助肠道吸收更多的水分和营养。小肠绒毛包含有被称为肠细胞的柱状上皮细胞。在绒毛顶端和管腔面有指状突起，被称为微绒毛。微绒毛进一步增加每个肠道上皮细胞的表面积以及相应的吸收能力。微绒毛

顶端是能形成刷状边缘的糖蛋白，糖蛋白与黏液层形成一个很厚的“糖被”。然而，在小肠内还存在一些不同形态的、散在分布于肠上皮细胞之间的M细胞。M细胞主要作为黏膜淋巴结构的一部分，是缺乏刷状缘的“糖被”，专司从肠腔获取抗原并将其转运至肠道固有层。M细胞能够有效转运那些对细胞旁或跨细胞转运来说较大的抗原或物质，包括整个微生物体。因此M细胞不仅能够调节穿越黏膜的抗原数量，还为抗原跨黏膜转运提供可控途径。

固有层中的抗原呈递细胞（APCs）通常位于M细胞的下方，并在此接触进入肠壁的新抗原。固有层中不同类型的细胞在吞噬和呈递抗原时具有高度差异性。这些APCs中有一些是迁移性树突状细胞（DCs），能够将抗原转运至肠系膜淋巴结，呈递给初始T细胞进行识别。人们一般可以通过检测细胞表面的抗原标记物CD11c和CD103来鉴定迁移性DCs处理的细胞亚群。其他DCs是组织固有的，并且能够通过延长上皮细胞间的树突状突起而直接从肠腔中获取抗原。这一类型的DCs可以通过检测其细胞表面表达的CD11c和趋化因子受体CX3CR1来加以鉴别。第三个类型的APCs不具有迁移性而存在于肠道固有层，例如$CX3CR1^+$的巨噬细胞。部分巨噬细胞尽管可以通过鉴定细胞表面受体$CD11b^+$和$F4/80^+$，从而确定为DCs，但在呈递过程中并不表达与免疫抑制相关的细胞因子IL-10，而IL-10能够限制炎症和维持调节型T细胞群。这些细胞虽能有效地加工抗原，但似乎并不能有效地将抗原呈递给初始T细胞，提示它们对回到固有层中的效应细胞克隆的增殖发挥主要作用。

除了上皮细胞和APCs外，肠道黏膜还分布着一系列其他的与造血相关的细胞。尤其令人惊讶的是，在肠黏膜组织中能够产生抗体的B细胞的数量比脾脏和淋巴结中所有B细胞的总和还多！在肠道上皮内还存在着一群数量丰富、功能独特的肠道上皮内淋巴细胞（IELs）。这些非典型的、不具有迁移能力的T细胞位于肠道上皮细胞间、肠道基底膜之上。与存在于机体其他部位主要表达CD8αβ异源二聚体的$CD8^+$T细胞不同，IELs表达CD8α同源二聚体，其表达程度与IEL的激活/记忆等表型相关。事实上，许多IELs在离体时直接参与细胞的溶解过程。IELs细胞群包含大量的γδT细胞（指T细胞受体TCR的结构），但也存在$\alpha\beta TCR^+$的IEL细胞群。IELs像哨兵一样监视并修复损坏的上皮细胞。此外，它们还与结肠炎和肠道感染的防治有关。

肠道中分布有肠道相关的淋巴组织（GALT），肺部有支气管相关的淋巴组织（BALT），鼻腔里有鼻腔相关的淋巴组织（NALT）。在这些专有淋巴组织中，都存在诱导部位和效应部位。抗原特异性反应起始于诱导部位。效应部位则由记忆性的效应T细胞和B细胞组成，它们可以快速有效地回应抗原的刺激。淋巴细胞在诱导部位和效应部位之间的转运是由高度特异的归巢受体调控。每个黏膜组织都有特异性的趋化因子和黏附分子，类似于日常生活中的邮政编码。在受到感染和刺激时，它们能够引导淋巴细胞回到这一部位。对肠道器官而言，这一过程主要由CCR9/CCL25和$\alpha_4\beta_7$/MADCAM1直接调控；在肺部则是依赖于CCR10/CCL28和$\alpha_4\beta_1$/VCAM1受体与配体间的相互作用。淋巴细胞这些独特的分子特征在这些淋巴组织发育过程中就已经具备；具有这些特征的细胞能从诱导部位迁移到效应部位，也能经由血液循环回到黏膜表面。另外对于一个能够诱导淋巴细胞在黏膜表面转运和发育的关键因素是维生素及其代谢产物。这对于肠道是非常重要的。食物中的维生素 A 在 DCs 中被视黄醛脱氢酶（RALDH）转化成视黄酸（RA）。在有视黄酸存在的条件下，DCs 与同源 T 细胞相互作用，这些 T 细胞被诱导后上调肠道归巢受体的表达。在皮肤中也有一个作用类似的途径，DCs 将日晒诱导生成的维生素 D3 转化为活化形式 $1,25(OH)_2D_3$，它能够诱导活化的 T 细胞表达 CCR10，使其能够迁移至表皮。

我们选用肠道作为研究肠黏膜表面免疫系统的模型，其免疫诱导部位包括从固有层引流淋巴结和转运淋巴细胞的肠系膜淋巴结，以及两种三级淋巴器官，即皮氏小结（图 6.3）和孤立淋巴滤泡（isolated lymphoid follicles，ILFs）。皮氏小结和 IETs 是固有层簇集的淋巴细胞群，它们参与 T 细胞抗原的呈递并形成生发中心产生高亲和力抗体。上述三个诱导部位都含有能够负载抗原并接触初始 T 细胞的 APCs。当这些 T 细胞与负载同源抗原的 APCs 相互作用时，它们的 TCR 被激活并分化为效应 T 细胞（Teff）或者调节性 T 细胞（Treg）。这种细胞的命运是由来自 APCs 的信号和诱导部位的细胞因子环境决定的。与其命运相关的细胞因子有 TGFβ、RA 和 IL-6。TGFβ 和 RA 通过上调转录因子 Foxp3 而辅助 Treg 细胞的分化。与之相比，当 TGFβ 和 IL-6 主导细胞因子环境时，T 细胞则上调另外一个转录因子 RORγt，从而驱动了 Th17 介导的促炎程序。这些细胞与其他效应 T 细胞（Th1，Th2）之间的平衡对于维持黏膜表面的稳态非常重要；TGFβ 在其中也起着关键性作用。除了调节 Tregs 的分化外，TGFβ 还决定 IgA 同种型的类别转化[8-10]。存在于诱导部位的初始 B 细胞能够接受并呈递抗原，并在淋巴滤泡中与接触过抗原的 T 细胞相互作用。当识别相同抗原的 B 细胞和 T 细胞相互作用时，B 细胞经过 T 细胞依赖的类别转化重组和体内高频突变来产生高亲和力的抗体。这些 B 细胞究竟产生何种抗体是由细胞因子控制的。在富含 TGFβ 因子的肠道淋巴相关组织微环境中，优先产生 IgA。T 细胞依赖性 IgA 是抗原特异性的，也就是说它经过了体内高频突变最终能够产生高亲和力的抗体。这与之前讨论的能够保护黏膜屏障的、低亲和性的分泌性 IgA 是有差别的。其他的细胞因子促使其分化为不同的抗体（如 IL-4 促进的 IgG1 的产生），从而形成多种高亲和力、多功能性的抗体。一旦抗原特异性 T 淋巴细胞和 B 淋巴细胞进行克隆增殖，它们还可以循环返回到肠道固有层和绒毛上皮的效应部位。当这些细胞在效应部位再次遭遇到同样抗原时，数量增加并释放大量抗体，从而产生有效的免疫反应。

五、微生物组和黏膜表面

维持黏膜表面稳态的一个主要难题是微生物组的存在。这些微生物组被定义为定居在机体所有黏膜部位的共生微生物菌群，这亿万个细菌代表着多达 1 000 余种独特的细菌种类。虽然人们至少发现了 28 种细菌群，但在健康机体内，这些菌群中只有两种共生微生物占主导地位：拟杆菌和厚壁菌。不同物种之间，该菌群的组成随着部位和个体的不同而存在差异。它也可以受环境、宿主年龄和遗传的影响。共生微生物对宿主的健康是必不可少的，它可以给机体提供能量、营养物质和机体自身不能合成

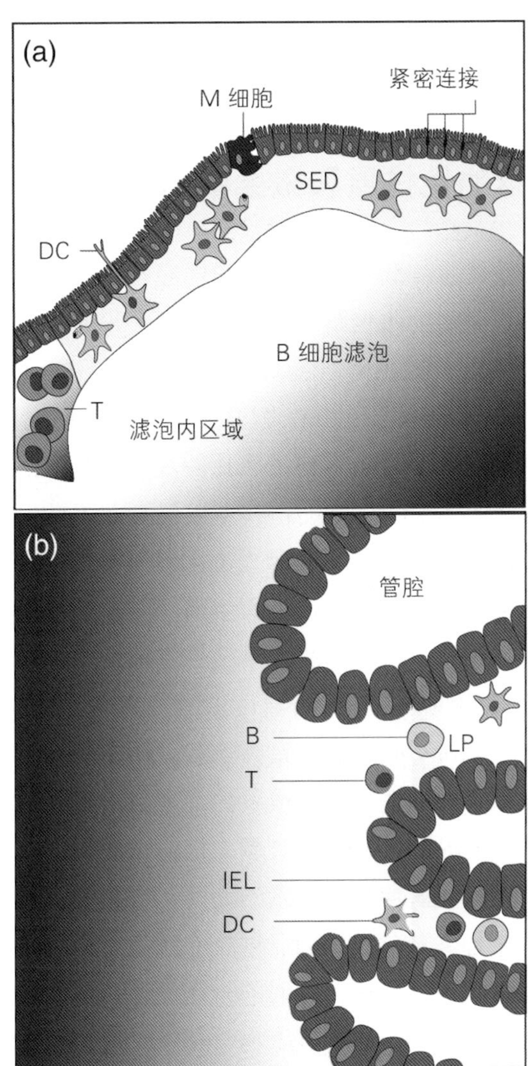

图 6.3　肠道相关的淋巴组织

肠道相关的淋巴组织含有诱导部位（皮氏小结）和效应部位（固有层细胞）。（a）集合淋巴小结含有与淋巴结类似的 B 淋巴滤泡细胞。滤泡相关表皮细胞（FAE）形成皮氏小结的圆顶。抗原一般通过被称为 M 细胞的特异性上皮细胞穿越上皮屏障，并通过 DCs 到达肠腔。存在于上皮细胞顶端表面的细胞间紧密连接维持着屏障的完整性。而存在于皮氏小结 SED 中的丰富 DCs 和巨噬细胞有助于摄取、加工和呈递穿越上皮的抗原。（b）小肠绒毛上皮包含一种不寻常的 IELs 群，它们定居于上皮基底膜上。小肠绒毛的固有层含有丰富的效应性淋巴细胞（如记忆 T 细胞和分泌 IgA 的 B 细胞）和抗原呈递细胞（DCs 和巨噬细胞）。

的代谢产物，包括短链脂肪酸，如乙酸盐和丁酸盐等。

然而，微生物组给免疫系统提出了一个重大的难题。机体的免疫系统如何与菌群保持动态平衡的同时，还能够对入侵肠道的病原体产生必要的免疫应答？Toll 样受体（TLRs）、Nod 样受体（NLRs）、C 型凝集素受体（CLRs）等固有免疫感应器主要是检测细菌表面的分子或核酸。许多细菌病原体的相关分子模式（pathogen associated molecular patterns，PAMPs），包括脂多糖（LPS）、肽聚糖和鞭毛蛋白等，在病原体和微生物中是十分常见的。通常情况下，为避免对定居在黏膜表面的共生菌产生损伤，机体往往需要抑制对能够触发炎症和适应性免疫反应的同一 PAMPs 产生免疫应答；然而，清除进入肠道的病原体常常需要炎症反应。在黏膜部位，不同类型的病原体引起不同的效应反应：细胞内细菌主要引起 Th1 细胞反应；寄生虫感染引起 Th2 细胞反应；急性细菌感染则引起 Th17 细胞反应。

六、食物性抗原和微生物的免疫耐受

尽管病原体通常激活宿主的保护性应答，但共生的微生物却并不激活宿主的保护反应。维持对微生物免疫耐受的准确机制还没有被完全阐明，目前人们认为可能的机制是：减少黏膜对 LPS 等 PAMPs 产生的应答反应，并改变共生微生物 PAMPs 的结构及其所诱导的信号通路。值得关注的是，细菌特异性的 $Foxp3^{+}$ Treg 产生的免疫调节因子 IL-10 和 TGFβ 可以抑制效应性的免疫应答或限制免疫反应的持续时间。

最终的假说认为，这些细胞并不仅仅存在于微生物体或单个物种个体中，而是宿主与其共生微生物种群的傍生形式。已经与肠道微生物共同进化的宿主适应性免疫系统，需要来自微生物的刺激，进而生成一个与效应 T 细胞和调节 T 细胞达到平衡的淋巴细胞系统。最新的研究表明，单个物种或混合性微生物群潜藏着强大的免疫调节作用，如诱导调节性 T 细胞或诱导可以激发炎症反应的 Th1 和 Th17 细胞。单个细菌物种已被证明能够在不同条件下发挥这些作用，从而被认为是“致病体”。这样的概念既指它们作为正常微生物组成成员的存在，也指在稳态失调或者外界过度压力的情况下成为致病体的可能性。稳态失调是指失去了微生物的自我平衡状态，这可能由多种环境因素引起，如饮食、抗生素的使用、病原体的暴露，而且也受到宿主遗传因素的影响。长期的稳态失调往往会促进炎症反应，并导致各种疾病。这表明，黏膜免疫系统的稳态受到激活和抑制信号间的平衡调节，该调节系统由细菌本身和体内存在的淋巴细胞共同组成。鉴于这种微生物与免疫系统交互作用的模式，微生物群的变化可能会影响宿主健康和动态平衡。

与微生物一样，还有另外一种免疫系统所必须耐受的抗原：食物性抗原。黏膜和全身系统对食物不产生免疫反应的状态称为口服耐受。机体对食物抗原产生免疫耐受的机制与调节微生物耐受的机制可能既有类似之处也有不同的地方。口服耐受性的诱导机制一直在广泛研究中，最新研究证实这比原先熟知的机制更为复杂。简单地说，食物抗原在肠道内被抗原呈递细胞 APCs 摄取，之后呈递给初始 T 细胞，然后这些 T 细胞被“教育”以不再回应这种抗原的再次暴露。由于这些食物抗原往往在抗炎的环境当中被摄取，如 T 细胞对该食物产生免疫反应，则机体可能会通过一种类似中枢耐受的机制使这些 T 细胞处于无应答或者被清除的状态。上述的第二种免疫耐受机制也可应用在肠道内，即对调节 T 细胞的诱导。最初认为，这些抗原特异性 T 细胞的命运依赖于食物抗原的剂量：大剂量抗原大多造成 T 细胞无应答或处于清除状态；低剂量抗原的暴露有利于诱导调节 T 细胞。这种关于抗原剂量 - 效应的理论已经被许多更为引人注目的模式或假说所取代。目前，造成这种免疫耐受所需的确切 APCs 亚群、APC/T 细胞相互作用的部位以及促进口服耐受性的细胞因子环境仍然没有完全被阐明。最新研究提出了一个口服耐受的两步模式：调节性 T 细胞的诱导是防止人体对食物产生特异性效应反应的主要机制。首先在第一步中，抗原可以通过各种途径，包括通过 M 细胞的胞吞作用或肠细胞和上皮细胞间的扩散作用被摄取。一旦抗原到达固有层，它被 $CD103^+$ 转移性 DCs 细胞所吞噬。之后，这种 DCs 细胞群将处理后的抗原转运到肠系膜淋巴结，在这里携带抗原的 DCs 细胞将抗原呈递给初始 T 细胞。由于这些 DCs 细胞可以代谢视黄酸和 TGF-β，这些机制已经被证明在食物抗原特异性 T 细胞中利于诱导 $Foxp3^+$ 调节性 T 细胞的分化。研究发现，喂食或胃内灌注可溶性抗原后，抗原特异性 $CD4^+Foxp3^+$ 调节性 T 细胞显著增加。肠系膜淋巴结的微环境也能促进调节性 T 细胞的诱导。这些被诱导的调节性 T 细胞代替了那些对抗原刺激无应答的细胞，可以高效地产生 IL-10，同时还可以帮助抑制那些逃脱了免疫耐受调节的细胞引起的免疫应答。诱导免疫耐受模式的第二个步骤是：初始 T 细胞被这些 DCs 呈递的抗原刺激时，通过上调关键的肠道归巢受体（如 $\alpha_4\beta_7$ 和 CCR9）进入固有层。一旦进入固有层，调节性 T 细胞群显著扩大，并在该部位形成主要的淋巴细胞群。扩大的调节性 T 细胞群有助于 APCs 在抗炎环境中识别抗原，进一步限制了机体对这些食物抗原产生免疫反应的机会。虽然人们目前尚不清楚什么因素驱使这种 T 细胞的扩增，但有证据显示，它依赖于定居在 LP 中的 $CX_3CR_1^+$ 巨噬细胞群。在这群巨噬细胞缺陷的小鼠体内，口服耐受受到了损坏。在缺乏 $CX_3CR_1^+$ 巨噬细胞小鼠的固有层中检测到调节性 T 细胞数量显著减少，而细菌易位和促炎症因子则明显增加。

尽管没有明确的作用或严格的必要性，还有其他一些细胞也参与了口服耐受。肝脏中的抗原呈递细胞被认为在促进全身无应答中起着重要的作用，同时对成功的口服耐受也是必要的。特别是在口服抗原后，浆细胞样 DCs 细胞诱导抗原特异性 T 细胞的无应答作用。值得注意的是，$CX_3CR_1^+$ DCs 细胞亚群与基于基因表达谱的浆细胞样 DCs 相关。总体而言，口服耐受是一个经典的只发生在黏膜部位的免疫过程。当口服耐受机制被打破时，可以发生多种疾病，引起局部（黏膜）反应或全身反应。

机体的黏膜表面是调节免疫反应非常重要的部位。上皮和它的各种保护机制共同形成一个介于外部和内部环境之间的物理屏障，抑制并调节对共生微生物的反应。黏膜免疫反应决定管腔的免疫耐受性或对管腔抗原做出炎症反应。当所有这些特异性机制协调工作时，宿主才能维持健康和稳态。

参考文献

[1] Nagler-Anderson C. Man the barrier! Strategic defenses in the intestinal mucosa. Nat Rev Immunol, 2001, 1:59 - 67.

[2] Turner JR. Intestinal mucosal barrier function in health and disease. Nat Rev Immunol, 2009, 9:799 - 809.

[3] Round JL, Mazmanian SK. The gut microbiota shapes intestinal immune responses during health and disease. Nat Rev Immunol, 2009, 9:313 - 323.

[4] Van Itallie CM, Anderson JM. Claudins and epithelial paracellular transport. Annu Rev Physiol, 2006, 68:403 - 429.

[5] Madara JL. Regulation of movement of solutes across tight junctions. Ann Rev Physiol. 1998, 60:143 - 159.

[6] Clayburgh DR, Musch MW, Leitges M, et al. Coordinated epithelial NHE3 inhibition and barrier dysfunction are required for TNF-mediated diarrhea in vivo. J Clin Invest, 2006, 116:2682 - 2694.

[7] Watson CJ, Hoare CJ, Garrod DR, et al. Interferon-γ selectively increases epithelial permeability to large molecules by activating different populations of paracellular pores. J Cell Sci, 2005, 118:5221 - 5230.

[8] Fagarasan S, Honjo T. Regulation of IgA synthesis at mucosal surfaces. Curr Opin Immunol, 2004, 16:277 - 283.

[9] Cerutti A. The regulation of IgA class switching. Nat Rev Immunol, 2008, 8:421 - 434.

[10] Fagarasan S, Honjo T. Intestinal IgA synthesis: regulation of front-line body defences. Nat Rev Immunol, 2003, 3:63 - 72.

[11] Macpherson AJ, et al. A primitive T cell-independent mechanism of intestinal mucosal IgA responses to commensal bacteria. Science, 2000, 288:2222 - 2226.

[12] Fagarasan S, et al. Critical roles of activation-induced cytidine deaminase in the homeostasis of gut flora. Science, 2002, 298:1424 - 1427.

[13] Salzman NH, Underwood MA, Bevins CL. Paneth cells, defensins, and the commensal microbiota: a hypothesis on intimate interplay at the intestinal mucosa. Semin Immunol, 2007, 19:70 - 83.

[14] Salzman NH, et al. Enteric defensins are essential regulators of intestinal microbial ecology. Nat Immunol, 2010, 11:76 - 83.

[15] Gill N, Wlodarska M, Finlay BB. Roadblocks in the gut: barriers to enteric infection. Cell Microbiol, 2011, 13:660 - 669.

[16] Sonnenburg JL, Angenent LT, Gordon JI. Getting a grip on things: how do communities of bacterial symbionts become established in our intestine? Nat Immunol, 2004, 5:569 - 573.

[17] Neutra MR. Current concepts in mucosal immunity V role of M cells in transepithelial transport of antigens and pathogens to the mucosal immune system. Amer J Physiol. 1998, 274:G785 - 791.

[18] Corr SC, Gahan CCGM, Hill C. M-cells: origin, morphology and role in mucosal immunity and microbial pathogenesis. FEMS Immunology & Medical Microbiology, 2008, 52:2 - 12.

[19] Pabst O, Mowat AM. Oral tolerance to food protein. Mucosal Immunol, 2012, 5(3): 232–239.

[20] Schulz O, et al. Intestinal CD103^{+}, but not CX3CR1^{+}, antigen sampling cells migrate in lymph and serve classical dendritic cell functions. J Exp Med, 2009, 206:3101 - 3114.

[21] Niess JH, et al. CX3CR1-mediated dendritic cell aaccess to the intestinal lumen and bacterial clearance. science, 2005, 307:254 - 258.

[22] Chieppa M, Rescigno M, Huang AY, et al. Dynamic imaging of dendritic cell extension into the small bowel lumen in response to epithelial cell TLR engagement. J Exp Med, 2006, 203:2841 - 2852.

[23] Murai M, et al. Interleukin 10 acts on regulatory T cells to maintain expression of the transcription factor Foxp3 and suppressive function in mice with colitis. Nat Immunol, 2009, 10:1178 - 1184.

[24] Cheroutre H. IELs: enforcing law and order in the court of the intestinal epithelium. Immunol Rev, 2005, 206:114 - 131.

[25] Cheroutre H, Madakamutil L. Acquired and natural memory T cells join forces at the mucosal front line. Nat Rev Immunol, 2004, 4:290 - 300.

[26] Cheroutre H, Lambolez F, Mucida D. The light and dark sides of intestinal intraepithelial lymphocytes. Nat Rev Immunol, 2011, 11:445 - 456.

[27] Johansson-Lindbom B, Agace WW. Generation of gut-homing T cells and their localization to the small intestinal mucosa. Immunol Rev, 2007, 215:226 - 242.

[28] Kunkel EJ, et al. CCR10 expression is a common feature of circulating and mucosal epithelial tissue IgA Ab-secreting cells. J Clin Invest, 2003, 111:1001 - 1010.

[29] Sun CM, et al. Small intestine lamina propria dendritic cells promote de novo generation of Foxp3 Treg cells via retinoic acid. J Exp Med, 2007, 204(8): 1775 - 1785.

[30] Sigmundsdottir H, et al. DCs metabolize sunlight-induced vitamin D3 to "program" T cell attraction to the epidermal chemokine CCL27. Nat Immunol, 2007, 8:285–93.

[31] Benson MJ, Pino-Lagos K, Rosemblatt M, et al. All-trans retinoic acid mediates enhanced Treg cell growth, differentiation, and gut homing in the face of high levels of co-stimulation. J Exp Med, 2007, 204(8): 1765 - 1774.

[32] Kang SG, Lim HW, Andrisani OM, et al. Vitamin A metabolites induce gut-homing Foxp3^{+} regulatory T cells. J Immunol, 2007, 179:3724 - 3733.

[33] Bettelli E, Korn T, Kuchroo VK. Th17: the third member of the effector T cell trilogy. Curr Opin Immunol, 2007, 19:652 - 657.

[34] Bettelli E, et al. Reciprocal developmental pathways for the generation of pathogenic effector Th17 and regulatory T cells. Nature, 2006, 441:235 - 238.
[35] Veldhoen M, Stockinger B. TGF-beta1, a "Jack of all trades": the link with proinflammatory IL-17-producing T cells. Trends Immunol, 2006, 27:358 - 361.
[36] Coombes JL, Robinson NJ, Maloy KJ, et al. Regulatory T cells and intestinal homeostasis. Immunol Rev, 2005, 204:184 - 194.
[37] Lee YK, Mazmanian SK. Has the microbiota played a critical role in the evolution of the adaptive immune system? Science, 2010, 330:1768 - 1773.
[38] Backhed F, Ley RE, Sonnenburg JL, et al. Host-bacterial mutualism in the human intestine. Science, 2005, 307:1915 - 1920.
[39] Eberl G. A new vision of immunity: homeostasis of the superorganism. Mucosal Immunol, 2010, 3:450 - 460.
[40] Delbridge LM, O'Riordan MX. Innate recognition of intracellular bacteria. Curr Opin Immunol, 2007, 19:10–6.
[41] Sansonetti PJ. To be or not to be a pathogen: that is the mucosally relevant question. Mucosal Immunol, 2011, 4:8 - 14.
[42] Lathrop SK, et al. Peripheral education of the immune system by colonic commensal microbiota. Nature, 2011, 478:250 - 254.
[43] Weiner HL, da Cunha AP, Quintana F, et al. Oral tolerance. Immunol Rev, 2011, 241:241 - 259.
[44] Hadis U, et al. Intestinal tolerance requires gut homing and expansion of $Foxp3^+$ regulatory T cells in the lamina propria. Immunity, 2011, 34:237 - 246.
[45] Cassani B, et al. Gut-tropic T cells that express integrin alpha4beta7 and CCR9 are required for induction of oral immune tolerance in mice. Gastroenterology, 2011, 141:2109 - 2118.
[46] Rubtsov YP, et al. Regulatory T cell-derived interleukin-10 limits inflammation at environmental interfaces. Immunity, 2008, 28:546 - 558.
[47] Medina-Contreras O, et al. CX3CR1 regulates intestinal macrophage homeostasis, bacterial translocation, and colitogenic Th17 responses in mice. J Clin Invest, 2011, 121(12): 4787–4795.
[48] Crispe IN. The liver as a lymphoid organ. Annu rev Immunol, 2009, 27:147 - 163.
[49] Goubier A, et al. Plasmacytoid dendritic cells mediate oral tolerance. Immunity, 2008, 29:464 - 475.
[50] Dubois B, et al. Sequential role of plasmacytoid dendritic cells and regulatory T cells in oral tolerance. Gastroenterology, 2009, 137:1019 - 1028.
[51] Bar-On L, et al. $CX3CR1^+CD8\alpha^+$ dendritic cells are a steady-state population related to plasmacytoid dendritic cells. Proc Natl Acad Sci, 2010, 107:14745 - 14750.

第二部分 2

肿瘤免疫生物学理论

第七章 7

肿瘤免疫编辑：从免疫监视到免疫逃避

Michele W.L. Teng[1,2], Michael H. Kershaw[1,2] and Mark J. Smyth[1,2]

1. Cancer Immunology Program, Peter MacCallum Cancer Centre, East Melbourne, Victoria, Australia
2. Sir Peter MacCallum Department of Oncology, University of Melbourne, Victoria, Australia

译者：季国忠　黄曙

致谢

作者希望在此对 Smyth 和 Schreiber 实验室成员们提供的协作和讨论表示感谢。本项工作是由澳大利亚国家卫生医学研究委员会（454569）以及国际癌症研究协会共同资助。MWLT 由国家卫生医学研究委员会 CDF1 奖项资助。MJS（澳大利亚）以及 MHK（SRF）受国家卫生医学研究委员会资金资助。

一、引言

人类肿瘤的发展是一个多步骤的过程，一般认为其必须具备以下六个生物学潜能，即：(1) 持续增殖信号的刺激；(2) 逃避生长抑制；(3) 耐受细胞死亡；(4) 能够无限复制；(5) 诱导血管生成；(6) 激活侵袭和转移。随着时间变化，肿瘤细胞逐渐获得了以上所有的生物学性能，进而生长、增殖和转移。这些恶性肿瘤的特征，最早由 Hanahan 和 Weinberg 提出并发表[1]。

在过去的几十年中，肿瘤研究领域所取得的显著进展强化和拓宽了上述观念，提出不能仅仅通过描述肿瘤细胞的特性来简单地理解肿瘤生物学，还必须研究肿瘤微环境对肿瘤发生发展的影响[2]。很多研究成果不断揭示出一些区别于传统的肿瘤六个特征的新机制。因此，肿瘤的特征最近也在不断被发现[2]。这些肿瘤特性使恶性细胞获得了相应的表型。其中有两个肿瘤细胞的新特征值得关注：一是基因组不稳定及突变；二是微环境中存在促进肿瘤发生的炎症反应。这两个新特性对肿瘤研究具有重要意义。第一个特性涉及肿瘤细胞能量代谢的异常，即肿瘤细胞通过其能量代谢来促进自身的生长和增殖；

第二个特性提示肿瘤细胞具有活跃的、逃避免疫系统破坏的能力，由此获得发生、发展的潜力。

在本章中，首先我们将讨论免疫系统在预防肿瘤发展过程中所起到的作用，涉及肿瘤免疫简史以及肿瘤免疫编辑的概念，包括三个阶段：免疫清除期、免疫均衡期及免疫逃逸期。其次，我们将讨论用于建立这一概念的小鼠肿瘤模型。最后，在本章的后半部分将重点关注人类肿瘤免疫编辑的有关研究证据。

二、肿瘤免疫监视和免疫编辑的研究历史

免疫系统在保护宿主免受病原微生物感染过程中的重要性已经被普遍接受，但是一个多世纪以来，免疫系统能够控制肿瘤生长这一观念仍然饱受争议。造成这一现象的部分原因是缺乏合适的具有单纯遗传背景的免疫缺陷鼠模型（详细见参考文献 [3]）。在过去的十多年里，一系列开创性研究共同验证了免疫系统在肿瘤控制方面的作用，这重新激起了学者们对肿瘤免疫学领域的研究热潮。

人们首先揭示了 IFN-γ 在肿瘤免疫监视方面起到了关键作用。研究人员通过比较在成瘤小鼠体内注射 IFN-γ 的中和抗体与野生型荷瘤小鼠注射对照抗体发现，前者的肿瘤生长速度要比野生型快[4]。同时，与同龄的野生型小鼠相比，对 IFN-γ 无反应的小鼠对肿瘤诱导剂更加敏感，易发生原发性肿瘤[5-6]。进一步的观察显示，与野生型小鼠相比，缺乏穿孔素（$pfp^{-/-}$）小鼠的自发性 B 细胞淋巴瘤的发生率较高[7-8]。也有研究表明，在不同肿瘤的小鼠模型中，宿主肿瘤坏死因子相关的诱导细胞凋亡配体（tumor necrosis factor related apoptosis-inducing ligand，TRAIL）能够抑制肿瘤的形成[9-12]。总之，这些研究真正揭示了淋巴细胞因子和细胞毒性途径在预防肿瘤发生过程中的重要性。

Shanakaran 和他的同事发现，在缺乏淋巴细胞及干扰素应答的小鼠中腺癌发生率显著升高[6]；与免疫功能良好的野生型对照小鼠的肿瘤相比，免疫受损小鼠的肿瘤具有更强的免疫原性。这一发现显示，免疫系统不仅调控肿瘤细胞的数量，同时也调控肿瘤细胞的质量（免疫原性）[3,6]，促进了肿瘤免疫监视假说的一次重大修订。基于上述数据，Robert Schreiber 和他的同事发表了一系列有关肿瘤免疫编辑学说的精彩综述[3,13-14]。免疫系统塑造肿瘤免疫原性这一概念作为肿瘤免疫编辑假说的基础，强调在肿瘤发展过程中，免疫系统具备保护宿主和促进肿瘤进展的双重作用。

肿瘤免疫编辑包括三个阶段：免疫清除期（elimination）、免疫均衡期（equilibrium）、免疫逃逸期（escape），即肿瘤免疫编辑学说的“3Es”[3,13,15-16]（图 7.1）。肿瘤以最简单的方式依照这三个阶段有序进展，尽管也有可能在这个过程中发生双向作用。此外，外部因素如环境的压力以及随着年龄增大逐渐退化的免疫系统也有可能影响肿瘤的进程。

免疫清除期

免疫清除期与原始的肿瘤免疫监视学说的观念一致，即免疫系统识别肿瘤细胞，

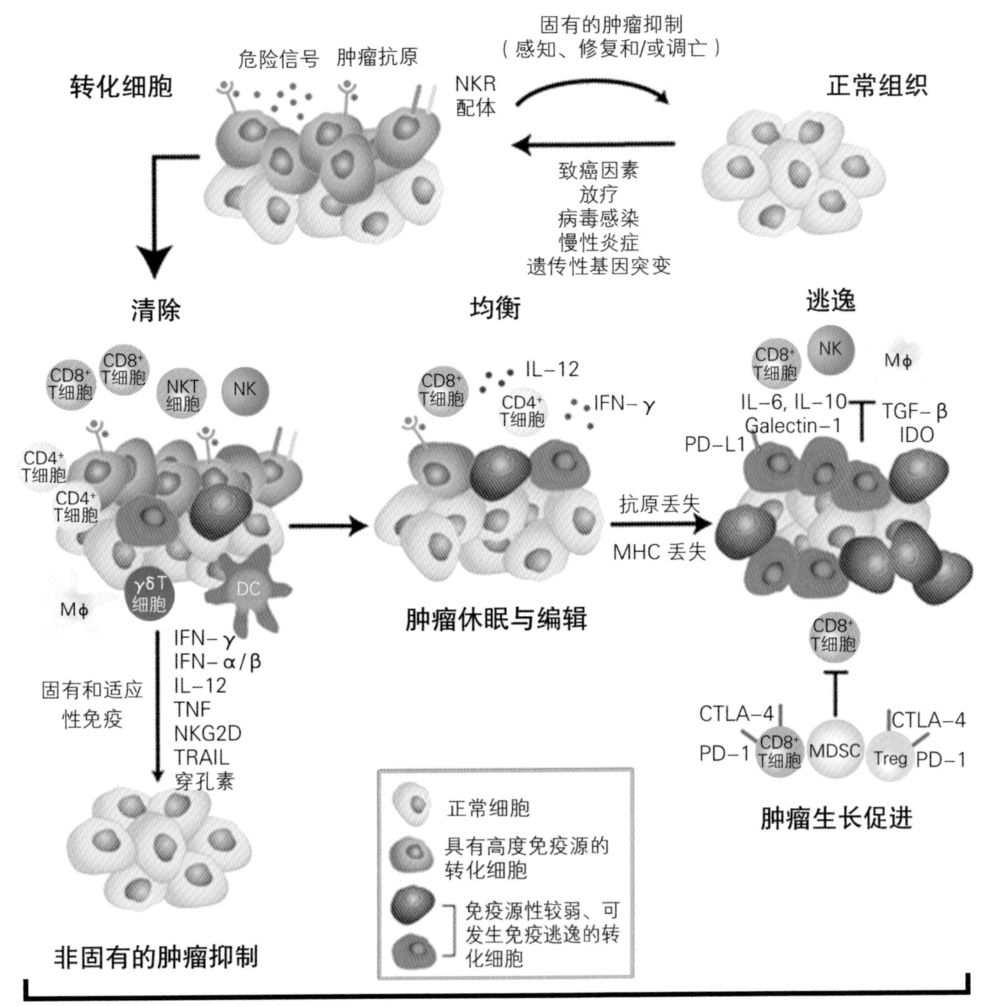

图 7.1　肿瘤免疫编辑的过程

肿瘤免疫编辑是一个非固有的肿瘤抑制机制，只有在恶性转化细胞形成以及固有的肿瘤抑制机制失败后才发挥作用。肿瘤免疫编辑包括三个连续的阶段：免疫清除期、免疫均衡期、免疫逃逸期。在免疫清除期，在固有免疫和适应性免疫共同作用下，对未出现明显的临床症状的肿瘤进行破坏。目前，人们已经发现了很多参与免疫清除的免疫分子和免疫细胞，但未来仍需进一步研究其作用的准确机制。如果在这一阶段宿主体内的肿瘤细胞被完全清除，那么免疫清除期即代表肿瘤编辑的全过程。然而，如果在免疫清除期有罕见的变异肿瘤细胞没有被清除，那么它将继续进展到免疫均衡期，其结果是肿瘤细胞生长被机体的免疫机制所阻止。免疫系统介导肿瘤细胞的休眠状态需要T细胞、IL-12和IFN-γ的参与；但不需要参与固有免疫系统细胞的识别，也不需要有效应功能的NK细胞和分子。这表明，免疫均衡仅是适应性免疫的功能。肿瘤免疫原性的编辑即发生在免疫均衡期。免疫均衡期也有可能代表肿瘤免疫编辑过程的最后阶段，即宿主一生均有可能处于免疫均衡期，其免疫系统抑制着隐匿性肿瘤的发展。然而，对于那些存活于免疫均衡期的、基因型不稳定的肿瘤细胞而言，持续的免疫选择压力将导致肿瘤细胞出现变异。其后果是：（1）发生基因变异的肿瘤细胞不再被适应性免疫系统识别（变异导致抗原的丢失或者肿瘤细胞在抗原加工或表达过程中发生缺陷）；（2）对免疫效应机制不敏感；（3）在肿瘤微环境中诱导出免疫抑制状态。由此，这些肿瘤细胞将进入免疫逃逸期，处于该期中的肿瘤细胞的生长将不再受到免疫系统的限制，最终导致显著的临床症状。（本图引自文献[16]）

并且在出现临床症状前成功地清除肿瘤细胞，使组织恢复到正常的内稳态。许多研究证实，细胞经历免疫清除期的必要条件在于固有免疫与适应性免疫系统细胞的共同作用（详见第八章[13-14, 17]）。重要的是，尽管某些效应细胞亚群和分子与肿瘤清除有关，但同时也揭示，肿瘤的清除还与其具体特点，如肿瘤是如何起源（自发性生长或致癌物诱导）、肿瘤的解剖位置以及肿瘤的生长速度等有关。

免疫均衡期

在免疫清除期没有被根除的肿瘤细胞即进入免疫均衡期，在这个阶段免疫系统限制肿瘤的生长，但无法完全清除肿瘤。最近的研究表明，这一时期被认为是免疫系统与肿瘤细胞斗争的僵持阶段，有可能在持续潜伏中贯穿宿主一生。因此，这一阶段可能代表肿瘤免疫编辑的第二个固定终点。免疫均衡期可能会有两种结果：第一种结果与免疫清除阶段相似，免疫系统最终清除了所有的肿瘤细胞，组织恢复到正常的内稳态；与之相反的第二种结果是，在很长一段时间内，免疫系统与基因不稳定的肿瘤细胞持续地进行交互作用，并对肿瘤细胞表型进行重塑或者编辑。由此在长时间的免疫选择压力下，肿瘤细胞获得大量免疫逃逸的突变基因。有趣的是，研究证实，在免疫均衡期维持肿瘤细胞平衡的是适应性免疫，尤其是 IL-12、IFN-γ、$CD4^+$和 $CD8^+T$ 细胞，这与免疫清除期固有免疫系统起主要作用有所不同[18-21]。

免疫逃逸期

在免疫清除期及免疫均衡期不能被免疫系统识别并清除的肿瘤细胞将进展到免疫逃逸期。在这一阶段，这些肿瘤将逐步生长为实体肿瘤，并出现临床症状。在过去的几十年里，针对肿瘤逃逸期的研究一直是肿瘤免疫学研究领域的热点。许多研究证实，肿瘤在免疫逃逸期通过直接或间接的机制避开免疫系统的抑制作用，从而维持其生长和转移（详见第 10 ～ 11 章[15-16]）。自从提出应用新颖的肿瘤免疫疗法来治疗肿瘤后，人们着重研究肿瘤的逃逸机制，以希望设计出新的肿瘤治疗方案[22-25]。

三、用于建立“3Es”的小鼠肿瘤模型

历史上，研究人员曾将野生型小鼠和免疫缺陷型小鼠共同暴露在致癌物质下，通过比较相关肿瘤的发生率和发生时间获得了支持肿瘤免疫监视学说和肿瘤免疫编辑概念的证据。两种常见的用于研究肿瘤免疫编辑的致癌物质诱导肿瘤模型分别是：由 3′- 甲基胆蒽（3′-MCA）诱导的软组织纤维肉瘤和 7,12- 二甲基苯并蒽（DMBA）与佛波酯（TPA）共同诱导的皮肤癌模型。总之，通过将一系列缺乏各种免疫基因的小鼠暴露在致癌物质中，人们已经清楚地认识到固有的淋巴细胞应答在肿瘤清除期的重要作用[15]。尤其是在缺乏 IFNAR1、IFN-γ、TNF、T 细胞、NKT 细胞、NK 细胞、穿孔素或者 TRAIL 的小鼠中，MCA 诱导的肉瘤发生率显著升高[6-7,9,12,26-30]。尽管研究结果引人注目，但也有人提出，将从致癌物（carcinogen）诱导的肿瘤模型所获得的结论推广到致癌基因（oncogene）诱发的肿瘤未必科学准确[2]。化学致癌物质诱导的肿瘤易于产生高度变异和具有特殊免疫原性的肿瘤细胞；而致癌基因诱发的肿瘤则呈现较低的免疫原性，并且从基因的角度来看，其具有更好的、更加简单的表型，更能代表具备相同突变位点的人类肿瘤[2,31-32]。最近，Matshushita 等人的一项研究已经较好地解决了其中的部分问题。在这项研究中，$Rag2^{-/-}$ 免疫缺陷小鼠经诱导形成原发性肉瘤，其表型与初期的原发性肿瘤细胞相似，即在 Kras 和 Trp53 基因上可发现致癌突变位点。而这一现象也经常在人类和小鼠的研究

中被观察到。作者使用基因外显子组分析的方法证实，经 MCA 诱导的小鼠肉瘤与致癌物质诱导的人类肿瘤在基因定性和定量检测方面均呈现相似性。此外，将这些诱导形成的肉瘤移植到野生型小鼠体内将导致一定比例的肿瘤逃逸，说明作用于肿瘤的 T 细胞依赖的免疫选择压力会促使肿瘤细胞丢失其高免疫原性的抗原，这也是肿瘤逃逸的一种机制。DuPage 等人又利用致癌基因诱导的原发性肉瘤模型表达出一个较强的抗原对此研究进行了补充，并报道了相似的发现：T 细胞对肿瘤进行的免疫编辑会导致模型抗原的丢失以及后续肿瘤的异常生长 [34]。

除了近期的这些研究，人们在衰老试验中的观察发现，野生型小鼠与相应的各种同龄免疫缺陷小鼠相比，后者的血液恶性肿瘤和实体瘤发生率更高 [6-7, 27, 35]。此外，还发现在某些肿瘤的转基因小鼠模型中，免疫缺陷能使肿瘤的发生率升高（例如 $Trp53^{-/-}$, Her2/neu）[5, 7-9, 35-37]。总之，对三种不同的小鼠肿瘤模型的研究结果显示了 IFN-γ、穿孔素和 TRAIL 效应分子在肿瘤清除中发挥重要作用 [15]。相比之下，到目前为止，在某些致癌物质诱导的肿瘤模型中，肿瘤发生发展与其他效应细胞和分子关系密切。因此，在自发肿瘤模型的基因水平确认它们在肿瘤清除过程中的作用相当重要。此外，在不能采用肿瘤种植模型的情况下，这些新创的肿瘤模型对于肿瘤清除期的研究相当重要。同时采用致癌物诱导和致癌基因诱发这两个基本的肿瘤模型系统十分必要，因为借此可以检测在这两个模型中产生的恶性细胞在肿瘤发生过程中是否都经历了“3Es”过程；还是有一部分肿瘤细胞的生长从一开始就没有被免疫系统所识别。例如，人们在对淋巴细胞缺乏的小鼠乳腺癌形成进行评估分析发现，适应性免疫似乎在肿瘤的预防中并不起关键作用 [38]。通过在调节性 T 细胞敲除小鼠中建立 MCA 致癌物诱导的纤维肉瘤模型，人们发现有一部分肿瘤的生长并不受调节性 T 细胞敲除的影响 [39]。这排除了完全相同的实验条件下很大比例的肿瘤细胞生长受到抑制或者无法生长的情况。这些发现和进一步的肿瘤特征研究可能回答了为什么某些类型的肿瘤不受免疫系统的影响以及是否能够找到识别这些肿瘤的方法。

虽然转基因小鼠模型能如实反映人类肿瘤多阶段发病机理以及新生肿瘤细胞和组织成分在微环境中的交互作用，但与移植肿瘤的小鼠相比，转基因小鼠形成的肿瘤在生物学上更加易变和具有潜伏性，并且这一实验所需要的时间更长、花费更高。此外，转化基因的持续表达可能限制宿主清除所有恶性细胞的能力，并导致持续性的炎症反应 [31]。最后，以小鼠建模来研究人类肿瘤仍然存在显著的局限性，如物种间的差异以及模拟重现人类肿瘤发展的不准确性等等 [32]。因此，尝试在人体内验证肿瘤免疫编辑机制非常重要。

四、人类肿瘤的免疫编辑

与置于良好环境中的近亲繁育的实验小鼠不同，人类更具生物多态性，而且相对所处的环境更难以控制。虽然如此，来自患者的相关临床数据已经阐明：固有免疫系统和适应性免疫系统的细胞均参与肿瘤的预防，并对肿瘤细胞的免疫原性有重塑作用。在本章节的其余部分，我们将回顾人体内肿瘤免疫编辑的研究结果。考虑到肿瘤的逃逸机制与在小鼠身上观察到的实验结果有很大的重复，并且这部分内容在其他章节已经有过全面的回顾，在这里我们就不再赘述[3, 13-14, 40-42]。

A. 肿瘤免疫浸润物质作为预后的指标

人类肿瘤队列研究的大量数据进一步证明了免疫系统影响肿瘤进展这一假说[43]。事实上，在肿瘤组织中能找到所有类型的免疫细胞，大多可定位于肿瘤的中心（CT）、浸润边缘（IM）或者邻近的三级淋巴组织（TLS）[43]。重要的是，不同的免疫状态，包括免疫细胞的数量、类型以及在肿瘤中的浸润位置都对肿瘤患者的预后产生有利或不利的影响。这一现象首先在结直肠癌中得到证实[44]。通过观察大量的结直肠癌样本，Galon、Pages 和他们的同事们结合应用高通量基因型分析（芯片）和表型分析（免疫组织化学、流式细胞技术）的方法描述了肿瘤微环境中的免疫组分，并且评估了它们对于肿瘤播散的可能影响[44-46]。他们发现，大量存在于肿瘤中心以及浸润边缘的 $CD3^+CD8^+$ 细胞毒性 T 细胞和 $CD45RO^+$ 记忆 T 细胞与结直肠癌患者的良好预后有关。更重要的是，人们在黑色素瘤[47]、头颈部肿瘤[48]、膀胱癌[49]、乳腺癌[50]、卵巢肿瘤[51-52]、食管癌[53]以及前列腺癌[54-55]等不同器官和不同类型的肿瘤中，均已证实存在有这些特殊的免疫状态，并与肿瘤患者无病状态和总生存期相关联。此外，还有研究表明，这种特殊免疫状态还可以与细胞毒性和记忆性 T 细胞共同发挥作用。在肿瘤浸润免疫细胞中，Th1 极化信号的存在与各种类型肿瘤的临床预后改善呈现明显的关联性[56]。这种 Th1 极化信号被证明是由 Th1 相关因子（IFN-γ、IL-12、T-bet 及干扰素调节因子 1）、细胞毒性因子（颗粒酶、穿孔素及颗粒溶素）以及趋化因子（CX3CL1、CXCL9、CXCL10、CCL5 及 CCL2）组成。总之，这些研究结果为人类肿瘤的免疫编辑提供了强有力的证据。

与 Th1 细胞相比，其他 $CD4^+$T 细胞类型如 Th2、Th17 或 Tregs 与临床预后的关系仍存争议。一个典型的例子就是调节性 T 细胞，由于研究数据相互矛盾，使得人们很难解释 Tregs 在肿瘤免疫编辑及监视过程中的作用。Tregs 可以被分为不同亚群，比如自然型和诱导型。然而，通常认为自然型调节性 T 细胞来源于胸腺。大量有关小鼠和人类的研究证实自然型 Tregs 对抗肿瘤免疫具备负性调节作用（详见第 33 章[57]）。虽然活化的效应性 T 细胞同样表达 CD25、Foxp3（此处表达的 Foxp3 存在时间极短），但 $CD4^+CD25hiFoxp3^+$ 通常被认为是调节性 T 细胞[58]。此外，还有 Foxp3 抑制细胞[59-60]和表达 Foxp3 的 $CD8^+$ 细胞[61-62]。然而，Curiel 等人的一项开创性研究结果显示，卵巢癌中调节性 T 细胞的浸润与患者生存率降低有关[63]。在其他的一些恶性肿瘤，包括乳腺癌[64-65]、肺癌[66-68]、黑色素瘤[69-70]、胰腺癌[71-72]、肝细胞性肝癌[73-76]、胃癌中[77-78]，调节性 T 细胞的数量和临床疗效不佳存在关联。然而，也有其他研究报道在上述的某些恶性肿瘤中，调节性 T 细胞的浸润对存活率没有影响[79-82]。有趣的是，有报道显示，在头颈部肿瘤[48, 83]、膀胱癌[84]、结直肠癌[85-88]、胃癌[89]、卵巢癌[90]、滤泡性淋巴瘤和霍奇金淋巴瘤[91]中，瘤内调节性 T 细胞的数量反而与患者存活率的提高呈现负相关。目前，研究人员尚不清楚造成不同研究结果的原因，可能与所采用的测定技术、调节性

T细胞界定的严密性（Foxp3单独染色或者CD4 Foxp3 CD25联合染色）、涉及肿瘤的组织学和分子类型以及相关的肿瘤微环境不同有关。此外，在所有的研究中，Foxp3⁺细胞是否真正具有抑制免疫的能力尚不清楚。另外，慢性炎症反应能够促进癌变的发生[92-95]，而调节性T细胞在抑制炎症的过程中起关键作用。由此推测，在某些特定条件下，调节性T细胞的参与是有益处的。

有关Th17和Th2细胞的研究结果也曾同样出现过相互矛盾的情况。Th17细胞曾被报道与结直肠癌[85]、胃癌[96]、肺癌[97]、肝细胞性肝癌[98]预后不良有关，但它却有助于改善卵巢癌[99]、食道癌[100]、胃癌[101]患者的生存率。Th2细胞与卵巢癌[102]、胰腺癌[103-104]、胃癌[105]预后不良相关联；相反地，在乳腺癌[106]、霍奇金淋巴瘤[107]、黑色素瘤[108]中却与肿瘤预后良好相关联。此外，在相同类型的肿瘤中，关于Th17或Th2细胞同时存在促进或抑制抗肿瘤免疫的报道。与调节性T细胞相似，在不同的研究中，用来界定Th17和Th2细胞的方法会有所不同。例如在很多研究中，是检测IL-17，而不是$CD4^+$ $IL\text{-}17^+$细胞[96-97,100-101]。因为其他免疫细胞如NK细胞、淋巴组织诱导物类似细胞同样可以产生IL-17，这可能会影响分析的结果[109]。此外，虽然持续性的炎症反应可能促进肿瘤进展，但是，某些形式的炎症反应却能促进抗肿瘤免疫的发生[110]。因此，在不同的肿瘤微环境中不同的炎症反应可能是导致Th17细胞对肿瘤有不同影响的原因。最有可能的是，不同比例的细胞因子和细胞类型所发挥的综合效应决定临床预后和疾病转归。因此，为了明确在不同类型的肿瘤中某一免疫亚群、受体、趋化因子、细胞因子是否与预后有关，人们需要采用统一的方法来分析肿瘤的免疫细胞浸润情况，以此来比较不同研究之间的结果。Galon和他的同事目前已经创立了一个标准化的定量描述免疫细胞浸润情况的免疫组化检测方法[56]。这一标准化方法有利于建立一种免疫等级分度，该标准能够被用来在没有肿瘤相关诊断标志的情况下预测患者的临床转归。值得注意的是，与早期采用病理标准的肿瘤分级相比，免疫评分对结直肠患者无病生存期及总生存期的分类更加有优势[111-112]。在确定一个患者的预后时，除了对肿瘤本身进行临床病理观察外，也要考虑病灶中免疫细胞浸润的情况[43]。

B. 机体对肿瘤的自发性免疫应答

深入的研究表明，适应性免疫细胞能够自发地识别肿瘤。这一研究结果支持了人体中的肿瘤免疫监视过程。在20世纪70年代早期，研究人员利用患者自体血清对肿瘤细胞进行筛查时发现了对自体肿瘤具有反应性的自发抗体[113-114]。也有研究报道过针对自体肿瘤的自发性T细胞应答[115]。由于这些免疫反应是在患者缺乏特异的免疫治疗时被观察到的，这进一步证实了免疫系统细胞有针对肿瘤抗原产生自发性应答的能力。已经有报道称，存在于患者血清中的抗体可对100种以上的肿瘤相关抗原（TTA）发生反应。大多数关于肿瘤抗体反应的报道是相互独立的，仅有部分的报道涉及八种抗原；说明对于不同类别的肿瘤而言，它的免疫原性突变可能具有特异性（详见[116]）。肿瘤-睾丸抗原NY-ESO-1，是第一个在大约8%的肝癌或乳腺癌患者以及高达18%的肺癌患者中被观察到的抗原，它是从自体食管鳞状细胞癌的血清反应中被鉴定出来的[117]。当肿瘤表达 NY-ESO-1 的患者被单独分组时，高达 83% 的患者被观察到有对此抗原的血清学反应[118]。这比在健康人群中观察所得的数据要高得多，在正常人群中对 NY-ESO-1 抗原的血清反应发生率大约为 0.6%。

与之类似，针对 p53 的高度自发性抗体反应也曾被报道，其突变型常在恶性肿瘤中过度表达。其表达水平因肿瘤的种类而异，在肺癌、乳腺癌和肝癌中表达水平约为 10% ～ 12%，在食道癌和卵巢癌中高达 30% ～ 40%。此外，健康个体对 p53 抗体反应频率更小（约 2%）。当然，对自身抗原的自发性反应也可在其他情况下发生，从而引起自身免疫性疾病。例如，抗核抗体与系统性红斑狼疮有关[119]；与谷氨酸脱羧酶反应的抗体和糖尿病有关[120]。然而，在肿瘤患者体内观察到针对肿瘤相关抗原的抗体反应的概率要比健康个体高，这也说明针对恶性肿瘤的免疫应答被诱导激活了。

一些强有力的证据支持人类存在肿瘤免疫编辑的清除期，这可以通过黑色素瘤的自发退化、病变伴随 T 细胞的克隆增殖这一现象得到证实[115,121-122]。观察结果显示，在没有特异性免疫治疗的情况下，某些免疫反应仍然能够发生，表明免疫系统具有自发性识别肿瘤抗原的能力。此外，有报道称，特定的 $CD4^+$ 和 $CD8^+$ T 细胞能够对 TAAs 包括 NY-ESO-1 发生自发活化[123-124]。然而，对于其他的 TAAs，如 MAGE 家族，很少能产生针对它们的自发性 T 细胞应答，而在健康个体中发现了针对黑色素细胞分化抗原 MART-1/Melan-A 的特定 T 细胞应答，并可达到 50%[125-126]。总的来说，自发性 T 细胞反应和某些 TAAs 之间存在着很强的关联性。然而，目前仍不清楚正常个体中存在的 TAAs 特异性 T 细胞是否能反映其曾经暴露于表达该抗原的转化细胞。未来的研究需要在一系列的肿瘤中单独分离出 TAAs 和 TSAs，从而确定相对丰富的特异肿瘤抗原。

针对恶性肿瘤细胞的自发性免疫应答也曾在副肿瘤自身免疫疾病（paraneoplastic autoimmune disorder，PND）患者的体内观察到。这种罕见的机体功能失调可引起神经系统的症状，其原因是高滴度抗体与神经元抗原的交叉反应，而这种神经元抗原在肿瘤细胞上也有表达[127]。此外，肿瘤特异性 T 细胞在 PND 患者中也被发现[128]。尽管存在针对 TAAs 的体液和细胞免疫，但几乎所有的 PND 患者都无法战胜疾病，大约一半的患者死于癌症，剩下的死于神经系统疾病。然而，那些少数存活下来的患者经治疗达到肿瘤完全缓解，并不再出现任何神经功能损伤。这些惊人的临床案例说明，肿瘤抗原既能驱动对抗肿瘤组织的有益免疫应答，也能驱动正常组织（比如神经元）的病理免疫应答。值得注意的是，PND 症状的出现可以先于肿瘤的诊断很多年[129]，这表明抗肿瘤反应在尚不能检测到肿瘤或者刚发展为微小肿瘤时就已经能够发生。目前尚未确定抗肿瘤免疫反应是否真的延缓了 PND 患者的肿瘤生长，因为这类分析可能会被致命的神经系统并发症所混淆。人们发现，体内出现的抗神经元抗体与一些神经系统恶性肿瘤的预后改善相关[130]。同时，也有病例报道称，在缺乏特殊治疗情况下疾病出现完全缓解[131]。

尽管这一点仍存在争议，但更多潜在的证据显示患者的肿瘤能够自发性衰退。虽然这种情况较为罕见，但仍可以观察到肿瘤的完全消退[133]，估计其发生率在 1∶80 000[132]。这些是对 1960 年前未采用治疗方案或者采用无效治疗方案的患者资料进行分析整理而得出的结论。肿瘤自发性消退的可能原因有很多，包括手术破坏肿瘤脉管系统、肿瘤细胞对“不恰当”治疗的异常敏感性或者急性感染等。但是免疫，也就是我们过去所认为的“过敏反应”，仍然是某些肿瘤消退的可能原因之一。但更加难以解释的是，为何近期大多数病人在接受加强治疗后肿瘤却不能得到预期的缓解。而且，最近也有一些独立的报道称，某些拒绝治疗的患者出现肿瘤自发性衰退现象。研究人员对一位 71 岁非小细胞肺癌患者的病例研究发现，其肿瘤的自发性消退与 NY-ESO-1 的抗体滴度较高有关 [134]。然而，自发性肿瘤消退的发生率之所以很低，可能是因为在大多数肿瘤病例中要么缺乏免疫应答，要么肿瘤演化能够逃避免疫应答。

C. 免疫监视的其他标志物

上述观察为人类肿瘤的免疫监视理论提供了强有力的证据，其他能够支持免疫系统在肿瘤控制中的作用的观察也是很有意义的。例如，大约 5% ～ 10% 的恶性疾病原发病灶未知 [135]。在这些病例中一部分是在找不到原发性肿瘤的情况下远端器官发生了已知的组织学的转移，同样证实了原发性肿瘤能够自行消退。当然，有很多原因可能造成个体肿瘤的消退，但免疫系统在清除原发肿瘤中的作用是非常有意义的。而肿瘤的转移可能是因为肿瘤发生了演变，避开了免疫系统的监视，从而继续进展下去。有趣的是，在原发肿瘤消退的晚期黑色素瘤患者中观察到了良好的预后 [136]。

人们还采用了一系列免疫抑制的方法来研究肿瘤，进而验证了免疫监视学说。为什么肿瘤要表达这些特殊的分子？这样做很可能是因为有某些选择优势在其中发挥作用。根据自发性免疫与肿瘤间的交互作用可推测，肿瘤预后不佳与肿瘤组织中免疫抑制分子的表达有关联。例如，程序性死亡分子配体 1PD2-1 能够抑制 T 细胞免疫，这一分子的存在与几种类型肿瘤的不良预后有关 [137-138]。类似的，免疫抑制酶吲哚胺 2,3- 二氧化酶的存在也与某些肿瘤的进展相关 [139-140]。肿瘤也能够抑制固有免疫细胞，包括 NK 细胞、γ / δ T 细胞。肿瘤细胞通过产生可溶性 MICA/B 的产物抑制表达在固有免疫细胞上的激活受体 NKG2D 的活性（见第 9 章）[141-143]。这意味着肿瘤受到固有免疫系统的监视，肿瘤在生长过程中逃避了这一免疫监视过程。

D. 人类肿瘤免疫编辑概述

总的来说，尽管患者的遗传性状和免疫功能多种多样，但相关临床研究的结果还是在很大程度上支持人体内存在免疫监视这一机制。除了上述讨论之外，还有其他证据能够支持肿瘤免疫编辑的存在。研究人员通过观察严重的免疫缺陷症如 AIDS 患者，或者器官移植后服用免疫抑制药物的患者，发现他们恶性肿瘤的发生率有所升高。这些研究最近才被提出，所以我们不在此讨论 [15]。为什么自发性免疫应答仅仅发生在一部分个体当中，其原因目前尚不清楚，免疫反应的复杂性使获得该问题的明确答案变得比较困难。可能的原因包括：某一肿瘤的基因突变，不同个体中抗原性和抗原加工过程的差异，以及宿主免疫的多态性等等。在不同个体中，由于抑制免疫的能力有差异，肿瘤也呈现出差异。未来人们将进一步研究肿瘤的基因表达和蛋白质组学，以提高对肿瘤抗原的认识，从而更好地研究人类免疫监视的过程，这有助于为每一个患者制订个体化治疗方案。

参考文献

[1] Hanahan D, Weinberg RA. The hallmarks of cancer. Cell, 2000, 100(1):57 - 70.

[2] Hanahan D, Weinberg RA. Hallmarks of cancer: the next generation Cell, 2011, 144(5):646 - 674.

[3] Dunn GP, Bruce AT, Ikeda H, et al. Cancer immunoediting: from immunosurveillance to tumor escape. Nat Immunol, 2002, 3(11):991 - 998.

[4] Dighe AS, Richards E, Old LJ, et al. Enhanced in vivo growth and resistance to rejection of tumor cells expressing dominant negative IFN gamma receptors. Immunity, 1(6):447 - 456.

[5] Kaplan DH, Shankaran V, Dighe AS, et al. Demonstration of an interferon gamma-dependent tumor surveillance system in immunocompetent mice. Proc Natl Acad Sci USA, 1998, 95(13):7556 - 7561.

[6] Shankaran V. IFN γ and lymphocytes prevent primary tumour development and shape tumour immunogenicity. Nature, 2001, 410:1107 - 1111.

[7] Smyth MJ, Thia KY, Street SE, et al. Perforin-mediated cytotoxicity is critical for surveillance of spontaneous lymphoma. J Exp Med, 2000, 192(5):755 - 760.

[8] Bolitho P, Street SE, Westwood JA, et al. Perforin-mediated suppression of B-cell lymphoma. Proc Natl Acad Sci USA, 2009, 106(8):2723 - 2728.

[9] Takeda K, Smyth MJ, Cretney E, et al. Critical role for tumor necrosis factor-related apoptosis-inducing ligand in immune surveillance against tumor development. J Exp Med, 2002, 195(2):161 - 169.

[10] Takeda K, Hayakawa Y, Smyth MJ, et al. Involvement of tumor necrosis factor-related apoptosis-inducing ligand in surveillance of tumor metastasis by liver natural killer cells. Nat Med, 2001, 7(1):94 - 100.

[11] Smyth MJ, Cretney E, Takeda K, et al. Tumor necrosis factor-related apoptosis-inducing ligand（TRAIL）contributes to interferon gamma-dependent natural killer cell protection from tumor metastasis. J Exp Med, 2001, 193(6):661 - 670.

[12] Cretney E, Takeda K, Yagita H, et al. Increased susceptibility to tumor initiation and metastasis in TNF-related apoptosis-inducing ligand-deficient mice. J Immunol, 2002, 168(3):1356 - 1361.

[13] Dunn GP, Old LJ, Schreiber RD. The three Es of cancer immunoediting. Annu Rev Immunol, 2004, 22:329 - 360.

[14] Dunn GP, Old LJ, Schreiber RD. The immunobiology of cancer immunosurveillance and immunoediting. Immunity, 2004, 21(2):137 - 148.

[15] Vesely MD, Kershaw MH, Schreiber RD, et al. Natural innate and adaptive immunity to cancer. Annu Rev Immunol, 2011, 29:235 - 271.

[16] Schreiber RD, Old LJ, Smyth MJ. Cancer immunoediting: integrating immunity's roles in cancer suppression and promotion. Science, 2011, 331(6024):1565 - 1570.

[17] Swann JB, Smyth MJ. Immune surveillance of tumors. J Clin Invest, 2007, 117(5):1137 - 1146.

[18] Koebel CM, Vermi W, Swann JB, et al. Adaptive immunity maintains occult cancer in an equilibrium state. Nature, 2007, 450(7171):903 - 907.

[19] Eyles J, Puaux AL, Wang X, et al. Tumor cells disseminate early, but immunosurveillance limits metastatic outgrowth, in a mouse model of melanoma. J Clin Invest, 2010, 120(6):2030 - 2039.

[20] Loeser S, Loser K, Bijker MS, et al. Spontaneous tumor rejection by cbl-b-deficient $CD8^+$ T cells. J Exp Med, 2007, 204(4):879 - 891.

[21] Teng MW, Swann JB, Koebel CM, et al. Immune-mediated dormancy: an equilibrium with cancer. J Leukoc Biol, 2008, 84(4):988 - 993.

[22] Mellman I, Coukos G, Dranoff G. Cancer immunotherapy comes of age. Nature, 2011, 480(7378):480 - 489.

[23] Ogino S, Galon J, Fuchs CS, et al. Cancer immunology - analysis of host and tumor factors for personalized medicine. Nat Rev Clin Oncol, 2011, 8(12):711 - 719.

[24] Sharma P, Wagner K, Wolchok JD, et al. Novel cancer immunotherapy agents with survival benefit: recent successes and next steps. Nat Rev Cancer, 2011, 11(11):805 - 812.

[25] Quezada SA, Peggs KS, Simpson TR, et al. Shifting the equilibrium in cancer immunoediting: from tumor tolerance to eradication. Immunol Rev, 2011, 241(1):104 - 118.

[26] Smyth MJ, Thia KY, Street SE, et al. Differential tumor surveillance by natural killer（NK）and NKT cells. J Exp Med, 2000, 191(4):661 - 668.

[27] Street SE, Trapani JA, MacGregor D, et al. Suppression of lymphoma and epithelial malignancies effected by interferon gamma. J Exp Med, 2002, 196(1):129 - 134.

[28] Swann JB, Uldrich AP, van Dommelen S, et al. Type I natural killer T cells suppress tumors caused by p53 loss in mice. Blood, 2009, 113(25):6382 - 6385.

[29] Dunn GP, Bruce AT, Sheehan KC, et al. A critical function for type I interferons in cancer immunoediting. Nat Immunol, 2005, 6(7):722 - 729.

[30] Swann JB, Vesely MD, Silva A, et al. Demonstration of inflammation-induced cancer and cancer immunoediting during primary tumorigenesis. Proc Natl Acad Sci USA, 2008, 105(2):652 - 656.

[31] Dranoff G. Experimental mouse tumour models: what can be learnt about human cancer immunology? Nat Rev Immunol, 2012, 12(1):61 - 66.

[32] Cheon DJ, Orsulic S. Mouse models of cancer. Annu Rev Pathol, 2011, 6:95 - 119.

[33] Matsushita H, Vesely MD, Koboldt DC, et al. Cancer exome analysis reveals a T-cell-dependent mechanism of cancer immunoediting. Nature, 2012, 482(7385):400 - 404.

[34] DuPage M, Mazumdar C, Schmidt LM, et al. Expression of tumour-specific antigens underlies cancer immunoediting. Nature, 2012, 482(7385):405 - 409.

[35] Zerafa N, Westwood JA, Cretney E, et al. Cutting edge: TRAIL deficiency accelerates hematological malignancies. J Immunol, 2005, 175(9):5586 - 5590.

[36] Street SE, Zerafa N, Iezzi M, et al. Host perforin reduces tumor number but does not increase survival in oncogene-driven mammary adenocarcinoma. Cancer Res, 2007, 67(11):5454 - 5460.

[37] Finnberg N, Klein-Szanto AJ, El-Deiry WS. TRAIL-R deficiency in mice promotes susceptibility to chronic inflammation and tumorigenesis. J Clin Invest, 2008, 118(1):111 - 123.

[38] Ciampricotti M, Hau C-S, Doornebal CW, et al. Chemotherapy response of spontaneous mammary tumors is independent of the adaptive immune system. Nat Med, 2012, 18(3):344 - 346.

[39] Teng MW, Ngiow SF, von Scheidt B, et al. Conditional regulatory T-cell depletion releases adaptive immunity preventing carcinogenesis and suppressing established tumor growth. Cancer Res, 2010, 70(20):7800 - 7809.

[40] Zitvogel L, Tesniere A, Kroemer G. Cancer despite immunosurveillance: immunoselection and immunosubversion. Nat Rev Immunol, 2006, 6:715 - 727.

[41] Smyth MJ, Dunn GP, Schreiber RD. Cancer immunosurveillance and immunoediting: the roles of immunity in suppressing tumor development and shaping tumor immunogenicity. Adv Immunol, 2006, 90:1 - 50.

[42] Khong HT, Restifo NP. Natural selection of tumor variants in the generation of "tumor escape" phenotypes. Nat Immunol, 2002, 3(11):999 - 1005.

[43] Fridman WH, Pages F, Sautes-Fridman C, et al J. The immune contexture in human tumors: impact on clinical outcome. Nat Rev Cancer, 2012, 12(4):298–306.

[44] Galon J, Costes A, Sanchez-Cabo F, et al. Type, density, and location of immune cells within human colorectal tumors predict clinical outcome. Science, 2006, 313(5795):1960 - 1964.

[45] Pages F. Effector memory T cells, early metastasis, and survival in colorectal cancer. N Engl J Med, 2005, 353:2654 - 2666.

[46] Pages F. In situ cytotoxic and memory T cells predict outcome in patients with early-stage colorectal cancer. J Clin Oncol, 2009, 27:5944 - 5951.

[47] Taylor RC, Patel A, Panageas KS, et al. Tumor-infiltrating lymphocytes predict sentinel lymph node positivity in patients with cutaneous melanoma. J Clin Oncol, 2007, 25(7):869 - 875.

[48] Badoual C. Prognostic value of tumor-infiltrating CD4^{+}T-cell subpopulations in head and neck cancers. Clin Cancer Res, 2006, 12:465 - 472.

[49] Sharma P, Shen Y, Wen S, et al. CD8 tumor-infiltrating lymphocytes are predictive of survival in muscle-invasive urothelial carcinoma. Proc Natl Acad Sci USA, 2007, 104:3967 - 3972.

[50] Menegaz RA, Michelin MA, Etchebehere RM, et al. Peri-and intratumoral T and B lymphocytic infiltration in breast cancer. Eur J Gynaecol Oncol, 2008, 29:321 - 326.

[51] Shah W, Yan X, Jing L, et al. A reversed CD4/CD8 ratio of tumor-infiltrating lymphocytes and a high percentage of CD4($^{+}$)Foxp3($^{+}$) regulatory T cells are significantly associated with clinical outcome in squamous cell carcinoma of the cervix. Cell Mol Immunol, 2011, 8(1):59 - 66.

[52] Sato E, Olson SH, Ahn J, et al. Intraepithelial CD8^{+}tumor-infiltrating lymphocytes and a high CD8^{+}/regulatory T cell ratio are associated with favorable prognosis in ovarian cancer. Proc Natl Acad Sci USA, 2005, 102:18538 - 18543.

[53] Cho Y, Miyamoto M, Kato K, et al. CD4^{+}and CD8^{+}T cells cooperate to improve prognosis of patients with esophageal squamous cell carcinoma. Cancer Res, 2003, 63:1555 - 1559.

[54] Richardsen E, Uglehus RD, Due J, et al. The prognostic impact of M-CSF, CSF-1 receptor, CD68 and CD3 in prostatic carcinoma. Histopathology, 2008, 53:30 - 38.

[55] Karja V, Aaltomaa S, Lipponen P, et al. Tumour-infiltrating lymphocytes: a prognostic factor of PSA-free survival in patients with local prostate carcinoma treated by radical prostatectomy. Anticancer Res, 2005, 25:4435 - 4438.

[56] Galon J, Pages F, Marincola FM, et al. The immune score as a new possible approach for the classification of cancer. J Transl Med, 2012, 10:1.

[57] Teng MW, Ritchie DS, Neeson P, et al. Biology and clinical observations of regulatory T cells in cancer immunology. Curr Top Microbiol Immunol, 2011, 344:61 - 95.

[58] Wang J, Ioan-Facsinay A, van der Voort EI, et al. Transient expression of Foxp3 in human activated nonregulatory CD4^{+}T cells. Eur J Immunol, 2007, 37(1):129 - 138.

[59] Naji A, Le Rond S, Durrbach A, et al. CD3+CD4low and CD3+CD8low are induced by HLA–G: novel human peripheral blood suppressor T–cell subsets involved in transplant acceptance. Blood, 2007, 110(12):3936 - 3948.

[60] Elrefaei M, Burke CM, Baker CA, et al. TGF–beta and IL–10 production by HIV–specific CD8+T cells is regulated by CTLA–4 signaling on CD4+T cells. PLoS One, 2009, 4(12):e8194.

[61] Kiniwa Y, Miyahara Y, Wang HY, et al. CD8+Foxp3+regulatory T cells mediate immunosuppression in prostate cancer. Clin Cancer Res, 2007, 13(23):6947 - 6958.

[62] Dinesh RK, Skaggs BJ, La Cava A, et al. CD8+Tregs in lupus, autoimmunity, and beyond. Autoimmun Rev, 2010, 9(8):560 - 568.

[63] Curiel TJ, Coukos G, Zou L, et al. Specific recruitment of regulatory T cells in ovarian carcinoma fosters immune privilege and predicts reduced survival. Nat Med, 2004, 10(9):942 - 949.

[64] Bates GJ. Quantification of regulatory T cells enables the identification of high–risk breast cancer patients and those at risk of late relapse. J Clin Oncol, 2006, 24:5373 - 5380.

[65] Gobert M. Regulatory T cells recruited through CCL22/CCR4 are selectively activated in lymphoid infiltrates surrounding primary breast tumors and lead to an adverse clinical outcome. Cancer Res, 2009, 69:2000 - 2009.

[66] Petersen RP. Tumor infiltrating Foxp3+regulatory T–cells are associated with recurrence in pathologic stage I NSCLC patients. Cancer, 2006, 107:2866 - 2872.

[67] Shimizu K. Tumor–infiltrating Foxp3+regulatory T cells are correlated with cyclooxygenase–2 expression and are associated with recurrence in resected non–small cell lung cancer. J Thorac Oncol, 2010, 5:585 - 590.

[68] Tao H, Mimura Y, Aoe K, et al. Prognostic potential of Foxp3 expression in non–small cell lung cancer cells combined with tumor–infiltrating regulatory T cells. Lung Cancer, 2012, 75(1):95 - 101.

[69] Miracco C, Mourmouras V, Biagioli M, et al. Utility of tumor–infiltrating CD25+Foxp3+regulatory T cell evaluation in predicting local recurrence in vertical growth phase cutaneous melanoma. Oncol Rep, 2007, 18(5):1115 - 1122.

[70] Mougiakakos D, Johansson CC, Trocme E, et al. Intratumoral forkhead box P3–positive regulatory T cells predict poor survival in cyclooxygenase–2–positive uveal melanoma. Cancer, 2010, 116(9):2224 - 2233.

[71] Hiraoka K, Miyamoto M, Cho Y, et al. Concurrent infiltration by CD8+T cells and CD4+T cells is a favourable prognostic factor in non–small–cell lung carcinoma. Br J Cancer, 2006, 94:275 - 280.

[72] Kobayashi N, Kubota K, Kato S, et al. Foxp3+regulatory T cells and tumoral indoleamine 2,3–dioxygenase expression predicts the carcinogenesis of intraductal papillary mucinous neoplasms of the pancreas. Pancreatology, 2010, 10(5):631 - 640.

[73] Fu J, Xu D, Liu Z, et al. Increased regulatory T cells correlate with CD8 T–cell impairment and poor survival in hepatocellular carcinoma patients. Gastroenterology, 2007, 132:2328 - 2339.

[74] Gao Q. Intratumoral balance of regulatory and cytotoxic T cells is associated with prognosis of hepatocellular carcinoma after resection. J Clin Oncol, 2007, 25:2586 - 2593.

[75] Kobayashi N, Hiraoka N, Yamagami W, et al. Foxp3+regulatory T cells affect the development and progression of hepatocarcinogenesis. Clin Cancer Res, 2007, 13(3):902 - 911.

[76] Zhou J, Ding T, Pan W, et al. Increased intratumoral regulatory T cells are related to intratumoral macrophages and poor prognosis in hepatocellular carcinoma patients. Int J Cancer, 2009, 125(7):1640 - 1648.

[77] Kim HI, Kim H, Cho HW, et al. The ratio of intratumoral regulatory T cells (Foxp3+)/helper T cells (CD4+) is a prognostic factor and associated with recurrence pattern in gastric cardia cancer. J Surg Oncol, 2011, 104(7):728 - 733.

[78] Shen Z, Zhou S, Wang Y, et al. Higher intratumoral infiltrated Foxp3+Treg numbers and Foxp3+/CD8+ratio are associated with adverse prognosis in resectable gastric cancer. J Cancer Res Clin Oncol, 2010, 136(10):1585 - 1595.

[79] Hillen F. Leukocyte infiltration and tumor cell plasticity are parameters of aggressiveness in primary cutaneous melanoma. Cancer Immunol Immunother, 2008, 57:97 - 106.

[80] Ladanyi A. Foxp3+cell density in primary tumor has no prognostic impact in patients with cutaneous malignant melanoma. Pathol Oncol Res, 2010, 16:303 - 309.

[81] Mahmoud SM. An evaluation of the clinical significance of Foxp3+infiltrating cells in human breast cancer. Breast Cancer Res Treat, 2011, 127:99 - 108.

[82] Mizukami Y. Localisation pattern of Foxp3+regulatory T cells is associated with clinical behaviour in gastric cancer. Br J Cancer, 2008, 98:148 - 153.

[83] Zhang YL. Different subsets of tumor infiltrating lymphocytes correlate with NPC progression in different ways. Mol Cancer, 2010, 9:4.

[84] Winerdal ME. Foxp3 and survival in urinary bladder cancer. BJU Int, 2011, 108:1672 - 1678.

[85] Tosolini M. Clinical impact of different classes of infiltrating T cytotoxic and helper cells (Th1, Th2, Treg, Th17) in patients with colorectal cancer. Cancer Res, 2011, 71:1263 - 1271.

[86] Salama P. Tumor–infiltrating Foxp3+Tregulatory cells show strong prognostic significance in colorectal cancer. J Clin Oncol, 2009, 27:186 - 192.

[87] Frey DM. High frequency of tumor–infiltrating Foxp3⁺regulatory T cells predicts improved survival in mismatch repair–proficient colorectal cancer patients. Int J Cancer, 2010, 126:2635 - 2643.

[88] Michel S, Benner A, Tariverdian M, et al. High density of Foxp3–positive T cells infiltrating colorectal cancers with microsatellite instability. Br J Cancer, 2008, 99:1867 - 1873.

[89] Wang B, Xu D, Yu X, et al. Association of intratumoral infiltrating macrophages and regulatory T cells is an independent prognostic factor in gastric cancer after radical resection. Ann Surg Oncol, 2011, 18(9):2585 - 2593.

[90] Leffers N, Gooden MJ, de Jong RA, et al. Prognostic significance of tumor–infiltrating T–lymphocytes in primary and metastatic lesions of advanced stage ovarian cancer. Cancer Immunol Immunother, 2009, 58(3):449 - 459.

[91] Tzankov A, Meier C, Hirschmann P, et al. Correlation of high numbers of intratumoral Foxp3⁺regulatory T cells with improved survival in germinal center–like diffuse large B–cell lymphoma, follicular lymphoma and classical Hodgkin's lymphoma. Haematologica, 2008, 93:193 - 200.

[92] DeNardo DG, Andreu P, Coussens LM. Interactions between lymphocytes and myeloid cells regulate pro–versus antitumor immunity. Cancer Metastasis Rev, 2010, 29(2):309 - 316.

[93] Grivennikov SI, Greten FR, Karin M. Immunity, inflammation, and cancer. Cell, 2010, 140(6):883 - 899.

[94] Qian BZ, Pollard JW. Macrophage diversity enhances tumor progression and metastasis. Cell, 2010, 141(1):39 - 51.

[95] Colotta F, Allavena P, Sica et al. Cancer–related inflammation, the seventh hallmark of cancer: links to genetic instability. Carcinogenesis, 2009, 30(7):1073 - 1081.

[96] Maruyama T, Kono K, Mizukami Y, et al. Distribution of Th17 cells and Foxp3(⁺) regulatory T cells in tumor–infiltrating lymphocytes, tumor–draining lymph nodes and peripheral blood lymphocytes in patients with gastric cancer. Cancer Sci, 2010, 101(9):1947 - 1954.

[97] Chen X, Wan J, Liu J, et al. Increased IL–17–producing cells correlate with poor survival and lymphangiogenesis in NSCLC patients. Lung Cancer, 2010, 69(3):348 - 354.

[98] Kuang DM, Peng C, Zhao Q, et al. Activated monocytes in peritumoral stroma of hepatocellular carcinoma promote expansion of memory T helper 17 cells. Hepatology, 2010, 51(1):154 - 164.

[99] Kryczek I. Phenotype, distribution, generation, and functional and clinical relevance of Th17 cells in the human tumor environments. Blood, 2009, 114:1141 - 1149.

[100] Lv L, Pan K, Li X–d, et al. The accumulation and prognosis value of tumor infiltrating IL–17 producing cells in esophageal squamous cell carcinoma. PLoS One, 2011, 6(3):e18219.

[101] Chen JG. Intratumoral expression of IL–17 and its prognostic role in gastric adenocarcinoma patients. Int J Biol Sci, 2011, 7:53 - 60.

[102] Kusuda T. Relative expression levels of Th1 and Th2 cytokine mRNA are independent prognostic factors in patients with ovarian cancer. Oncol Rep, 2005, 13:1153 - 1158.

[103] De Monte L. Intratumor T helper type 2 cell infiltrate correlates with cancer–associated fibroblast thymic stromal lymphopoietin production and reduced survival in pancreatic cancer. J Exp Med, 2011, 208:469 - 478.

[104] Tassi E. Carcinoembryonic antigen–specific but not antiviral CD4⁺T cell immunity is impaired in pancreatic carcinoma patients. J Immunol, 2008, 181:6595 - 6603.

[105] Ubukata H, Motohashi G, Tabuchi T, et al. Evaluations of interferon–γ/interleukin–4 ratio and neutrophil/lymphocyte ratio as prognostic indicators in gastric cancer patients. J Surg Oncol, 2010, 102:742 - 747.

[106] Yoon NK. Higher levels of GATA3 predict better survival in women with breast cancer. Hum Pathol, 2010, 41:1794 - 1801.

[107] Schreck S. Prognostic impact of tumour–infiltrating Th2 and regulatory T cells in classical Hodgkin lymphoma. Hematol Oncol, 2009, 27:31 - 39.

[108] Ladanyi A, Kiss J, Mohos A, et al. Prognostic impact of B–cell density in cutaneous melanoma. Cancer Immunol Immunother, 2011, 60(12):1729 - 1738.

[109] Takatori H, Kanno Y, Watford WT, et al. Lymphoid tissue inducer–like cells are an innate source of IL–17 and IL–22. J Exp Med, 2009, 206(1):35 - 41.

[110] Mantovani A, Sica A. Macrophages, innate immunity and cancer: balance, tolerance, and diversity. Curr Opin Immunol, 2010, 22(2):231 - 237.

[111] Broussard EK, Disis ML. TNM staging in colorectal cancer: T is for T cell and M is for memory. J Clin Oncol, 2011, 29:601 - 603.

[112] Mlecnik B. Histopathologic–based prognostic factors of colorectal cancers are associated with the state of the local immune reaction. J Clin Oncol, 2011, 29:610 - 618.

[113] Carey TE, Takahashi T, Resnick LA, et al. Cell surface antigens of human malignant melanoma: mixed hemadsorption assays for humoral immunity to cultured autologous melanoma cells. Proc Natl Acad Sci USA, 1976, 73(9):3278 - 3282.

[114] Ueda R, Shiku H, Pfreundschuh M, et al. Cell surface antigens of human renal cancer defined by autologous typing. J Exp Med, 1979, 150(3):564 - 579.

[115] Knuth A, Danowski B, Oettgen HF, et al. T-cell-mediated cytotoxicity against autologous malignant melanoma: analysis with interleukin 2-dependent T-cell cultures. Proc Natl Acad Sci USA, 1984, 81(11):3511 - 3515.

[116] Reuschenbach M, von Knebel Doeberitz M, Wentzensen N. A systematic review of humoral immune responses against tumor antigens. Cancer Immunol Immunother, 2009, 58(10):1535 - 1544.

[117] Chen YT, Scanlan MJ, Sahin U, et al. A testicular antigen aberrantly expressed in human cancers detected by autologous antibody screening. Proc Natl Acad Sci USA, 1997, 94(5):1914 - 1918.

[118] Jager E, Stockert E, Zidianakis Z, et al. Humoral immune responses of cancer patients against "Cancer-Testis" antigen NY-ESO-1: correlation with clinical events. Int J Cancer, 1999, 84(5):506 - 510.

[119] Rothfield NF, Stollar BD. The relation of immunoglobulin class, pattern of antinuclear antibody, and complement-fixing antibodies to DNA in sera from patients with systemic lupus erythematosus. J Clin Invest, 1967, 46(11):1785 - 1794.

[120] Myers MA, Rabin DU, Rowley MJ. Pancreatic islet cell cytoplasmic antibody in diabetes is represented by antibodies to islet cell antigen 512 and glutamic acid decarboxylase. Diabetes, 1995, 44(11):1290 - 1295.

[121] Ferradini L, Mackensen A, Genevee C, et al. Analysis of T cell receptor variability in tumor-infiltrating lymphocytes from a human regressive melanoma evidence for in situ T cell clonal expansion. J Clin Invest, 1993, 91(3):1183 - 1190.

[122] Zorn E, Hercend T. A MAGE-6-encoded peptide is recognized by expanded lymphocytes infiltrating a spontaneously regressing human primary melanoma lesion. Eur J Immunol, 1999, 29(2):602 - 607.

[123] Gnjatic S, Atanackovic D, Jager E, et al. Survey of naturally occurring $CD4^+$T cell responses against NY-ESO-1 in cancer patients: correlation with antibody responses. Proc Natl Acad Sci USA, 2003, 100(15):8862 - 8867.

[124] Jager E, Nagata Y, Gnjatic S, et al. Monitoring CD8 T cell responses to NY-ESO-1: correlation of humoral and cellular immune responses. Proc Natl Acad Sci USA, 2000, 97(9):4760 - 4765.

[125] Griffioen M, Borghi M, Schrier PI, et al. Detection and quantification of CD8($^+$) T cells specific for HLA-A-0201-binding melanoma and viral peptides by the IFN-gamma-ELISPOT assay. Int J Cancer, 2001, 93(4):549 - 555.

[126] Pittet MJ, Valmori D, Dunbar PR, et al. High frequencies of naive Melan-A/MART-1-specific CD8($^+$) T cells in a large proportion of human histocompatibility leukocyte antigen (HLA)-A2 individuals. J Exp Med, 1999, 190(5):705 - 715.

[127] Albert ML, Darnell RB. Paraneoplastic neurological degenerations: keys to tumour immunity. Nat Rev Cancer, 2004, 4(1):36 - 44.

[128] Albert ML, Darnell JC, Bender A, et al. Tumor-specific killer cells in paraneoplastic cerebellar degeneration. Nat Med, 1998, 4(11):1321 - 1324.

[129] Mathew RM, Cohen AB, Galetta SL, et al. Paraneoplastic cerebellar degeneration: Yo-expressing tumor revealed after a 5-year follow-up with FDG-PET. J Neurol Sci, 2006, 250(1-2):153 - 155.

[130] Darnell RB, DeAngelis LM. Regression of small-cell lung carcinoma in patients with paraneoplastic neuronal antibodies. Lancet, 1993, 341(8836):21 - 22.

[131] Horino T, Takao T, Yamamoto M, et al. Spontaneous remission of small cell lung cancer: a case report and review in the literature. Lung Cancer, 2006, 53(2):249 - 252.

[132] Boyers LM. Letter to the Editor. J A M A, 1953, 152:986.

[133] Cole WH, Everson TC. Spontaneous regression of cancer: preliminary report. Ann Surg, 1956 , 144(3):366 - 383.

[134] Nakamura Y, Noguchi Y, Satoh E, et al. Spontaneous remission of a non-small cell lung cancer possibly caused by anti-NY-ESO-1 immunity. Lung Cancer, 2009, 65(1):119 - 122.

[135] van de Wouw AJ, Janssen-Heijnen ML, Coebergh JW, et al. Epidemiology of unknown primary tumours, incidence and population-based survival of 1, 285 patients in Southeast Netherlands, 1984–1992. Eur J Cancer, 2002, 38(3):409 - 413.

[136] Lee CC, Faries MB, Wanek LA, et al. Improved survival for stage Ⅳ melanoma from an unknown primary site. J Clin Oncol, 2009, 27(21):3489 - 3495.

[137] Gao Q, Wang XY, Qiu SJ, et al. Overexpression of PD-L1 significantly associates with tumor aggressiveness and postoperative recurrence in human hepatocellular carcinoma. Clin Cancer Res, 2009, 15(3):971 - 979.

[138] Ohigashi Y, Sho M, Yamada Y, et al. Clinical significance of programmed death-1 ligand-1 and programmed death-1 ligand-2 expression in human esophageal cancer. Clin Cancer Res, 2005, 11(8):2947 - 2953.

[139] Brandacher G, Perathoner A, Ladurner R, et al. Prognostic value of indoleamine 2,3-dioxygenase expression in colorectal cancer: effect on tumor-infiltrating T cells. Clin Cancer Res, 2006, 12(4):1144 - 1151.

[140] Schallreuter KU, Tobin DJ, Panske A. Decreased photodamage and low incidence of non-melanoma skin cancer in 136 sun-exposed caucasian patients with vitiligo. Dermatology, 2002, 204(3):194 - 201.

[141] Pietra G, Manzini C, Rivara S, et al. Melanoma cells inhibit natural killer cell function by modulating the expression of activating receptors and cytolytic activity. Cancer Res, 2012, 72(6):1407 - 1415.

[142] Salih HR, Rammensee HG, Steinle A. Cutting edge: down-regulation of MICA on human tumors by proteolytic shedding. J Immunol, 2002, 169(8):4098 - 4102.

[143] Marten A, von Lilienfeld-Toal M, Buchler MW, et al. Soluble MIC is elevated in the serum of patients with pancreatic carcinoma diminishing gammadelta T cell cytotoxicity. Int J Cancer, 2006, 119(10):2359 - 2365.

第八章 8

免疫监视：抗肿瘤的固有免疫和适应性免疫

Kenneth F. May, Jr.[1] , Masahisa Jinushi[2] and Glenn Dranoff[1]

1. Department of Medical Oncology and Cancer Vaccine Center, Dana-Farber Cancer Institute and Department of Medicine, Brigham and Women's Hospital and Harvard Medical School, Boston, MA USA
2. Research Center for Infection-Associated Cancer, Institute for Genetic Medicine, Hokkaido University, Sapporo, Japan

译者：郭宏骞

一、引言

抗肿瘤免疫应答大体上可分为固有免疫和适应性免疫两类。固有免疫细胞包括粒细胞、巨噬细胞、肥大细胞、树突状细胞以及自然杀伤（NK）细胞。固有免疫是机体抗击肿瘤的第一道防线，因为模式识别受体可迅速发现受感染的细胞或应激细胞，从而触发肿瘤抑制效应。相比之下，由 B 细胞分泌的抗体、$CD4^+$T 细胞和 $CD8^+$T 细胞组成的适应性免疫的逐步激活通常需要几天的时间，反映了免疫球蛋白重组或肿瘤相关抗原特异性 T 细胞活化和增殖的过程。NKT 细胞和 γδT 细胞具有同时介导固有免疫和适应性免疫的功能（图 8.1）。

人们现已逐渐认识到，肿瘤细胞和机体免疫系统之间的相互作用在肿瘤发生发展的各个阶段起到决定性作用[1]。临床病理学研究表明，有些肿瘤内淋巴细胞，尤其是细胞毒 $CD8^+$T 细胞的浸润程度与疾病复发率的降低和长期生存的改善相关[2-5]。然而，在一些慢性炎症环境中，肿瘤细胞和基质成分可以破坏宿主免疫反应，促进疾病的发展。这些相异的结果提示宿主 - 肿瘤之间的相互作用十分复杂。在这里，我们将讨论肿瘤发展过程中固有免疫和适应性免疫介导的双重作用机制以及肿瘤微环境协助完成这些应答的方式。

二、抗肿瘤的固有免疫应答

正常细胞具有一套复杂的机制以对抗包括 DNA 复制错误、氧化损伤、微生物感染和炎症等细胞内外损伤所造成的基因毒性应激（genotoxic stress）。机体如果不能正常

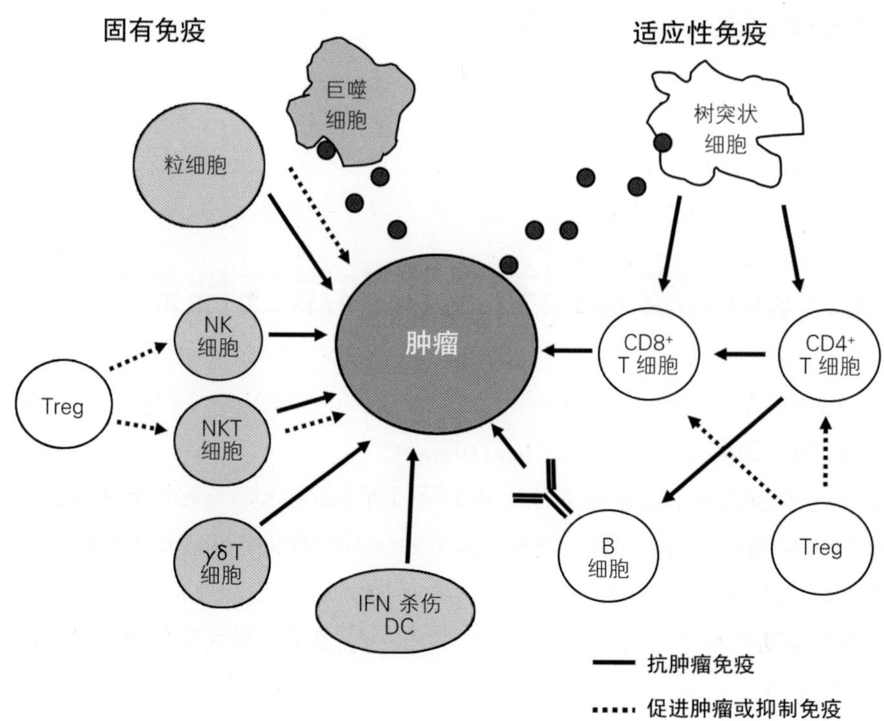

图 8.1 抗肿瘤固有免疫和适应性免疫之间复杂的相互作用关系决定了机体内部抗肿瘤反应的强度和结局。
免疫细胞介导的抗肿瘤活性与促肿瘤效应均与此背景相关。机体内抗肿瘤免疫机制能够被肿瘤或者特定的免疫细胞，比如调节性 T 细胞所抑制。免疫系统中的两大武器：固有免疫和适应性免疫构成了复杂的网络。上图所描绘的固有免疫和适应性免疫之间的相互关系已经很大程度上被简化。

启动应对单链或双链 DNA 损伤的反应，则会构成巨大的细胞恶变风险。在这种情况下，固有免疫系统发挥着对基因损伤的外源性监视作用。通过 TAM、ATR、Chk-1 和 Chk-2 等分子的介导，DNA 损伤可诱导 NKG2D 配体，包括 MHC Ⅰ类相关分子 MICA 和 MICB、六种 UL16 人体结合蛋白、维甲酸早期诱导基因产物（RAE）以及啮齿类动物中 H60 的表达[6]。这些配体在应激细胞表面的表达能触发 NK 细胞、NKT 细胞和 γδT 细胞（包括 $CD8^+$T 细胞）的 NKG2D 依赖性活化，并通过细胞毒作用和产生 IFN-γ 来抑制肿瘤的生长（在第 9 章中也有讨论）。另外，释放的细胞质应激反应分子，例如热休克蛋白 70（HSP-70）、HMGB1 和尿酸，部分通过结合 Toll 样受体（TLR）激活巨噬细胞和树突状细胞，导致 IL-12 的产生和向适应性免疫的转化[7]。

固有免疫效应通常会抑制肿瘤的生长，然而当正常组织受到如自身免疫性疾病或慢性炎症的影响时，其异常激活是有害的。这时，NKG2D 配体的持续表达通过增强细胞的内吞作用以及激发抑制保护性应答来下调细胞表面 NKG2D 的表达[8]。现已证明，肿瘤微环境中的肿瘤细胞和基质细胞表面的 NKG2D 配体可被异构酶 ERp5 和 ADAM 金属蛋白酶裂解，进一步抑制免疫反应[9-10]。细胞因子如基质细胞分泌的 TGFβ 以及后续的慢性炎症反应对抗肿瘤免疫也有直接的抑制作用，从而促进肿瘤的生长。因此，应激配体的表达不仅可以触发细胞毒性抗肿瘤反应，在某些情况下也有助于肿瘤的免疫逃逸。

三、固有免疫细胞 *

A. NK 细胞

NK 细胞是抗肿瘤固有免疫反应的主要参与者。它通过穿孔素、死亡受体配体和产生干扰素 -γ（IFN-γ）等多种效应发挥免疫功能。NK 细胞主要的特点是它们可以在没有预先致敏的情况下溶解不表达 MHC Ⅰ类分子的肿瘤细胞。在肿瘤微环境中，NK 细胞的功能是由抑制性受体和活化性受体、细胞因子（如 IL-2 和 IL-15）和共刺激分子（包括 CD80、CD86、CD40、CD70 和 ICOS）共同调控。研究人员发现，应用针对膜蛋白 NK1.1 或去唾液酸 -GM1 抗体剔除 NK 细胞后，小鼠对甲基胆蒽诱发肿瘤的敏感性增加[11]，由此证实 NK 细胞对肿瘤的防御作用。

NK 细胞表达多个抑制性受体，这些受体分属不同的蛋白质家族，与靶细胞 MHC Ⅰ类分子结合后可向后者传递负性调控信号。这些受体蛋白包括杀伤细胞免疫球蛋白样受体（KIRs）（灵长类动物）、Ly49 凝集素样同源二聚体（啮齿动物）和 C 型凝集素样分子（CD94 和 NKG2A/E）（灵长类动物和啮齿动物）。每一个 NK 细胞表达的抑制性受体均不相同，使得整个 NK 细胞群体能够发现不同靶细胞上 MHC Ⅰ类分子等位基因的丢失。

与此同时，NK 细胞也表达多个活化性受体分子，包括自然细胞毒受体（NKp46、NKp44、NKp30、NKp80），以及 Ly49 蛋白质和 NKG2D。这些固有的细胞毒性受体已被证明在肿瘤细胞识别、杀伤和预防转移中发挥不同的作用[12-13]。有趣的是，活化性受体 NKp44 根据与之结合的靶细胞配体的不同也可能会抑制抗肿瘤的免疫反应[14]。然而，在整个抗肿瘤免疫系统中这些受体的重要性尚不能完全确定。

相对于其他固有表达的细胞毒性受体，NKG2D 途径则在 NK 细胞识别肿瘤过程中发挥着主要作用[15]。作为 DNA 损伤反应的一部分，在发生恶性转化细胞中常伴有 NKG2D 配体的表达；通过 NKG2D 的介导，NK 细胞可以杀伤基因突变的细胞。在一些自发生长的肿瘤模型中，种植在 NKG2D 表达缺陷小鼠中的肿瘤发展加速，且数量增加[16]，进一步证明了 NKG2D 在免疫监视中的重要作用。此外，在野生型小鼠中通过化学方法诱发的肿瘤经常不表达 NKG2D 配体，提示肿瘤在发生过程中下调 NKG2D 的表达，以逃避机体的免疫监视和打击。人们应用 NKG2D 封闭抗体则增加了小鼠对化学诱导肿瘤的敏感性，进一步证实 NKG2D 对肿瘤有抑制作用[17]。NK 细胞的抗肿瘤作用通常是通过分泌穿孔素来完成的；而在其他一些环境中，NK 细胞则通过分泌 IFN-γ 和肿瘤坏死因子相关死亡诱导配体（TRAIL）发挥作用。与这些发现一致，穿孔素缺陷小鼠在化学物诱导下长出的肉瘤表达 NKG2D 配体 Rae-1；当移植到野生型小鼠体内后这些肿瘤则不能生长。

虽然传统上人们认为 NK 细胞是固有免疫的一部分，但最近的动物模型研究发现抗原特异性记忆样 NK 细胞（antigen-specific memory-like NK-cell）可对多种不同抗原（病毒、半抗原）产生应答[18-20]，IL-12、IL-15 和 IL-18 等细胞因子可对其进一步刺激活化[21]。目前仍不清楚人类是否也存在这类 NK 细胞应答，其在肿瘤免疫中的作用也有待于进一步研究。

* 在第 2 章中也有论述。

B. NKT 细胞

NKT 细胞通常表达恒定的 T 细胞受体 α 链（小鼠为 Vα14-Jα18，人类为 Vα24-Jα18），并且还表达特定的 NK 细胞标记，如 CD161 或 NKR-P1 等[22]。其 T 细胞受体能够特异性识别由 CD1d 呈递的糖脂类抗原。CD1d 是一种表达在抗原呈递细胞和某些肿瘤细胞表面的 MHC Ⅰ类相关分子。Jα18 缺失（即 NKT 细胞缺失）的小鼠对化学物质诱导肿瘤的发生和实验诱导的肿瘤转移的敏感性增加，表明 NKT 细胞在肿瘤抑制中发挥重要的作用[23]。人们从海绵动物中分离到一种可以通过高效结合 CD1d 激活 NKT 细胞的天然脂质（α-半乳糖苷神经酰胺），其在多个动物模型中都增强了抗肿瘤免疫应答效应。NKT 细胞介导的肿瘤杀伤机制包括产生 IFN-γ，诱发 NK 细胞和 $CD8^+$T 细胞的活化和细胞毒性作用等。在 GM-CSF 和 IL-12 为基础的细胞因子治疗方案中，疗效的产生也需要 NKT 细胞的参与[24-25]。

根据激活方式的不同，NKT 细胞可以产生 Th1 或 Th2 细胞因子。这体现出肿瘤微环境中的细胞因子构成和糖脂类抗原成分对 NKT 细胞的关键调控作用。事实上，在某些肿瘤模型中，NKT 细胞可以通过 $Gr-1^+$髓样抑制细胞产生 TGFβ 的机制来破坏肿瘤细胞[26]。CD4-NKT 细胞可以抑制 MCA 诱导的纤维肉瘤和 B16F10 黑色素瘤的生长，而 $CD4^+$NKT 细胞则通过分泌 IL-4、IL-5 和 IL-13 等引起如哮喘等炎症性疾病[27-28]。在许多实体肿瘤和血液肿瘤中已发现 NKT 细胞在数量和功能上都有缺失，人们推测 NKT 细胞可能在人类肿瘤的免疫监视中也发挥一定作用。然而，由于 NKT 细胞亚群的异质性和研究对象（患者）人群的异质性，关于 NKT 细胞在人类肿瘤中的作用还没有结论[29]。更深入地了解肿瘤发展中诱导 NKT 细胞亚群活化的决定因素是未来研究的一个重要方向。

C. γδT 细胞 *

γδT 细胞是同时具有固有免疫和适应性免疫特征的 T 淋巴细胞亚群。与传统的 αβT 细胞相比，虽然 γδT 细胞在胸腺发育过程中也经过 VDJ 重组，但其 TCR 多样性相对有限。γδT 细胞对抗原的识别作用更加重要[30]。γδT 细胞在皮肤、胃肠道和泌尿生殖道黏膜上皮内的淋巴细胞（IEL）中占有显著比例。它们对肿瘤监视的重要性已得到越来越多的认可，特别是具有识别肿瘤细胞表达的、αβT 细胞无法识别的特有配体的能力[31]。例如，在 γδT 细胞缺陷小鼠中，经化学诱导的纤维肉瘤和梭形细胞癌的发生率显著增加[32]。Vδ1T 细胞在各种肿瘤中数量众多，它们可被 CD1 呈递的脂质抗原所激活的 TCR 信号或者 MIC、ULBPs 触发的 NKG2D 信号所活化。Vδ2T 细胞可识别肿瘤细胞表达的二氧磷基抗原。有趣的是，在一种治疗癌症骨转移的标准方法中，服用双磷酸盐类会上调二氧磷基抗原在肿瘤细胞中的表达，这样可以通过 Vδ2T 细胞增强对肿瘤的杀伤能力[33-34]。γδT 细胞是疾病发展过程中 IFN-γ 的一个重要的早期来源，而且也介导了直接的抗肿瘤细胞毒作用。另外，这些细胞有抗原呈递的功能，因为活化的 Vγ2δ2T 细胞已被证明在迁移到区域淋巴结后将可溶性抗原呈递给传统 αβT 细胞[35]。另一个亚群，分泌 IL-17 的 γδT 细胞（Vδ4/Vδ6）在化疗后早期即开始向肿瘤细胞迁移，并且在几种不同的小鼠肿瘤模型中对传统细胞毒性 T 细胞的招募和保持治疗效应是必不可少

* 也见于第 4 章。

的[36]。总的来说，这些研究证实了 γδT 细胞是机体对抗各种肿瘤的第一道防线。

D. 巨噬细胞

巨噬细胞是抗肿瘤细胞免疫应答中的一个重要组成部分。从坏死肿瘤细胞中释放的各种应激诱导分子如 HSP-70 或 HMGB1 等可触发 TLR 依赖的巨噬细胞活化。被激活的巨噬细胞可产生具有细胞毒性的活性氧和活性氮，并分泌多种炎性细胞因子。SR/CR 小鼠中发生的一种自发突变能够显著激活巨噬细胞并对多种肿瘤细胞系产生细胞毒性作用，进而抑制了肿瘤的生长[37]。巨噬细胞也可通过刺激抗肿瘤 T 细胞来进一步促进肿瘤防御，同时释放 IL-6 抑制 $CD4^+CD25^+$ 调节性 T 细胞（Treg 细胞）的功能。

与这些抗肿瘤作用相反，肿瘤相关性巨噬细胞在促进肿瘤进展中也扮演重要角色（详见第 27 和 28 章）。在慢性炎症环境下，肿瘤细胞可以利用巨噬细胞在创伤愈合中的关键作用，诱导其分泌血管生成因子、生长因子和基质金属蛋白酶等[38]。这些产物可以共同促进基底膜的分解并建立血管网络，促进肿瘤细胞的侵袭、蔓延和转移。目前，决定巨噬细胞是介导肿瘤防御还是肿瘤发展的关键因素仍有待进一步阐明。

E. 粒细胞

粒细胞也与肿瘤有着复杂的相互作用。其中，粒细胞可通过释放颗粒中装载的有毒基团、释放活性氧成分以及分泌炎症细胞因子抑制肿瘤细胞。肿瘤移植实验的结果表明，分泌 GM-CSF 的实验性肿瘤可以被中性粒细胞所抑制；同时，这种反应可进一步刺激机体产生适应性 T 细胞应答，限制肿瘤的进一步发展[39]。在一个转基因乳腺癌模型中，Her-2 DNA 疫苗的抗肿瘤效应同样需要中性粒细胞的参与[40]。另外，中性粒细胞也可通过分泌促进血管生成和肿瘤细胞散播的金属蛋白酶[41]，或分泌促进肿瘤细胞生长的弹性蛋白酶[42]加速肿瘤的进展。粒细胞在抗肿瘤免疫以及通过组织重塑和血管生成促进肿瘤生长中的具体作用仍有待探讨。

F. 产生干扰素的杀伤型树突状细胞

产生 IFN 的杀伤型树突状细胞（IFN-producing killer dendritic cells，IKDCs）是最近发现的一个树突状细胞亚群。这群细胞表达一些 NK 细胞标志，能够产生 I 型干扰素并具有细胞毒性[43-44]；其表型不同于 NK 细胞和浆细胞样树突状细胞。IKDCs 可被 NKG2D 配体激活，并通过 TRAIL 溶解目标肿瘤细胞；如移至引流淋巴结，这些细胞表现出抗原呈递细胞的功能，可上调 MHC 分子和共刺激分子以及刺激 T 细胞产生免疫应答。IKDCs 的生理功能、在肿瘤免疫中的作用及其准确的发育起源还有待更多的深入研究。

四、适应性抗肿瘤免疫应答

抗肿瘤的适应性免疫效应通常是由树突状细胞启动。树突状细胞捕获死亡的肿瘤细胞，加工处理为抗原物质供 MHC Ⅰ类和Ⅱ类分子呈递，随后迁移至引流淋巴结并激活抗原特异性 T 淋巴细胞和 B 淋巴细胞。在肿瘤微环境中，树突状细胞可被应激或坏死肿瘤细胞释放的“危险”信号激活，从而触发促进其成熟的程序，其中包括多种可引起效应 T 细胞应答的共刺激分子和细胞因子的表达[45]。另外，肿瘤微环境中抑制免疫功能的细胞因子（如 TGF-β、IL-10 和 VEGF）的产生可抑制树突状细胞的功能，使得效应 T 细胞应答降低和调节性 T 细胞功能增强[46]。

有效的 $CD4^+$T 细胞抗肿瘤应答促进强力持久的 $CD8^+$T 细胞应答，并有助于树突状细胞的进一步成熟[47]。$CD4^+$T 细胞表达的 CD40 配体可触发树突状细胞上的 CD40 信号，导致 IL-12 的产生增多以及分泌 IFN-γ 的 Th1 细胞和细胞毒性 T 淋巴细胞的分化。$CD4^+$T 细胞也可刺激 B 细胞产生抗肿瘤抗体。这些抗体具有多种功能，包括阻滞 Her2/Neu 等细胞表面受体抑制肿瘤细胞的生长或生存途径。抗体也可以引导固有免疫成分在肿瘤微环境中启动特异的细胞溶解机制，如通过补体结合和抗体依赖的细胞毒性作用。抗体也可对肿瘤细胞发挥调理作用，促进树突状细胞 Fc 受体介导的肿瘤抗原交叉呈递，进而诱发 $CD4^+$ 和 $CD8^+$T 的细胞应答[48]。IgG 亚类与树突状细胞表达的一系列激活性和抑制性 Fcγ 受体之间亲和力的差异影响了免疫效应与免疫耐受之间的平衡[49]。这些发现推进了治疗性单克隆抗体的开发，并为阐明内源性抗肿瘤抗体的作用提供了思路。

五、免疫监视中的适应性免疫

适应性免疫对肿瘤免疫监视的重要性最初是通过研究有重组酶活化基因 2（RAG-2）定点突变的小鼠证实的。这些小鼠缺失所有的 B 淋巴细胞、αβT 细胞、γδT 细胞以及 NKT 细胞[50]，对化学诱发肿瘤的敏感性增加，而且其体内生长的纤维肉瘤通常在野生型小鼠体内不能存活。对只有 αβT 细胞或 γδT 细胞缺陷小鼠进行的后续研究显示，这些小鼠对化学致癌物的敏感性显著增强，凸显出 T 淋巴细胞在肿瘤防御中的重要作用。与这些发现相一致，多种肿瘤内浸润的 T 细胞数量与有无早期转移和无病生存期的长短有关。然而，适应性免疫反应在慢性炎症的背景下也可以促进肿瘤发生。在乙型肝炎诱发肝癌的转基因模型中，轻度的 $CD4^+$ 和 $CD8^+$T 细胞应答是肝细胞癌进展的必要环节[51]。同样，在人类乳头状瘤病毒的转基因模型中，被正常皮肤菌群激活的 $CD4^+$T 细胞可促进鳞状细胞癌的进展[52]。

表达 Foxp3 的调节性 T 细胞在调控适应性免疫反应中扮演着促进和抑制肿瘤生长的双重角色[53]。基于多种肿瘤模型的大量研究证据表明，调节性 T 细胞可以削弱细胞毒性 T 细胞介导的抑制肿瘤的作用。这一点对于肿瘤的免疫治疗来讲尤为重要（详见第 31 章）。卵巢癌患者中存在的表达 Foxp3 的调节性 T 细胞与临床预后不良紧密相关[54]。另一方面，调节性 T 细胞有维持免疫稳态的功能，它们遭到破坏会导致严重的自身免疫性疾病和慢性炎症。由炎症诱发的小鼠肿瘤模型中，这些功能可能是调节性 T 细胞对肿瘤产生破坏的基础[55]。此外，在霍奇金淋巴瘤体内浸润的免疫细胞中，调节性 T 细胞的存在与患者生存率的改善有关，这可能体现了 Reed-Sternberg 细胞依赖于宿主微环境中特定的免疫细胞而存在。

B淋巴细胞在肿瘤免疫监视中发挥类似的双重作用。尽管抗体可以通过之前讨论的机制破坏肿瘤，但在皮肤鳞状细胞癌的HPV转基因模型中抗体却促进了疾病的发展[56]。可能的原因是，抗体将固有免疫细胞募集至肿瘤微环境中，而肿瘤微环境中的持续炎症反应促进了肿瘤发生。人们还需要进行更多的研究以明确哪些因素决定了适应性免疫应答对肿瘤产生抑制或促进作用。

六、T细胞的抗肿瘤免疫应答靶点

激活抗肿瘤T细胞最主要的机制是抗原呈递细胞（特别是树突状细胞）将肿瘤相关抗原交叉呈递给T细胞。树突状细胞摄取的外源性肿瘤抗原通过MHC Ⅰ类途径进行处理；通过细胞内吞作用或自噬作用获得的抗原蛋白则通常在加工后由MHC Ⅱ类分子限制性呈递。肿瘤相关抗原大致可以分为以下几类，包括在成人生殖细胞中限制性表达但在肿瘤细胞中经常上调的肿瘤共享抗原、突变蛋白、分化抗原和病原体编码序列（如某些B细胞淋巴瘤中的Epstein-Barr病毒[57]）。然而，荷瘤宿主中的刺激内源性免疫应答的大多数基因产物是非突变的，并且在一些正常组织中也有表达。因为在T细胞成熟的过程中，清除胸腺去除了所有具有潜在自身反应性的高亲和力T细胞，肿瘤反应性T细胞对肿瘤抗原通常仅具有低亲和力。此外，过量表达的自身抗原如热休克蛋白J-like 2和肿瘤共享抗原LAGE-1等也可活化$CD4^+CD25^+$调节性T细胞[58-59]。这些机制共同构成了产生T细胞耐受的内源性和外源性模式，限制了抗肿瘤T细胞应答的整体效应。在未来的研究中，研究人员应着重筛选常见的突变蛋白或者由于蛋白质剪接产生的新抗原表位作为肿瘤抗原，并将其纳入免疫治疗中以增强抗肿瘤T细胞的免疫应答能力。

七、细胞因子抗肿瘤效应的机制

A. 干扰素

IFN-γ在肿瘤抑制中扮演着经典的关键角色[60]。在肿瘤发生发展的早期，IFN-γ主要来源于NK细胞、NKT细胞和γδT细胞；适应性免疫启动后，$CD4^+$T细胞和$CD8^+$T细胞则成为IFN-γ的又一主要来源。IFN-γ通过抑制血管生成，诱导巨噬细胞的细胞毒性作用以及刺激树突状细胞产生IL-12等多种方式抑制肿瘤生长，这些效应反过来又促进Th1细胞和细胞毒性T细胞的免疫应答。人们利用IFN-γ或下游信号通路分子发生突变的小鼠证实了IFN-γ在保护机体免于发生化学诱导的肿瘤和自发性肿瘤中起到重要作用。此外，IFN-γ还是肿瘤细胞免疫原性的主要调控者。RAG-2缺陷小鼠体内生长的胆蒽诱导的肿瘤移植到野生型小鼠身上后不能生长，而在RAG-2和IFN-γ受体双敲除小鼠体内诱导的肿瘤在被移植到野生型小鼠后表现出稳定生长。IFN-γ通过修复MHC Ⅰ类分子的呈递作用增强了这些肿瘤的免疫原性，进而刺激$CD8^+$T细胞发挥抑制肿瘤的作用。

最近也有研究证明，IFN-γ在促进肿瘤发生中也起到一定的作用：在新生小鼠黑色素瘤模型中，新生的皮肤经中波紫外线照射后在修复过程中诱发了黑色素瘤发生前的炎症级联反应，而皮肤的修复只有在IFN-γ 存在的时候才会发生。其中的机制涉及受损皮肤释放的趋化因子吸引了分泌 IFN-γ 的巨噬细胞，并反过来激活黑色素细胞[61]。同一研究还发现，人黑色素瘤样本中也存在有相当数量的能够分泌 IFN-γ 的巨噬细胞。

I型干扰素（IFN-α/β）在抑制肿瘤过程中的必要性也已被明确[62]。I型干扰素受体突变的小鼠或经过I型干扰素中和抗体处理过的野生型小鼠显示出对化学致癌和肿瘤移植的敏感性增加。其对机体的保护机制包括宿主免疫和p53抑制肿瘤细胞的作用[63]。事实上，在肿瘤患者的外周血淋巴细胞中存在有干扰素信号缺失以及后续活化的现象[64]。外源性IFN-α 在治疗包括血液系统恶性肿瘤和黑色素瘤等多种肿瘤中的临床试验已经显示出疗效（尽管有明显的副作用）。因此，IFN-γ 和 IFN-α/β 在肿瘤免疫监视中分别发挥着不同的关键作用。

B. IL-2、IL-15 和 IL-21

IL-2强效激活固有免疫和适应性免疫毒性细胞的抗肿瘤效应。静脉注射高剂量重组IL-2或者在体外用IL-2刺激NK细胞和CD8$^+$T淋巴细胞后回输给患者，在少数晚期黑色素瘤和肾细胞癌患者中可以引起持久的肿瘤消退[65]。IL-2诱导的肿瘤免疫包括了NKG2D依赖的途径和穿孔素介导的杀伤作用。此外，IL-2对维持免疫稳态发挥了关键作用。在IL-2或相关信号通路成分缺失的小鼠中，由于缺少表达Foxp3的调节性T细胞会导致小鼠患有慢性炎症性疾病。因此，IL-2还可通过控制炎症防止肿瘤的形成和发展。

与IL-2密切相关的细胞因子IL-15对NK细胞和记忆性CD8$^+$T细胞稳态具有关键作用。IL-15通过放大记忆性CD8$^+$T细胞近端TCR信号的功能克服了肿瘤诱导的免疫失能[66]。但是，持续表达的IL-15却有助于促进肿瘤的生长，如IL-15转基因小鼠可发生生长因子诱导的NKT细胞性白血病[67]。

IL-21受体与介导IL-2和IL-15功能的受体共享 γ 链亚单位。IL-21影响着许多不同类型的免疫细胞，包括促进NK细胞、NKT细胞和CD8$^+$T细胞的增殖和细胞毒活性[68]。有趣的是，内源性和外源性IL-21在抗肿瘤免疫方面可能具有不同的功能。内源性IL-21可以抑制CD8$^+$T细胞的增殖和抗肿瘤的能力，而且其并不为NK细胞、NKT细胞或CD8$^+$T细胞介导的抗肿瘤效应所必需[69]。然而，给予外源性的IL-21在许多动物模型中则表现出了抗癌效果，并且作为一种治疗人类肿瘤的方式正在进行临床试验。总之，IL-2、IL-15、IL-21在肿瘤监视中发挥着互补作用。

C. IL-12 和 IL-18

吞噬细胞激活后分泌IL-12和IL-18，这反过来又刺激固有和适应性免疫细胞产生IFN-γ，从而抑制肿瘤的生长。IL-12和IL-23共有的亚单位p40敲除的小鼠对化学致癌物的敏感性增加。IL-12通过NKG2D和穿孔素依赖途径增强NK细胞和NKT细胞的抗肿瘤活性[70]。IL-12也可通过刺激一类独特的固有免疫细胞（NKp46$^+$淋巴组织诱导细胞）

促进白细胞运输至 B16 黑色素瘤的部位以增强对肿瘤的抑制作用[71]。与此相反，IL-18 则以 NKG2D 非依赖的方式增强 NK 细胞的细胞毒作用，其中涉及 Fas 配体介导的杀伤作用。然而，在一些特定情况下 IL-18 也可以促进肿瘤对免疫系统的抑制作用。例如，给予低剂量的 IL-18 可上调 NK 细胞上 PD-1 的表达，抑制其功能[72]。

D. IL-23 和 IL-17

IL-23 和 IL-17 在肿瘤免疫和促进肿瘤发生发展中的作用尚未完全明确。IL-23 是一种由与 IL-12 共有的 p40 亚单位和其独有的 p19 亚单位共同组成的异二聚体细胞因子。尽管活化的巨噬细胞和树突状细胞产生 IL-12 和 IL-23，但这些细胞因子触发的下游效应途径是不同的。IL-12 促进分泌 IFN-γ 的 Th1 细胞的发育，而 IL-23 则有助于在组织炎症反应中起关键作用的 $CD4^+$ T 细胞亚群中 Th17 细胞的增殖和激活。IL-23 刺激 IL-17 表达的增加，IL-17 可通过上调 MMP9、COX-2 的表达和促进血管生成加速肿瘤细胞的生长和侵袭。IL-23 缺失可以通过减轻炎症反应延缓肿瘤的形成[73]。IL-23 也通过抑制 Th1 细胞和细胞毒性 $CD8^+$ T 淋巴细胞在瘤体内的定殖而削弱抗肿瘤的免疫反应。不过在某些情况下，IL-23 也可以保护抗肿瘤的免疫反应；部分原因是由活化粒细胞介导的抗肿瘤细胞毒性作用。同样地，在不同的模型中，Th17 细胞和 IL-17 的作用也有所不同。在某些情况下，IL-17 可通过结合肿瘤细胞和处于肿瘤微环境内的间质细胞上的 IL-17 受体激活 IL-6/STAT3 信号通路促进肿瘤生长[74]。此外，由肿瘤组织中浸润的 γδ T 细胞产生的 IL-17 可通过刺激血管生成促进肿瘤进展[75]。然而在其他情况下，Th17 细胞和内源性 IL-17 在促进肿瘤环境中 $IFN\text{-}\gamma^+$ 效应 T 细胞和 NK 细胞活化方面似乎发挥一定作用，从而增强抗肿瘤的免疫效应[76-77]。人们还需要进一步研究 IL-23 和 IL-17 在肿瘤监视中的不同作用。

E. GM-CSF

粒细胞 - 巨噬细胞集落刺激因子（GM-CSF）刺激粒细胞、巨噬细胞和树突状细胞的产生、增殖、成熟和活化。给小鼠和患者接种经过辐射的、可分泌 GM-CSF 的肿瘤细胞可以通过增强肿瘤抗原呈递能力，而改善抗肿瘤免疫的效应。CD1d 限制性 NKT 细胞、$CD4^+$ T 细胞和 $CD8^+$ T 细胞以及抗体都是拮抗肿瘤所必需的[78]。尽管敲除了 GM-CSF 的小鼠可发生肺泡蛋白沉积症、自身免疫性疾病以及一些保护性免疫反应的缺失，但不增加自发肿瘤的可能性。与此相反，GM-CSF 和 IFN-γ 双敲小鼠在慢性炎症和感染的环境下发生多种不同的血液肿瘤和实体肿瘤的概率上升[79]。GM-CSF 一方面诱导免疫细胞对凋亡肿瘤细胞进行吞噬，促进抗原呈递；另一方面，通过诱导调节性 T 细胞和髓系抑制细胞来抑制免疫功能。所以，GM-CSF 在维持免疫稳态中起到了关键作用。作为一种肿瘤疫苗的免疫佐剂，GM-CSF 已被广泛地应用于临床治疗。目前人们已经逐渐意识到，通过调整给药剂量、给药间隔和方法对于确定 GM-CSF 究竟发挥何种免疫功能是至关重要的。

八、细胞毒作用的抗肿瘤机制

A. 穿孔素

通过穿孔素颗粒酶途径触发的细胞毒作用对肿瘤抑制来说十分重要[80]。穿孔素敲除的小鼠对化学致癌和自发淋巴瘤的敏感性增加；由于野生型小鼠体内存在有 $CD8^+$T 细胞依赖的免疫机制，此类型的肿瘤被移植到野生型小鼠体内则不能存活。缺乏穿孔素还会降低 NK 细胞对 MHC Ⅰ类分子缺失的肿瘤细胞的细胞毒性作用，这可能主要是 NKG2D 依赖性的作用。这些研究结果都提示，穿孔素 - 颗粒酶途径对固有免疫和适应性免疫的抗肿瘤细胞毒作用的重要性。

B. TNF 家族成员

肿瘤坏死因子（TNF）家族中的死亡受体构成第二个主要的细胞毒抗肿瘤机制。肿瘤坏死因子相关凋亡诱导配体（TRAIL）是一种Ⅱ型跨膜蛋白，人类有五个受体可以与之结合，而小鼠只有一个受体能与之结合。其中，DR4（TRAIL-R1）和 DR5（TRAIL-R2）通过 caspase-8、FADD 和 Bax 传导死亡信号，而其余的受体（TRAIL-R3、TRAIL-R4 和骨保护素）在非信号受体受到干扰时可削弱免疫细胞的杀伤作用。在干扰素、IL-2 和 IL-15 等作用下，TRAIL 的表达在各种固有免疫和适应性免疫淋巴细胞中均被上调。NK 细胞中 IFN-γ 依赖的 TRAIL 表达对于 IL-12 和 α 神经酰胺完成抗肿瘤效应至关重要，然而敲除 TRAIL 则会加速肿瘤在穿孔素缺陷宿主而不是 IFN-γ 缺陷宿主的肝脏转移。TRAIL 敲除小鼠对甲基胆蒽诱导实体肿瘤和血液肿瘤的敏感性增加，而且与 p53 敲除小鼠杂交后肿瘤的形成加速[81-82]。一些临床前研究的结果显示，在与化疗联合应用的情况下，重组 TRAIL 或抗 TRAIL 受体抗体对于肿瘤可能具有潜在疗效。相关的临床试验正在进行中[83]。

Fas 和 Fas 配体的相互作用同样会激发抗肿瘤的细胞毒作用。这条信号通路敲除的小鼠中自发性浆细胞样淋巴瘤发病率增加[84]。在肿瘤移植模型中，Fas/Fas 配体的相互作用有助于控制肿瘤转移。因此，肿瘤生长可能会选择从这一途径逃逸。

LIGHT 是另一个作为共刺激分子参与肿瘤抑制的 TNF 成员分子[85]。人为表达 LIGHT 可以触发抗肿瘤的 T 细胞应答，从而使植入的肿瘤消退，说明对肿瘤微环境进行适当的调控可能会起到治疗的作用。

九、抗肿瘤固有免疫和适应性免疫之间的相互作用

固有免疫不仅发挥直接的抗肿瘤效应，还可通过树突状细胞呈递肿瘤抗原刺激适应性免疫反应的发生。肿瘤微环境中被呈递的刺激类型决定了树突状细胞的活化程序，从而引导适应性反应向抑制肿瘤免疫或免疫耐受发展。细胞应激或死亡所引起的“危险信号”，以及与其他固有免疫细胞的相互作用对于激活树突状细胞似乎是重要的。因此，识别 NKG2D 配体阳性的 NK 细胞、MHC Ⅰ类分子缺失的肿瘤、能够侦测到 CD1d 呈递的脂类抗原的 NKT 细胞和识别应激抗原的 γδT 细胞都可以有效地与树突状细胞相互作用。

在这种相互作用中，不同细胞因子、B7 家族成员和 CD40 起着至关重要的作用。

十、小结

最近发表的有关体内抗肿瘤免疫反应的相关研究结果揭示了肿瘤细胞、细胞外基质和免疫分子之间复杂的相互作用。肿瘤细胞中的应激诱导信号可以激活机体内的固有免疫反应。机体内的有效免疫应答可向适应性免疫转化，体现了免疫反应的特异性和记忆性。然而，持续的免疫激活也可导致固有免疫和适应性免疫分子间的相互作用，从而有助于肿瘤细胞的增殖、存活、侵袭、血管生成以及转移。详尽了解调节宿主免疫微环境中促进肿瘤或抑制肿瘤的机制对于制订免疫治疗策略至关重要。

参考文献

[1] Dranoff G. Cytokines in cancer pathogenesis and cancer therapy. Nat Rev Cancer, 2004, 4:11 - 22.

[2] Clark Jr WH, Elder DE, Guerry 4th D, et al. Model predicting survival in stage I melanoma based on tumor progression. J Natl Cancer Inst,1989, 81:1893 - 1904.

[3] Galon J, Costes A, Sanchez-Cabo F, et al. Type, density, and location of immune cells within human colorectal tumors predict clinical outcome. Science, 2006, 313:1960 - 1964.

[4] Pages F, Berger A, Camus M, et al. Effector memory T cells, early metastasis, and survival in colorectal cancer. N Engl J Med, 2005, 353:2654 - 2666.

[5] Zhang L, Conejo-Garcia JR, Katsaros D, et al. Intratumoral T cells, recurrence, and survival in epithelial ovarian cancer. N Engl J Med, 2003, 348:203 - 213.

[6] Gasser S, Orsulic S, Brown EJ, et al. The DNA damage pathway regulates innate immune system ligands of the NKG2D receptor. Nature, 2005, 436:1186 - 1190.

[7] Medzhitov R. Toll-like receptors and innate immunity. Nat Rev Immunol, 2001, 1:135 - 145.

[8] Oppenheim DE, Roberts SJ, Clarke SL, et al. Sustained localized expression of ligand for the activating NKG2D receptor impairs natural cytotoxicity in vivo and reduces tumor immunosurveillance. Nat Immunol, 2005, 6:928 - 937.

[9] Waldhauer I, Goehlsdorf D, Gieseke F, et al. Tumor-associated MICA is shed by ADAM proteases. Cancer Res, 2008, 68:6368 - 6376.

[10] Zocchi MR, Catellani S, Canevali P, et al. High ERp5/ADAM10 expression in lymph node microenvironment and impaired NKG2D ligands recognition in Hodgkin lymphoma. Blood, 2012, 119:1479 - 1489.

[11] Smyth MJ, Cretney E, Takeda K, et al. Tumor necrosis factor-related apoptosis-inducing ligand (TRAIL) contributes to interferon gamma-dependent natural killer cell protection from tumor metastasis. J Exp Med, 2001, 193:661 - 670.

[12] Brandt CS, Baratin M, Yi EC, et al. The B7 family member B7-H6 is a tumor cell ligand for the activating natural killer cell receptor NKp30 in humans. J Exp Med, 2009, 206:1495 - 1503.

[13] Glasner A, Ghadially H, Gur C, et al. Recognition and prevention of tumor metastasis by the NK receptor NKp46/NCR1. J Immunol, 2012, 188:2509 - 2515.

[14] Rosental B, Brusilovsky M, Hadad U, et al. Proliferating cell nuclear antigen is a novel inhibitory ligand for the natural cytotoxicity receptor NKp44. J Immunol, 2011, 187:5693 - 5702.

[15] Raulet DH. Roles of the NKG2D immunoreceptor and its ligands. Nat Rev Immunol, 2003, 3:781 - 790.

[16] Guerra N, Tan YX, Joncker NT, et al. NKG2D-deficient mice are defective in tumor surveillance in models of spontaneous malignancy. Immunity, 2008, 28:571 - 580.

[17] Smyth MJ, Swann J, Cretney E, et al. NKG2D function protects the host from tumor initiation. J Exp Med, 2005, 202:583 - 588.

[18] O' Leary JG, Goodarzi M, Drayton DL, et al. T cell- and B cell-independent adaptive immunity mediated by natural killer cells. Nat Immunol, 2006, 7:507 - 516.

[19] Sun JC, Beilke JN, Lanier LL. Adaptive immune features of natural killer cells. Nature, 2009, 457:557 - 561.

[20] Paust S, Gill HS, Wang BZ, et al. Critical role for the chemokine receptor CXCR6 in NK cell-mediated antigen-specific memory of haptens and viruses. Nat Immunol, 2010, 11:1127 - 1135.

[21] Cooper MA, Elliott JM, Keyel PA, et al. Cytokine-induced memory-like natural killer cells. Proc Natl Acad Sci USA, 2009, 106:1915 - 1919.

[22] Taniguchi M, Harada M, Kojo S, et al. The regulatory role of Valpha14 NKT cells in innate and acquired immune response. Annu Rev Immunol, 2003, 21:483 - 513.

[23] Smyth MJ, Thia KY, Street SE, et al. Differential tumor surveillance by natural killer (NK) and NKT cells. J Exp Med, 2000, 191:661 - 668.

[24] Cui J, Shin T, Kawano T, et al. Requirement for V α 14 NKT cells in IL-12-mediated rejection of tumors. Science, 1997, 278:1623 - 1626.

[25] Gillessen S, Naumov YN, Nieuwenhuis EE, et al. CD1d-restricted T cells regulate dendritic cell function and antitumor immunity in a granulocyte-macrophage colony-stimulating factor-dependent fashion. Proc Natl Acad Sci USA, 2003, 100:8874 - 8879.

[26] Terabe M, Matsui S, Park JM, et al. Transforming growth factor-beta production and myeloid cells are an effector mechanism through which CD1d-restricted T cells block cytotoxic T lymphocyte-mediated tumor immunosurveillance: abrogation prevents tumor recurrence. J Exp Med, 2003, 198:1741 - 1752.

[27] Akbari O, Faul JL, Hoyte EG, et al. $CD4^+$invariant T-cell-receptor$^+$natural killer T cells in bronchial asthma. N Engl J Med, 2006, 354:1117 - 1129.

[28] Crowe NY, Coquet JM, Berzins SP, et al. Differential antitumor immunity mediated by NKT cell subsets in vivo. J Exp Med, 2005, 202:1279 - 1288.

[29] Berzins SP, Smyth MJ, Baxter AG. Presumed guilty: natural killer T cell defects and human disease. Nat Rev Immunol, 2011, 11:131 - 142.

[30] Hayday AC. $\gamma\delta$ T cells: a right time and a right place for a conserved third way of protection. Annu Rev Immunol, 2000, 18:975 - 1026.

[31] Kabelitz D, Wesch D, He W. Perspectives of $\gamma\delta$ T cells in tumor immunology. Cancer Res, 2007, 67:5 - 8.

[32] Girardi M, Glusac E, Filler RB, et al. The distinct contributions of murine T cell receptor (TCR) gamma delta$^+$and TCR alphabeta$^+$T cells to different stages of chemically induced skin cancer. J Exp Med, 2003, 198:747 - 755.

[33] D'Asaro M, La Mendola C, Di Liberto D, et al. Vγ9 Vδ2 T lymphocytes efficiently recognize and kill zolendronate-sensitized, imatinib-sensitive and imatinib-resistant chronic myelogenous leukemia cells. J Immunol, 2010, 184:3260 - 3268.

[34] Benzaid I, Monkkonen H, Stresing V, et al. High phosphoantigen levels in bisphosphonate-treated human breast tumors promote Vγ9 Vδ2 T-cell chemotaxis and cytotoxicity in vivo. Cancer Res, 2011, 71:4562 - 4572.

[35] Brandes M, Willimann K, Moser B. Professional antigen-presentation function by human gammadelta T cells. Science, 2005, 309:264 - 268.

[36] Ma Y, Aymeric L, Locher L, et al. Contribution of IL-17-producing $\gamma\delta$ T cells to the efficacy of anticancer chemotherapy. J Exp Med, 2011, 208:491 - 503.

[37] Hicks AM, Riedlinger G, Willingham MC, et al. Transferable anticancer innate immunity in spontaneous regression/complete resistance mice. Proc Natl Acad Sci USA, 2006, 103:7753 - 7758.

[38] Condeelis J, Pollard JW. Macrophages: obligate partners for tumor cell migration, invasion, and metastasis. Cell, 2006, 124:263 - 266.

[39] Colombo MP, Ferrari G, Stoppacciaro A, et al. Granulocyte-colony stimulating factor gene suppresses tumorigenicity of a murine adenocarcinoma in vivo. J Exp Med, 1991, 173:889 - 897.

[40] Curcio C, Di Carlo E, Clynes R, et al. Nonredundant roles of antibody, cytokines, and perforin in the eradication of established Her-2/neu carcinomas. J Clin Invest, 2003, 111:1161 - 1170.

[41] Bekes EM, Schweighofer B, Kupriyanova TA, et al. Tumor-recruited neutrophils and neutrophil TIMP-free MMP-9 regulate coordinately the levels of tumor angiogenesis and efficiency of malignant cell intravasation. Am J Pathol, 2011, 179:1455 - 1470.

[42] Houghton AM, Rzymkiewicz DM, Ji H, et al. Neutrophil elastase-mediated degradation of IRS-1 accelerates lung tumor growth. Nat Med, 2010, 16:219 - 223.

[43] Chan CW, Crafton E, Fan HN, et al. Interferon-producing killer dendritic cells provide a link between innate and adaptive immunity. Nat Med, 2006, 12:207 - 213.

[44] Taieb J, Chaput N, Menard C, et al. A novel dendritic cell subset involved in tumor immunosurveillance. Nat Med, 2006, 12:214 - 219.

[45] Matzinger P. The danger model: a renewed sense of self. Science, 2002, 296:301 - 305.

[46] Gabrilovich D. Mechanisms and functional significance of tumour-induced dendritic-cell defects. Nat Rev Immunol, 2004, 4:941 - 952.

[47] Hung K, Hayashi R, Lafond-Walker A, et al. The central role of $CD4^+$T cells in the antitumor immune response. J

Exp Med, 1998, 188:2357 - 2368.

[48] Dhodapkar KM, Krasovsky J, Williamson B, Dhodapkar MV. Antitumor monoclonal antibodies enhance cross-presentation of cellular antigens and the generation of myeloma-specific killer T cells by dendritic cells. J Exp Med, 2002, 195:125 - 133.

[49] Nimmerjahn F, Ravetch JV. Divergent immunoglobulin g subclass activity through selective Fc receptor binding. Science, 2005, 310:1510 - 1512.

[50] Shankaran V, Ikeda H, Bruce AT, et al. IFNg and lymphocytes prevent primary tumour development and shape tumour immunogenicity. Nature, 2001, 410:1107 - 1111.

[51] Nakamoto Y, Guidotti LG, Kuhlen CV, et al. Immune pathogenesis of hepatocellular carcinoma. J Exp Med, 1998, 188:341 - 350.

[52] Daniel D, Meyer-Morse N, Bergsland EK, et al. Immune enhancement of skin carcinogenesis by $CD4^+$T cells. J Exp Med, 2003, 197:1017 - 1028.

[53] Dranoff G. The therapeutic implications of intratumoral regulatory T cells. Clin Cancer Res, 2005, 11:8226 - 8229.

[54] Curiel TJ, Coukos G, Zou L, et al. Specific recruitment of regulatory T cells in ovarian carcinoma fosters immune privilege and predicts reduced survival. Nat Med, 2004, 10:942 - 949.

[55] Erdman SE, Sohn JJ, Rao VP, et al. $CD4^+CD25^+$regulatory lymphocytes induce regression of intestinal tumors in ApcMin/$^+$mice. Cancer Res, 2005, 65:3998 - 4004.

[56] de Visser KE, Korets LV, Coussens LM. De novo carcinogenesis promoted by chronic inflammation is B lymphocyte dependent. Cancer Cell, 2005, 7:411 - 423.

[57] Boon T, van der Bruggen P. Human tumor antigens recognized by T lymphocytes. J Exp Med, 1996, 183:725 - 729.

[58] Nishikawa H, Kato T, Tawara I, et al. Definition of target antigens for naturally occurring $CD4^+$ $CD25^+$ regulatory T cells. J Exp Med, 2005, 201:681 - 686.

[59] Wang HY, Lee DA, Peng G, et al. Tumor-specific human $CD4^+$regulatory T cells and their ligands: implications for immunotherapy. Immunity, 2004, 20:107 - 118.

[60] Dunn GP, Old LJ, Schreiber RD. The immunobiology of cancer immunosurveillance and immunoediting. Immunity, 2004, 21:137 - 148.

[61] Zaidi MR, Davis S, Noonan FP, et al. Interferon-γ links ultraviolet radiation to melanomagenesis in mice. Nature, 2011, 469:548 - 553.

[62] Dunn GP, Bruce AT, Sheehan KC, et al. A critical function for type I interferons in cancer immunoediting. Nat Immunol, 2005, 6:722 - 729.

[63] Takaoka A, Hayakawa S, Yanai H, et al. Integration of interferon-alpha/beta signaling to p53 responses in tumour suppression and antiviral defence. Nature, 2003, 424:516 - 523.

[64] Critchley-Thorne RJ, Simons DL, Yan N, et al. Impaired interferon signaling is a common immune defect in human cancer. Proc Natl Acad Sci USA, 2009, 106:9010 - 9015.

[65] Rosenberg SA. Progress in human tumour immunology and immunotherapy. Nature, 2001, 411:380 - 384.

[66] Teague RM, Sather BD, Sacks JA, et al. Interleukin-15 rescues tolerant $CD8^+$T cells for use in adoptive immunotherapy of established tumors. Nat Med, 2006, 12:335 - 341.

[67] Fehniger TA, Suzuki K, Ponnappan A, et al. Fatal leukemia in interleukin 15 transgenic mice follows early expansions in natural killer and memory phenotype $CD8^+$T cells. J Exp Med, 2001, 193:219 - 231.

[68] Spolski R, Leonard WJ. Interleukin-21: basic biology and implications for cancer and autoimmunity. Annu Rev Immunol, 2008, 26:57 - 79.

[69] Sondergaard H, Coquet JM, Uldrich AP, et al. Endogenous IL-21 restricts $CD8^+$T cell expansion and is not required for tumor immunity. J Immunol, 2009, 183:7326 - 7336.

[70] Smyth MJ, Swann J, Cretney E, et al. NKG2D function protects the host from tumor initiation. J Exp Med, 2005, 202:583 - 588.

[71] Eisenring M, vom Berg J, Kristiansen G, et al. IL-12 initiates tumor rejection via lymphoid tissue-inducer cells bearing the natural cytotoxicity receptor NKp46. Nat Immunol, 2010, 11:1030 - 1038.

[72] Terme M, Ullrich E, Aymeric L, et al. IL-18 induces PD-1-dependent immunosuppression in cancer. Cancer Res, 2011, 71:5393 - 5399.

[73] Langowski JL, Zhang X, Wu L, et al. IL-23 promotes tumour incidence and growth. Nature, 2006, 442:461 - 465.

[74] Wang L, Yi T, Kortylewski M, et al. IL-17 can promote tumor growth through an IL-6-STAT3 signaling pathway. J Exp Med, 2009, 206:1457 - 1464.

[75] Wakita D, Sumida K, Iwakura Y, et al. Tumor-infiltrating IL-17-producing γδ T cells support the progression of tumor by promoting angiogenesis. Eur J Immunol, 2010, 40:1927 - 1937.

[76] Kryczek I, Wei S, Szeliga W, et al. Endogenous IL-17 contributes to reduced tumor growth and metastasis. Blood, 2009, 114:357 - 359.

[77] Kryczek I, Banerjee M, Cheng P, et al. Phenotype, distribution, generation, and functional and clinical relevance of Th17 cells in the human tumor environments. Blood, 2009, 114:1141 - 1149.

[78] Hodi FS, Dranoff G. Combinatorial cancer immunotherapy. Adv Immunol, 2006, 90:337 - 360.

[79] Enzler T, Gillessen S, Manis JP, et al. Deficiencies of GM–CSF and interferon–gamma link inflammation and cancer. J Exp Med, 2003, 197:1213 - 1219.

[80] Smyth MJ, Thia KY, Street SE, et al. Perforin–mediated cytotoxicity is critical for surveillance of spontaneous lymphoma. J Exp Med, 2000, 192:755 - 760.

[81] Takeda K, Smyth MJ, Cretney E, et al. Critical role for tumor necrosis factor–related apoptosis–inducing ligand in immune surveillance against tumor development. J Exp Med, 2002, 195:161 - 169.

[82] Zerafa N, Westwood JA, Cretney E, et al. Cutting edge: TRAIL deficiency accelerates hematological malignancies. J Immunol, 2005, 175:5586 - 5590.

[83] Johnstone RW, Frew AJ, Smyth MJ. The TRAIL apoptotic pathway in cancer onset, progression, and therapy. Nat Rev Cancer, 2008, 8:782 - 798.

[84] Davidson WF, Giese T, Fredrickson TN. Spontaneous development of plasmacytoid tumors in mice with defective Fas–Fas ligand interactions. J Exp Med, 1998, 187:1825 - 1838.

[85] Yu P, Lee Y, Liu W, et al. Priming of naive T cells inside tumors leads to eradication of established tumors. Nat Immunol, 2004, 5:141 - 149.

第九章 9

免疫雕刻：NK 细胞的受体和配体

Sarah S. Donatelli and Julie Y. Djeu

H. Lee Moffitt Cancer Center, Tampa, FL USA

译者：李晓曦　苏东明

一、引言

固有免疫系统是宿主防御外源性病原体入侵和自身组织细胞发生畸变、恶性转变的重要组成部分。自然杀伤细胞（NK 细胞）是固有免疫系统中不可或缺的一员。伴有 NK 细胞的数量不足或者功能受损的癌症患者表现出抗肿瘤反应弱，预后不良。NK 细胞是免疫系统中最先识别并且杀伤被病毒或细菌感染的细胞、癌变细胞和应激细胞的免疫成分。

NK 细胞通过多种胚系遗传受体（germline-encoded receptors）来区分健康细胞和应激细胞。这些 NK 细胞受体分别传递活化信号或者抑制信号。NK 细胞受体与 T 细胞受体（TCR）不同，NK 细胞拥有属于自己的重组酶激活基因，不依赖体细胞突变和 VDJ 基因重排形成数量无限的抗原特异性受体。NK 细胞通过基因表达来获得数量有限的、能够识别自身抗原的受体。NK 细胞通过上述受体与靶细胞结合。抑制性受体和活化性受体在 NK 细胞表面均有表达。同时，这两类受体以不同的组合形式表达于不同的 NK 细胞克隆表面。

NK 细胞受体与靶细胞表达的配体结合后向靶细胞传递活化性的“杀伤”信号或者抑制性的“非杀伤”信号。健康组织持续表达的 MHC Ⅰ类分子与 NK 细胞抑制性受体结合后，可向 NK 细胞传导抑制其活化的信号。因此，下调 MHC Ⅰ类分子表达可以减弱 NK 细胞的抑制性信号，从而间接增强其活化信号的传导。另一方面，通常情况下在正常细胞表面不表达的应激蛋白是 NK 细胞活化性受体的配体。该配体通过与该受体结合激活 NK 的杀伤活性。在一些特定的相互作用过程中，NK 细胞受体可同时与 MHC Ⅰ类分子和应激蛋白相结合，分别向 NK 细胞传导抑制信号和活化信号，二者之间的动态平衡最终决定应激细胞的命运：被 NK 细胞杀伤或者不被杀伤。本章介绍与 NK 细胞受体相关的信号通路，并且回顾总结了各种受体及其配体的研究进展。

二、NK 细胞的训练、许可和成熟

NK 细胞通过受体、配体相互作用获得识别和杀伤应激细胞能力的过程被称为“训练”和“许可”[1]。NK 细胞在变为效应细胞杀伤受损细胞之前，必须通过与 MHC Ⅰ类分子相互作用识别和耐受自身正常的组织细胞，防止发生自身免疫现象[2]。小鼠 NK 细胞表达 MHC Ⅰ特异性受体，通过与 MHC Ⅰ类分子的顺式结合，完成 NK 细胞“训练”[3]。MHC Ⅰ特异性受体胞质端含有免疫受体酪氨酸抑制基序（immunotyrosine-based inhibitory motif, ITIM）。在与 MHC Ⅰ类分子相互作用的过程中，ITIM 上的酪氨酸位点被磷酸化[4]。不表达 MHC Ⅰ受体或者不能与 MHC Ⅰ类分子相互作用的 NK 细胞不具备杀伤能力，保持在“未被许可”的状态[3-4]。因此，NK 细胞只有在对自身 MHC 分子识别并耐受以后才能被“许可”获得杀伤功能。

目前，关于 NK 细胞获得“激活许可”的机制尚未完全阐明。当前普遍接受的“NK 细胞武装”学说已经被实验证实。“武装”学说的理论基于活化性信号可以通过抑制 ITIM 功能进行传导[1,4]。该假说看似不合常理，但是最近的实验研究表明，表达于 NK 细胞表面的 MHC Ⅰ特异性受体与顺式 MHC Ⅰ类分子（表达于 NK 自身的 MHC Ⅰ类分子）结合时，在空间上将 NK 细胞的抑制性受体和活化性受体分隔开来。然后，活化性受体可自由与其配体结合，传导活化信号，最终通过释放颗粒素溶解靶细胞。因此，在空间上的隔离不同的受体可以上调 NK 细胞的杀伤活性。上述结果提示，我们从空间上隔离抑制性受体是“许可”活化性受体发挥功能的必要条件[3]。在 NK 细胞激活过程中，其 MHC 特异性受体和非 MHC 特异性受体共用保守的信号传导通路，在早期溶解酶释放过程中都需要 ITIM 信号中的去磷酸化激酶（dephosphorylating kinases）招募酪氨酸磷酸酶（tyrosine phosphatases）。上述“激活许可”学说同样适用于这两种受体的激活过程。因此，这些实验解释了看似矛盾的现象，即对 NK 细胞的正向调节最终是由抑制性 ITIM 信号激活启动的。

在骨髓中发育的未成熟 NK 细胞和在外周免疫器官中的成熟 NK 细胞都可发生上述“被许可”事件。重要的是，NK 细胞的杀伤功能在 MHC Ⅰ类分子缺失的情况下也能够被抑制[5]。这提示我们，NK 细胞的发育是一个持续可塑的过程。NK 细胞“许可”信号的差异与下列情况相关：不同宿主细胞 MHC 单倍型（haplotype）的多样性；与宿主 MHC 分子结合的 MHC Ⅰ特异性受体的数目和二者结合的亲和力[1]。在正常情况下，“许可”过程相对稳定。但是在炎症状态下，小鼠和人的未经“许可”的 NK 细胞也可以杀伤应激细胞，原因在于细胞因子的刺激能够推翻 MHC Ⅰ依赖性的“许可”过程[6]。

在正常情况及炎症状态下，细胞因子都可增强 NK 细胞的杀伤功能。对 NK 细胞发育和功能影响较大的细胞因子有 IL（白介素），包括 IL-2、IL-15、IL-12、IL-18、IL-21 和Ⅰ型干扰素（IFN）。这些细胞因子大多是由免疫系统中的其他细胞，如 T 细胞、活化的巨噬细胞和树突状细胞等分泌的。T 细胞分泌的 IL-2 和树突状细胞分泌的 IL-15 通过上调 NK 细胞表面杀伤受体促进 NK 细胞的存活增殖[13]、细胞因子的分泌以及细胞毒作用[7-12]。活化巨噬细胞分泌的 IL-12 和 T 细胞分泌的 IL-21 同样可以促进 NK 细胞的增殖[14-15]、细胞因子分泌[16]和细胞毒作用[17-18]。巨噬细胞和树突状细胞分泌的 IL-18 可促进 NK 细胞的存活[19]。T 细胞和巨噬细胞分泌的 IL-6 可上调 NK 细胞 IFN-γ 和 IL-17 的分泌水平并增强其细胞毒作用[20-21]。病毒感染机体后诱导产生的 I 型干扰素 IFN-α 和 IFN-β 同样能够有效促进 NK 分泌细胞因子和细胞毒作用[22-23]。总之，NK 细胞与其他免疫细胞以及与靶细胞之间的相互作用是由 NK 细胞介导的宿主防御反应的必要组成部分。

三、受体和配体相互作用启动细胞溶解

A. 细胞间的相互作用

NK 细胞受体与靶细胞上的活化性配体或者抑制性配体相互作用后，两种信号通路的平衡关系决定了靶细胞的命运。如果活化性信号强于抑制性信号，NK 细胞将会溶解靶细胞。尽管 NK 细胞上存在 MHC 无关的抑制性受体，抑制性信号主要来源于 MHC Ⅰ配体[24]。除红细胞和血小板之外的所有正常细胞都表达 MHC Ⅰ类分子，并且通过与 NK 细胞上的 MHC Ⅰ特异性抑制性受体结合，抑制 NK 细胞对正常细胞的杀伤。另一方面，应激细胞往往通过下调 MHC Ⅰ的表达，阻碍抑制性信号的传导，从而启动激活 NK 细胞的程序。NK 细胞不能杀伤 MHC Ⅰ缺失的靶细胞。除了 MHC Ⅰ类分子异常，应激细胞同样也表达与 MHC Ⅰ无关的活化性受体。由病毒感染或者肿瘤细胞恶性转化诱导表达的应激蛋白可以通过与活化性受体结合，激活 NK 细胞发挥细胞毒作用从而溶解靶细胞。在接下来的章节中，我们将对这些特异性的活化受体及其配体进行详细讨论。活化性信号的强弱决定于受体与配体之间的亲和力与结合数目。NK 细胞溶解靶细胞的细胞毒作用需要较强的活化性信号。较弱的活化性信号只能促进 NK 细胞分泌 IFN-γ 等炎性细胞因子，这些细胞因子能招募获得性免疫反应中的细胞来参与清除入侵的病原体。如前所述，在小鼠细胞上的 MHC Ⅰ特异性受体能够与 MHC Ⅰ类分子结合，NK 细胞本身也表达 MHC Ⅰ类分子，从而减少 NK 细胞表面 MHC Ⅰ特异性抑制性受体与靶细胞上 MHC Ⅰ的结合的数量，降低抑制性信号的传导，进而下调激活 NK 的阈值[25-26]。这些结果提示，NK 细胞本身的 MHC 表达情况影响其活化性信号的强弱。因此，MHC 等位基因多态性强的 NK 细胞应该具有更强的活化能力。

B. 信号通路

NK 细胞开始与靶细胞相互作用时，相应的细胞信号通过表面受体传入细胞内。NK 细胞上不同受体介导的活化或者抑制信号转导通路是较为类似的保守序列（图 9.1）。活化性受体胞内片段较短，不能直接传导信号。因此，活化性受体通常与免疫受体酪氨酸活化基序（ITAM）相连。ITAM 含有的接头蛋白分子被磷酸化后向下游传递信号，最终导致溶解素、颗粒酶或者细胞因子的释放。接头蛋白分子和细胞膜上带电荷的氨基酸结合后与活化性受体的胞内段相连。

常见的接头分子有 DAP12(dynax activating protein 12kD)、CD3ζ、FcRγ 和

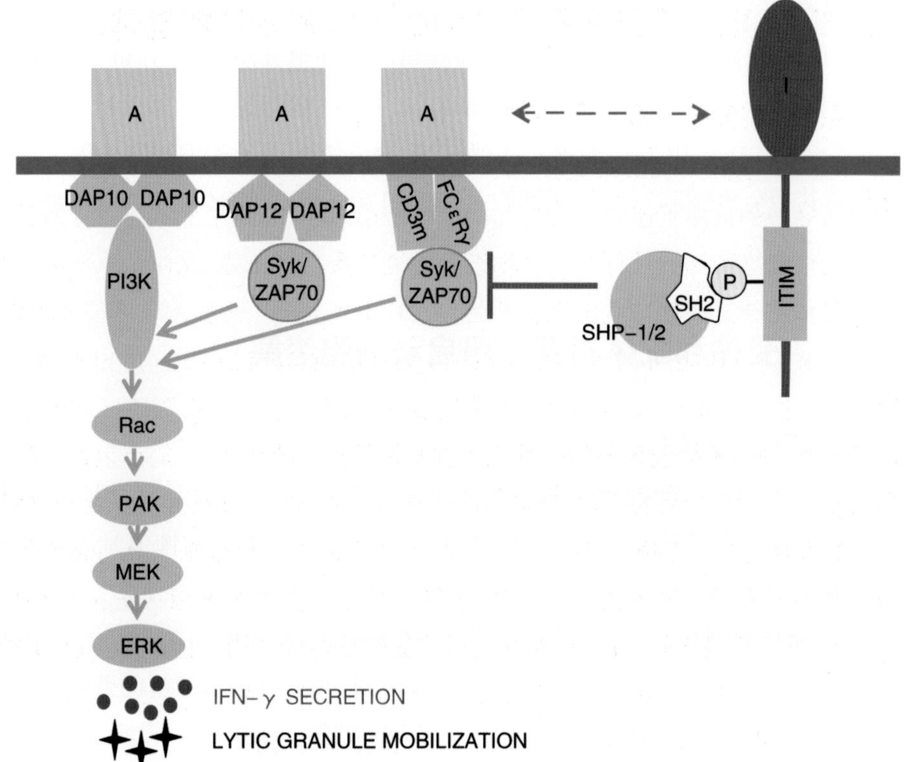

图 9.1 NK 细胞受体介导的保守信号通路

活化性受体通过 ITAM 的接头蛋白分子激活 PI3K 信号通路，最终导致 IFN-γ 及溶解素、颗粒酶的释放。抑制性受体与配体结合后导致活化性受体和抑制性受体交联、ITIM 磷酸化、招募 SHP-1 和 SHP-2 与 SH2 结构域结合，进而使得活化性受体 / 接头蛋白复合体上的关键蛋白去磷酸化。

DAP10。DAP12 通过受体跨膜区胞质端残基与 NK 细胞活化性受体连接。活化性受体与配体相互作用后，ITAM 中的酪氨酸残基被 Src 家族的激酶 Lck 和 Fyn 磷酸化。ITAM 上的磷酸化酪氨酸位点招募 Syk[27] 或 Zap70[28]，Syk 或 Zap70 激活 PI3K 进而活化下游的 Rac1、PAK1 和 MAPK/ERK，最终激活 NK 细胞释放溶解素颗粒酶杀伤靶细胞[29-30]。近来有研究表明，持续的 ITAM 信号通路活化所引起的 IFN-γ 的释放（不包括细胞溶解作用）需要蛋白激酶 C-θ（PKC-θ）的激活[31]。其他的接头蛋白，例如 CD3ζ 和 FcRγ 与 DAP12 同样含有 ITAM，因此功能和作用方式也与其相同（图 9.1）。另一方面，DAP10 含有 PI3K 而非 ITAM 结合结构域。Fyn/Lck 磷酸化 PI3K 结合结构域中的酪氨酸后，招募 PI3K，之后以与 DAP12 相同的方式激活 NK 细胞释放颗粒酶。除此之外，抗体依赖的 NK 细胞介导的细胞毒作用可通过偶联 CD3ζ 或 FcεRγ 的 FcγRⅢ（CD16），依照上述方式激活 NK 细胞。总之，尽管众多不同的配体可通过各自依赖的受体激活 NK 细胞，但是在信号转导途径的下游合并为共同的保守信号途径引起 ERK 的激活和溶解素颗粒酶的释放。

相比之下，抑制性受体含有较长的胞质侧片段，包含一个或者多个 ITIM。当受体、配体相互结合之后，ITIM 被 Lck 和 Fyn 磷酸化（图 9.1）。Src 同源结构域 2（SH2）包括磷酸酶 1 和磷酸酶 2（SHP-1 和 SHP-2）。它们与 ITIM SH2 中的磷酸化酪氨酸结合[33-34]，特异性地使 Syk 和 Zap70 去磷酸化。Syk 和 Zap70 上酪氨酸磷酸化是 NK 细胞早期活化所需的关键蛋白，因此，SHP-1 和 SHP-2 通过去磷酸化作用中断了 NK 细胞的溶解作用[35]。

四、MHC Ⅰ类分子及 MHC Ⅰ相关分子的受体

A. 杀伤细胞免疫球蛋白样受体（KIR）

MHC Ⅰ类分子为 NK 细胞提供了非常丰富的信号。NK 细胞通过 MHC Ⅰ类分子检测靶细胞微环境的健康状态；二者之间的相互作用对 NK 细胞十分重要，可为 NK 细胞分别提供抑制性信号和活化性信号。杀伤细胞免疫球蛋白样受体（KIR）是表达于 NK 细胞上的最大受体家族，其配体是靶细胞表面的 MHC Ⅰ类分子，可作为单体型 A 和单体型 B 遗传（图 9.2）。KIR 胞外段为 KIR2D/KIR3D 免疫球蛋白样结构域，胞内段为较短的 KIR2D/KIR3D 片段（KIR2DS/KIR3DS）或者包含 ITIM 的较长的 KIR2D/KIR3D 片段（KIR2DL/KIR3DL），向 NK 细胞传导活化性或者抑制性信号（图 9.3）。简单地说，在本章内容中，所有活化性 KIR 基因的表达产物用 aKIR 表示，抑制性 KIR 基因的表达产物用 iKIR 表示。

如前所述，遇到靶细胞时 aKIR 向 NK 细胞提供活化性信号诱导溶解素颗粒酶的释放，从而导致靶细胞溶解；或者使 NK 细胞分泌更多的细胞因子来放大免疫应答。由于 aKIR 胞质侧片段太短，aKIR 本身并不具备信号传导能力，但是它可以通过带电荷的赖氨酸或者精氨酸与 DAP12 偶联。已经发现的 6 种胞外片段中有 2 个结构域的 aKIR 表现出不同的 MHC Ⅰ结合倾向。KIR2DS1、KIR2DS2 和 KIR2DS3 与其他同源抑制性受体一样可以结合人白细胞分化抗原（HLA）-C，MHC Ⅰ。这提示当 NK 细胞识别靶细胞上表达的 HLA-C 时既能够接受抑制性信号也能接受活化性信号，这进一步增加了 NK 细胞后续反应的复杂性。而且，NK 细胞表面的活化性和抑制性 KIR 的比例可能是决定靶细胞命运的决定性因素。KIR2DS4 是单体型 A KIR 中唯一特别的一种受体，其配体可以是 MHC 分子之外的其他蛋白。除了 HLA-C1，HLA-C2 和 HLA-A11，未经确认的黑色素瘤蛋白[37]和慢性淋巴细胞性白血病（CLL）细胞蛋白[38]也可以激活 KIR2DS4。这提示 aKIR 在抗肿瘤免疫中发挥显著作用。但是 KIR2DS5 和 KIR2DS3 的配体仍未被发现。

不同于 aKIR，iKIR 通过招募 SHP-1 和 SHP-2 与其胞质内 ITIM 结合向细胞内传递抑制性信号。目前有 8 种识别 MHC 的 iKIR 已经被鉴定。KIR2DL1、KIR2DL2 和 KIR2DL3 可与 HLA-C 结合[39]，KIR3DL1 可与 HLA-B 结合[40-41]，KIR3DL2 可与 HLA-A3 和 HLA-A11 结合[42]。KIR2DL5 的配体仍然没有被发现。KIR2DL4 只表达于所有人类 NK 细胞表面。目前实验已经证明，它既能传导活化性信号也能传导抑制性信号。KIR2DL4 识别可溶性 HLA-G。胎盘中不表达经典的 HLA 分子，但表达 HLA-G 分子。KIR2DL4 通过与 HLA-G 的相互作用防止自然流产。

已经证实，KIR 基因的表达调控并不依赖于启动子控制的基因序列的差异，而是由 CpG 上胞嘧啶的甲基化修饰对其进行表观遗传学调控[43]。此种 DNA 甲基化模式在细胞分裂过程中可维持数代，同时也有助于 NK 细胞及其子代克隆多样性的形成[44]。KIR 随机表达使得不同 NK 细胞克隆的表面形成多样的活化性和抑制性 KIR 组合，从而形成不同的 NK 细胞克隆库。基因型分析和表观遗传学研究表明，NK 细胞主要有两种单体型 KIR 表达（图 9.2）。单体型 A KIR 基因中的等位基因相对固定，包括 5 种 iKIR 以及 aKIR、KIR2DS4 和 KIR2DL4，具有传递抑制性和活化性信号的功能。与之相反，单体型 B KIR

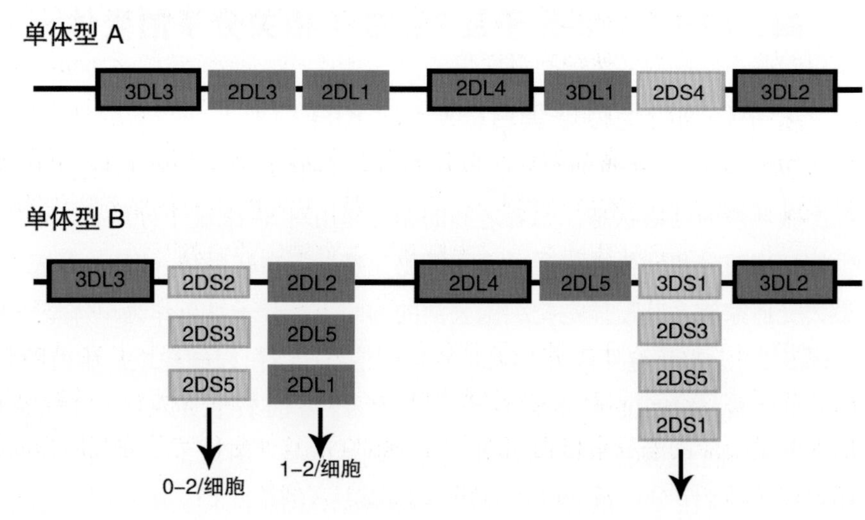

图 9.2 KIR 单体型图解

KIR 单体型 A 上基因盒相对固定，单体型 B 包括的基因盒变化通常很大。在一个特定的单体型 B KIR 基因上，图中线上和线下的不同基因盒都可能被组合在单体型 B 中。两种单体型中编码骨架蛋白的基因用粗体黑线条轮廓显示。活化性 KIR 用绿色表示，抑制性 KIR 用红色表示。单体型 B 不同基因盒下方的数字表示可以表达在一个特定单体型 B KIR 的不同组合数。

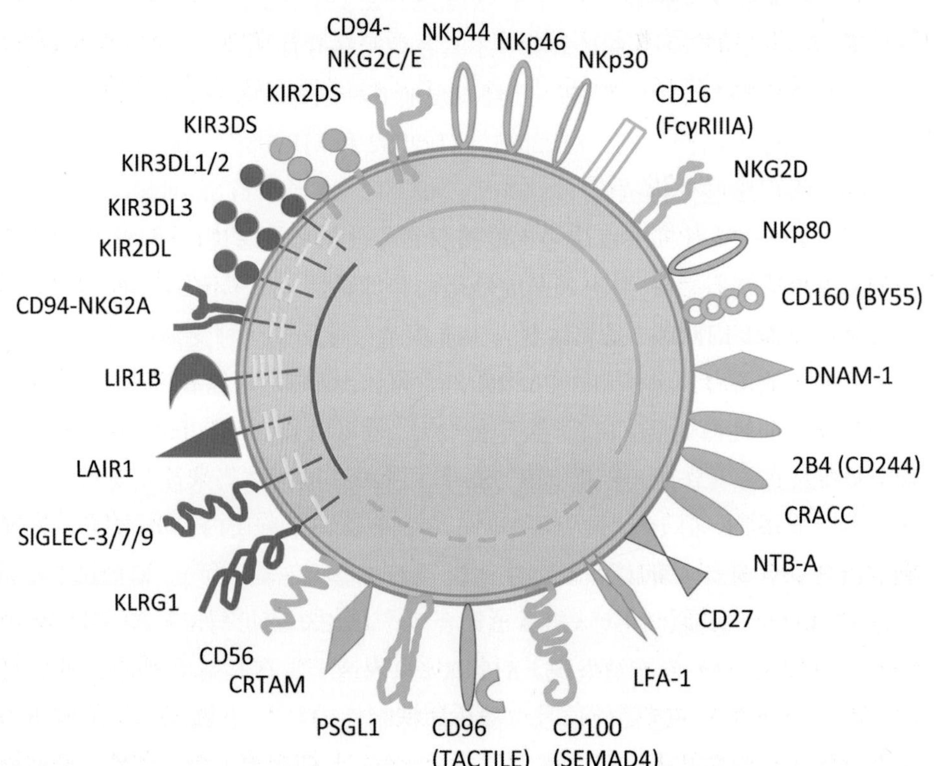

图 9.3 NK 细胞的表面受体

图中绿色受体表示涉及 NK 细胞活化的受体，绿色实线包括的受体归为此类；红色受体表示 NK 细胞抑制性受体，红色实线包括的受体归为此类。颜色编码的虚线中包括的受体是活化性共受体。受体胞质内尾巴上的黄色斜线表示 ITIM。各受体的缩写名称在图中临近受体一侧标示。

基因中等位基因变化较大，其表达产物包括多种 aKIR 和 iKIR[45]。不同种群中 KIR 单元型表达差异巨大，因此表达不同 KIR 单元型的个体对一些特定癌症和感染的易感性不同。

B. 自然细胞毒性受体

除了与 MHC 分子相互作用之外，NK 细胞还依赖非 MHC 相关蛋白区分应激细胞和健康细胞。NK 细胞可轻易溶解 MHC Ⅰ表达缺失的肿瘤细胞，人们由此发现了非 MHC 相关的配体分子。NK 细胞的这种杀伤功能是由如下原因造成的：缺失 MHC Ⅰ介导的抑制信号；

非 MHC Ⅰ类分子激活活化性受体。这种在 MHC 非依赖性途径溶解靶细胞过程中发挥重要作用的受体被称为自然细胞毒性受体(natural cytotoxicity receptor，NCR)(图9.3)。这些受体对于 NK 细胞非常重要，即便删除一个 NCR 都会降低 NK 细胞在体内对肿瘤细胞的杀伤能力[46]；肿瘤细胞通过分泌转移生长因子 β1（TGFβ1）下调 NCR 家族成员数目以逃避 NK 细胞的溶解作用[47]。除此之外，NCR 能够与抗原呈递细胞，比如树突状细胞相互作用，促进适应性免疫细胞所需的免疫细胞的成熟[48]。

根据各自的分子量不同，NCR 包括 NKp30、NKp44、NKp46 和 NKp80[49-51]。NKp30、NKp46 和 Nkp80 表达于静止期和活化阶段的 NK 细胞。IL-2 可上调 NKp44 的表达。NKp46 配体包括流感病毒和副流感病毒的血球凝集素和血球凝集素 - 神经氨酸酶[52]，NKp30 的配体是硫酸乙酰肝素蛋白聚糖[53]。NKp30 的其他配体有肿瘤细胞释放的核因子 HLA-B 相关转录因子 3[54]、B7-H6[55]、CMV pp65 和 BAT3[56]。

NCR 中只有 NKp44 通过 DAP12 传导信号（图 9.1）[49]。NKp30 和 NK46 与 CD3ζ 和 FcεRγ 接头蛋白组成三聚体[50-51]。NKp80 是活化性受体，与遗传相关的激活诱导 C 型凝集素（AICL）结合后激活 NK 细胞毒性，杀伤恶性髓样细胞[57]。NKp80 不需要接头蛋白，而是通过其胞质内的半 ITAM 招募 Syk[58] 激活 PI3K 通路传导活化性信号。

C. CD94/NKG2 和 NKG2D

NKG2 家族与 KIR 类似，既有抑制性受体也有活化性受体；MHC Ⅰ类分子和非 MHC Ⅰ类分子都可成为其配体。一些同家族成员，比如 NKG2A、NKG2C 和 NKG2E 与 CD94 组成异二聚体，而 NKG2D 与其本身形成同源二聚体（图 9.3）。

NKG2D 与 NKG2 家族其他成员相关性不高：它不与 CD94 形成异二聚体，而是形成同源二聚体后与 DAP10 结合来产生活化性信号。人类 NKG2D 复合体与应激诱导表达的 MHC Ⅰ类分子相关基因 A 和 B（MIC A/MIC B）结合，MIC A 和 MIC B 在稳态内环境下表达于肠上皮细胞，但是在许多肿瘤上皮细胞中高表达[59-60]。NKG2D 的其他配体还有巨细胞病毒感染诱导表达的 UL16- 结合蛋白（ULBP）1/2/3/4[61-63]，在小鼠中，NKG2D 识别维甲酸诱导早期基因（Rae-1）样蛋白[62]和非经典 MHC 抗原 H-60。NKG2D 介导对肿瘤细胞的直接杀伤和诱发 T 细胞的抗肿瘤免疫应答[64]。T 细胞介导的抗肿瘤免疫应答是 NK 细胞杀伤肿瘤的重要组成部分。肿瘤通过分泌 TGFβ 下调 NKG2D 在 NK 细胞[65]的表达及其配体在肿瘤细胞上的表达[66]，从而逃避 NK 细胞的杀伤。此外，肿瘤还能分泌可溶性的 MIC A/MIC B“诱骗”受体竞争性地与 NKG2D 结合[67]。

NKG2 家族的其他成员 NKG2A、NKG2C 和 NKG2E 与凝集素样蛋白 CD94 形成异二聚体。这些复合体识别非经典 MHC 分子 HLA-E。因为只呈递经典 MHC Ⅰ类分子来源的肽段，HLA-E 在一定程度上被认为是非经典 MHC 分子。这种特点赋予 NK 细胞间接感知靶细胞 MHC Ⅰ类分子环境的功能[68]。NKG2A 含有 ITIM，与 HLA-E 结合之后启动抑制性信号。有趣的是，NKG2C/E-CD94 也能够与 HLA-E 结合，但是 NKG2C/E-CD94 不含有 ITIM，而是通过与 DAP12 结合传导活化性信号。

D. CD160（BY55)

CD160 是表达于 $CD56^{dim}CD16^+$ 细胞毒性 NK 细胞亚群的活化型受体，$CD56^{dim}CD16^+$NK 细胞是人外周血 NK 细胞中主要组成部分（图 9.3）[69-70]。特异性配体与 CD160 结合后通过 PI3K 通路活化 NK 细胞[71]。NK 细胞表面 CD160 有两种亚型，分别以糖基磷脂酰肌醇（GPI）锚定形式和跨膜形式表达。GPI- 锚定亚型与 KIR2DL4 同源，但其介导的信号通路还未被阐明。另一种跨膜亚型瞬时表达于细胞因子活化的 NK 细胞，含有能激活 Erk1/2 的跨膜结构域[72]。CD160 的配体种类很多，包括 MHC Ⅰa/MHC Ⅰb、HLA-C[69]、可溶性 HLA-G[73]、HLA-A2、HLA-B7、HLA-E[69] 和疱疹病毒介入蛋白[74]。

E. SLAM 家族受体

在体内，NK 细胞不仅仅与组织细胞接触，它们也能与其他 NK 细胞接触。为了防止纯粹的“自相残杀”，NK 细胞表达信号淋巴细胞激活分子（signaling lymphocyte activation molecule，SLAM）相关受体。表达于人 NK 细胞的 SLAM 家族受体是 NTB-A、CRACC 和 2B4（CD244）。NTB-A 和 CRACC 在同型 NK 细胞相互作用中充当自身配体。2B4 的配体为 CD48。后者大多表达于造血细胞，是一种与 GPI 相连的 CD2 受体家族的成员[75]。2B4、NTB-A 或 CRACC 与 MHC Ⅰ表达阴性的应激靶细胞相互作用时，能够激活 NK 细胞的细胞毒性，而 MHC Ⅰ表达阳性细胞（例如相邻 NK 细胞）则不被杀伤[76]。

SLAM 家族成员介导的信号通路与 NK 细胞上其他受体不同，它们不招募含有 ITAM 的接头蛋白分子 DAP10 和 DAP12。SLAM 的胞内结构域中包含的酪氨酸基序被磷酸化后招募含有 SLAM 相关蛋白（SAP）或者 Ewing's 肉瘤激活转录因子 2（EAT-2）的 SH2 结构域。在小鼠中，SLAM 受体家族通过招募不同接头分子蛋白介导激活或者抑制功能；人的 SLAM 受体家族只介导活化性功能[77]。

F. 其他 NK 细胞受体

除了直接溶解靶细胞之外，NK 细胞还与 B 细胞一起执行抗体依赖的细胞毒作用（ADCC）[78]。NK 细胞表达的 CD16 与被 IgG 调理的细胞结合（图 9.3）。CD16 可与含有 ITAM 的 CD3ζ 和 FCRγ 相连。CD16 被配体激活后，ITAM 得以与 Syk 结合从而启动 NK 细胞激活通路，最终溶解靶细胞[79]。

NK 细胞也表达一系列促进其与靶细胞结合的受体，以此作为诱导穿孔素和颗粒酶释放的共受体。其中的一部分受体除了增强细胞间黏附之外，还有促进 NK 细胞激活和细胞毒作用；其余的受体主要用来形成和维持与靶细胞的结合。这些受体往往识别靶细胞表面的黏附分子。维持 NK 细胞与靶细胞间稳定结合的最主要的黏附分子是淋巴细胞功能相关抗原 1(LFA-1)（图 9.3）[80]，LFA-1 是负责与细胞间黏附分子 1(ICAM-1) 结合的整合素。LFA-1 和 ICAM-1 结合导致肌动蛋白（actin）聚集，从而增强 NK 细胞与靶细胞的黏附[81]。在 NCR 介导的杀伤基质细胞和 NKG2D 介导的杀伤树突状细胞的过程中，LFA-1 被证明起到共激活因子的作用[82]。另一种重要的活化性受体是 DNAX 附属分子 1（DNAM-1），它同样具有促进黏附和增强细胞毒性的作用（图 9.3）[31,83]，同时还可能在 NK 细胞迁移中发挥作用[84]。人类 DNAM-1 的配体是 CD155[poliovirus receptor（PVR）or Nectin-5] 和 CD112(Nectin-2，黏连蛋白 2)，在肿瘤细胞中二者都有较高的表达[85]，提示 DNAM-1 是介导肿瘤杀伤作用的受体[86]。DNAM-1 下游信号依赖与 LFA-1 相连的 Fyn 传导[83]。另外两种识别黏连蛋白的受体分别是 MHC Ⅰ类分子限制性 T 细胞相关分子（CRTAM）和 CD96（Tactile）。CRTAM 与 Necl-2 结合后促进 NK 细胞的活化；CD96 识别 Necl-5 后主要促进细胞间黏附而不是激活细胞（图 9.3）。另一种促进 NK 细胞与靶细胞相互作用的分子是 CD100（或者称为 Semaphorin 4D，SEMA4D）（图 9.3），通过与其配体 CD72 结合增强 NK 细胞与靶细胞之间的黏附，进而促进 NK 细胞毒性以及细胞因子的产生[88]。CD72 主要表达于 B 细胞[89]，提示这种相互作用可能与 NK 细胞对应激 B 细胞的杀伤有关。

NK 细胞不仅表达可以增加其杀伤活性的黏附分子受体，也表达介导其抑制作用的黏附分子受体。KLRG1 是一种含有 ITIM 的抑制性受体，它能识别典型的钙黏素 E、钙黏素 N 和钙黏素 R（图 9.3）[90]。恶性肿瘤上皮细胞表面钙黏素 E 表达的下调与肿瘤转移有关，提示在 NK 细胞发现恶性上皮细胞的过程中 KLRG1 可能扮演重要角色[91]。LAIR-1 识别常见的胶原酶基序，其胞外区含有一个免疫球蛋白样结构域，胞内区含有 2 个免疫受体酪氨酸抑制基序（ITIMs）（图 9.3）[92]。NK 细胞之间的 LAIR-1 相互作用可以介导强力的抑制信号，抑制处于静止期和活化状态的 NK 细胞[92-93]和 B 细胞对靶细胞的溶解[94]。

人体内还存在另外一些受体能够帮助 NK 细胞分化为不同亚群。其中一些受体的信号功能已知，另一些仅被鉴定为发育标记分子。NK 细胞亚群的主要标记分子是 CD56（图 9.3）。$CD56^{lo}$（CD56 低表达）细胞是外周血 NK 细胞中的主要部分，对靶细胞具有很强的细胞毒作用。相反的，$CD56^{hi}$（CD56 高表达）细胞仅占外周血 NK 细胞的 10%，虽然分泌 IFN-γ，但是细胞毒性低。此外，CD27 也表达于 $CD56^{hi}$ 亚群，与 CD70 结合后促进 NK 细胞的细胞毒性（图 9.3）[95]，增强 $CD8^{+}$T 细胞的应答[96]。再者，NK 细胞分化过程中还表达翻译后修饰分子 P 选择素糖蛋白配体 1(PSGL1)，其被视为 PEN5 抗原表位，可以与整合素 L- 选择素结合，提示 PEN5/PSGL1 可能是潜在的 NK 细胞归巢受体。注意，NK 细胞也表达 KIR 之外的 MHC Ⅰ特异性抑制性受体。例如，LIR1B(ILT2/CD85j/LIR-1) 是一种强力的 MHC Ⅰ结合性抑制性受体，其胞质侧含有 4 个 ITIMs（图 9.3)[98]。

异常表达的糖蛋白和糖脂分子最近被认为是肿瘤标志物，与广泛表达于造血细胞表面的唾液酸结合免疫球蛋白样凝集素（Siglecs）结合。Siglec-3（CD33）表达于活化的 NK 细胞，通过 2 个 ITIMs 对 NK 的活化起负调节作用（图 9.3）[99-100]。表达于 NK 细胞上的 Siglec-7(P70/AIRM) 和 Siglec-9 是 CD33 相关 Siglecs（图 9.3）[101]，参与临床病理进展。Siglec-7 表达下降是 NK 细胞功能异常和 HIV 病毒滴度升高的早期标志[102]。此外，表达 Siglec-7 的 NK 细胞倾向于结合在 DSGb5 等 α 2，6- 双唾液酸神经节苷脂的内部分支。DSGb5 是一种在肾癌细胞中高表达并能促进癌细胞转移的神经节苷脂[103]。Siglec-9 的配体是 MUC-16[104]。MUC-16 在癌细胞中高度表达[105]，作为抗黏附分子阻止 NK 细胞与靶细胞之间免疫突触的形成，抑制 NK 细胞介导的抗肿瘤反应[106-107]。

五、小结

NK 细胞是机体免疫防御中第一道防线的重要组成部分，尤其是在抗肿瘤免疫中起关键作用。与 T 细胞相比，NK 细胞对自身 MHC 分子具有天然的免疫耐受，但是其可以通过识别异常表达的自身蛋白，杀伤恶性细胞。T 细胞则是通过在胸腺中的阴性选择和克隆删除了具有自身反应活性的 T 细胞，获得了对自身组织的免疫耐受。通过一系列的受体，NK 细胞能够区别应激的癌细胞和健康细胞，通过平衡 NK 细胞自身的抑制性信号和活化性信号，以决定“可疑”肿瘤细胞的命运（图 9.3）。但是，肿瘤细胞能够通过分泌免疫抑制分子和释放 NK 细胞活化性受体的可溶性配体来逃避 NK 细胞的杀伤作用。因此，在肿瘤微环境中，NK 细胞功能往往受到抑制。阐明维持活化性受体表达的机制有助于激活识别肿瘤的 NK 细胞，更好地发现和杀伤入侵的肿瘤细胞。

参考文献

[1] Elliott JM, Yokoyama WM. Unifying concepts of MHC-dependent natural killer cell education. Trends Immunol, 2011, 32(8):364 - 372.

[2] Anfossi N, Andre P, Guia S, et al. Human NK cell education by inhibitory receptors for MHC class I. Immunity, 2006, 25(2):331 - 342.

[3] Chalifour A, Scarpellino L, Back J, et al. A role for cis interaction between the inhibitory Ly49A receptor and MHC class I for natural killer cell education. Immunity, 2009, 30(3):337 - 347.

[4] Kim S, Poursine-Laurent J, Truscott SM, et al. Licensing of natural killer cells by host major histocompatibility complex class I molecules. Nature, 2005, 436(7051):709 - 713.

[5] Joncker NT, Shifrin N, Delebecque F, et al. Mature natural killer cells reset their responsiveness when exposed to an altered MHC environment. J Exp Med, 2010, 207(10):2065 - 2072.

[6] Juelke K, Killig M, Thiel A, et al. Education of hyporesponsive NK cells by cytokines. Eur J Immunol, 2009, 39(9):2548 - 2555.

[7] Fehniger TA, Bluman EM, Porter MM, et al. Potential mechanisms of human natural killer cell expansion in vivo during low-dose IL-2 therapy. J Clin Invest, 2000, 106(1):117 - 124.

[8] Warren HS, Kinnear BF, Kastelein RL, et al. Analysis of the costimulatory role of IL-2 and IL-15 in initiating proliferation of resting (CD56dim) human NK cells. J Immunol,1996, 156(9):3254 - 3259.

[9] Lotzova E, Savary CA, Herberman RB. Induction of NK cell activity against fresh human leukemia in culture with interleukin 2. J Immunol, 1987, 138(8):2718 - 2727.

[10] Brilot F, Strowig T, Roberts SM, et al. NK cell survival mediated through the regulatory synapse with human DCs requires IL-15-Ralpha. J Clin Invest, 2007, 117(11):3316 - 3329.

[11] Carson WE, Giri JG, Lindemann MJ, et al. Interleukin (IL) 15 is a novel cytokine that activates human natural killer cells via components of the IL-2 receptor. J Exp Med, 1994, 180(4):1395 - 1403.

[12] Ferlazzo G, Pack M, Thomas D, et al. Distinct roles of IL-12 and IL-15 in human natural killer cell activation by dendritic cells from secondary lymphoid organs. Proc Natl Acad Sci USA, 2004, 101(47):16606 - 16611.

[13] Ferlazzo G, Thomas D, Lin SL, et al. The abundant NK cells in human secondary lymphoid tissues require activation to express killer cell Ig-like receptors and become cytolytic. J Immunol, 2004, 172(3):1455 - 1462.

[14] Loza MJ, Perussia B. The IL-12 signature: NK cell terminal $CD56^+$ high stage and effector functions. J Immunol, 2004, 172(1):88 - 96.

[15] Wendt K, Wilk E, Buyny S, et al. Interleukin-21 differentially affects human natural killer cell subsets. Immunology, 2007, 122(4):486 - 495.

[16] Girart MV, Fuertes MB, Domaica CI, et al. Engagement of TLR3, TLR7, and NKG2D regulates IFN-gamma secretion but not NKG2D-mediated cytotoxicity by human NK cells stimulated with suboptimal doses of IL-12. J Immunol, 2007, 179(6):3472－3479.

[17] Wu CY, Gadina M, Wang K, et al. Cytokine regulation of IL-12 receptor beta2 expression: differential effects on human T and NK cells. Eur J Immunol, 2000, 30(5):1364－1374.

[18] Skak K, Frederiksen KS, Lundsgaard D. Interleukin-21 activates human natural killer cells and modulates their surface receptor expression. Immunology, 2008, 123(4):575－583.

[19] Hodge DL, Subleski JJ, Reynolds DA, et al. The proinflammatory cytokine interleukin-18 alters multiple signaling pathways to inhibit natural killer cell death. J Interferon Cytokine Res, 2006, 26(10):706－718.

[20] Malejczyk J, Malejczyk M, Urbanski A, et al. Constitutive release of IL6 by human papillomavirus type 16 (HPV16)-harboring keratinocytes: a mechanism augmenting the NK-cell-mediated lysis of HPV-bearing neoplastic cells. Cell Immunol, 1991, 136(1):155－164.

[21] Passos ST, Silver JS, O'Hara AC, et al. IL-6 promotes NK cell production of IL-17 during toxoplasmosis. J Immunol, 2010, 184(4):1776－1783.

[22] Nguyen KB, Salazar-Mather TP, Dalod MY, et al. Coordinated and distinct roles for IFN-alpha beta, IL-12, and IL-15 regulation of NK cell responses to viral infection. J Immunol, 2002, 169(8):4279－4287.

[23] Sato K, Hida S, Takayanagi H, et al. Antiviral response by natural killer cells through TRAIL gene induction by IFN-alpha/beta. Eur J Immunol, 2001, 31(11):3138－3146.

[24] Lanier LL. DAP10- and DAP12-associated receptors in innate immunity. Immunol Rev, 2009, 227(1):150－160.

[25] Doucey MA, Scarpellino L, Zimmer J, et al. Cis association of Ly49A with MHC class I restricts natural killer cell inhibition. Nat Immunol, 2004, 5(3):328－336.

[26] Scarpellino L, Oeschger F, Guillaume P, et al. Interactions of Ly49 family receptors with MHC class I ligands in trans and cis. J Immunol, 2007, 178(3):1277－1284.

[27] Jiang K, Zhong B, Gilvary DL, et al. Syk regulation of phosphoinositide 3-kinase-dependent NK cell function. J Immunol, 2002, 168(7):3155－3164.

[28] Lanier LL, Corliss BC, Wu J, et al. Immunoreceptor DAP12 bearing a tyrosine-based activation motif is involved in activating NK cells. Nature, 1998, 391(6668):703－707.

[29] Jiang K, Zhong B, Gilvary DL, et al. Pivotal role of phosphoinositide-3 kinase in regulation of cytotoxicity in natural killer cells. Nat Immunol, 2000, 1(5):419－425.

[30] Djeu JY, Jiang K, Wei S. A view to a kill: signals triggering cytotoxicity. Clin Cancer Res, 2002, 8(3):636－640.

[31] Tassi I, Cella M, Presti R, et al. NK cell-activating receptors require PKC-theta for sustained signaling, transcriptional activation, and IFN-gamma secretion. Blood, 2008, 112(10):4109－4116.

[32] Sutherland CL, Chalupny NJ, Schooley K, VandenBos T, Kubin M, Cosman D. UL16-binding proteins, novel MHC class I-related proteins, bind to NKG2D and activate multiple signaling pathways in primary NK cells. J Immunol, 2002, 168(2):671－679.

[33] Binstadt BA, Brumbaugh KM, Dick CJ, et al. Sequential involvement of Lck and SHP-1 with MHC-recognizing receptors on NK cells inhibits FcR-initiated tyrosine kinase activation. Immunity, 1996, 5(6):629－638.

[34] Burshtyn DN, Scharenberg AM, Wagtmann N, et al. Recruitment of tyrosine phosphatase HCP by the killer cell inhibitor receptor. Immunity, 1996, 4(1):77－85.

[35] McVicar DW, Burshtyn DN. Intracellular signaling by the killer immunoglobulin-like receptors and Ly49. Sci STKE, 2001, 2001 re1.

[36] Graef T, Moesta AK, Norman PJ, et al. KIR2DS4 is a product of gene conversion with KIR3DL2 that introduced specificity for HLA-A-11 while diminishing avidity for HLA-C. J Exp Med, 2009, 206(11):2557－2572.

[37] Katz G, Gazit R, Arnon TI, et al. MHC class I-independent recognition of NK-activating receptor KIR2DS4. J Immunol, 2004, 173(3):1819－1825.

[38] Giebel S, Nowak I, Wojnar J, et al. Association of KIR2DS4 and its variant KIR1D with leukemia. Leukemia, 2008, 22(11):2129－2130 discussion 30－1.

[39] Winter CC, Long EO. A single amino acid in the p58 killer cell inhibitory receptor controls the ability of natural killer cells to discriminate between the two groups of HLA-C allotypes. J Immunol, 1997, 158(9):4026－4028.

[40] Cella M, Longo A, Ferrara GB, et al. NK3-specific natural killer cells are selectively inhibited by Bw4-positive HLA alleles with isoleucine 80. J Exp Med. 1994, 180(4):1235－1242.

[41] Carr WH, Pando MJ, Parham P. KIR3DL1 polymorphisms that affect NK cell inhibition by HLA-Bw4 ligand. J Immunol, 2005, 175(8):5222－5229.

[42] Dohring C, Scheidegger D, Samaridis J, et al. A human killer inhibitory receptor specific for HLA-A1,2. J Immunol, 1996, 156(9):3098－3101.

[43] Santourlidis S, Trompeter HI, Weinhold S, et al. Crucial role of DNA methylation in determination of clonally distributed killer cell Ig-like receptor expression patterns in NK cells. J Immunol, 2002, 169(8):4253 - 4261.

[44] Moretta L, Moretta A. Killer immunoglobulin-like receptors. Curr Opin Immunol, 2004, 16(5):626 - 633.

[45] Kulkarni S, Martin MP, Carrington M. The Yin and Yang of HLA and KIR in human disease. Semin Immunol, 2008, 20(6):343 - 352.

[46] Sivori S, Pende D, Bottino C, et al. NKp46 is the major triggering receptor involved in the natural cytotoxicity of fresh or cultured human NK cells correlation between surface density of NKp46 and natural cytotoxicity against autologous, allogeneic or xenogeneic target cells. Eur J Immunol, 1999, 29(5):1656 - 1666.

[47] Ghio M, Contini P, Negrini S, et al. Soluble HLA-I-mediated secretion of TGF-beta1 by human NK cells and consequent downregulation of antitumor cytolytic activity. Eur J Immunol, 2009, 39(12):3459 - 3468.

[48] Moretta A. Natural killer cells and dendritic cells: rendezvous in abused tissues. Nat Rev Immunol, 2002, 2(12):957 - 964.

[49] Cantoni C, Bottino C, Vitale M, et al. NKp44, a triggering receptor involved in tumor cell lysis by activated human natural killer cells, is a novel member of the immunoglobulin superfamily. J Exp Med, 1999, 189(5):787 - 796.

[50] Pessino A, Sivori S, Bottino C, et al. Molecular cloning of NKp46: a novel member of the immunoglobulin superfamily involved in triggering of natural cytotoxicity. J Exp Med, 1998, 188(5):953 - 960.

[51] Pende D, Parolini S, Pessino A, et al. Identification and molecular characterization of NKp30, a novel triggering receptor involved in natural cytotoxicity mediated by human natural killer cells. J Exp Med, 1999, 190(10):1505 - 1516.

[52] Mandelboim O, Lieberman N, Lev M, et al. Recognition of haemagglutinins on virus-infected cells by NKp46 activates lysis by human NK cells. Nature, 2001, 409(6823):1055 - 1060.

[53] Bloushtain N, Qimron U, Bar-Ilan A, et al. Membrane-associated heparan sulfate proteoglycans are involved in the recognition of cellular targets by NKp30 and NKp46. J Immunol, 2004, 173(4):2392 - 2401.

[54] Pogge von Strandmann E, Simhadri VR, von Tresckow B, et al. Human leukocyte antigen-B-associated transcript 3 is released from tumor cells and engages the NKp30 receptor on natural killer cells. Immunity, 2007, 27(6):965 - 974.

[55] Brandt CS, Baratin M, Yi EC, et al. The B7 family member B7-H6 is a tumor cell ligand for the activating natural killer cell receptor NKp30 in humans. J Exp Med, 2009, 206(7):1495 - 1503.

[56] Arnon TI, Achdout H, Levi O, et al. Inhibition of the NKp30 activating receptor by pp65 of human cytomegalovirus. Nat Immunol, 2005, 6(5):515 - 523.

[57] Tomlinson MG, Lin J, Weiss A. Lymphocytes with a complex: adapter proteins in antigen receptor signaling. Immunol Today, 2000, 21(11):584 - 591.

[58] Dennehy KM, Klimosch SN, Steinle A. Cutting edge: NKp80 uses an atypical hemi-ITAM to trigger NK cytotoxicity. J Immunol, 2011, 186(2):657 - 661.

[59] Groh V, Bahram S, Bauer S, et al. Cell stress-regulated human major histocompatibility complex class I gene expressed in gastrointestinal epithelium. Proc Natl Acad Sci USA, 1996, 93(22):12445 - 12450.

[60] Groh V, Rhinehart R, Secrist H, et al. Broad tumor-associated expression and recognition by tumor-derived gamma delta T cells of MICA and MICB. Proc Natl Acad Sci USA, 1999, 96(12):6879 - 6884.

[61] Bauer S, Groh V, Wu J, et al. Activation of NK cells and T cells by NKG2D, a receptor for stress-inducible MICA. Science, 1999, 285(5428):727 - 729.

[62] Steinle A, Li P, Morris DL, et al. Interactions of human NKG2D with its ligands MICA, MICB, and homologs of the mouse RAE-1 protein family. Immunogenetics, 2001, 53(4):279 - 287.

[63] Cosman D, Mullberg J, Sutherland CL, et al. ULBPs, novel MHC class I-related molecules, bind to CMV glycoprotein UL16 and stimulate NK cytotoxicity through the NKG2D receptor. Immunity, 2001, 14(2):123 - 133.

[64] Westwood JA, Kelly JM, Tanner JE, et al. Cutting edge: novel priming of tumor-specific immunity by NKG2D-triggered NK cell-mediated tumor rejection and Th1-independent $CD4^+$ T cell pathway. J Immunol, 2004, 172(2):757 - 761.

[65] Castriconi R, Cantoni C, Della Chiesa M, et al. Transforming growth factor beta 1 inhibits expression of NKp30 and NKG2D receptors: consequences for the NK-mediated killing of dendritic cells. Proc Natl Acad Sci USA, 2003, 100(7):4120 - 4125.

[66] Eisele G, Wischhusen J, Mittelbronn M, et al. TGF-beta and metalloproteinases differentially suppress NKG2D ligand surface expression on malignant glioma cells. Brain, 2006, 129(Pt 9):2416 - 2425.

[67] Groh V, Wu J, Yee C, et al. Tumour-derived soluble MIC ligands impair expression of NKG2D and T-cell activation. Nature, 2002, 419(6908):734 - 738.

[68] Borrego F, Ulbrecht M, Weiss EH, et al. Recognition of human histocompatibility leukocyte antigen (HLA)-E complexed with HLA class I signal sequence-derived peptides by CD94/NKG2 confers protection from natural killer cell-mediated lysis. J Exp Med, 1998, 187(5):813 - 818.

[69] Barakonyi A, Rabot M, Marie-Cardine A, et al. Cutting edge: engagement of CD160 by its HLA-C physiological ligand triggers a unique cytokine profile secretion in the cytotoxic peripheral blood NK cell subset. J Immunol, 2004, 173(9):5349 - 5354.
[70] Le Bouteiller P, Tabiasco J, Polgar B, et al. CD160: a unique activating NK cell receptor. Immunol Lett, 2011, 138(2):93 - 96.
[71] Rabot M, El Costa H, Polgar B, et al. CD160-activating NK cell effector functions depend on the phosphatidylinositol 3-kinase recruitment. Int Immunol, 2007, 19(4):401 - 409.
[72] Giustiniani J, Bensussan A, Marie-Cardine A. Identification and characterization of a transmembrane isoform of CD160 (CD160-TM), a unique activating receptor selectively expressed upon human NK cell activation. J Immunol, 2009, 182(1):63 - 71.
[73] Fons P, Chabot S, Cartwright JE, et al. Soluble HLA-G1 inhibits angiogenesis through an apoptotic pathway and by direct binding to CD160 receptor expressed by endothelial cells. Blood, 2006, 108(8):2608 - 2615.
[74] Cai G, Freeman GJ. The CD160, BTLA, LIGHT/HVEM pathway: a bidirectional switch regulating T-cell activation. Immunol Rev, 2009, 229(1):244 - 258.
[75] Latchman Y, Reiser H. Enhanced murine $CD4^+$T cell responses induced by the CD2 ligand CD48. Eur J Immunol, 1998, 28(12):4325 - 4331.
[76] Stark S, Watzl C, 2B4 (CD244), NTB-A and CRACC (CS1) stimulate cytotoxicity but no proliferation in human NK cells. Int Immunol, 2006, 18(2):241 - 247.
[77] Veillette A, Dong Z, Latour S. Consequence of the SLAM-SAP signaling pathway in innate-like and conventional lymphocytes. Immunity, 2007, 27(5):698 - 710.
[78] Leibson PJ. Signal transduction during natural killer cell activation: inside the mind of a killer. Immunity, 1997, 6(6):655 - 661.
[79] Lanier LL, Yu G, Phillips JH. Analysis of Fc gamma R Ⅲ (CD16) membrane expression and association with CD3 zeta and Fc epsilon RI-gamma by site-directed mutation. J Immunol, 1991, 146(5):1571 - 1576.
[80] Fuchs A, Colonna M. The role of NK cell recognition of nectin and nectin-like proteins in tumor immunosurveillance. Semin Cancer Biol, 2006, 16(5):359 - 366.
[81] Mace EM, Zhang J, Siminovitch KA, et al. Elucidation of the integrin LFA-1-mediated signaling pathway of actin polarization in natural killer cells. Blood, 2010, 116(8):1272 - 1279.
[82] Poggi A, Zocchi MR. Antigen presenting cells and stromal cells trigger human natural killer lymphocytes to autoreactivity: evidence for the involvement of natural cytotoxicity receptors (NCR) and NKG2D. Clin Dev Immunol, 2006, 13(2-4):325 - 336.
[83] Shibuya A, Campbell D, Hannum C, et al. DNAM-1, a novel adhesion molecule involved in the cytolytic function of T lymphocytes. Immunity. 1996, 4(6):573 - 581.
[84] Reymond N, Imbert AM, Devilard E, et al. DNAM-1 and PVR regulate monocyte migration through endothelial junctions. J Exp Med, 2004, 199(10):1331 - 1341.
[85] Soriani A, Zingoni A, Cerboni C, et al. ATM-ATR-dependent upregulation of DNAM-1 and NKG2D ligands on multiple myeloma cells by therapeutic agents results in enhanced NK-cell susceptibility and is associated with a senescent phenotype. Blood, 2009, 113(15):3503 - 3511.
[86] Gilfillan S, Chan CJ, Cella M, et al. DNAM-1 promotes activation of cytotoxic lymphocytes by nonprofessional antigen-presenting cells and tumors. J Exp Med, 2008, 205(13):2965 - 2973.
[87] Shibuya K, Lanier LL, Phillips JH, et al. Physical and functional association of LFA-1 with DNAM-1 adhesion molecule. Immunity, 1999, 11(5):615 - 623.
[88] Mizrahi S, Markel G, Porgador A, et al. CD100 on NK cells enhances IFNgamma secretion and killing of target cells expressing CD72. PLoS One, 2007;2(9):e818.
[89] Kumanogoh A, Watanabe C, Lee I, et al. Identification of CD72 as a lymphocyte receptor for the class Ⅳ semaphorin CD100: a novel mechanism for regulating B cell signaling. Immunity, 2000, 13(5):621 - 631.
[90] Ito M, Maruyama T, Saito N, et al. Killer cell lectin-like receptor G1 binds three members of the classical cadherin family to inhibit NK cell cytotoxicity. J Exp Med, 2006, 203(2):289 - 295.
[91] Colonna M. Cytolytic responses: cadherins put out the fire. J Exp Med, 2006, 203(2):261 - 264.
[92] Meyaard L. The inhibitory collagen receptor LAIR-1 (CD305). J Leukoc Biol, 2008, 83(4):799 - 803.
[93] Meyaard L, Adema GJ, Chang C, et al. LAIR-1, a novel inhibitory receptor expressed on human mononuclear leukocytes. Immunity, 1997, 7(2):283 - 290.
[94] Merlo A, Tenca C, Fais F, et al. Inhibitory receptors CD85j, LAIR-1, and CD152 downregulate immunoglobulin and cytokine production by human B lymphocytes. Clin Diagn Lab Immunol, 2005, 12(6):705 - 712.
[95] Vossen MT, Matmati M, Hertoghs KM, et al. CD27 defines phenotypically and functionally different human NK cell subsets. J Immunol, 2008, 180(6):3739 - 3745.

[96] Kelly JM, Darcy PK, Markby JL, et al. Induction of tumor-specific T cell memory by NK cell-mediated tumor rejection. Nat Immunol, 2002, 3(1):83 - 90.

[97] Andre P, Spertini O, Guia S, et al. Modification of P-selectin glycoprotein ligand-1 with a natural killer cell-restricted sulfated lactosamine creates an alternate ligand for L-selectin. Proc Natl Acad Sci USA, 2000, 97(7):3400 - 3405.

[98] Cosman D, Fanger N, Borges L, et al. A novel immunoglobulin superfamily receptor for cellular and viral MHC class I molecules. Immunity, 1997, 7(2):273 - 282.

[99] Vivier E, Daeron M. Immunoreceptor tyrosine-based inhibition motifs. Immunol Today. 1997, 18(6):286 - 291.

[100] Ulyanova T, Blasioli J, Woodford-Thomas TA, et al. The sialoadhesin CD33 is a myeloid-specific inhibitory receptor. Eur J Immunol, 1999, 29(11):3440 - 3449.

[101] Ikehara Y, Ikehara SK, Paulson JC. Negative regulation of T cell receptor signaling by Siglec-7 (p70/AIRM) and Siglec-9. J Biol Chem, 2004, 279(41):43117 - 43125.

[102] Brunetta E, Fogli M, Varchetta S, et al. The decreased expression of Siglec-7 represents an early marker of dysfunctional natural killer-cell subsets associated with high levels of HIV-1 viremia. Blood, 2009, 114(18):3822 - 3830.

[103] Kawasaki Y, Ito A, Withers DA, et al. Ganglioside DSGb5, preferred ligand for Siglec-7, inhibits NK cell cytotoxicity against renal cell carcinoma cells. Glycobiology, 2010, 20(11):1373 - 1379.

[104] Belisle JA, Horibata S, Jennifer GA, et al. Identification of Siglec-9 as the receptor for MUC16 on human NK cells, B cells, and monocytes. Mol Cancer, 2010, 9:118.

[105] Niloff JM, Knapp RC, Schaetzl E, et al. CA125 antigen levels in obstetric and gynecologic patients. Obstet Gynecol, 1984, 64(5):703 - 707.

[106] Patankar MS, Jing Y, Morrison JC, et al. Potent suppression of natural killer cell response mediated by the ovarian tumor marker CA125. Gynecol Oncol, 2005, 99(3):704 - 713.

[107] Gubbels JA, Felder M, Horibata S, et al. MUC16 provides immune protection by inhibiting synapse formation between NK and ovarian tumor cells. Mol Cancer, 2010, 9:11.

第十章 10

Th17 细胞与肿瘤

Ende Zhao[1,2], Lin Wang[2], Shuang Wei[1], Ilona Kryczek[1] and Weiping Zou[1,3,4]

1. Department of Surgery, University of Michigan School of Medicine, Ann Arbor, MI USA
2. Central Laboratory, Union Hospital, Tongji Medical College, Huazhong University of Science and Technology, Wuhan, China
3. Graduate Program in Immunology and Cancer Biology, University of Michigan School of Medicine, Ann Arbor, MI USA
4. University of Michigan Comprehensive Cancer Center, University of Michigan School of Medicine, Ann Arbor, MI USA

译者：苏东明　王嘉显　帅玄玉

一、Th17 细胞的定义

$CD4^+$辅助T 细胞（T helper cell，Th）是免疫应答、炎症性疾病和癌症中的重要调节因素。抗原特异性的效应$CD4^+$辅助T细胞根据其细胞因子的特点、在不同的细胞因子作用下的不同免疫功能以及它们在抗原呈递细胞（antigen-presenting cell，APC）激活下的基因调控情况被分为Th1和Th2两种亚型[1-2]。Th1细胞通过产生干扰素γ（interferon-γ，IFN-γ）来调节细胞免疫；而Th2细胞通过分泌白介素4（interleukin-4，IL-4）、IL-5和IL-13来调节体液免疫[2]。在$CD4^+$辅助T细胞中，有一类分泌细胞因子IL-17（也称IL-17A）的细胞在调节炎症应答中起到至关重要的作用[3-5]。自2005年来，这些分泌IL-17的$CD4^+$辅助T细胞被定义为辅助T细胞17（Th17）[5]。Th17细胞约占健康人外周血$CD4^+$T辅助细胞的1%[6]。Th17细胞被认为在炎症、自身免疫疾病以及癌症等诸多人类疾病中扮演着重要的角色[7]。

二、Th17 细胞的生成、细胞因子谱和基因调控

A. 生成

Th17细胞的发育不同于Th1、Th2和调节T细胞（regulatory T cell，Treg）等其他传统T细胞亚型，它对转录因子和细胞因子的需求也相对特异[7-10]。IL-2会抑制Th17细胞的发育，而IL-6和转化生长因子β（growth factor beta，TGF-β）则介导了Th17细胞的分化[6,11]。IL-6和TGF-β被认为是Th17细胞系最基本的细胞因子[8]。

我们研究小组已经证明，IL-1 在诱导 Th17 细胞的生成中起着主导作用，并且能够完全逆转由 IL-2 介导的，对 Th17 细胞发育产生的抑制作用[12]。我们还证明了 IL-6 对 Th17 细胞的发育虽然重要但并非必要[6]。有文章报道，IL-23 是调节 IL-17 表达的重要因素，也是 Th17 细胞的选择性诱导因子[13]，它能够维持 Th17 细胞的生存和增殖[11]。此外，Th17 细胞的分化能被 Th1 和 Th2 细胞相关的细胞因子所拮抗[4-5,14]。然而，我们研究组发现，IFN-γ 对 Th1 和 Th17 细胞发育产生影响，即 IFN-γ 可以通过 B7-H1 非依赖的方式激发抗原呈递细胞（APC）产生 IL-1 和 IL-23，从而诱导记忆 Th17 细胞的扩增[15-17]。同时，IFN-γ 还可以通过诱导 APC 产生趋化因子配体 20（CC chemokine ligand 20，CCL20，亦称 MIP3α）刺激 Th17 细胞的迁移[16]。

Th17 细胞和 Treg 细胞在其发育过程中都需要 TGF-β。但在 IL-6 存在的情况下，未致敏的 $CD4^+$T 细胞更倾向于发展成为 Th17 细胞。TGF-β 被认为是 Treg 细胞分化过程中的重要调节剂[11]。然而，IL-6 和 TGF-β 在人类 Th17 细胞发育中的作用还存在争议，因为在 IL-6 和 TGF-β 含量很高的肿瘤微环境中，与 Treg 细胞以及其他 T 细胞亚型相比，只能检测到数量很有限的 Th17 细胞[18-19]。此外，我们研究组也曾报道，IL-1β 能够阻断从卵巢癌患者中分离的骨髓抗原呈递细胞（APC）诱导形成 Th17 细胞的过程；而 IL-6 或 TGF-β 不会阻滞该过程[12]。由此，这提示在人体内，IL-1β（而非 IL-1α、IL-6、IL-23 或 TGF-β）对肿瘤相关的髓源性抗原呈递细胞（myeloid APC）诱导的 Th17 细胞生成是至关重要的[7,12]。值得强调的是，Th17 细胞的发育主要依赖于免疫反应中各种细胞成分以及细胞因子环境，而这些则是由不同的疾病进展阶段所决定的[20]。

B. 细胞因子特性

IL-17 是 Th17 细胞的特征性细胞因子，也是 IL-17 细胞因子家族（IL-17A-F）的第一个成员（表 10.1）[7,21]。人类的 IL-17 最初是在被激活的 $CD4^+$T 细胞中被发现[3]。IL-17 能够通过诱导 IL-6 和粒细胞集落刺激因子（colony-stimulating factor，G-CSF）的生成来显著地促进炎症反应[22-23]。IL-17 敲除小鼠表现出能抵抗不同的自身免疫疾病的能力[24-25]。但在肿瘤生物学中，IL-17 则具有抗肿瘤或支持肿瘤的双向活性[7,26-27]。具体细节将在后文给出。Th17 细胞并非 IL-17 的唯一来源，$CD8^+$（Tc17 细胞）和 Treg 细胞等其他各种固有免疫细胞和适应性免疫细胞均可以表达 IL-17（表 10.1）[20,28-33]。

IL-17F 是 IL-17 细胞因子家族的另一成员。它也是由 Th17 细胞生成的[11,13,34]，但作用明显弱于 IL-17。IL-17F 能诱导多种细胞因子、趋化因子和黏附分子的表达[35-37]。通过 IL-17RA/IL-17RC 受体复合物的信号通路可以使 IL-17F 和 IL-17 形成异源二聚体[38]。除此之外，Th17 细胞还能表达其他几种细胞因子。有研究发现，Th17 细胞在 IL-6 诱导后，能够以依赖 STAT3 的方式大量表达 IL-21[39-41]。IL-21 可以通过自分泌的形式调节 Th17 细胞的分化[8,40-41]。Th17 细胞还可以产生 IL-10 家族中的 IL-22[42-44]。有趣的是，IL-22 被发现可以通过调节 β 防卫素 2（β-defensin-2）的表达来增强 IL-17 促进炎症的效应[8,43]。此外，人体中 IL-10 家族的一个成员 IL-26 也是由 Th17 细胞表达的[45]。

表 10.1 IL－17 家族成员

名称	别名	受体	来源	效应	参考文献
IL-17A	IL-17，CTLA-8	IL-17RA，IL-17RC	Th17，Tc17，γδT 细胞，Treg，恒定 NKT 细胞，淋巴组织诱导（LTi）样细胞，中性粒细胞，嗜伊红细胞，单核白细胞，肥大细胞，脊髓细胞，潘氏细胞	促进炎症；抗肿瘤效应；促肿瘤效应；诱导细胞因子、趋化因子以及黏附分子；促进中性粒细胞（neutrophila）；招募中性粒细胞；保护不受感染	[7,8,20,28,133,134]
IL-17B	CX1，NERF	IL-17RB	软骨细胞，神经元	诱导促炎症细胞因子；招募中性粒细胞	[133,135]
IL-17C	CX2	IL-17RE	Th17，DC，巨噬细胞，角质化细胞	诱导促炎症细胞因子；激活 NF-κB；招募中性粒细胞	[133,136]
IL-17D	IL-27，IL-27A	未知	Th17，B 细胞	诱导促炎症细胞因子；抑制造血干细胞群形成	[133,137-138]
IL-17E	IL-25	IL-17RA，IL-17RB	Th17，Tc17，Th2 细胞，DC，巨噬细胞，肥大细胞，嗜伊红细胞，嗜碱细胞，上皮细胞，潘氏细胞	促进 Th2 免疫反应；促进 Th9 激活；抑制 Th1 和 Th17 反应；促进嗜伊红血细胞增多（eosinophila）；抗肿瘤效应；抗炎症；保护不受感染；促进过敏性肺病	[133,139-143]
IL-17F	ML-1	IL-17RA，IL-17RC	Th17，Tc17，NKT 细胞，LTi 样细胞，中性粒细胞，嗜碱细胞，单核白细胞，肥大细胞，上皮细胞，潘氏细胞	促进炎症；诱导细胞因子；促进中性粒细胞增多（neutrophila）；保护不受感染	[8,133,143-146]

除了特征性细胞因子 IL-17 以外，肿瘤浸润性 Th17 细胞在肿瘤微环境中还能表达其他的功能相关细胞因子。在小鼠体内，Th17 细胞能表达抗炎细胞因子 IL-10[46]。我们的研究小组曾发现，在人卵巢癌患者体内，肿瘤浸润性 Th17 细胞仅能产生微量的 IL-10[12]。最近，我们还发现在肠炎患者体内，内源性 IL-10 通过限制树突状细胞（dendritic cell，DC）产生 IL-1 从而抑制 Th17 细胞的发育。IL-10$^{-/-}$ 小鼠的树突状细胞能产生更多的 IL-1β，从而以 IL-1 依赖的方式促进 Th17 细胞的发育[47]。另一方面，卵巢癌微环境中的 Th17 细胞可以表达大量具有多功能效应的细胞因子，包括 IL-2、IFN-γ、TNF-α 和粒细胞－巨噬细胞集落刺激因子（GM-CSF）[7,12]。有数据表明，肿瘤相关的 Th17 细胞表现出效应性 T 细胞所具有的细胞因子特性。这些特性与传染性疾病中的效应性 T 细胞的细胞因子特性相似[48-49]。从免疫病理学的角度来看，正是 Th17 细胞所具备的这种能够分泌效应细胞因子的能力赋予了其抑制肿瘤生长的免疫能力[7]。

除了能表达细胞因子外，Th17 细胞还能表达多种趋化因子。Th17 细胞可以在 IFN-γ 刺激下诱导表达 CCL20[16]。有趣的是，肿瘤浸润性 Th17 细胞同时也表达大量的 CCL20 受体 CC 趋化因子受体 6（CCR6），这表示 Th17 细胞可能通过旁分泌机制经 CCR6/CCL20 途径被招募到炎症组织和肿瘤微环境中[8,12]。CXC 趋化因子受体 4（CXCR4）也由肿瘤浸润性 Th17 细胞分泌，可能与肿瘤中 Th17 细胞的迁移和聚集有关[12]。此外，在 IL-17 和 IFN-γ 的增效作用下，Th17 细胞通过刺激 CXCL9 和 CXCL10 的生成将效应性 T 细胞招募到肿瘤微环境中[12]。

C. 基因调控

STAT 家族成员在辅助 T 细胞的分化过程中起到了重要的作用，这种作用至少一部分是在谱系特异性转录因子的作用下完成的[8, 50]。Th17 细胞的基因调控与 Th1、Th2 和 Treg 细胞的基因调控均不相同。而且，Th17 细胞是 Th 细胞中一个独特的分支[8]。有报道发现 STAT3 对于调节 Th17 细胞的发育十分重要。由于在 IL-17 的启动子区域检测到了 STAT3 的结合位点，可以认为它是 Th17 细胞的上游调节因子[8, 51-52]。此外，通过实验观察发现，$STAT3^{-/-}$T 细胞无法正常向 Th17 细胞分化，也无法产生相应的细胞因子，因此保护小鼠免受实验性自身免疫性脑脊髓炎（experimental autoimmune encephalomyelitis, EAE）的影响，而过表达 STAT3 的 T 细胞又重新获得了分化成 Th17 细胞的能力[53-54]。有趣的是，在 $STAT3^{-/-}$T 细胞中视黄酸受体相关的孤儿受体（retinoic acid receptor-related orphan receptor，ROR）γt 和 RORα 显著减少[53, 55]。由此可见，STAT3 在 Th17 细胞的基因表达总体调控中起着重要的作用[8]。

辅助 T 细胞的分化是由细胞谱系特异性转录因子调控的。当 RORγt 过表达时可以促进其向 Th17 细胞分化，此时 Th1、Th2 细胞的分化则被阻滞；反之，当 RORγt 的表达不足时，Th17 细胞的分化则发生缺陷且 EAE 也被减弱，因此 RORγt 被认为是调控 Th17 细胞分化的重要分子[41, 56-58]。当 RORα 过表达时，以 RORγt 依赖的方式促进 Th17 细胞的分化，并抑制 Th1 和 Th2 细胞的分化。此外，当 RORγt 与 RORα 同时过表达时，两者促进 Th17 细胞分化的效果得到加强；反之，当两者都发生突变后，无论是体内实验或体外实验，Th17 细胞的分化都受到了抑制[8, 55]。可见 RORγt 是调控 Th17 细胞分化的关键转录因子，且 RORγt 与 RORα 有相似功能，并有叠加效应[8]。

除此之外，其他转录因子也参与了 Th17 细胞分化的基因调控。有研究发现，被 TGF-β 磷酸化的 Smad2 能正向调控 Th17 细胞分化[50, 59-61]。同时，Smad2 也可以增强 RORγt 调节 Th17 分化的效应[60]，这说明 Smad2 可能是 RORγt 的辅助因子[50]。干扰素调节因子 4（IRF4）是另一个 Th17 细胞分化的调节物[62]。然而，IRF4 对 Th17 细胞的调节作用可能并不特异，因为它也曾被发现对 Th2 细胞的发育有重要作用[63-64]。此外，芳香烃受体（aryl hydrocarbon receptor，AHR）的激活也能够增加 IL-17、IL-17F 和 IL-22 的表达[65-66]。Batf 同样是 Th17 细胞分化的重要调节物[67]。IκBζ 是 IκB 家族的一员，也参与了 Th17 细胞分化过程，并且它与 RORγt 或 RORα 有协同效应[50, 68]。综上所述，Th17 细胞的分化是由不同转录因子在不同情况下通过不同的机制来调控的。

三、Th17 细胞的可塑性

辅助 T 细胞的可塑性指的是从一种已定型的 Th 细胞转变成另一类有着不同特征细胞因子和功能的 Th 细胞的能力。虽然 Th17 细胞构成了一类不同的辅助 T 细胞谱系，但是

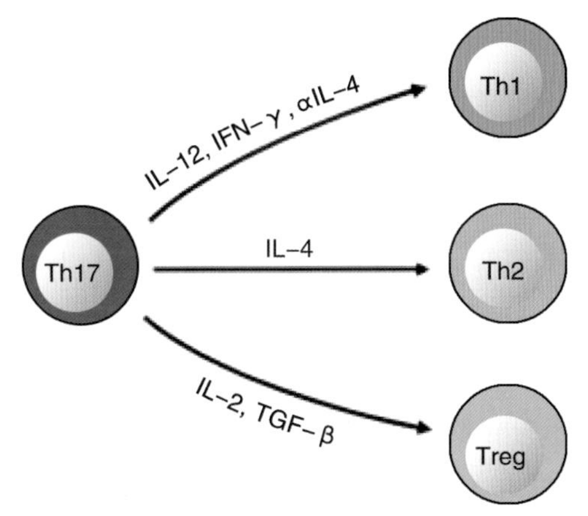

图 10.1　Th17 细胞的可塑性

Th17 细胞能在 Th1 细胞极化条件下生成 Th1 细胞，这种条件包括 IL-12、IFN-γ 和抗 IL-4。在 IL-4 的存在下，Th17 细胞可以转变成 Th2 细胞。在 IL-2 和 TGF-β 存在时，Th17 细胞可以被转变成 Treg 细胞。

越来越多的证据表明 Th17 细胞在特定情况下能表现出可塑性，而且组织中 Th17 细胞的细胞因子特性也可能会发生改变[28]。

人们都普遍认为，Th1 和 Th17 细胞不仅是不同的，并且它们在细胞因子和转录因子等方面是相互拮抗的[4, 53, 69-71]。然而，IFN-γ 通过促进 APC 产生 IL-1 和 IL-23 来诱导 Th17 细胞的扩张[15]。在 IL-12 存在的情况下，Th17 细胞中 T-bet 的表达会被上调[72-73]。此外，体外生成的 Th17 细胞不能稳定地维持细胞因子表达，而且在淋巴细胞减少的环境中可能转变成 Th1 细胞[50, 73-74]。最近，我们发现原代 Th17 细胞在 Th1 细胞极化条件下可以被诱导产生 Th1 细胞；且在人体处于疾病状态下时，也能检测到具有 IFN-γ^+IL-17$^+$表型的 CD4$^+$T 细胞（图 10.1）[75]。在小鼠体内也有类似的发现，即 Th17 细胞的抗肿瘤效应需要 IFN-γ 的表达[76]。IFN-γ 和 IL-12 信号能增强将活体分离的 Th17 细胞转变成 Th1 细胞的效应[77]。

因为在 Th17 细胞和 Treg 细胞的发育中都需要 TGF-β，这说明 Th17 细胞和 Treg 细胞在发育上是相互关联的[78]。TGF-β 的浓度高时，偏向于 Treg 细胞的分化；而 TGF-β 的浓度低时，能诱导向 Th17 细胞分化与促炎症反应细胞因子的生成[79]。虽然 Foxp3 能抑制 RORγt 的功能，且 Treg 细胞能抑制 Th17 细胞的发育，但无论是在体外还是体内，研究人员都能发现存在 Foxp3$^+$RORγt$^+$CD4$^+$未致敏的 T 细胞[12, 18, 79]。此外，我们还发现原代 Th17 细胞在极化条件下可以转变成 Treg 细胞，在人类癌症中也观察到了 Foxp3$^+$RORγt$^+$CD4$^+$T 细胞，进一步证明这种 T 细胞是功能性的 Treg 细胞（图 10.1）[33, 75]。当 IL-4 存在时，记忆 Th17 细胞可以被转变成 Th2 细胞（图 10.1）[80]，且在健康供体的外周血细胞中发现了少部分 IL-4$^+$IL-17$^+$T 细胞，而这种双阳性 T 细胞的数量在哮喘病人体内有所增加[80-81]。因此，在生理和病理情况下，Th17 细胞具备能向其他辅助 T 细胞亚型转化的可塑性。这可能解释了 Th17 细胞在生理和病理条件下具有不同功能的原因（图 10.1）。

四、Th17 细胞的干细胞特性

在免疫系统中，为机体提供最有效的抗肿瘤免疫的群体之一便是记忆 T 细胞，它们被定义为“长寿命 T 细胞”，这些细胞具有很强的对抗既往感染过的病原体的能力。在人体肿瘤环境中的 Th17 细胞的表型特征是 $CD45RO^+CD62L^-CCR7^-$，并且富含一部分表达 CD49 和 CCR6 的细胞 [12,16]，这些 Th17 细胞被认为是记忆 T 细胞。我们曾发现，与相应的 Th0 和 Th1 细胞相比，Th17 细胞的 CD28 和 CD127 表达量更高。原代 Th17 细胞能大量表达 IL-2 和 TNF-α，在血液和疾病微环境中表达中等量的 IFN-γ。此外，在人体内 Th17 细胞的 CD95（Fas 受体，FasR）表达水平很高，而 CD27 的表达水平很低，这使得它们在表型上同终末分化的记忆 T 细胞很相似 [75]。最近，在小鼠身上也得到了相似的实验结果，说明 Th17 细胞具有终末分化的记忆 T 细胞表型 [76]。终末分化的记忆 T 细胞被认为寿命很短，并且其抗肿瘤活性也十分有限，因为它们表现出了衰老的衰弱表型。因此，小鼠 Th17 细胞根据其表型被假定为短寿命的 T 细胞 [82]。然而，在 Th17 细胞中没有 PD-1、KLRG1、CD57、Foxp3 和 IL-10 的表达，这说明 Th17 细胞并非功能衰老的 $PD\text{-}1^+$T 细胞或是衰老的 $CD28\text{-}CD57^+KLRG1^+$T 细胞，也不是抑制性 $Foxp3^+$或 $IL\text{-}10^+$T 细胞 [75-76]。此外，过继转移的 Th17 细胞也表现出很高的抗肿瘤活性 [75,83-84]。这些发现似乎与“Th17 细胞寿命短”的概念相矛盾。在肿瘤微环境中，细胞的寿命对彻底清除肿瘤至关重要 [76,85-86]。实际上，我们发现与 Th1 和 Th2 细胞相比，过继输入的 Th17 细胞在小鼠体内的寿命更长 [75-76]。虽然 Th17 细胞能高表达 CD95，但在人体和小鼠体内，它们都能通过高表达 Bcl-2 和 Bcl-xl 来对抗凋亡 [75-76]。因此，Th17 细胞是长寿的记忆细胞，并且能够介导长期的抗肿瘤免疫（图 10.2）。

干细胞被定义为一类数量稀少但具有自我更新和扩增能力以及向多种不同细胞类型分化能力的细胞。由于每一个效应性细胞寿命有限，且成年人的胸腺功能也有所下降，人体就需要干细胞来维持效应性记忆 T 细胞库，使它们不断产生效应记忆 T 细胞，从而在一生中始终持续拥有记忆 T 细胞 [87-89]。我们发现，由于 Th17 细胞能高表达 Ki67，因此其增殖能力强，在体内外也能有效地扩增。虽然 Th17 细胞表达大量 CD95，即便有 CD95 的参与，Th17 细胞也能对抗凋亡 [75]。有趣的是，CD95 是一种干细胞相关基因 [90]。重要的是，我们已证明原代 Th17 细胞在体外可以分别在其各自不同的极化条件下分别被诱导生成 Th1 和 Treg 细胞亚型，这进一步验证了在癌症患者体内的发现 [75]。另一项小鼠的实验结果证明，极化的 Th17 细胞在体内能演变成 Th1 细胞样的细胞亚型 [76]。此外，在小鼠出现淋巴细胞减少症的情况下，Th17 细胞可以转变为 Th1 细胞 [72,74,91]。众所周知，在炎症和肿瘤组织中细胞处于缺氧状态 [92-93]。肿瘤干细胞的功能需要缺氧环境的支持，而缺氧诱导因子 1（hypoxia inducible factor 1，HIF-1）对维持造血干细胞（HSC）长期的活性微环境十分重要 [94]。我们的研究组已经报道了 Th17 细胞在人体组织中可以表达大量的 HIF-1α [75]。另外，我们还发现 HIF-1α/Notch/Bcl-2 是控制 Th17 细胞生存和凋亡状态的关键信号通路 [75]。近期一项对小鼠的实验发现，HIF-1α 信号通路对控制 Th17 细胞的细胞生物学至关重要，这也支持了上文的说法 [95]。实验证明，周期蛋白依赖激酶（cyclin-dependent kinase，CDK）抑制剂对细胞的老化和衰竭非常重要；因此，抑制 $p16^{Ink4A}$（CDKN2A）和 $p19^{Arf}$ 对 HSC 的自我更新十分重要 [96]。我们发现，在 Th17 细胞中有多种周期蛋白在高表达的同时伴随 CDK 抑制剂表达降低 [75]。我们的研究组还发现，

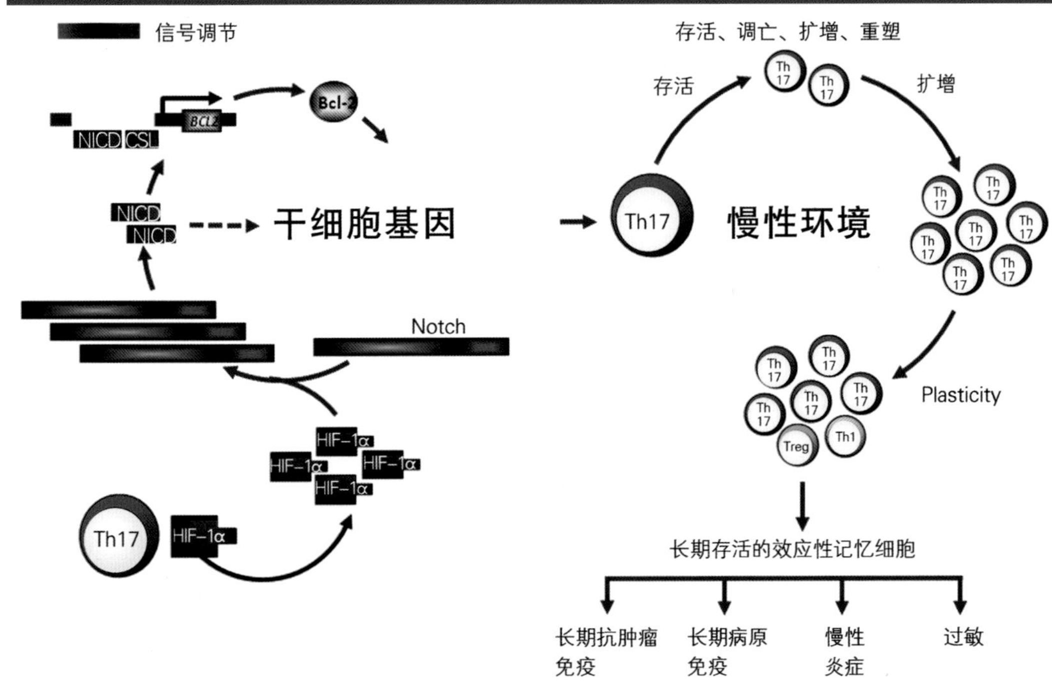

图 10.2 Th17 细胞的干细胞性由 HIF/Notch/Bcl-2 信号调控

人类 Th17 细胞表达高水平的 HIF-1α、Notch 信号分子、Bcl-2 以及多种肝细胞核心基因。HIF/Notch/Bcl-2 信号途径控制 Th17 细胞的生存，促进由 Th17 细胞介导的 T 细胞免疫。Th17 细胞是多功能的，在慢性炎症环境中有高度可塑性，并且能够被转变成调节 T 细胞类型和 Th1 类型效应细胞。这说明 Th17 细胞有高度可塑性和类似干细胞一样的特性。

与自体 IL-17 调控的细胞相比，Nanog、Sox2 和 OCT 3/4 等干细胞核心基因在 Th17 细胞中的表达水平更高[75]。此外，我们发现多种干细胞相关基因在 Th17 细胞中的表达也更高，这些基因包括 Notch 信号通路中的基因（Notch2、Notch3、CHERP、HEY1 和 HEY2）和 Wnt/β 连环蛋白信号通路中的基因（LEF-1 和 TCF7），以及 Bcl-2、FOXO3、Myc 和 PIM2 等[75]。在小鼠体内 Th17 细胞 Wnt/β 连环蛋白信号通路相关基因的表达比在 Th1 细胞中显著升高[76]。综上所述，我们的结果证明了 Th17 细胞具有干细胞样的特质，即具备自我更新能力、发育成其他 Th 细胞亚型的潜能，在体内寿命更持久，抵抗凋亡的能力更强、扩增更快以及抗肿瘤能力更强（图 10.2）。

五、Th17 细胞和肿瘤免疫

众所周知，Th17 细胞与机体的炎症、免疫防御和自身免疫疾病有关[2, 8, 28]。最近，越来越多的研究聚焦在 Th17 细胞对不同类型癌症的影响上，这使我们对 Th17 细胞在癌症中的重要性有了更深入的理解。虽然 Th17 细胞在癌症患者的外周血和肿瘤引流淋巴结中数量不多，但它们在肿瘤微环境中的分布却更为普遍[7]。与其他 T 细胞亚型在肿瘤组织中分布数量较少相比，Th17 细胞总是在瘤体内有相当数量的浸润[18]。在肿瘤微环境中累积的大量 Th17 细胞可能是在肿瘤局部直接诱导产生的，抑或是从其他地方招募来的[12,18]。肿瘤浸润性 Th17 细胞高度表达 CCR6、CXCR4、c 型凝集素受体 CD161（亦称 KLRB1）以及 CD49 整联蛋白的多种同工型（CD49c、CD49d 和 CD49e）。由于在肿瘤微环境中富含 CCL20 和 CXCL12，上述这些蛋白作为寻靶分子促进 Th17 细胞在肿瘤微环境中的迁移和驻留[12,16,83,93,97]。有趣的是，我们发现 Th17 细胞可以在 IFN-γ 的刺激下诱导表达 CCL20，说明 Th17 细胞可能通过 CCR6/CCL20 途径介导其自身向肿瘤部位的运输[16]。然而，Th17 细胞并不表达 CD62L、CCR2、CCR5 或 CCR7，这或许可以解释为什么在肿瘤引流淋巴结中很难发现 Th17 细胞的原因[12]。曾有文献报道，Th17 细胞表达 CD25、HLA-DR 和粒酶 B 的量少到可以忽略不计；而这些蛋白是传统效应 T 细胞的活化标志物，由此说明它们可能并非通过粒酶 B 途径来介导效应功能[7,12]。此外，在人类和小鼠体内，肿瘤浸润性 Th17 细胞能产生大量效应细胞因子，如 IL-2、IFN-γ、TNF-α 和 GM-CSF 等，说明 Th17 细胞可能在肿瘤免疫病理学中促进了抗肿瘤免疫反应[7,12,98]。

在肿瘤微环境中，Th17 细胞与其他几种免疫细胞如抗原呈递细胞（APC）、Th1 细胞和 Treg 细胞相互作用[7,99]。实验发现，肿瘤相关的巨噬细胞和髓源性树突状细胞能通过分泌 IL-1β 刺激记忆 T 细胞生成 IL-17，且它们比健康供体的巨噬细胞来得更有效[12,15-16]。另外，Th17 细胞可以通过 CCR6/CCL20 途径促进抗原呈递细胞（APC）向肿瘤引流淋巴结和肿瘤微环境中的转运[7,12]。有人提出，在肿瘤微环境中 Th17 和 Th1 细胞可能在表型、发育和功能等方面都有相关性[7,84]。有证据显示，在人类和小鼠体内，肿瘤相关的 Th17 细胞会表达 Th1 细胞谱系典型的细胞因子 IFN-γ[12,27]，而在人类卵巢癌和结肠癌中也发现了 IFN-γ^{+}IL-17^{+}CD4^{+}T 细胞[75]。此外，我们还发现在有 IL-12 和抗 IL-4 存在的极化条件下，Th17 细胞能够被诱导形成 Th1 细胞[75]。与人体内的情况大致一致，小鼠 Th17 细胞在淋巴细胞减少的条件下能重新分化为 Th1 细胞[72,74,91]。人们已经证明，在肿瘤中 Th17 细胞和 Treg 细胞之间有反向相关关系。肿瘤相关的 Treg 细胞表达大量的外核苷酸酶 CD39（NTPDase1），因此通过腺苷生成途径来抑制 Th17 细胞的发育[12,18]。除此之外，人类 Th17 细胞在体外极化的条件下可以被转化成 Treg 细胞[75]，且在人体内的肿瘤中可以发现 Foxp3^{+}IL-17^{+}CD4^{+}T 细胞[75,100-101]。有趣的是，在炎症和 IL-6 产生的情况下，小鼠外周成熟 Treg 细胞可以被转化为 Th17 细胞[10,98,102-103]。因此，Th17 细胞在肿瘤微环境中与不同免疫细胞存在相互作用，并且可能起到抑制肿瘤的作用。

正如我们所提到的那样，人类 Th17 细胞是一类高度表达多种效应细胞因子的效应 T 细胞，因而具有有效抵抗肿瘤的活性。与此相一致，我们发现 Th17 细胞在肿瘤内的出现频率和腹水内 IL-17 的浓度都能作为卵巢癌患者的预后指标[12]；且在前列腺癌患者体内，Th17 细胞的分化与肿瘤的进展呈负相关[104]。肺癌患者随着在肿瘤性胸腔积液中累积的 Th17 细胞数量增多，患者的生存时间也相应延长（表 10.2）[105]。此外，CTLA-4 特异性阻滞剂可以增加 Th17 在转移性黑色素瘤患者体内的数量[106]；且在肿瘤相关腹水中检测到的 IL-17 水平与患者的生存时间成正相关（表 10.2、表 10.3）。在小鼠实验中的发现与之相同，即极化的转基因（过表达 IL-6 和 TGF-β）Th17 T 细胞可以消灭小鼠体内肿瘤[27,83,107]。小鼠的 IL-17 缺失会加速肿瘤进展和促进肺转移，但肿瘤细胞过表

表 10.2 Th17 细胞和肿瘤

生物种类	肿瘤类型	肿瘤的发生	效应	参考文献
人类	卵巢癌	自发	肿瘤浸润性 Th17 细胞表现出多功能效应 T 细胞的表型，并且与 IFN-γ 协同作用，通过刺激 CXCL9 和 CXCL10 招募效应 T 细胞至肿瘤微环境。Th17 的水平能正向预测病人的结果	[12]
人类	前列腺癌	自发	Th17 的分化与肿瘤发展反向相关	[104]
人类	肺癌	自发	在恶性胸膜渗漏液中 Th17 细胞的累积增多预示更长的生存期	[105]
人类	黑色素瘤	自发	CTLA 的阻滞会使 Th17 细胞增多	[106]
人类	头颈癌	自发	当存在 Th17 细胞时，头颈鳞状上皮细胞癌的增殖和血管发生会被减弱	[147]
小鼠	黑色素瘤	皮下注射	极化的肿瘤特异性 Th17 细胞拥有更好的抗肿瘤效应，这些细胞比 Th1 极化细胞更依赖于 IFN-γ	[27,76]
小鼠	胰腺癌	皮下注射	在携带能够分泌 IL-6 的胰腺肿瘤细胞的小鼠中，Th17 细胞的增多可以导致肿瘤生长延迟以及更高的生存率	[112]
小鼠	黑色素瘤	皮下注射	极化 Tc17 细胞转变为产生 IFN-γ 的细胞，并且介导了肿瘤消退	[107]
小鼠	前列腺癌	皮下注射	Hsp70 介导的 Th17 自身免疫会诱导对已经形成的肿瘤的排斥反应	[111]
小鼠	黑色素瘤	皮下注射	使用抗 IDO[a] 和抗肿瘤抗体进行治疗，可以将 Tregs 转变为 Th17 细胞，同时激活 $CD8^+$T 细胞，从而发挥抗肿瘤效力	[98]
人类	前列腺癌	自发	在激素抵抗型的病人中，使用 Th17 预治疗的频率与病人的疾病发展时间呈负相关	[118]
小鼠	肝细胞癌	皮下注射	Th17 细胞通过促进血管生成来促进肝细胞癌的发展。Th17 在癌灶中浸润减少可使肿瘤生长减退	[119]
小鼠	卵巢癌	腹腔注射	来源于 Th17 的 IL-17 招募骨髓细胞并促进肿瘤生长	[148]
小鼠	结肠癌	细菌诱导	细菌感染诱导了 Th17 反应，从而导致结肠癌发生。IL-17 和 IL-23R 的阻滞可以抑制肿瘤形成	[120]

红色，抗肿瘤效应；黑色，促肿瘤效应
a. IDO，吲哚胺 2，3- 二氧酶

达 IL-17 可以抑制其生长（表 10.3）[26, 108-109]。另外，在免疫疗法后 Th17 细胞活性增强，从而被赋予高效的抗肿瘤免疫[98, 110-111]。将过表达 IL-6 的胰腺癌细胞株植入小鼠体内后，Th17 细胞在肿瘤中的数量有所增加，这与肿瘤生长速度减慢以及总体生存延长的情况有相关关系[112]。从机制上来看，有人曾提出 Th17 细胞也许并不具备直接的抗肿瘤细胞毒性，因为 Th17 细胞并不产生粒酶 B 或穿孔素，而且对肿瘤细胞的增殖和凋亡也没有直接作用[12, 113]。然而，Th17 细胞有可能是通过诱导 Th1 细胞趋化因子 CXCL9 和 CXCL10 的

表 10.3　Th17 细胞相关细胞因子和肿瘤

细胞因子	生物种类	肿瘤类型	肿瘤诱发	效应	参考文献
IL-17	小鼠	结肠癌	皮下或静脉注射	IL-17 的缺失会促进肿瘤生长和转移，同时伴随 IFN-γ^+NK 细胞以及肿瘤特异性 IFN-γ^+T 细胞减少	[26]
IL-17	小鼠	肺黑色素瘤	静脉注射	IL-17 的缺失会促进肿瘤的生长。肿瘤特异性 Th17 细胞会激活肿瘤特异性 CD8$^+$T 细胞，并且比 Th1 表现出更强的抗肿瘤效应。Th17 细胞促进了肿瘤产生 CCL20	[83]
IL-17	小鼠	纤维肉瘤	皮下注射	IL-17 转染 Meth-A 细胞后会诱导产生肿瘤特异性抗肿瘤免疫	[108]
IL-17	小鼠	浆细胞瘤，肥大细胞瘤	皮下注射	在具有免疫能力的小鼠中，产生 IL-17 的肿瘤细胞的生长受到了抑制，但在裸鼠中并无区别	[109]
IL-17E	小鼠	黑色素瘤，肺癌，胰腺癌，结肠癌，乳腺癌	皮下注射	重复给予 IL-17E 药物处理会增强抗肿瘤活性，其中必需 B 细胞。将 IL-17E 与化学疗法或免疫疗法结合可以表现出增强的抗肿瘤效力	[142]
IL-17F	小鼠	肝细胞癌	皮下注射	IL-17F 抑制肿瘤血管发生，并且在裸鼠中能够抑制肿瘤生长	[149]
IL-23	小鼠	神经胶质瘤	立体定向移植	注射 IL-23 过表达的 DC 可以诱导抗肿瘤免疫。使用表达 IL-23 的细胞能提高小鼠的生存率	[150–151]
IL-23	小鼠	黑色素瘤	皮下注射	IL-23 能增加疫苗诱导的 CD8$^+$T 细胞以及保持抗肿瘤活性。IL-23 转染的 B16 细胞可以抑制肿瘤生长	[152–153]
IL-17	人类	胃癌	自发	IL-17 促进肿瘤发展。血管内皮细胞和浸润性中性粒细胞的数量与 IL-17 在肿瘤中的表达呈正相关	[154]
IL-17	人类	多发性骨髓瘤	自发	IL-17 和 IL-22 抑制了 Th1 类的细胞因子的产生，并促进骨髓细胞的生长	[155]
IL-17	人类	肺癌	自发	高水平的 IL-17 与病人的生存率呈负相关	[121]
IL-17	人类	肝细胞癌	自发	瘤内的 IL-17 水平与病人的生存率呈负相关	[122]
IL-17	小鼠	黑色素瘤，膀胱癌	皮下注射	IL-17 缺陷导致肿瘤生长减少。IL-17 通过 IL-6/STAT3 途径促进肿瘤生长	[125]
IL-17	小鼠	纤维肉瘤，结肠癌，肺癌	皮下注射	表达 IL-17 的肿瘤细胞表现出快速的增殖。IL-17 促进了 CXCR2 依赖性血管发生	[123–124]
IL-17	小鼠	淋巴瘤，前列腺癌，黑色素瘤	皮下注射	IL-17 招募 MDSC 并抑制肿瘤微环境中的 CD8$^+$T 细胞从而促进肿瘤生长。L-17R 的缺陷会抑制肿瘤发展	[126]
IL-23	小鼠	鳞状细胞癌，黑色素瘤，肺癌，乳腺癌，结肠癌	化学诱导，皮下注射，皮内注射	IL-23 促进血管发生并且抑制 CD8$^+$T 细胞的浸润。IL-23 的抑制引起对化学诱导肿瘤的保护作用。IL-23R 缺陷会抑制肿瘤生长	[132]

红色：抗癌作用
黑色：促癌作用

生成来介导效应 T 细胞迁移至肿瘤微环境，从而间接促进了抗肿瘤免疫功能[12,114-116]。为了支持这一说法，我们发现 CXCL9 和 CXLC10 的水平与肿瘤微环境中的 $CD8^+$T 细胞和 NK 细胞的数量相关，而 IL-17 的水平和肿瘤浸润性 IFN-γ^+效应 T 细胞的数量相关[12]。总之，Th17 细胞通过诱导效应 T 细胞和 NK 细胞在肿瘤微环境中的迁徙和驻留，从而间接有效地促进抗肿瘤免疫[7]。因此，根据 Th17 细胞的细胞生物学行为来使用 Th17 细胞也许对癌症治疗很有帮助（表 10.2、表 10.3）。

六、Th17 细胞相关细胞因子和肿瘤发生

Th17 细胞在肿瘤免疫病理学上的作用仍存在争议。最近，有文章报道肿瘤浸润性 Th17 细胞的数量与鼻咽癌患者的临床病理学特征或生存率都不相关[117]，甚至发现 Th17 细胞会促进肿瘤生长。循环 Th17 细胞的预处理频率被证实与激素抵抗型前列腺癌患者的疾病进展的时间呈负相关（表 10.2）[118]。在一项对小鼠的研究中发现肿瘤浸润 Th17 细胞数量的减少与肝细胞癌（HCC）经氯化钆治疗后抑制肿瘤细胞生长相关[119]。因此，这些发现似乎都与 Th17 细胞的抗肿瘤活性的现象相矛盾。然而值得指出的是，Th17 细胞水平上升通常提示潜在的感染或活化的炎症状态，从而促进肿瘤的发生与发展[28,120]。因此，Th17 细胞的促肿瘤效应有可能是由于 Th17 细胞相关的炎症而导致的，而并非 Th17 细胞直接引起[28]。与这一理论相一致的是，在患有溃疡性结肠炎及溃疡性结肠炎相关性结肠癌的病人体内检测到了高水平的 Th17 细胞和 IL-17^+Treg 细胞[28,75]。此外，有报道显示 IL-17^+细胞诱导生成许多细胞因子，其中包括 IL-1、IL-8 和 TNF-α，这些细胞因子进一步促进中性粒细胞运输到炎症部位[33]。众所周知，炎症可以促进肿瘤的生成和发展，说明 Th17 细胞促使肿瘤形成可能是通过其致炎作用和伴随的 DNA 加速损伤而引起的，因此促进肿瘤的血管生成以及肿瘤在局部的生成[28]。

此外，需要强调的是，Th17 细胞亚型并不等同于细胞因子 IL-17，且 IL-17 的生化活性不等同于 Th17 细胞的生化活性（表 10.4）[7,20]。正如上文所述，虽然 IL-17 是 Th17 细胞的谱系标志性细胞因子，但它并不是仅仅只能由 Th17 细胞产生。已经有研究结果证明了肿瘤微环境中大量的 IL-17 与较高的血管密度有关，并且预示了较短的非小细胞肺癌和肝细胞癌（HCC）患者生存期（表 10.3）[121-122]。在小鼠模型中，不论是内源性还是外源性的 IL-17 都能促进肿瘤的形成与生长[120,123-125]。有研究组发现在 IL-$17^{-/-}$ 和 IL-17$R^{-/-}$ 小鼠体内，肿瘤生长都更慢[125-126]。而且，将 IL-17 用抗体中和后也会抑制肿瘤生长[126]。另外，在小鼠肿瘤中过度表达 IL-17 会促进肿瘤进展（表 10.3）[123]。有人提出，IL-17 的促肿瘤活性是由于其能促进周围的血管内皮细胞和成纤维细胞生成血管造成的[127]。IL-17 可以诱导血管内皮生长因子（VEGF）的表达，这会促进肿瘤血管生成[128]。TGF-β 也被报道过具有血管生成因子的作用，并且通过增加 VEGF 受体在上皮细胞的表达从而增强 VEGF 介导的血管生成[129]。IL-17 还被证明能诱导 IL-6、IL-8、前列腺素 E2（PGE_2）和细胞内黏附分子 1（ICAM-1，亦称 CD54）的表达，这些分子可以促进血管生成和肿瘤侵袭[33,127]。与此相一致，IL-8 的表达水平被发现与特定肿瘤模型的血管发生、成瘤性和转移相关[127,130]。

此外，IL-17 能够选择性诱导肿瘤细胞和上皮细胞表达促进血管生成的趋化因子（包括 CXCL1、CXCL5、CXCL6 和 CXCL8）[124,131]。相应地，IL-17 可以抑制成纤维细胞分泌抑制血管生成的趋化因子[124]，说明 IL-17 可能通过调节促进血管生成和抑制血管生成的趋化因子之间的平衡来促进肿瘤血管生成[127]。另外，STAT3 是调节 Th17 细胞分化的重要调节因子，同时它也是一种致癌转录因子，可以上调促进存活和促进血管生成的基因。有趣的是，IL-17 能诱导肿瘤细胞和肿瘤相关的基质细胞生成 IL-6[125]。这说明 IL-17 的促肿瘤活性也许（至少一部分）是通过 IL-6/STAT3 信号途径介导的。并且，有人已经提出 IL-23 可能是造成 Th17 细胞致癌作用的原因。在小鼠肿瘤模型中发现 IL-23 缺陷型小鼠能够抵抗由化学物质诱导的肿瘤生成，这与基质金属蛋白酶 9（MMP9）和血管生成标记物的表达下降以及 $CD8^+$T 细胞的渗透增加相关[132]。因此，关于 Th17 细胞的肿瘤生成活性的争议似乎不是与 Th17 细胞本身，而是与 Th17 细胞的相关细胞因子和趋化因子有关（表 10.3、表 10.4）。

表 10.4　评价 Th17 细胞和肿瘤之间的关系的不等式

争议？
Th17 ≠ $IL-17^+$细胞
Th17 ≠ IL-17
Th17 ≠ IL-23
外源 IL-17 ≠ 内源 IL-17
小鼠 ≠ 人类
免疫缺陷 ≠ 免疫能力（活性）
癌症早期 ≠ 癌症晚期
化学致癌物质诱导的癌症 ≠ 慢性感染相关的癌症 ≠ 自发性癌症

七、小结

Th17 细胞被证明是免疫系统的重要组成部分，并且参与了多种不同的免疫反应。Th17 细胞具有丰富的细胞因子谱，且这些细胞因子的生成是由不同的转录因子和细胞因子环境调控的。近年来，Th17 细胞被证明具有干细胞样的属性，并且具有能生成其他 Th 细胞亚型的能力。它们的干性和可塑性也许是确定 Th17 细胞生化活性的重要因素。此外，分清 Th17 和它相关的细胞因子以及分析在特定研究范围内的不同条件，能帮助我们更好地理解 Th17 细胞在肿瘤免疫病理学中的作用。最后，由于实验和临床研究都已证明了靶向 Th17 细胞信号通路和其相关细胞因子 / 受体对治疗炎症、自身免疫疾病和肿瘤患者是很有益的，因此可以预见在不久的将来人们有望利用 Th17 细胞的生物学特性来治疗 Th17 相关疾病。

参考文献

[1] Mosmann TR, Coffman RL. Th1 and Th2 cells: different patterns of lymphokine secretion lead to different functional properties. Annu Rev Immunol, 1989, 7:145 - 173.

[2] Dong C. Diversification of T-helper-cell lineages: finding the family root of IL-17-producing cells. Nat Rev Immunol, 2006, 6(4):329 - 333.

[3] Yao Z, Painter SL, Fanslow WC, et al. Human IL-17: a novel cytokine derived from T cells. J Immunol, 1995, 155(12):5483 - 5486.

[4] Park H, Li Z, Yang XO, et al. A distinct lineage of CD4 T cells regulates tissue inflammation by producing interleukin 17. Nat Immunol, 2005, 6(11):1133 - 1141.

[5] Harrington LE, Hatton RD, Mangan PR, et al. Interleukin 17-producing $CD4^+$ effector T cells develop via a lineage distinct from the T helper type 1 and 2 lineages. Nat Immunol, 2005, 6(11):1123 - 1132.

[6] Kryczek I, Wei S, Vatan L, et al. Cutting edge: opposite effects of IL-1 and IL-2 on the regulation of $IL-17^+$ T cell pool IL-1 subverts IL-2-mediated suppression. J Immunol, 2007, 179(3):1423 - 1426.

[7] Zou W, Restifo NP. Th17 cells in tumour immunity and immunotherapy. Nat Rev Immunol, 2010, 10(4):248 - 256.

[8] Dong C. Th17 cells in development: an updated view of their molecular identity and genetic programming. Nat Rev Immunol, 2008, 8(5):337 - 348.

[9] Bettelli E, Korn T, Oukka M, et al. Induction and effector functions of Th17 cells. Nature, 2008, 453(7198):1051 - 1057.

[10] Weaver CT, Hatton RD. Interplay between the Th17 and Treg cell lineages: a (co-)evolutionary perspective. Nat Rev Immunol, 2009, 9(12):883 - 889.

[11] Veldhoen M, Hocking RJ, Atkins CJ, et al. TGFbeta in the context of an inflammatory cytokine milieu supports de novo differentiation of IL-17-producing T cells. Immunity, 2006, 24(2):179 - 189.

[12] Kryczek I, Banerjee M, Cheng P, et al. Phenotype, distribution, generation, and functional and clinical relevance of Th17 cells in the human tumor environments. Blood, 2009, 114(6):1141 - 1149.

[13] Langrish CL, Chen Y, Blumenschein WM, et al. IL-23 drives a pathogenic T cell population that induces autoimmune inflammation. J Exp Med, 2005, 201(2):233 - 240.

[14] Weaver CT, Harrington LE, Mangan PR, et al. Th17: an effector CD4 T cell lineage with regulatory T cell ties. Immunity, 2006, 24(6):677 - 688.

[15] Kryczek I, Wei S, Gong W, et al. Cutting edge: IFN-gamma enables APC to promote memory Th17 and abate Th1 cell development. J Immunol, 2008, 181(9):5842 - 5846.

[16] Kryczek I, Bruce AT, Gudjonsson JE, et al. Induction of $IL-17^+$ T cell trafficking and development by IFN-gamma: mechanism and pathological relevance in psoriasis. J Immunol, 2008, 181(7):4733 - 4741.

[17] Zou W, Chen L. Inhibitory B7-family molecules in the tumour microenvironment. Nat Rev Immunol, 2008, 8(6):467 - 477.

[18] Kryczek I, Wei S, Zou L, et al. Cutting edge: Th17 and regulatory T cell dynamics and the regulation by IL-2 in the tumor microenvironment. J Immunol, 2007, 178(11):6730 - 6733.

[19] Zou W. Immunosuppressive networks in the tumor environment and their therapeutic relevance. Nat Rev Cancer, 2005, 5(4):263 - 274.

[20] Wilke CM, Kryczek I, Wei S, et al. Th17 cells in cancer: help or hindrance? Carcinogenesis, 2011, 32(5):643 - 649.

[21] Zhao E, Xu H, Wang L, et al. Bone marrow and the control of immunity. Cell Mol Immunol, 2012, 9(1):11 - 19.

[22] Aggarwal S, Gurney AL. IL-17: prototype member of an emerging cytokine family. J Leukoc Biol, 2002, 71(1):1 - 8.

[23] Kolls JK, Linden A. Interleukin-17 family members and inflammation. Immunity, 2004, 21(4):467 - 476.

[24] Nakae S, Nambu A, Sudo K, et al. Suppression of immune induction of collagen-induced arthritis in IL-17-deficient mice. J Immunol, 2003, 171(11):6173 - 6177.

[25] Komiyama Y, Nakae S, Matsuki T, et al. IL-17 plays an important role in the development of experimental autoimmune encephalomyelitis. J Immunol, 2006, 177(1):566 - 573.

[26] Kryczek I, Wei S, Szeliga W, et al. Endogenous IL-17 contributes to reduced tumor growth and metastasis. Blood, 2009, 114(2):357 - 359.

[27] Muranski P, Boni A, Antony PA, et al. Tumor-specific Th17-polarized cells eradicate large established melanoma. Blood, 2008, 112(2):362 - 373.

[28] Wilke CM, Bishop K, Fox D, et al. Deciphering the role of Th17 cells in human disease. Trends Immunol, 2011, 32(12):603 - 611.

[29] Stark MA, Huo Y, Burcin TL, et al. Phagocytosis of apoptotic neutrophils regulates granulopoiesis via IL-23 and

IL–17. Immunity, 2005, 22(3):285 - 294.

[30] Ferretti S, Bonneau O, Dubois GR, et al. IL–17, produced by lymphocytes and neutrophils, is necessary for lipopolysaccharide–induced airway neutrophilia: IL–15 as a possible trigger. J Immunol, 2003, 170(4):2106 - 2112.

[31] Michel ML, Keller AC, Paget C, et al. Identification of an IL–17–producing NK1.1(neg) iNKT cell population involved in airway neutrophilia. J Exp Med, 2007, 204(5):995 - 1001.

[32] Cua DJ, Tato CM. Innate IL–17–producing cells: the sentinels of the immune system. Nat Rev Immunol, 2010, 10(7):479 - 489.

[33] Kryczek I, Wu K, Zhao E, et al. IL–17$^+$ regulatory T cells in the microenvironments of chronic inflammation and cancer. J Immunol, 2011, 186(7):4388 - 4395.

[34] Harrington LE, Mangan PR, Weaver CT. Expanding the effector CD4 T–cell repertoire: the Th17 lineage. Curr Opin Immunol, 2006, 18(3):349 - 356.

[35] Hizawa N, Kawaguchi M, Huang SK, et al. Role of interleukin–17F in chronic inflammatory and allergic lung disease. Clin Exp Allergy, 2006, 36(9):1109 - 1114.

[36] Chang SH, Dong C. A novel heterodimeric cytokine consisting of IL–17 and IL–17F regulates inflammatory responses. Cell Res, 2007, 17(5):435 - 440.

[37] Wright JF, Guo Y, Quazi A, et al. Identification of an interleukin 17F/17A heterodimer in activated human CD4$^+$T cells. J Biol Chem, 2007, 282(18):13447 - 13455.

[38] Wright JF, Bennett F, Li B, et al. The human IL–17F/IL–17A heterodimeric cytokine signals through the IL–17RA/IL–17RC receptor complex. J Immunol, 2008, 181(4):2799 - 2805.

[39] Wei L, Laurence A, Elias KM, et al. IL–21 is produced by Th17 cells and drives IL–17 production in a STAT3–dependent manner. J Biol Chem, 2007, 282(48):34605 - 34610.

[40] Korn T, Bettelli E, Gao W, et al. IL–21 initiates an alternative pathway to induce proinflammatory Th17 cells. Nature, 2007, 448(7152):484 - 487.

[41] Zhou L, Ivanov II, Spolski R, et al. IL–6 programs Th17 cell differentiation by promoting sequential engagement of the IL–21 and IL–23 pathways. Nat Immunol, 2007, 8(9):967 - 974.

[42] Chung Y, Yang X, Chang SH, et al. Expression and regulation of IL–22 in the IL–17–producing CD4$^+$T lymphocytes. Cell Res, 2006, 16(11):902 - 907.

[43] Liang SC, Tan XY, Luxenberg DP, et al. Interleukin(IL)–22 and IL–17 are coexpressed by Th17 cells and cooperatively enhance expression of antimicrobial peptides. J Exp Med, 2006, 203(10):2271 - 2279.

[44] Wolk K, Kunz S, Witte E, et al. IL–22 increases the innate immunity of tissues. Immunity, 2004, 21(2):241 - 254.

[45] Wilson NJ, Boniface K, Chan JR, et al. Development, cytokine profile and function of human interleukin 17–producing helper T cells. Nat Immunol, 2007, 8(9):950 - 957.

[46] McGeachy MJ, Bak–Jensen KS, Chen Y, et al. TGFbeta and IL–6 drive the production of IL–17 and IL–10 by T cells and restrain Th17 cell–mediated pathology. Nat Immunol, 2007, 8(12):1390 - 1397.

[47] Wilke CM, Wang L, Wei S, et al. Endogenous interleukin–10 constrains Th17 cells in patients with inflammatory bowel disease. J Transl Med, 2011, 9:217.

[48] Precopio ML, Betts MR, Parrino J, et al. Immunization with vaccinia virus induces polyfunctional and phenotypically distinctive CD8($^+$) T cell responses. J Exp Med, 2007, 204(6):1405 - 1416.

[49] Almeida JR, Price DA, Papagno L, et al. Superior control of HIV–1 replication by CD8$^+$T cells is reflected by their avidity, polyfunctionality, and clonal turnover. J Exp Med, 2007, 204(10):2473 - 2485.

[50] Dong C. Genetic controls of Th17 cell differentiation and plasticity. Exp Mol Med, 2011, 43(1):1 - 6.

[51] Chen Z, Laurence A, Kanno Y, et al. Selective regulatory function of Socs3 in the formation of IL–17–secreting T cells. Proc Natl Acad Sci USA, 2006, 103(21):8137 - 8142.

[52] Mathur AN, Chang HC, Zisoulis DG, et al. STAT3 and STAT4 direct development of IL–17–secreting Th cells. J Immunol, 2007, 178(8):4901 - 4907.

[52] Yang XO, Panopoulos AD, Nurieva R, et al. STAT3 regulates cytokine–mediated generation of inflammatory helper T cells. J Biol Chem, 2007, 282(13):9358 - 9363.

[54] Harris TJ, Grosso JF, Yen HR, et al. Cutting edge: an in vivo requirement for STAT3 signaling in Th17 development and Th17–dependent autoimmunity. J Immunol, 2007, 179(7):4313 - 4317.

[55] Yang XO, Pappu BP, Nurieva R, et al. T helper 17 lineage differentiation is programmed by orphan nuclear receptors ROR alpha and ROR gamma. Immunity, 2008, 28(1):29 - 39.

[56] Nurieva R, Yang XO, Martinez G, et al. Essential autocrine regulation by IL–21 in the generation of inflammatory T cells. Nature, 2007, 448(7152):480 - 483.

[57] Ivanov II, McKenzie BS, Zhou L, et al. The orphan nuclear receptor RORgammat directs the differentiation program of proinflammatory IL–17$^+$T helper cells. Cell, 2006, 126(6):1121 - 1133.

[58] Eberl G, Littman DR. The role of the nuclear hormone receptor RORgammat in the development of lymph nodes and

Peyer's patches. Immunol Rev, 2003, 195:81 - 90.
[59] Malhotra N, Robertson E, Kang J. SMAD2 is essential for TGF beta-mediated Th17 cell generation. J Biol Chem, 2010, 285(38):29044 - 29048.
[60] Martinez GJ, Zhang Z, Reynolds JM, et al. SMAD2 positively regulates the generation of Th17 cells. J Biol Chem, 2010, 285(38):29039 - 29043.
[61] Feng XH, Derynck R. Specificity and versatility in TGF-beta signaling through SMADs. Annu Rev Cell Dev Biol, 2005, 21:659 - 693.
[62] Brustle A, Heink S, Huber M, et al. The development of inflammatory Th17 cells requires interferon-regulatory factor 4. Nat Immunol, 2007, 8(9):958 - 966.
[63] Hu CM, Jang SY, Fanzo JC, et al. Modulation of T cell cytokine production by interferon regulatory factor-4. J Biol Chem, 2002, 277(51):49238 - 49246.
[64] Rengarajan J, Mowen KA, McBride KD, et al. Interferon regulatory factor 4 (IRF4) interacts with NFATc2 to modulate interleukin 4 gene expression. J Exp Med, 2002, 195(8):1003 - 1012.
[65] Quintana FJ, Basso AS, Iglesias AH, et al. Control of T(reg) and Th17 cell differentiation by the aryl hydrocarbon receptor. Nature, 2008, 453(7191):65 - 71.
[66] Veldhoen M, Hirota K, Westendorf AM, et al. The aryl hydrocarbon receptor links Th17-cell-mediated autoimmunity to environmental toxins. Nature, 2008, 453(7191):106 - 109.
[67] Schraml BU, Hildner K, Ise W, et al. The AP-1 transcription factor Batf controls Th17 differentiation. Nature, 2009, 460(7253):405 - 409.
[68] Okamoto K, Iwai Y, Oh-Hora M, et al. IkappaB-zeta regulates Th17 development by cooperating with ROR nuclear receptors. Nature, 2010, 464(7293):1381 - 1385.
[69] Nishihara M, Ogura H, Ueda N, et al. IL-6-gp130-STAT3 in T cells directs the development of IL-17$^+$Th with a minimum effect on that of Treg in the steady state. Int Immunol, 2007, 19(6):695 - 702.
[70] Tanaka K, Ichiyama K, Hashimoto M, et al. Loss of suppressor of cytokine signaling 1 in helper T cells leads to defective Th17 differentiation by enhancing antagonistic effects of IFN-gamma on STAT3 and Smads. J Immunol, 2008, 180(6):3746 - 3756.
[71] Lazarevic V, Chen X, Shim JH, et al. T-bet represses Th17 differentiation by preventing Runx1-mediated activation of the gene encoding RORgammat. Nat Immunol, 2010, 12(1):96 - 104.
[72] Nurieva R, Yang XO, Chung Y, et al. Cutting edge: in vitro generated Th17 cells maintain their cytokine expression program in normal but not lymphopenic hosts. J Immunol, 2009, 182(5):2565 - 2568.
[73] Lee YK, Turner H, Maynard CL, et al. Late developmental plasticity in the T helper 17 lineage. Immunity, 2009, 30(1):92 - 107.
[74] Martin-Orozco N, Chung Y, Chang SH, et al. Th17 cells promote pancreatic inflammation but only induce diabetes efficiently in lymphopenic hosts after conversion into Th1 cells. Eur J Immunol, 2009, 39(1):216 - 224.
[75] Kryczek I, Zhao E, Liu Y, et al. Human Th17 cells are long-lived effector memory cells. Sci Transl Med, 2011, 3(104): 104ra100.
[76] Muranski P, Borman ZA, Kerkar SP, et al. Th17 cells are long lived and retain a stem cell-like molecular signature. Immunity, 2011, 35(6):972 - 985.
[77] Lexberg MH, Taubner A, Albrecht I, et al. IFN-gamma and IL-12 synergize to convert in vivo generated Th17 into Th1/Th17 cells. Eur J Immunol, 2010, 40(11):3017 - 3027.
[78] Peck A, Mellins ED. Plasticity of T-cell phenotype and function: the T helper type 17 example. Immunology, 2009, 129(2):147 - 153.
[79] Zhou L, Lopes JE, Chong MM, et al. TGFbeta-induced Foxp3 inhibits Th17 cell differentiation by antagonizing RORgammat function. Nature, 2008, 453(7192):236 - 240.
[80] Cosmi L, Maggi L, Santarlasci V, et al. Identification of a novel subset of human circulating memory CD4($^+$) T cells that produce both IL-17A and IL-4. J Allergy Clin Immunol, 2010, 125(1):222 - 230 e1 - 4.
[81] Wang YH, Voo KS, Liu B, et al. A novel subset of CD4($^+$) T(H)2 memory/effector cells that produce inflammatory IL-17 cytokine and promote the exacerbation of chronic allergic asthma. J Exp Med, 2010, 207(11):2479 - 2491.
[82] Pepper M, Linehan JL, Pagan AJ, et al. Different routes of bacterial infection induce long-lived Th1 memory cells and short-lived Th17 cells. Nat Immunol, 2010, 11(1):83 - 89.
[83] Martin-Orozco N, Muranski P, Chung Y, et al. T helper 17 cells promote cytotoxic T cell activation in tumor immunity. Immunity, 2009, 31(5):787 - 798.
[84] Muranski P, Restifo NP. Adoptive immunotherapy of cancer using CD4($^+$) T cells. Curr Opin Immunol, 2009, 21(2):200 - 208.
[85] Zhou J, Shen X, Huang J, et al. Telomere length of transferred lymphocytes correlates with in vivo persistence and

tumor regression in melanoma patients receiving cell transfer therapy. J Immunol, 2005, 175(10):7046 - 7052.
[86] Shen X, Zhou J, Hathcock KS, et al. Persistence of tumor infiltrating lymphocytes in adoptive immunotherapy correlates with telomere length. J Immunother, 2007, 30(1):123 - 129.
[87] Fearon DT, Manders P, Wagner SD. Arrested differentiation, the self-renewing memory lymphocyte, and vaccination. Science, 2001, 293(5528):248 - 250.
[88] Chang JT, Palanivel VR, Kinjyo I, et al. Asymmetric T lymphocyte division in the initiation of adaptive immune responses. Science, 2007, 315(5819):1687 - 1691.
[89] Wei S, Zhao E, Kryczek I, et al. Th17 cells have stem cell-like features and promote long-term immunity. Onco Immunology, 2012, 1(4):516 - 519.
[90] Corsini NS, Sancho-Martinez I, Laudenklos S, et al. The death receptor CD95 activates adult neural stem cells for working memory formation and brain repair. Cell Stem Cell, 2009, 5(2):178 - 190.
[91] Bending D, De la Pena H, Veldhoen M, et al. Highly purified Th17 cells from BDC2.5NOD mice convert into Th1-like cells in NOD/SCID recipient mice. J Clin Invest, 2009, 119(3):565 - 572.
[92] Semenza GL. Targeting HIF-1 for cancer therapy. Nat Rev Cancer, 2003, 3(10):721 - 732.
[93] Kryczek I, Lange A, Mottram P, et al. CXCL12 and vascular endothelial growth factor synergistically induce neoangiogenesis in human ovarian cancers. Cancer Res, 2005, 65(2):465 - 472.
[94] Takubo K, Goda N, Yamada W, et al. Regulation of the HIF-1alpha level is essential for hematopoietic stem cells. Cell Stem Cell, 2010, 7(3):391 - 402.
[95] Dang EV, Barbi J, Yang HY, et al. Control of Th17/T(reg) balance by hypoxia-inducible factor 1. Cell, 2011, 146(5):772 - 784.
[96] Bracken AP, Kleine-Kohlbrecher D, Dietrich N, et al. The Polycomb group proteins bind throughout the INK4A-ARF locus and are disassociated in senescent cells. Genes Dev, 2007, 21(5):525 - 530.
[97] Zou W, Machelon V, Coulomb-L' Hermin A, et al. Stromal-derived factor-1 in human tumors recruits and alters the function of plasmacytoid precursor dendritic cells. Nat Med, 2001, 7(12):1339 - 1346.
[98] Sharma MD, Hou DY, Liu Y, et al. Indoleamine 2,3-dioxygenase controls conversion of Foxp3$^+$Tregs to Th17-like cells in tumor-draining lymph nodes. Blood, 2009, 113(24):6102 - 6111.
[99] Zou W. Regulatory T cells, tumour immunity and immunotherapy. Nat Rev Immunol, 2006, 6(4):295 - 307.
[100] Beriou G, Costantino CM, Ashley CW, et al. IL-17-producing human peripheral regulatory T cells retain suppressive function. Blood, 2009, 113(18):4240 - 4249.
[101] Voo KS, Wang YH, Santori FR, et al. Identification of IL-17-producing Foxp3$^+$regulatory T cells in humans. Proc Natl Acad Sci USA, 2009, 106(12):4793 - 4798.
[102] Mucida D, Park Y, Kim G, et al. Reciprocal Th17 and regulatory T cell differentiation mediated by retinoic acid. Science, 2007, 317(5835):256 - 260.
[103] Bettelli E, Carrier Y, Gao W, et al. Reciprocal developmental pathways for the generation of pathogenic effector Th17 and regulatory T cells. Nature, 2006, 441(7090):235 - 238.
[104] Sfanos KS, Bruno TC, Maris CH, et al. Phenotypic analysis of prostate-infiltrating lymphocytes reveals Th17 and Treg skewing. Clin Cancer Res, 2008, 14(11):3254 - 3261.
[105] Ye ZJ, Zhou Q, Gu YY, et al. Generation and differentiation of IL-17-producing CD4$^+$T cells in malignant pleural effusion. J Immunol, 2010, 185(10):6348 - 6354.
[106] von Euw E, Chodon T, Attar N, et al. CTLA4 blockade increases Th17 cells in patients with metastatic melanoma. J Transl Med, 2009, 7:35.
[107] Hinrichs CS, Kaiser A, Paulos CM, et al. Type 17 CD8$^+$T cells display enhanced antitumor immunity. Blood, 2009, 114(3):596 - 599.
[108] Hirahara N, Nio Y, Sasaki S, et al. Inoculation of human interleukin-17 gene-transfected Meth-A fibrosarcoma cells induces T cell-dependent tumor-specific immunity in mice. Oncology, 2001, 61(1):79 - 89.
[109] Benchetrit F, Ciree A, Vives V, et al. Interleukin-17 inhibits tumor cell growth by means of a T-cell-dependent mechanism. Blood, 2002, 99(6):2114 - 2121.
[110] Pellegrini M, Calzascia T, Elford AR, et al. Adjuvant IL-7 antagonizes multiple cellular and molecular inhibitory networks to enhance immunotherapies. Nat Med, 2009, 15(5):528 - 536.
[111] Kottke T, Sanchez-Perez L, Diaz RM, et al. Induction of hsp70-mediated Th17 autoimmunity can be exploited as immunotherapy for metastatic prostate cancer. Cancer Res, 2007, 67(24):11970 - 11979.
[112] Gnerlich JL, Mitchem JB, Weir JS, et al. Induction of Th17 cells in the tumor microenvironment improves survival in a murine model of pancreatic cancer. J Immunol, 2010, 185(7):4063 - 4071.
[113] Yen HR, Harris TJ, Wada S, et al. Tc17 CD8 T cells: functional plasticity and subset diversity. J Immunol, 2009, 183(11):7161 - 7168.
[114] Galon J, Costes A, Sanchez-Cabo F, et al. Type, density, and location of immune cells within human colorectal

tumors predict clinical outcome. Science, 2006, 313(5795):1960 - 1964.
[115] Zhang L, Conejo-Garcia JR, Katsaros D, et al. Intratumoral T cells, recurrence, and survival in epithelial ovarian cancer. N Engl J Med, 2003, 348(3):203 - 213.
[116] Sato E, Olson SH, Ahn J, et al. Intraepithelial CD8⁺tumor-infiltrating lymphocytes and a high CD8⁺/regulatory T cell ratio are associated with favorable prognosis in ovarian cancer. Proc Natl Acad Sci USA, 2005, 102(51):18538 - 18543.
[117] Zhang YL, Li J, Mo HY, et al. Different subsets of tumor infiltrating lymphocytes correlate with NPC progression in different ways. Mol Cancer, 2010, 9:4.
[118] Derhovanessian E, Adams V, Hahnel K, et al. Pretreatment frequency of circulating IL-17⁺CD4⁺T-cells, but not Tregs, correlates with clinical response to whole-cell vaccination in prostate cancer patients. Int J Cancer, 2009, 125(6):1372 - 1379.
[119] Kuang DM, Peng C, Zhao Q, et al. Activated monocytes in peritumoral stroma of hepatocellular carcinoma promote expansion of memory T helper 17 cells. Hepatology, 2010, 51(1):154 - 164.
[120] Wu S, Rhee KJ, Albesiano E, et al. A human colonic commensal promotes colon tumorigenesis via activation of T helper type 17 T cell responses. Nat Med, 2009, 15(9):1016 - 1022.
[121] Chen X, Wan J, Liu J, et al. Increased IL-17-producing cells correlate with poor survival and lymphangiogenesis in NSCLC patients. Lung Cancer, 2009, 69(3):348 - 354.
[122] Zhang JP, Yan J, Xu J, et al. Increased intratumoral IL-17-producing cells correlate with poor survival in hepatocellular carcinoma patients. J Hepatol, 2009, 50(5):980 - 989.
[123] Numasaki M, Fukushi J, Ono M, et al. Interleukin-17 promotes angiogenesis and tumor growth. Blood, 2003, 101(7):2620 - 2627.
[124] Numasaki M, Watanabe M, Suzuki T, et al. IL-17 enhances the net angiogenic activity and in vivo growth of human non-small cell lung cancer in SCID mice through promoting CXCR-2-dependent angiogenesis. J Immunol, 2005, 175(9):6177 - 6189.
[125] Wang L, Yi T, Kortylewski M, et al. IL-17 can promote tumor growth through an IL-6-STAT3 signaling pathway. J Exp Med, 2009, 206(7):1457 - 1464.
[126] He D, Li H, Yusuf N, et al. IL-17 promotes tumor development through the induction of tumor promoting microenvironments at tumor sites and myeloid-derived suppressor cells. J Immunol, 2010, 184(5):2281 - 2288.
[127] Murugaiyan G, Saha B. Protumor vs antitumor functions of IL-17. J Immunol, 2009, 183(7):4169 - 4175.
[128] Honorati MC, Neri S, Cattini L, Facchini A. Interleukin-17, a regulator of angiogenic factor release by synovial fibroblasts. Osteoarthritis Cartilage, 2006, 14(4):345 - 352.
[129] Huang X, Lee C. Regulation of stromal proliferation, growth arrest, differentiation and apoptosis in benign prostatic hyperplasia by TGFbeta. Front Biosci, 2003, 8:s740 - s749.
[130] Waugh DJ, Wilson C. The interleukin-8 pathway in cancer. Clin Cancer Res, 2008, 14(21):6735 - 6741.
[131] Lee JW, Wang P, Kattah MG, et al. Differential regulation of chemokines by IL-17 in colonic epithelial cells. J Immunol, 2008, 181(9):6536 - 6545.
[132] Langowski JL, Zhang X, Wu L, et al. IL-23 promotes tumour incidence and growth. Nature, 2006, 442(7101):461 - 465.
[133] Iwakura Y, Ishigame H, Saijo S, et al. Functional specialization of interleukin-17 family members. Immunity, 2011, 34(2):149 - 162.
[134] Kawaguchi M, Adachi M, Oda N, et al. IL-17 cytokine family. J Allergy Clin Immunol, 2004, 114(6):1265 - 1273 quiz 74.
[135] Moseley TA, Haudenschild DR, Rose L, et al.Interleukin-17 family and IL-17 receptors. Cytokine Growth Factor Rev, 2003, 14(2):155 - 174.
[136] Gaffen SL. Structure and signalling in the IL-17 receptor family. Nat Rev Immunol, 2009, 9(8):556 - 567.
[137] Starnes T, Broxmeyer HE, Robertson MJ, et al. Cutting edge: IL-17D, a novel member of the IL-17 family, stimulates cytokine production and inhibits hemopoiesis. J Immunol, 2002, 169(2):642 - 646.
[138] Broxmeyer HE, Starnes T, Ramsey H, et al. The IL-17 cytokine family members are inhibitors of human hematopoietic progenitor proliferation. Blood, 2006, 108(2):770.
[139] Angkasekwinai P, Park H, Wang YH, et al. Interleukin 25 promotes the initiation of proallergic type 2 responses. J Exp Med, 2007, 204(7):1509 - 1517.
[140] Ikeda K, Nakajima H, Suzuki K, et al. Mast cells produce interleukin-25 upon Fc epsilon RI-mediated activation. Blood, 2003, 101(9):3594 - 3596.
[141] Pappu R, Ramirez-Carrozzi V, Ota N, et al. The IL-17 family cytokines in immunity and disease. J Clin Immunol, 2010, 30(2):185 - 195.
[142] Benatar T, Cao MY, Lee Y, et al. IL-17E, a proinflammatory cytokine, has antitumor efficacy against several tumor

types in vivo. Cancer Immunol Immunother, 2010, 59(6):805 - 817.
[143] Reynolds JM, Angkasekwinai P, Dong C. IL–17 family member cytokines: regulation and function in innate immunity. Cytokine Growth Factor Rev, 2010, 21(6):413 - 423.
[144] Kawaguchi M, Onuchic LF, Li XD, et al. Identification of a novel cytokine, ML–1, and its expression in subjects with asthma. J Immunol, 2001, 167(8):4430 - 4435.
[145] Hymowitz SG, Filvaroff EH, Yin JP, et al. IL–17s adopt a cystine knot fold: structure and activity of a novel cytokine, IL–17F, and implications for receptor binding. EMBO J, 2001, 20(19):5332 - 5341.
[146] Starnes T, Robertson MJ, Sledge G, et al. Cutting edge: IL–17F, a novel cytokine selectively expressed in activated T cells and monocytes, regulates angiogenesis and endothelial cell cytokine production. J Immunol, 2001, 167(8):4137 - 4140.
[147] Kesselring R, Thiel A, Pries R, et al. Human Th17 cells can be induced through head and neck cancer and have a functional impact on HNSCC development. Br J Cancer, 2010, 103(8):1245 - 1254.
[148] Charles KA, Kulbe H, Soper R, et al. The tumor–promoting actions of TNF–alpha involve TNFR1 and IL–17 in ovarian cancer in mice and humans. J Clin Invest, 2009, 119(10):3011 - 3023.
[149] Xie Y, Sheng W, Xiang J, et al. Interleukin–17F suppresses hepatocarcinoma cell growth via inhibition of tumor angiogenesis. Cancer Invest, 2010, 28(6):598 - 607.
[150] Hu J, Yuan X, Belladonna ML, et al. Induction of potent antitumor immunity by intratumoral injection of interleukin 23–transduced dendritic cells. Cancer Res, 2006, 66(17):8887 - 8896.
[151] Yuan X, Hu J, Belladonna ML, et al. Interleukin–23–expressing bone marrow–derived neural stem–like cells exhibit antitumor activity against intracranial glioma. Cancer Res, 2006, 66(5):2630 - 2638.
[152] Overwijk WW, de Visser KE, Tirion FH, et al. Immunological and antitumor effects of IL–23 as a cancer vaccine adjuvant. J Immunol, 2006, 176(9):5213 - 5222.
[153] Oniki S, Nagai H, Horikawa T, et al. Interleukin–23 and interleukin–27 exert quite different antitumor and vaccine effects on poorly immunogenic melanoma. Cancer Res, 2006, 66(12):6395 - 6404.
[154] Iida T, Iwahashi M, Katsuda M, et al. Tumor–infiltrating $CD4^+$ Th17 cells produce IL–17 in tumor microenvironment and promote tumor progression in human gastric cancer. Oncol Rep, 2011, 25(5):1271 - 1277.
[155] Prabhala RH, Pelluru D, Fulciniti M, et al. Elevated IL–17 produced by Th17 cells promotes myeloma cell growth and inhibits immune function in multiple myeloma. Blood, 2010, 115(26):5385 - 5392.

第十一章 11

免疫逃逸：免疫抑制网络

Sandra Demaria

Department of Pathology, New York University School of Medicine, and NYU Langone Medical Center, New York, NY USA

译者：苏东明　黄玉洁　王志梁

一、引言

近年来，人们对肿瘤免疫逃逸机制的研究一直极为关注，并已经掌握了这一领域的大量知识。目前认为，当机体无法根除发生恶性转化的细胞时，在免疫压力的选择之下，只有那些免疫原性较弱的、难于被免疫效应因子定位、识别和杀死的肿瘤细胞才能得以存活[1-2]。肿瘤细胞通过上调自身的抗凋亡分子的表达，或者由于肿瘤细胞上的死亡受体（如Fas/CD95）基因发生突变，从而对T细胞或者NK细胞产生的杀伤作用发生耐受[3]。当肿瘤细胞中编码或组装Ⅰ类人主要组织相容性复合体（MHC Ⅰ）－抗原肽复合体的基因发生丢失或者改变时，就会导致T细胞对其识别的能力下降[4]。最终，这会导致内皮细胞信号的缺乏和趋化因子浓度梯度的改变，从而抑制抗肿瘤T细胞向肿瘤部位的归巢和浸润[5-6]。除了逃避成熟T细胞的抗肿瘤效应外，肿瘤微环境还会利用免疫抑制网络积极阻止免疫系统介导的针对肿瘤细胞的排斥反应。免疫抑制网络的概念最初是指在感染性组织炎症中，机体对自身组织所产生的免疫耐受。事实上，慢性感染性疾病和癌症的发生发展过程有很多相似之处。在这两种病理情况下，免疫刺激性通路和抑制性通路之间的失衡会导致免疫系统功能障碍，最终无法消除病原体。

在肿瘤微环境形成过程中存在三个关键性的失衡，包括：成熟的树突状细胞和未成熟的树突状细胞之间的失衡；B7家族中刺激分子和抑制分子之间的失衡；调节性T细胞和传统T细胞之间的失衡。这些内容在本书的第一版中都已经进行了详细的讨论。本章将关注引起T细胞功能障碍的机制，并重点强调最新发现的、可作为癌症治疗潜在靶点的信号通路，以期改善肿瘤的治疗效果。在本章中，“T细胞功能障碍”被赋予了更广泛的定义，包括不能实施固有效应因子功能的T细胞以及向错误功能分化的T细胞等。而这些错误的功能程序会导致机体的免疫系统对肿瘤的形成失去应有的抑制作用（图11.1）。

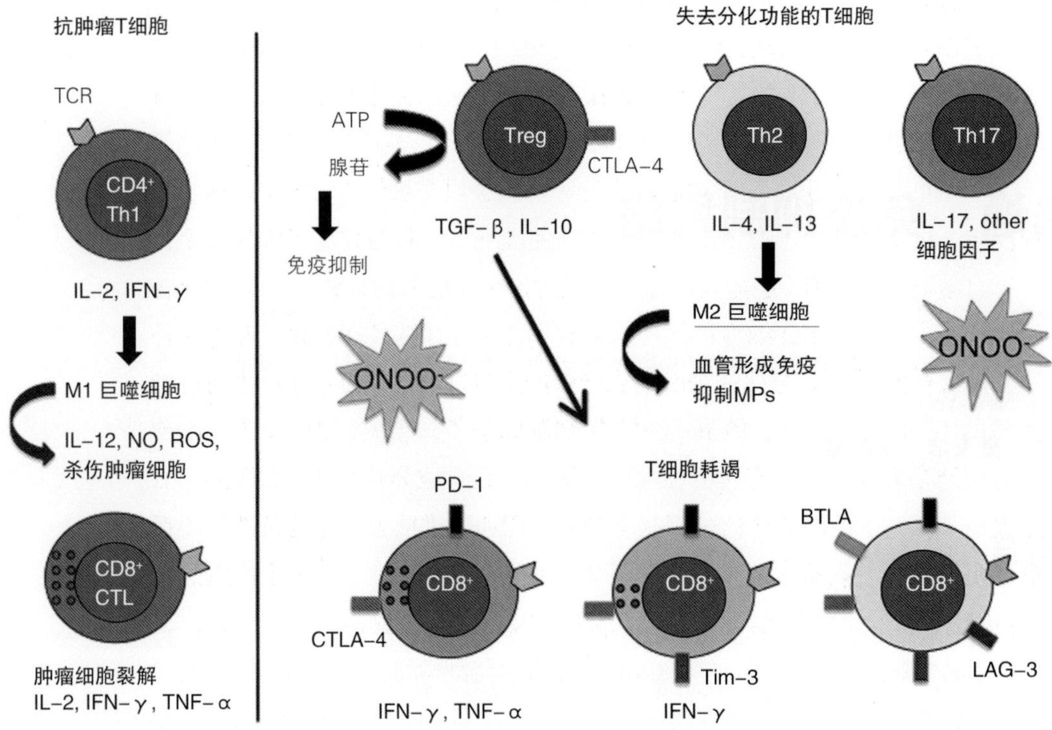

图 11.1　免疫抑制网络

左侧图，肿瘤抑制需要 Th1 细胞、CD4⁺T 细胞、M1 型巨噬细胞和淋巴细胞的协同作用，从而能够执行多种效应功能，包括分泌 IFN-γ、TNF-α 以及杀伤肿瘤细胞的功能。右侧图，免疫逃逸的特点是进入肿瘤组织的 CD4⁺T 细胞失去分化功能，抑制了机体对肿瘤的排斥反应，促进了肿瘤的生长。Treg 细胞（调节性 T 细胞）将 ATP 转化为具有免疫抑制作用的腺苷，同时还分泌 TGF-β 和 IL-10，这些细胞因子在很大程度上导致了 CD8⁺T 细胞的耗竭。CD8⁺T 细胞耗竭又造成 CD8⁺T 细胞效应因子功能进行性丢失，并使 CD8⁺T 细胞获得多个观察点受体或抑制性受体（CTLA-4, PD-1, Tim-3, LAG-3, BTLA）。Th2 CD4⁺细胞产生的 IL-4 诱导巨噬细胞向 M2 型发生极化。M2 型巨噬细胞产生促血管生成因子和免疫抑制因子，并和髓源性免疫抑制细胞一起生成过氧亚硝基阴离子（ONOO⁻），这种高活性的氧化剂会修饰酪氨酸等氨基酸，改变 T 细胞浸润程度和识别肿瘤细胞所需的抗原肽、趋化因子和其他分子。

二、T 细胞分化的功能障碍

T 细胞的功能性分化，也被称为 T 细胞的极化。这个过程受到最初识别的抗原和激活时环境中存在的信号调节[7]。目前已知的涉及 T 细胞极化过程包括辅助性 T 细胞，Th1、Th2、Th17 细胞和调节性 T 细胞（Treg）的分化[8]。尽管人们认为包括 T 细胞受体（TCR）介导的信号强度在内的多种因素均能影响初始 CD4⁺T 细胞分化[9]，但细胞因子才是驱动这一过程的关键因素[8]。Th1 细胞的分化需要 NK 细胞、CD8⁺T 细胞或其他 Th1 CD4⁺T 细胞产生的干扰素（IFN-γ），并依赖于固有免疫细胞产生的 IL-12 才能完成这一分化过程。在大多数情况下 Th2 CD4⁺T 细胞的分化是由嗜碱性粒细胞产生的 IL-4 驱动[10]，Th1 和 Th2 细胞的分化是一个相互排斥的过程，诱导 Th2 细胞的转录因子 GATA-3 可以抑制诱导 Th1 细胞的转录因子 T-bet 的表达，反之亦然[11]。Th17 细胞的分化依赖于转化生长因子

β（TGF-β）和 IL-6，并且和适应性或诱导性调节性 T 细胞（iTreg）的分化相互制约。而适应性调节性 T 细胞的分化则需要 TGF-β 和 IL-2 的存在[12-13]。

有实验数据表明，机体对肿瘤的排斥需要有在功能上已经分化的 $CD4^+$Th1 细胞和 $CD8^+$细胞毒性 T 细胞（CTL）的参与[14]。Th1 细胞产生 IFN-γ，促进和维持细胞毒性 T 细胞的发育以及巨噬细胞向 M1 型极化。M1 型巨噬细胞的特征是：能产生 IL-12、活性氧和一氧化氮（NO），并有致瘤活性[15]。过去认为这个功能主要是机体杀灭细胞内病毒等病原体的免疫反应。由于肿瘤中存在 Th1 细胞为主的免疫细胞，且与肿瘤患者的预后良好密切相关，人们逐渐认识到 Th1 细胞是肿瘤患者抗肿瘤免疫的关键因素[16-19]。与此相反，在抗肿瘤免疫反应中如果 Th2 细胞极化占据主导地位则会加速疾病恶化，并与多种肿瘤患者的不良预后有关[20-23]。分化的 Th2 细胞能够产生促进体液免疫系统产生对抗细胞外病原体所需的 IL-4、IL-5、IL-10 和 IL-13 等细胞因子[8]。就癌症而言，Th2 细胞的功能亢进可能在诸多方面都产生有害的影响。原因在于：未成熟的 $CD4^+$T 细胞向 Th2 细胞分化的过程与其向 Th1 细胞分化的过程相互制约，因而促进前者分化的条件阻碍后者的分化，最终阻碍机体获得有效的抗肿瘤免疫力。但更重要的是，Th2 细胞产生的细胞因子促进了巨噬细胞向 M2 型极化。而 M2 型巨噬细胞能促进血管生成和组织重塑，并抑制免疫反应，因而促进肿瘤生长[24]。从小鼠乳腺癌成瘤模型中得到的最新数据表明，Th2 $CD4^+$T 细胞在促进 IL-4 介导的肿瘤转移中起关键作用，即通过产生表皮生长因子增强巨噬细胞的促肿瘤活性[25]。另外，Th2 细胞分泌的 IL-13 被证实可以直接结合癌细胞，并向癌细胞发出信号促进乳腺癌的发展[26]。

鉴于 Th2 T 细胞极化对肿瘤细胞恶性转化的影响，因此了解在肿瘤微环境中哪些因素导致了 $CD4^+$T 细胞的异常分化显得非常重要。在激活过程的早期，未成熟的 $CD4^+$T 细胞必须与 IL-4 接触才能进行 Th2 细胞的分化，故推测抗原的识别过程必须发生在有丰富 IL-4 存在的肿瘤环境中[27]。在相当长的一段时间内有两个问题一直困扰着研究人员，即能够被 $CD4^+$T 细胞所识别的抗原所应具备的特征，以及肿瘤环境中 IL-4 的来源。有人在小鼠淋巴瘤模型中曾报道过一个由内源性逆转录病毒编码的超抗原可激活 Th2 T 细胞，促进肿瘤的发生[28]。然而在人体内并没有类似的研究报道，这也许是罕发事件。部分上皮来源的肿瘤细胞已经被证实能产生 IL-4，并作为自分泌存活因子。但是人们对这些上皮来源肿瘤诱导的 Th2 细胞的反应能力却缺乏研究[29]。基质金属蛋白酶 2（MMP-2）是一种在许多肿瘤中过表达的蛋白水解酶。最近 Godefroy 及其同事们对黑色素瘤患者的 $CD4^+$T 细胞特异性 MMP-2 进行研究时发现，这些细胞在表型上都倾向于向 Th2 细胞方向分化，同时研究人员还确定了引起这种细胞极化的机制[30]。有活性的 MMP-2 不仅是抗原的来源，而且还是内源性 Th2 细胞的“调节器”。这一作用是通过诱导 OX40L 的表达和降解树突状细胞上的 I 型干扰素受体来抑制信号传导和转录激活因子 1（STAT1）的磷酸化，最终减少 IL-12 的产生[30]。更重要的是，尽管 MMP-2 特异性 $CD4^+$T 细胞的极化需要通过 OX40L 信号转导和抑制 IL-12 的产生这两个途径，但是并不需要 IL-4 的参与。此外，Godefroy 等人的研究结果表明，经 MMP-2 处理过的树突状细胞能够诱导其他黑色素瘤相关抗原特异性 $CD4^+$T 细胞向 Th2 的极化，表明这可能是在 MMP-2 含量丰富的肿瘤中介导 T 细胞向 Th2 细胞的异常分化的主要机制[30]。这些数据阐明了引起肿瘤浸润、血管生成和转移的因素与诱导抗肿瘤 T 细胞异常分化之间的关系，进一步说明免疫逃逸和肿瘤恶化之间存在密切的联系。

在另外两个主要的功能程序中，Th17 $CD4^+$T 细胞有强烈的致炎功能。这些细胞在癌症中的作用仍存在争议[32]，相关内容已在第 10 章中详细阐述。调节性 T 细胞（Treg）在控制免疫系统动态平衡及防止过度炎症反应和自身免疫方面发挥了关键作用[33]。在大多数情况下，肿瘤免疫也是对自身抗原的排斥反应。因此，调节性 T 细胞（Treg）之所以保护肿瘤不受免疫排斥是因其生理功能发生了偏差[34]。叉头框蛋白 P3（forkhead box protein P3，Foxp3）转录因子的表达对小鼠和人类调节性 T 细胞的发育和功能是至关重要的[35-36]，并且被用作肿瘤中筛选调节性 T 细胞亚群的标志物。大多数伴有调节性 T 细胞浸润的肿瘤患者预后较差[37-41]，在肿瘤引流淋巴结中调节性 T 细胞数量的持续增加与肿瘤恶性程度有关[42-43]。但是，在一些淋巴系统恶性肿瘤中，调节性 T 细胞却可能具有有益的作用，这可能与它们具有阻止肿瘤 B 细胞的能力有关[44-45]。与之类似，在结直肠癌中 Treg 细胞的浸润与患者的预后呈正相关，这可能与结肠独特的炎症环境有关[46]。肿瘤中存在的 Treg 细胞包括能在胸腺中分化为 Treg 细胞的自然调节性 T 细胞（nTreg）和可被肿瘤微环境中信号激活而分化或“转化”为 Treg 细胞的诱导性调节性 T 细胞（iTreg）[47]。每种调节性 T 细胞在抑制抗肿瘤反应过程中所起的作用都存在争议，并且依实验模型不同得到的结果也不同[48]。传统的 $CD4^+$T 细胞向 iTreg 转化并不是肿瘤所独有的现象，在生理状态下也可以发生在伴有免疫耐受的、非炎症的条件下，作为一种反馈机制来防止炎症条件下发生过度免疫激活的情况[49]。然而，在肿瘤中 $CD4^+$T 细胞向 iTreg 转化代表了一种 T 细胞的异常分化类型。转化而来的 iTreg 最终成为癌灶中主要的 T 细胞，并且参与了肿瘤的发生发展过程。$CD4^+$T 细胞之所以向 iTreg 的转化是因为肿瘤微环境中含有丰富的、由肿瘤细胞和未成熟的髓源性树突状细胞产生的 TGF-β（转化生长因子 β），它是促进 Treg 分化的关键因素[50-51]。树突状细胞（DC）程序性死亡 1 配体（PD-L1）的表达和细胞毒 T 淋巴细胞抗原 4（CTLA-4）及 CD80 之间的相互作用也有助于 iTreg 的产生[52-53]。这表明，在肿瘤组织中树突状细胞的表型发生了变异，进而导致了 iTreg 的产生。与之相反，Treg 部分通过下调共刺激分子的表达以及上调 DC 中吲哚胺 2,3- 双加氧酶（IDO）的表达发挥其免疫抑制功能[54-55]。但人们仍不清楚在体内这一机制在多大程度上参与了 Treg 的免疫抑制作用[56]。总体看来，人们已经发现多个不同的信号通路和介质涉及 Treg 的免疫抑制活性[56]，肿瘤浸润 iTreg 细胞的抑制作用可能主要是由其分泌的 IL-10 和 TGF-β 所介导[57]，而 nTreg 细胞通过细胞之间的直接接触发挥细胞毒作用。上述结论是通过比较人体内产生的不同 Treg 细胞的基因表达图谱而得到的[58]。

三、 癌症中的 T 细胞耗竭

如上文中所讨论的，T 细胞向“错误”类型发育是肿瘤逃逸免疫控制的重要机制之一。

同时，人们还发现在肿瘤中有些已经分化成为 Th1 和 CTL 的 T 细胞也不具备应有的免疫功能[59]。在癌症中，CD8$^+$T 细胞丧失效应因子功能的现象与最初在慢性病毒感染中所描述的 T 细胞耗竭的过程有许多相似之处[60-61]。在慢性感染性疾病中，发生在 CD8$^+$T 细胞群中的 T 细胞耗竭是一个逐渐发生的功能丧失过程，它往往伴随着抑制性受体的表达及其多样性的增加[62]。首先，在离体实验中，T 细胞丧失了产生 IL-2、增殖和杀灭病原体的能力。其次，T 细胞丧失了产生肿瘤坏死因子 α（TNF-α）的能力，并伴随 IFN-γ 产生的减少。最终，T 细胞克隆丧失了对一个特定抗原应有的反应能力。此外，癌症患者丧失 CD4$^+$T 细胞的辅助功能[63-64]、缺乏抗原负载等因素都可以导致 CD8$^+$T 细胞的耗竭[65]。这与临床上观察到的情况十分一致，即 T 细胞的耗竭程度随肿瘤负荷增加而变得更加严重[66]。

广义上认为，表达在耗竭的 T 细胞表面的抑制性受体或免疫“检查点”受体是负责调节免疫反应的一大类受体中的一部分。大多数抑制性受体往往通过把酪氨酸磷酸化酶 SHP-1 和 SHP-2 招募到受体胞质尾区的磷酸化免疫受体的酪氨酸抑制性结构域，从而抑制 TCR 下游的信号通路[67]。这些抑制性受体对维持免疫耐受非常重要，其表达往往会在 T 细胞活化过程中发生一过性的上调。但是，在耗竭的 T 细胞中，抑制性受体则长期呈高水平表达[68]。此外，有研究表明，耗竭的 CD8$^+$T 细胞上往往同时表达多个抑制性受体；在病毒感染时，耗竭最严重的 T 细胞中至少有 7 个这样的受体同时表达[69]。更重要的是，抑制性受体不仅是 T 细胞出现功能障碍的标志物，而且还积极地控制 T 细胞耗竭的过程。已有证据表明，通过治疗性手段抑制这些信号通路至少可以部分恢复 T 细胞的功能[70-71]。

在检查点受体中，CTLA-4 在调节 T 细胞的活化和增殖方面发挥着根本的作用。CTLA-4 缺乏会导致未成年小鼠发生 CD4$^+$T 细胞导致的、严重的淋巴组织增生性疾病[72]。虽然 CTLA-4 的调节主要作用于 CD4$^+$T 细胞，但是它也会在后续应答时影响 CD8$^+$T 细胞[73]。在导致 T 细胞耗竭的慢性抗原刺激下，CTLA-4 的表达持续增加，阻碍 T 细胞活化。CTLA-4 的抑制作用是由细胞内和细胞外多种不同机制介导的，其中包括通过活化共同受体 CD28 以竞争性结合共刺激分子 B7-1 和 B7-2，激活负调控信号通路，进而抑制细胞因子的产生，同时还逆转 Treg 细胞上表达的 CTLA-4 和树突状细胞上的 B7 分子的相互作用所激活的信号通路[70]。临床上使用 CTLA-4 抗体阻滞该检查点受体所取得的治疗上的成功进一步表明了其在维持肿瘤免疫耐受中的关键作用[74]。相关内容将在第 19 章中有更详细的讨论。

程序性细胞死亡蛋白（programmed death-1，PD-1）是另一种重要的 T 细胞活化调节蛋白，它的生理功能是限制其在炎症反应中对正常组织产生继发性损害[71]。PD-1 可与 B7-H1/PD-L1 结合；后者是一个广泛表达的配体，其表达量在对炎性细胞因子的反应中会被上调[75]。第二个配体 B7-DC/PD-L2 的表达主要限于 DC 和巨噬细胞，并被促炎细胞因子所诱导[76]。小鼠发生 PD-1 的缺失会增加其自身免疫性疾病的严重程度。这表明，PD-1 是一个与上下游相关的免疫反应调节蛋白[77]。在肿瘤组织中，可能是由于抗肿瘤 T 细胞产生过多的 IFN-γ、B7-H1/PD-L1 的表达普遍上调，由此可建立一种假说，即 PD-1 对于癌细胞逃避抗肿瘤免疫应答是必需的[71]。

另一方面，在慢性感染和癌症中，PD-1是在耗竭的CD8$^+$T细胞上主要表达的检查点受体，多见于在肿瘤中浸润的淋巴细胞中[62,79]。CD4$^+$T细胞上PD-1的表达也与Th1细胞因子的产量下降和CD4$^+$T细胞向iTreg细胞转化有关[80]。因此，PD-1在肿瘤T细胞功能障碍中起着核心作用。用两种不同抗体同时阻滞PD-1和CTLA-4可显著改善癌症的免疫治疗效果，进一步说明这两个受体对于肿瘤中的T细胞功能非常重要[79]。在癌症患者中通过抗体阻滞PD-1/PD-L1通路的临床试验仍处于早期阶段，但已经显示出可喜的前景[81]。

T细胞免疫球蛋白3（Tim-3）是检查点受体家族中的另一个成员。与CTLA-4和PD-1相比，它的表达更为受限，仅在CD4$^+$Th1细胞和产生IFN-γ的CD8$^+$CTL细胞上有特异性表达。Tim-3的配体是半乳糖凝集素9，属于可与含N-乙酰基乳糖胺的聚糖结合的凝集素家族成员，并且执行重要的免疫调节功能[83]。半乳糖凝集素9与Tim-3的结合可导致T细胞死亡，进而特异性地关闭Th1细胞的免疫应答反应[84]。近来人们发现，浸润在黑色素瘤转移灶中的淋巴细胞上有Tim-3的表达[85]。临床前动物研究结果已经证实，同时表达Tim-3和PD-1的肿瘤中浸润性T淋巴细胞多表现为耗竭的表型[86]，类似的研究结果在癌症患者身上也有报道[87]。在上述两种情况下，如若恢复T细胞的功能，需要同时阻滞PD-1和Tim-3。这些实验结果支持在癌症患者中阻滞Tim-3的临床治疗方法，但是研究人员事先需要做更多的工作去阐明Tim-3在固有免疫细胞、内皮细胞和白血病干细胞等其他细胞中的作用[82]。

淋巴细胞活化基因3（T-cell immunoglobulin-3，LAG-3）是一种结构上类似于CD4分子的抑制性受体。和CD4相比，它与MHC Ⅱ类分子具有更高的亲和力[88]。LAG-3的表达在CD4$^+$和CD8$^+$T细胞活化时上调，并且能被IL-10和IL-6所诱导[89]。在CD4$^+$T细胞中通过激活LAG-3的信号通路能够抑制TCR介导的细胞活化、Th1细胞因子的产生以及活化T细胞的扩增，借此控制记忆T细胞群的规模[90]。在iTreg细胞和活化的nTreg细胞上也能检测到LAG-3。有数据表明，它对这些细胞维持最佳的免疫抑制状态是必需的[91]。LAG-3也是在耗竭的CD8$^+$T细胞上表达的抑制性受体之一[89]。在慢性病毒感染的模型中，阻滞LAG-3并不能恢复CD8$^+$T细胞的功能[92]。但是，最近有人发现在癌症小鼠模型中，耗竭T细胞上所表达的PD-1和LAG-3之间存在协同作用[93]。当无法阻滞单一受体时，如欲获得有效的杀灭肿瘤效果则需要同时阻滞LAG-3和PD-1。单独敲除LAG-3或PD-1基因的小鼠会发生轻微的免疫失调，同时敲除LAG-3和PD-1的小鼠则会发生严重的自身免疫性疾病。这一发现进一步支持了LAG-3和PD-1的协同作用[93]。

B和T淋巴细胞弱化因子（B and T-lymphocyte attenuator，BTLA）是一种在B细胞、T细胞和DC中所表达的抑制性受体[94]。CD4$^+$T细胞活化时BTLA表达增加，并且在Th1细胞发生功能分化时优先表达[95]。对BTLA缺陷小鼠的研究结果表明，BTLA在CD8$^+$T细胞动态平衡和记忆生成的过程中发挥重要的负性调节作用[96]。BTLA的配体——疱疹病毒侵入介体（herpes virus entry mediator，HVEM）在许多免疫细胞和某些肿瘤细胞上均有表达[97]。除了BTLA之外，HVEM还与其他配体相互作用，包括在耗竭CD8$^+$T细胞上表达的一种抑制性受体CD160[69,98]，以及两种共刺激受体：（1）可诱导表达的，并可与单纯疱疹病毒包膜糖蛋白 D 竞争结合 T 细胞上疱疹病毒侵入介体（HVEM）受体的类淋巴毒素（homologous to lymphotoxins, inducible, competes with HSV glycoprotein D for HVEM, expressed by T lymphocyte, LIGHT）；（2）淋巴毒素 α（lymphotoxin α，LTα3）。依据不同的情况，HVEM 起着促进或抑制免疫调节的作用[94]。最新的两项研究报道，黑色素瘤患者的肿瘤抗原特异性 $CD8^+$T 细胞中 BTLA 的表达持续升高，说明 BTLA 在肿瘤产生免疫耐受过程中的重要作用。重要的是，Fourcade[99] 等证明，在 NY-ESO-1 特异性 $CD8^+$T 细胞中，T 细胞耗竭以及功能障碍的程度随着 $PD\text{-}1^+BTLA^-Tim\text{-}3^-$、$PD\text{-}1^+BTLA^+Tim\text{-}3^-$ 以及 $PD\text{-}1^+BTLA^+Tim\text{-}3^+$ 的变化呈现递增趋势。在体外，阻滞 BTLA 可增强 NY-ESO-1 特异性 $CD8^+$T 细胞对同源肽刺激产生的反应性增殖和克隆扩增。此外，同时阻滞 BTLA 和 PD-1 将产生叠加效应，但是该叠加效应并未在同时阻滞 BTLA 和 Tim-3 时出现。不过，同时阻滞 BTLA 和 PD-1 或者 BTLA 和 Tim-3 将进一步促进 T 细胞功能的恢复，提示我们如果想完全恢复癌症患者的 T 细胞功能需要阻滞多个不同的检查点受体。

总之，近年来从小鼠模型和癌症患者中获得的最新数据正描绘出复杂的抑制性受体及癌症中引起 T 细胞障碍的相应配体网络。这个网络与慢性病毒感染中 T 细胞耗竭过程有很多相似之处，但是也存在很多不同点。比如，BTLA 的表达上调与 T 细胞的失能有关[100]，但是在慢性感染导致的 T 细胞衰竭中并没有发现 BTLA 的表达上调[69]。这对于治疗的选择而言可能是个重要的区别，因为除了抗原的慢性刺激以外，癌症患者的 T 细胞有时也要受到导致 T 细胞失能的亚刺激的作用。Derré 等[97] 证实在疫苗接种的同时加入一种强力的免疫活化剂——Toll 样受体 TLR-9 激动剂 CpG，可下调 BTLA 的表达并且增强患者体内肿瘤特异性 T 细胞的活性和功能。尽管需要更多的数据去了解相关的机制，人们推测激活 Toll 样受体可能有助于纠正 T 细胞功能障碍。在探索新的肿瘤联合治疗手段时应考虑这一可能性[101]。

四、肿瘤组织中细胞外腺苷和 ATP 的平衡是免疫反应的主要调控者

在肿瘤微环境中，细胞外嘌呤水平的失衡也会抑制 T 细胞的功能[102]。嘌呤受体及相应配体是肿瘤微环境信号网络的一部分，而这些微环境信号可以调节神经系统及免疫系统中细胞之间的信号传递[103-104]。嘌呤受体主要可以分为三类。P2X 受体只对 ATP 敏感，从而充当 ATP 门控离子通道；P2Y 受体是 G 蛋白偶联受体，可与 ATP 及其他核苷酸，如 ADP、UDP 和 UTP 结合；P1 受体也是 G 蛋白偶联受体，但结合的是腺苷。尤其重要的一点是，外核苷酸酶通过把 ATP 水解成 ADP、AMP 及腺苷在这个网络中发挥关键作用，从而调节免疫激活以及免疫抑制信号之间的平衡。

固有免疫细胞和适应性免疫细胞释放 ATP 的过程受到严格的调控，并且常常作为一种自分泌信号用于调节这些免疫细胞自身的活性及效应因子的功能。在神经细胞中，ATP 的释放可以通过囊泡运输实现。在 T 细胞及人中性粒细胞中，ATP 的释放则是由泛连接蛋白 1（pannexin1）半通道介导[105-107]。在中性粒细胞及巨噬细胞中，主要由 P2Y2 受

体介导的自分泌 ATP 信号参与对其趋化作用的调节[107-108]。在 T 细胞中，ATP 的释放由 TCR 的兴奋而触发[105]。Woehrle 等[106]最近证实，由 pannexin1 半通道释放的 ATP 与免疫突触上的 P2X1 和 P2X4 受体之间存在相互作用。这些相互作用对于钙离子内流、T 细胞核因子的活化及 IL-2 的产生非常重要，提示嘌呤信号可能是一种放大机制，以确保 T 细胞在抗原肽浓度较低时也能发生活化[104]。对于健康的免疫细胞而言，ATP 只能在特定的时间及空间上释放，以避免发生“旁观者效应（bystander effects)”。但是，由应激和凋亡细胞释放在细胞外环境中的 ATP 则可作为一种信号，将吞噬细胞招募至坏死组织部位，同时也可以作为一种促炎症反应信号共同激活炎性小体（inflammasome）[104]。在缺乏微生物病原体的情况下，由死亡细胞释放的损伤相关分子模式（damage-associated molecular patterns, DAMPs）和 ATP 共同决定细胞的死亡是以静止、可耐受的方式还是以炎症的方式来完成[109-111]。Nod 样受体热蛋白结构域相关蛋白 3(NLR family, pyrin domain containing 3, NLRP3，也称为 NAL3）炎性小体的激活往往伴随 DAMPs 分子对 TLRs 的刺激及 ATP 对 P2X7 受体的刺激。NLRP3 炎性小体的激活进而引起 Caspase-1 的活化及对 IL-1β 和 IL-18 的加工修饰[118]。尤为重要的是，化疗后死亡的肿瘤细胞所释放的 ATP 引起 P2X7 受体的活化对于 DC 高效地呈递肿瘤相关抗原给 T 细胞、激发抗肿瘤免疫的过程十分重要[111]。总之，细胞外 ATP 在很大程度上在促进炎症和免疫应答活化方面发挥着重要作用。

与 ATP 截然相反的是，腺苷对于免疫反应则起到明显的抑制作用。突出表现在由腺苷脱氨酶（adenosine deaminase，ADA）缺乏所引起的遗传疾病的表型上，即由于腺苷堆积和 B 细胞、T 细胞发育和活化异常，导致了重症联合免疫缺陷综合征（severe combined immunodeficiency，SCID）[113]。P1 A2A 腺苷受体在绝大多数固有免疫细胞和适应性免疫细胞中都有表达，它对腺苷具有高亲和力并且可以抑制免疫细胞的功能[114]。在巨噬细胞内，腺苷可以抑制吞噬作用以及过氧化物、一氧化氮、TNF-α 和 IL-12 的产生[115]。另有最新的证据表明，腺苷通过激活 A2A 及 A2B 受体促进巨噬细胞向促进癌症发生发展的 M2 表型分化[116]。腺苷促使自然杀伤 T 细胞（NKT）向 Th2 细胞极化，并刺激其产生有极化效应的 IL-4 以及具有免疫抑制作用的 IL-10、TGF-β 类生长因子等[117]。腺苷也可诱导巨噬细胞分化为一些其他的细胞类型，后者则可通过分泌促血管生成因子和免疫抑制因子促进肿瘤的产生[118]。最新的数据也提示，腺苷在肿瘤组织中的髓源抑制性细胞（myeloid-derived suppressor cell，MDSC）内也有堆积[119]。当 T 细胞活化时，A2A 受体的表达往往被上调；而在腺苷存在的情况下，经由 A2A 激活的信号通路将显著抑制 T 细胞的细胞毒性以及产生细胞因子的能力[120]。腺苷也能引起 T 细胞功能的丧失，加剧 $CD4^+$T 细胞向 iTreg 细胞的转化[121]。在肿瘤组织中，细胞外腺苷的浓度往往高于正常组织[102, 122]。因此，它能以多种方式抑制免疫反应，并促进肿瘤的免疫逃逸。

细胞外 ATP 及其衍生物，包括腺苷的平衡在组织中主要由核苷酸酶调控。该类酶在哺乳动物细胞的表面广泛表达[123]。其中，CD39 是外生核苷三磷酸腺苷二磷酸水解酶（ecto-nucleoside triphosphate diphospho-hydrolases，ENTPDase）家族的成员。ENTPDase 的作用是将 ATP 水解成 ADP 和 AMP[123]。CD39 表达于内皮细胞，参与对血栓形成的调节，同时也表达于免疫细胞的一些亚型中。在 T 细胞中，CD39 表达于 Treg 细胞。CD39 缺陷小鼠的 Treg 细胞的免疫抑制作用显著降低，说明 Treg 细胞表面的 CD39 对于其发挥免疫抑制功能非常必要 [124]。CD73 是一种外生 5' - 核苷酸酶，可以将 AMP 转化为腺苷 [125]。CD73 在炎症控制、缺氧耐受等很多由腺苷调节的生理活动中发挥作用。在上皮细胞等不同类型细胞中，低氧诱导因子 1（HIF-1）可上调 CD73 的表达 [125]。同时，人们对 CD73 表达缺陷小鼠的研究揭示了 CD73 调节炎症的新机制：由表达于淋巴结毛细血管后微静脉的 CD73 所介导产生的腺苷可以抑制淋巴细胞对炎症刺激产生的迁移 [126]。重要的是，CD39 和 CD73 在 Treg 细胞上表达水平较高。它们依次发挥作用可将 ATP 转化为腺苷 [124]，同时又被 ATP 激活，上调 CD73 的表达 [127]。

在肿瘤微环境中，浸润性 Treg 细胞在调节局部腺苷水平方面发挥重要作用；同时，Treg细胞中CD73的表达对Treg细胞的致癌效应非常关键 [128]。另外，CD73在包括人结肠癌、肺癌、卵巢癌及胰腺癌等肿瘤细胞中大多表达上调，且与乳腺癌的不良预后有关 [129]。从乳腺癌小鼠模型中得到的数据表明，表达于肿瘤细胞的 CD73 分子促进了肿瘤细胞的免疫逃逸及转移 [130]。肿瘤细胞表达的 CD73 也可削弱由过继输入的 $CD8^+$T 细胞介导的肿瘤排斥作用 [131]。

通过对 CD73 缺陷小鼠和骨髓嵌合体小鼠模型的研究，Stagg 等证实无论是造血细胞还是非造血细胞上表达的 CD73 都能促进肿瘤生长 [128]。重要的是，非造血细胞表达的 CD73 可以促进 CD73 缺陷小鼠形成黑色素瘤转移灶，且这一过程与机体的抗肿瘤免疫应答无关。这一现象提示，内皮细胞表达的 CD73 有利于肿瘤的转移，因此针对 CD73 的靶向治疗可为患者带来多方面的益处。

一项有关在人类 Treg 细胞介导的免疫抑制条件下的腺苷通路的研究表明，当 Treg 细胞内 CD39 和 CD73 水平较高而负责腺苷降解的腺苷脱氨基酶（adenosine deaminase，ADA）表达水平较低时，这些分子在效应 T 细胞中的表达则呈现相反的趋势 [132]。这些数据表明，较低的 Treg/ 效应 T 细胞比率是一个影响肿瘤排斥的决定因素 [133]，而且与改善肿瘤患者预后有关 [41, 134]。这些现象可能与具有免疫抑制功能的腺苷浓度降低有关。

总之，目前公认的思路是肿瘤细胞内控制炎症的机制失调促成了其免疫逃逸。越来越多的证据提示，肿瘤微环境中腺苷的水平较高。腺苷可通过抑制 CTL 的功能、促进 $CD4^+$T 转变成 Treg 细胞和 Th2 细胞，以及巨噬细胞转变成 M2 的表型等不同机制抑制机体的免疫功能。在正常生理状态下，这些免疫抑制效应可促进组织的修复。但是在癌症状态下，这些变化则促进了肿瘤的生长。由于产生腺苷的外核苷酸酶可在包括肿瘤细胞、Treg 细胞、MDSC [119] 以及内皮细胞等多种不同类型细胞中表达，在治疗学方面，靶向作用于这些酶类或者阻滞介导腺苷效应的 A2A 和 A2B 受体的治疗方案可能比靶向作用于单个产生腺苷的细胞更为有效。

五、肿瘤组织中 T 细胞面临的化学屏障

组织缺氧是肿瘤微环境常见而关键的特征。它能影响肿瘤的发展进程，导致肿瘤对不同治疗方案的不同反应[135]。最近人们还针对组织缺氧条件下的肿瘤蛋白质组学进行了深入研究。在本节中，我们将简要介绍这些研究在肿瘤免疫逃逸机制方面的新见解。

虽然在缺氧条件下，感染的“正常”组织中 HIF-1α 的表达对于巨噬细胞引发炎症和获得杀菌活性必不可少[136]，但近年来发现，在肿瘤中 HIF-1α 的表达则对巨噬细胞发挥免疫抑制功能非常重要[137]。在这项研究中，Doedens 等[137]发现组织缺氧条件下肿瘤细胞产生的可溶性细胞因子能够诱导精氨酸酶 I 的合成。精氨酸酶 I 可以分解 L- 精氨酸，而 L- 精氨酸能通过增强诱导型一氧化氮合酶（iNOS）的表达而产生具有杀瘤效应的 NO。组织中精氨酸酶 I 的合成增多，精氨酸酶 I 实际上是将巨噬细胞的抗肿瘤活性转变为致瘤作用。事实上，L- 精氨酸代谢的下游介质能够调控肿瘤中 T 细胞的功能。这些介质由 iNOS 和精氨酸酶协同控制，而肿瘤缺氧微环境中的 MDSC 可同时表达 iNOS 和精氨酸酶[138-140]。除了多胺之外，活性氮自由基和活性氧自由基 (RNS 和 ROS) 也有非常重要的免疫调节功能。最近发现的分子机制可以解释 RNS 是如何通过改变肿瘤蛋白质组促进肿瘤逃逸的。在 M2 型巨噬细胞和 MDSC 中的精氨酸酶活性往往显著升高。升高的精氨酸酶活性会导致 L- 精氨酸的水平降低，使 iNOS 产生一种 NO 和 O_2^- 的混合物。这种混合物中不同成分之间互相作用产生高活性氧化剂过氧亚硝酸盐 ($ONOO^-$)。过氧亚硝酸盐能直接修饰半胱氨酸、蛋氨酸、色氨酸等氨基酸，或者通过中间次级产物修饰酪氨酸、苯丙氨酸、组氨酸等氨基酸[140-141]。过氧亚硝酸盐已经能够通过硝化酪氨酸来抑制蛋白酪氨酸磷酸化和信号转导，以及诱导 T 细胞死亡[142]。除毒性作用外，在 TCR/CD8 混合体中的硝化酪氨酸也被证实能削弱 T 细胞识别 MHC/ 抗原肽的能力，从而促进免疫耐受[143]。近来人们发现了由 MDSC 产生的过氧亚硝酸盐可以介导肿瘤细胞对 CTL 产生耐受，原因是抗原肽在肿瘤细胞的 MHC 分子上被亚硝基化修饰后，其结合、呈递能力均受到损害[144]。Molon[145]等进一步发现，肿瘤蛋白的亚硝基化修饰可以抑制 T 细胞浸润，从而促进免疫逃逸。趋化因子 CCL2 发生亚硝基化修饰则无法发挥趋化 T 细胞的作用，而对于 CCL2 受体 CCR2 表达较高的髓系细胞仍具趋化作用[145]。这种被修饰的 CCL2 在不同细胞上的活性差异削弱了 T 细胞向肿瘤中心区域浸润的能力。但是，主要负责生成过氧亚硝基阴离子的 MDSC 的浸润能力不但不会受到影响，反而会得到加强。更为重要的是，在人类前列腺癌和结肠癌中也发现有亚硝基化 CCL2，表明肿瘤 CCL2 的亚硝基化修饰可能普遍存在。这有助于解释为什么很多患者的 T 细胞浸润在肿瘤的外周区域，而不是中心[16]。第 34 章将对这一途径进行进一步讨论。

人们发现，在胰腺、头颈部、前列腺、肝脏、结肠和乳腺的肿瘤中存在高浓度的硝基酪氨酸[146-149]。鉴于过氧亚硝酸盐可修饰蛋白质中多种氨基酸，它们已经被认为是癌症蛋白质组广泛的调节器[148]。蛋白质硝基化 / 亚硝基化可能会以其他方式损害肿瘤中 T 细胞的功能，例如在 RNS 作用下下调人类 T 细胞共同受体和趋化因子受体的表达。因此，这种化学屏障可能在肿瘤免疫逃逸网络中扮演着特殊的角色。开发针对过氧亚硝酸盐的新疗法将为克服肿瘤免疫逃逸提供新的工具[145]。

六、小结

本章总结了关于肿瘤中 T 细胞功能障碍以及相关分子机制和信号通路的最新研究进展。由此可以看出，涉及肿瘤免疫逃逸的免疫抑制网络高度复杂。近年来人们发现了多重冗余的机制，这些机制被认为会干扰有抗癌效应的 T 细胞的发育和功能。最近，新兴的先进分析技术提高了我们检测肿瘤微环境中的小生物活性分子及其“足迹”的能力。据此，人们正在描绘“肿瘤地图”，更为详细地阐述抑制 T 细胞对肿瘤病灶产生免疫耐受的机制。此外，我们开始认识到对 T 细胞活性进行精细调节的检查点受体的多重性和多样性。未来在癌症治疗上的突破需要多个专业的有效合作：免疫学家和生化学家致力于纠正 T 细胞分化和活化缺陷；药理学家则致力于设计小分子抑制剂来阻滞 RNS、外核苷酸酶以及其他造成免疫抑制的生化途径。随着人们对肿瘤环境本身和治疗中机体所发生的变化的深入理解，人们也认识到合理组合细胞毒性药物和免疫反应调节剂作为肿瘤治疗手段也非常重要。事实上，无论是化疗还是放疗都可以增强对肿瘤的杀伤作用[150-152]。例如，电离辐射可以改变肿瘤微环境，进而调节肿瘤细胞的抗原肽库[153]，诱导产生趋化因子以吸引 T 细胞[154]；而化疗则诱导 ATP 从肿瘤细胞内的释放[155]。由此看来，免疫抑制网络的关键点未来可能会成为癌症治疗新的靶点。接下来，临床工作者面临的最大挑战就是学习如何最有效地利用这些新技术，并且根据不同肿瘤的特性，将这些新技术整合在一起以发挥最大的治疗效果。

参考文献

[1] Dunn GP, Bruce AT, Ikeda H, et al. Cancer immunoediting: from immunosurveillance to tumor escape. Nat Immunol, 2002, 3:991 - 998.

[2] Smyth MJ, Dunn GP, Schreiber RD. Cancer immunosurveillance and immunoediting: the roles of immunity in suppressing tumor development and shaping tumor immunogenicity. Adv Immunol, 2006, 90:1 - 50.

[3] Takahashi H, Feuerhake F, Kutok JL, et al. FAS death domain deletions and cellular FADD-like interleukin 1beta converting enzyme inhibitory protein (long) overexpression: alternative mechanisms for deregulating the extrinsic apoptotic pathway in diffuse large B-cell lymphoma subtypes. Clin Cancer Res, 2006, 12(11 Pt1):3265 - 3271.

[4] Chang CC, Ferrone S. Immune selective pressure and HLA class I antigen defects in malignant lesions. Cancer Immunol Immunother, 2007, 56(2):227 - 236.

[5] Gajewski TF, Meng Y, Blank C, et al. Immune resistance orchestrated by the tumor microenvironment. Immunol Rev, 2006, 213:131 - 145.

[6] Kandalaft LE, Motz GT, Busch J, et al. Angiogenesis and the tumor vasculature as antitumor immune modulators: the role of vascular endothelial growth factor and endothelin. Curr Top Microbiol Immunol, 2011, 344:129 - 148.

[7] Guy B. The perfect mix: recent progress in adjuvant research. Nat Rev Microbiol, 2007, 5(7):505 - 517.

[8] Wan YY, Flavell RA. How diverse - CD4 effector T cells and their functions. J Mol Cell Biol, 2009, 1(1):20 - 36.

[9] Tao X, Constant S, Jorritsma P, et al. Strength of TCR signal determines the costimulatory requirements for Th1 and Th2 CD4$^+$T cell differentiation. J Immunol, 1997, 159(1):5956 - 5963.

[10] Sokol CL, Barton GM, Farr AG, et al. A mechanism for the initiation of allergen-induced T helper type 2 responses. Nat Immunol, 2008, 9(3):310 - 318.

[11] O'Garra A, Arai N. The molecular basis of T helper 1 and T helper 2 cell differentiation. Trends Cell Biol, 2000, 10(12):542 - 550.

[12] Zhou L, Chong MM, Littman DR. Plasticity of CD4⁺T cell lineage differentiation. Immunity, 2009, 30(5):646 - 655.

[13] Sharma MD, Hou DY, Liu Y, et al. Indoleamine 2,3-dioxygenase controls conversion of Foxp3⁺Tregs to Th17-like cells in tumor-draining lymph nodes. Blood, 2009, 113(24):6102 - 6111.

[14] Nishimura T, Nakui M, Sato M, et al. The critical role of Th1-dominant immunity in tumor immunology. Cancer Chemother Pharmacol, 2000, 46(Suppl):S52 - S61.

[15] Martinez FO, Sica A, Mantovani A, et al. Macrophage activation and polarization. Front Biosci, 2008, 13:453 - 461.

[16] Galon J, Costes A, Sanchez-Cabo F, et al. Type, density, and location of immune cells within human colorectal tumors predict clinical outcome. Science, 2006, 313:1960 - 1964.

[17] Tosolini M, Kirilovsky A, Mlecnik B, et al. Clinical impact of different classes of infiltrating T cytotoxic and helper cells(Th1, Th2, Treg, Th17) in patients with colorectal cancer. Cancer Res, 2011, 71(4):1263 - 1271.

[18] Ascierto ML, De Giorgi V, Liu Q, et al. An immunologic portrait of cancer. J Transl Med, 2011, 9:146.

[19] Finak G, Bertos N, Pepin F, et al. Stromal gene expression predicts clinical outcome in breast cancer. Nat Med, 2008, 14:518 - 527.

[20] Sheu BC, Lin RH, Lien HC, et al. Predominant Th2/Tc2 polarity of tumor-infiltrating lymphocytes in human cervical cancer. J Immunol, 2001, 167(5):2972 - 2978.

[21] Lauerova L, Dusek L, Simickova M, et al. Malignant melanoma associates with Th1/Th2 imbalance that coincides with disease progression and immunotherapy response. Neoplasma, 2002, 49(3):159 - 166.

[22] Disis ML. Immune regulation of cancer. J Clin Oncol, 2010, 28(29):4531 - 4538.

[23] Tatsumi T, Kierstead LS, Ranieri E, et al. Disease-associated bias in T helper type 1 (Th1)/Th2 CD4(⁺) T cell responses against MAGE-6 in HLA-DRB10401(⁺) patients with renal cell carcinoma or melanoma. J Exp Med, 2002, 196(5):619 - 628.

[24] Allavena P, Sica A, Garlanda C, et al. The Yin-Yang of tumor-associated macrophages in neoplastic progression and immune surveillance. Immunol Rev, 2008, 222:155 - 161.

[25] DeNardo DG, Barreto JB, Andreu P, et al. CD4(⁺)T cells regulate pulmonary metastasis of mammary carcinomas by enhancing protumor properties of macrophages. Cancer Cell, 2009, 16(2):91 - 102.

[26] Aspord C, Pedroza-Gonzalez A, Gallegos M, et al. Breast cancer instructs dendritic cells to prime interleukin 13-secreting CD4⁺T cells that facilitatetumor development. J Exp Med, 2007, 204:1037 - 1047.

[27] Mowen KA, Glimcher LH. Signaling pathways in Th2 development. Immunol Rev, 2004, 202:203 - 222.

[28] Tsiagbe VK, Asakawa J, Miranda A, et al. Syngeneic response to SJL follicular center B cell lymphoma (reticular cell sarcoma) cells is primarily in V beta 16+CD4⁺T cells. J Immunol, 1993, 150(12):5519 - 5528.

[29] Todaro M, Lombardo Y, Francipane MG, et al. Apoptosis resistance in epithelial tumors is mediated by tumor-cell-derived interleukin-4. Cell Death Differ, 2008, 15(4):762 - 772.

[30] Godefroy E, Manches O, Dréno B, et al. Matrix metalloproteinase-2 conditions human dendritic cells to prime inflammatory T(H)2 cells via an IL-12- and OX40L-dependent pathway. Cancer Cell, 2011, 19(3):333 - 346.

[31] Kessenbrock K, Plaks V, Werb Z. Matrix metalloproteinases: regulators of the tumor microenvironment. Cell Immunol, 2010, 141(1):52 - 67.

[32] Wilke CM, Kryczek I, Wei S, et al. Th17 cells in cancer: help or hindrance? Carcinogenesis, 2011, 32(5):643 - 649.

[33] Wing K, Sakaguchi S. Regulatory T cells exert checks and balances on self tolerance and autoimmunity. Nat Immunol, 2010, 11(1):7 - 13.

[34] Nishikawa H, Sakaguchi S. Regulatory T cells in tumor immunity. Int J Cancer, 2010, 127(4):759 - 767.

[35] Fontenot JD, Gavin MA, Rudensky AY. Foxp3 programs the development and function of CD4⁺CD25⁺regulatory T cells. Nat Immunol, 2003, 4(4):330 - 336.

[36] Hori S, Nomura T, Sakaguchi S. Control of regulatory T cell development by the transcription factor Foxp3. Science, 2003, 299(5609):1057 - 1061.

[37] Bates GJ, Fox SB, Han C, et al. Quantification of regulatory T cells enables the identification of high-risk breast cancer patients and those at risk of late relapse. J Clin Oncol, 2006, 24:5373 - 5380.

[38] Curiel TJ, Coukos G, Zou L, et al. Specific recruitment of regulatory T cells in ovarian carcinoma fosters immune privilege and predicts reduced survival. Nat Med, 2004, 10(9):942 - 949.

[39] Petersen RP, Campa MJ, Sperlazza J, et al. Tumor infiltrating Foxp3⁺regulatory T-cells are associated with recurrence in pathologic stage I NSCLC patients. Cancer, 2006, 107(12):2866 - 2872.

[40] Kobayashi N, Hiraoka N, Yamagami W, et al. Foxp3⁺regulatory T cells affect the development and progression of hepatocarcinogenesis. Clin Cancer Res, 2007, 13(3):902 - 911.

[41] Gao Q, Qiu SJ, Fan J, et al. Intratumoral balance of regulatory and cytotoxic T cells is associated with prognosis of hepatocellular carcinoma after resection. J Clin Oncol, 2007, 25:2586 - 2593.

[42] Gupta R, Babb JS, Singh B, et al. The numbers of Foxp3⁺lymphocytes in sentinel lymph nodes of breast cancer patients correlate with primary tumor size but not nodal status. Cancer Invest, 2011, 29(6):419 - 425.

[43] Nakamura R, Sakakibara M, Nagashima T, et al. Accumulation of regulatory T cells in sentinel lymph nodes is a prognostic predictor in patients with node-negative breast cancer. Eur J Cancer, 2009, 45(12):2123 - 2131.

[44] Carreras J, Lopez-Guillermo A, Fox BC, et al. High numbers of tumor-infiltrating Foxp3-positive regulatory T cells are associated with improved overall survival in follicular lymphoma. Blood, 2006, 108(9):2957 - 2964.

[45] Alvaro T, Lejeune M, Salvadó MT, et al. Outcome in Hodgkin's lymphoma can be predicted from the presence of accompanying cytotoxic and regulatory T cells. Clin Cancer Res, 2005, 11(4):1467 - 1473.

[46] Ladoire S, Martin F, Ghiringhelli F. Prognostic role of Foxp3+ regulatory T cells infiltrating human carcinomas: the paradox of colorectal cancer. Cancer Immunol Immunother, 2011, 60(7):909 - 918.

[47] Zhou G, Levitsky HI. Natural regulatory T cells and de novo-induced regulatory T cells contribute independently to tumor-specific tolerance. J Immunol, 2007, 178(4):2155 - 2162.

[48] Bilate AM, Lafaille JJ. Induced CD4(+)Foxp3(+) regulatory T cells in immune tolerance. Annu Rev Immunol, 2012, 30:733 - 758.

[49] Curotto de Lafaille MA, Kutchukhidze N, Shen S, et al. Adaptive Foxp3+ regulatory T cell-dependent and -independent control of allergic inflammation. Immunity, 2008, 29(1):114 - 126.

[50] Liu VC, Wong LY, Jang T, et al. Tumor evasion of the immune system by converting CD4+CD25-T cells into CD4+CD25+Tregulatory cells: role of tumor-derived TGF-B. J Immunol, 2007, 178(5):2883 - 2892.

[51] Ghiringhelli F, Puig PE, Roux S, et al. Tumor cells convert immature myeloid dendritic cells into TGF-beta-secreting cells inducing CD4+CD25+ regulatory T cell proliferation. J Exp Med, 2005, 202(7):919 - 929.

[52] Wang L, Pino-Lagos K, de Vries VC, et al. Programmed death 1 ligand signaling regulates the generation of adaptive Foxp3+CD4+ regulatory T cells. Proc Natl Acad Sci USA, 2008, 105(27):9331 - 9336.

[53] Zheng SG, Wang JH, Stohl W, et al. TGF-beta requires CTLA-4 early after T cell activation to induce Foxp3 and generate adaptive CD4+CD25+ regulatory cells. J Immunol, 2006, 176(6):3321 - 3329.

[54] Onishi Y, Fehervari Z, Yamaguchi T, et al. Foxp3+ natural regulatory T cells preferentially form aggregates on dendritic cells in vitro and actively inhibit their maturation. Proc Natl Acad Sci USA, 2008, 105(29):10113 - 10118.

[55] Puccetti P, Grohmann U. IDO and regulatory T cells: a role for reverse signalling and non-canonical NF-kappaB activation. Nat Rev Immunol, 2007, 7(10):817 - 823.

[56] Tang Q, Bluestone JA. The Foxp3+ regulatory T cell: a jack of all trades, master of regulation. Nat Immunol, 2008, 9(3):239 - 244.

[57] Strauss L, Bergmann C, Szczepanski M, et al. A unique subset of CD4+CD25 high Foxp3+T cells secreting interleukin-10 and transforming growth factor-beta1 mediates suppression in the tumor microenvironment. Clin Cancer Res, 2007, 13(15 Pt 1):4345 - 4354.

[58] Haribhai D, Williams JB, Jia S, et al. A requisite role for induced regulatory T cells in tolerance based on expanding antigen receptor diversity. Immunity, 2011, 35(1):109 - 122.

[59] Frey AB, Monu N. Effector-phase tolerance: another mechanism of how cancer escapes antitumor immune response. J Leukoc Biol, 2006, 79(4):652 - 662.

[60] Gallimore A, Glithero A, Godkin A, et al. Induction and exhaustion of lymphocytic choriomeningitis virus-specific cytotoxic T lymphocytes visualized using soluble tetrameric major histocompatibility complex class I-peptide complexes. J Exp Med, 1998, 187(9):1383 - 1393.

[61] Zajac AJ, Blattman JN, Murali-Krishna K, et al. Viral immune evasion due to persistence of activated T cells without effector function. J Exp Med, 1998, 188(12):2205 - 2213.

[62] Wherry EJ. T cell exhaustion. Nat Immunol, 2011, 12(6):492 - 499.

[63] Wherry EJ, Ahmed R. Memory CD8 T-cell differentiation during viral infection. J Virol, 2004, 78(11):5535 - 5545.

[64] Kmieciak M, Worschech A, Nikizad H, et al. CD4+T cells inhibit the neu-specific CD8+T-cell exhaustion during the priming phase of immune responses against breast cancer. Breast Cancer Res Treat, 2011, 126(2):385 - 394.

[65] Wherry EJ, Blattman JN, Murali-Krishna K, et al. Viral persistence alters CD8 T-cell immunodominance and tissue distribution and results in distinct stages of functional impairment. J Virol, 2003, 77(8):4911 - 4927.

[66] Zhou Q, Munger ME, Veenstra RG, et al. Coexpression of Tim-3 and PD-1 identifies a CD8+T-cell exhaustion phenotype in mice with disseminated acute myelogenous leukemia. Blood, 2011, 117(17):4501 - 4510.

[67] Vazquez-Cintron EJ, Monu NR, Frey AB. Tumor-induced disruption of proximal TCR-mediated signal transduction in tumor-infiltrating CD8+ lymphocytes inactivates antitumor effector phase. J Immunol, 2010, 185(12):7133 - 7140.

[68] Virgin HW, Wherry EJ, Ahmed R. Redefining chronic viral infection. Cell, 2009, 138(1):30 50.

[69] Blackburn SD, Shin H, Haining WN, et al. Coregulation of CD8+T cell exhaustion by multiple inhibitory receptors during chronic viral infection. Nat Immunol, 2009, 10(1):29 - 37.

[70] Peggs KS, Quezada SA, Allison JP. Cell intrinsic mechanisms of T-cell inhibition and application to cancer therapy. Immunol Rev, 2008, 224:141 - 165.

[71] Topalian SL, Drake CG, Pardoll DM. Targeting the PD-1/B7-H1(PD-L1) pathway to activate antitumor immunity. Curr

Opin Immunol, 2012, 24(2):207.

[72] Chambers CA, Sullivan TJ, Allison JP. Lymphoproliferation in CTLA-4-deficient mice is mediated by costimulation-dependent activation of CD4+T cells. Immunity, 1997, 7(6):885 - 895.

[73] Chambers CA, Sullivan TJ, Truong T, et al. Secondary but not primary T cell responses are enhanced in CTLA-4-deficient CD8+T cells. Eur J Immunol, 1998, 28(10):3137 - 3143.

[74] Hodi FS, O' Day SJ, McDermott DF, et al. Improved survival with ipilimumab in patients with metastatic melanoma. N Engl J Med, 2010, 363(8):711 - 723.

[75] Freeman GJ, Long AJ, Iwai Y, et al. Engagement of the PD-1 immunoinhibitory receptor by a novel B7 family member leads to negative regulation of lymphocyte activation. J Exp Med, 2000, 192(7):1027 - 1034.

[76] Latchman Y, Wood CR, Chernova T, et al. PD-L2 is a second ligand for PD-1 and inhibits T cell activation. Nat Immunol, 2001, 2(3):261 - 268.

[77] Okazaki T, Honjo T. The PD-1-PD-L pathway in immunological tolerance. Trends Immunol, 2006, 27(4): 195-201.

[78] Dong H, Strome SE, Salomao DR, et al. Tumor-associated B7 - H1 promotes T-cell apoptosis: a potential mechanism of immune evasion. Nat Med, 2002, 8(8):793 - 800.

[79] Curran MA, Montalvo W, Yagita H, et al. PD-1 and CTLA-4 combination blockade expands infiltrating T cells and reduces regulatory T and myeloid cells within B16 melanoma tumors. Proc Natl Acad Sci USA, 2010, 107(9):4275 - 4280.

[80] Francisco LM, Salinas VH, Brown KE, et al. PD-L1 regulates the development, maintenance, and function of induced regulatory T cells. J Exp Med, 2009, 206(13):3015 - 3029.

[81] Brahmer JR, Drake CG, Wollner I, et al. Phase I study of single-agent anti-programmed death-1 (MDX-1106) in refractory solid tumors: safety, clinical activity, pharmacodynamics, and immunologic correlates. J Clin Oncol, 2010, 28(19):3167 - 3175.

[82] Anderson AC. Tim-3, a negative regulator of antitumor immunity. Curr Opin Immunol, 2012, 24(4):213-216.

[83] Rabinovich GA, Toscano MA. Turning "sweet" on immunity: galectin-glycan interactions in immune tolerance and inflammation. Nat Rev Immunol, 2009, 9(5):338 - 352.

[84] Zhu C, Anderson AC, Schubart A, et al. The Tim-3 ligand galectin-9 negatively regulates T helper type 1 immunity. Nat Immunol, 2005, 6(12):1245 - 1252.

[85] Baitsch L, Baumgaertner P, Devêvre E, et al. Exhaustion of tumor-specific CD8+T cells in metastases from melanoma patients. J Clin Invest, 2011, 121(6):2350 - 2360.

[86] Sakuishi K, Apetoh L, Sullivan JM, et al. Targeting Tim-3 and PD-1 pathways to reverse T cell exhaustion and restore antitumor immunity. J Exp Med, 2010, 207(10):2187 - 2194.

[87] Fourcade J, Sun Z, Benallaoua M, et al. Upregulation of Tim-3 and PD-1 expression is associated with tumor antigen-specific CD8+T cell dysfunction in melanoma patients. J Exp Med, 2010, 207(10):2175 - 2186.

[88] Sierro S, Romero P, Speiser DE. The CD4-like molecule LAG-3, biology and therapeutic applications. Expert Opin Ther Targets, 2011, 15(1):91 - 101.

[89] Matsuzaki J, Gnjatic S, Mhawech-Fauceglia P, et al. Tumor-infiltrating NY-ESO-1-specific CD8+T cells are negatively regulated by LAG-3 and PD-1 in human ovarian cancer. Proc Natl Acad Sci USA, 2010, 107(17):7875 - 7880.

[90] Workman CJ, Cauley LS, Kim IJ, et al. Lymphocyte activation gene-3 (CD223) regulates the size of the expanding T cell population following antigen activation in vivo. J Immunol, 2004, 172(9):5450 - 5455.

[91] Huang CT, Workman CJ, Flies D, et al. Role of LAG-3 in regulatory T cells. Immunity, 2004, 21(4):503 - 513.

[92] Richter K, Agnellini P, Oxenius A. On the role of the inhibitory receptor LAG-3 in acute and chronic LCMV infection. Int Immunol, 2010, 22(1):13 - 23.

[93] Woo SR, Turnis ME, Goldberg MV, et al. Immune inhibitory molecules LAG-3 and PD-1 synergistically regulate T-cell function to promote tumoral immune escape. Cancer Res, 2012, 72(4):917 - 927.

[94] Murphy TL, Murphy KM. Slow down and survive: enigmatic immunoregulation by BTLA and HVEM. Annu Rev Immunol, 2010, 28:389 - 411.

[95] Watanabe N, Gavrieli M, Sedy JR, et al. BTLA is a lymphocyte inhibitory receptor with similarities to CTLA-4 and PD-1. Nat Immunol, 2003, 4(7):670 - 679.

[96] Krieg C, Boyman O, Fu YX, et al. B and T lymphocyte attenuator regulates CD8+T cell-intrinsic homeostasis and memory cell generation. Nat Immunol, 2007, 8(2):162 - 171.

[97] Derré L, Rivals JP, Jandus C, et al. BTLA mediates inhibition of human tumor-specific CD8+T cells that can be partially reversed by vaccination. J Clin Invest, 2010, 120(1):157 - 167.

[98] Cai G, Freeman GJ. The CD160, BTLA, LIGHT/HVEM pathway: a bidirectional switch regulating T-cell activation. Immunol Rev, 2009, 229(1):244 - 258.

[99] Fourcade J, Sun Z, Pagliano O, et al. CD8(+) T cells specific for tumor antigens can be rendered dysfunctional by

the tumor microenvironment through upregulation of the inhibitory receptors BTLA and PD–1. Cancer Res, 2012, 72(4):887 - 896.

[100] Hurchla MA, Sedy JR, Gavrieli M, et al. B and T lymphocyte attenuator exhibits structural and expression polymorphisms and is highly Induced in anergic CD4$^+$T cells. J Immunol, 2005, 174(6):3377 - 3385.

[101] Paulos CM, June CH. Putting the brakes on BTLA in T cell–mediated cancer immunotherapy. J Clin Invest, 2010, 120(1):76 - 80.

[102] Ohta A, Gorelik E, Prasad SJ, et al. A2A adenosine receptor protects tumors from antitumor T cells. Proc Natl Acad Sci USA, 2006, 103(35):13132 - 13137.

[103] Bours MJ, Swennen EL, Di Virgilio F, et al. Adenosine 5’ –triphosphate and adenosine as endogenous signaling molecules in immunity and inflammation. Pharmacol Ther, 2006, 112(2):358 - 404.

[104] Junger WG. Immune cell regulation by autocrine purinergic signalling. Nat Rev Immunol, 2011, 11(3):201 - 212.

[105] Schenk U, Westendorf AM, Radaelli E, et al. Purinergic control of T cell activation by ATP released through pannexin–1 hemichannels. Sci Signal, 2008, 1: ra6.

[106] Woehrle T, Yip L, Elkhal A, et al. Pannexin–1 hemichannel–mediated ATP release together with P2X1 and P2X4 receptors regulate T–cell activation at the immune synapse. Blood, 2010, 116(18):3475 - 3484.

[107] Chen Y, Yao Y, Sumi Y, et al. Purinergic signaling: a fundamental mechanism in neutrophil activation. Sci Signal, 2010, 3: ra45.

[108] Kronlage M, Song J, Sorokin L, et al. Autocrine purinergic receptor signaling is essential for macrophage chemotaxis. Sci Signal, 2010, 3: ra55.

[109] Piccini A, Carta S, Tassi S, et al. ATP is released by monocytes stimulated with pathogen–sensing receptor ligands and induces IL–1beta and IL–18 secretion in an autocrine way. Proc Natl Acad Sci USA, 2008, 105(23):8067 - 8072.

[110] Elliott MR, Chekeni FB, Trampont PC, et al. Nucleotides released by apoptotic cells act as a find–me signal to promote phagocytic clearance. Nature, 2009, 461(7261):282 - 286.

[111] Ghiringhelli F, Apetoh L, Tesniere A, et al. Activation of the NLRP3 inflammasome in dendritic cells induces IL–1beta–dependent adaptive immunity against tumors. Nat Med, 2009, 15:1170 - 1178.

[112] Di Virgilio F. Liaisons dangereuses: P2X(7) and the inflammasome. Trends Pharmacol Sci, 2007, 28(9):465 - 472.

[113] Apasov SG, Blackburn MR, Kellems RE, et al. Adenosine deaminase deficiency increases thymic apoptosis and causes defective T cell receptor signaling. J Clin Invest, 2001, 108(1):131 - 141.

[114] Stagg J, Smyth MJ. Extracellular adenosine triphosphate and adenosine in cancer. Oncogene, 2010, 29(39):5346 - 5358.

[115] Haskó G, Pacher P. Regulation of macrophage function by adenosine. Arterioscler Thromb Vasc Biol, 2012, 32(4):865 - 869.

[116] Csóka B, Selmeczy Z, Koscsó B, et al. Adenosine promotes alternative macrophage activation via A2A and A2B receptors. FASEB J, 2012, 26(1):376 - 386.

[117] Nowak M, Lynch L, Yue S, et al. The A2aR adenosine receptor controls cytokine production in iNKT cells. Eur J Immunol, 2010, 40(3):682 - 687.

[118] Novitskiy SV, Ryzhov S, Zaynagetdinov R, et al. Adenosine receptors in regulation of dendritic cell differentiation and function. Blood, 2008, 112(5):1822 - 1831.

[119] Ryzhov S, Novitskiy SV, Goldstein AE, et al. Adenosinergic regulation of the expansion and immunosuppressive activity of CD11b$^+$Gr1$^+$Cells. J Immunol, 2011, 187(11):6120 - 6129.

[120] Ohta A, Ohta A, Madasu M, et al. A2A adenosine receptor may allow expansion of T cells lacking effector functions in extracellular adenosine–rich microenvironments. J Immunol, 2009, 183(9):5487 - 5493.

[121] Zarek PE, Huang CT, Lutz ER, et al. A2A receptor signaling promotes peripheral tolerance by inducing T–cell anergy and the generation of adaptive regulatory T cells. Blood, 2008, 111(1):251 - 259.

[122] Pellegatti P, Raffaghello L, Bianchi G, et al. Increased level of extracellular ATP at tumor sites: in vivo imaging with plasma membrane luciferase. PLoS One, 2008, 3(7):e2599.

[123] Yegutkin GG. Nucleotide–and nucleoside–converting ectoenzymes: important modulators of purinergic signalling cascade. Biochim Biophys Acta, 2008, 1783(5):673 - 694.

[124] Deaglio S, Dwyer KM, Gao W, et al. Adenosine generation catalyzed by CD39 and CD73 expressed on regulatory T cells mediates immune suppression. J Exp Med, 2007, 204(6):1257 - 1265.

[125] Colgan SP, Eltzschig HK, Eckle T, et al. Physiological roles for ecto–5' –nucleotidase (CD73). Purinergic Signal, 2006, 2(2):351 - 360.

[126] Takedachi M, Qu D, Ebisuno Y, et al. CD73–generated adenosine restricts lymphocyte migration into draining lymph nodes. J Immunol, 2008, 180(9):6288 - 6296.

[127] Ring S, Enk AH, Mahnke K. ATP activates regulatory T cells in vivo during contact hypersensitivity reactions. J Immunol,

2010, 184(7):3408－3416.
[128] Stagg J, Divisekera U, Duret H, et al. CD73-deficient mice have increased antitumor immunity and are resistant to experimental metastasis. Cancer Res, 2011, 71(8):2892－2900.
[129] Zhang B. CD73: a novel target for cancer immunotherapy. Cancer Res, 2010, 70(16):6407－6411.
[130] Stagg J, Divisekera U, McLaughlin N, et al. Anti-CD73 antibody therapy inhibits breast tumor growth and metastasis. Proc Natl Acad Sci USA, 2010, 107(4):1547－1552.
[131] Jin D, Fan J, Wang L, et al. CD73 on tumor cells impairs antitumor T-cell responses: a novel mechanism of tumor-induced immune suppression. Cancer Res, 2010, 70(6):2245－2255.
[132] Mandapathil M, Hilldorfer B, Szczepanski MJ, et al. Generation and accumulation of immunosuppressive adenosine by human $CD4^+CD25highFoxp3^+$ regulatory T cells. J Biol Chem, 2010, 285(10):7176－7186.
[133] Quezada SA, Peggs KS, Curran MA, et al. CTLA4 blockade and GM-CSF combination immunotherapy alters the intratumor balance of effector and regulatory T cells. J Clin Invest, 2006, 116(7):1935－1945.
[134] Sato E, Olson SH, Ahn J, et al. Intraepithelial $CD8^+$ tumor-infiltrating lymphocytes and a high $CD8^+$/regulatory T cell ratio are associated with favorable prognosis in ovarian cancer. Proc Natl Acad Sci USA, 2005, 102:18538－18543.
[135] Keith B, Johnson RS, Simon MC. HIF1α and HIF2α: sibling rivalry in hypoxic tumour growth and progression. Nat Rev Cancer, 2011, 12(1):9－22.
[136] Peyssonnaux C, Datta V, Cramer T, et al. HIF-1alpha expression regulates the bactericidal capacity of phagocytes. J Clin Invest, 2005, 115(7):1806－1815.
[137] Doedens AL, Stockmann C, Rubinstein MP, et al. Macrophage expression of hypoxia-inducible factor-1 alpha suppresses T-cell function and promotes tumor progression. Cancer Res, 2010, 70(19):7465－7475.
[138] Corzo CA, Condamine T, Lu L, et al. HIF-1α regulates function and differentiation of myeloid-derived suppressor cells in the tumor microenvironment. J Exp Med, 2010, 207(11):2439－2453.
[139] Bronte V, Kasic T, Gri G, et al. Boosting antitumor responses of T lymphocytes infiltrating human prostate cancers. J Exp Med, 2005, 201(8):1257－1268.
[140] Grohmann U, Bronte V. Control of immune response by amino acid metabolism. Immunol Rev, 2010, 236:243－264.
[141] Abello N, Kerstjens HA, Postma DS, et al. Protein tyrosine nitration: selectivity, physicochemical and biological consequences, denitration, and proteomics methods for the identification of tyrosine-nitrated proteins. J Proteome Res, 2009, 8(7):3222－3238.
[142] Brito C, Naviliat M, Tiscornia AC, et al. Peroxynitrite inhibits T lymphocyte activation and proliferation by promoting impairment of tyrosine phosphorylation and peroxynitrite-driven apoptotic death. J Immunol, 1999, 162:3356－3366.
[143] Nagaraj S, Gupta K, Pisarev V, et al. Altered recognition of antigen is a mechanism of $CD8^+$T cell tolerance in cancer. Nat Med, 2007, 13(7):828－835.
[144] Lu T, Ramakrishnan R, Altiok S, et al. Tumor-infiltrating myeloid cells induce tumor cell resistance to cytotoxic T cells in mice. J Clin Invest, 2011, 121(10):4015－4029.
[145] Molon B, Ugel S, Del Pozzo F, et al. Chemokine nitration prevents intratumoral infiltration of antigen-specific T cells. J Exp Med, 2011, 208(10):1949－1962.
[146] Vickers SM, MacMillan-Crow LA, Green M, et al. Association of increased immunostaining for inducible nitric oxide synthase and nitrotyrosine with fibroblast growth factor transformation in pancreatic cancer. Arch Surg, 1999, 134(3):245－251.
[147] Bentz BG, GKr Haines, Radosevich JA. Increased protein nitrosylation in head and neck squamous cell carcinogenesis. Head Neck, 2000, 22(1):64－70.
[148] Kasic T, Colombo P, Soldani C, et al. Modulation of human T-cell functions by reactive nitrogen species. Eur J Immunol, 2011, 41(7):1843－1849.
[149] Nakamura Y, Yasuoka H, Tsujimoto M, et al. Nitric oxide in breast cancer: induction of vascular endothelial growth factor-C and correlation with metastasis and poor prognosis. Clin Cancer Res, 2006, 12(4):1201－1207.
[150] Demaria S, Formenti SC. Sensors of ionizing radiation effects on the immunological microenvironment of cancer. Int J Radiat Biol, 2007, 83(11):819－825.
[151] Formenti SC, Demaria S. Systemic effects of local radiotherapy. Lancet Oncol, 2009, 10(7):718－726.
[152] Ma Y, Kepp O, Ghiringhelli F, et al. Chemotherapy and radiotherapy: cryptic anticancer vaccines. Semin Immunol, 2010, 22(3):113－124.
[153] Reits EA, Hodge JW, Herberts CA, et al. Radiation modulates the peptide repertoire, enhances MHC class I expression, and induces successful antitumor immunotherapy. J Exp Med, 2006, 203(5):1259－1271.
[154] Matsumura S, Wang B, Kawashima N, et al. Radiation-induced CXCL16 release by breast cancer cells attracts effector T cells. J Immunol, 2008, 181:3099－3107.
[155] Michaud M, Martins I, Sukkurwala AQ, et al. Autophagy-dependent anticancer immune responses induced by chemotherapeutic agents in mice. Science, 2011, 334(6062):1573－1577.

第三部分 3

肿瘤治疗方法概述

细胞毒性药物的化疗原则

Bradley W. Lash[1] and Paul B. Gilman[1,2]

1. Lankenau Medical Center

2. Lankenau Institute for Medical Research, Wynnewood, PA USA

译者：苏东明　王嘉显　刘林卉

一、引言

2006 年是现代临床化学疗法诞生的六十周年[1]。在这六十年间，人们从癌症的治疗过程中获得了巨大的收获。人类用细胞毒性药物治疗包括癌症等疾病的历史可以追溯到 20 世纪化学战的时代。在经历了在意大利的美军发生氮芥泄漏事故之后，医生们发现毒素会影响人体正常的造血功能及淋巴组织，产生了将化学疗法运用于临床的想法[2]。这一发现使得一些医生开始使用氮芥来治疗一名难治性非霍奇金淋巴瘤患者并获得了明显但短暂的临床效果[3]，首次向人们揭示了对于癌症的治疗除了手术和放疗之外还有另一种新方法——化疗，继而诞生了现代肿瘤学。肿瘤动物模型、基因测序、X 光晶体成像技术及高通量筛选等技术使得药物生产过程更加现代化了。随即产生了品种繁多的新型化疗药物和分子靶向药物。这些药物已经用于癌症临床治疗、症状缓解及辅助治疗等。在这一章中，我们将概述现代肿瘤学中细胞毒性药物的使用原则及使用方法。

二、化疗药物的临床使用

现代化疗聚焦于靶向治疗的应用，包括单克隆抗体及分子制剂。这些都给肿瘤学家提供了治疗肿瘤的关键方法。总的来说，化疗在临床上主要有四个用途：

（1）用于治疗晚期肿瘤及有转移性肿瘤的首选方法（表 12.1）；

（2）作为一种新型辅助治疗手段，用于外科手术或放疗之前以提高晚期肿瘤的疗效（表 12.2）；

（3）联合放疗以治疗外科手术难以切除的局部肿瘤（表 12.3）。

（4）肿瘤被切除后应用化疗，旨在消除残留的微转移灶，降低癌症复发的可能性（表 12.4）。

表 12.1　单独化疗即可治愈的癌症

急性淋巴细胞白血病	伯吉特淋巴瘤
急性髓细胞白血病	威廉姆斯肿瘤
毛细胞白血病	妊娠滋养细胞肿瘤
弥漫大 B 细胞淋巴瘤	

表 12.2　需要辅助治疗的癌症（辅助治疗是完成基本治疗以后给予的治疗）

乳腺癌	结肠癌
卵巢癌	肺癌
胰腺癌	胃癌
骨肉瘤	神经胶质母细胞瘤

表 12.3　需要新辅助治疗的癌症（新辅助治疗是指基本治疗之前给予的治疗）

疾病名称	治疗方式
直肠癌	放化疗
乳腺癌	化疗
膀胱癌	化疗
食道癌	化疗或者放化疗
胃癌	化疗
肉瘤	放疗、化疗或者联合治疗

表 12.4　化学治疗旨在保留器官的功能，或者替代外科手术

头颈部肿瘤	食管磷状细胞癌
膀胱癌	肛管癌
肺癌	鼻咽癌
宫颈癌	

另外，人们还将化疗药物应用于机体的局部，如将化疗药物直接注射到神经鞘等特定区域，或将其注射到流向肝脏及肢体的血管中。尽管这些方法对于一些疾病的治疗很重要，但是在现代临床肿瘤学中应用却很少，本章不做进一步的探讨。

对于晚期 / 转移性肿瘤，单独使用化疗大多出于姑息治疗的考虑，并不能达到治愈癌症的目的。但是，现在单用化疗就可治愈的肿瘤与日俱增（表 12.1）。通过病史对照可见[4]，化疗能够改善乳腺癌[5]、结肠癌[6]和肺癌[7]等患者的生存质量，并且显著提

高总体生存率。近几十年来，通过运用现代化学疗法，晚期癌症病人的总体生存率得以明显提高。即使那些过去通常认为的不治之症，如肺癌等，都从化疗中受益[8]。

新辅助治疗是指事先运用化疗及放化疗的手段以改善后续局部治疗的效果[9]。新辅助治疗只能用于那些通过外科手术可以治愈的恶性肿瘤病例。在这种情况下，化疗具有双重意义，即缩小肿瘤或者配合外科的切除术以彻底完全根除肿瘤，并降低或者防止日后发生微转移的可能，提高生存率。新辅助治疗可以缩小外科根治术的范围，使得器官得以更大程度保存，这对于临床上常见的恶性肉瘤[10]和直肠癌[11]的治疗非常重要。新辅助化疗的概念是建立在大规模III期临床试验基础上的。这些临床试验的结果证实了新辅助化疗对于乳腺癌[12]、膀胱癌[13]、胃食管癌[14]以及其他肿瘤治疗的有效性[15]。

作为放化疗的一部分，新辅助治疗正被用来治疗一些局部的晚期肿瘤，旨在尽可能保留器官（因为缺乏进一步的治疗，严格地讲这个方案也不能算作新辅助治疗）。这种治疗方式主要用于治疗肛管癌[16]，在过去这种病需要采取永久性结肠造口手术，现在通常联合使用放化疗的方法来治疗。经腹会阴联合切除（abdominoperitoneal resection, APR）则只用于治疗难治性的肛管癌病例[17]。放化疗联合治疗头颈部肿瘤可以保留患者的喉部功能，并提高其生活质量[18]。

病人经过外科手术治疗之后可以选择辅助化疗[15]。辅助化疗的必要性基于对大量通过外科手术被认为已经治愈的病人的观察。后期癌症的复发仍是许多此类患者的主要死亡原因。虽然不能完全确定，人们普遍认为这些治疗失败的原因是微转移灶的存在。而在手术消除了癌灶的病人中，这些微转移灶是可以通过化疗根除的。在这种情况下，化疗确实可以减低很多疾病的复发率，并提高乳腺癌[19]、结肠癌[20]、肺癌[21]和胰腺癌[22]患者的总存活率。

三、肿瘤生长及化疗对其的影响

为了了解人体肿瘤生长机制及化疗对肿瘤生长的影响，人们将人体肿瘤移植到免疫相容的小鼠体内进行研究[23]。白血病小鼠模型是最早被人们用来在体研究化疗对肿瘤生长影响的模型[24]。其实这并不是个理想的研究模型，它具有 100% 的生长分数（活跃分裂的肿瘤细胞比例），这和绝大多数的人体肿瘤并不一样。但是这个模型首次反映了人体肿瘤生长的特点，建立了医学肿瘤学的核心原则，并被沿用至今。肿瘤移植模型解决的关键问题是建立了对数杀伤（log-kill）理论。对数杀伤理论提示我们，通过化疗杀死的是恒定比例的、分裂的肿瘤细胞，而不是固定数量的肿瘤细胞。按照这个理论，如果肿瘤细胞按指数增长，并且化疗只能对其中一定比例的肿瘤细胞有杀伤效果，那么即使进行了化疗仍然有肿瘤细胞继续增殖。因此，这个理论认为如果肿瘤的生长速度超过了一定的极限，那么任何化学疗法都不可能消灭肿瘤细胞，而且肿瘤细胞的数量和临床治愈的可能性呈负相关[25]。这个理论还认为被化疗消灭的肿瘤细胞所占的比例越高，患者生存率就越高[26]。

人们现在已经认识到，最初的鼠类研究模型是不完善的，还有很多方面需要改进。

尤其需要强调的是，人类的肿瘤不是由具有相同增殖率的同质细胞构成，而是由不同数量的、三种不同类型的细胞组成：

（1）丧失分化能力的终末细胞；

（2）增殖活跃的细胞（持续增长的肿瘤细胞）；

（3）静息细胞，但是可被激活成为持续增殖的肿瘤细胞。

肿瘤对化疗药物的反应最终取决于肿瘤中处于有丝分裂期的细胞比例[27]。19世纪的数学家Gompertzian曾经描绘乳腺癌细胞增殖呈S形曲线[28]。这种模型假定肿瘤细胞的增殖速度与其大小成反比，即肿瘤越大，增殖越慢，因此生长分数随着时间的推移逐渐降低。当然，有关研究显示，肿瘤上皮细胞的生长分数可能低至10%[29]。这正好可以解释为什么单用细胞毒性化疗药物难以治愈肉眼可见的临床病灶。

虽然单用化疗对于治疗肉眼可见的病灶效果不大，但是不同大小的肿瘤拥有不同生长分数这个观点对理解现代肿瘤学是至关重要的。临床上很多通过触诊或影像学检查可以探知的肿瘤往往不能通过手术治愈，然而辅以化疗则有可能治愈它们。对于微小癌灶，在使用化疗的过程中，往往会出现陡峭的剂量反应曲线，这提示肿瘤有可能会被治愈[30]。虽然被消灭的肿瘤细胞数量很少，化疗消灭肿瘤细胞的效率却很高，这使治愈成为可能。虽然化疗这个概念本身及其对治疗的影响看起来很简单直观，但却在早期的临床试验中导致了一些错误的决定，而这些决定造成了一些早期试验的失败[31]。由于认为肿瘤细胞增殖程度与肿瘤自身大小成一定比例，在早期有关辅助化疗的临床试验中人们往往通过减小药物剂量、延长治疗时间来减轻药物对机体的毒性。临床肿瘤学家认为当肿瘤负荷较低且对化疗高度敏感时，就可以不用牺牲治疗效果来预防毒性反应了，但是事实证明这是错误的观点[32]。当时有很多化疗药物的第一次临床试验均以失败告终，这导致了人们对辅助化疗重视不足。早期相关临床试验的缺陷在于应该加大而不是减小治疗病人的药物剂量，即提高药物敏感性和调整药物剂量也非常重要。

从那以后，人们发现大剂量化疗可以延长许多肿瘤患者的存活时间，这一点在血液系统恶性肿瘤的治疗中尤为突出。然而，辅助化疗对于实体瘤仍然是相对新颖的概念。除了不同的肿瘤细胞种群具有不同的生长速率之外，不同的肿瘤细胞对化疗药物本身也有不同的敏感性，是否需要大剂量化疗则需要综合考虑[33]。理论上讲，即使一种肿瘤细胞暴露于细胞毒素中，它的子代细胞也将会对这种治疗产生抵抗。因此，虽然化疗可以杀死敏感的增殖细胞，但是产生抵抗的细胞仍可以生长。由于不同肿瘤细胞在生长方式和药物敏感性上存在差异，肿瘤治疗上逐渐产生了序贯治疗和剂量梯度的概念。这两个概念对于运用辅助化疗提高治愈率至关重要，特别是在乳腺癌的治疗中表现得相当明显[34]。

四、化疗应用的一般原则

A. 对联合化疗的回顾

临床化疗中最大的障碍在于肿瘤细胞的异质性、药物对正常组织的毒性和机体对化疗的耐受性。化疗效果是这些因素互相作用的结果。例如，早期针对急性淋巴细胞白血病（ALL）儿童的化疗研究显示，虽然使用七种不同的单药化疗可以缓解疾病，但只有很少的病人能够被治愈，原因在于使用单一的化疗药物以及复发[35]。事实上，为保证安全，使用的单药化疗剂量很少能达到治愈的目的。然而，合理地联合使用不同的药物化疗，并使用每种药物的最大剂量则有可能使儿童急性淋巴瘤的治愈率超过85%[36]。可惜的是，并不是所有联合化疗的试验都能成功。总的说来，实体肿瘤对于联合化疗的反应率较血液系统恶性肿瘤相对较低[37]。当然，也有例外[38]，在肺癌等许多癌症疾病中，联合化疗的效果要优于单药化疗[39]。然而仅仅通过将不同的化疗药物组合在一起进行联合化疗并不总是能够提高治疗效果；如果不提高药物剂量，化疗的效果也不会得到改善。因此，设计化疗方案时，必须考虑在防止产生毒性的前提下加大药物的剂量：联合使用三种药物的剂量各自占有效剂量的 1/3，这不会比足量使用单一药物的治疗效果更好。

使用辅助化疗治疗晚期癌症时，合理优化化疗方案时需要遵循一些简单的原则，如表 12.5 所列。使用明确有效的药物治疗晚期疾病这个观点在临床上已得到认同；然而，必须强调对于治疗转移病灶有效的药物用于辅助治疗时不一定有效，反之亦然[40]。

表 12.5 联合化疗方案的设计原则与原理

原则	原理
所选择的化疗药物在转移灶中要有治疗效果	使用最有效的药物以达到最大的临床反应率 尽可能选择可产生完全缓解作用的药物
选择作用机制不同的药物	这可以避免产生对药物耐受的肿瘤细胞，可最大可能地根除肿瘤
所选药物不能有累加的毒性作用	这样可以最大化地进行强化治疗，防止经验用药造成的剂量不足，从而导致药物效力减低
按照合理的治疗方案，所有的药物在使用时都要达到足量剂量	这使得药物的效力最高，并且使强化治疗得以维持
给药时间的间隔应该固定而且尽可能缩短	这有利于最大限度地增强药效，给药间隔时间要根据正常组织的恢复情况而定
尽可能使用具有不同耐药机制的药物	这有利于最大可能地根除肿瘤，降低交叉耐药的机会

在制订化疗方案时，人们往往联合使用不同的毒性药物，以获得最大的药物累加效应(additive benefits)。在临床肿瘤学中，累加效应这个概念通常等同于协同效应(synergistic benefits)[41]。但是总的来说，当不同的化疗药物在联合使用中相互增加治疗功效而没有产生累加的毒性作用时，多采用“累加效应”来描述。而“协同作用”一词多指联合使用不同化疗药物所达到的临床效果要优于预先估计的效果，这种情况在肿瘤学中并不常见。在治疗急性淋巴细胞白血病时，联合使用长春新碱和泼尼松所产生的疗效要比预想的高得多。然而具有真正意义上的协同作用的药物在临床肿瘤学中非常少见。

当然，在制订联合化疗方案的过程中关键要考虑药物对正常组织的毒性。不同的化疗药物都具有特定的副作用，而最常见的毒性是骨髓抑制，由此限制了药物的使用剂量。降低药物剂量和不及时使用药物都会降低治疗药物的功效。集落刺激因子可以明显改善化疗药物对骨髓的抑制作用，由此可以使医生在治疗时使用最大剂量，并且明显降低发生中性粒细胞减少症的概率（但是不能排除中性粒细胞减少症的发生）[42-43]。除了生长因子之外，一些药物可以保护正常组织免受药物毒性的影响。阿米斯丁（Amifostine）虽然没有得到广泛的使用，但是它可以缓解放化疗之后头颈部黏膜的毒性反应[44]。在许多病例中，化疗所引起的毒性反应需要通过支持疗法和减少药物剂量来缓解；特别对于有转移灶的病人来说，生活质量是最重要的因素。为了克服毒性反应，临床肿瘤学家往往会设计合理的治疗方案，以避免在使用最大剂量时产生化疗药物的累加毒性反应。无论是使用联合治疗方案还是使用单一药物治疗，确定化疗方案是最核心的问题，治疗方案是否合理直接影响到治疗的效果。合适的治疗方案要考虑给药剂量、给药间隔、给药的顺序以及疗程的长短等。人们一般是从大量的临床经验出发，通过优化这些指标来改进治疗的效果。

B. 化疗方案的制订

在早期研究中，医生主要根据所使用药物的毒性强弱来制订肿瘤患者的化疗方案。但近年来人们主要通过随机化的临床试验改进化疗方案。早期的治疗模式表明，连续给药的治疗效果优于交替给药。比如，在连续使用A药物三个周期后再继续用B药连续治疗三个周期，这种治疗效果相比于相互交替使用A药和B药六个周期要好得多。这种治疗模式的产生是基于两种不同的给药模式具有不同的杀伤肿瘤细胞的潜能，以及两种不同的给药模式会存在一定的交叉耐药[45]。这个观点后来也用于指导临床实践，尤其是对于乳腺癌的治疗，即使在强化治疗的情况下[46]，连续给药的模式也要明显优于周期性交替给药的治疗模式。但是，这种治疗模式在现代化疗的实践中还没有明确建立，目前人们仍然根据早期的治疗原则来确定适宜的连续治疗模式。

细胞毒性化疗方案的制订很大程度上取决于所用的化疗药物种类。比如，早期对于嘌呤类似物阿糖胞苷（cytarabine）的使用表明，连续5～7天的静脉滴注治疗的效果要明显优于常规给药[47]。然而，它的相似药物吉西他滨（gemcitabine）在没有延长给药时间的情况下，间断给药却表现出了更好的效果[48]。调整化疗方案不仅可以在很大程度上影响治疗效果，而且还影响着药物毒性作用的发挥。比如抗代谢药物5-氟尿嘧啶（5-FU），当以大剂量注射给药时基本会导致血液系统的毒性；如果连续静脉滴注将会引起腹泻和黏膜炎症。这两种不同的给药方案在患者生存率方面并没有明显的差别[49]。对于蒽环类药物阿霉素的研究更进一步证明了给药方案的重要性。相对于标准的快速静脉注射，延长药物静脉滴注的时间可以减少阿霉素对心脏的毒性[50]。也就是说，这种给药的方式可以使脂质体内的药物成分持续地释放，从而降低了其对心脏的毒性作用[51]。因此，给药方式的不同可以在很大程度上影响药物毒性作用的发挥，但这其中的影响机制并不十分清楚。所以，肿瘤学家如果想要制订一个理想的给药方案，就要慎重地考虑不同的给药方式可能给特定患者带来的影响。

化疗的疗程长短受很多因素影响，包括疾病本身、治疗目标和疾病所处的阶段。化疗的疗程通常是根据先前的临床试验结果确定。总的原则是，具体的化疗方案通常遵循临床试验中有临床效果的给药方案。但是这并不说明临床试验得出的给药方案就是金标准。例如，最初的试验表明结肠癌的辅助化疗的疗程应该为 24 个月；然而之后的研究又表明 6 个月的疗程更合适；还有最新的资料表明 3 个月的疗程也可能有效果[52]。因此，制订标准方案是一个连续的动态的过程，所以肿瘤学家没有必要给不同的疾病使用千篇一律的治疗方案。

对于有转移灶的病例，化疗方案的制订就更复杂了。大多数早期的临床试验是通过观察那些对于周期性化疗有效果的病人来确定具体疗程。确实，对于某些疾病，如非小细胞肺癌，4 ～ 6 个疗程是最合适的[53]，更长的治疗时间不会有更好的效果，反而还会增加药物的毒性作用。同样，对于其他的疾病如乳腺癌，来自 Meta 分析的数据显示，持续化疗直至出现药物毒性或疾病进展才能增加患者的生存机会[54]。一般来说，间歇化疗对于多数发生转移癌的治疗都是有益的。相反地，在多种毒性药物联合治疗的诱导缓解方案之后再单用一种毒性较小的化疗药物会有比较好的治疗效果。在结肠癌的治疗过程中，在联合了 5-FU、甲酰四氢叶酸和奥沙利铂（FOLFOX）的诱导治疗之后再单用 5-FU 治疗，发现其效果同三种药物联合足疗程治疗的效果一样好，而且机体更容易耐受[55]。近年来，在另一个相关疾病，即非小细胞肺癌的治疗中越来越多地使用“支持治疗（maintenance therapy）”这一概念[56]。支持治疗是指使用联合药物完全诱导治疗之后再继续使用单药剂治疗。目前有两种支持治疗的模式：一种叫“连续支持”，在这种模式下，单独使用的药剂是选自于诱导治疗方案中的；另一种叫“替换支持”，这种模式下，单独使用的药剂不同于诱导治疗方案里的药物。通常连续支持治疗包含一种生物制剂如贝伐单抗[57]或西妥昔单抗[58]，当然，生物制剂也可以用于常规的治疗[59]。替换治疗方案通常在常规治疗中多见[60]，不过少数情况下也会用到生物制剂，如厄洛替尼[61]。目前，我们仍然不清楚这些治疗方案对于疾病的转归是否有益[62]。对具体患者而言，无论选择何种治疗方案，一旦疾病在治疗过程中出现恶化，就必须要更换治疗方案。

C. 化疗药物剂量对于临床转归的重要性

无论治疗的目的是缓解症状还是治愈疾病，有效而合理的药物剂量，特别是联合治疗中化疗药物的剂量是制订化疗方案时最重要的问题。尽管癌症化疗的效果取决于许多复杂的相互作用，但最主要的决定因素还是给药剂量和机体正常组织对它的耐受情况。具体说来，前面我们所说过的癌细胞的非线性生长方式及其固有的对药物的敏感性都是影响化疗效果的重要因素。肿瘤学家会错误地认为癌细胞非线性生长是“安全的”：肿瘤生长越快，肿瘤细胞对化疗药物就越敏感，因此为了保护正常组织而减少药物使用剂量看似符合常理。但是，即使在低剂量给药的情况下出现了效果，可以肯定地说，这仍然有风险，因为减少给药剂量会限制药物发挥杀癌细胞的作用，进而影响患者的生存时间。关于描述化疗药物剂量的最关键的一点是单位时间内给药的总量，它通常用给药强度来表示，即每毫克每平方米每周（mg/m^2·周）[63]。一个病人所接受的化疗药物总量即剂量强度，可以与原计划剂量强度相比，可以用百分比表示。治愈肿瘤的化疗模式要求给药的剂量强度占原计划剂量强度的 85%。例如，据估计，尽管在临床上有完全缓解的可能，治疗弥漫性大 B 细胞淋巴瘤（DLBCL）的药物剂量减量 20% 会使疗效降低 50% 以上[64]。在辅助治疗乳腺癌[65]和睾丸癌[66]的一些研究结果也说明了治疗剂量的重要性。因此，在治疗老年人及其他人群时，要避免随意减少治疗剂量而影响治疗效果。人们对在联合化疗方案中如何设置剂量的认识是随着医学的发展而变化的。最初，药物剂量是根据相关临床试验的结果或者根据该药物对晚期患者的疗效来确定的。在早期的相关工作中，人们逐渐建立了肿瘤学中另一个重要的概念，即总和剂量强度（summation dose intensity，SDI）。SDI 意味着为了增强治疗效果而综合实施多种化疗方法，而每一种疗法的用药一定要足量[67]。许多临床试验也已证明这个概念的重要性[59]。SDI 这一概念在设计化疗方案时相对简单，因为每一个化疗方案中的药物之间必须没有叠加的毒性，从而避免了因需要减少药物的用量而导致的疗效降低。鉴于剂量强度对临床结果的重要性，人们设计了多种方案以最大限度地提高化疗效果，包括增加每种药物的总量、改变给药间隔、使用调节剂以及改变化疗周期等。由于一般正常组织难以耐受大剂量的化疗药物，增加药物剂量虽然看似合理但却很少用。然而也可以根据不同患者对药物的耐受力来增加药物剂量。例如，对于弥漫性大 B 细胞淋巴瘤采用剂量调整的 EPOCH（依托泊苷、泼尼松、长春新碱、环磷酰胺、阿霉素）方案[68]。这项试验依据药效学方法来给药，每一个患者从标准的剂量开始用药，之后根据患者最低血细胞计数来调整给药剂量，或基于毒性反应来增加或降低剂量。这种给药方案的比较研究结果虽然尚不确定，但初步数据显示前景还是比较乐观。按照这种给药模式进行化疗，也就意味着给不同的患者最大限度地使用强化剂量。

当进行辅助化疗以及在治疗肿瘤转移灶时，通过改变给药的间隔可以有效提高化疗对多种癌症的治疗效果。这种通过改变给药间隔时间的治疗模式最常用于密集给药方案（dose-dense scheduling），即在相对较短的给药间期内给予标准给药间期内相同剂量的化疗药总量。密集给药方案是 Norton 和 Simon 在治疗乳腺癌的研究中首次提出的[69]。随后，在乳腺癌的辅助化疗中证明了这种密集给药方案要优于标准治疗方案[70]。但是迄今为止，在治疗转移性结肠癌[71]或者其他的一些癌症如淋巴瘤[72]和肺癌[73]的过程中，它没有显示出比常规给药方案更大的优势。这种密集给药方案至少在乳腺癌辅助化疗时可以改善患者的预后。目前正在开展的相关临床试验旨在了解密集治疗方案在治疗其他疾病包括转移性疾病中的效果。

相对于密集治疗模式的另一种给药方式是剂量强化模式（dose-intensive fashion），即在较短给药间期基础上增加给药的剂量。剂量强化方案在使用紫杉醇治疗乳腺癌和卵巢癌的研究中显示出了很好的效果。在紫杉醇治疗乳腺癌的研究中发现，每周一次低剂量给药的效果要优于每三周高剂量给药[74]。在卵巢癌中也有类似的发现[75]。值得注意的是，正如 Norton-Simon 的假说，这两项关于辅助治疗模式的研究显示了剂量密度（或称强度）会对化疗方法的发展有重要的影响。这里必须指出，另一种治疗乳腺癌的化疗药多西他赛，在采用与紫杉醇相同的给药方案时疗效并不理想[70]。总之，通过改变给药间隔或是增加 SDI 以最大限度地增加剂量对于改善治疗效果非常重要。但是，临床医生在治疗病人的时候还是要从实际出发，具体问题具体分析。

在临床试验中有一种很重要的方法，即通过一种药物调节另一种药物的作用活性以改善疗效，如使用亚叶酸钙（LV）增加 5-FU 的效果。早期关于 5-FU 治疗晚期结肠癌的临床试验显示出较低的反应率而且没有任何疗效[76]。LV 和 5-FU 联合能明显提高治疗反应率[77]。LV 是一个理想的调节剂，因为它相对无毒性而且能明显增加 5-FU 的作用效果。更好的是，亚叶酸钙能够降低药物毒性，在降低高剂量氨甲蝶呤引起的毒性反应时效果最明显，因此使用亚叶酸钙可保护正常组织，并可以最大限度地使用氨甲蝶呤[78]。无论 LV 的调节机制如何，它能够改善疾病的转归，因为它符合在化疗中最大限度地增加 SDI 的原则。

总之，无论选择何种方法来增加 SDI，关键的环节是最大限度增加化疗剂量来提高治疗反应率和治愈的可能性。如果一个治疗方案既不增加联合药物种类和剂量也不改变给药间隔，那么这个方案将不会影响生存时间，而且也不会有任何的临床意义。

D. 细胞毒性化疗药物的耐药问题

谈过了化疗药物剂量最大化和化疗时间调整的问题之后，下面我们就来讨论化疗中最复杂的问题，即机体对化疗药物的耐药问题。在化疗出现的早期，人们就发现了存在药物耐药的问题，Goodman 和 Gilman 很久以前就在其论文中提及在连续使用氮芥后，肿瘤就可能对其产生耐药[3]。获得性耐药表现为一种对化疗敏感的肿瘤后来又对治疗出现反应性降低的情况。然而，即使之前没有使用过化疗药物，肿瘤本身对化疗就存在固有的耐药潜力[79]。表 12.6 中列出了肿瘤耐药的不同机制。

为了防止耐药的出现，人们通过选择合适的化疗剂量和疗程以减少耐药的肿瘤细胞克隆的数量，可即便如此，肿瘤细胞耐药的情况也很难避免。调控肿瘤细胞产生耐药的环节包括细胞对药物的吸收、药物的激活、药物靶点等等。此外，还有几个有待更多关注的重要途径 / 蛋白在产生耐药的现象中发挥着作用。p53 蛋白对于调节细胞周期 G1—S 检测点和调节细胞凋亡相当重要。在许多肿瘤中都可以发现 p53 的突变，并且可能是导致细胞产生耐药的因素。此外，还有许多其他调节 p53 活性的因素，如转录后调节和加速降解[81]，这些都会影响化疗的疗效。p53 的突变可能阻止肿瘤细胞发生凋亡以及由化疗药物引起的基因组损伤，或是可能涉及其他途径。无论是通过何种机制，突变的 p53 表达和功能都与化疗耐药有密切关系。但有一个机制是明确的，即不是所有涉及 p53 突变的肿瘤都对化疗产生耐药。

另一种常见的引起肿瘤对化疗药物产生耐药的分子机制是抗凋亡蛋白的持续表达[82]。无论损伤 DNA 的机制如何，DNA 损伤剂都是通过触发细胞凋亡而发挥细胞毒作用。抗凋亡蛋白，如 BCL-2 的表达可能会影响细胞对化疗的敏感性[83]。很多肿瘤疾病包括血液系统肿瘤、黑色素瘤和肺癌都倾向于发生或是已经发生了 BCL-2 突变[84]。除了调节 BCL-2 的机制外，凋亡途径中的其他变化也会影响化疗药物引起的细胞凋亡。例如

表 12.6　引起肿瘤细胞对化疗药物产生耐药的机制

耐药机制	典型的药物
药物吸收减少	甲氨蝶呤
药物活性减低	甲氨蝶呤，核苷类似物，环磷酰胺
药物靶标增多	依托泊苷，蒽环类药物
药物排泄增多	烷化剂
组织修复增强	烷化剂，铂类化合物
药物从肿瘤细胞内排出增加	蒽环类药物，紫杉烷类化合物，依托泊苷
DNA 修复缺陷 /p53 突变	几乎所有的化疗药物

肿瘤坏死因子超家族（TNF）蛋白，尤其是那些含有细胞死亡结构域的蛋白通过其下游 caspase 造成。此外骨髓瘤等肿瘤多伴有轻链核因子 kappa beta(NF-JKB) 的过度表达而抑制了肿瘤细胞的凋亡。目前临床上正在使用的蛋白酶体抑制剂硼替左米（bortezomib）正是以此分子作为治疗的靶点[85]。

除了上述细胞机制调节外，另外的两个耐药机制也值得一提，即谷胱甘肽 -S- 转移酶（glutathione-S-transferase，GST）和多药耐药（multidrug resistance，MDR）蛋白的表达，它们正成为潜在的治疗靶点。谷胱甘肽对保持细胞巯基平衡起着重要作用，而细胞巯基平衡则对许多蛋白发挥正常的功能，如对放化疗后的 DNA 修复等有着至关重要的作用。事实上，GST 的表达和功能往往被细胞毒性化疗药物所诱导，且与肿瘤细胞对多种药物产生耐药有关。这一点在使用 DNA 烷化剂时最为显著[86]。GST 抑制了谷胱甘肽的表达，进而降低由烷化剂生成的氧自由基，这个途径为今后肿瘤的治疗提供了靶点[87]。MDR 糖蛋白 GP170 的表达上调是另一个引起肿瘤耐药的重要机制，这影响了不同化疗方案的制订。大多数上皮组织，包括许多上皮来源的肿瘤组织通常都会表达 MDR。许多肿瘤在化疗之后都会出现 MDR 表达增多[88]，继而通过增加细胞内药物的排泄来减少细胞内药物浓度。目前针对这些蛋白的药物试验在临床上只获得了有限的成功[89]。

五、化疗药物的分类及其功能

根据药物作用机制（mechanism of action，MOA）的不同，细胞毒性化疗药物可分为不同的种类：烷化剂、抗代谢药物、天然成分药物和微管抑制剂[90]。这些药物通过特异地抑制细胞周期或通过其他一些非特异性途径影响肿瘤细胞。根据所患疾病、疾病所处的阶段及治疗对象的不同，所使用的化疗药物剂量以及由此产生的效力和副作用也不尽相同。主要化疗药物的分类及用法概述如下。此外，表 12.7 提供了肿瘤治疗中的一些关键药物的信息。

表 12.7　常用化疗药物的分类、作用和毒性

药物	临床适用范围	毒性	备注
氮芥类药物			
苯丁酸氮芥	CLL[a] NHL[b] HL[c]	骨髓抑制 继发性粒细胞白血病 不孕不育	不再常用
环磷酰胺	乳腺癌	骨髓抑制	需使用 MESNA 预防膀胱毒性
	NHL	膀胱炎	无继发性白血病风险
	白血病		
	多发性骨髓瘤		
马法兰	多发性骨髓瘤	骨髓抑制	干细胞毒性
		胃肠道毒性	高剂量用于干细胞移植术前
异环磷酰胺	睾丸癌	骨髓抑制	亚甲蓝用于防止中枢神经系统毒性
	肉瘤癌	膀胱炎	使用 MESNA 以防止膀胱毒性
	肺癌	中枢神经系统毒性	
	NHL		
氮烯咪胺 （DTIC）	肉瘤	骨髓抑制	口服剂型：替莫唑胺对中枢神经系统肿瘤有效
	HL	流感样综合征	
	淋巴瘤	恶心	
铂类化合物			
顺铂	NHL	肾功能不全	放射增敏剂
	肺癌 卵巢癌	神经病变 耳毒性	高致吐性
	膀胱癌	恶心	
	睾丸癌	骨髓抑制	
	HN[d]		
卡铂	肺癌	肾毒性小	与顺铂比较其药效低，骨髓抑制较明显，较少起恶心
	NHL	骨髓抑制	
	卵巢癌	恶心	
	胃癌		
奥沙利铂	大肠癌	神经病变	两种明显神经病变：急性感冒引起的神经病变，运动感觉迟缓
	胰腺癌	骨髓抑制	
	胆道癌		

续表

药物	临床用途	毒性	备注
抗代谢药物			
叶酸类似物			
甲氨蝶呤	NHL	黏膜炎	可鞘内注射
	中枢神经系统白血病	骨髓抑制	叶酸钙可以保护正常组织及减少药毒性，低剂量通常用于非恶性情况
	HN	肺毒性	
培美曲塞	肺癌	骨髓抑制	需要补充维生素 B_{12} 和叶酸
	卵巢癌		
	间皮瘤		
嘧啶类似物			
5- 氟尿嘧啶	结肠癌	黏膜炎	放射增敏剂
	乳腺癌	骨髓抑制	毒性因化疗方案不同而异
	HN	腹泻	在大多数情况下口服前体药物卡陪他滨亦有效
	胆道癌		
	胰腺癌		
阿糖胞苷	急性髓系白血病	骨髓抑制	可鞘内注射
	急性淋巴细胞白血病	恶心	长期输液可以提高疗效
	NHL	中枢神经系统毒性 结膜炎	
吉西他滨	胆道癌 胰腺癌	骨髓抑制 皮疹	固定比率输液被证明优于使用标准剂量
	NHL 肺癌 乳腺癌 膀胱癌		
嘌呤类似物			
氟达拉滨	CLL	骨髓抑制	对淋巴细胞的毒性作用会增加机会性感染和自身免疫性溶血性贫血的发生
	NHL	感染	
克拉屈	HCL[e]	骨髓抑制	
天然化合物			
抗肿瘤抗生素			
博莱霉素	HL	骨髓抑制	治疗前需行肺功能检测
	睾丸癌	肺炎	

续表

药物	临床用途	毒性	备注
蒽环类药物			
	乳腺癌	骨髓抑制	目前已有脂质体制剂
急性髓性白血病	AML	恶心	
急性淋巴细胞白血病	ALL	心脏毒性	
	NHL	胃炎	
阿霉素	HL	膀胱炎	
	肉瘤癌		
表柔比星	乳腺癌	同上	
	肉瘤癌		
米托蒽醌	NHL	同阿霉素	
	前列腺癌		
表鬼臼毒素			
	肺癌	骨髓抑制	可以口服
依托泊苷	卵巢癌	恶心	
	NHL	输液反应	
	睾丸癌	脱发	
喜树碱类似物			
伊立替康	结肠癌	腹泻 骨髓抑制	增加肝脏疾病的肝毒性
微管剂			
	乳腺癌	神经病变	白蛋白结合形式可降低神经病变的发生
紫杉醇	肺癌	骨髓抑制	
	卵巢癌	肌痛	
	HN	过敏反应	
	乳腺癌	骨髓抑制	
多西他赛	肺癌	疲劳	
	前列腺癌	肌痛	
	HN	神经病变	
卡巴他赛	前列腺癌	神经病变 骨髓抑制	
	肺癌	神经病变	
长春瑞滨	乳腺癌	便秘	
	NHL	骨髓抑制	
伊沙匹隆	乳腺癌	神经病变 骨髓抑制	溶于乳剂　紫杉醇引起的过敏反应
Eribulin	乳腺癌	神经病变 骨髓抑制 QT 间期延长	

缩略语：a. CLL 慢性淋巴细胞性白血病；b. NHL 非霍奇金淋巴瘤；c. HL 霍奇金淋巴瘤；d. HN 头颈部肿瘤；e. HCL 多毛细胞白血病。

A. 烷化剂（Alkylating Agents）

烷化剂通过直接破坏 DNA 干扰肿瘤细胞的生长和复制，还可以诱导凋亡程序，同时它对 RNA 和蛋白质的合成也有影响。药物通过共价键与各种氨基、羧基、巯基和磷酸根，特别是富含电子的鸟嘌呤 N-7 位相结合。氮芥类、亚硝基脲和铂类化合物也属于这一类药物。它们属于非特异性的细胞周期类药物，一般只对增殖的细胞发挥抗癌作用。对这类药物发生耐药的最重要机制是 DNA 修复能力增强和还原型谷胱甘肽的减少[91]。由于容易出现骨髓抑制的副作用因而限制了这类药物的使用剂量。这一副作用往往会引起白血病和骨髓异常增生（MDS）等继发肿瘤。

氮芥的原型是烷化剂，但现在很少使用。它非常不稳定而且可迅速转化为活性代谢物。值得一提的是，它是一种强效的发泡剂，如果接触皮肤要及时去医院处理。滴注硫代硫酸盐可以治疗这种皮肤损害[92]。

环磷酰胺可能是最常用的烷化剂了，多用于血液系统的肿瘤和实体瘤的治疗。环磷酰胺可单独使用也可与其他化疗药物联用。它经过细胞色素 P450 系统代谢生成的产物才具有活性。这种代谢物再分解成氯乙醛和丙烯醛，会导致出血性膀胱炎这一特异的副作用。患者往往对环磷酰胺的耐受性较好，但也有一些罕见的副作用，其中骨髓抑制是常见的剂量限制性毒性作用。值得注意的是，这一药物不会导致脊髓发育不良或是 MDS。因为造血干细胞中存在醛脱氢酶，可抵抗环磷酰胺的致白血病作用[94]。

临床上首先使用的铂类化合物是顺铂。它的作用广泛，可以用于治疗实体肿瘤和淋巴瘤。但是该药有显著的肾毒性，还有很强的致吐作用和神经毒性，并可产生耳毒性[95]。毒性较小的铂类衍生物卡铂虽然副作用较小，但是很可能在疗效方面大打折扣，它同样也可以导致骨髓抑制，尤其是血小板减少症[96]。最新的铂类化合物奥沙利铂的肾毒性很小，然而有很明显的神经毒性，包括一种独特的由感冒引起的神经病变综合征[97]。

B. 抗代谢类药物（Antimetabolites）

这类药物要么是嘌呤和嘧啶的类似物，要么是核苷酸合成的关键酶抑制剂。这类药物作为类似物可进入 DNA 或 RNA 中代替其中的成分，从而降低基因转录或蛋白质翻译，或者是关闭合成过程中关键的代谢途径。这一类药物是细胞周期特异性抑制剂，主要影响细胞 S 期的 DNA 合成。这类药物的毒性广泛，氟达拉滨、喷司他丁、阿糖胞苷等多引起免疫抑制和骨髓抑制，而甲氨蝶呤、5- 氟尿嘧啶等引起的黏膜毒性更为常见。

甲氨蝶呤（MTX）是这类药物的典型代表。MTX 通过抑制二氢叶酸还原酶（dihydrofolate reductase，DHFR）抑制 DNA 的合成。这种酶对于回收 DNA 合成所需的叶酸很关键。这类药物大多通过肾脏清除，也可能积聚在腔室内，如胸腔积液中，从而导致毒性增加[98]。MTX 的剂量限制性毒性为引起骨髓抑制及黏膜炎症，但可以通过补充甲酰四氢叶酸（叶酸类似物）保护正常组织免受伤害[99]。最近，FDA 批准羧肽酶用于降低由大剂量甲氨蝶呤带来的毒性作用[100]。

5- 氟尿嘧啶（5-FU）曾是化疗方案的第一个“设计师”，也可以说是临床肿瘤学上的第一个靶向药物[101]。许多临床前的观察发现，肿瘤比正常组织更加依赖尿嘧啶，基于这个观察结果人们研制出了 5-FU。5-FU 是前体，其很快代谢生成 5- 氟尿嘧啶脱氧核苷酸（5-FdUMP），直接抑制胸苷酸合成本酶（thymidatesynthase, TS）。最近新开发的一个新型口服的 5- 氟尿嘧啶类药物卡培他滨在临床上也获得了较好的疗效。这两种药物最常见的剂量限制性毒性是腹泻。

阿糖胞苷和吉西他滨是两个作用相似的化合物。它们都是经典的嘧啶衍生物，能够经磷酸化激活从而进入 DNA。有趣的是，它们各自的临床用途则不同：阿糖胞苷主要用于治疗许多恶性血液病；吉西他滨主要用于治疗许多实体瘤和血液系统肿瘤。另外，如果连续静脉滴注给药，阿糖胞苷可最大程度地发挥效力 [102]。然而对吉西他滨而言，用固定速率持续滴注的疗效并不优于以标准速度滴注 [103]。这两种药物均有骨髓抑制作用，但阿糖胞苷还有其他一些特异的副作用，如化学性结膜炎和急性小脑综合征等 [104]。

氟达拉宾是最常用的嘌呤类似物。它是前体形式，在细胞内转化成磷酸化形式从而进入 DNA 反应。氟达拉宾的磷酸化形式可以抵抗腺苷脱氨酶的降解作用。此药对淋巴细胞有很强的毒性作用，并与许多恶性血液病的发病有关。鉴于其淋巴细胞毒性作用，使用时预防机会性感染是非常重要的 [105]。

C. 天然成分药物（Natural Products）

这一类药物萃取自植物、细菌或真菌。它们的作用机制广泛，但主要是干扰 DNA 的合成。这类药物包括抗肿瘤抗生素、蒽环类药物、博莱霉素和表鬼臼毒素。博莱霉素通过形成活性氧成分干扰 DNA 的合成，而蒽环类和表鬼臼毒素是干扰不同的 DNA 拓扑异构酶的异构体。本类药物易引起骨髓抑制，并可导致继发性白血病 [106]。

蒽环类药物在临床上的使用最多。其前体是阿霉素，它通过直接干预拓扑异构酶 II 而阻止 DNA 复制，具有广泛的抗实体瘤和血液系统肿瘤的作用。它的不良反应除了骨髓抑制之外，还会导致明显的心功能不全 [107]。新近合成的一个功能相似的化合物米托蒽醌的心脏毒性则相对较低。然而，对于米托蒽醌的整体观察结果至今仍令人失望，而且它能否替代传统的蒽环类药物的作用也不明确 [108]。有趣的是，若持续静脉滴注阿霉素可能会降低其对心脏的毒性 [109]。这一现象使得人们开始研究脂质体的制剂，其作用广泛但心脏毒性却很小 [110]。

依托泊苷是典型的表鬼臼毒素类药物，其通过抑制 DNA 拓扑异构酶 II 来发挥效应。这种药物常用于治疗实体瘤。它的副作用除了骨髓抑制外，还可以导致 11q23 染色体上特异的细胞基因变化，从而引起继发性白血病 [111]。

喜树碱（camptothecin）的衍生物中，只有伊立替康常用，其通过抑制拓扑异构酶 I 发挥效应。它的副作用包括骨髓抑制，但是最常见的副作用是腹泻 [112]。

D. 微管抑制剂（Microtubule Inhibitors）

这类化疗药物可直接结合微管蛋白，阻止其聚合或者降解。此类药物包括长春花碱类和紫杉烷类及其他的一些化合物。它们的作用机制广泛，其剂量限制性毒性是引起神经病变 [113]。值得注意的是，新的化合物如艾日布林（eribulin）已经开始用于临床，此药物可对经紫杉烷类药物治疗无效的病人产生疗效[114]。

长春花碱类包括长春新碱、长春碱和长春瑞滨，这一类药物主要通过抑制微管的聚合反应治疗多种肿瘤疾病。除了能引起骨髓抑制外，最常见的不良反应是神经病变。

相反，在临床上广泛使用的紫杉烷类化合物的作用机制并不是促进微管的形成，而是通过阻止胞质微管解聚，使得所形成的微管功能降低。这一类药物中最常用的是紫杉醇和多西他赛，在给药剂量相同的情况下，这两种药物的作用相当。

六、小结

在过去的 60 年里，肿瘤学发展得相当快，尤其是化疗方法的改进和化疗日趋合理的应用。尽管靶向治疗肿瘤疾病显得越来越重要，但尚不能很快地代替细胞毒性药物治疗。伴随着给药剂量和方案规划的优化，通过辅助治疗和新辅助治疗的方式降低了许多癌症的死亡率，并且给予了病人痊愈的机会。再者，有效地应用化疗不仅能提高生存率，还能改善已发生肿瘤转移的患者的生活质量。本章节中所讨论的一些原则使得人们开始关注新型化疗药物的开发、靶向药物与经典细胞毒化疗药物联合使用以及免疫治疗在癌症治疗中的地位等。

参考文献

[1] Hirsh J. An anniversary for cancer chemotherapy. JAMA, 2006, 296(12):1518－1520.

[2] Krumbhaar EB, Krumbhaar HD. The blood and bone marrow in yellow gas (mustard gas) poisoning changes produced in bone marrow in fatal cases. J Med Res, 1919, 40:497－508.

[3] Goodman LS, Wintrobe MM, Damesheck W, et al. Nitrogen mustard therapy: use of methyl-bis (B-chloroethyl) amine hydrochloride and tris (B-chloroethyl) amine hydrochloride for Hodgkin's disease, lymphosarcoma, leukemia, and certain allied and miscellaneous disorders. JAMA, 1946, 132:126－132.

[4] Chia SK, Speers CH, D'yachkova Y, et al. The impact of new chemotherapeutic and hormone agents on survival in a population-based cohort of women with metastatic breast cancer. Cancer, 2007, 110(5):973－979.

[5] Stockler M, Wilcken NR, Ghersi D, et al. Systematic reviews of chemotherapy and endocrine therapy in metastatic breast cancer. Cancer Treat Rev, 2000, 26(3):151－168.

[6] Nordic Gastrointestinal Tumor Adjuvant Therapy Group. Expectancy or primary chemotherapy in patients with advanced asymptomatic colorectal cancer: a randomized trial. J Clin Oncol, 1992, 10(6):904－911.

[7] Spiro SG, Rudd RM, Souhami RL, et al. Chemotherapy versus supportive care in advanced non-small cell lung cancer: improved survival without detriment to quality of life. Thorax, 2004, 59(10):828－836.

[8] NSCLC Meta-Analyses Collaborative Group.Chemotherapy in addition to supportive care improves survival in advanced non-small-cell lung cancer: a systematic review and meta-analysis of individual patient data from 16 randomized controlled trials. J Clin Oncol, 2008, 26(28):4617－4625.

[9] Goldie JH. The scientific basis for adjuvant and primary (neoadjuvant) chemotherapy. Semin Oncol, 1987, 14:1－7.

[10] LeVay J, O'Sullivan B, Catton C, et al. Outcome and prognostic factors in soft tissue sarcoma in the adult. Int J Radiat Oncol Biol Phys, 1993, 27(5):1091－1098.

[11] Allal AS, Bieri S, Pelloni A, et al. Sphincter-sparing surgery after preoperative radiotherapy for low rectal cancers: feasibility, oncologic results and quality of life outcomes. Br J Cancer, 2000, 82(6):1131－1137.

[12] Rastogi P, Anderson SJ, Bear HD, et al. Preoperative chemotherapy: updates of National Surgical Adjuvant breast and bowel project protocols B-18 and B-27. J Clin Oncol, 2008, 26(5):778－785.

[13] Advanced Bladder Cancer Meta-analysis Collaboration. Neoadjuvant chemotherapy in invasive bladder cancer: a systematic review and meta-analysis. Lancet, 2003, 361(9373):1927－1934.

[14] Sjoquist KM, Burmeister BH, Smithers BM, et al. Survival after neoadjuvant chemotherapy or chemoradiotherapy for resectable oesophageal carcinoma: an updated meta-analysis. Lancet Oncol, 2011, 12(7):681 - 692.

[15] Hou JY, Kelly MG, Yu H, et al. Neoadjuvant chemotherapy lessens surgical morbidity in advanced ovarian cancer and leads to improved survival in stage Ⅳ disease. Gynecol Oncol, 2007, 105(1):211 - 217.

[16] Flam M, John M, Pajak TF, et al. Role of mitomycin in combination with fluorouracil and radiotherapy, and of salvage chemoradiation in the definitive nonsurgical treatment of epidermoid carcinoma of the anal canal: results of a phase Ⅲ randomized intergroup study. J Clin Oncol, 1996, 14(9):2527 - 2539.

[17] Eeson G, Foo M, Harrow S, et al. Outcomes of salvage surgery for epidermoid carcinoma of the anus following failed combined modality treatment. Am J Surg, 2011, 201(5):628 - 633.

[18] Blanchard P, Baujat B, Holostenco V, et al. Meta-analysis of chemotherapy in head and neck cancer (MACH-NC): a comprehensive analysis by tumour site. Radiother Oncol, 2011, 100(1):33 - 40.

[19] McArthur HL, Hudis CA. Adjuvant chemotherapy for early-stage breast cancer. Hematol Oncol Clin North Am, 2007, 21:207 - 222.

[20] André T Boni C, Mounedji-Boudiaf L, et al. Oxaliplatin, fluorouracil, and leucovorin as adjuvant treatment for colon cancer. N Engl J Med, 2004, 350(23):2343 - 2351.

[21] Pignon JP, Tribodet H, Scagliotti GV, et al. Lung adjuvant cisplatin evaluation: a pooled analysis by the LACE Collaborative Group. J Clin Oncol, 2008, 26(21):3552 - 3559.

[22] Neoptolemos JP, Stocken DD, Friess H, et al. A randomized trial of chemoradiotherapy and chemotherapy after resection of pancreatic cancer. N Engl J Med, 2004, 350(12):1200 - 1210.

[23] Skipper HE, Schabel FM, Mellet LB, et al. Implications of biochemical, cytokinetic, pharmacologic and toxicologic relationships in the design of optimal therapeutic schedules. Cancer Chemother Rep, 1950, 54:431 - 450.

[24] Skipper HE. Analysis of multiarmed trials in which animals bearing different burdens of L1210 leukemia cells were treated with two, three, and four drug combinations delivered in different ways with varying dose intensities of each drug and varying average dose intensities. Southern Research Institute Booklet 7, 1986, 420:87.

[25] Skipper HE. Kinetics of mammary tumor cell growth and implications for therapy. Cancer, 1971, 28:1479 - 1499.

[26] Norton L. Adjuvant breast cancer therapy: current status and future strategies—growth kinetics and the improved drug therapy of breast cancer. Semin Oncol, 199, 26(suppl 3):1 - 4.

[27] Surbone A, Norton L. Kinetics of breast neoplasms. Minerva Med, 1994, 85:7 - 16.

[28] Norton LA. Gompertzain model of human breast cancer growth. Cancer Res, 1998, 48:7067 - 7071.

[29] Bruce WR, Meeker BE, Valertiote FA. Comparision of the sensitivity of normal and hematopoietic and transplanted lymphoma colony forming cells to chemotherapeutic agents administered in vivo. J Natl Cancer Inst, 1966, 37:233 - 245.

[30] Gribben JG. Attainment of a molecular remission: a worthwhile goal? J Clin Oncol, 1994, 12:1532 - 1534.

[31] DeVita VT, Chu E. Medical Oncology. In: Devita VT, Lawrence TS, Rosenberg SA, eds. Cancer: principles and Practice of Oncology. 9th ed. Lippincott, Williams and Wilkins, 2011: 313.

[32] Hudis C, Norton L. Adjuvant drug therapy for operable breast cancer. Semin Oncol, 1996, 23:475 - 493.

[33] Norton L. Theoretical concepts and the emerging role of taxanes in adjuvant therapy. The Oncologist, 2001, 6(suppl 3):30 - 35.

[34] Bonadonna G, Zambette M, Valagusa P. Sequential or alternating Doxorubicin and CMF regimens in breast cancer with more than three positive nodes. J Am Med Assoc, 1995, 273:542 - 547.

[35] Pui CH, Sandlund JT, Pei D, et al. Improved outcome for children with acute lymphoblastic leukemia: results of total therapy study X Ⅲ B at St Jude Children's Research Hospital. Blood, 2004, 104(9):2690 - 2969.

[36] Gatta G, Capocaccia R, Stiller C, et al. Childhood cancer survival trends in Europe: a EUROCARE Working Group study. J Clin Oncol, 2005, 23(16):3742 - 3751.

[37] Frei E, Elias A, Wheeler C, et al. The relationship between high-dose treatment and combination chemotherapy: the concept of summation dose intensity. Clin Cancer Res, 1998, 4:2027 - 2037.

[38] Huncharek M, Caubet JF, McGarry R. Single-agent DTIC versus combination chemotherapy with or without immunotherapy in metastatic melanoma: meta-analysis of 3 273 patients from 20 randomized trials. Melanoma Res, 2001, 11(1):75 - 81.

[39] Quoix E, Zalcman G, Oster JP, et al. Carboplatin and weekly paclitaxel doublet chemotherapy compared with monotherapy in elderly patients with advanced lung cancer: IFCT-0501 randomised phase 3 trial. Lancet, 2011, 378:1079 - 1088.

[40] Ychou M, Raoul JL, Douillard JY, et al. A phase Ⅲ randomised trial of LV5FU2 + irinotecan versus LV5FU2 alone in adjuvant high-risk colon cancer (FNCLCC Accord02/FFCD9802). Ann Oncol, 2009, 20(4):674 - 680.

[41] Chou TC. Drug combination studies and their synergy quantification using the Chou-Talalay Method. Cancer Res, 2010, 70:440 - 446.

[42] Caggiano V, Weiss RV, Rickert TS, et al. Incidence, cost, and mortality of neutropenia hospitalization associated with chemotherapy. Cancer, 2005, 103(9):1916 - 1924.

[43] Lyman GH, Michels SL, Reynolds MW, et al. Risk of mortality in patients with cancer who experience febrile neutropenia. Cancer, 2010, 116(23):5555 - 5563.

[44] Brizel DM, Wasserman TH, Henke M, et al. Phase Ⅲ randomized trial of amifostine as a radioprotector in head and neck cancer. J Clin Oncol, 2000, 18(19):3339.

[45] Norton L. Evolving concepts in the systemic treatment of breast cancer. Semin Oncol, 1997, 25: S10–3 - S10 - 10.

[46] Buzzoni R, Bonnadonna G, Valagussa P, et al. Adjuvant chemotherapy with doxorubicin plus cyclophosphamide and methotrexate in the treatment of resectable breast cancer with more than three positive axillary lymph nodes. J Clin Oncol, 1991, 9:2134 - 2140.

[47] Volger WR, Cooper LE, Groth DP. Correlation of cytosine arabinoside–induced recruitment in growth fraction of leukemic blasts with clinical response. Cancer, 1974, 33:603 - 610.

[48] Poplin E, Feng Y, Berlin J, et al. Phase Ⅲ, randomized study of gemcitabine and oxaliplatin versus gemcitabine (fixed–dose rate infusion) compared with gemcitabine (30–minute infusion) in patients with pancreatic carcinoma E6201: a trial of the Eastern Cooperative Oncology Group. J Clin Oncol, 2009, 27(23):3778 - 3785.

[49] Chau I, Norman AR, Cunningham D, et al. A randomised comparison between 6 months of bolus fluorouracil/ leucovorin and 12 weeks of protracted venous infusion fluorouracil as adjuvant treatment in colorectal cancer. Ann Oncol, 2005, 16(4):549 - 557.

[50] Smith LA, Cornelius VR, Plummer CJ, et al. Cardiotoxicity of anthracycline agents for the treatment of cancer: systematic review and meta–analysis of randomised controlled trials. BMC Cancer, 2010, 10:337.

[51] Andreopoulou E, Gaiotti D, Kim E, et al. Pegylated liposomal doxorubicin HCL (PLD, Caelyx/Doxil): experience with long–term maintenance in responding patients with recurrent epithelial ovarian cancer. Ann Oncol, 2007, 18(4):716 - 721.

[52] Wolpin BM, Mayer RJ. Systemic treatment of colorectal cancer. Gastroenterology, 2008, 134:1296 - 1310.

[53] Soon YY, Stockler MR, Askie LM, et al. Duration of chemotherapy for advanced non–small–cell lung cancer: a systematic review and meta–analysis of randomized trials. J Clin Oncol, 2009, 27(20):3277 - 3283.

[54] Gennari A, Stockler M, Puntoni M, et al. Duration of chemotherapy for metastatic breast cancer: a systematic review and meta–analysis of randomized clinical trials. J Clin Oncol, 2011, 29(16):2144 - 2149.

[55] Tournigand C, Cervantes A, Figer A, et al. OPTIMOX1: a randomized of FOLFOX4 or FOLFOX7 with oxaliplatin in a stop and go fashion in advanced colon cancer–a GERCOR study. J Clin Oncol, 2006, 20:394 - 400.

[56] Stinchcombe TE, West HL. Maintenance therapy in non–small–cell lung cancer. Lancet, 2009, 374(9699):1398 - 1400.

[57] Sandler A, Gray R, Perry MC, et al. Paclitaxel–carboplatin alone or with bevacizumab for non–small–cell lung cancer. N Engl J Med, 2006, 355:2542 - 2550.

[58] Pirker R, Pereira JF, Szczesna A, et al. Cetuximab plus chemotherapy in patients with advanced non–small–cell lung cancer (FLEX): an open–label randomised phase Ⅲ trial. Lancet, 2009, 373(9674):1525 - 1531.

[59] Paz–Ares L, de Marinis F, Dediu M, et al. Maintenance therapy with pemetrexed plus best supportive care versus placebo plus best supportive care after induction therapy with pemetrexed plus cisplatin for advanced non–squamous non–small–cell lung cancer (PARAMOUNT): a double–blind, phase 3, randomised controlled trial. Lancet Oncol, 2012, 13(3):215–318.

[60] Ciuleanu T, Brodowicz T, Zielinski C, et al. Maintenance pemetrexed plus best supportive care versus placebo plus best supportive care for non–small–cell lung cancer: a randomised, double–blind phase 3 study. Lancet, 2009, 374(9699):1432 - 1440.

[61] Cappuzo F, Ciuleanu T, Stelmakh L, et al. Erlotinib as maintenance treatment in advanced non–small–cell lung cancer: a multicentre, randomized, placebo controlled phase 3 study. Lancet Oncol, 2010, 11(6):521 - 529.

[62] Fidias PM, Dakhil SR, Lyss AP, et al. Phase Ⅲ study of immediate compared with delayed docetaxel after front–line therapy with gemcitabine plus carboplatin in advanced non–small–cell lung cancer. J Clin Oncol, 2009, 27(4):591 - 598.

[63] Hryniuk WM. Average relative dose intensity and the impact on design of clinical trials. Semin Oncol, 1987, 14:65 - 73.

[64] Kwak LW, Halpern J, Olshen RA, et al. Prognostic significance of actual dose intensity in diffuse large–cell lymphoma: results of a tree–structured survival analysis. J Clin Oncol, 1990, 8(6):963 - 977.

[65] Bonadonna G, Valagussa P, Moliterni A, et al. Adjuvant cyclophosphamide, methotrexate, and fluorouracil in node–positive breast cancer: the results of 20 years of follow–up. N Engl J Med, 1995, 332(14):901 - 906.

[66] Toner GC, Stockler MR, Boyer MJ, et al. Comparison of two standard chemotherapy regimens for good–

prognosis germ-cell tumours: a randomised trial Australian and New Zealand Germ Cell Trial Group. Lancet, 2001, 357(9258):739 - 745.

[67] Hryniuk W, Frei E, Wright FA. A single scale for comparing dose-intensity of all chemotgherapy regimens in breast cancer: summation-dose intensity. J Clin Oncol, 1998, 16:3137 - 3147.

[68] Wyndam WH, Grossband ML, Pittaluga S, et al. Dose-adjused EPOCH chemotherapy for untreated large B-cell lymphomas: a pharmacodynamic approach with high efficacy. Blood, 2002, 99:2685 - 2693.

[69] Norton L, Simon R. Tumor Size, sensitivity to therapy and design of treatment protocols. Cancer Treat Rep, 1976, 61:1307 - 1317.

[70] Citron ML, Berry DA, Cirrinocione C, et al. Randomized trial of dose-dense vs conventionally scheduled and sequential vs concurrent combination chemotherapy as postoperative adjuvant treatment of node-positive primary breast cancer: first report of Intergroup Trial C9741/Cancer and Leukemia Group B Trial 9741. J Clin Oncol, 2003, 21(8):1431 - 1439.

[71] Hurwitz H, Patt YZ, Henry L, et al. Phase Ⅲ study of standard triweekly vs dose dense biweekly capecitabine (C) +oxaliplatin (O) +bevacizumab (B) as first-line treatment for metastatic colon cancer (mCRC): XELOX-A-DVS (dense versus standard): Interim analysis. J Clin Oncol, 2009, 27:15 (suppl, abstr 4078).

[72] Watanabe T, Tobinai K, Shibata T, et al. Phase II/III Study of R-CHOP-21 Versus R-CHOP-14 for untreated indolent B-Cell Non-Hodgkin Lymphoma: JCOG 0203 Trial. J Clin Oncol, 2011, 29(30):3990 - 3998.

[73] Lyman GH, Barron RL, Natoli JL, et al. Systematic review of efficacy of dose-dense versus non-dose dense chemotherapy in breast cancer, non-Hodgkin lymphoma, and non-small cell lung cancer. Crit Rev Oncol Hematol, 2012, 8(13): 296-308.

[74] Sparano JA, Wang M, Martino S, et al. Weekly paclitaxel in the adjuvant treatment of breast cancer. N Engl J Med, 2008, 358:1663 - 1671.

[75] Kastsumata N, Yasuda M, Takahashi F, et al.Dose-dense paclitaxel once a week in combination with carboplatin every 3 weeks in advanced ovarian cancer: a phase 3, open-label, randomised controlled trial.Lancet, 2009, 17, 374(9698):1331 - 1338.

[76] Doroshow JH, Multhauf P, Leong L, et al. Prospective randomized comparision of fluorouracil versus flourouracil and high-dose continuous infusion leucovorin calcium for the treatment of advanced measurable colorectal cancer in patients previously unexposed to chemotherapy. J Clin Oncol, 1990, 8:491 - 501.

[77] O' Connell MJ, Maillard JA, Kahn MJ, et al.Controlled trial of fluorouracil and low-dose leucovorin given for six months as postoperative adjuvant therapy for colon cancer. J Clin Oncol, 1997, 15:246 - 250.

[78] Frei E, Blum RH, Pitman SW, et al. High-dose methotrexate with leucovorin rescue Rationale and spectrum of antitumor activity. Am J Med, 1980, 73:370 - 376.

[79] Goldie JH, Coldman AJ. A mathematical model for relating the drug sensitivity to the spontancous mutation rate. Cancer Treat Rep, 1979, 63:1727 - 1733.

[80] El-Diery WS. The role of p53 in chemosensitivity and radiosensitivity. Oncogene, 2003, 22:7486 - 7495.

[81] Lowe SW, Bodis S, McClatchy A, et al. P53 status and the efficacy of caner therapy in vivo. Science, 1994, 266:807 - 810.

[82] Adams JM, Cory S. The BCL-2 apoptotic switch in cancer development and therapy. Oncogene, 2007, 26:1324 - 1337.

[83] Chanan-Khan A. Bcl-2 antisense therapy in hematologic malignancies. Curr Opin Oncol, 2004, 16:581 - 585.

[84] Meng XW, Lee SH, Kaufmann SH. Apoptosis in the treatment of cancer: a promise kept? Curr Opin Cell Biol, 2006, 18:668 - 676.

[85] Melisi D, Chiao PJ. NF-kappaB as a target in the treatment for cancer therapy. Expert Opin Ther Targets, 2007, 11:133 - 144.

[86] Mclwain CC, Townsend DM, Tew KD. Glutathione S-transferase polymorphisms: cancer incidence and therapy. Oncogene, 2006, 25:1639 - 1648.

[87] Cacciatore I, Caccuri AM, Cocco A, et al. Potent isoenzyme-selective inhibition of human glutathione S-transferase A1-1 by novel glutathione S-conjugate. Amino Acids, 2005, 29(3):255 - 261.

[88] Ross DD, Doyle LA. Mining our ABCs: pharmacogenomic approach for evaluating transporter function in cancer drug resistance. Cancer Cell, 2004, 6:105.

[89] Zhou SF, Wang LL, Di YM, et al. Substrates and inhibitors of human multidrug resistance associated proteins and the implications in drug development. Curr Med Chem, 2008, 15(20):1981 - 2039.

[90] Chabner BA, Longo DL, eds. Cancer chemotherapy and biotherapy: principles and practice. 4th ed. Philadelphia PA: Lippencott, Williams and Wilkens, 2006.

[91] Hall AG, Tilby MJ. Mechanisms of action of, and modes of resistence to, alkylating agents used in the treatment of

haematological malignancies. Blood Rev, 1992, 6(3):163 - 173.
[92] Ener RA, Meglathery SB, Styler M. Extravasation of Systemic Hemato-Oncological Therapies. Ann Oncol, 2004, 15(6):858 - 862.
[93] Fraiser LH, Kanekal S, Kehrer JP. Cyclophosphamide toxicity characterizing and avoiding the problem. Drugs, 1991, 42(5):781 - 795.
[94] Brodsky RA, Sensenbrenner LL, Jones RJ. Complete remission in severe aplastic anemia after high-dose cyclophosphamide without bone marrow transplantation. Blood, 1996, 87(2):491 - 494.
[95] Higa GM, Wise TC, Crowell EB. Severe, disabling neurologic toxicity following cisplatin retreatment. Ann Pharmacother, 1995, 29(2):134 - 137.
[96] Go RS, Adjei AA. Review of the comparative pharmacology and clinical activity of cisplatin and carboplatin. J Clin Oncol, 1999, 17(1):409 - 422.
[97] Cassidy J, Misset JL. Oxaliplatin-related side effects: characteristics and management. Semin Oncol, 2002, 29(5 Suppl 15):11 - 20.
[98] Jolivet J, Cowan KH, Curt GA, et al. The pharmacology and clinical use of methotrexate. N Engl J Med, 1983, 309(18):1094 - 1104.
[99] Treon SP, Chabner BA. Concepts in use of high-dose methotrexate therapy. Clin Chem, 1996, 42(8 Pt 2):1322 - 1329.
[100] Widemann BC, Balis FM, Murphy RF, et al. Carboxypeptidase-G2, thymidine, and leucovorin rescue in cancer patients with methotrexate-induced renal dysfunction. J Clin Oncol, 1997, 15(5):2125 - 2134.
[101] Kuhn JG. Fluorouracil and the new oral fluorinated pyrimidines. Ann Pharmacother, 2001, 35(2):217 - 227.
[102] L-wenberg B, Pabst T, Vellenga E, et al. Cytarabine dose for acute myeloid leukemia. N Engl J Med, 2011, 364(11):1027 - 1036.
[103] Poplin E, Feng Y, Berlin J, et al. Phase III, randomized study of gemcitabine and oxaliplatin versus gemcitabine (fixed-dose rate infusion) compared with gemcitabine (30-minute infusion) in patients with pancreatic carcinoma E6201: a trial of the Eastern Cooperative Oncology Group. J Clin Oncol, 2009, 27(23):3778 - 3785.
[104] Jolson HM, Bosco L, Bufton MG, et al. Clustering of adverse drug events: analysis of risk factors for cerebellar toxicity with high-dose cytarabine. J Natl Cancer Inst, 1992, 84(7):500 - 505.
[105] Keating MJ, O' Brien S, McLaughlin P, et al. Clinical experience with fludarabine in hemato-oncology. Hematol Cell Ther, 1996, 38(Suppl 2):3470 - 3483.
[106] Godley LA, Larson RA. Therapy-related myeloid leukemia. Semin Oncol, 2008, 35(4):418 - 429.
[107] Floyd JD, Nguyen DT, Lobins RL, et al. Cardiotoxicity of cancer therapy. J Clin Oncol, 2005, 23(30):7685 - 7696.
[108] Smith LA, Cornelius VR, Plummer CJ, et al. Cardiotoxicity of anthracycline agents for the treatment of cancer: systematic review and meta-analysis of randomised controlled trials. BMC Cancer, 2010, 10:337.
[109] Casper ES, Gaynor JJ, Hajdu SI, et al. A prospective randomized trial of adjuvant chemotherapy with bolus versus continuous infusion of doxorubicin in patients with high-grade extremity soft tissue sarcoma and an analysis of prognostic factors. Cancer, 1991, 68(6):1221 - 1229.
[110] Jones RL, Berry GJ, Rubens RD, et al. Clnical and pathological absence of cardiotoxicity after liposomal doxorubicin. Lancet Oncol, 2004, 5(9):575 - 577.
[111] Libura J, Slater DJ, Felix CA, et al. Therapy-related acute myeloid leukemia-like MLL rearrangements are induced by etoposide in primary human CD34$^+$ cells and remain stable after clonal expansion. Blood, 2005, 105(5):2124 - 2131.
[112] Mathijssen RH, van Alphen RJ, Verweij J, et al. Clinical pharmacokinetics and metabolism of irinotecan (CPT-11). Clin Cancer Res, 2001, 7(8):2182 - 2794.
[113] Perez E. Microtuble inhibitors: differentiating tubulin-inhibitors based on mechanism of action, clinical efficacy and resistance. Mol Cancer Ther, 2009, 8:2086 - 2095.
[114] Vahdat LT, Pruitt B, Fabian CJ, et al. Phase II study of eribulin mesylate, a halichondrin B analog, in patients with metastatic breast cancer previously treated with an anthracycline and a taxane. J Clin Oncol, 2009, 27(18):2954 - 2961.
[115] Crown J, O' Leary M, Ooi WS. Docetaxel and paclitaxel in the treatment of breast cancer: a review of clinical experience. Oncol, 2004, 9(Suppl 2):24 - 32.

药代动力学和药物安全性评价

Richard A. Westhouse and Bruce D. Car

Discovery Toxicology, Pharmaceutical Candidate Optimization, Bristol–Myers Squibb Co., Princeton, NJ USA

译者：苏东明　贾璐　陈芳

一、引言

在制药行业，新药的开发过程往往是先发现一个公认的药物靶点，然后阐明其药理学性质，再进一步开发成为候选新药化合物。对小分子药物的开发而言，这一过程不仅涉及选择其核心化学骨架，还要对该化合物进行一系列的结构优化，以获得理想的构效关系（structure-activity relationship，SAR）和结构－稳定性关系（structure-liability relationship，SLR）等，借此增加药物的疗效，减少不良特性。在研发的初期，药物的优化重在提高其效价和效能；同时研发人员还进行多次重复试验，对候选药物的制药过程、药代动力学指标、安全性能等进行优化，并在动物体内、进而在人体内进行测试。药物的优化过程不仅包括提高药效，更包括通过成倍提高剂量以进行药物毒性试验、稳定性研究、物理化学性质的全面鉴定等。药代动力学的优化往往涉及额外的迭代研究，即与药物临床化学家一起采用特定的方法鉴别出候选药物的构效关系，进而改造出最合适的药物分子。选择最佳的药代动力学性质并不容易，最好的优化方案通常需要在药效和毒性之间找到一个平衡。药物安全性的优化包括提高药物作用的选择性和特异性。因此，为了最大限度地发挥药效，研究人员必须对药物进行风险评估，明确该药物应用于人体后是否也会出现其在临床前动物实验中所表现出的类似毒性。

优化药物开发过程的最终目的是探索并筛选出最佳的候选药物。该候选药物应具有最佳的疗效；如果可能的话，候选药物还应该具备不同于其他竞争产品的特性，在某一特定的市场范围内具有一定的商业优势。在药物开发的最后阶段，考虑到临床试验及监管所花费的高昂费用，药品商业化的问题也不可忽视。为了提高后期临床试验的成功概率，制药公司越来越多地将资金用于对药物研发过程的优化，以降低后期在严格的临床前安全性评价中由于药物毒性所造成失败的概率。人们在进行临床试验前必须要得到这些重要的临床前安全性评价的结果。如果这些结果提示药物的效能低或缺乏安全性，往往也预示该药物无法通过临床试验[29]。

非选择性的细胞毒性小分子药物的开发始终受到经典肿瘤药物申报模式的监管。相对其他药物而言，这类药物没有太多的创新空间。关于抗肿瘤小分子新药的申报指南自发布以来就没有显著的变动。由于抗肿瘤的免疫治疗药物的生物学基础及药理学特性均不同于抗肿瘤的细胞毒性药物，这类新药的发现及研发过程也与后者有显著不同。在开发这些新型抗肿瘤药物的过程中，除了遵从官方申报的条例外，还需要利用科学的理论依据及创新思维方式为临床试验的危险性评估提供支持。在对患者或是健康志愿者进行的短期用药研究中，研究人员应首先确定抗肿瘤药物或抗肿瘤免疫治疗药物的最大耐受剂量（maximum tolerated dose, MTD），并依此在病人身上使用规定的最大剂量进行临床观察。其他的一些安全性指标，如药代动力学饱和清除率（saturated PK clearance）、非选择性的或毒性代谢产物以及级联药理反应可能会限制人们长期按最大耐受剂量（MTD）用药时的药效、安全性和耐受性。因此，在开展临床治疗时我们需要一位对此药的药效非常了解的、有专业背景的医生来监督病人用药的剂量，以期达到最大药效，提高长期用药的成功率[40]。

抗肿瘤免疫治疗药物大体分为两类：小分子药物和生物衍生类药。两类药物所使用的评价标准差异很大，并分属于美国食品药品管理局（Food and Drug Administration，FDA）的不同部门管理。小分子或新合成的化合物（new chemical entities, NCE）通常分子量较小（＜750 kDa），能形成结晶，有微量pH依赖的可溶性。这些化合物通常用化学手段合成并易于纯化，且只有一个药物活性中心。药物化学家可对其活性位点进行改造。而生物衍生类药物通常分子量较大，理化性质复杂。这类新药通常由受体细胞合成（或细胞本身就是药物，如用体细胞制成的疫苗）或者由经基因改造的细菌合成，通常因为培养基中成分复杂而难以进行纯化，药物化学家也无法改造其活性位点。但也有一类药物例外，即抗体上连接小分子药物后结合到特定肿瘤细胞发挥细胞毒性的药物。

生物衍生类药物往往包括激活 / 抑制性抗体、某些抗体成分、纤维结合蛋白（纤维连接蛋白的三环状结构域）、重组蛋白（如细胞因子、激素、生长因子和酶等）、人工合成的寡核苷酸、基因改造产品、疫苗（蛋白或细胞）等。它们可以通过或不通过翻译后修饰（聚乙二醇化或糖基化）改变药物活性或药代动力学特性。本章将介绍抗肿瘤小分子药物的药理学及毒理学概念，然后将对比介绍生物衍生类药不同于小分子药物的主要特性。对小分子药物而言，药物化学家在改造其结构上扮演了重要的角色，其结构的改变必然带来药物效价（活性及毒性）的改变。而对于生物衍生类药物而言，这种方法基本是无效的。为优化生物衍生类药物，研究人员通常需要深入了解其复杂的生物学过程，并明确其生物物理学特征。

二、药代动力学（Pharmacokinetics，PK）的概念

药代动力学是研究药物在生物体内吸收、分布、代谢和排泄的一门科学。简单来说，即研究生物体对药物会产生何种反应。药代动力学起初被用于研究小分子化合物（包括

治疗药物和毒性产物，详细信息请参阅参考文献 [22] 和 [24]）的分布及代谢情况。本节将从小分子药物的角度来介绍药代动力学的概念。同时，也将介绍生物衍生类药物与小分子药物在药代动力学上的主要差异（详细信息请参阅参考文献 [38]）。

要进行药代动力学分析，首先必须建立公认的分析方法来定量分析各种药物在体内、体外样本中的药效。对于一些小分子药物来说，应进行色谱分析（气相色谱或液相色谱）与质谱联用检测。对不同种类的药物，应使用相应的、公认的生物分析方法来建立不同的模型。同时，这些方法应设立阳性对照及内参的标准曲线。当样品的稳定性未知时，研究人员在获得样品后应尽快分析。但是在整个试验的最初阶段最好还是先明确该样品的稳定性。即使样品是冷冻血清，样品的稳定性也绝不能靠推测来断定。这通常需要对不同浓度的样品分别进行分析，并在样品处理和储存过程中再次进行分析。在试验中，样品的处理过程应保持高度一致，以免带来更多的变量。部分生物衍生类药物的浓度是由色谱或质谱来测定的。但是需要注意这些蛋白在结构功能上非常复杂，而且常常是呈非均相存在。多肽及蛋白质类药物的浓度通常由免疫检测法（ELISA）、蛋白捕获 ELISA、生物活性测定法及其他类似方法来测定。但在一些特例中，质谱也可用来测定这类物质的浓度 [7]。研究人员在不断开发这类检测方法的同时，还要确保这些方法同色谱 / 质谱方法一样具备良好的检测质量。完整地评估生物衍生类药物往往需要进行多个实验，例如需要利用捕获实验观察其与抗体结合位点或可结晶（Fc）区域，这取决于研究人员是否需要定量观察血液循环中特定复合物能否结合到这些位点上。目前，美国 FDA 药品评价和研究中心等针对生物分析测试的方法发布了更为严格的指导意见 [14]。

虽然药物易于进入血液且血液标本也易于获得，但血液或血浆中的药物浓度并不总是与药效或药物毒性最为相关。实际上，血液中药物的游离部分（即未与血浆中的白蛋白或其他蛋白结合的部分）与药物实际的药理作用关系最密切。由于许多药物有着较高的血浆蛋白结合率（$< 90\%$），因此，监测血浆中游离药物浓度在药物毒理学分析中起着至关重要的作用。在建立药代动力学和药效学模型的过程中，人们通常假设药物是通过被动扩散从血液进入作用部位的。在肿瘤细胞中，人们不断发现越来越多的多药耐药（multidrug resistance，MDR）转运体。尽管药物在血浆中能发挥一定作用，但这些药物转运体的存在则大大降低了细胞内的药物浓度，增加了疾病的治疗难度 [11, 53]。对肿瘤免疫治疗而言，药物作用的靶点大多是表达在患者免疫细胞上的分子，那么该药物在血浆中的浓度与其抗肿瘤活性及其毒性关系最为密切。由于存在血脑屏障、脑内游离药物的浓度低和转运体活性等原因，药物在脑内的浓度通常低于其在血浆中的浓度。

与非抗肿瘤治疗药物相比，小分子抗癌药物通常需要更高的剂量才能发挥药效。这一因素给毒理学研究、毒药物动力学（译者注：ADME，即吸收 absorption、分布 distribution、代谢 metabolism 及排泄 excretion 的缩写）及药理学研究带来了许多特殊的问题。这提示我们，“药物剂量小于 10 mg 时其毒性反应较小 [55]”的理论只适用于少数抗肿瘤药物。药物的吸收率、分布、代谢及排出情况等药物动力学指标决定了候选药物的血液 / 血浆浓度。

A. 吸收

药物的吸收是指药物从给药部位进入血液循环的过程，因此人们首先关注的是给药途径。给药途径的选择需要结合药物的理化性质、临床护理的标准、病人的方便程度与配合程度来选择，而病人的方便程度和配合程度又由病人的健康程度来决定（例如，对于一个昏迷的病人，通常需要选择静脉注射的给药方式）。一般来说，因为需要严格控制给药剂量，且许多药物分子的口服生物利用率差，具有细胞毒性的化疗药物大多采用静脉注射（intravenous，IV）的方式给药。小分子靶向药物则大多通过口服给药，不仅因为它们均有较高的安全性和稳定的理化性质，也因为口服药物在市场上非常具有商业竞争力（例如，对于需要每天 / 长期服药的病人，口服是一种非常便捷的给药方式）。通过生物技术生产的多肽和蛋白类药物必须采用病灶内 / 肿瘤内注射、皮下注射或肌肉注射等非肠胃吸收的给药方式，以保持这些药物的结构形态；同时考虑到病人的依从性，采用这样的给药方式可降低给药频率。

静脉注射的给药方式确保药物能够得到 100% 的吸收和生物利用效率，同时也是带来问题最少的给药途径。在市场允许、病人配合、药代动力学和药物的生物物理性质（如能在无刺激性的溶剂中溶解）稳定的情况下，静脉注射通常是最佳的给药途径。在临床前研究中，研究人员首先会在离体的实验动物或人类的血液及血浆中确认药物溶剂和药物本身的相容性。这类研究还要阐明药物对血液渗透压和血液相容性的影响，以排除引起溶血（红细胞破裂）的潜在风险。这些参数可以在体外用少量不同物种的血液和药物溶液来进行测定。在临床前的毒性研究中，由于是采用注射器将药物缓慢推送至实验动物体内，往往会引起药物急性耐受性的问题，但当临床上使用输液泵注入药物时这个问题却很少发生。然而，临床前研究中一旦发生药物的急性耐受性问题，在申请首次人体（first-in-human， FIH）试验及长期给药的动物实验中必须要注明，以便采取措施避免这一问题的发生。

因为药物需要通过一些屏障，口服给药通常涉及更多的问题。这些屏障包括胃酸、胃肠道黏液、黏膜上皮细胞、基底膜、纤维基质层和血管上皮细胞等。药物可以通过简单的被动扩散或载体介导的传递作用（主动运输或被动运输）跨越细胞膜。一般来说，大部分药物通过扩散或被动运输进入细胞，因此药物的物理化学性质是影响这个过程的关键因素。影响胃肠道吸收的一些理化性质包括溶解度、解离常数（pKa）和分配系数（油水分配系数 Log P，亲油性）。而动物个体在胃 pH 值和肠道蠕动等基础数值上的差异也会影响其对药物的吸收水平。

对于希望通过口服途径给药的小分子药物来说，其低水溶性导致的生物利用度差往往是最大的挑战。人们即便把小分子药物的次级结构改为一个亲脂性的核心也难以提高其生物利用度，因为这些结构的改变往往会改变药物的靶点效力。同样，改造制剂和制药流程（如将药物颗粒改造成纳米级的微粒）通常也只能带来微小的改进。但是，近年来的研究表明，药物在无定型状态下比结晶状态下的药效更为显著[43]。为了证明固体制剂上市的可行性，以悬浮液的形式进行生物利用度研究是非常必要的。但是，以这些剂型进行研究通常很少能达到毒性研究中所需的大剂量。利用前体药物进行这方面的研究是避免渗透性差和生物利用度低的最佳替代方法[6]，但是这一替代方法有时会引发更严重的问题，例如由于峰谷比升高（Cmax to trough ratio）而引起 hERG 的脱靶效应。

生物利用度（F）是指活性药物在作用部位被吸收和被利用的程度。一般情况下，血浆中的浓度等同于药物在作用部位所能达到的最大药物剂量。绝对生物利用度是指经非静脉途径给予的药物在体循环中出现的水平与静脉注射给药、达到最大利用度时体内的药物水平的比例（静脉注射给药被认为达到 100% 的生物利用度），其公式为：

$$F = (AUC/dose)_{oral} / (AUC/dose)_{IV}$$

AUC 为曲线下面积。用公式可以计算出合适的剂量水平，在这一剂量水平下应产生相似的曲线下面积，以维持药物在体内稳定的分布情况和清除率。

B. 分布

药物直接注入或被吸收进入血液后，会通过血液循环分布到全身的各个部位。基于心血管系统的高效流动性，药物的分布速率很快，血液中一过性的高浓度只会发生在静脉推注完短暂的时间内。药物从血液分布到组织的过程主要与血药浓度、血流量、药物与血浆蛋白的结合情况、渗透压和组织亲和性相关。药物分子从血液进入全身组织的这种运动或是移位更加精准地反映了药物的分布情况。稳态表现分布容积（volume of distribution at steady state，Vss）在一定程度上反映了药物分子离开血浆（血管内液体）并进入组织间隙液（血管外及细胞外的）和细胞内液的情况。在给药后的一段时间内，血药浓度与组织中药物的浓度会达到平衡，但这并不意味着各种组织内药物浓度均相等。药物的分布容积不仅与血液循环系统有关，且在血管及一些特定的组织中，渗透作用及组织亲和性也发挥了巨大的作用。药物的分布量等于血液中的药物总量，说明药物没有在除血管外的组织中分布。当进行免疫治疗时，药物作用的靶点存在于血液循环系统中，这样的情况是正常的。对小分子药物而言，Vss 一般与其理化性质（电荷、脂溶性等）最为相关。而另一方面，因为生物衍生类药物有着较大的体积，通常容易受限于血管空间和组织间隙的大小，造成这些药物很难穿透某些组织。例如，大脑中存在的血脑屏障（功能为保持脑组织环境的稳定）使得生物衍生类药物较难进入大脑。然而，对包括肿瘤在内的某些疾病而言，这些生物屏障往往受到破坏，血管也出现渗漏。药物的分布会影响药物的效力（即影响药物达到靶点的能力）、代谢情况（即抵达相关代谢细胞的能力）和毒性（即达到非靶点细胞的能力）。

当预期疗效（根据体外试验、药物的生化性质或循环系统内游离药物的浓度推断）不同于实际观察的体内疗效时，则需要观察药物在体内的分布情况。影响药物分布的因素有血流动力学、与蛋白的结合能力、组织穿透力和亲和力。在进行抗肿瘤治疗时，如果肿瘤组织中血管存在功能和结构缺陷则会阻碍药物在肿瘤组织中的分布。药物在体内分布情况不佳很少是因为血流动力学的原因，但是我们必须认识到血管是将药物运输到全身各处的“分配员”，也是很重要的影响因素之一。药物与血清蛋白的结合能力经常是一个影响药代动力学特性和生物活性的因素。小分子候选药物和生物衍生类候选药物与蛋白结合的后果是明显不同的。小分子药物与蛋白紧密结合后，其药理活性和清除率的变化与小分子药物完全不同。这种结合有可能是不可逆的，但是一般情况下它是可逆的。不可逆的结合一般是小分子化合物与中间产物共价结合。对于这种性质的结合，无论药物是与血浆蛋白结合还是与细胞蛋白结合，我们通常不关心药物的活性，而更关心这种结合对毒理学的影响。生物代谢反应所产生的中间体，例如在肝内产生的中间体，可能会导致药物与其产生非特异性的共价结合。细胞内的蛋白质和 DNA 损伤可导致细胞功能紊乱、细胞死亡和突变。药物与血浆蛋白（如白蛋白）的结合反应通常是可逆的。它们结合后的分布情况通常更值得关注。因这些相互结合的、体积较大的蛋白 - 药物复合体则不会穿过生物膜。氢键或范德瓦耳斯力会保持药物和血浆蛋白之间的结合，进而将药物保留在血管腔中。另外，即使药物作用的靶分子存在于血管内，这类结合物的空间位阻也可能导致药物失活。与蛋白的紧密结合不仅会影响药物的药代动力学特性和清除率，也可能会影响其疗效和最低作用浓度。按照国际惯例，研究人员用 LC/MS/MS 定量确定的血浆中小分子药物浓度为总药物浓度（包括结合蛋白 - 小分子结合复合物和游离小分子的定量）。在大多数的情况下，如果 98% 的药物与蛋白结合，那么就只有 2% 的药物在疗效、毒性和清除率等方面是有活性的。因此，如果生化或细胞效价试验数据表明药物浓度在 10 nM 才有疗效，且这些检测指标中均未包括结合蛋白 - 小分子结合复合物，则在体内实际有效的药物浓度需达到 500 nM（校正了与蛋白结合的小分子的数量）。这就是说，如果药物和蛋白质的结合率高，则在机体循环内的药物浓度需要比预期计算值高。药物与蛋白结合的另一个后果是延长药物的半衰期。例如，药物与白蛋白紧密结合会影响药物的清除率。因为改变药物的结构会影响其药理学特性，而优化药物与蛋白结合的能力通常较为困难。在这种情况下，最可行的是优化其他影响到其生物利用度（吸收、代谢、排出情况）的因素。最后，因在临床前研究中所使用的物种与人类仍有差异，试验对象的种属差异有可能导致药物与蛋白结合后其疗效的不同。

小分子药物主要与血液中的白蛋白结合。其他可与药物结合的、血液循环中的蛋白包括 α - 酸性糖蛋白、脂蛋白和免疫球蛋白。在不同种属间蛋白质与药物的结合能力有较大的差异。因此，药物与血浆蛋白的结合能力应在相关物种及人类中进行实验验证。药物与血浆蛋白的结合能力通常用平衡透析法进行测定。药物也可以与红细胞结合，主要是与红细胞中的血红蛋白结合，但也有可能与红细胞的细胞膜结合。药物与血细胞结合的能力主要是由血液中药物浓度 / 血浆中药物浓度的比例来反映，且所有相关物种中这一比例都应计入统计。药物结合到红细胞的能力不仅影响药物的分布情况，更有可能导致半抗原的释放，最终导致自身免疫性溶血。最后，用生物分析的方法可以测量出药物在肿瘤内或组织内的含量。这一含量的测定直接确认了药物的分布情况，但是在此之前必须用矩阵分析方法对所使用的生物分析法进行验证。

近年来，科学家们越发关注候选药物是否有针对性地分布在特定组织中，希望活性药物更多地集中于靶组织，而降低其在非靶组织中的毒性。已有两种手段成功地用于药物的靶向传递，即把具有细胞毒性的化放疗药物连接上具有靶向性的抗体或叶酸分子。这类方法的基本原理是相互结合的活性分子在连接后会形成一种失活的形式，这一失活的连接体可通过血液循环到达特定靶器官 / 组织后才释放有活性的母体药物。人们利用针对肿瘤特异性抗原的抗体或能够与肿瘤表面叶酸受体结合的叶酸进行这方面的研究。例如，结合有药物的、抗 B 细胞淋巴瘤 CD20 的抗体特异性结合到淋巴瘤细胞后，其携带的放射性同位素（ibritumomab，替伊莫；tositumomab，托西莫）或具有细胞毒性的抗肿瘤抗生素（gentuzumab）等以活性形式被释放出来。这类抗体通常是针对肿瘤细胞上特异性表达的抗原，而这类抗原在正常细胞上表达甚少。当与抗原作用后，药物的活性部分就被释放出来，从而达到将活性药物运输到特定位置的目的。而如果抗体缺失，会导致活性母体药物与人体内任意细胞相互作用，最终导致广泛的药物脱靶效应。另一个例子是将药物连接上叶酸分子。某些肿瘤细胞，例如卵巢癌，会过量表达叶酸受体。连接上叶酸的药物，如 BMS-753493 和 EC145，会集中在含叶酸受体（FR^+）肿瘤细胞的周围，通过肿瘤细胞的吞噬作用进入细胞中，导致细胞内外均保持较高的药物浓度[8]。另一种靶向给药的方法可将药物传递进大脑中的病灶。运用纳米级的药物载体技术如载脂蛋白[41]，可将药物特异性地吸附于血液蛋白上，使药物集中于血脑屏障的血管内皮细胞中。与母体药物相比，运用特异性的靶向药物技术不仅能达到较高的局部浓度，也能减少其在其他组织中的副作用。

生物制药类药物的体内分布情况与上述情况不同。这些药物一般不会广泛地与血清蛋白结合，而是常与一些特殊的内源性结合蛋白结合，然后参与到运输、清除和调控作用中去。要了解某种生物制药类药物的药代动力学和药效学，最好先了解其在机体内内源性产生的情况。人们可以通过研究机体内内源性产生的某一生物活性分子的代谢情况来阐明在体外合成的相应生物制药类药物的药物代谢动力学特征。重组的细胞因子、激素和生长因子类药物可与特异性的蛋白或受体结合，就如同它们与内源性蛋白的作用方式一样。这样的相互作用可能增强或抑制其活性，至少在某种程度上改变它的药代动力学特征。鉴于治疗性抗体的大小与极性不同，有可能不会在细胞间扩散，因此，与小分子化合物相比，重组蛋白和多肽（细胞因子）扩散到组织的程度明显较低。一般认为这类药物通过对流转运（convective transport）的方式进入组织，使药物从血液进入组织间隙。这一过程涉及流体静压力、渗透梯度、孔径等因素。抗体和一些重组蛋白经由受体介导或内吞，通过胞饮作用进入细胞。药物的分布情况也受药物进入静脉速率的影响（例如口服药丸与输液）。同时，人们也应对药物特异性的互相作用（或称为生物制药类药物的生物学特性）进行研究，主要观察其对活性、药代动力学、安全性、生物分析方法和复合物的最终去向等几个方面的影响。

药物的免疫原性是影响药代动力学特征的一个重要因素。免疫原性可以影响药物的安全性或治疗策略，药物的免疫原性通常会缩短药物半衰期，并可能导致显著的继发性不良反应的发生。一直以来，研究人员通过各种技术手段不断优化抗体及其他重组蛋白，旨在减少或消除其免疫原性。

C. 代谢

人体内存在由多种不同药物代谢酶组成的复杂的药物代谢系统。这个系统负责清除进入人体的外来物质，并通过降解内源性物质以稳定其在血液中的水平。通常来说，小分子药物常被机体认作不需要的外来物质，大多被代谢系统降解以促进其排出（统称为清除），或者通过药物转运体介导直接排出体外。

机体内存在各种不同的外源性及内源性物质，体内药物代谢系统处理各种天然物质或药物成分的过程也大有不同。药物代谢系统通常通过增加代谢药物的水溶性来促进其排泄。有时候仅仅一个反应不足以改变药物的物化性质使其更易于排出，那么就可能需要进行后续代谢反应。

第一阶段代谢反应（即氧化、还原、水解、水化）是将有功能的极性基团提供给靶分子。这一阶段的反应是为了促进靶分子从体内的排出或在第一阶段反应的基础上进行后续的代谢，或为该化合物的第二阶段（糖脂化、硫酸盐化、甲基化、乙酰化、谷胱甘肽结合或氨基酸结合）代谢反应奠定基础。氧化反应是第一阶段代谢反应中最主要的一类反应。这类反应主要是由细胞色素 P450 系统催化，氧化碳、氮和硫等原子。通常情况下，如果第一阶段代谢反应将一个分子连接上功能基团，那么它就易于通过尿液或胆汁排出。不易排出的分子可能会进一步接受第一阶段其他代谢反应或后续的第二阶段代谢反应。第二阶段代谢反应需要耗费能量的辅助因子（二磷酸尿苷葡糖醛酸、磷酸腺苷磷酰硫酸、腺苷蛋氨酸、乙酰辅酶 A、谷胱甘肽或氨基酸）或具化学活性的反应物参与。

在小分子药物开发过程中药物化学家起着至关重要的作用，他们可以将小分子物质设计出适当的代谢特点。通常来说，药物化学家在设计小分子药物时既需要其代谢稳定，以达到疗效，但同时又不希望其过于稳定，以防病人每天服用后药物在体内缓慢积累。代谢稳定性通常由常规的体外试验进行评估，并以此作为计算不同物种对该药物清除率的基础。代谢稳定性试验完成后，研究人员还要在人类及所有临床前试验的物种（大鼠、小鼠、狗和猴）中观察药效和安全性。尽管从人类微粒体与肝脏研究中获得的数据最为一致，但确定物种间的差异也同样重要，因为这样的差异可以为后续研究计划提供依据，同时也可明确药物在不同种属间代谢的差异。最先进行的代谢稳定性测试通常是将候选药物置于肝微粒体中与 NADPH 共同孵育。NADPH 是氧化代谢的指标。样品在给药后的清除速率由 LC/MS/MS 来测定。这个实验也可以用培养肝细胞进行平行验证。尽管微粒体只参与第一阶段代谢反应，可肝细胞内包含更为完整的第二阶段代谢反应。随后进行的代谢稳定性测试使用特异性 CYP 同工酶。这些酶包括以下亚型：CYP 1A1, CYP 1A2, CYP1B1,CYP 2B6, CYP 2A6, CYP 2C8, CYP2C9, CYP 2C18, CYP 2C19,CYP 2D6, CYP 2E, CYP 3A4 和 CYP 3A5 等。这些检测结果用来预测特别重要的、潜在的、不同的药物消除途径，并最终预测药物之间的相互作用。在这些研究中，LC/UV/MS 的检测手段可用于特异性识别代谢物的结构，通过分析这些分子的具体结构来鉴定出潜在的活性代谢产物。

在新药开发过程中，研究人员还要进行一系列的实验以观察该新药对相关药物代谢酶的诱导或抑制作用。这些酶类被诱导或被抑制不仅对该新药的代谢情况有显著影响，还可能影响共同给药时机体对其他不同药物的代谢情况。肿瘤的药物治疗方案通常会同时使用多种不同的药物。这些药物包括抑制肿瘤的药物、姑息治疗的药物以及用于治疗特定年龄或特定人群的非肿瘤性疾病的药物。无论是对治疗某个特定疾病的其他已知药物，还是针对某一人群的药物来说，认识到药物间潜在的相互作用是非常重要的。药物对 CYP 的抑制实验可用重组人 CYP 同工酶或混合的人肝微粒体作为底物，将药物与阳性对照（例如酮康唑，一种 CYP 3A4 可逆性抑制剂）同时进行特异性探针反应（如睾酮 6β 羟基化作为 CYP 3A4 的探针）。药物对酶的抑制作用可分为可逆的与不可逆的，也可分为时间依赖性抑制和代谢依赖性抑制。

代谢诱导可能影响药物本身的代谢情况，并有可能引发药物间的相互作用。细胞色素 P450 3A4 是药物代谢的主要途径，因此诱导测定通常聚焦于这种酶的检测。高通量筛选试验通常涉及 CYP 3A4 诱导的 PXR 反式激活。更精确的检测方法是与供试品孵育后检测探针反应（如咪达唑仑）。另外，还可以用 RT-PCR 的方法检测肝细胞培养基中特定 CYPs mRNA 的表达。

D. 排泄

小分子化合物主要是通过肝脏和肾脏排出。胆道系统通常负责排出体积较大且极性较小的分子。肝腺泡或小叶是肝脏代谢的功能单位，与胆道一起共同形成一个排泄的功能单位。

在泌尿系统中，肾脏主司排泄，其中肾小球则主要发挥滤过作用。由于肾小球的高流体静力学压力和 8 nm 的滤过膜孔径，导致分子量大于 69 kDa 的分子难以通过肾小球的半透膜。与血浆蛋白结合的药物，往往因其体积太大而无法通过肾小球滤过膜。除了分子的大小和所带电荷外，影响药物滤过特性的最大因素是肾小球滤过率和血流情况。肾小管上皮细胞对药物分子进行被动和主动重吸收及排泄；同时，水和离子的重吸收及排泄在肾小管上皮细胞也比较活跃。近曲小管通过特殊的转运体排泄有机酸和碱等外源性物质。这些转运体可与相关的分子发生结合反应，与这些分子是否与蛋白结合无关。此外，近曲小管上皮细胞中包含许多与药物代谢相关的、同样存在于肝脏中的酶。这些酶的存在有利于将代谢物排泄到肾单元腔（注：肾单元包含一个肾小球，一个肾小管）及尿液中，或可能使代谢物进入血液循环并进一步被代谢。总的来说，小分子化合物及带有极性的分子主要通过肾脏排泄。

E. 生物衍生类药物的清除

对于生物衍生类药物来说，一般不会发生上述的代谢过程，这对该类药物的研发模式产生了影响。根据药物的种类和给药途径的不同，这类药物最终被清除的程度差异很大。首先，药物的分子修饰在一定程度上决定了其被清除的情况。例如，机体会对蛋白质和多肽进行与对内源性或膳食蛋白类似的分解处理。这些分子将最终被肽酶分解为氨基酸，而这些氨基酸将被回收利用。另一种情况是，这些药物在代谢过程中会与内源性分子发生相互作用，使它们无法进行水解。外源注入的抗体经过这一过程，并不是因为这一过程涉及其作用靶点，而是涉及内源性抗体的正常循环。绝大多数的抗体被分解代谢，并达到与血浆蛋白的快速平衡。抗体的清除率通常被认为与受体介导或非受体介导的、与免疫球蛋白 Fc 段结合的内吞作用相关。与细胞靶点发挥作用的单克隆抗体药物的代谢动力学经常受另外一些特殊的因素影响。具体来说，就是抗体和抗原的浓度有可能会导致非线性的药代动力学[34]。相对于抗体浓度，较高的抗原浓度可能会缩短抗体的半衰期，这主要是因为抗原 - 抗体的清除速率很快；而相对于抗体，较低的抗原浓度则会延长抗体的半衰期。生物类药物的免疫原性将有可能加速其清除，从而影响药代动力学。虽然像改变小分子药物特性一样改变生物类药物的特性较为困难，但一些相关的优化方法，如将改造重点放在 Fc 段的聚乙二醇化[30, 39]和糖基化[17]，或改变免疫球蛋白的亚型，还是被证明是非常行之有效的。聚乙二醇化和糖基化已被用于改造抗体和重组蛋白。通过将药物与乙二醇链的连接进行聚乙二醇化可以延长药物的半衰期、降低清除率、降低毒性、提高稳定性和溶解度，并减少免疫原性。但是这样的改造必然增加药物溶液的黏度，可能在使用较高的剂量时出现问题。糖基化一般用于提高蛋白质的稳定性，但它是一种内源性的过程且具有物种特异性，因此只有有限的实用性。在人类细胞中，糖基化改造偶尔会增加药物活性和免疫原性，但我们不希望这样的变化发生。

F. 影响药代动力学的因素：体内药代动力学研究

常用的测定化合物的药代动力学方法是：给药后，在不同时间点采集血样，按照不同时间点检测血浆内药物浓度的变化。采集血样的时间点及检测特定时间点是根据不同物种最大采血量（由动物保护和伦理委员会批准）及预期的药代动力学参数来决定的。对于啮齿类动物，人们通常采用综合实验设计（composite study）。这类的研究并不是要从所有的实验动物中得到所有的实验数据，而是要从不同动物中获得所有时间点的血液样本，以得出一个综合的药代动力学特征。例如，将一组实验动物分为两部分。在三个特定的时间点从一半的动物中收集样本，在另外三个时间点从另一半动物中收集样本。这就需要两倍的动物数量，并且不能为单个动物建立起完整的药代动力学档案。但因为啮齿类动物的基因相近且代谢特征类似，这种综合的药代动力学档案也是可取的。在药物吸收阶段收集标本的时间点一般较密集，并由此推算出达到最大血药浓度的时间（T_{max}）。对小分子化学药物来说，T_{max} 通常出现在 0.5 ～ 4 小时内；但对生物类药物来说，T_{max} 可能出现在数天至数周后。准确得到 T_{max} 可以更精确地推导出经血管给药后药物在血浆中的最高浓度值，即峰浓度（C_{max}）。最初，人们在进行药物动力学研究时主要收集血浆来定量分析药物的活性成分；现在多使用液相色谱 - 质谱联用（LC/MS/MS）来定量分析小分子药物的活性成分，使用基于抗体的免疫检测法（详见文献 [14] 综述）来定量分析生物制药类药物的活性。进行血药动力学研究的检测方法必须灵敏到能检测到低至治疗水平浓度 10% 的药物分子。同时，这一检测方法也必须要能检测特定的标本（如血浆、血清等），且应适用于该样品来源的动物种属。当样品稳定性较差时，样品的处理过程就变得非常重要。如果不知道该样品的体外稳定性（如储存的半衰期），那么样品应在收集后尽快被检测。为规范起见，每一个经 GLP 认证的实验方法对标本的稳定性都有严格的要求，涉及标本的分装储存过程、储存于特殊环境或长期储存的待检样品等，必要时可能需要对样品添加稳定剂。有些前体药物在体外就可以代谢生成活性药物（母体药物）。对于这部分药物而言，在用血浆酶处理并储存样品时保持药物的稳定性尤为重要。目前常见的前体药物稳定剂是氟硅酸钠。所有的前体药物和活性母体药物应用足够灵敏的方法加以分析。

一般用于小分子化合物的药代动力学研究方法包括静脉注射，或其他临床上相关的给药途径。在本章的讨论中，口服给药将被认为是临床相关的给药途径。对于非啮齿类动物，同一种动物可同时被用于研究两个不同的给药途径（交叉设计），因此，如果从不同动物中获得的数据有较大的不同，则可被认为是动物间的个体差异。总的来说，剂量的起始范围应如下：对小鼠，口服 10 mg/kg 及静脉注射 5 mg/kg；对狗和猴，口服 5 mg/kg 和静脉注射 1 mg/kg。体内残存的食物可能会对药物的吸收产生影响，因此建议在实验前过夜禁食。

药代动力学研究通常包括以下几个参数：

$AUC_{0\text{-}Xh}$ = 0 到 X 小时的曲线下面积，单位为 μM·h 或 ng·h/mL

C_{max} = 药物的最大浓度

T_{max} = 药物达到最大浓度时的时间

$T_{1/2}$ = 药物的半衰期

V_{ss} = 药物的稳态分布容积

CL_{tot} = 药物的机体清除率，单位为 mL/（min·kg）

F = 间隔口服给药的生物利用度

药物浓度的测量指的检测药物的总浓度，包括游离态和结合态的药物分子。

对药代动力学特征中的线性剂量关系也应进行评估。在疗效剂量的范围内，药物暴露水平（AUC）随剂量的增加呈现相对的线性增加。但在某些时候，增加口服剂量并没有增加药物暴露水平或与药物暴露水平的增加不成比例。这会严重影响药物的研发，因为在药物有效的剂量范围内，研究人员无法判断引起毒性的药物剂量上限。引起非线性药代动力学结果的原因有很多种。在很多情况下，药物的溶解度决定了其最大暴露剂量。以悬浮液的方式给药仅能轻微增加药物暴露水平。如果没有更好的增加溶解度的化学剂型，纳米粒子悬浮液目前可能会带来较好的药物暴露水平。这些技术是革新的，但是，常常由于成本和临床试验时的风险而导致其无法得到广泛运用。增加药物溶解度的方法包括喷雾干燥分散剂（药物以无定形态或非结晶态存在）给药和过饱和溶液。其他导致非线性动力学的原因包括饱和的代谢途径或在与血浆蛋白结合后导致药物暴露水平高于预期。我们应注意到当药物剂量提高到某一临界点时会导致药物毒性曲线呈陡峭上升。换句话说，将给药浓度提高到某一临界剂量时，药物暴露水平会以最快的速度增加，导致毒性控制更加困难。非线性的药代动力学更多见于生物制药类药物。动物的个体差异也会带来非线性动力学曲线，但确切的原因很难完全解释（详见综述 [34, 35-36, 52]）。

在优化候选药物结构并明确该化合物具有一定的药物开发潜力时，研究人员需要进行在体（*in vivo*）的药代动力学试验。在这些试验中获得的数据对于预测人体药代动力学特征非常重要。药物在血浆中的暴露水平可从在啮齿类动物中完成的有效性试验和毒性试验中得出。毒性试验又被称为毒代动力学研究。在药物的有效性试验中，药物的血浆暴露数据被用于确定能够达到最佳疗效的药物暴露水平，并用于定义亚理想的药物暴露水平，以及与毒性相关的药物暴露水平。针对人类的剂量的研究中，研究人员往往假定在荷瘤的啮齿类动物试验中所获得的最佳效果时的药物暴露量（一般是以 AUC $_{0-24h}$ 表示）即是病人治疗时的药物暴露量。在荷瘤啮齿类动物试验中所获得的最小效力的药物暴露量常被用于人类给药的起始剂量。在通常情况下，血浆中能与药理学靶点相互反应的药物都是该药物的未结合部分。和较少与血浆蛋白结合的药物（如 90% 结合）相比，与血浆蛋白高度结合的药物（如 99% 均结合）经常需要更大的结合和未结合的总药物暴露剂量。在一般情况下，由于在不同物种之间（如大鼠与人类）同一药物与血浆蛋白的结合能力可能差异较大，研究人员通常使用药物未结合的部分作为参考。虽然“最低有效剂量 AUC”使用广泛，也较为简单好用，但在动物模型中使用该指标来比较药物的有效性仍然存在潜在的危险。在癌症的研究中，药物对肿瘤细胞特定受体等靶点阻断的最短时间（minimal time for inhibition of target；比如，某药物在 24 h 给药期间内，有 16 h 可以对特定靶点实现 100% 的抑制）是描述药物效力和暴露剂量之间相关性最有说服力的参数。药物的这一最短作用时间足以引起肿瘤的缩小或消退。鉴于工作中的实际难度，人们经常用简单的 AUC 来替代上述指标，理由是 AUC 同样反映了药物作用的浓度和时间。在某些情况下（比如药物与靶点的结合较为紧密，作用时间并非决定药效的关键因素；或在药物具有剂量依赖的毒性阈值时），C_{max} 可能更能反映药物对肿瘤细胞特定受体等靶点阻断的最短时间。

G. 药物研发过程中药代动力学的优化

在药物研发过程中，当人们发现化合物的物理化学性质限制其被做成某种剂型或影响其在体内的穿透能力时，即会通过改变理化特性来优化其药代动力学。研究人员一般不用生物分析的方法定量检测血浆中那些无活性的、非复制的疫苗（如蛋白质、多肽疫苗或无活性的细胞疫苗）水平。对通过生物技术生产得到的蛋白进行药代动力学优化的方法一般包括以下几个方面：一是改变蛋白质中那些不易被正常方式所识别或清除的结构。其次，还可以将其与 PEG 或 Fc 等片段结合以延长其清除时间和半衰期。人们进行这些改造通常是为了增加药物的暴露时间（如半衰期），从而延长给药间隔或降低给药剂量。

三、 毒理学的概念

在医药行业中，毒理学在药物开发前期常被用于甄别药物可能带来的损害作用，在药物开发后期则被用于评估药物的风险。在药物研发的早期，人们多使用高通量的预测模型来鉴定药物的损害作用，但这一模型预测的准确性较低。在药物开发的后期，则使用更严格、更全面和更有效的模型预测药物的潜在危害。之所以使用不同的手段，是因为每种手段所能达到的目的不同。在药物的开发前期，毒理学评估有助于更好地帮助研究人员选择或优化候选药物；而在药物研发后期，毒理学评估是为了保障首次人体试验和后续临床试验的顺利开展。总的来说，人们不希望看到的药物损害作用可能来自与靶点相关的药理学作用或脱靶（off-target）机制。

A. 药物作用靶点的确认

无论是从毒理学的角度还是从疾病干预的角度，在药物开发过程中都应该及时全面地确定治疗靶点。如果在药物研发的早期尽早确定了药物作用靶点，将有助于研究人员记录和理解一些不希望看到的不良反应；而在药物研发的后期确定药物作用靶点，则有利于人们观察在此阶段出现的一些用药安全问题。我们更希望在研发早期即确定药物作用靶点。

绝大多数抗肿瘤药物作用的新分子靶点在肿瘤细胞和正常组织中都具有一定的功能。许多已经上市的药品发生过重大毒副反应，这多为该药物对靶标的直接干预导致的。例如，已有报道称在使用伊马替尼（imatinib，一种 BCR-ABL 抑制剂）治疗慢性骨髓性白血病时会出现细胞免疫缺陷。这一现象的出现可能是由于伊马替尼阻滞了正常 T 淋巴细胞中的 c-ABL 信号[58]。在使用表皮生长因子受体（EGFR）抑制剂如厄洛替尼[18,31]或西妥昔[42,49]等治疗的部分病人中会出现皮疹，这些皮疹的出现会限制该药物的使用剂量。但是这个副作用的出现在临床上是有意义的，因为它的出现与疗效非常相关。其次，使用血管内皮生长因子（VEGF）抑制剂如贝伐单抗[20,50]则可能引起外周高血压，这也可能归因于该药物与靶点相互作用的结果。

幸运的是，相对于肿瘤药物所带来的临床获益而言，其引起的靶点相关的毒副作用往往是可以为病人所耐受的，或者能被其他药物所拮抗。实际上，正如上述的表皮生长因子受体抑制剂，有些对机体发挥的靶点相关性副作用不仅可以反映该药物的分子活性，还能验证整体药效[15,18,31,42,46]。如果这些作用能够反映药物的分子活性，它们则可在药物开发的早期用于验证药物与靶点的相互作用。一方面，其花费非常低廉；另一方面，不需要像观察肿瘤反应那样数年才能得到数据，有利于使药物研发的相关利益者在早期即树立对产品的信心。因此，与靶点相关的毒理学不仅有利于优化药物设计或加速临床试验的进程，同时也有助于研究人员设计思路来消除与靶点相关的不良效应，以避免由药物结构所带来的潜在的严重副作用。减少与靶点相关的副作用的方法包括干预药物代谢途径、改变给药方案、促使机体从副反应中适当恢复，以及建立药物的靶向运输（如通过结合作用或使用药物前体的方法[8]）等。例如，可以给予患者常用的抗高血压药物来拮抗 VEGF 抑制剂导致的高血压[13,20]。这些试验都应该在临床前研究中进行，其目的是在正式的临床试验中，一方面可以确认该给药方法无任何毒副作用，同时也证明了药物不存在潜在的不利于疗效的情况，而且会加快未来临床试验的进展。

与上述的例子不同，研究人员在确认一个全新的靶点的时候总是缺乏与该靶点相关副作用的信息。现在可以用非常多的方法来建立模型用于模拟药物与靶点的特异性相互作用，在临床试验开始时理解其缺点，合理解释与患者群、药物动力学以及药物与药物靶标间亲和力等相关的结果[1,33,45]。人们在研发抗癌药物的时候，很少会因为靶点相关性副作用就放弃进一步开发。但早期对药物靶点进行深入研究仍十分重要，它为未来的安全性评估奠定了基础。

B. 脱靶效应

绝大多数与小分子药物有关的毒理学研究主要关注其脱靶效应。生物技术类产品对其靶标有高度的特异性，然而小分子药物通常或多或少地具有一定的非选择性，这可能会导致药物安全问题。例如，激酶的小分子抑制剂几乎都被设计成能够与靶激酶的 ATP 位点结合，但是即便这个结合位点的结构具有高度保守性，有的时候也会和科学家的预想不完全相同，使得药物对靶点的选择并非唯一[54]。大分子晶体学的发展为检测化合物的构效关系提供了不可或缺的工具，大大推动了药物化学的进步[12,19,37]。通过这些努力，许多对特定靶点具有敏锐分子反应的小分子化合物被成功改造为药物。不过，如果想把小分子化合物改造成对激酶或其他靶点具有单一选择性的药物，在技术上还是比较困难的。

鉴于激酶在肿瘤生物学中的重要意义，以其为靶点开发抗癌药物越来越引起人们的兴趣。随着人们对激酶分子的认识程度逐渐加深，已开发的激酶抑制剂大多数都被称为多激酶抑制剂（multikinase inhibitors）。这类抑制剂大多被精心设计，以提高疗效、减少由于耐药引起的肿瘤复发。然而，这些药物经常面临严峻的毒理学方面的挑战。虽然人们在开发这类抗肿瘤药物的时候不断追求提高药效，但同时也会带来相应的风险。因此，临床前毒性研究应始终关注于化合物对靶点的选择特异性，并且应该尽早获得这部分数据。

深入阐明小分子药物的脱靶机制，一方面有利于了解并防范候选药物的毒性，另一方面也为研发更好的候选药物奠定基础。如果我们发现某些分子的特性会给机体带来某种不利的后果，则会通过化学结构修饰以减少这种反应的发生，使之对靶点具有更好的选择性。令人遗憾的是，即便充分了解了有关机制，毒副作用还是会经常发生。出于这个原因，人们往往从直觉和体内毒理学实验的结果出发作出经验判断。

C. 临床前药物研发中的毒理学（使临床试验变得可能）

药物在首次应用于人体（first-in-human，FIH）试验之前，人们需要完成一系列的临床前研究。这些前期研究提供的数据应该足以证明候选药物能造福临床患者，并且用药是安全的。对晚期肿瘤患者及其他一些患有严重疾病的患者，FIH 的开展需要遵循已发表的监管指南，尤其是《抗肿瘤药品非临床评价指南》（The Note for Guidance on Nonclinical Evaluation for Anticancer Pharmaceuticals）[28]。该《指南》的目的在于“促进和加速抗肿瘤药物的开发，并保护患者免受不必要的不利影响”。基于此，本章讨论了在特定的研究风险下如何合理设计抗肿瘤药物的非临床试验（nonclinical study），旨在使患者受益。从这个独特的视角来看，与非肿瘤药物的 FIH 试验相比，抗肿瘤药物的非临床试验相对简化。由于抗肿瘤药物的 FIH 研究多在正常健康志愿者中进行，因此与非肿瘤药物试验相比，需要更严格的医疗安全标准[27]。由于研究对象并不会从这些抗肿瘤的试验药物中获益，且研究对象范围更广，因此在受试的健康志愿者中使用的这些药物需要比在肿瘤患者中使用的更安全。

在设计支持 FIH 的体内毒理学试验时，最重要的是确定受试药物的起始剂量。药物起始剂量的选择主要是基于如下数据：如 FIH 是在正常健康志愿者中进行，需确定药物的无作用水平（no-effect level，NOEL）；如 FIH 是在肿瘤病人中进行，需要确定药物导致 10% 动物发生严重毒性反应时的剂量（即 STD10）。这些参数为每个具体的临床试验确定了起始剂量。在正常健康志愿者中进行研究时，起始剂量应从 NOEL 开始，从而确保临床志愿者的安全。当在肿瘤病人中进行 FIH 时，起始剂量应接近于药物的最低有效剂量，因此，在这种情况下，候选药物的起始剂量应从 STD10 开始。

除了确定起始剂量外，在肿瘤病人中为 FIH 进行临床前毒理学研究的主要目的还包括全面了解与药物靶点相关的或与其脱靶效应相关的毒理学特性。这些特征包括与受试药物相关变化的可逆性信息。为了充分理解药物在体内的作用，重复剂量的毒性研究通常在两种不同种属的动物体内进行，包括一种啮齿类动物和另一种非啮齿类动物。但对生物制剂来说也有例外，因为生物制剂可能只与特定物种的某个靶点发生反应。这些试验不仅应评估常见观察参数，也应评估任何疑似与靶点相关的反应，即使这些指标不属于例行评估指标。这些试验为未来的临床试验参数测定奠定了基础。在未来的临床试验中，如果由于缺乏特异性的生物学标记物将而难以观察这些前期试验中发现的毒理学效应，就应设计更详细的临床监测方案，或者应深入研究更多尚未被证实的有应用潜力的毒性标志物。临床前研究数据还表明，应在临床研究中注意排除某个特定的患者人群，因为他们有更高的发生不利事件的可能。例如，临床试验应排除那些可能已患有某种疾病或者某些器官功能受损的患者，否则，药物试验可能会导致他们更容易发生或加剧毒性反应[48]。

D. 需要特别关注的毒性反应

在一般情况下，在非肿瘤人群中进行的 FIH 试验中已包括了特别需要关注的毒性反应试验，例如安全性药理学、生殖毒性、遗传毒性、致癌性、免疫毒性和光毒性等，但在肿瘤患者中进行的 FIH 试验中对这些指标的关注较少。

安全药理学评价是对器官功能的评估，属于毒理学研究的一部分内容，而不是专门的一门学科。当然，如果需要专门研究药物靶点及预期药效等情况，也可以进行专门、全面的、安全药理学评价。在所有的安全性评价指标中，药物对心血管生理（如电传导和血流动力学等）方面的影响已经越来越多地成为药物退市的原因［如特非那定（terfenadine）、西沙比利（cisapride）］[23, 25, 57]。为此，应使用清醒的、连接有无线生理功能检测设备的动物来获得最全面的心血管系统安全性的评估数据。在肿瘤患者中进行的 FIH 研究可能并不需要使用敏感度这么高的生理监测设备，所以在进行抗肿瘤候选药物的心血管生理学评估时可采用体表导线和其他监控设备，并将其归为一般毒性实验的一部分[28]。

对小分子药物，人们应关注其对心血管生物电传导和血流动力学的影响。而对生物制药类药物则没必要过度关注这方面的问题。在大多数情况下，药物之所以能够引起心血管系统的并发症，其作用机制多因药物与离子通道的电流发生相互作用。作为药物靶点相关作用和脱靶效应，小分子药物可与钠、钾、钙、氯离子通道相互作用[51]。但据称，最容易造成麻烦的通道是延迟整流钾通道（delayed rectifier potassium current, IKr）。Ikr 是由 hERG（human ether-a-go-go-related gene，hERG）基因编码表达的。因为可能会引起致命性心律失常（特别是尖端扭转型室性心动过速）和 QT 间期的延长，药物与 IKr 的相互作用作为药物退市的一个原因而受到最多关注[2,5]。为了研究药物与离子通道（及这些离子通道的特定亚型）之间的相互作用，研究人员克隆编码这些通道的基因，并将其稳定表达在细胞系中，将其用于离子传导的检测。这一检测可以准确预测候选药物在体内的活性，并用于候选药物的优化[51]。

针对晚期肿瘤患者的临床试验不需研究药物的遗传毒性[26]。然而，这样的研究可能只适用于在一定范围内筛选药物。不具有特异性靶点的细胞毒类药物通常被认为是具有遗传毒性的，但对于此类受试人群，无需过多考虑这种风险。与此相反，当在健康志愿者中进行 FIH 试验时，必须要开展遗传毒性试验。此外，还要进行药物的环境暴露安全试验，以评估药物合成过程中的风险。随着对抗肿瘤药物安全性的要求越来越高，其评价过程时间也越来越长，药物的遗传毒性将很有可能成为影响医生选择和药物市场份额的因素。因此，对小分子抗肿瘤候选药物来说，应评价其遗传毒性。对生物衍生类药物来说，这种试验并不重要[56]，除非这些外源成分有部分嵌入了内源生物大分子，如 DNA 等。标准的遗传毒性试验包括回复突变实验（如在鼠伤寒沙门氏菌及大肠杆菌中进行的 Ames 试验）、体外评估哺乳动物细胞中的染色体损伤实验（如在中国仓鼠卵细胞中进行的微核试验）以及体内评估染色体损伤的实验（如微核试验）[26]。

E. 生物技术衍生类药物

与小分子药物相比，人们对生物技术衍生类药物和生物制药类药物的安全性评价有着不同的着重点。虽然政府监管部门[56]和独立的研究人员[4,48]均尝试对生物技术衍生类药物的研发建立有意义的技术指南，但由于这类药物的产品种类非常庞大，建立指南的工作也非常困难。生物制药领域在不断迅速扩大，日益新颖和富有创造性的候选药物不断出现，无论多么详尽的指南都免不了需要经常更新。

在进行生物技术衍生类药物的安全性评价时应充分考虑到药物的类型和预期的生物学效应。为此，我们所使用的试验方法越来越具创新性。

选择何种动物作为临床前安全性评价的对象，这可能是我们面临的最重要的问题。实验动物的选择必须考虑到一些重要参数的种属差异，这些参数在实验动物与人类之间有哪些不同，比如药物靶点的表达水平和分布、候选药物与靶点的亲和力、药代动力学特征和预期的生物学效应及下游的功能。实验动物与人类在这些指标方面的相似性和差异性对于解释药物相关的效力非常重要。有时，在使用某一特定物种进行临床前的体内实验时，药物并未出现对内源性靶点的亲和性。因此，开发出一种能与动物体内天然靶点相结合的候选药物的替代品是非常有必要的。这一方法主要用于那些药物靶点非常新，而相关信息又相对缺乏的情况。

对于生物技术衍生类药物来说，无论涉及临床前研究还是临床研究，药物的免疫原性仍然是一个主要的安全问题。在优化药代动力学参数时，各种新型的生物学平台和对内源性蛋白的各种创造性的优化加剧了人们对药物免疫原性的担忧。在临床前研发阶段，药物的免疫原性显然会对实验动物的选择、药代动力学、药效学、研究设计和研究观察的终点指标、剂量的选择等各方面造成影响。临床前研究中所使用的实验动物可能会对受试药物的免疫原性具有耐受性，但是人们仍可通过创造性的研究设计和其他的新方法完成充分的安全性评估。抗药物抗体（anti-drug antibody, ADA）可以通过清除、中和、去电荷或用以上方式的组合对受试药物产生影响。所有的这些因素都将独立地影响毒理学试验动物的选择，并提供令人信服的证据停止对这些药物的使用。由于药物抗体发挥的清除作用将减少药物在机体内的暴露剂量，这就有必要加大给药剂量直到使机体达到充分的药物暴露量，同时也要观察其可能对机体产生的毒理学影响。抗体发挥的中和作用将降低药效但不影响药物的清除，解决这一问题的办法也与上述大致相同。但是，ADA 有更多值得关注的地方，如与其他内源性蛋白存在潜在的交叉反应，在药物浓度高的组织内形成免疫复合物，以及特别值得关注的是导致过敏性休克或在注射部位发生强烈的局部过敏反应。如果过敏反应和细胞因子释放反应难以区分，则会使这个问题变得更加复杂[21]。尽管如此，临床前实验动物对药物产生的免疫原性不一定影响候选药物的进一步研发。经验显示，对所有的物种来说，药物在实验动物体内产生的免疫原性未必会在人体内发生。

F. 疫苗

总的来说，肿瘤疫苗的安全性问题通常与抗体介导或 T 细胞介导的免疫反应，或是在治疗时联合使用的佐剂 / 免疫调节剂相关，而不涉及疫苗抗原本身[3]。无论疫苗是由无活性的蛋白亚基还是由治疗细胞组成，这些问题都是相同的。传统的佐剂（通常被认为有安全问题）和疫苗联合使用时，人们通常不能对佐剂的安全性进行独立评估。然而，新型的合成佐剂、赋形剂和防腐剂可能会按 FDA 评估新化学实体（new chemical entities, NCEs）的条款进行传统意义的安全性评估。

基于蛋白质的佐剂或生物技术衍生的佐剂（如细胞因子等），应根据其作用机制进行安全评估。这些测试的主要目的之一是找出其超生理反应的影响。应根据第三节 E 部分的标准选择动物模型，同时也该考虑在正常细胞上也可能会有肿瘤相关抗原的表达，并将成为肿瘤疫苗作用的靶点。除了传统的安全性观察指标外，还应特别注意疫苗的免疫反应性质和持续时间。监管机构越来越多地要求提供在临床试验中如发生了这些副作用应采取的应对措施，而不仅仅是报告接种疫苗产生免疫原性的情况[10]。

四、药理学和安全性在临床上的问题

在药物研发过程中进行的非临床的药理学和毒理学研究结果支持了 FIH 临床试验的开展。在上述前二者中确定的潜在疗效（或试验对象的获益）、安全的起始剂量和潜在的毒性等都有助于监管部门对于后续临床试验的快速审批，临床试验的有效操作和推进。有关药物有效性的临床前研究模型的内容不在本章节讨论范围内。

临床前毒性研究的一个重点是推导出 FIH 试验的起始剂量，另一个重点是寻找临床试验中必须注意的问题，特别是当试验对象为正常健康的志愿者或晚期肿瘤或其他晚期疾病的患者时（详见第三节 C 部分）。最常见的整体安全性的评价参数是治疗指数

（therapeutic index，或窗口）。它是指某药物产生某一毒性作用时的暴露剂量与该药物产生某一疗效时的暴露剂量之间的比值。临床前研究中获得的治疗指数很少可以转化为临床实际用药中的安全性参数，这主要是由于肿瘤科医生往往倾向于将药物剂量加至最大耐受量以期达到最大功效。然而，在肿瘤治疗效果不明显的时候，在临床前试验中获得较高的治疗指数剂量可以带给医护人员更多的信心，鼓励他们给患者使用更高的剂量。肿瘤的免疫疗法有可能比经典的靶向治疗更安全，并展现出真正的临床治疗指数。在临床选择免疫治疗药物剂量时很可能更多地关注最大的药理活性水平，而非最大耐受剂量。

除了在临床前毒理学研究中通过观察药物的毒理学效应而确定临床试验的起始剂量之外，针对一些在临床前研究中发现的、特殊明确的药物毒理作用还应进行深入全面的临床前毒性评估。这为我们评估药物对人体可能产生的毒副作用提供了另外一个思路，同时也有助于评价该药物对人体产生危害的严重程度。除此之外，在 FIH 研究中应详尽调查大量生物标志物。

对肿瘤的治疗常常是联合治疗。许多 FIH 研究还包括观察各种候选药物与已上市药物的相互作用。人们往往热衷于报道这些联合用药带来的临床获益[28]，而对于可能的毒理学问题，则由一纸申明来说明没有进行临床前联合用药的毒性反应研究。这些毒理学效应不仅应包括基本的毒理问题，即关于因药物作用机制或靶器官原因造成的在联合用药时可能发生的累加药物毒性反应，还应包括药物相互作用导致的药代动力学指标的改变（其原理是不同药物对代谢酶发生了抑制作用或诱导作用）。当两种治疗药物对共同的靶器官均有毒性作用，但作用靶点不同时，研究人员会认为它们具有潜在的叠加毒性作用，例如曲妥珠单抗与蒽环类药会物联合用药会造成的心脏毒性[47]。在临床前研究中，通常不会充分探讨临床药物之间相互作用的风险[22, 32]，但临床试验中则会加入药物相互作用的研究。

五、小结

认真实施非临床的药代动力学、药理学、毒理学研究对于启动和推进后续的抗肿瘤药物临床试验至关重要。基于广义毒理学知识、传统的细胞毒性知识和目前积累的细胞增长抑制剂的实际经验，人们越来越意识到对新研发的细胞增长抑制剂和生物制药类药物来说，安全性评价必须更多地依据于其科学合理性而非传统性。

参考文献

[1] Bolon B. Genetically engineered animals in drug discovery and development: a maturing resource for toxicologic research. Basic Clin Pharmacol Toxicol, 2004, 95:154 - 161.

[2] Brell JM. Prolonged QTc interval in cancer therapeutic drug development: defining arrhythmic risk in malignancy. Prog Cardiovasc Dis, 2010, 53:164 - 172.

[3] Brennan FR, Dougan G. Nonclinical safety evaluation of novel vaccines and adjuvants: new products, new strategies. Vaccine, 2005, 23:3210 - 3222.

[4] Brennan RF, Morton LD, Spindeldreher S, et al. Safety and immunotoxicity assessment of immunomodulatory monoclonal antibodies. MAbs, 2010, 2:233 - 255.

[5] Briasoulis A, Agarwal V, Pierce WJ. QT prolongation and torsade de pointes induced by fluoroquinolones: infrequent side effects from commonly used medications. Cardiology, 2011, 120:103 - 110.
[6] Cai ZW, Zhang Y, Borzilleri RM, et al. Discovery of brivanib alaninate ((S)-((R)-1-(4-(4-fluoro-2-methyl-1H-indol-5-yloxy)-5-methylpyrrolo[2,1-f] [1,2,4] triazin-6-yloxy)propan-2yl)2-aminopropanoate), a novel prodrug of dual vascular endothelial growth factor receptor-2 and fibroblast growth factor receptor-1 kinase inhibitor (BMS-540215). J Med Chem, 2008, 51:1976 - 1980.
[7] Campbell FL, Le Blanc JC. Peptide and protein drug analysis by MS: challenges and opportunities from the discovery environment. Bioanalysis, 2011, 3:645 - 657.
[8] Cavallaro G, Mariano L, Salmoso S, et al. Folate-mediated targeting of polymeric conjugates of gemcitabine. Int J Pharm, 2006, 307:258 - 269.
[9] CDER, FDA. Bioanalytical method validation: guidance for the industry rockville. Maryland, 2001.
[10] Center for Proprietary Medicinal Products (CPMP). Notes for Guidance on Preclinical Pharmacological and Toxicological Testing of Vaccines. European Medicines Agency (EMEA) 1997, CPMP/SWP/465/95.
[11] Chen ZA, Tiwari AK. Multidrug resistance proteins (MRPs/ABCCs) in cancer chemotherapy and genetic diseases. FEBS J, 2011, 278:3226 - 3245.
[12] Cherry M, Williams DH. Recent kinase and kinase inhibitor X-ray structures: mechanisms of inhibition and selectivity insights. Curr Med Chem, 2004, 11:663 - 673.
[13] Copur MS, Obermiller A. An algorithm for the management of hypertension in the setting of vascular endothelial growth factor signaling inhibition. Clin Colorectal Cancer, 2011, 10:151 - 156.
[14] DeSilva B, Smith W, Weiner R, et al. Recommendations for the bioanalytical method validation of ligand-binding assays to support pharmacokinetic assessments of macromolecules. Pharm Res, 2003, 22:1425 - 1431.
[15] De Stefano A, Carlomagno C, Pepe S, et al. Bevacizumab-related arterial hypertension as a predictive marker in metastatic colorectal cancer patients. Cancer Chemother Pharmacol, 2011, 68:1207 - 1213.
[16] Evans G. A handbook of bioanalysis and drug metabolism. Boca Raton, Florida: CRC Press, 2004.
[17] Drickamer K, Taylor ME. Evolving views of protein glycosylation. Trends Biochem Sci, 1998, 23:321 - 324.
[18] Faehling M, Eckert R, Kuom S, et al. Benefit of erlotinib in patients with non-small-cell lung cancer is related to smoking status, gender, skin rash and radiological response but not to histology and treatment line. Oncology, 2010, 78:249 - 258.
[19] Fedorov O, Sundstrom M, Marsden B, et al. Insights for the development of specific kinase inhibitors by targeted structural genomics. Drug Discov Today, 2007, 12:365 - 372.
[20] Gorgon MS, Cunningham D. Managing patients treated with bevacizumab combination therapy. Oncology, 2005, 69(Suppl. 3):25 - 33.
[21] Greenberger PA. Drug allergy. J Allergy Clin Immunol, 2006, 117(Suppl, 2):S464 - S470.
[22] Grime KH, Bird J, Ferguson D, et al. Mechanism-based inhibition of cytochrome P-450 enzymes: an evaluation of early decision making in vitro approaches and drug-drug interaction prediction methods. Eur J Pharm Sci, 2009, 36:175 - 191.
[23] Hennessy S, Leonard CE, Newcomb C, et al. Cisapride and ventricular arrhythmia. Br J Clin Pharmacol, 2008, 66:375 - 385.
[24] Ho RJY, Gibaldi M. Biotechnology and biopharmaceuticals: transferring proteins and genes into drugs. Hoboken, New Jersey: John Wiley & Sons, 2003.
[25] Hondeghem LM, Dugardin K, Hoffmann P, et al. Drug-induced QTC prolongation dangerously underestimates proarrhythmic potential: lessons from terfenadine. J Cardiovasc Pharmacol, 2011, 57:589 - 607.
[26] International Conference on Harmonization (ICH). Genotoxicity: a standard battery of genotoxicity testing of pharmaceuticals ICH Topic S2B. European Medicines Agency (EMEA), 1997.
[27] International Conference on Harmonization (ICH). Nonclinical safety studies for the conduct of human clinical trials and marketing authorization of pharmaceuticals ICH Topic M3. European Medicines Agency (EMEA), 2009.
[28] International Conference on Harmonization (ICH). Nonclinical evaluation for anticancer pharmaceuticals ICH Topic S9. European Medicines Agency (EMEA), 2008.
[29] Kola I. The state of innovation in drug development. Clin Pharmacol Ther, 2008, 83:227 - 230.
[30] Kozlowski A, Charles SA, Harris JM. Development of pegylated interferons for the treatment of chronic hepatitis C. BioDrugs, 2001, 15:419 - 429.
[31] Lee Y, Shim HS, Park MS, et al. High EGFR gene copy number and skin rash as predictive markers for EGFR tyrosine kinase inhibitors in patients with advanced squamous cell lung carcinoma. Clin Cancer Res, 2012, 18:1760 - 1768.
[32] Li AP, Maurel P, Gomez-Lechon MJ, et al. Preclinical evaluation of drug-drug-interaction potential: present status of the application of primary human hepatocytes in the evaluation of cytochrome P450 induction. Chem Biol Interact, 1997, 6:5 - 16.

[33] Lin JH. Application and limitation of genetically modified mouse models in drug discovery and development. Curr Drug Metab, 2008, 9:419 - 438.

[34] Lobo ED, Hansen RJ, Balthasar JP. Antibody pharmacokinetics and pharmacodynamics. J Pharmaceut Sci, 2004, 93:2645 - 2668.

[35] Mahmood I, Green MD, Fisher JE. Selection of the first-time dose in humans: comparison of different approaches based on interspecies scaling of clearance. J Clin Pharmacol, 2003, 43:692 - 697.

[36] Mahmood I. Interspecies scaling of protein drugs: prediction of clearance from animals to humans. J Pharmaceut Sci, 2003, 93:177 - 185.

[37] McInnes C, Fischer PM. Strategies for the design of potent and selective kinase inhibitors. Curr Pharm Des, 2005, 11:1845 - 1863.

[38] Meibohm B, ed. Pharmacokinetics and pharmacology of biotech drugs: principles and case studies in drug development. Weinheim, Germany: Wiley-VCH, 2007.

[39] Molineux G. Pegylation: engineering improved biopharmaceutical for oncology. Pharmacotherapy, 2004, 8(Pt 2):3S - 8S.

[40] Morgan P, Van Der Graaf P, Arrowsmith J, et al. Can the flow of medicines be improved? Fundamental pharmacokinetic and pharmacological principles toward improving Phase II survival. Drug Disc Today, 2012, 17:419 - 424.

[41] Muller RH, Keck CM. Drug delivery to the brain— realization by novel drug carriers. J Nanosci Nanotechnol, 2004, 4:471 - 483.

[42] Orditura M, De Vita F, Galizia G, et al. Correlation between efficacy and skin rash occurrence following treatment with the epidermal growth factor receptor inhibitor cetuximab: a single institution retrospective analysis. Oncol Rep, 2009, 21:1023 - 1028.

[43] Qiu Y, Chen Y, Zhang GGZ. Developing solid oral dosage forms. Burlington, Massachusetts: Academic Press, 2009.

[44] Rowland M, Tozer T. Clinical pharmacokinetics: concepts and applications. Manchester, UK: Lippincott, Williams, & Wilkins, 1995.

[45] Sacca R, Engle SJ, Qin W, et al. Genetically engineered mouse models in drug discovery research. Methods Mol Biol, 2010, 602:37 - 54.

[46] Scartozzi M, Galizia E, Chiorrini S, et al. Arterial hypertension correlates with clinical outcome in colorectal cancer patients treated with first-line bevacizumab. Ann Oncol, 2009, 20:227 - 230.

[47] Slamon DJ, Leyland-Jones B, Shak S, et al. Use of chemotherapy plus a monoclonal antibody against HER2 for metastatic breast cancer that overexpresses HER2. New Engl J Med, 2001, 344:783 - 792.

[48] Snodin DJ, Ryle PR. Understanding and applying regulatory guidance on the nonclinical development of biotechnology-derived pharmaceuticals. Biodrugs, 2006, 20:25 - 52.

[49] Su X, Lacouture ME, Jia Y, et al. Risk of high-grade skin rash in cancer patients treated with cetuximab— an antibody against epidermal growth factor receptor: systemic review and meta-analysis. Oncology, 2009, 77:124 - 133.

[50] Syringos KN, Karapanangiotou E, Boura P, et al. Bevacizumab-induced hypertension: pathogenesis and management. BioDrugs, 2011, 25:159 - 169.

[51] Szentandrassy N, Nagy D, Ruzsnavsky F, et al. Powerful technique to test selectivity of agents acting on cardiac ion channels: the action potential voltage clamp. Curr Med Chem, 2011, 18:3737 - 3756.

[52] Tang L, Persky AM, Hochhaus G, et al. Pharmacokinetic aspects of biotechnology products. J Pharmaceut Sci, 2004, 93:2184 - 2204.

[53] Tiwari AK, Sodani K, Dai CL, et al. Revisiting the ABCs of multidrug resistance in cancer chemotherapy. Curr Pharm Biotechnol, 2011, 12:570 - 594.

[54] Toledo LM, Lydon NB, Elbaum D. The structure-based design of ATP-site directed protein kinase inhibitors. Curr Med Chem, 1999, 6:775 - 805.

[55] Uetrecht J. Immune-mediated adverse drug reactions. Chem Res Toxicol, 2009, 22:24 - 34.

[56] Food and Drug Administration. Guidance for industry: S6 preclinical safety evaluation of biotechnology-derived pharmaceuticals. U.S. Department of Health and Human Services, 1997.

[57] Woosley RL, Chen Y, Freiman JP, et al. Mechanism of the cardiotoxic actions of terfenadine. JAMA, 1993, 269:1532 - 1536.

[58] Zipfel PA, Zhang W, Quiroz M, et al. Requirement for Abl kinases in T cell receptor signaling. Curr Biol, 2004, 14:1222 - 1231.

单克隆抗体在肿瘤治疗和预防中的作用：以靶向 *neu*/erbB2/HER2 蛋白的研究为例

Hongtao Zhang[1]，Arabinda Samanta[1]，Yasuhiro Nagai[1], HiromichiTsuchiya[1],
Takuya Ohtani[1]， Zheng Cai[1]，Zhiqiang Zhu[1]，Jing Liu[2] and Mark I. Greene[1]

1. Department of Pathology and Lab Medicine，University of Pennsylvania Perelman School of Medicine，Philadelphia，PA USA
2. School of Life Sciences，University of Science and Technology of China，Hefei，Anhui China

译者：王洪江，王嘉

致谢

本项工作的资助来自美国国家卫生研究院（R01 CA055306，R01 CA49425-02 和 R01 AI073489-04）、乳腺癌研究基金会、艾布拉姆森家庭癌症研究所。同时，由衷地感谢亚伦朗克尔博士对本文的审阅，并提出的宝贵意见。

一、引言

A. *neu* 原癌基因（又称 erbB2/HER2) 的发现

有关多瘤病毒中 T 抗原（PymT 抗原）转化特性的研究是早期开启癌蛋白靶向治疗的新途径之一[1]。之后，Lathe 及其同事研究发现重组牛痘病毒表达的 PymT 可以作为抗肿瘤免疫疫苗[2]。人们对多瘤病毒中 T 抗原的分子生物学研究开始于 1978 年，直到 1980 年麻省理工学院 Robert Weinberg 实验室才开始合作研究实体肿瘤的非病毒癌基因。与此同时，我们的实验室提出了制备针对 *neu* 癌基因诱导的恶性转化细胞的单克隆抗体的新的免疫制备方法[3]。

在 1984 年我们报道了最初的研究工作[4]是分离出一种含有假定癌基因的大分了片段。该假定癌基因来源于怀孕期间接触致癌物乙基亚硝基脲的雌性大鼠繁殖的子代小鼠体内所生长的 B104 神经母细胞瘤。从此，*neu* 原癌基因被成功分离并根据其原始起源的神经母细胞瘤组织而命名。研究表明，*neu* 癌基因与 B104 肿瘤细胞的恶性表型相关。

我们先将永生化小鼠成纤维细胞（NIH3T3 细胞）反复转染含有致癌基因的大分子量神经母细胞瘤 DNA，从这些转化细胞中挑选呈集落生长者（呈集落生长是细胞发生恶性转化的标志）。该转染过程往往会被重复几次，以富集该转化的大分子量 DNA。经富集的转染 *neu* 癌基因而产生的 NIH3T3 亚系被命名为 B104-1-1，给小鼠皮下注射后成瘤。这种分离方法在 20 世纪 80 年代非常流行，人们借此发现了很多癌基因。

我们制备的单克隆抗体可在神经母细胞瘤细胞裂解产物中标记出一种 185 kDa 大小的 *neu* 原癌基因的磷酸化蛋白产物 (p185)[4]。这种抗体 (7.16.4) 可标记人类和大鼠的 $p185^{erbB2/neu}$ 同源基因[5](Real and Greene，未发表的数据)。流式细胞仪检测到 $p185^{neu}$ 蛋白存在于细胞表面，这在当时是个意外的发现[3]。引人注目的是，随后 cDNA 测序揭示癌基因与表皮生长因子受体（EGFR）高度同源。因此，$p185^{erbB2/neu}$ 属于受体酪氨酸激酶的 erbB 家族。通过比对正常组织表达的原癌基因的序列，人们发现 *neu* 原癌基因不同于正常的原癌基因，它由单个碱基突变而来，其中的缬氨酸残基取代了原来的谷氨酸残基，使得受体的跨膜区域多带了一个负电荷。

B. 人类 *neu* 同源基因

在大鼠 *neu* 基因和蛋白被确认后不久，一些实验室也相继鉴定了人类同源基因 *erbB2*（或 *HER2*）。它可在人体神经组织、胃腺癌、大肠腺癌、肺腺癌中表达[6-10]。Stuart Aaronson 和 Martin Cline[11-15] 等团队发现，*neu/erbB2/HER2* 在乳腺癌中过度表达。之后 Nusse 和 Slamon 的研究表明，该基因的扩增在某些程度上与疾病相关[12, 14]。我们实验室通过对小鼠的研究逐渐明确了腺癌生长的主要原因，并确定 *neu* 基因的表达主要存在于上皮分泌细胞[16]。

C. *erbB2/neu* 在哺乳动物发育过程中的表达

小鼠 *erbB2/neu* 在每个胚层的上皮分泌细胞中均有表达。通过研究我们发现，*erbB2/neu* 基因和蛋白在大鼠胚胎的神经组织和结缔组织中广泛表达，但在胚胎时期只有短时间表达；而在一些特定部位，如皮肤、肺、肠、乳腺和脑中能够持续表达至成年。淋巴组织任何时期都不表达 *erbB2/neu* 或者其产物[16]。因此认为成年哺乳动物分泌上皮细胞表达 *erbB2/neu* 基因。*erbB2/neu* 基因及蛋白在成年哺乳动物中的这种表达方式使我们能够检查出乳腺、肺及其他部位肿瘤的增生及早期病变，以此判断病变的转归。转化基因在特定时期激活特定途径。在发生恶性转化的不同阶段，细胞需要激活不同的信号通路，一方面破坏细胞维持正常表型的机制，同时诱导激活抑制细胞凋亡的机制。

D. erbB 家族受体的二聚体功能

我们实验室首先确定 $p185^{erbB2/neu}$ 癌蛋白是一种二聚体复合物，是由跨膜区谷氨酸突变后带的负电荷通过热力学作用而形成的。该二聚体具有酪氨酸激酶活性，可以单独介导细胞转化[17]。我们还研究了 p185-neu 原癌基因受体在生化水平上激活的机制。原癌基因受体在高水平表达时可以形成具有激酶活性的二聚体。适量的原癌基因 *c-neu* 和表皮生长因子受体在细胞同时表达时可以导致细胞发生恶性转化，而同等剂量下单独转染其中任何一个基因都不能导致细胞恶性转化[18]。将表达适量大鼠原癌基因 p185 受体或 EGFR 的 NIH3T3 细胞植入无胸腺小鼠时并没有肿瘤生成，但提高 p185$^{erbB2/neu}$ 的表达水平可以造成完全的细胞转化。

p185$^{erbB2/neu}$ 和 EGFR 蛋白形成异二聚体时不需要 EGF 配体，但有配体存在的条件下更容易形成异二聚体[19]。异二聚体比表皮生长因子受体二聚体更为活跃，可以很容易地引起 NIH3T3 细胞的转化。这些研究均表明，异二聚体的形成影响了细胞的功能，并可能使其中的信号特性变得多样化。erbB 受体家族的另外两名成员 erbB3 和 erbB4，后来也被其他实验室确认。这些受体也形成同源和异源聚合体[20]，但 p185$^{erbB2/neu}$ 是所有成员中最有效的异二聚体[19，21]。尽管机制尚未完全阐明，早期的分子模型[22]和晶体学研究[23]确定了形成二聚体的结构特性。这些受体一旦形成二聚体后就会被活化，进而激活 MAP 激酶（MAPK）和磷脂酰肌醇激酶（PI3K/AKT）途径，引起促进增殖和表型改变的级联反应。我们发现，PI3K/AKT 通路与表型转化的关联性最大，而 MAP 激酶途径与增生过程关联更密切。p185$^{erbB2/neu}$ 的激活诱导细胞发生不受控制的增殖，扰乱了正常上皮细胞构成的上皮组织结构[24]。Aranda 和他的同事们发现，p185$^{erbB2/neu}$ 的激活破坏了肾脏上皮细胞膜的极性[25]，导致细胞过度增生，形成类似于乳腺上皮中的多腺泡结构。总的来说，这些研究确定了细胞在获得了功能活跃的同源或异源 erbB 激酶后发生的动态演变过程。

二、*neu/erbB2/HER2* 与人类疾病

A. *neu/erbB2/HER2* 在乳腺早期病变中的表达

我们可以很容易地从最早出现转化迹象但尚未发生完全转化的人乳腺组织中检测出 p185$^{erbB2/neu}$ 的过度表达，而 erbB2 在良性乳腺病变中呈低表达。在研究中我们发现，在 10% 的研究样本中非典型导管上皮增生与 p185$^{erbB2/neu}$ 的过度表达相关[26]。Pechoux 等在乳腺癌前病变方面的分析也许是最详尽的，他们发现在增生性病变和增殖性乳腺病中 p185$^{erbB2/neu}$ 的表达明显上调，由此提出这些改变与恶性表型改变相对应。其他大量的研究结果也证实了他们的发现[12，27-31]。在一些研究中，p185$^{erbB2/neu}$ 表达水平在终末导管小叶单位（TDLUs）中升高不明显[32-33]，但在非典型性导管增生（ADH）时则升高明显[26，32-34]。

p185$^{erbB2/neu}$ 在高分化导管原位癌（DCIS），特别是粉刺型和高分化炎性乳腺癌（IBC）中呈过度表达[12，32，35-39]。p185$^{erbB2/neu}$ 的进一步高表达与增生性病变转化为 DCIS 相一致[26-27，32，34，38，40-41]。这些研究支持这一观点：随着 p185$^{erbB2/neu}$ 表达的逐渐增加，疾病的表型朝着更加恶性的方向演变。

B. 等位基因的变化

不完全转化的病变具有一定的转化特性（如增长失控），但它们缺乏浸润和转移的

能力。等位基因变化或适应性的生物学特性改变使一部分病变保持稳定，而另一部分则发展为浸润性肿瘤。对于患有良性乳腺病变的患者，如果其病变组织中 *erbB2* 基因扩增水平降低 [42]，或 p53 蛋白水平升高 [30]，则其发生乳腺癌的相对危险性会大幅降低。在良性乳腺病变活检中发现有 *erbB2* 扩增和增殖表型的女性发生浸润性乳腺癌的风险同样可能增加 [42]。*erbB2* 过度表达和激活似乎是人类肿瘤发生的主要转换机制。在大鼠基因中发现，该基因的过度表达本身就具有与致癌突变相同的效果 [43]，在乳腺癌临床样本中，*erbB2* 扩增 / 过度表达与非整倍体之间也有关联 [44-49]。*erbB2* 扩增 / 过度表达和非整倍体的存在可能提示 p53 蛋白水平异常或其他等位基因功能障碍 [50]。

RAS 基因的改变在 *erbB2* 过度表达的非整倍体细胞中也很常见 [51]，*erbB2* 和 *RAS* 异常同时存在是侵袭性高分化肿瘤的一种特性 [50]。然而，除了等位基因的变化外，自适应过程也很重要。应当指出的是，*ERRB2* 过度表达与基因扩增相关 [38, 52-54]，约 20%的恶性组织（包括乳腺癌组织），在维持二倍体基因扩增时过度表达 *erbB2*[53, 55-57]。因此，*erbB2* 等位基因的变化可诱导具有癌前病变的乳腺疾病的增殖，促进其发展。随后由 *p53* 或 *RAS* 基因或其他基因的改变，包括 *PTEN* 的突变或丢失所致的等位基因变化 [58] 可能会使细胞进一步获得恶性转化的表型特征。

C. 自适应改变

微环境中的自适应改变可能在不完全转化细胞演化为完全转化的恶性细胞的过程中发挥着重要的作用。例如，白细胞介素 6（IL-6）的升高已经成为一个重要的间质信号，不但在人乳腺癌细胞中，而且在 *neu* 乳腺癌小鼠模型中可以促进不完全转化细胞转化为完全转化的恶性细胞 [59]。Rokavec 和同事们利用 MMTV-*neu* 小鼠乳腺癌模型研究了 microRNA-200c 及其被 IL-6 抑制的影响，发现 IL-6 对肿瘤的发生至关重要。他们对 IL-6 缺陷小鼠的进一步研究发现，IL-6 缺陷小鼠的乳腺中积累了不完全转化的细胞。值得注意的是，敲除 IL-6 基因则限制了 *neu* 肿瘤的发生。这一发现进一步说明炎症涉及了正常细胞从早期（增生）病变到癌前病变，再到完全转化（恶性）的过程，可能是很重要的促进表型转化的因素，其作用机制是通过刺激促癌基因 *ERRB2* 活化实现的。

Tan 及其同事们的发现也进一步支持这一观念：被癌症相关成纤维细胞诱导进入肿瘤微环境中的肿瘤浸润 T 细胞分泌的促炎 RANK 配体（RANKL）促进了体内 *erbB2/neu* 转化的乳腺细胞的播散 [60]。过表达原癌基因 *c-neu* 的乳腺癌细胞中的 RANK 信号活性影响其发生肺转移的能力。产生 RANKL 的 T 细胞主要表达 $Foxp3^{+}$，存在于小鼠和人类乳腺癌表达平滑肌肌动蛋白的近基质细胞中。因此，T 细胞依赖的肺转移可能由外源性 RANKL 诱导。在这种方式下，肿瘤微环境中的自适应过程促进癌前病变的发展，并刺激恶性转化细胞向远处转移。

自适应改变和等位基因改变也可能有助于促进上皮间质转化（EMT），后者作为恶性转化的一个关键步骤越来越多地被人们所接受。这种表型变化代表一种进化上保守的发展过程，同时它也可能代表了免疫逃逸在恶性进展过程中的一个重要特征。上皮细胞所具有的特征是它的极性，即有发达的紧密连接和黏性连接。间充质细胞没有极性，它们在组织修复和伤口愈合方面具有多重功能，在有致癌性病变时可以产生恶性特征。在发展过程中，某些分化的极性上皮细胞在形态上发生改变，出现间质表型。这种转变使上皮细胞的黏附性、细胞连接能力和极性减弱，获得了间充质细胞具备的、比上皮细胞更强的迁移能力。通过这种方式，癌细胞可能获得转移和侵袭的能力，其过程类似 EMT 发生时产生的变化。EMT 的诱导剂，如转化生长因子（TGF）和 Wnt 通过改变细胞的基因表达谱，导致一些在细胞转化过程中协同参与 EMT 的转录抑制因子水平上调，包括 Snail[61]、Slug[62]、Zeb1[63]、Zeb2/SIP1[64]、bHLH 转录因子 Twist[65] 及 E47[66]。值得注意的是，上述的大多数蛋白质可抑制 E 钙黏蛋白（E-cadherin）的转录和表达。E 钙黏蛋白是抑制上皮细胞出现间质表型的重要因子。

作为诱导 EMT 的节点事件，E 钙黏蛋白的减少导致黏附连结分解，极性消失，并诱导细胞获得间充质特性。发生 EMT 的癌细胞可能更易脱离基底膜，从原发乳腺病变部位播散入血管或淋巴管。在小鼠中，*erbB2/neu* 基因具有诱导 EMT 的作用给野生型小鼠进行原位移植肿瘤细胞，*neu* 转基因小鼠乳腺的野生型小鼠会产生转移性肿瘤细胞，并在骨髓和肺中出现微小转移灶。这些转移性肿瘤细胞的数量以及核型与带有小癌灶和大癌灶小鼠的情况大致相同[67]。$p185^{erbB2/neu}$ 的过度表达和随后的 E 钙黏蛋白减少导致乳腺肿瘤的播散和转移[68-70]。我们推测 $p185^{erbB2/neu}$ 的表达升高可能贯穿了从非典型性导管上皮增生直至其发生早期播散的全过程。Podsypanina 和他的同事经过研究证实，未发生恶性转化的小鼠乳腺细胞直接进入循环系统时，可以不经原位转化而诱导致癌基因的表达，说明癌基因诱导的肺转移病灶是直接形成的[71]。这个实验表明，先前未发生恶性转化的乳腺细胞可能一旦进入血液便停留在远端组织，并在远端激活原癌基因进行恶性增长。事实上，乳腺癌患者在原发病得到治疗后，无病时间可以持续几年甚至 20 ～ 25 年[72]。最近的研究[59-60]，如本书第 7 章中所叙述的免疫编辑的观点表明，微环境可以促使平衡状态的癌前病变细胞集落出现适应性改变，获得潜在的休眠表型[73]。

三、*neu/erbB2* 作为癌症治疗的靶点

A. 肿瘤的靶向治疗和恶性表型的逆转

我们发现[74-75]，下调细胞表面 $p185^{neu}$ 的表达可以阻止下游细胞信号传递，逆转恶性 *neu* 转化细胞。这一发现使得利用纯化的单克隆抗体（单抗 7.16.4，IgG2a）与 *neu* 转染 NIH3T3 细胞表面的 $p185^{neu}$ 受体交联成为可能。抗体治疗可以快速下调 $p185^{neu}$ 的表达，并增加受体降解的概率。总体而言，体外或体内实验均证实这种方法可以影响恶性细胞的转化。抗 $p185^{neu}$ 抗体还对不贴壁生长的 *neu* 转化细胞的生长有抑制作用。在恶性转化的过程中，抗体必须一直存在才会有抑制作用。当抗体被撤走后细胞系将再次显现恶性转化。

根据这一思路，我们实验室首先在体内和体外实验中证实，使造成细胞恶性转化的蛋白质复合体失活能够逆转肿瘤细胞的恶性表型。在小鼠异种移植模型中，抗 $p185^{neu}$ 的单克隆抗体可以抑制 *neu* 转化细胞的生长，但是抗体治疗一旦撤除，肿瘤细

胞仍然继续生长。这些研究结果确立了后来肿瘤靶向治疗的原则，并预言厂家一旦生产出针对特定靶点的、可以阻断受体的单抗，必然促进肿瘤医学发展。由FDA批准开发的针对*neu/erbB2/HER2*的靶向治疗的单克隆抗体曲妥珠单抗（Trastuzumab，赫赛汀®Genentech公司）开启了实体肿瘤治疗的新时代。曲妥珠单抗已被证实是治疗*neu/erbB2*过度表达的转移性乳腺癌的有效方法，临床有效率为17%～35%[76]。目前曲妥珠单抗被用于治疗乳腺癌和胃癌患者，治疗方案中还包括其他传统的化疗药物。曲妥珠单抗也用于p185$^{erbB2/neu}$阳性的乳腺癌的辅助治疗[77]。我们进行的临床前研究结果证明了曲妥珠单抗在这方面的潜力，并解释了靶向治疗如何预防肿瘤的发生。此外，我们的研究还发现单克隆抗体7.16.4也可与曲妥珠单抗等抗体竞争结合相同或重叠的p185$^{erbB2/neu}$胞外区第四子域的抗原表位。这些抗原表位是已被批准的用于商业药物开发的靶点[5]。

B. 单克隆抗体通过内化和形成特定的四聚体下调p185$^{erbB2/neu}$

除了二聚体激酶复合物外，EGFR和人类p185$^{erbB2/neu}$可形成同源和异源四聚体。EGF诱导的四聚体磷酸化少于二聚体的磷酸化，表明四聚体受体复合物可抑制细胞信号的传导活性。我们也注意到，激酶功能缺陷的四聚体通常聚集在细胞表面。早期出现的激酶缺陷表明信号衰减发生在受体内化之前。因此，四聚体很可能是受体形成、信号衰减、受体蛋白转运和功能变化等的正常动态过程的一部分[78]。

我们的研究建立了以下调p185$^{erbB2/neu}$受体表达为基本目标的单克隆抗体靶向治疗机制[75]。从生化的角度进行了更进一步的研究[78-79]，表明单克隆抗体可以使受体的二聚体丧失功能，同时还促进激酶失活的四聚体受体的形成。因此，对受体激酶有明显抑制作用的单克隆抗体可通过诱导四聚体的组装，同时促进有活性的二聚体复合物向丧失激酶功能的四聚体复合物转化而发挥作用。人们通过将一个能够与erbB2受体胞外结构域结合形成复合体的新单克隆抗体chA21晶体化[80]，在分子结构上也证实了上述结果（图14.1，展示了两个抗p185$^{erbB2/neu}$单克隆抗体——帕妥珠单抗和曲妥珠单抗在胞外结构域的结合位点）。

在这些结构的研究基础上，我们设计了一个模型。在该模型中，chA21在细胞表面上交联两个分别在同源或异源二聚体上的p185$^{erbB2/neu}$分子，形成一个大的低聚物[80]。这种原子级模型支持生物化学的研究，揭示了一种靶向单克隆抗体可以诱导p185$^{erbB2/neu}$受体进入内化或退化途径的机制，即先形成失活的二聚体受体复合物，再组成无活性的低磷酸四聚体复合物。以这种方式，单克隆抗体的作用模拟了受体下调时自然发生的受体清除的正常生理过程[78]。

这些研究大部分是p185$^{erbB2/neu}$靶向治疗工作的直接拓展。在进一步的研究中，我们将单克隆抗体分解为较小的结构单位，如单克隆抗体的Fv的子域或第三CDR，使我们完整地了解诱导该受体蛋白下调所需要的细胞信号[81-82]。此外，我们的研究还表明，尽管单克隆抗体的Fc区对其结合元素（binding elements）的半衰期十分重要，但是对于抗体的生物活性则并不重要。

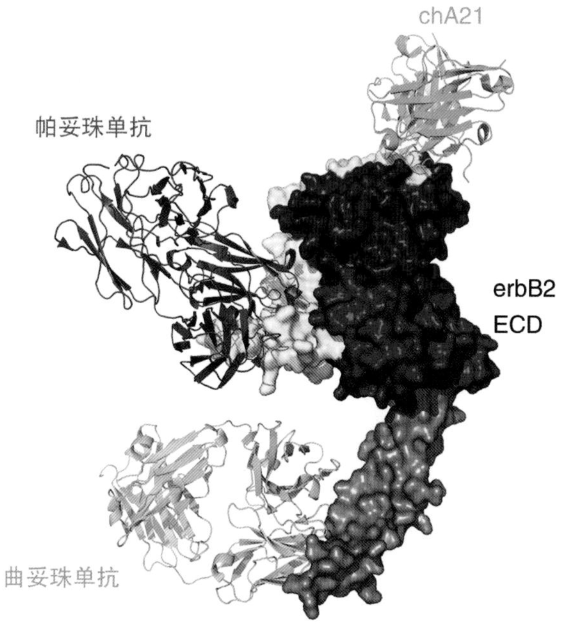

图 14.1　p185$^{erbB2/neu}$ 的单克隆抗体结合位点（彩图见附录）
chA21 单链抗体（绿色）结合于 p185$^{erbB2/neu}$ ECD 域的背部和顶部，区别于曲妥珠单抗（青色）和帕妥珠单抗（洋红色）。ECD 子域 1：蓝色；子域 2：黄色；子域 3：红色；子域 4：橙色。模型使用 PDB 中的结构构造：1IVO 表皮生长因子受体（EGFR），1N8Z（p185$^{erbB2/neu}$）；3H3B（chA21 单链抗体）。

C. 以两个完整的单克隆抗体与 p185$^{erbB2/neu}$ 不同的抗原表位进行结合实现靶向治疗

人们在 *erbB2/neu* 转基因小鼠模型中观察到两个单克隆抗体可分别与 p185$^{erbB2/neu}$ 不同的抗原表位结合，这是目前证明单克隆抗体具有靶向治疗效果的最有力的证据[83]。在这项研究中，两个单克隆抗体协同治愈了 p185$^{erbB2/neu}$ 诱导的荷瘤小鼠（9/17），为单克隆抗体曲妥珠单抗和帕妥珠单抗批准用于临床治疗提供了可靠的依据。

在后续针对两个治疗性单克隆抗体如何产生协同疗效的研究中，我们深入地了解了多聚体复合物受体激酶活性丧失的机制。这些研究评估了抗 p185^{c-neu} 抗体 7.16.4 和该单克隆抗体对单链 Fv 片段的影响，发现抗体 7.16.4 可结合大鼠 p185^{c-neu}，而且在较低剂量下（70 倍以下）结合人类 p185$^{HER2/neu}$。虽然单克隆抗体 7.16.4 可诱导人类 erbB 受体四聚体复合物失活，但单链抗体 7.16.4 的 Fv 片段无法诱导四聚体发生明显变化[78]。以上研究得出的结论是，由单抗诱导形成的 erbB 受体四聚体是抑制复合物受体激酶活性的主要因素。

如上所述，我们以前已经证明抗体混合物与 p185$^{erbB2/neu}$ 分子的两个不同区域发生反应，可在体内发挥协同的抗肿瘤作用[83]。然而，人们对两个单克隆抗体作用下的细胞内四聚体功能尚未进行深入研究。为了解决这个问题，我们用“鸡尾酒”法以单克隆抗体处理 SKBR3 人类乳腺癌细胞的 p185$^{erbB2/neu}$ 受体胞外区（如 4D5 和 2C4，4D5 和 1E1），协同增强具有磷酸化障碍的四聚体受体复合物的形成[78]。单抗“鸡尾酒”法处理后，激酶活性明显降低，短短的 15 分钟就形成四聚体。上述的这些研究结果提示使用双抗体疗法可治疗人类疾病。

D. 靶向治疗阻止早期增生的发展，防止癌前病变的进展

由于 *erbB2/neu* 在早期转移中扮演着极其重要的角色，靶向治疗成为防止癌前病变发展成乳腺癌的关键。我们发现，p185$^{erbB2/neu}$ 靶向抗体不仅抑制已经发生的肿瘤的生长，而且能够防止乳腺上皮细胞中过度激活neu癌基因的转基因小鼠肿瘤的发展[84]。我们采用 Jolicoeur 随机 MMTV-*neu* 小鼠乳腺癌模型，其小鼠致癌性 *neu* 基因在 MMTV 启动子的控制下表达[85]。在这个模型中，原癌基因诱导后约 30 周，小鼠随机产生肿瘤。肿瘤的表型完全涵盖所有女性肿瘤。在 70 周的观察期中，只有 50%的经单克隆抗体 7.16.4（10 μg，每周两次）处理的动物生长乳腺肿瘤[84]。当采用 Log-rank 检验比较肿瘤生长时间的两个分布区段时，结果显示抗体 7.16.4 处理组比对照组具有更长的无瘤生存期［乳腺肿瘤平均时间如下：对照组，44 周；抗体 7.16.4 处理组，64.1 周，Log-rank 卡方（1 df）= 13.17，$P \leqslant 0.001$］（*personal communication*，J. D. Goldberg，New York University School of Medicine）。

E. 在肿瘤发生早期，细胞获得完全恶性表型之前，下调 p185 分子可以抑制上皮细胞增生

我们在研究中观察到一个有趣的细胞事件，在单克隆抗体处理的 MMTV-*neu* 转基因小鼠的乳腺肿瘤中缺乏导管上皮的增生。在肿瘤发展之前检查雌性小鼠乳腺组织，显示这些转基因小鼠的乳腺组织表达基础水平的 p185 蛋白激酶；经处理后小鼠的激酶活性大大降低，这说明靶向癌蛋白的单克隆抗体在早期可通过抑制激酶活性受体而发挥保护作用。最近的研究表明，erbB3-erbB2 的异二聚体在早期乳腺肿瘤发展的某些方面起促进作用[86]，提示靶向单抗可能在治疗中发挥治疗作用。

F. 我们能否阻止表达有活性的 p185 激酶二聚体的早期病变的进展?

在 MMTV-*neu* 小鼠模型中，我们应用受体靶向抗体可防止疾病的进展，同时也评估了对 *erbB2/neu* 肿瘤扩散的影响。我们仔细分析了 20 ～ 25 周龄小鼠的正常组织以确定部分发生了恶性转化的细胞是否可能停留在肿瘤早期阶段。研究结果表明，表达 p185$^{erbB/neu}$ 激酶的不完全转化的细胞可以离开乳腺，并转移到其他位置。此外，我们在脾、肾、脑未经处理的动物模型中可检测到来自 *neu* 转基因大鼠的有激酶活性的 p185$^{erbB2/neu}$ 存在的证据。

与对照组相比，在 24 周龄尚未形成肿瘤的 MMTV-*neu* 小鼠组，给予大剂量的抗 p185$^{erbB2/neu}$ 单克隆抗体 7.16.4 可降低 p185$^{erbB2/neu}$ 的激酶活性[84]，表明乳腺上皮细胞在转化为明显的恶性肿瘤前会出现 *erbB2/neu* 受体激酶活性的增加。在有关恶性细胞转移的初步研究中我们观察到，即使是接受抗体治疗的动物也可以在脑组织中发现转基因大鼠 p185$^{erbB2/neu}$ 的信号，提示血脑屏障可阻止单克隆抗体进入大脑消除部分恶性转化细胞。而这些发生恶性转化的细胞在 MMTV-*neu* 小鼠的正常乳腺组织发展为明显肿瘤之前就已经定植在其脑内。因此，在早期肿瘤细胞离开其原发灶之前（例如，

作为免疫平衡的隐匿性细胞）使用单克隆抗体可能会是最有效的预防手段。我们同时也发现在小鼠脾细胞中有 p185$^{erbB2/neu}$ 活性的证据。脾脏缺乏输入淋巴管，所以这一观察很重要，表明循环中的癌前细胞可以离开乳腺，并通过血液进入脾脏。然而，和大脑不同，在癌前细胞定植在脾脏之前或之后使用靶向性的单克隆抗体治疗都是有效的。

抗 p185$^{erbB2/neu}$ 靶向治疗可能防止早期肿瘤病灶的形成，进而防止有转移潜力的肿瘤克隆的数量增多。我们发现，单克隆抗体的靶向治疗可以阻止或延缓 MMTV-*neu* 模型中原发肿瘤的进展，即便是在单抗治疗没有完全阻止肿瘤生长的雌性小鼠体内，一般也只有一个较小的乳腺肿瘤生长；相比之下，未经单抗处理的动物，均出现了多个较大的乳腺肿瘤。Genentech 公司的 Finkle 和同事们使用曲妥珠单抗 [87] 也证实了这些发现。其他研究团队获得了有关 p185 阳性细胞扩散的更多更可靠的实验证据。在 BALB-NeuT 小鼠模型中由于 *neu* 基因发生突变，其活性比在 MMTV-*neu* 模型中更高。Husemann 及其同事们的研究结果发现，早在 4 ～ 9 周龄的 BALB-NeuT 小鼠骨髓中就可检测出带有细胞角蛋白标记的 p185$^{erbB2/neu}$ 阳性细胞 [67]；而同期乳腺组织中只能观察到非典型增生。通过对 *neu* 转基因小鼠的研究，我们掌握了在发展为明显原发性乳腺肿瘤之前突变细胞的播散方式；利用单抗靶向治疗可下调 p185$^{erbB2/neu}$ 的活性；防止在完全恶性肿瘤出现之前，休眠突变细胞发生播散。这也促使我们在初步的研究中提出以单抗为基础的预防癌症的临床策略 [84]。我们相信这些结果有助于预防性治疗人类部分转化或不完全转化的恶性细胞的早期播散。与此观点相一致，人们发现在患有非典型性导管 / 小叶增生（ADH 或 ALH）等乳腺良性病变的病人血液循环内可检测到癌前细胞 [88]。在这种尚不存在足够恶性肿瘤细胞的情况下，应用受体靶向单克隆抗体被认为是一种有力的临床武器，以防止或减少未来患病的风险。

G. 干扰素和 ADCC 对 p185$^{erbB/neu}$ 单克隆抗体治疗效果的影响

最近一些研究小组 [89-90] 确认了 CD8$^+$ 分泌的 γ 干扰素（IFN-γ）细胞和自然杀伤免疫细胞（NK 细胞）在单克隆抗体 7.16.4 治疗 *neu* 诱导的小鼠肿瘤中的作用。与我们的早期研究相似，其研究主要侧重于在 *neu* 肿瘤移植模型上观察与靶向治疗有协同作用的免疫因素 [74]，其中 CD8$^+$T 通过抗 p185$^{erbB2/neu}$ 作用抑制肿瘤的生长；同时，IFN-γ 在这个过程中也扮演着重要的角色。我们观察到这个重要的细胞因子抑制 *erbB2/neu* 的转录表达 [91]，同时又提高 TGF 和表皮生长因子受体的表达水平，因而其作用比较复杂 [92-93]。CD8$^+$ 细胞分泌的 IFN-γ 可能延缓早期肿瘤的扩散过程，但之后也可能会通过促进 EGFR 与其他激酶形成异聚体而削弱靶向治疗的疗效。如果是这样的话，IFN-γ 可能会与单克隆抗体 7.16.4 协同作用从表型上改变 neu 转化细胞的生长；二者联用在肿瘤形成过程中对 p185$^{erbB2/neu}$ 表达的下调作用尤为明显。总之，目前研究结果从理论上可以推测联合应用受体靶向的单克隆抗体和 IFN-γ 可强化受体靶向单克隆抗体对 *erbB2/neu* 诱导的乳腺癌细胞生长的抑制作用。

我们研究小组曾证实 ADCC（antibody-dependent cell-mediated cytotoxicity，抗体依赖细胞介导的细胞毒性）的作用 [83, 89]，而 Clynes[94] 发现了在某些肿瘤中存

在 ADCC 的更多证据。其中，Clynes 使用的小鼠模型与最初的模型相比可能不太令人信服[95]。现在 Stagg[90] 证实 ADCC 的溶解活性在植入的肿瘤模型中并不重要，而与 NK 细胞的作用相关，NK 细胞在 MYD88 依赖性 Toll 受体活化后加工 I 型干扰素，可能使分泌的 IFN-γ 充分活化。因而，与 IFN-γ 的作用相比，NK 细胞在 MMTV-*neu* 移植模型中的作用被认为可能是次要和间接的。此外，最近人类遗传分析的结果表明，Fc 受体高或低亲和力多态性与临床结果之间缺乏相关性，导致一些研究者质疑 ADCC 在单克隆抗体治疗中的影响[96]。随着人们对免疫与被动免疫治疗协同作用的基础研究以及相关方面兴趣的持续增长，这个问题毫无疑问将得到更多的关注。

重要的是，在许多啮齿动物模型中，即便有单克隆抗体治疗和 $CD8^+$ 细胞分泌 IFN-γ，肿瘤依然发生。也就是说，随着时间的推移一些乳腺癌细胞开始对这种联合疗法产生了耐药性。

H. 靶向治疗的耐药性

在许多啮齿类动物癌症模型中，即便有单克隆抗体治疗和 $CD8^+$T 细胞分泌 IFN-γ 的协同免疫作用，肿瘤依旧生长。因此，和所有的癌症疗法所经历的治疗过程一样，机体对单克隆抗体治疗的耐药性可能在处理前就存在或在给药后出现。在人类乳腺癌中，仅有一小部分的病例可被预测为 p185 靶向治疗无效。但现实是许多患者在治疗过程中对治疗产生耐药。我们和其他研究者提出，靶向治疗的耐药性可能来自等位基因事件或新异源复合物的自适应演变，产生内源性或外源性信号（组织相关或免疫信号）诱导的自适应或遗传学改变[97]。

如上文所述，当 ErbB 家族受体、表皮生长因子受体、$p185^{erbB2/neu}$（HER2）、ErbB3 和 ErbB4 通过它们的配体激活，形成具有催化活性的同源二聚体或异源二聚体复合物时，表皮生长因子受体就可被表皮生长因子（EGF）、转化生长因子 α（TGF-α）和一些其他配体所激活。erbB3 和 erbB4 受体是神经调节蛋白类的主要受体。我们实验室确立了 $p185^{erbB2/neu}$ 与 EGFR 的异源结合[19]。多个同源二聚体或异源 ErbB 受体复合物可共同构成一个复杂的信号网络[98-101]。其中值得注意的是，在 ErbB 家族所有成员中，$p185^{erbB2/neu}$ 是首选的异二聚体配偶体[18-19, 102-104]。

在一些同源 $p185^{erbB2/neu}$ 诱导的 erbB 肿瘤中，由 EGFR 或 ErbB3 形成的新异聚体可导致对 $p185^{erbB2/neu}$ 靶向治疗的耐药性，并促进脑转移[105]。人们在抗 EGFR 的西妥昔单抗产生耐药的肿瘤细胞中也观察到异聚体水平升高[106]。Engelman[107] 描述了 c-MET 在耐药乳腺癌细胞中激活 ErbB3 和 PI3K 信号的作用。我们认为其他酪氨酸激酶也可能与 ErbB 家族蛋白形成复合体[108]。最近 Tanizaki 和他的同事们[109] 观察到 MET 可以与某些 ErbB 成员结合，特别是表皮生长因子受体 EGFR 和 ErbB（这项研究中，复合物是从细胞裂解物中发现的，但没有使用纯化的蛋白质来确认是否会发生直接结合）。我们研究小组发现在 ErbB 介导的恶性转化中，Survivin 二聚体蛋白复合物被激活，其表达水平也增强。通过靶向干扰 Survivin 二聚体、抑制 Survivin 功能可以限制耐药细胞系的多种恶性特性[110]。然而，一些细胞对 Survivin 的靶向治疗耐药。

这可能会涉及不同的 Survivin 激活方式和 Survivin 复合物变化模式。

I. 调节性 T 细胞在单克隆抗体治疗耐药和缺乏 CD8$^+$或调节性 T 细胞肿瘤中的表型效应

从历史上看，我们研究团队是第一个提出这个问题的：调节性 T 细胞（Treg）是否有助于肿瘤逃逸免疫监视[111]。Foxp3$^+$调节性 T 细胞介导的作用可能加快受体激酶已被激活并发生不完全转化的细胞的早期扩散，具有激活 Foxp3 转录因子的特征[112-115]。此外，Foxp3$^+$调节性 T 细胞可能通过限制适应性免疫的 CD8$^+$T 细胞作用而促进对单克隆抗体耐药细胞的产生。事实上，我们已经在一些未处理的 MMTV-*neu* 转基因动物中研究肿瘤浸润，发现浸润细胞中存在 Foxp3$^+$T 细胞（MIG，M. Katsumataan 和 W.Hancock，未发表的报告）。Tan 等[60]已经注意到，肿瘤浸润性 T 细胞、产生 RANKL 的调节性 T 细胞可促进乳腺肿瘤的转移。我们认为，调节性 T 细胞靶向疗法可能会是人类肿瘤的 ErbB 靶向治疗的辅助疗法。现在人们正致力于开发针对 Foxp3 或激活 Foxp3$^+$细胞所需酶的靶向治疗策略。我们预计，修饰酶如 TIP60[116]可能会限制 Foxp3$^+$细胞的功能，缓解 Treg 介导的针对恶性疾病的免疫抑制。

J. 双抗体治疗可以克服适应性耐药

如前所述[83]，我们曾使用针对不同 p185$^{erbB2/neu}$抗原表位的单克隆抗体混合物获得了更好的抗肿瘤效应。2008 年美国临床肿瘤学会（ASCO）会议报道的Ⅱ期临床试验的数据也支持这一基础研究的结果。有 50% 晚期的、对曲妥珠单抗耐药的、*erbB2*/*neu* 阳性的转移性乳腺癌患者获益于曲妥珠单抗（Trastuzumab，4D5）和帕妥珠单抗（Pertuzumab，2C4）复合物。帕妥珠单抗是 p185$^{erbB2/neu}$特异性单克隆抗体，影响 erbB2-erbB3 的二聚化，但对于 EGFR-erbB2 的二聚化的影响有限[117]。这些结果支持了我们早前的观点，两个单克隆抗体结合于不同的受体抗原表位后，可以通过清除细胞表面的 p185 来克服人类肿瘤治疗中曲妥珠单抗耐药的自适应机制。在此基础上，我们相信通过双抗体治疗能够促进失活的四聚体的形成。

四、小结

靶向于部分或完全发生恶性转化细胞的抗体正在成为人类治愈癌症新的利器。部分恶性转化细胞可以离开乳腺进入血液循环的事实表明，靶向治疗可用于防止出现完全恶性转化的细胞。此现象也提示肿瘤发生早期转移的可能性。结合靶向单克隆抗体，辅以免疫治疗将有助于抑制肿瘤产生耐药性，有助于解决肿瘤学长期以来最具挑战性的问题之一。

参考文献

[1] Greene MI, Perry LL, Kinney-Thomas E, et al. Specific thymus-derived (T) cell recognition of papova virus-transformed cells. J Immunol, 1982, 128(2):732–736.

[2] Lathe R, Kieny MP, Gerlinger P, et al. Tumour prevention and rejection with recombinant vaccinia.Nature, 1987, 326(6116):878–880.

[3] Drebin JA, Stern DF, Link VC, et al. Monoclonal antibodies identify a cell-surface antigen associated with an activated cellular oncogene.Nature, 1984, 312(5994):545–548.

[4] Schechter AL, Stern DF, Vaidyanathan L, et al. The neu oncogene: an erb-B-related gene encoding a 185,000-Mr tumour antigen. Nature, 1984, 312(5994):513–516.

[5] Zhang H, Wang Q, Montone KT, et al. Shared antigenic epitopes and pathobiological functions of anti-p185(her2/neu) monoclonal antibodies. Exp Mol Pathol, 1999, 67(1):15–25.

[6] Coussens L, Yang-Feng TL, Liao YC, et al. Tyrosine kinase receptor with extensive homology to EGF receptor shares chromosomal location with neu oncogene. Science, 1985, 230(4730):1132–1139.

[7] Semba K, Kamata N, Toyoshima K, et al. Av-erbB-related proto-oncogene, c-erbB-2, is distinct from the c-erbB-1/epidermal growth factor-receptor gene and is amplified in a human salivary gland adenocarcinoma. Proceedings of the National Academy of Sciences of the United States of America, 1985, 82(19):6497–6501.

[8] Yamamoto T, Ikawa S, Akiyama T, et al. Similarity of protein encoded by the human c-erb-B-2 gene to epidermal growth factor receptor. Nature, 1986, 319(6050):230–234.

[9] Cohen JA, Weiner DB, More KF, et al. Expression pattern of the neu (NGL) gene-encoded growth factor receptor protein (p185neu) in normal and transformed epithelial tissues of the digestive tract. Oncogene, 1989, 4(1):81–88.

[10] Kern JA, Schwartz DA, Nordberg JE, et al. p185neu expression in human lung adenocarcinomas predicts shortened survival. Cancer Res, 1990, 50(16):5184–5187.

[11] Cline MJ. Oncogenes and the pathogenesis of human cancers. La Ricerca in Clinica e in Laboratorio, 1986, 16(4):503–507.

[12] Van de Vijver MJ, Peterse JL, Mooi WJ, et al. Neu-protein overexpression in breast cancer. Association with comedo-type ductal carcinoma in situ and limited prognostic value in stage II breast cancer. N Engl J Med, 1988, 319(19):1239–1245.

[13] King CR, Kraus MH, Aaronson SA. Amplification of a novel v-erbB-related gene in a human mammary carcinoma. Science, 1985, 229(4717):974–976.

[14] Slamon DJ, Clark GM, Wong SG, et al. Human breast cancer: correlation of relapse and survival with amplification of the HER-2/neu oncogene. Science, 1987, 235(4785):177–182.

[15] Yokota J, Yamamoto T, Toyoshima K, et al. Amplification of c-erbB-2 oncogene in human adenocarcinomas in vivo. Lancet, 1986, 1(8484):765–767.

[16] Kokai Y, Cohen JA, Drebin JA, et al. Stage and tissue-specific expression of the neu oncogene in rat development. Proceedings of the National Academy of Sciences of the United States of America, 1987, 84(23):8498–8501.

[17] Weiner DB, Kokai Y, Wada T, et al. Linkage of tyrosine kinase activity with transforming ability of the p185neu oncoprotein.Oncogene, 1989, 4(10):1175–1183.

[18] Kokai Y, Myers JN, Wada T, et al. Synergistic interaction of p185c-neu and the EGF receptor leads to transformation of rodent fibroblasts. Cell, 1989, 58(2):287–292.

[19] Wada T, Qian XL, Greene MI. Intermolecular association of the p185neu protein and EGF receptor modulates EGF receptor function. Cell, 1990, 61(7):1339–1347.

[20] Sliwkowski MX, Schaefer G, Akita RW, et al. Coexpression of erbB2 and erbB3 protein srecons titutes a high affinity receptor for heregulin. J Biol Chem, 1994, 269(20):14661–14665.

[21] Graus-Porta D, Beerli RR, Daly JM, et al. ErbB-2, the preferred heterodimerization partner of all ErbB receptors, is a mediator of lateral signaling. Embo J, 1997, 16(7):1647–1655.

[22] Berezov A, Chen J, Liu Q, et al. Disabling receptor ensembles with rationally designed interface peptidomimetics. J Biol Chem, 2002, 277(31):28330–28339.

[23] Garrett TP, McKern NM, Lou M, et al. The crystal structure of a truncated ErbB2 ectodomain reveals an active conformation, poised to interact with other ErbB receptors. Mol Cell, 2003, 11(2):495–505.

[24] Muthuswamy SK, Li D, Lelievre S, et al. ErbB2, but not ErbB1, reinitiates proliferation and induces luminal repopulation in epithelial acini. Nat Cell Biol, 2001, 3(9):785–792.

[25] Aranda V, Haire T, Nolan ME, et al. Par6-aPKC uncouples ErbB2 induced disruption of polarized epithelial organization from proliferation control. Nat Cell Biol, 2006, 8(11):1235–1245.

[26] Lodato RF, Maguire Jr HC, Greene MI, et al. Immunohistochemical evaluation of cerbB-2 oncogene expression in ductal carcinoma insitu and a typical ductal hyperplasia of the breast. Modern Pathology, 1990, 3(4):449–454.

[27] Pechoux C, Chardonnet Y, Noel P. Immunohistochemical studies on c–erbB–2 oncoprotein expression in paraffin embedded tissues in invasive and non–invasive human breast lesions. Anticancer Res, 1994, 14(3B):1343–1360.

[28] Borg A, Tandon AK, Sigurdsson H, et al. HER–2/neu amplification predicts poor survival in node–positive breast cancer. Cancer Res, 1990, 50(14):4332–4337.

[29] Maguire HC, Greene MI. Neu (c–erbB–2), a tumor marker in carcinoma of the female breast. Pathobiology, 1990, 58:297.

[30] Rohan TE, Hartwick W, Miller AB, et al. Immunohistochemical detection of c–erbB–2 and p53 in benign breast disease and breast cancer risk. J Natl Cancer Inst, 1998, 90(17):1262–1269.

[31] Wells CA, McGregor IL, Makunura CN, et al. Apocrine adenosis: a precursor of aggressive breast cancer? J Clin Pathol, 1995, 48(8):737–742.

[32] Allred DC, Clark GM, Molina R, et al. Overexpression of HER–2/neu and its relationship with other prognostic factors change during the progression of in situ to invasive breast cancer. Hum Pathol, 1992, 23(9):974–979.

[33] De Potter CR, Van Daele S, Van de Vijver MJ, et al. The expression of the neu oncogene product in breast lesions and in normal fetal and adult human tissues. Histopathology, 1989, 15(4):351–362.

[34] Gusterson BA, Machin LG, Gullick WJ, et al. Immunohistochemical distribution of c–erbB–2 in infiltrating and in situ breast cancer. Int J Cancer, 1988, 42(6):842–845.

[35] Bobrow LG, Happerfield LC, Gregory WM, et al. The classification of ductal carcinomain situ and its association with biological markers. Semin Diagn Pathol, 1994, 11(3):199–207.

[36] Claus EB, Chu P, Howe CL, et al. Pathobiologic findings in DCIS of the breast: morphologic features，angiogenesis, HER–2/neu and hormone receptors. Exp Mol Pathol, 2001, 70(3):303–316.

[37] Leal CB, Schmitt FC, Bento MJ, et al. Ductal carcinoma in situ of the breast histologic categorization and its relationship to ploidy and immunohistochemical expression of hormone receptors, p53, and c–erbB–2 protein. Cancer, 1995, 75(8): 2123–2131.

[38] Liu E, Thor A, He M, et al. The HER2 (c–erbB–2) oncogene is frequently amplified in situ carcinomas of the breast. Oncogene, 1992, 7(5):1027–1032.

[39] Moreno A, Lloveras B, Figueras A, et al. Ductal carcinoma in situ of the breast: correlation between histologic classifications and biologic markers. Mod Pathol, 1997, 10(11):1088–1092.

[40] Coene ED, Schelfhout V, Winkler RA, et al. Amplification units and translocation at chromosome17q and c–erbB–2 overexpression in the pathogenesis of breast cancer. Virchows Arch, 1997, 430(5):365–372.

[41] Parkes HC, Lillycrop K, Howell A, et al. CerbB2mRNA expression in human breast tumours:comparison with c–erbB2 DNA amplification and correlation with prognosis. Br J Cancer, 1990, 61(1):39–45.

[42] Stark A, Hulka BS, Joens S, et al. HER–2/neu amplification in benign breast disease and the risk of subsequent breast cancer. J Clin Oncol, 2000, 18(2):267–274.

[43] Zhang H, Berezov A, Wang Q, et al. ErbB receptors: from oncogenes to targeted cancer therapies. J Clin Invest, 2007, 117(8):2051–2058.

[44] Jimenez RE, Wallis T, Tabasczka P, et al. Determination of Her–2/Neu status in breast carcinoma: comparative analysis of immunohistochemistry and fluorescent in situ hybridization. Mod Pathol, 2000, 13(1):37–45.

[45] Kallioniemi OP, Holli K, Visakorpi T, et al. Association of c–erbB–2 protein overexpression with high rate of cell proliferation，increased risk of visceral metastasis and poor long term survival in breast cancer. Int J Cancer, 1991, 49(5):650–655.

[46] Lottner C, Schwarz S, Diermeier S, et al. Simultaneous detection of HER2/neu gene amplification and protein overexpression in paraffin embedded breast cancer. J Pathol, 2005, 205(5):577–584.

[47] Mrozkowiak A, Olszewski WP, Piascik A, Olszewski WT. HER2 status in breast cancer determined by IHC and FISH: comparison of the results. Pol J Pathol, 2004, 55(4):165–171.

[48] Smith CA, Pollice AA, Gu LP, et al. Correlations among p53, Her–2/neu, and ras overexpression and aneuploidy by multiparameter flow cytometry in human breast cancer: evidence for a common phenotypic evolutionary pattern in infiltrating ductal carcinomas. Clin Cancer Res, 2000, 6(1):112–126.

[49] Wang S, Hossein Saboorian M, Frenkel EP, et al. Aneusomy 17 in breast cancer: its role in HER–2/neu protein expression and implication for clinical assessment of HER–2/neu status. Mod Pathol, 2002, 15(2):137–145.

[50] Shackney SE, Silverman JF. Molecular evolutionary patterns in breast cancer. Adv Anat Pathol, 2003, 10(5):278–290.

[51] Shackney SE, Pollice AA, Smith CA, et al. The accumulation of multiple genetic abnormalities in individual tumor cells in human breast cancers: clinical prognostic implications. Cancer J Sci Am, 1996, 2(2):106–113.

[52] Press MF, Pike MC, Chazin VR, et al. Her–2/neu expression in node–negative breast cancer: direct tissue

quantitation by computerized image analysis and association of overexpression with increased risk of recurrent disease. Cancer Res, 1993, 53(20):4960–4970.

[53] Robertson KW, Reeves JR, Smith G, et al. Quantitative estimation of epidermal growth factor receptor and c-erbB-2 in human breast cancer. Cancer Res, 1996, 56(16):3823–3830.

[54] Venter DJ, Tuzi NL, Kumar S, et al. Overexpression of the c-erbB-2 oncoprotein in human breast carcinomas: immunohistological assessment correlates with gene amplification. Lancet, 1987, 2(8550):69–72.

[55] Friedrichs K, Lohmann D, Hofler H. Detection of HER-2 oncogene amplification in breast cancer by differential polymerase chain reaction from single cryosections. Virchows Arch B Cell Pathol Incl Mol Pathol, 1993, 64(4):209–212.

[56] Persons DL, Borelli KA, Hsu PH. Quantitation of HER-2/neu and c-myc gene amplification in breast carcinoma using fluorescence in situ hybridization. Mod Pathol, 1997, 10(7):720–727.

[57] Slamon DJ, Godolphin W, Jones LA, et al. Studies of the HER-2/neu protooncogene in human breast and ovarian cancer. Science, 1989, 244(4905):707–712.

[58] Nagata Y, Lan KH, Zhou X, et al. PTEN activation contributes to tumor inhibition by trastuzumab, and loss of PTEN predicts trastuzumab resistance inpatients. Cancer Cell, 2004, 6(2):117–127.

[59] Rokavec M, Wu W, Luo JL. IL6-mediated suppression of miR-200c directs constitutive activation of inflammatory signaling circuit driving transformation and tumorigenesis. Mol Cell, 2012, 45(6):777–789.

[60] Tan W, Zhang W, Strasner A, et al. Tumour infiltrating regulatory T cells stimulate mammary cancer metastasis through RANKL-RANK signalling. Nature, 2011, 470(7335): 548–553.

[61] Cano A，Perez-Moreno MA, Rodrigo I, et al. The transcription factor snail controls epithelial mesenchymal transitions by repressing E-cadherin expression. Nat Cell Biol, 2000, 2(2):76–83.

[62] Savagner P, Yamada KM, Thiery JP. The zinc-fingerprotein slug causes desmosome dissociation, an initial and necessary step for growth factor-induced epithelial-mesenchymal transition. J Cell Biol, 1997, 137(6):1403–1419.

[63] Sanchez-Tillo E, Lazaro A, Torrent R, et al. ZEB1 represses E-cadherin and induces an EMT by recruiting the SWI/SNF chromatin-remodeling protein BRG1. Oncogene, 2010, 29(24):3490–3500.

[64] Vandewalle C, Comijn J, De Craene B, et al. SIP1/ZEB2 induces EMT by repressing genes of different epithelial cell-cell junctions. Nucleic acids research, 2005, 33(20): 6566–6578.

[65] Ansieau S, Bastid J, Doreau A, et al. Induction of EMT by twist proteins as a collateral effect of tumor promoting inactivation of premature senescence. Cancer Cell, 2008, 14(1):79–89.

[66] Lee K, Gjorevski N, Boghaert E, et al. Snail1, Snail2, and E47 promote mammary epithelial branching morphogenesis. EMBO J, 2011, 30(13):2662–2674.

[67] Husemann Y, Geigl JB, Schubert F, et al. Systemic spread is an early step in breast cancer. Cancer Cell, 2008, 13(1):58–68.

[68] Cavallaro U, Christofori G. Cell adhesion and signalling by cadherins and Ig-CAMs in cancer. Nat Rev Cancer, 2004, 4(2):118–132.

[69] Conacci-Sorrell M, Zhurinsky J, Ben-Ze'ev A. The cadherin-catenin adhesion system in signaling and cancer. J Clin Invest, 2002, 109(8):987–991.

[70] Derksen PW, Liu X, Saridin F, et al. Somatic inactivation of E-cadherin and p53 in mice leads to metastatic lobular mammary carcinoma through induction of anoikis resistance and angiogenesis. Cancer Cell, 2006, 10(5):437–449.

[71] Podsypanina K, Du YC, Jechlinger M, et al. Seeding and propagation of untransformed mouse mammary cells in the lung. Science, 2008, 321(5897):1841–1844.

[72] Karrison TG, Ferguson DJ, Meier P. Dormancy of mammary carcinoma after mastectomy. J Nat Cancer Insti, 1999, 91(1):80–85.

[73] Aguirre-Ghiso JA. Models, mechanisms and clinical evidence for cancer dormancy. Nat Rev Cancer, 2007, 7(11):834–846.

[74] Drebin JA, Link VC, Stern DF, et al. Down modulation of an oncogene protein product and reversion of the transformed phenotype by monoclonal antibodies. Cell, 1985, 41(3):697–706.

[75] Drebin JA, Link VC, Weinberg RA, et al. Inhibition of tumor growth by a monoclonal antibody reactive with an oncogene-encoded tumor antigen. Proc Natl Acad Sci USA, 1986, 83(23):9129–9133.

[76] Vogel CL, Cobleigh MA, Tripathy D, et al. Efficacy and safety of trastuzumab as a single agent in first-line treatment of HER2-overexpressing metastatic breast cancer. J Clin Oncol, 2002, 20(3):719–726.

[77] Romond EH, Perez EA, Bryant J, et al. Trastuzumab plus adjuvant chemotherapy for operable HER2-positive breast cancer. N Engl J Med, 2005, 353(16):1673–1684.

[78] Furuuchi K, Berezov A, Kumagai T, et al. Targeted antireceptor therapy with monoclonal antibodies leads to the formation of inactivated tetrameric forms of ErbB receptors. J Immunol, 2007, 178(2):1021–1029.

[79] Qian X, LeVea CM, Freeman JK, et al. Hetero dimerization of epidermal growth factor receptor and wild-type or kinase-deficient neu: a mechanism of interreceptor kinase activation and transphosphorylation. Proceedings of the

National Academy of Sciences of the United States of America, 1994, 91(4):1500–1504.
[80] Zhou H, Zha Z, Liu Y, et al. Structural insights into the down regulation of overexpressed p185(her2/neu)protein of transformed cells by the antibody chA21. J Biol Chem, 2011, 286(36):31676–31683.
[81] Park BW, Zhang HT, Wu C, et al. Rationally designed anti–HER2/neu peptide mimetic disables P85HER2/neu tyrosine kinases in vitro and in vivo. Nat Biotechnol, 2000, 18(2):194–198.
[82] Masuda K, Richter M, Song X, et al. AHNP strep tavidin:a tetrameric bacterially produced antibody surrogate fusion protein against P185her2/neu. Oncogene, 2006, 25(59):7740–7746.
[83] Drebin JA, Link VC, Greene MI. Monoclonal antibodies specific for the neu oncogene product directly mediate antitumor effects in vivo. Oncogene, 1988, 2(4):387–394.
[84] Katsumata M, Okudaira T, Samanta A, et al. Prevention of breast tumour development in vivo by downregulation of the p185neu receptor. Nat Med, 1995, 1(7):644–648.
[85] Bouchard L, Lamarre L, Tremblay PJ, et al. Stochastic appearance of mammary tumors in transgenic mice carrying the MMTV/c–neu oncogene. Cell, 1989, 57(6):931–936.
[86] Vaught DB, Stanford JC, Young C, et al. HER3 is required for HER2–induced preneoplastic changes to the breast epithelium and tumor formation. Cancer Res, 2012, 72(10):2672–2682.
[87] Finkle D, Quan ZR, Asghari V, et al. HER2–targeted therapy reduces incidence and progression of midlife mammary tumors in female murine mammary tumor virus huHER2–transgenic mice. Clin Cancer Res, 2004, 10(7):2499–2511.
[88] Ignatiadis M, Rothe F, Chaboteaux C, et al. HER2–positive circulating tumor cells in breast cancer. PLoS One, 2011, 6(1):e15624.
[89] Park S, Jiang Z, Mortenson ED, et al. The therapeutic effect of anti–HER2/neu antibody depends on both innate and adaptive immunity. Cancer Cell, 2010, 18(2):160–170.
[90] Stagg J, Loi S, Divisekera U, et al. Anti–ErbB–2 mAb therapy requires type I and II interferons and synergizes with anti–PD–1 or anti–CD137 mAb therapy. Proceedings of the National Academy of Sciences of the United States of America, 2011, 108(17):7142–7147.
[91] Marth C, Widschwendter M, Kaern J, et al. Cisplatin resistance is associated with reduced interferon gamma–sensitivity and increased HER–2 expression in cultured ovarian carcinoma cells. Br J Cancer, 1997, 76(10):1328–1332.
[92] Hamburger AW, Pinnamaneni GD. Increased epidermal growth factor receptor gene expression by gamma–interferon in a human breast carcinoma cell line. Br J Cancer, 1991, 64(1):64–68.
[93] Uribe JM, McCole DF, Barrett KE. Interferon–gamma activates EGF receptor and increases TGF–alpha in T84 cells: implications for chloride secretion. Am J Physiol Gastrointest Liver Physiol, 2002, 283(4):G923–G931.
[94] Clynes RA, Towers TL, Presta LG, et al. Inhibitory Fc receptors modulate in vivo cytotoxicity against tumor targets. Nat Med, 2000, 6(4):443–446.
[95] Barnes N, Gavin AL, Tan PS, et al. Fc gammaRI–deficient mice show multiple alterations to inflammatory and immune responses. Immunity, 2002, 16(3):379–389.
[96] Hurvitz SA, Betting DJ, Stern HM, et al. Analysis of Fc gamma receptor IIIa and IIa polymorphisms: lack of correlation with outcome in trastuzumab–treated breast cancer patients. Clin Cancer Res, 2012, 18(12):3478–3486.
[97] Jardines L, Weiss M, Fowble B, et al. Neu (cerbB–2/HER2) and the epidermal growth factor receptor (EGFR) in breast cancer. Pathobiology, 1993, 61(5–6):268–282.
[98] Alroy I, Yarden Y. The ErbB signaling network in embryogenesis and oncogenesis: signal diversification through combinatorial ligand–receptor interactions. FEBS Letters, 1997, 410(1):83–86.
[99] Dougall WC, Qian X, Peterson NC, et al. The neu–oncogene: signal transduction pathways, transformation mechanisms and evolving therapies. Oncogene, 1994, 9(8):2109–2123.
[100] Pinkas–Kramarski R, Alroy I, Yarden Y. ErbB receptors and EGF–like ligands: cell line age determination and oncogenesis through combinatorial signaling. J Mammary Gland Biol Neoplasia, 1997, 2(2):97–107.
[101] Riese DJ, Stern DF. Specificity within the EGF family/ErbB receptor family signaling network. Bioessays, 1998, 20(1):41–48.
[102] Tzahar E, Waterman H, Chen X, et al. A hierarchical network of interreceptor interactions determines signal transduction by neu differentiation factor/neuregulin and epidermal growth factor. Mol Cell Biol, 1996, 16(10):5276–5287.
[103] Cai Z, Zhang G，Zhou Z，et al. Differential binding patterns of monoclonal antibody 2C4 to the ErbB3–p185her2/neu and the EGFR–p185her2/neu complexes. Oncogene, 2008, 27(27): 3870–3874.
[104] Cai Z，Zhang H, Liu J, et al. Targeting erbB receptors. Semin Cell Dev Biol, 2010, 21(9):961–966.
[105] Da Silva L, Simpson PT, Smart CE, et al. HER3 and downstream pathways are involved in colonization of brain metastases from breast cancer. Breast Cancer Res, 2010, 12(4):R46.
[106] Wheeler DL, Huang S, Kruser TJ, et al. Mechanisms of acquired resistance to cetuximab: role of HER (ErbB)

family members. Oncogene, 2008, 27(28):3944–3956.

[107] Engelman JA, Zejnullahu K, Mitsudomi T, et al. MET amplification leads to gefitinib resistance in lung cancer by activating erbB3 signaling. Science, 2007, 316(5827): 1039–1043.

[108] Wang Q, Greene MI. Mechanisms of resistance to ErbB-targeted cancer therapeutics. J Clin Invest, 2008, 118(7):2389–2392.

[109] Tanizaki J, Okamoto I, Sakai K, et al. Differential roles of transphosphorylated EGFR，HER2, HER3, and RET as hetero dimerisation partners of MET in lung cancer with MET amplification. Br J Cancer, 2011, 105(6):807–813.

[110] Berezov A, Cai Z, Freudenberg JA, et al. Disabling the mitotic spindle and tumor growth by targeting a cavity-induced allosteric site of survivin. Oncogene, 2012, 31(15):1938–1948.

[111] Greenberg AH, Greene M. Non-adaptive rejection of small tumour in ocula as a model of immune surveillance. Nature, 1976, 264(5584):356–359.

[112] Li B, Greene MI. Special regulatory T-cell review: Foxp3 biochemistry in regulatory T cells—how diverse signals regulate suppression. Immunology, 2008, 123(1):17–19.

[113] Xiao Y, Li B, Zhou Z, et al. Histone acetyltransferase mediated regulation of Foxp3 acetylation and Treg function. Curr Opin Immunol, 2010, 22(5):583–591.

[114] Zhang H, Xiao Y, Zhu Z, et al. Immune regulation by histone deacetylases: a focus on the alteration of Foxp3 activity. Immunol Cell Biol, 2012, 90(1):95–100.

[115] Song X, Li B, Xiao Y, et al. Structural and biological features of Foxp3 dimerization relevant to regulatory T cell function. Cell Rep, 2012, 1:665–675.

[116] Li B, Samanta A, Song X, et al. Foxp3 interactions with histone acetyltransfer ase and class II histone deacetylases are required for repression. Proc Natl Acad Sci USA, 2007, 104(11):4571–4576.

[117] Sakai E, Morioka T, Yamada E, et al. Identification of preneoplastic lesions as mucin-depleted foci in patients with sporadic colorectal cancer. Cancer Sci, 2012, 103 (1): 144–149.

第十五章 15

抗肿瘤基因疫苗的设计、检测和临床效果

Freda K. Stevenson, Gianfranco di Genova, Christian H. Ottensmeier and Natalia Savelyeva

Molecular Immunology Group, Cancer Sciences Unit, University of Southampton Faculty of Medicine, Southampton General Hospital, Southampton, United Kingdom

译者：苏东明　梁秀彬　玄文颖

致谢

衷心感谢白血病和淋巴瘤研究所，英国癌症研究机构 Tenovus 和南安普敦 NIHR 癌症医学实验中心的帮助。感谢 Lynsey Block 为准备本章内容所提供的宝贵帮助。

一、引言

在当今我们对人类免疫系统的了解还十分有限的情况下，提出使用疫苗抗击癌症似乎是一个难以实现的事情。受到常规疫苗接种能成功有效控制感染性疾病的鼓舞，人们萌发了利用直接免疫攻击清除体内癌细胞的想法。由于疫苗在健康受试人群中有效诱导产生了保护性抗体，这使人们似乎对癌症疫苗的开发前景比较乐观。最近的一项研究证明，由重组疫苗诱导产生的抗体可有效防止人乳头状瘤病毒（HPV）的感染[1]。HPV 感染与宫颈癌及其他癌症的发生发展均有相关性。同时，抗体还介导了由疫苗产生的预防病毒感染的保护力。由于已经感染的细胞中所表达的抗原会发生改变，疫苗对于已经感染的患者没有显著效果[2]。对于原位 HPV 感染、其他一些持续性感染和大多数癌症而言，激活有效的免疫反应还需要额外激活效应 T 细胞，以识别与 MHC 结合的来自细胞内的抗原肽。遗憾的是，与人们对实验小鼠免疫系统的了解程度相比，我们对人类受试者 T 细胞的免疫应答却知之甚少。虽然常规疫苗已在临床中使用多年，人们迄今对其仍缺乏系统的分析。由于对开发抗 HIV 和其他新兴感染的疫苗的需要，研究人员迫切需要了解人类免疫反应的有关知识[3]。同时，对于抗慢性感染和治疗癌症的新疫苗，我们也需要用客观、统一的标准来监测患者体内的免疫反应。

癌症疫苗疗法的另一个复杂之处在于，我们所希望看到的持续而有效的免疫应答却

必须在免疫系统受到损伤或是处于抑制状态的癌症患者体内产生。而且，癌症患者往往是老年人，其免疫机能往往又受到年龄的影响[4]。显然，我们需要应用现代基因学等方面的新知识和新技术应对这些挑战。DNA 分析不仅提供了病原体和癌细胞的分子遗传学信息，还可帮助人们开发肿瘤疫苗用于免疫治疗。与此同时，随着对相关免疫知识的不断积累，我们可以有目的地对免疫系统进行特定的激活或者抑制。针对慢性感染和癌症，人们现在可以通过灵活地构建不同的基因工程疫苗来实现某种基因的特异性过度表达，最终有助于我们获得持久的免疫力。

二、DNA 疫苗

开发 DNA 疫苗需要满足两个至关重要的条件——疫苗的合理设计和有效传递。免疫学的知识对于设计疫苗十分重要，要求 DNA 疫苗在表达编码肿瘤抗原的同时，还能通过添加或敲除某些额外的分子去放大或直接产生免疫学效应。在疫苗设计阶段，临床前研究模型对于观察该疫苗对机体免疫力的诱导能力和抑制肿瘤效果等必不可少[5]。DNA 疫苗的设计是否成功取决于以下三个方面：第一，表达该疫苗的质粒的基本结构能作为天然的疫苗佐剂；第二，构建 DNA 疫苗时，利用基因工程的方法将肿瘤抗原组装在一起，使之能够诱导产生我们希望看到的免疫效应因子；第三，疫苗还应能够诱导 T 淋巴细胞使之获得持久的免疫记忆，并克服患者体内业已存在的负性免疫调节机制。除此之外，DNA 疫苗还可以选择性地编码表达细胞因子、趋化因子、共刺激分子或靶向抗原呈递细胞的抗体等（图 15.1）[6-7]。同时，也有人通过微粒或脂质体成分[8]或通过已用于临床中的阳离子脂质为基础的佐剂（Vaxfectin）[9]来改善 DNA 疫苗的性能，表现出相当的潜力。随着电穿孔（EP）技术的发展[10]，人们可有效地克服先前的技术障碍，有效改进疫苗的传递方式，使相关的免疫治疗技术得到迅速的发展[11]。

A. 激活固有免疫

人们最初认为表达 DNA 疫苗的质粒骨架只能通过特定的 CpG 二核苷酸重复序列激活固有免疫，后来发现合成的寡核苷酸也能发挥同样的激活作用[12]。这个信号通路包括通过晚期糖基化终产物 (RAGE) 的受体摄取富含 CpG 的 DNA，然后通过细胞内的 TLR-9/MyD88 通路诱导 I 型干扰素。DNA 疫苗在 TLR9$^{-/-}$ 小鼠身上被证明也是有效的[13]。在这一点上，我们可以从传染性病原体 DNA 的研究中得到解释。研究人员发现，在细胞质内存在有多个作为 DNA 传感器的模式识别受体，包括 DAI（DNA-dependent activator of IFN regulatory factor，DNA 依赖性激活的 IFN 调节因子）、RIG-1（retinoic acid-inducible protein 1，维甲酸诱导蛋白 1）和解旋酶 DHX9/DH36，它们可以激活 IFN 调控因子 3/7、NF-κB 以及诱导干扰素和炎症细胞因子表达的转录因子等[14]。此外，DNA 还可以激活 AIM-2（absent in melanoma 2）和其家族成员，通过 Caspase 依赖的剪切作用生成有活性的 IL-1β 和 IL-18。随着我们对固有免疫激活过程的理解不断加深，DNA 疫苗的临床效果也不断得到提高和优化。目前，在临床前试验中，人们通过联合注

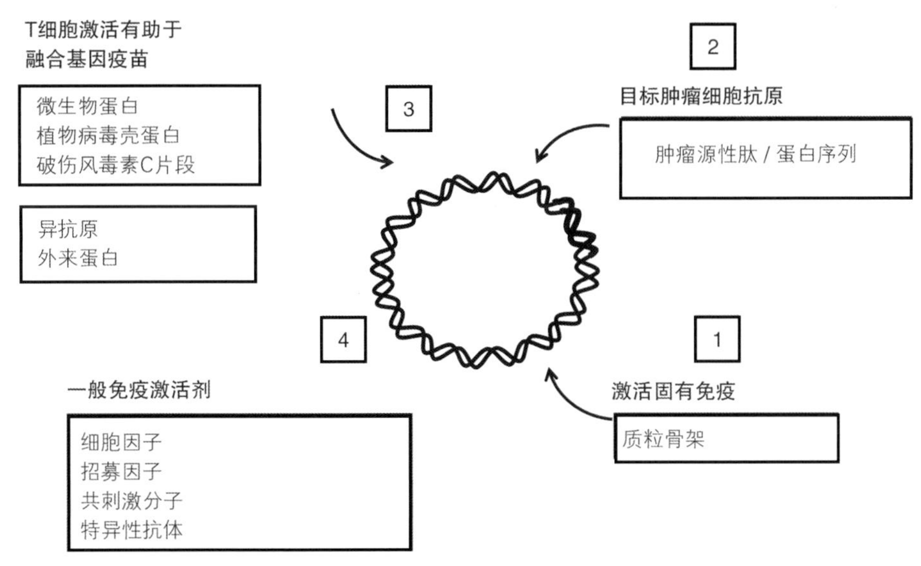

图 15.1　DNA 融合基因疫苗可以对免疫系统产生多方面的影响

（1）质粒主链激活机体的固有免疫；（2）编码产生全长蛋白或与 MHC Ⅰ类结合肽的肿瘤抗原序列；（3）源于微生物序列或异种抗原的编码诱导 $CD4^+$ 辅助 T 细胞的序列；（4）编码产生不同候选免疫激活剂的序列。

射 DAI 和黑色素瘤 DNA 抗原疫苗提高了治疗的有效性[15]。

B.　肿瘤抗原

肿瘤抗原可能来自病毒、过度表达的或异常表达的突变蛋白质[16]。真正意义上的肿瘤特异性抗原基本上不存在，但 B 细胞恶性肿瘤中表达的基因独特型免疫球蛋白（idiotypic immunoglobulin）则是一个特例。在前列腺癌或卵巢癌手术中，正常组织往往也会被切除，当以其中的组织特异性蛋白质作为有效的免疫治疗靶点时，大多不会引起非特异性的损伤。然而，许多肿瘤抗原在正常组织里也有表达，因此一个成功的疫苗也有可能诱导自身免疫性损伤。美国国家癌症研究院最近公布了 75 个主要的癌症抗原，这为以此为靶点的疫苗设计和使用奠定了坚实的基础[17]。与体外表达的重组蛋白质相比，DNA 疫苗一个显著的优点是可以模拟肿瘤抗原在宿主肿瘤细胞中的翻译后修饰过程。

C. 辅助性 T 淋巴细胞的激活

诱导高亲和力的抗体和记忆性 $CD8^+$T 细胞需要 $CD4^+$T 细胞的辅助[18]。由于在结构上与正常的蛋白质相似，肿瘤抗原往往不能诱导足够的 $CD4^+$T 细胞应答。为此，人们往往将肿瘤源性独特型蛋白质和外源性蛋白质，如钥孔血蓝蛋白（keyhole limpet hemocyanin, KLH）[19] 联合表达。我们的策略是通过融合表达独特型单链 Fv 序列（scFv）和破伤风毒素的 C 片段序列（FrC）来制作“基因改造的结合疫苗（genetic conjugate vaccines）”[20]。由此获得的疫苗显著放大了抗独特型抗体的水平。人们还在卵泡滤泡型淋巴瘤患者中进行了 DNA scFv-FRC 融合疫苗的临床试验。这个临床试验取得了令人兴奋的结果：有 38%的患者产生了抗 Id 免疫应答[5]；但是由于这些特异性疫苗都是针对不同的病人进行个体化设计的，研究人员无法对这类疫苗的疗效进行整体评估。整体性评估需要一个适用于所有患者的疫苗，同时还需要选定急性骨髓源性白血病亚型中一个具有易位特征的序列，并能通过 FrC 序列增强免疫反应[21]。

FrC 与疫苗结合后能提高辅助性 T 淋巴细胞的水平。这也可以通过其他蛋白质来实现：如某些植物病毒的外壳蛋白质由于具有自我聚集的特性，可诱导以 Th1 细胞为主的免疫应答。这一现象对攻击癌细胞很重要[22]，同时也适用于治疗黑色素瘤的 DNA 疫苗。它所包含的异种序列在一定程度上能诱导产生辅助性 T 淋巴细胞。目前，一种编码人类酪氨酸酶的 DNA 疫苗已被批准用于治疗犬类疾病[23]，另一种编码小鼠 gp100 的 DNA 疫苗已经在患者中进行临床试验[24]。如果疫苗接种的目的是获得针对细胞表面抗原（如 gp100）的抗体，也许用病毒载体增强免疫是合适的做法。但是使用病毒性载体也存在问题：如果人体以前就存在抗该载体的抗体，则会抑制机体对同一载体产生免疫增强的能力[25]。

DNA 疫苗是诱导 $CD8^+$T 细胞对抗细胞内广泛存在的候选肿瘤抗原的理想载体。但是，持久的免疫应答还需要 $CD4^+$T 细胞的辅助[18]。人们使用外源性短肽疫苗未能诱导记忆性 $CD8^+$T 细胞，从另一个侧面也验证了这一问题[26]。尽管人们认为基因结合疫苗能够诱导产生抗体的同时也许也能激活细胞免疫，但是用这类疫苗激活 T 细胞前景就不那么乐观了。天然 $CD8^+$T 细胞应答由于存在免疫优势现象，往往主要针对大的病毒产生免疫反应，而对 MHC Ⅰ类结合肽不产生反应[27]。这导致在使用痘病毒等载体传递抗原时，往往因为该肿瘤抗原要与强大的病毒抗原竞争表位或被预先存在的抗病毒抗体抑制而失败[28]。其实在使用 MVA 为载体传递黑色素瘤抗原的临床试验中已经证实了这一推测，我们观察到 T 细胞应答明显针对病毒载体而非所需的肿瘤肽[29]。包括甲病毒基础上的 DNA 复制载体等其他几个病毒传递系统正在研究当中，主要用于治疗有潜在致癌可能的感染性疾病[30]。

为了避免这个问题，我们设计了一个 DNA 疫苗。该 DNA 疫苗编码产生 FrC 的单个结构域（DOM），该结构域包含有多个检测不到的、能与 MHC Ⅰ竞争性结合的肽（HLA-A2），同时我们将肿瘤衍生肽的序列结合到了其 3′- 末端[31]。由此产生的 p.DOM 表位疫苗能诱导高水平的辅助性 T 细胞，因肿瘤肽插入在表达系统的最佳位置从而能产生 $CD8^+$T 细胞应答。研究人员已经在临床前研究中观察了这些针对不同目标肽的疫苗的临床效果，其中的一些疫苗已经被用于临床试验[32]。重要的是，编码不同肿瘤衍生肽的疫苗可以注射到不同的身体部位，这样就不必担心会产生竞争的问题[33]。我们正在进行的治疗血液系统恶性肿瘤试验中就采取了这种做法，并进行正式的临床疗效评估。

当我们将研究重点放在诱导 $CD8^+$T 细胞时，我们发现一个现象——疫苗无法诱发抗肿瘤的 $CD4^+$T 细胞。这可能有利于避免 Tregs 的扩增[34]。如果需要的话，我们基于 DOM 的疫苗技术也可用于表达肿瘤抗原的全长序列，从而激活 $CD4^+$T 细胞并适用于所有的 MHC Ⅰ类等位基因[35]。然而我们发现与诱导 p.DOM 的抗原表位设计相比，这些表达肿瘤抗原全长序列的疫苗诱导肽特异性 $CD8^+$T 细胞的临床效力相对较弱[36]。

D. 疫苗的使用

DNA 疫苗的主要问题是如何在大型动物体内运用。一个非常常见的现象是，在临床前实验中能获得令人兴奋结果的 DNA 疫苗在人体试验中却毫无疗效[37]，这使人们产生了悲观的认识，即 DNA 疫苗在临床上无用武之地。研究人员经过分析发现，DNA 疫苗的转染效率不足以及未能充分激活固有免疫系统是导致临床试验失败的主要原因。比如，以肌肉为位点注射疫苗的话，在实验小鼠中注射的量可以很大，但在患者身上则不然，这是一个重要的因素[38]。现在人们已经开发了一系列的方法提高 DNA 疫苗的注射效率，包括主要用于以肌肉为注射位点的电穿孔技术（electroporation，EP），主要用于皮肤途径的高压注射法、皮肤贴膜、纹身或将 DNA 结合到金颗粒上进行粒子轰击[11]。不同的部位所注射的 DNA 的量不同，皮肤所需的 DNA 的量比肌肉要少[11]，而电穿孔技术则可以提高上述两个部位的注射效率。以我们目前尚未发表的实验数据来看，EP 的剂量在 500 ～ 2 000 μg$^{+/-}$ 之间递增时，并未引起免疫应答明显增加，而肌肉注射 1 mg 就足够增加免疫应答（未发表的数据）。

在临床上，电穿孔作为一种新兴技术开始用于临床的 DNA 疫苗治疗。其步骤是，在注射同时或注射后很短时间内使电流通过组织位点。毫无疑问，这将会增加 DNA 的转染效率，因而也增加了抗原的表达水平，同时也产生了局部炎症反应以招募抗原呈递细胞[10]。临床前研究模型已经证实，电穿孔技术可以增强免疫应答，特别是针对抗体和 $CD8^+$ T 细胞介导的应答[39]。目前，我们和其他同行正在研究电穿孔技术在临床试验中的效果[40]。

三、mRNA 疫苗

尽管人们在早期研究中就发现，通过注射 DNA 或 RNA 的方式将基因转导到小鼠肌肉内都会导致蛋白质的表达[41]，但实际上以 RNA 为基础的疫苗发展却远远落后于 DNA 疫苗。主要原因是 RNA 酶可使 RNA 发生降解，缩短了 RNA 在细胞外的半衰期从而造成其性质不稳定。这导致不能通过直接注射的方式向人体输入 RNA 疫苗，并且在很大程度上限制了负载 RNA 的树突状细胞输入人体的方式。RNA 疫苗仅在前列腺癌抗原方面取得了一些成功[42]。最近人们进一步改进 RNA 疫苗的稳定性，尝试通过皮肤或淋巴结的途径将其注射入人体，并取得了一些进展[43]。mRNA 的优点是它不进入细胞核因而更加安全。当 mRNA 被传递到内体时，它也可能通过 TLR3、TLR7 和 TLR8 激活固有免疫。在转移性黑色素瘤患者中开展的一些相关临床试验并没有获得预期的结果，也许是因为试验方案不够理想[44]。有人改进了 mRNA 疫苗技术，联合使用游离 mRNA 疫苗与鱼精蛋白络合的 mRNA 疫苗，在临床试验中显现出良好的应用前景[45]。到目前为止，其他的相关临床试验大多以摘要的形式报道了结果，显示 mRNA 可以诱导广泛的抗原特异性免疫反应，能够检测到相关抗体、$CD4^+$ 和 $CD8^+$ T 细胞应答[46]。在 58%的前列腺癌患者中，皮内注射以自身为佐剂的、靶向于前列腺抗原的 mRNA，能够诱导针对多种前列腺癌抗原表位的免疫应答[47]。然而，mRNA 疫苗能否与灵活、稳定并且易于操控的 DNA 疫苗相抗衡或者互补，仍有待在临床上进一步观察和了解。

四、病毒样颗粒疫苗

病毒外壳蛋白无需其他病毒成分即可自我聚合，从而形成病毒样颗粒（virus-like particles，VLP）。这些颗粒具有与病毒相似的结构，表现为多聚体形式的抗原，对激活初始 B 淋巴细胞和诱发高水平的保护性抗体特别有效。以 L1 病毒外壳蛋白制成的抗 HPV 预防性疫苗便是个成功的例子[1]。来自 HPV 的 VLP 也能通过 B 细胞表达的 TLR4 和树突状细胞激活固有免疫反应[48-49]。添加佐剂可以提升这类疫苗的性能。佐剂可以是明矾（Gardasil, Merck），也可以是明矾加 LPS 衍生的单磷酰脂质 A（Cervarix, GSK）。后者可明显延长抗体应答的持续时间[50]。

HPV 疫苗的成功使得人们致力于将 VLP 开发为弱免疫原性抗原的携带者。其中的一种方法便是利用乙型肝炎病毒（HBV）核心抗原 HBcAg 所具有的自我组装的特性使其形成 VLP[51]。研究人员已经研发出许多嵌合的 HBcAg VLP，它们将源于感染病原体的抗原表位与核心蛋白融合表达[52]。最近，这种方法已被用于癌症疫苗的开发，所使用的表位来自分化抗原紧密连接蛋白 18，亚型 2（CLDN18.2）。该抗原在胃、胰腺和其他部位的癌细胞中均有表达。融入 HBcAg 会诱导产生抗该表位的自身抗体，并部分抑制表达 CLDN18.2 的肿瘤的生长[53]。

五、植物病毒颗粒及其衍生物疫苗

因具有高度的免疫原性，植物病毒已经成为人类癌症抗原载体的不二选择。与 VLP 相似，植物病毒是由多个病毒外壳蛋白亚基（coat protein，CP）组装而成，不具有致病性，人体对其也没有预先存在的免疫原性。植物病毒的另一个优点是，它们可包裹单链 RNA 病毒的基因组。大概 25 年前，人们就开始使用植物病毒嵌合体疫苗。该疫苗表达来自细菌和病毒病原体的特定的 B 细胞表位，该表位主要位于病毒结构的末端或暴露于病毒表面的环状结构中[54]。病毒 CP 的基因连锁分析使我们能够揭示哪些肽表达在植物病毒颗粒表面，有利于我们浓缩和富集抗原。这些疫苗像野生型的病毒一样可以在植物中表达，也能按照纯化野生型病毒的方法进行提纯，并能收获相似数量的病毒疫苗。此类疫苗已被用于治疗一些感染性疾病的实验，它们能诱导较高水平的抗表位抗体，并为啮齿类[55]和大型的实验动物提供相应的保护[56-57]。

然而，植物病毒疫苗对其所包含的抗原表位的大小存在严格的限制，较大的多肽会损害病毒颗粒结构的完整性[54]。使用灵活的连接子虽然有助于在植物病毒疫苗中插入单个较大的片段，但不能作为常规方法来使用[58-59]。另一个问题是，插入的基因片段中也不能含有半胱氨酸和色氨酸等特定的氨基酸序列，这进一步限制了表位的选择[60-62]。还有一个类似的方法也许能够避免这种情况，即单独使用不包括 RNA 病毒的植物病毒外壳蛋白，将其和附加表位一起在细菌和酵母等非植物表达系统中表达[63-

64]。木瓜花叶病毒（PapMV）能像 HBcAg 一样，在不需要基因组核酸存在的条件下组装成 VLP[64]。这些 VLP 对蛋白质单体具有非常好的免疫原性，并能对候选表位产生持久的抗体应答[64]。在已经完成的大量实验中，这些 VLP 能诱导抗传染病的免疫应答。

六、基于 PVX（马铃薯 X 病毒）的植物病毒颗粒（PVP）联合疫苗

既往研究表明，针对表达在细胞表面的肿瘤抗原的疫苗能诱导机体产生高水平的抗体。尽管通过电穿孔技术注射 DNA 融合疫苗可以做到这一点，我们还是探索了将靶抗原附着到整个病毒的方法。我们选择了马铃薯 X 病毒（potato virus X，PVX），它包括重复 1 000 次并且环绕单链 RNA 病毒的 CP 单体。将抗原附着在该病毒上是通过非基因改造的方法实现的，并不需要对每个候选分子进行单独剪裁，而将单独的抗原表位整合进嵌合病毒中则需要对相关基因进行剪裁。由于全长抗原或大片段基因都可被结合到该病毒上，该系统对所结合的抗原大小也没有过多的限制，所以能确保诱导广泛的特异性抗体应答。

我们最初使用链霉亲和素 - 生物素将 PVX 和肿瘤抗原链接在一起，以制备 PVP 结合疫苗。有了 Id 抗原，DNA 结合疫苗在诱导抗肿瘤抗体方面的优势更加明显，不需要添加佐剂就能够诱导保护性抗体（未发表的资料）。病毒的单链 RNA 能够与 TLR7 结合。有趣的是，该疫苗与明矾联合使用则表现出协同作用，能进一步提高抗体产生水平。总的来说，这种疫苗的设计包括了理想的对癌症结合疫苗来说非常重要的特征，例如多价性（multivalency）、外源蛋白对辅助 T 细胞的激活以及病毒单链 RNA 激活固有免疫等（图 15.2）。TLR7 在小鼠体内多表达于浆细胞样树突状细胞（DC）和静息 B 细胞，而在人体中则表达于活化的 B 细胞，因此靶向 TLR7 的疫苗对于诱导抗体应答具有明显优势[65-66]。此外。在人体中另一个单链 RNA 的受体 TLR8 比 TLR7 在 DC 亚群中的表达范围更广泛，使结合单链 RNA 疫苗具有更多的优势[67]。PVP 结合疫苗诱导产生的抗体水平与那些通过 KLH 结合物诱导产生的抗体水平基本相同，现在人们已计划开展靶向淋巴瘤中的 Id 抗原的临床试验[68]。与 KLH 相比，PVP 结合疫苗能诱导产生更广泛的抗体亚型，同时还能促使 Th1 驱动产生更多的 IgG2（未发表资料）。

显然，PVP 结合疫苗能诱导 Th1 驱动产生高水平的抗肿瘤抗体，达到攻击癌症的预期目标。接下来需要回答的问题是：这些疫苗是否也可以诱导抗肿瘤 $CD8^+$ T 细胞？一种设计可能不能满足所有的目的，也许人们可以为获得最佳的免疫效果来设计特异性的疫苗。

七、人类的疫苗接种

接种癌症疫苗的目的是在患者体内诱导产生抗肿瘤特异性的免疫应答，这可以清除微小残留病灶并发挥长期的免疫监视作用。抗体能攻击细胞表面分子，过继输入单克隆抗体也显现出明确的临床效果[69]，目前的研究重点主要集中于癌症疫苗对肿瘤特异性

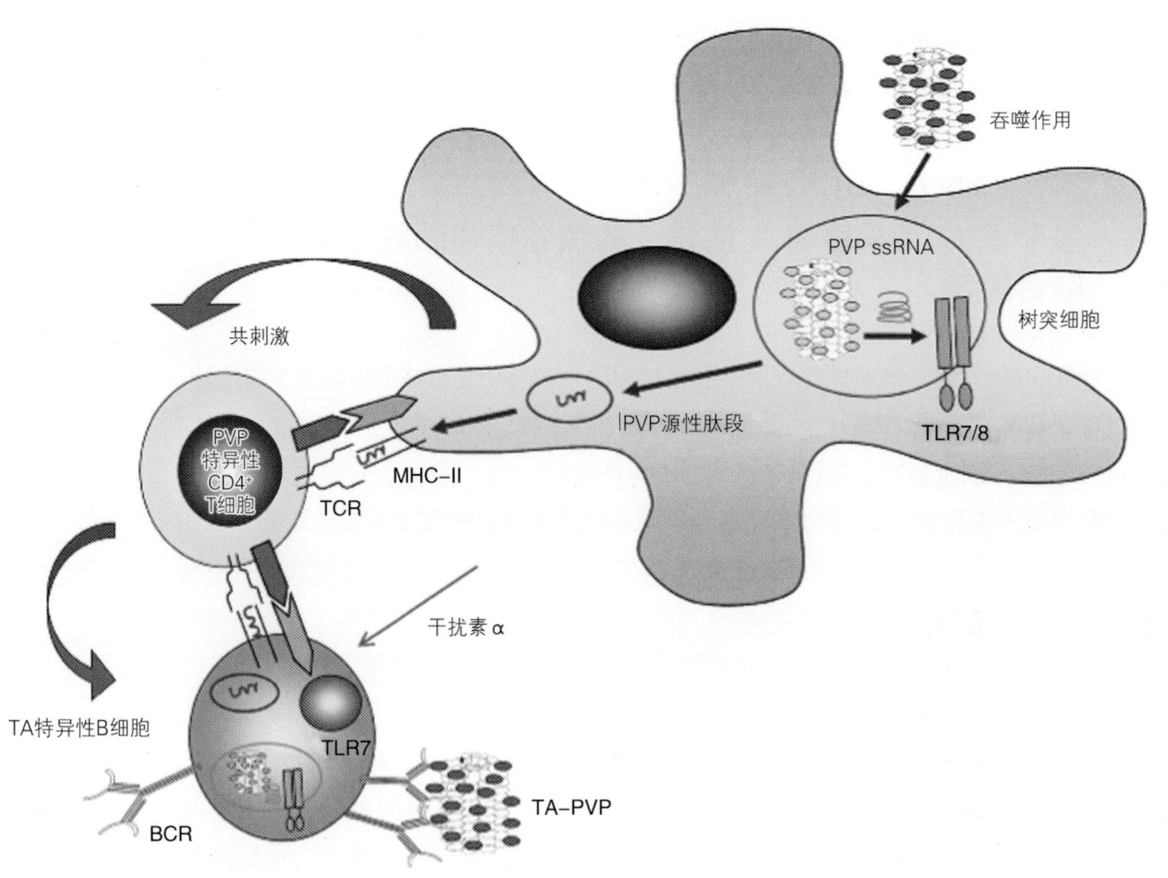

图 15.2　PVP 疫苗免疫诱导的机制

激活免疫系统有三个很重要的关键部分，即传递聚合的抗原，并使之汇集于 PVP 表面以便有效地激活 B 细胞和对肿瘤抗原无效的 PVP 特异性辅助性 T 细胞，同时病毒的单链 RNA 通过 TLR7/8 激活树突状细胞 。

细胞毒性淋巴细胞（CTL）以及在某些情况下对 $CD4^+$T 细胞的诱导作用。在前面的章节中，我们已经讨论了设计及检测 DNA 疫苗诱导肿瘤特异性 CTL 的相关问题。在临床上，由于需要疫苗接种的患者病情不一而足，所以进行癌症疫苗治疗的方案、观察和甄别免疫反应的方法也就很难做到“千篇一律”。尽管对患者的评估很能说明问题，但研究人员能够获得的大多是血液标本以及少量的组织，故所能得到的信息还是十分有限。

只有当最初的肿瘤特异性 CTL 离开注射部位和引流淋巴结迁移至肿瘤组织并杀死肿瘤细胞时才能达到治疗效果（尽管有可能会遇到抑制免疫的肿瘤微环境）。此外，为了获得长期的免疫保护效应以防止肿瘤复发，机体需要成功建立起肿瘤特异性的免疫记忆应答。现在，单细胞分析 [70] 以及系统生物学和高通量分析 [71] 也逐渐成为预估疫苗疗效的替代指标。

八、 疫苗诱导 T 细胞应答的定量和定性特征

虽然对能产生 IFN-γ 的T细胞进行定量分析仍然是评估癌症疫苗常用的终极指标，最近对传染病的研究表明，对T细胞产生免疫应答的能力进行定性分析也很重要 [72-73]。

这些特征包括 T 细胞产生免疫应答的广度、克隆形成情况和功能性的亲和力[70,73]等。高亲和力使 T 细胞能够识别靶细胞上表达的、密度较低的多肽，并且还利于其发挥免疫功能，迅速实现杀伤活性[73]。T 细胞应答的质量被定义为 T 细胞所能够发挥功能的类型和数量，涉及细胞因子、趋化因子和细胞毒性的产生以及自身增殖能力等多个方面。重要的是，多功能的 $CD8^+$ 和 $CD4^+$ T 细胞的存在能更好地控制人类的 HIV 感染[74-75]。此外，在硕大利什曼原虫感染的小鼠模型中，$CD8^+$ 和 $CD4^+$ T 细胞的存在与疫苗诱导的相关保护程度相关[76]。

至关重要的是，研究人员在灵长类动物[77]和人类[78-80]中发现 HIV 抗原的同时，也发现 DNA 疫苗能够诱导长期的、具有多种功能的 $CD4^+$ 和 $CD8^+$ T 细胞免疫应答。有趣的是，给药途径和剂量似乎也能影响免疫应答的质量[81]。在癌症疫苗的免疫监测中也要注意应用这些检测方法，以评价它们在预测临床预后中的重要性。

九、DNA 疫苗的临床试验

人们最初认为 DNA 疫苗在患者体内并不足以刺激产生有效的免疫应答，但现在这一领域发生了迅速的变化。目前，有 57 个治疗癌症的 DNA 疫苗的临床试验正在招募志愿患者（www.clinicaltrials.gov，2012 年 3 月）。这说明社会上越来越多的人认可这种治疗方法的前景。一些 DNA 疫苗已获得批准用于治疗鲑鱼和虹鳟鱼的传染性造血器官坏死病毒（infectious hematopoietic necrosis virus）的感染[82]。也许，与人类更相关的是应用于大型哺乳动物的保护性免疫，例如利用 DNA 疫苗对抗马的脑炎病毒[83]。此外，第一个获得批准的用于哺乳动物黑色素瘤治疗的疫苗就是一种 DNA 疫苗[84]，对狗的黑色素瘤具有明显疗效。这有力地提示针对肿瘤抗原进行免疫治疗是十分有效的临床治疗手段[85]。

DNA 疫苗大多在病人体内显示出良好的安全性，而且除了接种部位以外患者很少出现或不出现副作用。我们在前列腺癌试验中观察到的结果[40]证实了来自其他研究小组的数据。无论是单独注入 DNA 疫苗或使用电穿孔法注入 DNA 疫苗[86]，在接种部位之外很少出现临床相关的副作用，即便在健康的志愿者中亦是如此[87]。目前尚无证据表明疫苗 DNA 能够整合入患者的基因组中[88-89]，注入的 DNA 未被发现能引起抗 DNA 的免疫应答，在其他非靶器官中也未出现自身免疫性标记物的表达变化[11,90]。

当 DNA 疫苗以自身抗原为靶标时，在免疫原性较低的情况下，人们无需担心疫苗会造成正常细胞的损伤。关于这一点，我们可以从输入自身抗原特异性 T 细胞的研究中寻找答案。在本研究中，给患者所输入的细胞是表达 T 细胞受体（T-cell receptor，TCR）的、具有极高亲和力的 T 细胞。这种细胞主要是来自于经过改造的转基因小鼠，而非接受疫苗免疫的患者体内。在输入这种细胞后，患者体内出现了毒性反应，限制了所输入的细胞剂量[91]。其中输入的一种 T 细胞中过表达了针对癌胚抗原（CEA）中 HLA-A0201* 限制性 IMI 肽段的特异性 TCR。尽管这种基因改造的 T 细胞显著降低了 CEA 的表达水平，同时还能使肿瘤明显缩小，但由于在 3 例患者中引起了严重的腹泻，相关的临床试验还是不得不被终止。研究人员在给 CEA 转基因小鼠输入 CEA 特异性 T 细胞之后也观察到相似的结果[92]。我们在表达 CEA 的癌症患者中使用[93]针对来自 CEA 的 CAP1 肽的 DNA 疫苗时[94]，也发现该疫苗能诱导患者发生轻度腹泻。这表明 DNA 疫苗能够破坏人体的免疫耐受性[93]。这些数据只提示了与疫苗相关的临床效应，但还没有研究证实腹泻是由归巢到肠道的 T 细胞所介导的。这需要更进一步的临床试验予以证实。在使用 DNA 疫苗治疗肿瘤患者时，随着治疗时间的延长，医生应该对免疫相关的不良反应进行评估，以明确提升疫苗的性能是否会增加自身免疫性疾病的发生概率。例如，在接受针对 CLTA-4 的免疫调节性抗体治疗的黑色素瘤患者体内就观察到了类似的情况[95]，这可能与肠道内的 Treg 细胞被抗体清除有关。

十、DNA 疫苗引起的免疫反应

目前，人们对 DNA 疫苗在人体内的免疫原性了解十分有限。在临床前试验中，研究人员发现 DNA 疫苗能够有效诱导细胞毒性 T 细胞（CTL），通过 CTL 去除储备细胞（depot cell）达到降低肿瘤抗原表达的目的，进而改变抗原表达动力学。另一个值得考虑的问题是，诱导的 CTL 可以清除抗原呈递细胞，从而抑制有效的免疫刺激[27]。通过延长注射免疫增强剂的时间间距来削弱 CTL 免疫应答，可有效避免这一问题的出现。但是在患者体内研究上述问题时则面临诸多困难，其中之一是很难获得肿瘤组织标本，一般只能得到外周血淋巴细胞，而 T 细胞大多位于肿瘤部位。这就可以解释在血液中所测定的免疫应答反应的强度与临床效果之间为什么常常不匹配。

在已经完成的前列腺癌疫苗试验中，我们选取了 31 例根治手术失败且 PSA 呈现上升趋势的患者为研究对象[40]，在其中的 30 例患者中发现能诱导 $CD4^+$T 细胞对 DOM 辅助序列（DOM helper sequence）产生强烈的免疫应答。此外通过酶联免疫斑点检测发现，在大部分（60%）的患者中还产生了针对疫苗编码的 HLA-A0201* 限制性 PSMA27 表位的 $CD8^+$T 细胞应答[5, 36, 40]。与合成肽疫苗相比，我们在实验中获得的针对 DOM 辅助序列和肿瘤抗原表位的免疫应答都能持续到 18 个月以上，直至随访结束[26]。

我们在研究中也评估了通过电穿孔技术向人体输入疫苗的方法[40]。当使用电穿孔技术输入疫苗时，我们发现抗体应答反应显著增加，但只增强 $CD4^+$T 细胞的应答。而利用电穿孔技术给健康志愿者接种外源性（HIV）DNA 序列时则会增加 DNA 疫苗相关的 T 细胞应答的广度和持久性[86]。这两种相互矛盾的观察结果可以简单地解释为：在我们的研究中，单独使用 DNA 疫苗就能够在 30/31 例患者中产生较强的抗破伤风毒素衍生 DOM 辅助序列免疫，而使用电穿孔技术则不会进一步提高免疫反应的强度。

人们通过检测发现，编码全长 PSA 的 DNA 疫苗也能在患者体内诱导足够强度的 T 细胞免疫[97]。但是根据报道，采用体外酶联免疫斑点法测定，仅在 3/22 例患者体内检测到 $CD8^+$T 细胞应答。这与我们研究中能检测到的出现 $CD8^+$T 细胞应答的患者比例（6/30）相比，该疫苗所能激发的针对肿瘤抗原的免疫应答的总体频率相对较低[97]。然而，在临床治疗病例数较少的情况下比较疫苗的免疫原性比较困难，也很难统一免疫监测的方法。这就促使我们迫切需要对 T 细胞的检测方法进行统一或标准化，以比较不同疫苗的免疫原性。McNeel 等[97]基于临床试验报告，该编码全长 PSA 的 DNA 疫苗可以显著延长某一患者亚群的 PSA 倍增时间。

利用表达全长 PSMA 的 DNA 疫苗诱导产生抗 PSMA 抗体的研究正处于 I/ II 期临床试验中，但该疫苗对细胞免疫的影响尚未见报道[98]。该疫苗以“初免－强化（prime-boost）”的方式应用于临床试验，即在初免时输入以腺病毒为载体的表达 PSMA 的 DNA 疫苗，在强化时输入以质粒为载体的 DNA 疫苗后，则会引起相应的血清学反应[99]。目前，受到犬类疫苗研发思路的启发，研究人员还利用临床试验探索表达异种序列（如猴的 PSA）的 DNA 疫苗在治疗人类疾病中的可行性[100-101]。最近有报道，类似的方法被用于治疗黑色素瘤患者。该方法在患者体内使用的是编码小鼠 gp100 的 DNA 疫苗。在其中 30％的患者体内检测到针对人类 gp100 的免疫应答[24]。这一结果与临床治疗效果没有直接联系，同时疫苗所引起的免疫原性似乎也比较低。引起这种现象的部分原因可能是与该疫苗表达的异种 DNA 有关，这会增加临床观察的复杂性，使得在接受疫苗接种的患者体内预测和识别 T 细胞免疫应答变得更为困难。在 I 期临床研究中，在注射 GM-CSF 和 / 或 IL-2 的同时，将表达 PSA 的 DNA 疫苗输入到皮肤和肌肉后也证实免疫原性存在[102]。

迄今为止，我们的相关临床试验大多是针对肿瘤抗原的单一表位。这是出于免疫学的考虑，一方面为了避免免疫初始和强化阶段存在不同抗原之间的相互竞争[103]；另一方面，这种方法使全面的免疫监控相对容易。将全长抗原序列结合到 DNA 疫苗中的方法似乎很有吸引力，因为这将使所有患者均能得到疫苗接种，而不是仅有 40％的携带 HLA-A2 基因的患者从中受益[97]。不过，针对抗原肽的疫苗也有存在的理由，因为与表达全长的 DNA 疫苗相比，抗原肽疫苗更容易被重新诱导定位[31, 36]。针对单一表位具有特异性的 $CD8^+$ T 细胞能够明显抑制急性病毒性感染[104]。为了避免在人体内出现过度的免疫攻击，在第二次注射时我们可以使用针对不同抗原表位的疫苗[33]。在目前有关慢性和急性髓系白血病的临床试验中，我们正在探索通过注射针对 WT-1 抗原不同表位的 DNA 疫苗对肿瘤细胞进行双重攻击[105]。虽然我们在设计疫苗的时候已经将肿瘤衍生的 MHC II 类结合表位包含在内，但没有明确证据表明这一做法对维持细胞毒性 T 细胞是必须的，却反而存在调节性 T 细胞被激活的危险[106-107]。这样的现象已经在给 HPV 诱发的宫颈异型增生的患者接种长合成肽的研究中被描述过[108]。

十一、免疫治疗试验的终点和临床方案的选择

人们一直在试图解释此前 DNA 疫苗和其他疫苗失败的原因[109]。笔者曾经认为，由于肿瘤疫苗在接种的大量患者中（大多数是转移性黑色素瘤患者）的客观应答率较低（仅为 3.5％），必将促使临床免疫治疗由肿瘤疫苗向其他免疫疗法（如过继性 T 细胞输入）转变。事后看来这个结论似乎下得为时过早：自 2009 年以来，随机的疫苗试验不断证明其在恶性黑色素瘤[110]、前列腺癌[111]、肺癌[112]、大肠癌[113]和滤泡性淋巴瘤等疾病中有明显疗效[114]。这些临床观察的结果促使我们不仅要明确患者在哪个阶段需要免疫

接种，而且还要重新评估疫苗研究中的临床试验结果。

能够反映患者从临床疫苗治疗试验中受益的最有说服力的证据莫过于生存期的延长，这正成为很多正在进行的临床Ⅲ期随机疫苗试验公认的观察指标。例如，有5 500余例肺癌患者参加的5个临床试验中就是采用生存期作为观察的终点(参阅文献[115])。对于早期阶段的研究，除非选择的是终末期病人，跟踪患者的生存期是一个具有挑战性的工作。患者的生存期除了受到疫苗治疗的影响之外，还可能受到随后其他治疗的影响[116]。所以，在癌症治疗的临床试验中经常使用RECIST标准来评判肿瘤缩小的程度，借此反映临床治疗的效果[117]。因为对免疫治疗的临床研究来说，患者肿瘤缩小可能与其生存期之间并不存在相关关系。为了克服这一问题，人们制订了免疫相关的应答标准[118]，首先用于描述易普利姆玛（ipilimumab）的临床效果。与传统的肿瘤治疗方法不同的是，在免疫治疗的早期往往出现癌灶的明显增大，而在治疗后期则会出现转移灶的明显缩小。在免疫治疗早期，癌灶出现增大的现象可能是由于大量淋巴细胞浸润肿瘤组织造成的，而肿瘤细胞的数量并没有出现真正的增加。但是，这种有关免疫治疗的评估方法是否也适用于抗体治疗以外的其他免疫治疗方案则有待于前瞻性临床试验的验证。

人们在解释任何特定免疫治疗的效果时都要考虑到不同因素的共同作用，尤其需要明确疾病或治疗本身对患者免疫系统的损害范围。就治疗而言，目前对具有细胞毒性的化疗药物是否会抑制免疫系统尚有争议。人们已经认识到有些药物，如抗CD20抗体对机体的体液免疫系统，嘌呤类似物对T细胞免疫都会产生明显的长期损害作用[119-120]。这就需要在使用化疗单药、化疗组合用药或在联合使用肿瘤疫苗与细胞毒性药物（特别是环磷酰胺）[121-122]时，对机体免疫系统的变化进行认真的评估[123]。这一问题也与临床上广泛使用的新型酪氨酸激酶抑制剂有关。越来越多的证据表明，有些药物对免疫系统没有影响[124-125]，而有些则不然[125]。

就疾病对免疫系统的影响而言，人们对以肿瘤大小作为反映全身及局部的免疫应答的预测因子一直缺乏系统的研究[126]。目前也没有足够的数据可用来比较疫苗在处于不同疾病阶段的患者中的免疫原性。然而，人们越来越意识到在癌症早期就进行疫苗接种会获得更好的疗效，因为那时癌症对免疫系统的抑制作用十分有限[127]（例如，在原发灶被切除之后）。就我们自己收集的研究数据表明[93]，约有50%的晚期实体瘤患者对DOM辅助序列（DOM adjuvant sequence）产生细胞应答，而这其中又有约50％的患者对CAP1表位产生$CD8^+$T细胞应答。相比之下，在12例经放射学检查未检测出疾病的患者中有11例出现抗DOM的$CD4^+$T细胞应答，有7例患者有抗CAP1的免疫应答。这些免疫应答的出现频率与那些我们在前列腺癌疫苗研究中观察到的情况非常相似，那些患者的肿瘤体积也相对较小。Gulley等人通过分析有关前列腺癌、肺癌、大肠癌的临床试验报告[128]也得到了同样的结论，即在疾病早期接种疫苗会使患者更加受益。总的来说，我们认为与其他的癌症疫苗一样，对核酸疫苗临床效果的评估最好是在治疗早期癌症或作为辅助治疗时进行。只有在上述情况下被证实有效时，才能在晚期肿瘤病例中观察肿瘤疫苗的疗效。

十二、免疫学检测方法的一致性

如果癌症疫苗确实是通过免疫机制介导其效应，我们需要利用免疫学分析的方法去理解并量化这种效应。目前广泛应用于临床的相关检测方法有多种，例如酶联免疫斑点检测（ELISPOT）、四聚物分析或细胞内细胞因子检测等。除此之外，流式细胞技术也得到了迅猛发展，而体外细胞毒性检测仍然不失为一种有用的临床检测方法。对早期临床试验结果进行比较的主要障碍是研究者所使用的检测方法种类繁多，且不同团队的研究结果都在他们自己手上，几乎不可能对试验结论进行比较[129-130]。为了克服癌症疫苗测试方法在生物学和技术上的变异，近年来 CIMT 和 CIC 合作开展了大规模的对关键检测方法的评估，明确了导致检测变异的关键参数，力争使同一领域中的检测更加一致，从而使之具有可比性。人们对于酶联免疫斑点检测法[131-133]和四聚体染色在这方面的尝试是非常成功的[134]。许多有关四聚体染色和细胞内染色的多中心临床试验已经进入了结果报告阶段（http://cimt.eu/workgroups/cip/proficiency-panel-program/）。最近，人们为了克服缺乏临床数据可比性的问题已经达成了广泛的共识，分享关于 T 细胞检测的一些信息（www.miataproject.org）。在对预测疫苗疗效相关的 T 细胞检测方法有了更多的了解之后，我们将会很好地将这一技术用于比较从不同临床试验中所获得的数据。

由于我们对正常人体免疫系统的了解相对缺乏，对人体免疫应答进行评估还存在问题，尤其是尽管通过疫苗接种可以成功地控制传染性疾病，但我们对 T 细胞应答的过程仍然知之甚少。近年来，人类免疫和免疫记忆机制正在成为新的焦点，很多新的特点被揭示[135]，包括通过激活“旁观者（bystander）”效应来维持 $CD4^+$ T 记忆细胞[136]。与处于人工环境下的实验室小鼠相比，人类的机体时时刻刻都受到感染物的侵扰。因此，这就要求我们了解机体免疫力的动态变化，并用它来对抗癌症。

参考文献

[1] Lowy DR, Schiller JT. Prophylactic human papillomavirus vaccines. J Clin Invest, 2006, 116(5):1167 - 1173.

[2] Schiller JT, Castellsague X, Villa LL, et al. An update of prophylactic human papillomavirus L1 virus-like particle vaccine clinical trial results. Vaccine, 2008, 26(Suppl 10):K53 - K61.

[3] McMichael AJ. HIV vaccines. Annu Rev Immunol, 2006, 24:227 - 255.

[4] Fulop T, Larbi A, Kotb R, et al. Aging, immunity, and cancer. Discov Med, 2011, 11(61):537 - 550.

[5] Rice J, Ottensmeier CH, Stevenson FK. DNA vaccines: precision tools for activating effective immunity against cancer. Nat Rev Cancer, 2008, 8(2):108 - 120.

[6] Abdulhaqq SA, Weiner DB. DNA vaccines: developing new strategies to enhance immune responses. Immunol Res, 2008, 42(1-3):219 - 232.

[7] Fredriksen AB, Sandlie I, Bogen B. DNA vaccines increase immunogenicity of idiotypic tumor antigen by targeting novel fusion proteins to antigen-presenting cells. Mol Ther, 2006, 13(4):776 - 785.

[8] Kutzler MA, Weiner DB. DNA vaccines: ready for prime time? Nat Rev Genet, 2008, 9(10):776 - 788.

[9] Smith LR, Wloch MK, Ye M, et al. Phase 1 clinical trials of the safety and immunogenicity of adjuvanted plasmid DNA vaccines encoding influenza A virus H5 hemagglutinin. Vaccine, 2010, 28(13):2565 - 2572.

[10] Ahlen G, Soderholm J, Tjelle T, et al. In vivo electroporation enhances the immunogenicity of the patitis C virus nonstructural 3/4A DNA by increased local DNA uptake, protein expression, inflammation, and infiltration of $CD3^+$T cells. J Immunol, 2007, 179(7):4741 - 4753.

[11] Ferraro B, Morrow MP, Hutnick NA, et al. Clinical applications of DNA vaccines: current progress. Clin Infect Dis, 2011, 53(3):296 - 302.

[12] Krieg AM. CpG motifs in bacterial DNA and their immune effects. Annu Rev Immunol, 2002, 20:709 - 760.

[13] Spies B, Hochrein H, Vabulas M, et al. Vaccination with plasmid DNA activates dendritic cells via Toll-like receptor 9 (TLR9) but functions in TLR9-deficient mice. J Immunol, 2003, 171(11):5908 - 5912.

[14] Kawasaki T, Kawai T, Akira S. Recognition of nucleic acids by pattern-recognition receptors and its relevance in autoimmunity. Immunol Rev, 2011, 243(1):61 - 73.

[15] Lladser A, Mougiakakos D, Tufvesson H, et al. DAI (DLM-1/ZBP1) as a genetic adjuvant for DNA vaccines that promotes effective antitumor CTL immunity. Mol Ther, 2011, 19(3):594 - 601.

[16] Stevenson FK, Rice J, Zhu D. Tumor vaccines. Adv Immunol, 2004, 82:49 - 103.

[17] Cheever MA, Allison JP, Ferris AS, et al. The prioritization of cancer antigens: a national cancer institute pilot project for the acceleration of translational research. Clin Cancer Res, 2009, 15(17):5323 - 5337.

[18] Janssen EM, Lemmens EE, Wolfe T, et al. $CD4^+$T cells are required for secondary expansion and memory in $CD8^+$T lymphocytes. Nature, 2003, 421(6925):852 - 856.

[19] Timmerman JM, Levy R. Linkage of foreign carrier protein to a self-tumor antigen enhances the immunogenicity of a pulsed dendritic cell vaccine. J Immunol, 2000, 164(9):4797 - 4803.

[20] King CA, Spellerberg MB, Zhu D, et al. DNA vaccines with single-chain Fv fused to fragment C of tetanus toxin induce protective immunity against lymphoma and myeloma. Nat Med, 1998, 4(11):1281 - 1286.

[21] Padua RA, Larghero J, Robin M, et al. PML-RARA-targeted DNA vaccine induces protective immunity in a mouse model of leukemia. Nat Med, 2003, 9(11):1413 - 1417.

[22] Savelyeva N, Munday R, Spellerberg MB, et al. Plant viral genes in DNA idiotypic vaccines activate linked $CD4^+$T-cell mediated immunity against B-cell malignancies. Nat Biotechnol, 2001, 19(8):760 - 764.

[23] Grosenbaugh DA, Leard AT, Bergman PJ, et al. Safety and efficacy of a xenogeneic DNA vaccine encoding for human tyrosinase as adjunctive treatment for oral malignant melanoma in dogs following surgical excision of the primary tumor. Am J Vet Res, 2011, 72(12):1631 - 1638.

[24] Ginsberg BA, Gallardo HF, Rasalan TS, et al. Immunologic response to xenogeneic gp100 DNA in melanoma patients: comparison of particle-mediated epidermal delivery with intramuscular injection. Clin Cancer Res, 2010, 16(15):4057 - 4065.

[25] Cooney EL, Collier AC, Greenberg PD, et al. Safety of and immunological response to a recombinant vaccinia virus vaccine expressing HIV envelope glycoprotein. Lancet, 1991, 337(8741):567 - 572.

[26] Rezvani K, Yong AS, Mielke S, et al. Repeated PR1 and WT1 peptide vaccination in Montanide-adjuvant fails to induce sustained high-avidity, epitope-specific $CD8^+$T cells in myeloid malignancies. Haematologica, 2011, 96(3):432 - 440.

[27] Yewdell J, Anton LC, Bacik I, et al. Generating MHC class I ligands from viral gene products. Immunol Rev, 1999, 172:97 - 108.

[28] Yewdell JW. Designing $CD8^+$T cell vaccines: it's not rocket science (yet). Curr Opin Immunol, 2010, 22(3):402 - 410.

[29] Smith CL, Mirza F, Pasquetto V, et al. Immunodominance of poxviral-specific CTL in a human trial of recombinant-modified vaccinia Ankara. J Immunol, 2005, 175(12):8431 - 8437.

[30] Tubulekas I, Berglund P, Fleeton M, et al. Alphavirus expression vectors and their use as recombinant vaccines: a minireview. Gene, 1997, 190(1):191 - 195.

[31] Rice J, Buchan S, Stevenson FK. Critical components of a DNA fusion vaccine able to induce protective cytotoxic T cells against a single epitope of a tumor antigen. J Immunol, 2002, 169(7):3908 - 3913.

[32] Stevenson FK, Ottensmeier CH, Rice J. DNA vaccines against cancer come of age. Curr Opin Immunol, 2010, 22(2):264 - 270.

[33] Liu J, Ewald BA, Lynch DM, et al. Modulation of DNA vaccine-elicited $CD8^+$T-lymphocyte epitope immunodominance hierarchies. J Virol, 2006, 80(24):11991 - 11997.

[34] Zhou G, Drake CG, Levitsky HI. Amplification of tumor-specific regulatory T cells following therapeutic cancer vaccines. Blood, 2006, 107(2):628 - 636.

[35] Joseph-Pietras D, Gao Y, Zojer N, et al. DNA vaccines to target the cancer testis antigen PASD1 in human multiple myeloma. Leukemia, 2010, 24(11):1951 - 1959.

[36] Vittes GE, Harden EL, Ottensmeier CH, et al. DNA fusion gene vaccines induce cytotoxic T-cell attack on naturally processed peptides of human prostate-specific membrane antigen. Eur J Immunol, 2011, 41(8):2447 - 2456.
[37] MacGregor RR, Boyer JD, Ugen KE, et al. First human trial of a DNA-based vaccine for treatment of human immunodeficiency virus type 1 infection: safety and host response. J Infect Dis,1998, 178(1):92 - 100.
[38] Buchan S, Gronevik E, Mathiesen I, et al. Electroporation as a "prime/boost" strategy for naked DNA vaccination against a tumor antigen. J Immunol, 2005, 174(10):6292 - 6298.
[39] Tollefsen S, Tjelle T, Schneider J, et al. Improved cellular and humoral immune responses against Mycobacterium tuberculosis antigens after intramuscular DNA immunisation combined with muscle electroporation. Vaccine, 2002, 20(27-28):3370 - 3378.
[40] Low L, Mander A, McCann K, et al. DNA vaccination with electroporation induces increased antibody responses in patients with prostate cancer. Hum Gene Ther, 2009, 20(11):1269 - 1278.
[41] Wolff JA, Malone RW, Williams P, et al. Direct gene transfer into mouse muscle in vivo. Science. 1990, 247(4949 Pt 1):1465 - 1468.
[42] Heiser A, Coleman D, Dannull J, et al. Autologous dendritic cells transfected with prostate-specific antigen RNA stimulate CTL responses against metastatic prostate tumors. J Clin Invest, 2002, 109(3):409 - 417.
[43] Kreiter S, Diken M, Selmi A, et al. Tumor vaccination using messenger RNA: prospects of a future therapy. Curr Opin Immunol, 2011, 23(3):399 - 406.
[44] Weide B, Pascolo S, Scheel B, et al. Direct injection of protamine-protected mRNA: results of a phase 1/2 vaccination trial in metastatic melanoma patients. J Immunother, 2009, 32(5):498 - 507.
[45] Fotin-Mleczek M, Zanzinger K, Heidenreich R, et al. Highly potent mRNA based cancer vaccines represent an attractive platform for combination therapies supporting an improved therapeutic effect. J Gene Med, 2012, 14(6):428-439.
[46] Sebastian M, von Boehmer L, Zippelius A, et al. Messenger RNA vaccination in NSCLC: Findings from a phase I/IIa clinical trial. ASCO Meeting Abstracts, 2011, 29(15_suppl):2584.
[47] Kubler H, Maurer T, Stenzl A, et al. Final analysis of a phase I/IIa study with CV9103, an intradermally administered prostate cancer immunotherapy based on self-adjuvanted mRNA. ASCO Meeting Abstracts, 2011, 29(15_suppl):4535.
[48] Yang R, Murillo FM, Delannoy MJ, et al. B lymphocyte activation by human papillomavirus-like particles directly induces Ig class switch recombination via TLR4-MyD88. J Immunol, 2005, 174(12):7912 - 7919.
[49] Yan M, Peng J, Jabbar IA, et al. Activation of dendritic cells by human papillomavirus-like particles through TLR4 and NF-kappaB-mediated signalling, moderated by TGF-beta. Immunol Cell Biol, 2005, 83(1):83 - 91.
[50] Einstein MH, Baron M, Levin MJ, et al. Comparative immunogenicity and safety of human papillomavirus(HPV)-16/18 vaccine and HPV-6/11/16/18 vaccine: follow-up from months 12-24 in a Phase III randomized study of healthy women aged 18-45 years. Hum Vaccine, 2011, 7(12):1343 - 1358.
[51] Pumpens P, Grens E. HBV core particles as a carrier for B cell/T cell epitopes. Intervirology, 2001, 44(2-3):98 - 114.
[52] Schodel F, Moriarty AM, Peterson DL, et al. The position of heterologous epitopes inserted in hepatitis B virus core particles determines their immunogenicity. J Virol, 1992, 66(1):106 - 114.
[53] Klamp T, Schumacher J, Huber G, et al. Highly specific autoantibodies against claudin-18 isoform 2 induced by a chimeric HBcAg virus-like particle vaccine kill tumor cells and inhibit the growth of lung metastases. Cancer Res, 2011, 71(2):516 - 527.
[54] Porta C, Lomonossoff GP. Scope for using plant viruses to present epitopes from animal pathogens. Rev Med Virol, 1998, 8(1):25 - 41.
[55] Staczek J, Bendahmane M, Gilleland LB, et al. Immunization with a chimeric tobacco mosaic virus containing an epitope of outer membrane protein F of Pseudomonas aeruginosa provides protection against challenge with P aeruginosa. Vaccine, 2000, 18(21):2266 - 2274.
[56] Dalsgaard K, Uttenthal A, Jones TD, et al. Plant-derived vaccine protects target animals against a viral disease. Nat Biotechnol, 1997, 15(3):248 - 252.
[57] Palmer KE, Benko A, Doucette SA, et al. Protection of rabbits against cutaneous papillomavirus infection using recombinant tobacco mosaic virus containing L2 capsid epitopes. Vaccine, 2006, 24(26):5516 - 5525.
[58] Cruz SS, Chapman S, Roberts AG, et al. Assembly and movement of a plant virus carrying a green fluorescent protein overcoat. Proc Natl Acad Sci USA, 1996, 93(13):6286 - 6290.
[59] Werner S, Marillonnet S, Hause G, et al. Immunoabsorbent nanoparticles based on a tobamovirus displaying protein A. Proc Natl Acad Sci USA, 2006, 103(47):17678 - 17683.
[60] Li Q, Jiang L, Li M, et al. Morphology and stability changes of recombinant TMV particles caused by a cysteine residue in the foreign peptide fused to the coat protein. J Virol Methods, 2007, 140(1-2):212 - 217.

[61] Lico C, Capuano F, Renzone G, et al. Peptide display on potato virus X: molecular features of the coat protein-fused peptide affecting cell-to-cell and phloem movement of chimeric virus particles. J Gen Virol, 2006, 87(Pt 10):3103－3112.

[62] Frolova OY, Petrunia IV, Komarova TV, et al. Trastuzumab-binding peptide display by tobacco mosaic virus. Virology, 2010, 407(1):7－13.

[63] Jagadish MN, Hamilton RC, Fernandez CS, et al. High level production of hybrid potyvirus-like particles carrying repetitive copies of foreign antigens in Escherichia coli. Biotechnology (N Y), 1993, 11(10):1166－1170.

[64] Denis J, Majeau N, Acosta-Ramirez E, et al. Immunogenicity of papaya mosaic virus-like particles fused to a hepatitis C virus epitope: evidence for the critical function of multimerization. Virology, 2007, 363(1):59－68.

[65] Diebold SS. Recognition of viral single-stranded RNA by Toll-like receptors. Adv Drug Del Ⅳ Rev, 2008, 60(7):813－823.

[66] Jarrossay D, Napolitani G, Colonna M, et al. Specialization and complementarity in microbial molecule recognition by human myeloid and plasmacytoid dendritic cells. Eur J Immunol, 2001, 31(11):3388－3393.

[67] Heil F, Hemmi H, Hochrein H, et al. Species-specific recognition of single-stranded RNA via Toll-like receptor 7 and 8. Science, 2004, 303(5663):1526－1529.

[68] Bendandi M, Marillonnet S, Kandzia R, et al. Rapid, high-yield production in plants of individualized idiotype vaccines for non-Hodgkin's lymphoma. Ann Oncol, 2010, 21(12):2420－2427.

[69] Weiner LM, Surana R, Wang S. Monoclonal antibodies: versatile platforms for cancer immunotherapy. Nat Rev Immunol, 2010, 10(5):317－327.

[70] Kern F, LiPira G, Gratama JW, et al. Measuring Ag-specific immune responses: understanding immunopathogenesis and improving diagnostics in infectious disease, autoimmunity and cancer. Trends Immunol, 2005, 26(9):477－484.

[71] Nakaya HI, Wrammert J, Lee EK, et al. Systems biology of vaccination for seasonal influenza in humans. Nat Immunol, 2011, 12(8):786－795.

[72] Seder RA, Darrah PA, Roederer M. T-cell quality in memory and protection: implications for vaccine design. Nat Rev Immunol, 2008, 8(4):247－258.

[73] Appay V, Douek DC, Price DA. $CD8^+$ T cell efficacy in vaccination and disease. Nat Med, 2008, 14(6):623－628.

[74] Betts MR, Nason MC, West SM, et al. HIV nonprogressors preferentially maintain highly functional HIV-specific $CD8^+$ T cells. Blood, 2006, 107(12):4781－4789.

[75] Kannanganat S, Kapogiannis BG, Ibegbu C, et al. Human immunodeficiency virus type 1 controllers but not noncontrollers maintain CD4 T cells coexpressing three cytokines. J Virol, 2007, 81(21):12071－12076.

[76] Darrah PA, Patel DT, De Luca PM, et al. Multifunctional TH1 cells define a correlate of vaccine-mediated protection against Leishmania major. Nat Med, 2007, 13(7):843－850.

[77] Burgers WA, Chege GK, Muller TL, et al. Broad, high-magnitude and multifunctional $CD4^+$ and $CD8^+$ T-cell responses elicited by a DNA and modified vaccinia Ankara vaccine containing human immunodeficiency virus type 1 subtype C genes in baboons. J Gen Virol, 2009, 90(Pt 2):468－480.

[78] Harari A, Bart PA, Stohr W, et al. An HIV-1 clade C DNA prime, NYVAC boost vaccine regimen induces reliable, polyfunctional, and long-lasting T cell responses. J Exp Med, 2008, 205(1):63－77.

[79] Churchyard GJ, Morgan C, Adams E, et al. A phase IIA randomized clinical trial of a multiclade HIV-1 DNA prime followed by a multiclade rAd5 HIV-1 vaccine boost in healthy adults (HVTN204). PLoS One, 2011, 6(8):e21225.

[80] Goonetilleke N, Moore S, Dally L, et al. Induction of multifunctional human immunodeficiency virus type 1 (HIV-1)-specific T cells capable of proliferation in healthy subjects by using a prime-boosTregimen of DNA-and modified vaccinia virus Ankara-vectored vaccines expressing HIV-1 Gag coupled to $CD8^+$ T-cell epitopes. J Virol, 2006, 80(10):4717－4728.

[81] Bansal A, Jackson B, West K, et al. Multifunctional T-cell characteristics induced by a polyvalent DNA prime/protein boost human immunodeficiency virus type 1 vaccine regimen given to healthy adults are dependent on the route and dose of administration. J Virol, 2008, 82(13):6458－6469.

[82] Ramstad A, Romstad AB, Knappskog DH, et al. Field validation of experimental challenge models for IPN vaccines. Journal of Fish Diseases, 2007, 30(12):723－731.

[83] Ledgerwood JE, Pierson TC, Hubka SA, et al. A West Nile virus DNA vaccine utilizing a modified promoter induces neutralizing antibody in younger and older healthy adults in a phase I clinical trial. J Infect Dis, 2011, 203(10):1396－1404.

[84] Bergman PJ. USDA licenses DNA vaccine for treatment of melanoma in dogs. J Am Vet Med Assoc, 2010, 236(5):495.

[85] Manley CA, Leibman NF, Wolchok JD, et al. Xenogeneic murine tyrosinase DNA vaccine for malignant melanoma of the digit of dogs. J Vet Intern Med, 2011, 25(1):94－99.

[86] Vasan S, Hurley A, Schlesinger SJ, et al. In vivo electroporation enhances the immunogenicity of an HIV-1 DNA vaccine candidate in healthy volunteers. PLoS One, 2011, 6(5):e19252.

[87] Sardesai NY, Weiner DB. Electroporation delivery of DNA vaccines: prospects for success. Curr Opin Immunol, 2011, 23(3):421 - 429.

[88] Dolter KE, Evans CF, Ellefsen B, et al. Immunogenicity, safety, biodistribution and persistence of ADVAX, a prophylactic DNA vaccine for HIV-1, delivered by in vivo electroporation. Vaccine, 2011, 29(4):795 - 803.

[89] Ramirez K, Barry EM, Ulmer J, et al. Preclinical safety and biodistribution of Sindbis virus measles DNA vaccines administered as a single dose or followed by live attenuated measles vaccine in a heterologous prime-boosTregimen. Hum Gene Ther, 2008, 19(5):522 - 531.

[90] Fioretti D, Iurescia S, Fazio VM, et al. DNA vaccines: developing new strategies against cancer. J Biomed Biotechnol, 2010, 2010(938):174378.

[91] Parkhurst MR, Yang JC, Langan RC, et al. T cells targeting carcinoembryonic antigen can mediate regression of metastatic colorectal cancer but induce severe transient colitis. Mol Ther, 2011, 19:620-626.

[92] Bos R, van Duikeren S, Morreau H, et al. Balancing between antitumor efficacy and autoimmune pathology in T-cell-mediated targeting of carcinoembryonic antigen. Cancer Res, 2008, 68(20):8446 - 8455.

[93] Ottensmeier CH, Mander A, McCann K, et al. Clinical and immunological responses to a DNA fusion vaccine in patients with carcinoembryonic antigen-expressing tumors: a cancer research UK phase I/II study. ASCO Meeting Abstracts, 2010, 28(15_suppl):2579.

[94] Tsang KY, Zaremba S, Nieroda CA, et al. Generation of human cytotoxic T cells specific for human carcinoembryonic antigen epitopes from patients immunized with recombinant vaccinia-CEA vaccine. J Natl Cancer Inst, 1995, 87(13):982 - 990.

[95] Hodi FS, O'Day SJ, McDermott DF, et al. Improved survival with ipilimumab in patients with metastatic melanoma. N Engl J Med, 2010, 363(8):711 - 723.

[96] Davis HL, Millan CL, Watkins SC. Immune-mediated destruction of transfected muscle fibers after direct gene transfer with antigen-expressing plasmid DNA. Gene Ther, 1997, 4(3):181 - 188.

[97] McNeel DG, Dunphy EJ, Davies JG, et al. Safety and immunological efficacy of a DNA vaccine encoding prostatic acid phosphatase in patients with stage D0 prostate cancer. J Clin Oncol, 2009, 27(25):4047 - 4054.

[98] Mincheff M, Zoubak S, Makogonenko Y. Immune responses against PSMA after gene-based vaccination for immunotherapy-A: results from immunizations in animals. Cancer Gene Therapy, 2006, 13(4):436 - 444.

[99] Mincheff M, Tchakarov S, Zoubak S, et al. Naked DNA and adenoviral immunizations for immunotherapy of prostate cancer: a phase I/II clinical trial. Eur Urol, 2000, 38(2):208 - 217.

[100] Gregor PD, Wolchok JD, Turaga V, et al. Induction of autoantibodies to syngeneic prostate-specific membrane antigen by xenogeneic vaccination. Int J Cancer, 2005, 116(3):415 - 421.

[101] Doehn C, Bohmer T, Kausch I, et al. Prostate cancer vaccines: current status and future potential. BioDrugs, 2008, 22(2):71 - 84.

[102] Roos AK, Pavlenko M, Charo J, et al. Induction of PSA-specific CTLs and antitumor immunity by a genetic prostate cancer vaccine. Prostate, 2005, 62(3):217 - 223.

[103] Galea I, Stasakova J, Dunscombe MS, et al. CD8($^+$) T-cell cross-competition is governed by peptide-MHC class I stability. European Journal of Immunology, 2011, 42(1): 256-263.

[104] Bartholdy C, Stryhn A, Christensen JP, Thomsen AR. Single-epitope DNA vaccination prevents exhaustion and facilitates a broad antiviral CD8$^+$T cell response during chronic viral infection. J Immunol, 2004, 173(10):6284 - 6293.

[105] Chaise C, Buchan SL, Rice J, et al. DNA vaccination induces WT1-specific T-cell responses with potential clinical relevance. Blood, 2008, 112(7):2956 - 2964.

[106] Antony PA, Piccirillo CA, Akpinarli A, et al. CD8$^+$T cell immunity against a tumor/self-antigen is augmented by CD4$^+$T helper cells and hindered by naturally occurring Tregulatory cells. J Immunol, 2005, 174(5):2591 - 2601.

[107] Disis ML. Immune regulation of cancer. Journal of Clinical Oncology, 2010, 28(29):4531 - 4538.

[108] van der Burg SH, Piersma SJ, de Jong A, et al. Association of cervical cancer with the presence of CD4$^+$regulatory T cells specific for human papillomavirus antigens. Proc Natl Acad Sci USA, 2007, 104(29):12087 - 12092.

[109] Rosenberg SA, Yang JC, Restifo NP. Cancer immunotherapy: moving beyond current vaccines. Nat Med, 2004, 10(9):909 - 915.

[110] Schwartzentruber DJ, Lawson DH, Richards JM, et al. gp100 peptide vaccine and interleukin-2 in patients with advanced melanoma. The New England Journal of Medicine, 2011, 364(22):2119 - 2127.

[111] Kantoff PW, Higano CS, Shore ND, et al. Sipuleucel-T immunotherapy for castration-resistant prostate cancer. N Engl J Med, 2011, 363(5):411 - 422.

[112] Quoix E, Ramlau R, Westeel V, et al. Therapeutic vaccination with TG4010 and first-line chemotherapy in advanced non-small-cell lung cancer: a controlled phase 2B trial. Lancet Oncol, 2011, 12(12):1125 - 1133.

[113] Mayer F, Mayer-Mokler A, Nowara E, et al. A phase I/II trial of the multipeptide cancer vaccine IMA910 in patients with advanced colorectal cancer (CRC). ASCO Meeting Abstracts, 2012, 30(4_suppl):555.

[114] Schuster SJ, Neelapu SS, Gause BL, et al. Idiotype vaccine therapy (BiovaxID) in follicular lymphoma in first complete remission: phase III clinical trial results. ASCO Meeting Abstracts, 2009, 27(18S):2.

[115] Decoster L, Wauters I, Vansteenkiste JF. Vaccination therapy for non-small-cell lung cancer: review of agents in phase III development. Ann Oncol, 2012, 23:1387-1393.

[116] Hoos A, Parmiani G, Hege K, et al. A clinical development paradigm for cancer vaccines and related biologics. J Immunother, 2007, 30(1):1 - 15.

[117] Therasse P, Arbuck SG, Eisenhauer EA, et al. New guidelines to evaluate the response to treatment in solid tumors. J Natl Cancer Inst, 2000, 92(3):205 - 216.

[118] Wolchok JD, Hoos A, O'Day S, et al. Guidelines for the evaluation of immune therapy activity in solid tumors: immune-related response criteria. Clin Cancer Res, 2009, 15(23):7412 - 7420.

[119] Martins I, Kepp O, Schlemmer F, et al. Restoration of the immunogenicity of cisplatin-induced cancer cell death by endoplasmic reticulum stress. Oncogene, 2011, 30(10):1147 - 1158.

[120] Tesniere A, Schlemmer F, Boige V, et al. Immunogenic death of colon cancer cells treated with oxaliplatin. Oncogene, 2010, 29(4):482 - 491.

[121] Coleman S, Clayton A, Mason MD, et al. Recovery of CD8$^+$T-cell function during systemic chemotherapy in advanced ovarian cancer. Cancer Res, 2005, 65(15):7000 - 7006.

[122] Arlen PM, Gulley JL, Parker C, et al. A randomized phase II study of concurrent docetaxel plus vaccine versus vaccine alone in metastatic androgen-independent prostate cancer. Clin Cancer Res, 2006, 12(4):1260 - 1269.

[123] Ghiringhelli F, Menard C, Puig PE, et al. Metronomic cyclophosphamide regimen selectively depletes CD4$^+$CD25$^+$regulatory T cells and restores T and NK effector functions in end stage cancer patients. Cancer Immunol Immunother, 2007, 56(5):641 - 648.

[124] Comin-Anduix B, Chodon T, Sazegar H, et al. The oncogenic BRAF kinase inhibitor PLX4032/RG7204 does not affect the viability or function of human lymphocytes across a wide range of concentrations. Clin Cancer Res, 2010, 16(24):6040 - 6048.

[125] Hipp MM, Hilf N, Walter S, et al. Sorafenib, but not sunitinib, affects function of dendritic cells and induction of primary immune responses. Blood, 2008, 111(12):5610 - 5620.

[126] Mocellin S, Mandruzzato S, Bronte V, et al. Cancer vaccines: pessimism in check. Nat Med, 2004, 10(12):1278 - 1279 author reply 9 - 80.

[127] Gray A, Raff AB, Chiriva-Internati M, et al. A paradigm shift in therapeutic vaccination of cancer patients: the need to apply therapeutic vaccination strategies in the preventive setting. Immunol Rev, 2008, 222:316 - 327.

[128] Gulley JL, Madan RA, Schlom J. Impact of tumor volume on the potential efficacy of therapeutic vaccines. Curr Oncol, 2011, 18(3):e150 - e157.

[129] van der Burg SH, Kalos M, Gouttefangeas C, et al. Harmonization of immune biomarker assays for clinical studies. Sci Transl Med, 2013(108):44.

[130] Fox BA, Schendel DJ, Butterfield LH, et al. Defining the critical hurdles in cancer immunotherapy. J Transl Med, 2011, 9(1):214.

[131] Mander A, Gouttefangeas C, Ottensmeier C, et al. Serum is not required for ex vivo IFN-gamma ELISPOT: a collaborative study of different protocols from the European CIMT Immunoguiding Program. Cancer Immunol Immunother, 2010, 59(4):619 - 627.

[132] Britten CM, Gouttefangeas C, Welters MJ, et al. onize the enumeration of antigen-specific CD8($^+$) T lymphocytes by structural and functional assays. Cancer Immunol Immunother, 2008, 57(3):289 - 302.

[133] Britten CM, Gouttefangeas C, Welters MJ, et al. The CIMT-monitoring panel: two-step approach to harmonize the enumeration of antigen-specific CD8($^+$)T lymphocytes by structural and functional assays. Conference on Strategies for Immune Therapy, Mainz, Germany, May 4-5, 2006.

[134] Moodie Z, Price L, Gouttefangeas C, et al. Response definition criteria for ELISPOT assays revisited. Cancer Immunol Immunother, 2010, 59(10):1489 - 1501.

[135] Zielinski CE, Corti D, Mele F, et al. Dissecting the human immunologic memory for pathogens. Immunol Rev, 2011, 240(1):40 - 51.

[136] Di Genova G, Roddick J, McNicholl F, et al. Vaccination of human subjects expands both specific and bystander memory T cells but antibody production remains vaccine specific. Blood, 2006, 107(7):2806 - 2813.

用于指导癌症免疫治疗产品开发的免疫检测方法

Marij J.P. Welters and Sjoerd H. van der Burg

Experimental Cancer Immunology and Therapy Group, Department of Clinical Oncology, Leiden University Medical Center, Leiden, the Netherlands

译者：苏东明 尤慧 刘云

一、癌症的免疫治疗

免疫治疗在癌症治疗中的地位日渐巩固。该疗法利用患者产生的免疫效应达到防治肿瘤的目的。目前，最常用的癌症免疫治疗即所谓的被动免疫——单克隆抗体[1]。最具代表性的是抗CD20的单抗，即利妥昔单抗（rituximab），商品名：MabThera®，即美罗华，Roche生产；Rituxan®，Genentech/Biogen生产，用于治疗非霍奇金氏淋巴瘤（non-Hodgkins lymphoma，NHL）和B细胞白血病。利妥昔单抗结合在肿瘤细胞表面诱导患者免疫细胞杀伤被其标记的细胞[2]。其他单抗有针对EGFR的，如西妥昔单抗（cetuximab，商品名Erbitux®，即爱必妥，ImClone，Merck和Bristol-Myers Squibb生产）被批准治疗头颈部肿瘤和结肠癌[3-4]；有针对HER2受体的，如曲妥珠单抗（trastuzumab，商品名Herceptin®，即赫赛汀，Roche生产）治疗乳腺癌。这两种单抗都是通过阻滞其相应受体途径来抑制肿瘤细胞的生长，[5]。除此之外，人们还开发出通过阻滞可溶性VEGF杀伤肿瘤的抗体，如贝伐单抗（bevacizumab，商品名Avastin®，即阿瓦斯丁，Genentech/Hoffmann-LaRoche生产）可与VEGF结合[6-7]。

由于肿瘤细胞会反馈性抑制免疫药物的抗肿瘤效应，因此，近来人们又研发出能阻滞肿瘤反馈抑制的抗体。这些抗体通过阻滞抗原呈递细胞（APCs）与T细胞间的相互抑制作用防止肿瘤形成对免疫的反馈抑制。典型案例就是易普利姆玛（伊匹单抗，ipilimumab，即Yervoy®，Bristol-Myers Squibb生产），它作用于细胞毒性T细胞相关抗原4（cytotoxic T lymphocyte-associated antigen 4，CTLA-4）[8]。易普利姆玛（与CTLA-4结合后切断了患者体内自发的肿瘤特异性T细胞反应，避免肿瘤产生反馈性抑制，目前人们在逐步检测肿瘤进展过程中出现的多种免疫抑制性共调节T细胞受体。FDA于2011年批准易普利姆玛用于治疗晚期黑色素瘤[9-10]。与此相关的方法还有阻滞程序性死亡受体1（programmed death receptor 1，PD-1）。PD-1是另一个免疫抑制性共调节T

细胞受体，目前处于临床研发的后期阶段。受到慢性刺激的 T 细胞常表达 PD-1。该受体可与在活化的 APC 和一些肿瘤细胞上表达的配体 PD-L1 结合并相互作用，最终抑制肿瘤微环境中效应 T 细胞的功能从而促进肿瘤生长[11]。

此外，越来越多的免疫调节剂被批准用于肿瘤治疗。α 干扰素（IFNα-2a，即 Roferon-A®，罗扰素，Roche 生产）被批准用于治疗血液肿瘤（白血病和淋巴瘤）和获得性免疫缺陷综合征相关卡波氏肉瘤，也在试用于黑色素瘤和肾癌[12-15]。通过不同 Toll 样受体（toll-like receptors，TLRs）途径激活固有免疫反应的化学药物也逐渐开始应用于临床研究。如 poly-ICLC（Hiltonol®，Oncovir 生产）[16] 和 poly[I]:poly[C(12)U]（Ampligen®，即安普利近，Hemispherx Biopharma 生产）[17] 都通过 TLR3 发挥效应[18]；而脱毒脂多糖（LPS）被称为单磷酸脂质 A（MPL®，Corixa 生产）通过 TLR4 起作用[19-20]；咪喹莫特（imiquimod，即 Aldara®，3M Pharma 生产）通过 TLR7 发挥作用[21-22]。另外，人工合成寡聚脱氧核苷酸（含有未甲基化的 CG 二核苷酸，CpG）通过 TLR9 发挥作用[23-24]。这些免疫调节剂在临床试验中既可以作为单一治疗药物，也可以与化疗或其他免疫治疗联合使用。例如，在同一肿瘤部位注射 CpG，同时联合低剂量放疗治疗 15 例低恶度 B 细胞淋巴瘤患者，结果出现了 1 例肿瘤完全消退和 3 例肿瘤部分退缩[25]。在小鼠实验中，负载 CpG 的全部肿瘤细胞被过继转移给肿瘤负荷较高的淋巴瘤模型鼠体内，结果表明可以治愈全部模型鼠体内的淋巴瘤。最近证实，此方法对治疗套细胞淋巴瘤（mantle cell lymphoma）患者明确有效。

近来，人们已经针对肿瘤相关抗原或肿瘤特异性抗原开发免疫治疗方法用于诱导加强适应性免疫反应，尤其是抗肿瘤的 T 细胞反应。目前为止，虽然主动型免疫治疗尚未用于临床，但随着 FDA 批准首个晚期前列腺癌疫苗（sipuleucel-T，即 Provenge®，Dendreon 生产），这种状况一定会随之改变。在 FDA 批准 Provenge 的带动下，许多主动免疫治疗正在进入 I 期和 II 期临床试验。这些疗法均可以诱导和强化肿瘤特异性 T 细胞免疫。这些主动免疫治疗在本书其他章节有详细描述，包括：（1）自体肿瘤细胞溶解物；（2）肿瘤细胞全疫苗；（3）表达某些细胞因子或趋化因子的肿瘤细胞；（4）抗原驱动树突状细胞或改造驱动树突状细胞（DC）；（5）DNA 疫苗；（6）重组病毒载体疫苗；（7）重组蛋白；（8）肽疫苗[26-31]。另外，也有人将体外扩增的自体肿瘤特异性 T 细胞进行过继回输，这些 T 细胞本身或经改造后表达一个肿瘤特异性受体。在这种方法中，少量的肿瘤特异性 T 细胞在实验室扩增后被过继回输给患者。患者经过临床治疗已经为过继细胞发挥肿瘤抑制功能提供了理想环境。过继免疫疗法避免了内源性抑制因子的影响[32-36]。

我们把合成长肽（synthetic long peptide，SLP）作为疫苗进行肿瘤治疗的研究。对人乳头瘤病毒 16 型（HPV16）诱发结直肠癌和卵巢癌的试验表明，SLP 疫苗具有高度免疫原性，即便是对晚期的癌症患者亦如此[37-43]。针对 HPV16 肿瘤蛋白 E6 和 E7 的 SLP 疫苗被用于治疗外阴高度不典型增生的患者，并在临床上已经取得了成功。值得注意的是，外阴病变完全消退与针对这些抗原产生强烈而广泛的 T 细胞免疫有关。而 HPV16 特异性 $CD4^+CD25^+Foxp3^+$ T 细胞数量上的增加则与该疫苗在临床无效的机制有关[40-41]。在另一种提高 T 细胞免疫的策略中，黑色素瘤患者在输注体外扩增的肿瘤特异性 T 细胞之前，先进行淋巴细胞耗竭处理，结果临床反应率显著上升，高达 80%[30, 35, 44]。最近有报道，把体外改造的 T 细胞过继输注给慢性淋巴细胞白血病患者且获得临床成功。这些 T 细胞通过基因工程改造后表达 CD19 特异的嵌合抗原受体（chimeric antigen receptors，CARs），并连接有激活功能的结构域[45-47]。这些改造过的 T 细胞在体内扩增 1 000 倍以上，然后归巢到骨髓，它们的 CARs 表达至少持续 6 个月。这些细胞中的一部分发展成 CAR 阳性记忆 T 细胞，保留抗 CD19 效应[47-49]。人们逐渐意识到既然免疫调节剂能让患者在临床治疗中受益，应该更深入了解并监测其潜在的作用机制。这便是免疫监测的目的，其快速发展的重要性不亚于人们对癌症免疫治疗本身兴趣的日益增加及不断取得的进步。

二、免疫监测

癌症的免疫治疗通过作用于患者的免疫系统间接消灭肿瘤细胞，因此，观察患者对治疗产生的免疫反应是免疫治疗临床试验的一个必要组成部分。免疫监测就是在治疗前、治疗中及治疗后通过不同的实验测量特异性免疫参数在数量和活性方面的差异。如果使用得当，免疫监测将会发现一系列的免疫标志物，今后可作为判断免疫治疗临床疗效的替代终点。在不同的治疗类型和临床试验阶段，免疫监测的实验类型和数量也存在差异。免疫监测实验不仅可以测量预期的治疗作用机制，也可以进行更广泛全面的针对生物标志物的研究，同样能够获取治疗相关的综合性免疫调节信息和患者特异性数据，有助于人们了解患者对治疗产生的反应[50-52]。最终，人们希望建立一个更全面综合的免疫监测策略，能够通过测量生物活性、疗效或毒性等描绘出免疫治疗过程中的免疫印迹（immune signature），从而有助于选择适于接受不同免疫治疗方案的患者人群及确定临床疗效的替代终点。

在有些临床案例中，根据免疫治疗的可能作用机制，免疫监测可直接观察由治疗引起的特定变化。例如，人们可以通过观察血液中 B 细胞数量减少的程度来判断利妥昔单抗治疗 B 细胞淋巴瘤患者的疗效[2]。但是在有些情况下，免疫监测的作用则非常有限，比如输注抗肿瘤细胞表面 EGFR 的抗体治疗癌症，其主要机制是抑制配体对 EGFR 的激活作用，但其中一些药物（如西妥昔单抗）也有望通过募集 FC-γ 受体活化的免疫效应细胞（如 NK 细胞）诱导抗体依赖的细胞毒性效应[53]。在此情况下，免疫监测不仅需要明确抗体能够与患者的肿瘤细胞相互结合，同时还需要表明这些免疫效应细胞能够被肿瘤所招募[54-56]。在这种情况下，尽管人们已经非常清楚免疫监测应该解决的问题，但是要想取得样品来实现这一目标却颇具挑战。

另一个例子是靶向 CTLA-4 的单抗易普利姆玛治疗黑色素瘤。小鼠模型实验表明，CTLA-4 不仅被诱导表达在活化的效应 $CD4^+$ 和 $CD8^+$ T 细胞，而且在调节性 T 细胞（Tregs）的一个亚群中也有基础表达。为了获得最大的抗肿瘤效应，免疫系统需要在活化效应 T 细胞的同时，还要阻滞 Tregs 的作用[10]。在抗体治疗中人们希望看到肿瘤特异性 T 细胞群总数量的增加和功能的增强，以获得预期的疗效。虽然可以通过选择特定的黑色素瘤 239

抗原来完成上述实验分析[57]，但针对黑色素瘤所引起的免疫反应靶点却是由多种不同抗原构成的，所以全面检测这些抗原也颇具挑战性。尽管人们已经开发出一些新的技术，原则上能够检测许多不同抗原的表达水平[40-41,58-59]，但受到所获取的血液标本量或 HLA 信息量的限制，科学家还是不能对免疫治疗引起的 T 细胞反应进行全面的分析，也不能把这样的 T 细胞反应应用为反映免疫治疗效果的生物标志物。因此，在有关 CTLA-4 抗体的早期临床试验中，研究人员通常观察的相关指标是淋巴细胞绝对数量的增加或者反映血液 T 细胞活化程度的标记物的表达，后者包括作为 T 细胞早期激活标志的可诱导型共刺激分子（inducible co-stimulator，ICOS），或者作为晚期活化标志的 HLA-DR。回顾性研究的结果表明上述指标都有望成为有效的生物标志物[10,60]，但人们仍然有必要在前瞻性随机试验中对这些生物标志物进行验证，这是下一步将要开展的工作。

还有一些学者观察了治疗前后肿瘤活组织中 $CD8^+$ T 细胞和 $Foxp3^+$ T 细胞的出现频率[61-62]。在接受过继回输体外扩增的肿瘤浸润淋巴细胞（TIL）的患者中，全面检测其肿瘤特异性 T 细胞反应的时候也会遇到类似的问题。我们需要了解治疗产生的肿瘤特异性 T 细胞的实际数量、特异性、功能以及它们在体内的生物学行为。除了在实验室制备的自体源性肿瘤细胞株以外[36]，在给患者输入的免疫细胞上，或者治疗后患者血液中都不可能检测到肿瘤对治疗的总体反应。值得注意的是，最近一项大规模的关于 TIL 细胞群特性筛选的实验结果显示，T 细胞对大多数已知的 T 细胞表位的反应性较低，而且在 TILs 快速扩增期间这些肿瘤特异性 T 细胞的出现频率也会降低[58]。因此，研究人员转而监测一些更常见的替代标记物，如 $CD8^+CD27^+$ T 细胞的百分比和 T 细胞的端粒长度[34,63]。如果需要了解这些输入的免疫细胞在患者体内能否存活并扩增、能否迁移到肿瘤中，就得对注入的 TIL 群和患者血液的 T 细胞受体克隆型进行比较[34-35]。如果能获得自体肿瘤细胞，人们可以用这些肿瘤细胞刺激患者的外周血单核细胞（PBMCs），再用流式细胞仪检测活化的 T 细胞，就很容易得到输注给患者的免疫细胞产物和患者血液中肿瘤特异性 T 细胞的比例[36]。但是，我们仍不清楚这些 T 细胞的特性。

当使用明确的肿瘤抗原实施疫苗治疗时，免疫监测相对简单。研究人员通过对动物肿瘤模型及其对自发性局部抗肿瘤反应的研究发现，肿瘤特异性 T 细胞，特别是 1 型辅助 T 细胞（Th1）和细胞毒性 T 细胞（CTL）对控制肿瘤的生长非常重要[64-66]。因此，确定疫苗功效的第一步是检测循环 T 细胞对疫苗的反应[67-68]。虽然有赖于被检测的治疗性疫苗类型，但选择相关的检测方法相对简单，大多建议至少使用两个平行实验，最好是一个结构性（如定量）测定和一个功能性实验[69-72]。基本的检测方法包括酶联免疫斑点测定法（ELISPOT）[73-75]、胞内细胞因子染色法（intracellular cytokine staining，ICS）[76-77]、主要组织相容性复合体（MHC）- 肽多聚体染色[78]和克隆增殖实验[79]。疫苗诱导的 T 细胞反应能够激活 $CD4^+$ 和 $CD8^+$ T 细胞，包括大量广谱的表位（多肽疫苗、蛋白质、DNA、重组病毒载体疫苗、DC 疫苗），对其进行免疫监测需要许多额外实验，因此需要的血量相对较大，而当获取不到足够的血量就限制了该方法的检测。在大多数的临床病例中，医生往往通过监测某个或一些熟知的 T 细胞抗原表位的反应来反映疫苗治疗的有效性。这些免疫监测的结果大多与临床预后无关，部分原因是这些疫苗治疗的临床反应率较低[80-85]。我们在对 HPV 相关肿瘤的免疫治疗过程中获得的经验表明，强烈而广泛的 T 细胞反应与疫苗治疗的临床疗效相关，而临床无效者的免疫反应有限而轻微[38,41]。因此，我们建议应该对疫苗治疗过程中针对所有潜在抗原表位所发生的免疫反应进行全面分析。虽然在这样大量的免疫分析实验中往往需要大量的 PBMCs，但随着免疫学监测的方法逐渐趋向微型化，使得每一个样本都能针对 T 细胞反应进行全面的分析。例如，多参数流式细胞仪检测就能全面地评估 T 细胞的表型和功能[59,86-91]。另一种尽可能多地获得 T 细胞免疫反应信息的方法是，用确定抗原的重叠肽池（overlapping peptide pools）刺激 PBMCs，同时使用 IFN-γ 酶联免疫斑点检测和流式细胞仪 ICS 分析活化的 $CD4^+$ 和 $CD8^+$ T 细胞功能[39-40,42-43,92-95]。由于用于检测抗原特异性 T 细胞应答的方法通常需要预刺激，这些方法可能不适合同时检测在体外冷冻保存样品中的抗原特异性 $CD4^+$ 和 $CD8^+$ T 细胞。通过优化的新实验已经可以在体外检测冷冻保存的 PBMCs 中的低频率表达的抗原特异性 T 细胞，而且可用以评估临床试验的效果[96]。传统上用于检测迟发型超敏反应（delayed type hypersensitivity，DTH）的方法虽然古老，但仍旧用于活体检测低频出现的肿瘤特异性 T 细胞，只是方法上与传统方法稍有不同[97]。经典的 DTH 测量方法通常是观察 DTH 部位本身的硬结；而最近开展的免疫检测则是从 DTH 部位活检组织中培养得到抗原特异性浸润 T 细胞，其数量与免疫治疗后疾病无进展生存期的延长有关[98-100]。同样地，也有人通过检测疫苗注射部位组织产生的炎症来观察抗原特异性免疫细胞的浸润情况[41,101]。我们期望通过免疫监测确定生物标志物，以此作为免疫治疗疗效的替代终点，进而恢复和强化肿瘤特异性 T 细胞免疫。但是此目的尚未完全达到。最近有数据表明，免疫治疗的临床反应性与下列因素相关：CTLA-4 抗体治疗后淋巴细胞绝对数量[102]、IFN-γ 应答的细胞因子水平升高、输入的抗原特异性细胞[47]或疫苗诱导 T 细胞[38,41]扩增水平。在许多研究中，由于临床有效率低[26,31,103-104]或未知抗原诱导了潜在的 T 细胞反应[34,105]，所以很难将 T 细胞反应性与临床预后联系起来。后面将进一步讨论我们在这方面所面临的困难。

三、对不希望发生的免疫反应的检测

在新产品研发的临床前试验中，几乎所有免疫治疗都是在小鼠癌症模型中进行，常常通过延缓或根除肿瘤生长来确定疗效。根据不同的免疫治疗方案，人们往往在血液、淋巴结或肿瘤活检组织中检测能够反映肿瘤特异性 T 细胞的数量和功能的不同的免疫参数。然而，与人体试验相比，小鼠模型对免疫治疗的反应通常与检测到的免疫反应相关。绝大多数这些模型中采用注入较多的体外培养肿瘤细胞形成肿瘤，往往只需要 1 ～ 2 周就能长成一个明显并可触及的肿瘤。由于小鼠模型形成肿瘤的时间相对较短，而患者体内形成可检测到的肿块的过程却慢得多，所以小鼠模型不足以代表患者的肿瘤发展过程。患者体内的肿瘤生长是一个漫长的多步骤过程。在此期间，由于天然免疫系统的细胞被激活，产生生长因子和促血管生成因子，促进肿瘤生长。此外，促肿瘤和抗肿瘤 T 细胞的比例是可变的。在人体肿瘤形成过程中，肿瘤的免疫原性可以逐渐演变，促进其免疫逃逸[65,106-108]。与此同时，人体免疫反应也会发生变化，慢性刺激导致免疫衰竭，或随着肿瘤生长形成免疫抑制微环境。很大程度上这种改变会影响 T 细胞抑制性受体的表达，包括程序性死亡受体 1（PD-1）、T 细胞免疫球蛋白黏液素 3（TIM-3）、B 和 T 淋巴细胞衰减因子（BTLA）[109-112]。加之这些细胞的效应功能受损，阻碍了 Th1/CTL 应答，并向 Th2 应答方向发展，吸引或诱导 Tregs 和不同类型的、对局部免疫具有抑制作用的骨髓细胞[113-119]。无论如何，免疫细胞之间以及免疫细胞与肿瘤之间的相互作用都可以在（移植）小鼠肿瘤模型中进行系统研究，故小鼠模型仍是探究免疫机制中不可缺少的工具[120-121]。

许多对肿瘤和免疫系统之间相互作用的研究结果表明，抗肿瘤 T 细胞和促肿瘤免疫细胞之间的平衡影响患者的预后[122-127]。因此，我们推测可以通过观察在肿瘤内和血液中是否出现促肿瘤免疫细胞来确定免疫治疗的效果。在晚期黑色素瘤患者中，Tregs 的大量出现与总的 T 细胞对召回抗原 (recall antigens) 的应答受损有关[128]，表明这些患者的有效抗肿瘤免疫力将不再提升。事实上，患者对 NY-ESO-1 疫苗的应答能力依赖于 Tregs 的出现频率[129]。与此类似，我们发现 Tregs 的高频出现对肾细胞癌和 HPV 引起的癌症免疫治疗疗效有负性影响[130-131]。此外，事实证明，许多肿瘤相关抗原不仅是效应性 T 细胞群的作用靶点，而且也是自适应 Tregs 的靶标。迄今为止，人们已经发现了很多不同的自适应 Tregs，其中一些不表达 Foxp3[132-133]。对大肠癌、黑色素瘤、白血病、口咽癌及宫颈癌的研究表明，一些肿瘤相关抗原可以被自适应 Tregs 识别，这些 Tregs 以抗原特异的方式影响 T 细胞活性[134-141]。值得注意的是，对小鼠的研究报告显示疫苗接种可能会增高肿瘤特异性 Tregs 数量，这些 Tregs 会削减疫苗诱导的效应细胞的保护功能[142-143]。最近有临床研究发现，疫苗接种导致 Tregs 扩增[144]，其中一些对注射抗原具有特异性（例如 MAGE-A3、HPV 的 E6 和 E7 癌蛋白）[40-41,145]。由于这些促肿瘤的 Tregs 和抗肿瘤的效应 T 细胞之间的平衡会影响患者的临床预后，对这两类免疫系统细胞进行检测将有助于解释疫苗的临床功效和机制。

我们对 HPV 相关肿瘤的免疫反应的研究表明，在癌症发展中免疫应答过程也会发生改变，并影响免疫治疗效果。在不患有 HPV 相关肿瘤的健康人群中，60%以上的个体显示拥有广泛的 HPV16 型特异性 T 细胞免疫，混合有 1 型和 2 型细胞因子谱系[146]。相反，只有不足一半的 HPV16 型诱导的宫颈癌患者拥有 HPV16 特异性 T 细胞免疫[147-149]。通过增殖实验和分析抗原刺激 PBMCs 的细胞因子发现，患者体内这些特异性 T 细胞反应微弱，而且朝向 1 型免疫的极化程度极低。值得注意的是，上皮组织内瘤样病变加重是 HPV 诱发癌症的癌前阶段，此阶段与免疫反应降低有关[140,150]。另外，在 HPV 相关肿瘤的癌前病变和癌症阶段均能检测到 HPV 特异性的 Tregs[139-140]。当受到同源抗原刺激时，这些 Tregs 特异性地抑制了效应 T 细胞的功能[138]。为了增强患者对 HPV16 的免疫反应，医生为这些患者注射了高免疫原性的 HPV16 的 E6 和 E7 合成重叠肽疫苗。在疫苗治疗宫颈癌患者的一个小型研究中，该疫苗能够在所有患者中激活 HPV16 特异性效应 T 细胞。然而，在试验期间疾病复发的两个患者中，研究人员发现了 HPV16 型特异性 $CD4^+CD25^+Foxp3^+$ T 细胞数量的增加[40]，提示疫苗增强了 HPV16 特异性 Tregs 的免疫反应。

对 20 例由 HPV16 型引起的外阴高度癌前病变（VIN3）患者的疫苗接种试验结果在这方面更有指导意义。在疫苗接种后，约有一半患者 $HPV16^+$ VIN3 病变完全消退。试验开始时的病灶大小与临床预后相关。相对小的病灶完全消失，较大的病灶仅出现部分消退或根本没有临床反应[38]。免疫反应分析显示，病灶相对较小的患者出现强烈而广泛的 1 型 T 细胞应答。相比之下，病灶较大患者的 1 型 T 细胞应答微弱而有限。此外，病灶较大患者的血液中 HPV16 特异性 $CD4^+CD25^+Foxp3^+$ 的 T 细胞显著增加；而在病灶较小者组内没有检测到这种现象[41]。Tregs 对癌症免疫治疗的负性影响在黑色素瘤的免疫治疗中也被确认。人们正在探索联合使用肽疫苗或 DC 疗法和对 Tregs 有耗竭或抑制作用的药物[151-154]。重要的是，人们希望看到疫苗接种不仅能诱导或增强特有的肿瘤抗原特异性 T 细胞的反应性（即 1 型 T 细胞免疫），而且这些疫苗诱导的 T 细胞还需要从血液循环中移动到肿瘤内，但现实并非总是如此。研究表明在接受疫苗注射后，虽然在黑色素瘤患者血液内检测到疫苗诱导的 $CD8^+$ T 细胞，但肿瘤内却没有检测到这种细胞[155]。肿瘤内缺乏 $CD8^+$ T 细胞浸润可能是由肿瘤微环境状态决定的[156-160]。在疫苗接种试验中，在一例部分有效的患者血液中发现 1 型和 2 型 HPV16 特异性的反应增强 $CD4^+$ T 细胞的反应显著增强，然而在癌变部位中只有 2 型 HPV16 特异性 $CD4^+$ T 细胞的反应增强[41]。这表明，病灶部位的微环境更能吸引 Th2 细胞。为了更好地了解免疫治疗患者中 T 细胞的免疫性和临床结局，需要检测患者血液中所有疫苗特异性 T 细胞群。如有可能，在肿瘤局部也应进行相应的检测，以确定疫苗诱导的 T 细胞是否迁移到了肿瘤组织[161]。

T 细胞一旦进入肿瘤环境内，就必须克服肿瘤微环境对它们功能的抑制作用[162]。肿瘤环境内的其他免疫细胞可以抑制这些 T 细胞的功能。在许多不同肿瘤类型中，肿瘤相关巨噬细胞（tumor-associated macrophages，TAMs）的出现与患者的临床预后呈负相关[163-166]。TAMs 通常被称为 M2 型巨噬细胞，它能产生抗炎因子，并促进癌细胞的生存、扩散和转移[115, 167-171]。M2 型巨噬细胞还可以阻碍 T 细胞反应[172-174]。骨髓来源的抑制性细胞（myeloid-derived suppressor cell，MDSC）也阻碍效应 T 细胞的功能[117, 119, 175-177]。然而，在某些情况下，M1 型巨噬细胞可以存在于肿瘤组织中，并且在数量上超过 M2 型巨噬细胞[167-168, 178-179]。在接受某些刺激后，M1 型巨噬细胞提呈抗原给 T 细胞启动炎症反应，这一反应与 IL-12 及其他刺激性细胞因子的产生有关[116, 180]。有趣的是，骨髓细胞能够保留其转变表型的能力。M2 型巨噬细胞可能会转变为 M1 型巨噬细胞，反之亦然[181-182]。M2 型巨噬细胞在 CD40 和 IFN-γ 受体受到刺激的情况下转变为 M1 型巨噬细胞。人们还发现，正如与 $CD4^+$ Th1 细胞之间的同源相互作用一样[114, 181]，免疫抑制性的肿瘤微环境对胰腺导管腺癌（PDA）的抗肿瘤免疫力产生抑制作用。联合注射激动型 CD40 抗体与吉西他滨（gemcitabine）可使一些患者的肿瘤消退。对 PDA 小鼠模型进行的相同治疗显示，CD40 活化的巨噬细胞可快速浸润肿瘤[183]，提示吉西他滨对 MDSC 的抑制作用和对 M1 型巨噬细胞的活化作用引起了肿瘤的消退。肿瘤微环境对抗体治疗也会产生负性影响。西妥昔单抗（EGFR 抗体）、贝伐单抗（抗 VEGF 抗体）和化疗三者联合治疗大肠癌时，患者的无病生存期竟然短于仅用贝伐单抗和化疗联合治疗的大肠癌患者[184]。尽管研究人员的预期是抗 EGFR 抗体能阻滞 EGFR 信号并激活 NK 细胞，然而免疫组化染色的结果则显示肿瘤组织中存在大量促肿瘤的 M2 型巨噬细胞，而不是 NK 细胞。事实上，将 EGFR 阳性肿瘤细胞、西妥昔单抗和 M2 型巨噬细胞共培养时，M2 型巨噬细胞受到刺激并释放高水平的促肿瘤细胞因子 IL-10 和 VEGF[185]。该结果为意外观察到的更坏的临床结局提供了一个解释。综上所述，为了能够解释癌症免疫治疗的临床效果，需要保证研究人员能进行局部肿瘤组织的免疫监测。

四、免疫指标检测的一致化

大多数免疫治疗进行临床试验的目的旨在增强肿瘤特异性 T 细胞的抗肿瘤免疫力。在所有这些试验中，特别是那些测试治疗性疫苗的临床试验中，为了确定疗效，观察 T 细胞应答的情况是必不可少的。不幸的是，由于不同实验室使用的检测方法不同，在免疫治疗实施前、中和后期所得到的特异性免疫指标的数量和活性均不同，并且存在巨大差异。那么，在不同的测试组中即使采取类似的治疗方案，我们也不能对他们获得的免疫学结果进行比较。这种差异妨碍了我们对特异性免疫相关物或免疫识别标记物的筛选，而这些免疫识别标记物与疫苗或其他产品的生物活性以及患者的临床预后相关[68, 186-187]。最常用的 T 细胞检测方法是增殖实验、细胞因子分析、IFNγ-ELISPOT、MHC 肽多聚体染色和 ICS。虽然经过过去十年的优化，这些监测方法仍缺乏实验标准或标准样品而不具有可比性和可判断性。这一检测方法只在已知抗原的检测中得到校验，且需在不同的实验室使用相同的标准操作程序（SOPs）[188-191]。生物标志物检测方法的标准化促使不同的实验室使用相同的试剂和 / 或操作程序。标准化在近期开展的临床试验中已经取得成功。然而，这些实验方法往往还没有确定可以在不同的肿瘤相关抗原检测中普遍使用。而且，同样的肿瘤抗原在有的肿瘤中没有表达，或在治疗中没有被选作药物靶点。另外，由于目前在 T 细胞的实验结果和临床疗效之间缺乏关联性，人们不愿意验证所使用的方法，原因是在早期临床开发过程中生物标志物的研究仅仅作为探索性的工作[192]，这样的验证会造成高昂代价。

检测一致化（assay harmonization）是替代实验验证（assay validation）的一个重要选择[68]。检测一致化是一个需要多个实验室参与的重复检测过程，用以识别和优化关键的性能变量。此过程的一个关键环节是成立专业小组，对各实验室按照各自操作规范完成检测的样品再进行检测，集中评估检测一致化对实验室内部及实验室之间实验操作的影响。检测一致化促成了适于更大规模检测的统一指导原则的建立。在癌症免疫治疗领域，业界对 T 细胞实验需要进行验证和一致化的意识开始加强[186]。事实上，现在有两个非营利组织——欧洲癌症免疫治疗协会（CIMT）免疫导向项目工作组（CIP；www.cimt.eu/workgroup/ CIP）和美国癌症免疫治疗联盟（CIC；www.cancerresearch.org/consortium）正在积极支持免疫检测一致化。CIP 和 CIC 包括 110 多个实验室以及约 25 个由他们发起的国际专业小组。熟练掌握酶联免疫斑点法[72, 193-197]和 HLA- 肽多聚体染色法[72, 194, 198]的国际专业小组已经建立了一套提高这些实验信噪比（signal-to-noise ratio）的方法，例如通过改进检测操作技术缩小不同实验室之间检测结果的差异。参与检测一致化的实验室都从中受益，因为他们仍然可以使用熟悉的试剂，同时还可以根据检测指导原则改进实验的操作规范以获得与同行一样理想的检测水平。目前已有两个用于规范 T 细胞实验的指导意见在其网站上向社会公开。现在，这两个协作团体正致力于胞内细胞因子染色（ICS）实验的统一化。

对 T 细胞检测实验的统一化是克服数据变异性的有效途径，但对这些数据的利用仍然受到数据报告不一致的困扰。为了解决这个问题，免疫监测组织已经提供了一份关于 T 细胞检测最低限度信息（minimal information about T-cell assays，MIATA）的清单，这对正确解读 T 细胞实验数据是非常必要的[199-200]。实验操作和结果报告的一致化有助于人们识别和鉴定免疫标记物，而生物标记物能帮助我们识别针对某种治疗可能受益的病人人群，或者帮助我们判断某种治疗方法可能成功或者失败。

五、免疫导向

免疫导向（immunoguiding）是指通过系统分析接受免疫治疗患者的免疫监测数据，了解接受测试的免疫调节剂的优缺点和功效，便于研究人员决定受试药物的研发方向[67]。鉴于癌症免疫治疗在临床肿瘤治疗中的不断推广，免疫导向不仅能鼓励研究人员将其产品推向更大规模的随机试验，而且能进一步去优化疫苗和治疗策略。首先，人们会用一两个试验测试免疫制剂引起免疫应答的改变和预期的作用机制是否一致（图 16.1）。这就需要人们深入了解所研究的免疫制剂的药代动力学以便于确定在何时、何处取样。在随后的工作中，研究人员需要明确区分哪些免疫反应是治疗中需要的，哪些免疫反应是治疗中不需要的；同时还要对免疫指标进行辨别，确定哪些是影响效应（所需的免疫反应或产生预期的临床效应）的指标（图 16.1）。显然，这个阶段还需要补充一系列实验以得到有说服力的数据，用以分析该药物是否达到预期临床效果的原因。这个阶段的工作是否成功取决于人们是否透彻了解某种特定疾病在各个自然病程中发生的免疫反应，这有助于研究人员分析临床试验中所获得的大量数据，或确定应该使用的特异性检测方法。前两个阶段的工作并不互相排斥，可以共用同一临床试验的标本。只有在第二个阶段已经成功鉴定这种免疫生物标志物的前提下，才能接着进行第三阶段的工作。第三阶段的工作重点是确定在第二阶段工作中筛选出来的生物标志物的临床预测价值。如果被证实是错误的，再返回到第二阶段（图 16.1）。

无论是临床医生还是患者都非常需要免疫导向。总的来看，这个领域所面临的主要挑战是如何从参与临床试验的患者身上获取足量的、能满足免疫监测所需要的生物样本。总体来说，获得充足的血液样本量和样本数相对容易，但是从肿瘤组织及其引流淋巴结获取样本往往受到各种限制。然而，研究人员确实需要使用局部组织样本优化监测免疫治疗结果的各项指标（例如肿瘤特异性 T 细胞浸润程度、抑制性免疫分子的表达量等），以及评估那些可能影响免疫治疗效果的潜在免疫抑制和免疫逃逸机制（如 Tregs、MDSCs、HLA 表达降低）。为了成功实施免疫导向，参与免疫监测的实验室和临床医生必须密切合作，充分理解针对不同样本采取的不同检测方法。尽管免疫监测在整体上还没

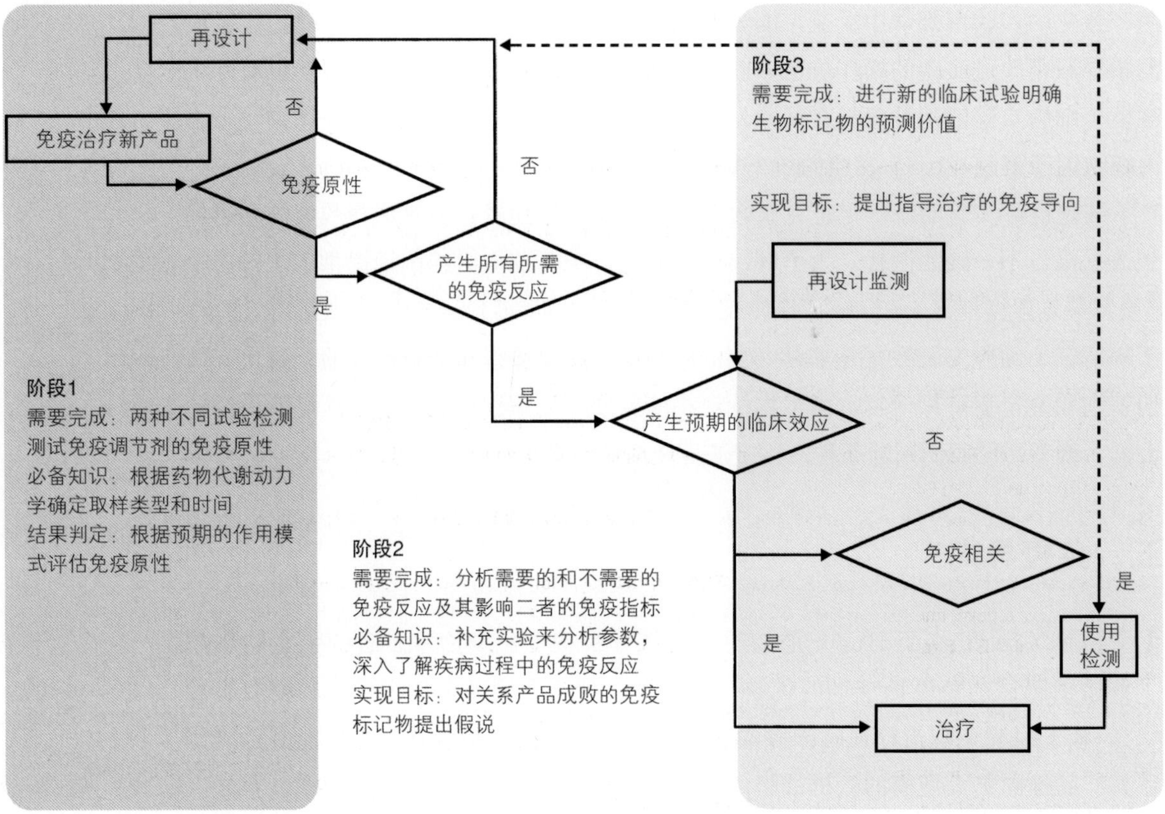

图 16.1　免疫导向阶段划分

有显示出应有的预测能力，我们仍有足够的理由接受免疫导向的概念。免疫监测获得的数据非常有用，它有助于我们深入了解治疗对患者免疫系统产生的影响或解释每个患者治疗成败的原因，最终得出所采用的免疫治疗的优缺点。在 HPV16-SLP 疫苗的试验中，我们观察到联合注射 E6 和 E7 抗原后二者之间产生免疫原性竞争，这为随后的试验中将这些抗原分开使用提供了依据[37]。类似地，我们曾报道过 HPV16 所引起的 VIN3 患者如果出现病灶范围大、Tregs 数量多都会导致疫苗治疗的失败。这促使我们能深入评估治疗适应证和治疗方案[41]。总之，免疫导向的重要性不仅表现在解释免疫疗法对临床免疫反应所造成的影响，而且能够更加清晰地指导临床医生优化治疗方案，便于快速找到最成功的免疫治疗方法和药物。

参考文献

[1] Dienstmann R, Markman B, Tabernero J. Application of monoclonal antibodies as cancer therapy in solid tumors. Curr Clin Pharmacol, 2012, 7(2):137–145.
[2] Robak T. Rituximab for chronic lymphocytic leukemia. Expert Opin Biol Ther, 2012, 12:503 - 515.
[3] Kabolizadeh P, Kubicek GJ, Heron DE, et al. The role of cetuximab in the management of head and neck cancers. Expert Opin Biol Ther, 2012, 12:517 - 528.
[4] Van CE, Kohne CH, Hitre E, et al. Cetuximab and chemotherapy as initial treatment for metastatic colorectal cancer. N Engl J Med, 2009, 360:1408 - 1417.
[5] Mukohara T. Role of HER2–Targeted Agents in Adjuvant Treatment for Breast Cancer. Chemother Res Pract, 2011, 2011:730360.
[6] Los M, Roodhart JM, Voest EE. Target practice: lessons from phase III trials with bevacizumab and vatalanib in the treatment of advanced colorectal cancer. Oncologist, 2007, 12:443 - 450.
[7] Young RJ, Reed MW. Anti–angiogenic therapy: concept to clinic. Microcirculation, 2012, 19:115 - 125.
[8] Loke P, Allison JP. Emerging mechanisms of immune regulation: the extended B7 family and regulatory T cells. Arthritis Res Ther, 2004, 6:208 - 214.
[9] Hodi FS, O'Day SJ, McDermott DF, et al. Improved survival with ipilimumab in patients with metastatic melanoma. N Engl J Med, 2010, 363:711 - 723.
[10] Callahan MK, Wolchok JD, Allison JP. Anti–CTLA–4 antibody therapy: immune monitoring during clinical development of a novel immunotherapy. Semin Oncol, 2010, 37:473 - 484.
[11] Flies DB, Sandler BJ, Sznol M, et al. Blockade of the B7–H1/PD–1 pathway for cancer immunotherapy. Yale J Biol Med, 2011, 84:409 - 421.
[12] Kirkwood J. Cancer immunotherapy: the interferon–alpha experience. Semin Oncol, 2002, 29:18 - 26.
[13] Gore ME, Griffin CL, Hancock B, et al. Interferon alfa–2a versus combination therapy with interferon alfa–2a, interleukin–2, and fluorouracil in patients with untreated metastatic renal cell carcinoma (MRC RE04/EORTC GU 30012): an open–label randomised trial. Lancet, 2010, 375:641 - 648.
[14] Lipton JH, Khoroshko N, Golenkov A, et al. Phase II, randomized, multicenter, comparative study of peginterferon–alpha–2a (40 kD) (Pegasys) versus interferon alpha–2a (Roferon–A) in patients with treatment–naive, chronic–phase chronic myelogenous leukemia. Leuk Lymphoma, 2007, 48:497 - 505.
[15] Richtig E, Langmann G. Interferon for melanoma. Ophthalmology, 2010, 117:1861.
[16] Rosenfeld MR, Chamberlain MC, Grossman SA, et al. A multi–institution phase II study of poly–ICLC and radiotherapy with concurrent and adjuvant temozolomide in adults with newly diagnosed glioblastoma. Neuro Oncol, 2010, 12:1071 - 1077.
[17] Jasani B, Navabi H, Adams M. Ampligen: a potential toll–like 3 receptor adjuvant for immunotherapy of cancer. Vaccine, 2009, 27:3401 - 3404.
[18] Salaun B, Zitvogel L, Asselin–Paturel C, et al. TLR3 as a biomarker for the therapeutic efficacy of double–stranded RNA in breast cancer. Cancer Res, 2011, 71:1607 - 1614.
[19] Cluff CW. Monophosphoryl lipid A (MPL) as an adjuvant for anti–cancer vaccines: clinical results. Adv Exp Med Biol, 2010, 667:111 - 123.
[20] Cluff CW. Monophosphoryl lipid A (MPL) as an adjuvant for anti–cancer vaccines: clinical results. Adv Exp Med Biol, 2009, 667:111 - 123.
[21] van Seters M, van Beurden M, ten Kate FJ, et al. Treatment of vulvar intraepithelial neoplasia with topical imiquimod. N Engl J Med, 2008, 358:1465 - 1473.
[22] Gollnick H, Barona CG, Frank RG, et al. Recurrence rate of superficial basal cell carcinoma following treatment with imiquimod 5% cream: conclusion of a 5–year long–term follow–up study in Europe. Eur J Dermatol, 2008, 18:677 - 682.
[23] Krieg AM. Toll–like receptor 9 (TLR9) agonists in the treatment of cancer. Oncogene, 2008, 27:161 - 167.
[24] Jahrsdorfer B, Weiner GJ. CpG oligodeoxynucleotides as immunotherapy in cancer. Update Cancer Ther, 2008, 3:27 - 32.
[25] Brody JD, Ai WZ, Czerwinski DK, et al. In situ vaccination with a TLR9 agonist induces systemic lymphoma regression: a phase I/II study. J Clin Oncol, 2010, 28:4324 4332.
[26] Mocellin S, Mandruzzato S, Bronte V, et al. Part I: Vaccines for solid tumours. Lancet Oncol, 2004, 5:681 - 689.
[27] Mellman I, Coukos G, Dranoff G. Cancer immunotherapy comes of age. Nature, 2011, 480:480 - 489.
[28] Sharma P, Wagner K, Wolchok JD, et al. Novel cancer immunotherapy agents with survival benefit: recent successes and next steps. Nat Rev Cancer, 2011, 11:805 - 812.

[29] Tartour E, Sandoval F, Bonnefoy JY, et al. Cancer immunotherapy: recent breakthroughs and perspectives. Med Sci (Paris), 2011, 27:833 - 841.

[30] Turcotte S, Rosenberg SA. Immunotherapy for metastatic solid cancers. Adv Surg, 2011, 45:341 - 360.

[31] Lesterhuis WJ, Haanen JB, Punt CJ. Cancer immunotherapy - revisited. Nat Rev Drug Discov, 2011, 10:591 - 600.

[32] Hughes MS, Yu YY, Dudley ME, et al. Transfer of a TCR gene derived from a patient with a marked antitumor response conveys highly active T-cell effector functions. Hum Gene Ther, 2005, 16:457 - 472.

[33] Park TS, Rosenberg SA, Morgan RA. Treating cancer with genetically engineered T cells. Trends Biotechnol, 2011, 29:550 - 557.

[34] Rosenberg SA, Dudley ME. Adoptive cell therapy for the treatment of patients with metastatic melanoma. Curr Opin Immunol, 2009, 21:233 - 240.

[35] Rosenberg SA, Yang JC, Sherry RM, et al. Durable complete responses in heavily pretreated patients with metastatic melanoma using T-cell transfer immunotherapy. Clin Cancer Res, 2011, 17:4550 - 4557.

[36] Verdegaal EM, Visser M, Ramwadhdoebe TH, et al. Successful treatment of metastatic melanoma by adoptive transfer of blood-derived polyclonal tumor-specific $CD4^+$and $CD8^+$T cells in combination with low-dose interferon-alpha. Cancer Immunol Immunother, 2011, 60:953 - 963.

[37] Kenter GG, Welters MJ, Valentijn AR, et al. Phase I immunotherapeutic trial with long peptides spanning the E6 and E7 sequences of high-risk human papillomavirus 16 in end-stage cervical cancer patients shows low toxicity and robust immunogenicity. ClinCancer Res, 2008, 14:169 - 177.

[38] Kenter GG, Welters MJ, Valentijn AR, et al. Vaccination against HPV-16 oncoproteins for vulvar intraepithelial neoplasia. N Engl J Med, 2009, 361:1838 - 1847.

[39] Speetjens FM, Kuppen PJ, Welters MJ, et al. Induction of p53-specific immunity by a p53 synthetic long peptide vaccine in patients treated for metastatic colorectal cancer. Clin Cancer Res, 2009, 15:1086 - 1095.

[40] Welters MJ, Kenter GG, Piersma SJ, et al. Induction of tumor-specific $CD4^+$ and $CD8^+$T-cell immunity in cervical cancer patients by a human papillomavirus type 16 E6 and E7 long peptides vaccine. Clin Cancer Res, 2008, 14:178 - 187.

[41] Welters MJ, Kenter GG, de Vos van Steenwijk PJ, et al. Success or failure of vaccination for HPV16-positive vulvar lesions correlates with kinetics and phenotype of induced T-cell responses. Proc Natl Acad Sci USA, 2010, 107:11895 - 11899.

[42] Vermeij R, Leffers N, Hoogeboom BN, et al. Potentiation of a p53-SLP vaccine by cyclophosphamide in ovarian cancer: a single-arm phase II study. Int J Cancer, 2011.

[43] Leffers N, Lambeck AJ, Gooden MJ, et al. Immunization with a P53 synthetic long peptide vaccine induces P53-specific immune responses in ovarian cancer patients, a phase II trial. Int J Cancer, 2009, 125:2104 - 2113.

[44] Rosenberg SA. Cell transfer immunotherapy for metastatic solid cancer—what clinicians need to know. Nat Rev Clin Oncol, 2011, 8:577 - 585.

[45] Porter DL, Levine BL, Kalos M, et al. Chimeric antigen receptor-modified T cells in chronic lymphoid leukemia. N Engl J Med, 2011, 365:725 - 733.

[46] Kalos M. Biomarkers in T cell therapy clinical trials. J Transl Med, 2011, 9:138.

[47] Kalos M, Levine BL, Porter DL, et al. T cells with chimeric antigen receptors have potent antitumor effects and can establish memory in patients with advanced leukemia. Sci Transl Med, 2011, 3 95ra73.

[48] Curran KJ, Pegram HJ, Brentjens RJ. Chimeric antigen receptors for T cell immunotherapy: current understanding and future direction. J Gene Med, 2012,14(6):405–415.

[49] Kalos M. Muscle CARs and TCRs: turbo-charged technologies for the (T cell) masses. Cancer Immunol Immunother, 2012, 61:127 - 135.

[50] Khleif SN, Doroshow JH, Hait WN. AACR-FDA-NCI Cancer Biomarkers Collaborative consensus report: advancing the use of biomarkers in cancer drug development. Clin Cancer Res, 2010, 16:3299 - 3318.

[51] Mischak H, Allmaier G, Apweiler R, et al. Recommendations for biomarker identification and qualification in clinical proteomics. Sci Transl Med, 2010, 2(46): 42.

[52] Davis MM. A prescription for human immunology. Immunity, 2008, 29:835 - 838.

[53] Ciardiello F, Tortora G. EGFR antagonists in cancer treatment. N Engl J Med, 2008, 358:1160 - 1174.

[54] Bae JH, Kim SJ, Kim MJ, et al. Susceptibility to natural killer cell-mediated lysis of colon cancer cells is enhanced by treatment with epidermal growth factor receptor inhibitors through UL16-binding protein-1 induction. Cancer Sci, 2012, 103:7 - 16.

[55] Kim H, Kim SH, Kim MJ, et al. EGFR inhibitors enhanced the susceptibility to NK cell-mediated lysis of lung cancer cells. J Immunother, 2011, 34:372 - 381.

[56] Pander J, Gelderblom H, Guchelaar HJ. Pharmacogenetics of EGFR and VEGF inhibition. Drug Discov Today, 2007, 12:1054 - 1060.

[57] Yuan J, Gnjatic S, Li H, et al. CTLA-4 blockade enhances polyfunctional NY-ESO-1 specific T cell responses in metastatic melanoma patients with clinical benefit. Proc Natl Acad Sci USA, 2008, 105:20410－20415.
[58] Andersen RS, Thrue CA, Junker N, et al. Dissection of T cell antigen specificity in human melanoma. Cancer Res, 2012, 72:1642－1650.
[59] Hadrup SR, Bakker AH, Shu CJ, et al. Parallel detection of antigen-specific T-cell responses by multidimensional encoding of MHC multimers. Nat Methods, 2009, 6:520－526.
[60] Inman BA, Frigola X, Dong H, et al. Costimulation, coinhibition and cancer. Curr Cancer Drug Targets, 2007, 7:15－30.
[61] Hodi FS, Butler M, Oble DA, et al. Immunologic and clinical effects of antibody blockade of cytotoxic T lymphocyte-associated antigen 4 in previously vaccinated cancer patients. Proc Natl Acad Sci USA, 2008, 105:3005－3010.
[62] Hamid O, Schmidt H, Nissan A, et al. A prospective phase II trial exploring the association between tumor microenvironment biomarkers and clinical activity of ipilimumab in advanced melanoma. J Transl Med, 2011, 9:204.
[63] Shen X, Zhou J, Hathcock KS, et al. Persistence of tumor infiltrating lymphocytes in adoptive immunotherapy correlates with telomere length. J Immunother, 2007, 30:123－129.
[64] Ostrand-Rosenberg S. $CD4^+$ T lymphocytes: a critical component of antitumor immunity. Cancer Invest, 2005, 23:413－419.
[65] Hanahan D, Weinberg RA. Hallmarks of cancer: the next generation. Cell, 2011, 144:646－674.
[66] Cavallo F, De GC, Nanni P, et al, 2011: the immune hallmarks of cancer. Cancer Immunol Immunother, 2011, 60:319－326.
[67] van der Burg SH. Therapeutic vaccines in cancer: moving from immunomonitoring to immunoguiding. Expert Rev Vaccines, 2008, 7:1－5.
[68] van der Burg SH, Kalos M, Gouttefangeas C, et al. Harmonization of immune biomarker assays for clinical studies. Sci Transl Med, 2011, 3:108ps44.
[69] Hoos A, Parmiani G, Hege K, et al. A clinical development paradigm for cancer vaccines and related biologics. J Immunother, 2007, 30:1－15.
[70] Keilholz U, Weber J, Finke JH, et al. Immunologic monitoring of cancer vaccine therapy: results of a workshop sponsored by the Society for Biological Therapy. J Immunother, 2002, 25:97－138.
[71] Britten CM, Janetzki S, van der Burg SH, et al. Toward the harmonization of immune monitoring in clinical trials: quo vadis? Cancer Immunol Immunother, 2008, 57:285－288.
[72] Britten CM, Gouttefangeas C, Welters MJ, et al. The CIMT-monitoring panel: a two-step approach to harmonize the enumeration of antigen-specific $CD8^+$ T lymphocytes by structural and functional assays. Cancer Immunol Immunother, 2008, 57:289－302.
[73] Czerkinsky C, Andersson G, Ekre HP, et al. Reverse ELISPOT assay for clonal analysis of cytokine production I Enumeration of gamma-interferon-secreting cells. J Immunol Methods, 1988, 110:29－36.
[74] Herr W, Protzer U, Lohse AW, et al. Quantification of $CD8^+$ T lymphocytes responsive to human immunodeficiency virus（HIV）peptide antigens in HIV-infected patients and seronegative persons at high risk for recent HIV exposure. J Infect Dis, 1998, 178:260－265.
[75] van der Burg SH, Ressing ME, Kwappenberg KM, et al. Natural T-helper immunity against human papillomavirus type 16（HPV16）E7-derived peptide epitopes in patients with HPV16-positive cervical lesions: identification of 3 human leukocyte antigen class II-restricted epitopes. Int J Cancer, 2001, 91:612－618.
[76] Assenmacher M, Schmitz J, Radbruch A. Flow cytometric determination of cytokines in activated murine T helper lymphocytes: expression of interleukin-10 in interferon-gamma and in interleukin-4-expressing cells. Eur J Immunol, 1994, 24:1097－1101.
[77] Jung T, Schauer U, Heusser C, et al. Detection of intracellular cytokines by flow cytometry. J Immunol Methods, 1993, 159:197－207.
[78] Altman JD, Moss PA, Goulder PJ, et al. Phenotypic analysis of antigen-specific T lymphocytes. Science, 1996, 274:94－96.
[79] Goodell V, Dela RC, Slota M, et al. Sensitivity and specificity of tritiated thymidine incorporation and ELISPOT assays in identifying antigen specific T cell immune responses. BMC Immunol, 2007, 8:21.
[80] Godet Y, Fabre-Guillevin E, Dosset M, et al. Analysis of spontaneous tumor-specific CD4 T cell immunity in lung cancer using promiscuous HLA-DR telomerase-derived epitopes: potential synergistic effect with chemotherapy response. Clin Cancer Res, 2012,18(10): 2943-2953.
[81] McNeel DG, Dunphy EJ, Davies JG, et al. Safety and immunological efficacy of a DNA vaccine encoding prostatic acid phosphatase in patients with stage D0 prostate cancer. J Clin Oncol, 2009, 27:4047－4054.

[82] Ginsberg BA, Gallardo HF, Rasalan TS, et al. Immunologic response to xenogeneic gp100 DNA in melanoma patients: comparison of particle-mediated epidermal delivery with intramuscular injection. Clin Cancer Res, 2010, 16:4057 - 4065.

[83] Arlen PM, Gulley JL, Parker C, et al. A randomized phase II study of concurrent docetaxel plus vaccine versus vaccine alone in metastatic androgen-independent prostate cancer. Clin Cancer Res, 2006, 12:1260 - 1269.

[84] Amato RJ, Shingler W, Goonewardena M, et al. Vaccination of renal cell cancer patients with modified vaccinia Ankara delivering the tumor antigen 5T4 (TroVax) alone or administered in combination with interferon-alpha (IFN-alpha): a phase 2 trial. J Immunother, 2009, 32:765 - 772.

[85] Bercovici N, Haicheur N, Massicard S, et al. Analysis and characterization of antitumor T-cell response after administration of dendritic cells loaded with allogeneic tumor lysate to metastatic melanoma patients. J Immunother, 2008, 31:101 - 112.

[86] Lovelace P, Maecker HT. Multiparameter intracellular cytokine staining. Methods Mol Biol, 2011, 699:165 - 178.

[87] Lugli E, Roederer M, Cossarizza A. Data analysis in flow cytometry: the future just started. Cytometry A, 2010, 77:705 - 713.

[88] Tesfa L, Volk HD, Kern F. A protocol for combining proliferation, tetramer staining and intracellular cytokine detection for the flow-cytometric analysis of antigen specific T-cells. J Biol Regul Homeost Agents, 2003, 17:366 - 370.

[89] Newell EW, Klein LO, Yu W, et al. Simultaneous detection of many T-cell specificities using combinatorial tetramer staining. Nat Methods, 2009, 6:497 - 499.

[90] Ornatsky O, Bandura D, Baranov V, et al. Highly multiparametric analysis by mass cytometry. J Immunol Methods, 2010, 361:1 - 20.

[91] Maecker HT, Nolan GP, Fathman CG. New technologies for autoimmune disease monitoring. Curr Opin Endocrinol Diabetes Obes, 2010, 17:322 - 328.

[92] Tobery TW, Wang S, Wang XM, et al. A simple and efficient method for the monitoring of antigen-specific T cell responses using peptide pool arrays in a modified ELISPOT assay. J Immunol Methods, 2001, 254:59 - 66.

[93] Betts MR, Ambrozak DR, Douek DC, et al. Analysis of total human immunodeficiency virus (HIV)-specific CD4(+) and CD8(+) T-cell responses: relationship to viral load in untreated HIV infection. J Virol, 2001, 75:11983 - 11991.

[94] de Jong A, van der Hulst JM, Kenter GG, et al. Rapid enrichment of human papillomavirus (HPV)-specific polyclonal T cell populations for adoptive immunotherapy of cervical cancer. Int J Cancer, 2005, 114:274 - 282.

[95] Karlsson AC, Martin JN, Younger SR, et al. Comparison of the ELISPOT and cytokine flow cytometry assays for the enumeration of antigen-specific T cells. J Immunol Methods, 2003, 283:141 - 153.

[96] Singh SK, Meyering M, Ramwadhdoebe TH, et al. The simultaneous ex-vivo detection of low frequency antigen-specific $CD4^+$ and $CD8^+$ T-cell responses using overlapping peptide pools. Cancer Immunol. Immunother, 2012, 61(11): 1953—1963.

[97] Hopfl R, Sandbichler M, Sepp N, et al. Skin test for HPV type 16 proteins in cervical intraepithelial neoplasia. Lancet, 1991, 337:373 - 374.

[98] de Vries IJ, Bernsen MR, Lesterhuis WJ, et al. Immunomonitoring tumor-specific T cells in delayed-type hypersensitivity skin biopsies after dendritic cell vaccination correlates with clinical outcome. J Clin Oncol, 2005, 23:5779 - 5787.

[99] de Vries IJ, Bernsen MR, van Geloof WL, et al. In situ detection of antigen-specific T cells in cryo-sections using MHC class I tetramers after dendritic cell vaccination of melanoma patients. Cancer Immunol Immunother, 2007, 56:1667 - 1676.

[100] Lesterhuis WJ, de Vries IJ, Schuurhuis DH, et al. Vaccination of colorectal cancer patients with CEA-loaded dendritic cells: antigen-specific T cell responses in DTH skin tests. Ann Oncol, 2006, 17:974 - 980.

[101] van den Hende M, van Poelgeest MI, van der Hulst JM, et al. Skin reactions to human papillomavirus (HPV) 16 specific antigens intradermally injected in healthy subjects and patients with cervical neoplasia. Int J Cancer, 2008, 123:146 - 152.

[102] Ku GY, Yuan J, Page DB, et al. Single-institution experience with ipilimumab in advanced melanoma patients in the compassionate use setting: lymphocyte count after 2 doses correlates with survival. Cancer, 2010, 116:1767 - 1775.

[103] Restifo NP, Rosenberg SA. Use of standard criteria for assessment of cancer vaccines. Lancet Oncol, 2005, 6:3 - 4.

[104] Klebanoff CA, Acquavella N, Yu Z, et al. Therapeutic cancer vaccines: are we there yet? Immunol Rev, 2011, 239:27 - 44.

[105] Hodi FS, Butler M, Oble DA, et al. Immunologic and clinical effects of antibody blockade of cytotoxic T

lymphocyte-associated antigen 4 in previously vaccinated cancer patients. Proc Natl Acad Sci USA, 2008, 105:3005 - 3010.
[106] Schreiber RD, Old LJ, Smyth MJ. Cancer immunoediting: integrating immunity's roles in cancer suppression and promotion. Science, 2011, 331:1565 - 1570.
[107] Dunn GP, Koebel CM, Schreiber RD. Interferons, immunity and cancer immunoediting. Nat Rev Immunol, 2006, 6:836 - 848.
[108] Dunn GP, Old LJ, Schreiber RD. The three Es of cancer immunoediting. Annu Rev Immunol, 2004, 22:329 - 360.
[109] Jin HT, Anderson AC, Tan WG, et al. Cooperation of Tim-3 and PD-1 in CD8 T-cell exhaustion during chronic viral infection. Proc Natl Acad Sci USA, 2010, 107:14733 - 14738.
[110] Sakuishi K, Apetoh L, Sullivan JM, et al. Targeting Tim-3 and PD-1 pathways to reverse T cell exhaustion and restore antitumor immunity. J Exp Med, 2010, 207:2187 - 2194.
[111] Fourcade J, Sun Z, Pagliano O, et al. CD8($^{+}$) T cells specific for tumor antigens can be rendered dysfunctional by the tumor microenvironment through upregulation of the inhibitory receptors BTLA and PD-1. Cancer Res, 2012, 72:887 - 896.
[112] Fourcade J, Sun Z, Benallaoua M, et al. Upregulation of Tim-3 and PD-1 expression is associated with tumor antigen-specific CD8 $^{+}$ T cell dysfunction in melanoma patients. J Exp Med, 2010, 207:2175 - 2186.
[113] Harlin H, Kuna TV, Peterson AC, et al. Tumor progression despite massive influx of activated CD8($^{+}$) T cells in a patient with malignant melanoma ascites. Cancer Immunol Immunother, 2006, 55:1185 - 1197.
[114] Heusinkveld M, de Vos van Steenwijk PJ, Goedemans R, et al. M2 macrophages induced by prostaglandin E2 and IL-6 from cervical carcinoma are switched to activated M1 macrophages by CD4 $^{+}$ Th1 cells. J Immunol, 2011, 187:1157 - 1165.
[115] Allavena P, Mantovani A. Immunology in the clinic review series, focus on cancer: tumour-associated macrophages: undisputed stars of the inflammatory tumour microenvironment. Clin Exp Immunol, 2012, 167:195 - 205.
[116] Porta C, Riboldi E, Totaro MG, et al. Macrophages in cancer and infectious diseases: the "good" and the "bad". Immunotherapy, 2011, 3: 1185 - 1202.
[117] Gabrilovich DI, Nagaraj S. Myeloid-derived suppressor cells as regulators of the immune system. Nat Rev Immunol, 2009, 9:162 - 174.
[118] Ostrand-Rosenberg S, Sinha P, Beury DW, et al. Cross-talk between myeloid-derived suppressor cells (MDSC), macrophages, and dendritic cells enhances tumor-induced immune suppression. Semin Cancer Biol, 2012,22:275-281.
[119] Chioda M, Peranzoni E, Desantis G, et al. Myeloid cell diversification and complexity: an old concept with new turns in oncology. Cancer Metastasis Rev, 2011, 30:27 - 43.
[120] Zwaveling S, Ferreira Mota SC, Nouta J, et al. Established human papillomavirus type 16-expressing tumors are effectively eradicated following vaccination with long peptides. J Immunol, 2002, 169:350 - 358.
[121] Welters MJ, Bijker MS, van den Eeden SJ, et al. Multiple CD4 and CD8 T-cell activation parameters predict vaccine efficacy in vivo mediated by individual DC-activating agonists. Vaccine, 2007, 25:1379 - 1389.
[122] Fridman WH, Pages F, Sautes-Fridman C, et al. The immune contexture in human tumours: impact on clinical outcome. Nat Rev Cancer, 2012, 12:298 - 306.
[123] Tosolini M, Kirilovsky A, Mlecnik B, et al. Clinical impact of different classes of infiltrating T cytotoxic and helper cells (Th1, Th2, Treg, Th17) in patients with colorectal cancer. Cancer Res, 2011, 71:1263 - 1271.
[124] Jordanova ES, Gorter A, Ayachi O, et al. Human leukocyte antigen class I, MHC class I chain-related molecule A, and CD8 $^{+}$/regulatory T-cell ratio: which variable determines survival of cervical cancer patients? Clin Cancer Res, 2008, 14:2028 - 2035.
[125] DeNardo DG, Barreto JB, Andreu P, et al. CD4($^{+}$) T cells regulate pulmonary metastasis of mammary carcinomas by enhancing protumor properties of macrophages. Cancer Cell, 2009, 16:91 - 102.
[126] Wada H, Sato E, Uenaka A, et al. Analysis of peripheral and local antitumor immune response in esophageal cancer patients after NY-ESO-1 protein vaccination. Int J Cancer, 2008, 123:2362 - 2369.
[127] Badoual C, Sandoval F, Pere H, et al. Better understanding tumor-host interaction in head and neck cancer to improve the design and development of immunotherapeutic strategies. Head Neck, 2010, 32:946 - 958.
[128] Correll A, Tuettenberg A, Becker C, et al. Increased regulatory T-cell frequencies in patients with advanced melanoma correlate with a generally impaired T-cell responsiveness and are restored after dendritic cell-based vaccination. Exp Dermatol, 2010, 19:e213 - e221.
[129] Nicholaou T, Ebert LM, Davis ID, et al. Regulatory T-cell-mediated attenuation of T-cell responses to the NY-ESO-1 ISCOMATRIX vaccine in patients with advanced malignant melanoma. Clin Cancer Res, 2009, 15:2166 - 2173.

[130] Berntsen A, Brimnes MK, Thor SP, et al. Increase of circulating CD4+CD25highFoxp3+regulatory T cells in patients with metastatic renal cell carcinoma during treatment with dendritic cell vaccination and low-dose interleukin-2. J Immunother, 2010, 33:425 - 434.

[131] Daayana S, Elkord E, Winters U, et al. Phase II trial of imiquimod and HPV therapeutic vaccination in patients with vulval intraepithelial neoplasia. Br J Cancer, 2010, 102:1129 - 1136.

[132] Piersma SJ, Welters MJ, van der Burg SH. Tumor-specific regulatory T cells in cancer patients. Hum Immunol, 2008, 69:241 - 249.

[133] Welters MJ, Piersma SJ, van der Burg SH. T-regulatory cells in tumour-specific vaccination strategies. Expert Opin Biol Ther, 2008, 8:1365 - 1379.

[134] Bonertz A, Weitz J, Pietsch DH, et al. Antigen-specific Tregs control T cell responses against a limited repertoire of tumor antigens in patients with colorectal carcinoma. J Clin Invest, 2009, 119:3311 - 3321.

[135] Wang HY, Lee DA, Peng G, et al. Tumor-specific human CD4+regulatory T cells and their ligands: implications for immunotherapy. Immunity, 2004, 20:107 - 118.

[136] Wang HY, Peng G, Guo Z, et al. Recognition of a new ARTC1 peptide ligand uniquely expressed in tumor cells by antigen-specific CD4+regulatory T cells. J Immunol, 2005, 174:2661 - 2670.

[137] Vence L, Palucka AK, Fay JW, et al. Circulating tumor antigen-specific regulatory T cells in patients with metastatic melanoma. Proc Natl Acad Sci USA, 2007, 104:20884 - 20889.

[138] van der Burg SH, Piersma SJ, de JA, et al. Association of cervical cancer with the presence of CD4+regulatory T cells specific for human papillomavirus antigens. Proc Natl Acad Sci USA, 2007, 104:12087 - 12092.

[139] Heusinkveld M, Welters MJ, van Poelgeest MI, et al. The detection of circulating human papillomavirus-specific T cells is associated with improved survival of patients with deeply infiltrating tumors. Int J Cancer, 2011, 128:379 - 389.

[140] de Vos van Steenwijk PJ, Piersma SJ, Welters MJ, et al. Surgery followed by persistence of high-grade squamous intraepithelial lesions is associated with the induction of a dysfunctional HPV16-specific T-cell response. Clin Cancer Res, 2008, 14:7188 - 7195.

[141] Lehe C, Ghebeh H, Al-Sulaiman A, et al. The Wilms' tumor antigen is a novel target for human CD4+regulatory T cells: implications for immunotherapy. Cancer Res, 2008, 68:6350 - 6359.

[142] Zhou G, Drake CG, Levitsky HI. Amplification of tumor-specific regulatory T cells following therapeutic cancer vaccines. Blood, 2006, 107:628 - 636.

[143] Warncke M, Buchner M, Thaller G, et al. Control of the specificity of T cell-mediated anti-idiotype immunity by natural regulatory T cells. Cancer Immunol Immunother, 2011, 60:49 - 60.

[144] Slingluff Jr CL, Petroni GR, Chianese-Bullock KA, et al. Randomized multicenter trial of the effects of melanoma-associated helper peptides and cyclophosphamide on the immunogenicity of a multipeptide melanoma vaccine. J Clin Oncol, 2011, 29:2924 - 2932.

[145] Francois V, Ottaviani S, Renkvist N, et al. The CD4(+) T-cell response of melanoma patients to a MAGE-A3 peptide vaccine involves potential regulatory T cells. Cancer Res, 2009, 69:4335 - 4345.

[146] Welters MJ, de JA, van den Eeden SJ, et al. Frequent display of human papillomavirus type 16 E6-specific memory T-helper cells in the healthy population as witness of previous viral encounter. Cancer Res, 2003, 63:636 - 641.

[147] de Jong A, van Poelgeest MI, van der Hulst JM, et al. Human papillomavirus type 16-positive cervical cancer is associated with impaired CD4+T-cell immunity against early antigens E2 and E6. Cancer Res, 2004, 64:5449 - 5455.

[148] Welters MJ, van der Logt P, van den Eeden SJ, et al. Detection of human papillomavirus type 18 E6 and E7-specific CD4+T-helper 1 immunity in relation to health versus disease. Int J Cancer, 2006, 118:950 - 956.

[149] Piersma SJ, Welters MJ, van der Hulst JM, et al. Human papilloma virus specific T cells infiltrating cervical cancer and draining lymph nodes show remarkably frequent use of HLA-DQ and-DP as a restriction element. Int J Cancer, 2008, 122:486 - 494.

[150] van Poelgeest MI, Nijhuis ER, Kwappenberg KM, et al. DistincTregulation and impact of type 1 T-cell immunity against HPV16 L1, E2 and E6 antigens during HPV16-induced cervical infection and neoplasia. Int J Cancer, 2006, 118:675 - 683.

[151] Jacobs JF, Punt CJ, Lesterhuis WJ, et al. Dendritic cell vaccination in combination with anti-CD25 monoclonal antibody treatment: a phase I/II study in metastatic melanoma patients. Clin Cancer Res, 2010, 16:5067 - 5078.

[152] Jacobs JF, Nierkens S, Figdor CG, et al. Regulatory T cells in melanoma: the final hurdle towards effective immunotherapy? Lancet Oncol, 2012, 13:e32 - e42.

[153] de Vries IJ, Castelli C, Huygens C, et al. Frequency of circulating Tregs with demethylated Foxp3 intron 1 in melanoma patients receiving tumor vaccines and potentially Treg-depleting agents. Clin Cancer Res, 2011, 17:841 - 848.

[154] Appay V, Voelter V, Rufer N, et al. Combination of transient lymphodepletion with busulfan and fludarabine and peptide vaccination in a phase I clinical trial for patients with advanced melanoma. J Immunother, 2007, 30:240 - 250.
[155] Appay V, Jandus C, Voelter V, et al. New generation vaccine induces effective melanoma-specific CD8$^+$T cells in the circulation but not in the tumor site. J Immunol, 2006, 177:1670 - 1678.
[156] Davidson EJ, Boswell CM, Sehr P, et al. Immunological and clinical responses in women with vulval intraepithelial neoplasia vaccinated with a vaccinia virus encoding human papillomavirus 16/18 oncoproteins. Cancer Res, 2003, 63:6032 - 6041.
[157] Ganss R, Limmer A, Sacher T, et al. Autoaggression and tumor rejection: it takes more than self-specific T-cell activation. Immunol Rev, 1999, 169:263 - 272.
[158] Wang E, Miller LD, Ohnmacht GA, et al. Prospective molecular profiling of melanoma metastases suggests classifiers of immune responsiveness. Cancer Res, 2002, 62:3581 - 3586.
[159] Kilinc MO, Aulakh KS, Nair RE, et al. Reversing tumor immune suppression with intratumoral IL-12: activation of tumor-associated T effector/memory cells, induction of T suppressor apoptosis, and infiltration of CD8$^+$T effectors. J Immunol, 2006, 177:6962 - 6973.
[160] Wall EM, Milne K, Martin ML, et al. Spontaneous mammary tumors differ widely in their inherent sensitivity to adoptively transferred T cells. Cancer Res, 2007, 67:6442 - 6450.
[161] Malyguine AM, Strobl SL, Shurin MR. Immunological monitoring of the tumor immunoenvironment for clinical trials. Cancer Immunol Immunother, 2012, 61:239 - 247.
[162] Gajewski TF. Cancer immunotherapy. Mol Oncol, 2012, 6:242–250.
[163] Bronkhorst IH, Jager MJ. Uveal melanoma: the inflammatory microenvironment. J Innate Immun, 2012,4(5–6):454–462.
[164] Fujii N, Shomori K, Shiomi T, et al. Cancer-associated fibroblasts and CD163-positive macrophages in oral squamous cell carcinoma: their clinicopathological and prognostic significance. J Oral Pathol Med, 2012,41:444–451.
[165] Cai QC, Liao H, Lin SX, et al. High expression of tumor-infiltrating macrophages correlates with poor prognosis in patients with diffuse large B-cell lymphoma. Med Oncol, 2011,29(4):2317–2322.
[166] Mahmoud SM, Lee AH, Paish EC, et al. Tumour-infiltrating macrophages and clinical outcome in breast cancer. J Clin Pathol, 2012, 65:159 - 163.
[167] Heusinkveld M, van der Burg SH. Identification and manipulation of tumor associated macrophages in human cancers. J Transl Med, 2011, 9:216.
[168] Biswas SK, Mantovani A. Macrophage plasticity and interaction with lymphocyte subsets: cancer as a paradigm. Nat Immunol, 2010, 11:889 - 896.
[169] Vasievich EA, Huang L. The suppressive tumor microenvironment: a challenge in cancer immunotherapy. Mol Pharm, 2011, 8:635 - 641.
[170] Sica A. Role of tumour-associated macrophages in cancer-related inflammation. Exp Oncol, 2010, 32:153 - 158.
[171] van DM, Savage ND, Jordanova ES, et al. Anti-inflammatory M2 type macrophages characterize metastasized and tyrosine kinase inhibitor-treated gastrointestinal stromal tumors. Int J Cancer, 2010, 127:899 - 909.
[172] Lepique AP, Daghastanli KR, Cuccovia IM, et al. HPV16 tumor associated macrophages suppress antitumor T cell responses. Clin Cancer Res, 2009, 15:4391 - 4400.
[173] Wei J, Wu A, Kong LY, et al. Hypoxia potentiates glioma-mediated immunosuppression. PLoS One, 2011, 6:e16195.
[174] Mantovani A, Germano G, Marchesi F, et al. Cancer-promoting tumor-associated macrophages: new vistas and open questions. Eur J Immunol, 2011, 41:2522 - 2525.
[175] Nagaraj S, Gabrilovich DI. Myeloid-derived suppressor cells in human cancer. Cancer J, 2010, 16:348 - 353.
[176] Ostrand-Rosenberg S. Myeloid-derived suppressor cells: more mechanisms for inhibiting antitumor immunity. Cancer Immunol Immunother, 2010, 59:1593 - 1600.
[177] Ostrand-Rosenberg S, Sinha P. Myeloid-derived suppressor cells: linking inflammation and cancer. J Immunol, 2009, 182:4499 - 4506.
[178] Erdag G, Schaefer JT, Smolkin ME, et al. Immunotype and immunohistologic characteristics of tumor-infiltrating immune cells are associated with clinical outcome in metastatic melanoma. Cancer Res, 2012, 72:1070 - 1080.
[179] Pages F, Galon J, Dieu-Nosjean MC, et al. Immune infiltration in human tumors: a prognostic factor that should not be ignored. Oncogene, 2010, 29:1093 - 1102.
[180] Schmieder A, Michel J, Schonhaar K, et al. Differentiation and gene expression profile of tumor-associated macrophages. Semin Cancer Biol, 2012, 22(4):289–297.
[181] Sica A, Mantovani A. Macrophage plasticity and polarization: in vivo veritas. J Clin Invest, 2012, 122:787 - 795.
[182] Rakhmilevich AL, Baldeshwiler MJ, Van De Voort TJ, et al. Tumor-associated myeloid cells can be activated in

vitro and in vivo to mediate antitumor effects. Cancer Immunol Immunother, 2012, 61(10):1683–1697.

[183] Beatty GL, Chiorean EG, Fishman MP, et al. CD40 agonists alter tumor stroma and show efficacy against pancreatic carcinoma in mice and humans. Science, 2011, 331:1612 - 1616.

[184] de Gramont A, de Gramont A, Chibaudel B, et al. From chemotherapy to targeted therapy in adjuvant treatment for stage III colon cancer. Semin Oncol, 2011, 38:521 - 532.

[185] Pander J, Heusinkveld M, van der Straaten T, et al. Activation of tumor–promoting type 2 macrophages by EGFR–targeting antibody cetuximab. Clin Cancer Res, 2011, 17:5668 - 5673.

[186] Hoos A, Britten CM, Huber C, et al. A methodological framework to enhance the clinical success of cancer immunotherapy. Nat Biotechnol, 2011, 29:867 - 870.

[187] Hoos A, Eggermont AM, Janetzki S, et al. Improved endpoints for cancer immunotherapy trials. J Natl Cancer Inst, 2010, 102:1388 - 1397.

[188] Maecker HT, Rinfret A, D' Souza P, et al. Standardization of cytokine flow cytometry assays. BMC Immunol, 2005, 6:13.

[189] Maecker HT, Maino VC. T cell immunity to HIV: defining parameters of protection. Curr HIV Res, 2003, 1:249 - 259.

[190] Gill DK, Huang Y, Levine GL, et al. Equivalence of ELISPOT assays demonstrated between major H Ⅳ network laboratories. PLoS One, 2010, 5:e14330.

[191] Maecker HT, McCoy JP, Nussenblatt R. Standardizing immunophenotyping for the Human Immunology Project. Nat Rev Immunol, 2012, 12:191 - 200.

[192] Disis ML. Immunologic biomarkers as correlates of clinical response to cancer immunotherapy. Cancer Immunol Immunother, 2011, 60:433 - 442.

[193] Janetzki S, Cox JH, Oden N, et al. Standardization and validation issues of the ELISPOT assay. Methods Mol Biol, 2005, 302:51 - 86.

[194] Britten CM, Janetzki S, Ben–Porat L, et al. Harmonization guidelines for HLA–peptide multimer assays derived from results of a large scale international proficiency panel of the Cancer Vaccine Consortium. Cancer Immunol Immunother, 2009, 58:1701 - 1713.

[195] Janetzki S, Panageas KS, Ben–Porat L, et al. Results and harmonization guidelines from two large–scale international Elispot proficiency panels conducted by the Cancer Vaccine Consortium (CVC/SVI). Cancer Immunol Immunother, 2008, 57:303 - 315.

[196] Moodie Z, Price L, Gouttefangeas C, et al. Response definition criteria for ELISPOT assays revisited. Cancer Immunol Immunother, 2010, 59:1489 - 1501.

[197] Mander A, Gouttefangeas C, Ottensmeier C, et al. Serum is not required for ex vivo IFN–gamma ELISPOT: a collaborative study of different protocols from the European CIMT Immunoguiding Program. Cancer Immunol Immunother, 2010, 59:619 - 627.

[198] Attig S, Price L, Janetzki S, et al. A critical assessment for the value of markers to gate–out undesired events in HLA–peptide multimer staining protocols. J Transl Med, 2011, 9:108.

[199] Janetzki S, Britten CM, Kalos M, et al. "MIATA"–minimal information about T cell assays. Immunity, 2009, 31:527 - 528.

[200] Britten CM, Janetzki S, van der Burg SH, et al. Minimal information about T cell assays: the process of reaching the community of T cell immunologists in cancer and beyond. Cancer Immunol Immunother, 2011, 60:15 - 22.

第四部分 4

主动和被动性免疫治疗方案

第十七章 17

T 细胞过继治疗：T 细胞受体的改造

Richard A. Morgan

Surgery Branch, National Cancer Institute, National Institutes of Health, Bethesda, MD USA

译者：苏东明，周洪

一、T 细胞过继治疗的早期试验

过继输入细胞的治疗模式是从对血液系统恶性肿瘤和黑色素瘤的细胞治疗发展而来。一般来说，虽然发生转移的黑色素瘤对化疗和放疗普遍不敏感，但一些患者的肿瘤却能自发消退，提示黑色素瘤具有免疫原性，这一点不同于其他肿瘤[1-2]。研究人员在人类黑色素瘤中最先发现了能够被 T 细胞所识别的肿瘤特异性抗原[3]。随后，大量的肿瘤相关抗原相继被识别和鉴定，打开了靶向这些候选肿瘤抗原实现选择性杀伤肿瘤细胞的免疫治疗的大门[4]。目前 FDA 已经批准了两项对转移性黑色素瘤的免疫治疗药物，即 IL-2 和抗 CTLA-4 抗体——易普利姆玛（ipilimumab），治疗后客观反应率为 5% ～ 15%[5-6]。临床医生把免疫原性作为细胞过继治疗的试金石，免疫治疗尤其在黑色素瘤的治疗中进展显著。

过继细胞免疫疗法主要是把自体或同种异体肿瘤反应性 T 细胞输注给患者以达到肿瘤消退的目的。这一方法在移植相关肿瘤如白血病和黑色素瘤的治疗中已经获得成功[7]。黑色素瘤的细胞过继治疗过程是：先在体外筛选与肿瘤抗原亲和力高的淋巴细胞，再行体外扩增，最后和大剂量 IL-2 一起输注给患者。这些过继细胞能够在病人体内扩增，并迁移至肿瘤部位引起肿瘤消退，所达到的临床效果客观而持久。将自然形成的肿瘤浸润淋巴细胞（TILs）输注给转移性黑色素瘤病人，临床治疗有效率达 49% ～ 72%，这包括有多部位、大范围浸润者（如肝、肺、软组织和脑）[8-10]。用克隆的 CTL 治疗黑色素瘤病人也被证实能够使肿瘤消退，但是有效率低于 10%[11-12]。接受 TILs 治疗的病人必须满足以下条件：肿瘤必须可以通过外科手术切除或活检等方式得到，并且可以获得足够数量的肿瘤特异的 TILs。大规模应用 TILs 疗法的 - 大困难在于制备具有抗肿瘤活性的人 T 细胞。据报道，仅有大约一半的黑色素瘤患者能够重复产生抗肿瘤的 TILs[13]。替代的方法是从肿瘤反应性 T 细胞中分离 TCR 基因并转导给正常 T 细胞（图 17.1）。应用 TCR 基因转移的方法能够产生大量具有肿瘤抗原特异性的 T 细胞。因此，基于 TCR 转移的免疫治疗的优点是可以通过基因工程技术制备大量与肿瘤抗原有高亲和

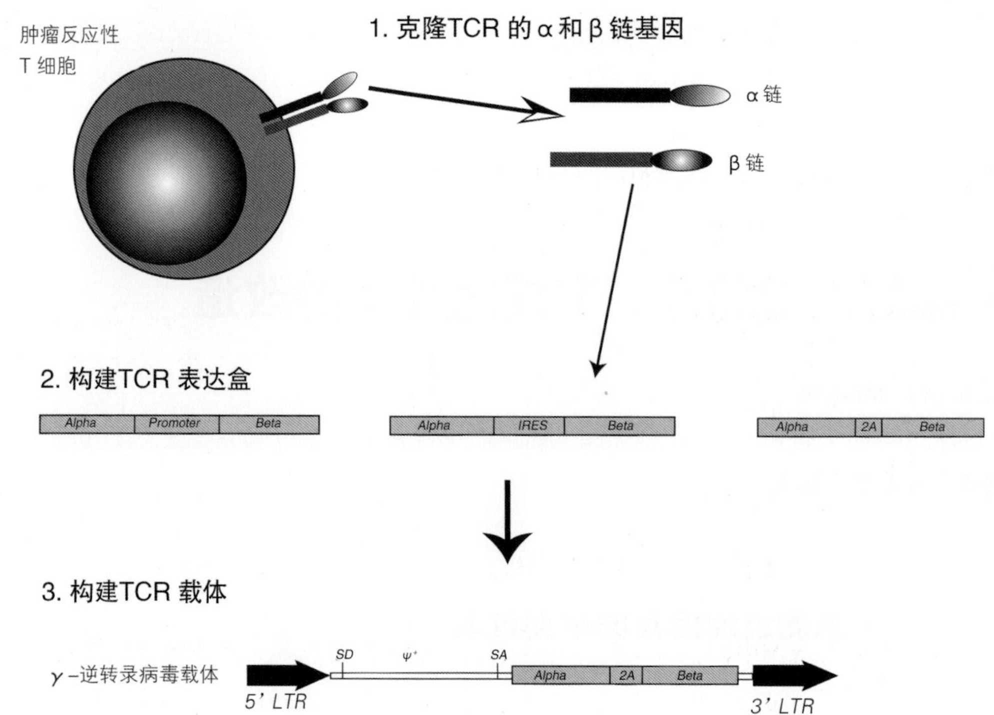

图 17.1 TCR 表达质粒的构建

首先，分离肿瘤反应性 T 细胞，克隆 TCR 的 α 和 β 链基因（可以从人肿瘤反应性 T 细胞克隆中分离，也可以使用人类 HLA 免疫的转基因小鼠的鼠源性 T 细胞，还可以通过噬菌体或酵母展示技术获得）。其次，构建 TCR 表达盒，即将一个内部启动子、一个内部核糖体进入位点（IRES）或使用小核糖核酸病毒 2A 片段把 α 和 β 链基因连接起来。最后，把 TCR 表达盒插入 γ-逆转录病毒载体进行表达。

力的 T 细胞，借此建立一个明确的 TCR 基因库。最终根据患者的肿瘤抗原表达谱量体裁衣，达到个体化治疗肿瘤的目的。

二、分离 T 细胞受体基因进行基因转移

用 T 细胞过继输入的方法治疗转移性恶性黑色素瘤取得的成功为 TCR 改造 T 细胞的临床应用奠定了坚实的基础。TCR 基因治疗的第一步是分离与靶抗原有高亲和力的 TCR 基因。编码 TCR 的基因通常需要从存在于病人体内的极少数量的、能识别并裂解靶向肿瘤细胞的、高亲和力的 T 细胞克隆中分离[14]。通过重组 DNA 技术对 TCR 的 α 和 β 链进行鉴定、分离并克隆入基因转移载体，最后把 TCR 的 α 和 β 链基因转导入 T 细胞，至此完成了抗原特异性 T 细胞的制备。早在 1999 年就有报道，研究人员曾通过把黑色素瘤中反应性 TCR 转导至外周血淋巴细胞成功使淋巴细胞获得抗肿瘤活性[15]。之后的一些报道都相继证实，把肿瘤抗原特异性 TCR 转导入 T 细胞即可获得肿瘤抗原特异性的 T 细胞群[16-18]。此方法避免了从病人体内分离肿瘤特异性效应细胞的困难。TCR 转导 T 细胞一旦遇到表达靶抗原的肿瘤细胞即可分泌免疫刺激性细胞因子，发挥抗原特异性细胞毒作用，同时还对抗原刺激产生应答反应并能扩增。TCR 转导 T 细胞的抗原特异性与亲代 T 细胞克隆相比没有变化[17]。

利用 HLA 转基因小鼠制备人类肿瘤抗原特异性 TCRs，不仅克服了病人对自身肿瘤抗原所产生的耐受性，而且得到的 TCRs 具有高亲和力。用人肿瘤抗原肽免疫 HLA 转基因小鼠能获得高亲和力的 TCRs，由此制备的小鼠 CTL 则可被用于分离 HLA 限制性肽段特异性的小鼠 TCR。人们已经证实利用人肿瘤的抗原如 gp100[19]、p53[20]、CEA[21] 和 MAGE-A3[22]

的肽段对小鼠进行免疫的技术是可行的。虽然从理论上讲，人的 T 细胞在表达小鼠 TCR 时有可能对转入的基因产生免疫反应，进而对过继的 T 细胞产生排斥，但实际上在临床案例中还从未观察到这种情况[23]。除了利用转基因小鼠制备 TCRs 外，通过酵母或噬菌体展示技术同样能够获得高亲和力的 TCRs[24-25]。

基因转导技术的进步为大量生产有临床治疗价值的基因改造淋巴细胞提供了可能性[16-17,26]。研究证实，先将高亲和力的 TCR 导入肿瘤病人的正常 T 细胞，再把这些细胞回输给该患者，能引起肿瘤消退[19,26]。TILs 过继治疗在临床上是成功的，而 TCR 改造 T 细胞则为那些不能产生 TILs 的肿瘤病人提供了有价值的治疗机会。TCR 改造 T 细胞技术为在临床上已经获得成功的 TILs 过继疗法锦上添花，对于不能产生 TILs 的患者来说该疗法更具优势。

三、用于 TCR 治疗的抗原筛选

在过去的二十年中，免疫学和肿瘤生物学的巨大发展以及大量肿瘤抗原的鉴定，给细胞免疫治疗领域带来了很大的发展空间[27-28]。人们在黑色素瘤中已确认了许多能为自体 T 细胞所识别的肿瘤抗原[29]，而基于 TCR 免疫治疗的第一步就是为 T 细胞筛选出合适的肿瘤抗原。作为 TCR 靶标的肿瘤抗原，它需要能选择性地在肿瘤细胞中广泛表达，同时，TCR 不仅需要与该抗原有较强的亲和力，而且需要在 T 细胞的表面有高水平的表达。许多人类肿瘤相关性抗原都是正常的自身分化抗原，在个体间相差无几，但在肿瘤细胞的表达水平却较高[30]。已经证实一些 TCR 能够靶向多种黑色素细胞分化抗原，例如 gp100[17]、MART-1[31] 和酪氨酸酶[32-33]。

除了靶向分化抗原，许多研究者也关注了肿瘤睾丸抗原（cancer testis antigens, CTAs）。CTAs 是具有免疫原性的蛋白质，通常表达于睾丸中无 MHC 的生殖细胞，在多种肿瘤组织中会异常地高表达。已经鉴定的 CTA 基因有 110 多个，表达在多种肿瘤中，包括黑色素瘤、膀胱癌、肺癌和肝癌[34-35]（人类 X 染色体上也发现许多 CTA 基因）[36]。CTA 基因的表达模式有三种类型：睾丸限制型（仅表达于成人睾丸），睾丸 / 脑限制型（表达于成人的睾丸和脑），睾丸选择型（表达于成人睾丸，有时也会表达于其他组织）[37]。1991 年第一个人类肿瘤抗原被发现，即黑色素瘤抗原编码基因 MAGE-A1，它同时也是 CTA 基因。迄今为止，MAGE 家族成员已经增至 25 个[3]。MAGE-A 是多基因家族，包含位于染色体 Xq28 上的 12 个同源基因 MAGE-A1 到 MAGE-A12。MAGE 蛋白的确切功能以及生物学效应尚未完全明了。人们已证实 MAGE-A3 在肿瘤进展期表达增高，且与不良预后有关[38-39]。CTA 中的 NY-ESO-1 广泛表达于多种肿瘤，已经被 NCI 外科分会作为 TCR 治疗的首选靶点[18,40]，而且前期结果令人鼓舞（参阅本书第六部分）。对于在多种肿瘤中表达的不同 CTAs，研究者们正致力于筛选对这些 CTAs 特异的 TCRs。选择适当的肿瘤抗原作为免疫治疗的靶标可以实现肿瘤长期消退，同时降低对正常组织的毒性。靶向肿瘤相关 CTAs 的 T 细胞能选择性消灭肿瘤细胞并避免或降低对正常组织的毒性。

研究人员希望过继 T 细胞只靶向那些仅表达于肿瘤组织的抗原。在病毒（例如 EBV

或 HPV）相关肿瘤中，靶向此类抗原可彻底根除种植于动物模型中的肿瘤 [7,41,32]。非病毒性的肿瘤特异性突变的一个例子是由于染色体重排造成的肿瘤特异性突变。神经胶质瘤中常见的表皮生长因子受体（EGFR）基因扩增，也常与基因重排有关。EGFR 突变体Ⅲ（EGFRvⅢ）是人类胶质母细胞瘤中最常见的 EGFR 突变体，约在 30% 的胶质母细胞瘤中表达 [43-44]。EGFRvⅢ表达是基因内部缺失重排造成的，删除了 EGFR 外显子 2 ～ 7，造成编码序列外显子 1 和 8 直接相连。EGFRvⅢ持续高水平活化增强了致瘤性，而且在正常组织中未发现其表达，使其成为免疫治疗最理想的靶标 [45]。通过高通量 DNA 测序结合抗原肽预测软件分析技术，患者享有个体化 TCR 的目标最终会实现。

四、通过基因改造增强 TCR 的活性

鉴于转基因 TCR 会与内源性 TCR 竞争性表达于细胞表面，因此临床使用的改造 T 细胞的 TCR 必须具有能与特异性肽 -HLA 复合物结合的高亲和力。研究人员使用了很多不同的方法来制备具备高亲和力和高特异性的 TCR（图 17.2）。可以预见的问题之一是内源性 TCR 链和导入 TCR 链形成异二聚体。尽管人们已在体外和小鼠模型中观察到与异二聚体形成相关的毒性反应 [46]，但在基于 TCR 治疗的临床试验中，相关毒性反应或自身免疫反应尚未被发现 [47]。

现在已有一些技术能够帮助人们在促进 TCR 表达的同时避免其形成异二聚体。例如，用小鼠相应的 TCR 结构替代人 TCR 的恒定区所得到的小鼠 - 人杂交 TCRs 呈现出更高的表达水平，显著提高了改造后 T 细胞的功能，包括提高其所释放的细胞因子水平和增强其细胞溶解活力 [48]。还有其他的方法：在 TCR 的 α 和 β 链恒定区增加半胱氨酸残基能

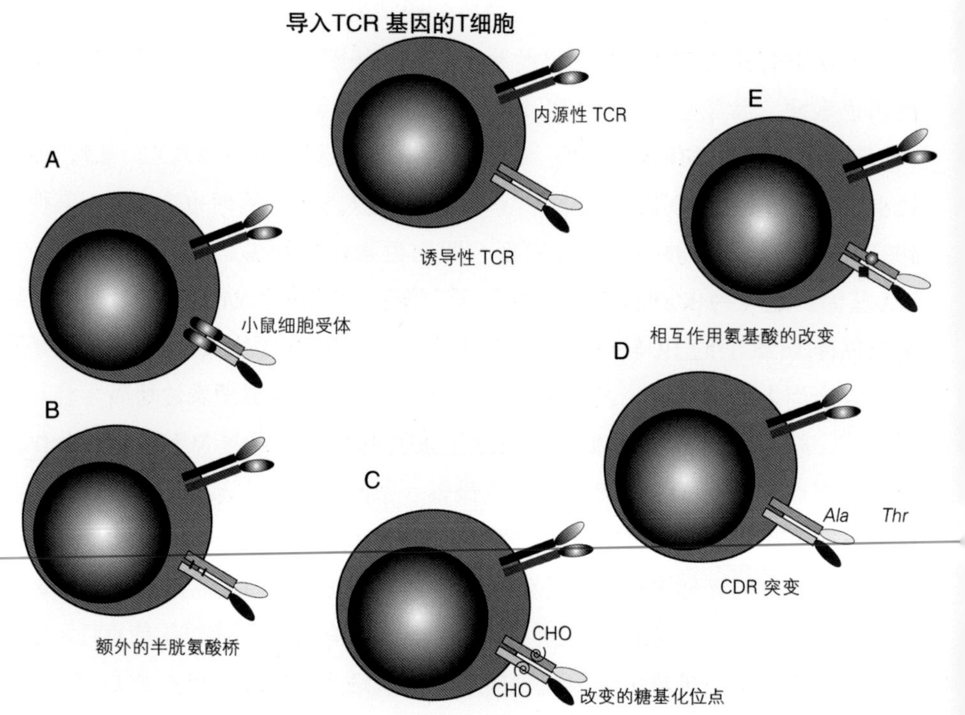

图 17.2 TCR 基因的蛋白质工程
据报道，多种蛋白质工程技术可以增加特异性 TCR 链的配对和咸活性。A. 导入的 TCR 可被改造为包含小鼠恒定区的嵌合 TCR，该方法能促进特异性 TCR 肽链的配对。B. 增加第二个半胱氨酸桥能提高特异性 TCR 肽链的配对。C. 已报道 N- 糖基化位点改变能增强 TCR 反应性。D. 定点突变能造成互补决定区内的特定氨基酸改变。E. TCR 恒定区有一对能相互作用的氨基酸，它们可以被调整到另一条肽链上以便特异性 TCR 肽链的配对。

提高 TCR 链的配对水平[49-50]；置换互补决定区（CDR）α 或 β 链上的一个或两个氨基酸能适度地增加 TCR 的亲和力，进而增强 T 细胞的抗原特异性反应[40]；去除 TCR 链恒定区 N 端糖基化序列能增强 TCR 亲和力和对肿瘤细胞的识别能力[51]。还有一些研究发现，优化 TCR 密码子能提高细胞表面 TCR 的表达水平，该方法是将在人类高表达的最常见基因密码子替换野生型或者小鼠衍生 TCR 的稀有密码子。在优化过程中，研究人员去除所有顺式作用元件中富含 AT 或 GC 的序列片段、隐性剪接位点和 RNA 不稳定基序[52]。最后，运用蛋白质工程技术将 TCR 的 α 和 β 链恒定区中关键的相互作用的氨基酸进行突变倒置，以促进导入链的配对，同时增强了 TCR 的反应性[53]。作为蛋白质工程的替代方法，小干扰 RNA（siRNA）方法也能特异性地下调内源性 TCR，提高导入的 TCR 表达水平和反应性[54-55]。另外，一种避免错配的非分子生物学方法是利用 γδ-T 细胞改造 αβ-TCR 基因，然而，γδ-T 细胞在过继细胞疗法中的功能及持久性还没有研究清楚[56]。关于 TCR 改造工程中涉及的相关概念更详尽的叙述可参见文献述 [57-58]。

五、TCR 的转导

关于 TCR 转导的研究大多使用小鼠白血病病毒作为基因传递系统。在过去二十年的临床研究中，这些载体（γ 逆转录病毒载体）安全地治疗了成千上万的病人。尽管在有些研究中将基因导入个别患者的造血祖细胞治疗免疫缺陷疾病时发现了罕见的插入突变，但至今尚未见到与 γ 逆转录病毒载体基因传递系统相关的安全问题的报道[59]。尽管 γ 逆转录病毒载体是目前临床试验中首选的基因传递系统，但也存在一些局限性。目前作为替代的方法是用慢病毒载体把 TCR 转入人 T 细胞用于肿瘤的免疫治疗[60-61]。慢病毒载体系统的优势是能在缺乏 TCR 介导活性的状态下转导 T 细胞，有利于被转导细胞群维持低分化状态，对过继免疫治疗是有益的[62]。同时，慢病毒载体由于随机整合而不易发生插入突变，不像 γ 逆转录病毒载体在基因的转录起始位点有优先整合的特点[63]。

转座子是一种相对较新的基因转导系统，作为非病毒来源的质粒 DNA 系统，其优点是易于制备，而且需要的实验安全检测级别较低[64]。运用转座子系统，基因工程来源的 T 细胞可在短时间内增殖达 10^9 个以上，且一旦受到抗原刺激便会立即扩增，同时分泌细胞因子溶解肿瘤细胞[64-65]。转座子介导的 TCR 基因表达水平与 γ 逆转录病毒载体系统及慢病毒载体基因转导系统不相上下[66]。非病毒性的转座子基因传递系统，例如 Sleeping Beauty 和 PiggyBac 都具有随机整合、基因转导效率较高等特点，有较好的潜在临床应用价值[64,67-68]。据报道，结合电穿孔 / 核转染技术的 RNA 表达系统基因转导效果较好[69]。虽然转导后由于 RNA 表达的半衰期短会限制其临床应用，但 RNA 治疗避免了由基因组整合引起的安全问题，有较好的应用前景[70]。

因为 TCR 是一个异源二聚体，所以任何基因转导载体都必须表达 TCR 的 α 和 β 链。在逆转录病毒载体中 TCR 的 α 和 β 链以不同的构象单独或一起组装。起始的双顺反子载体由双启动子制备或由内部核糖体进入位点序列（IRES）连接而成[17]。插入 IRES 下游区的基因与插入其上游区的基因相比，表达水平相对较弱[71]，这可能导致 TCR 的表达达不到理想的水平，同时 T 细胞的反应性也较弱。近年来，不少载体是与微小病毒衍生的 2A 可裂解肽片段一起构建，以优化 α 和 β 链的化学表达[19, 60, 72]。

六、临床试验

世界上第一个 TCR 基因治疗的临床试验于 2006 年被报道[26]。在 I 期试验中，研究人员用逆转录病毒载体转导患者自体 PBL，改造后的 PBL 所表达的 TCR 具有抗 MART-1 功能，用于治疗 HLA-A2 阳性的转移性黑色素瘤患者。首先，从切除的黑色素瘤组织中分离出 TIL 克隆 TCR，克隆的 TCR 能识别 MART-1 抗原的 27 ～ 35 表位。经 Vβ 12 蛋白染色方法鉴定，其基因转导效率为 21% ～ 72%，在 $CD4^+$ 和 $CD8^+$ 细胞中该基因的转导效率基本相同。在过继输入细胞后一年内都能检测到基因修饰的 T 细胞。输入 T 细胞后，17 名病人中有 2 名发生肿瘤消退。除了最初的报道之外，共有 31 名病人接受了该项治疗，其中 4 名（13%）转移黑色素瘤患者出现瘤体消退。尽管首次人 TCR 转导临床试验的反应率低于 TIL 试验报道的反应率（50% ～ 70%），但该试验还是为 TCR 改造 T 细胞的新型基因免疫疗法提供了第一手资料。

为了进一步提高 TCR 免疫治疗的效率，人们制备了能够识别 MART-1:27-35 表位的高亲和力 TCR[19]，希望借 TCR 的高反应性能为病人带来更有效的免疫应答。尽管在这个临床试验中有 30% 的病人出现肿瘤消退，但病人的皮肤、眼睛和耳朵中正常的黑色素细胞也遭到了破坏。医生局部使用类固醇治疗患者的听力损伤和葡萄膜炎。该试验也提示表达高亲和力 TCR 的 T 细胞引起肿瘤消退的同时也会靶向全身的表达相同抗原的细胞。在另一试验中通过免疫 HLA-A0201 转基因小鼠获得了能识别人黑色素瘤分化抗原 gp100:154-162 表位的高活力 TCR，用于治疗 16 名黑色素瘤患者[19]。试验中细胞持续表达小鼠 TCR 的水平与人 TCR 相似，能识别 MART-1 抗原并介导肿瘤消退[19]。本次试验的临床缓解率为 19%，类似的肿瘤靶向性和肿瘤外毒性见于皮肤、耳朵和眼睛。

TCR 改造 T 细胞定向识别黑色素瘤分化抗原 MART-1 和 gp100，临床缓解率为 13% ～ 30%，低于 TIL 治疗的缓解率（50% ～ 70%）。TCR 的低缓解率归于多个因素：共有的黑色素瘤分化抗原可能不是最理想的靶向抗原；用于 TCR 改造的 PBL 表型和用于 TCR 改造的 TILs 在归巢和效应功能必需的分子表达方面存在差异；TILs 对肿瘤的免疫应答可能是多克隆性的，靶向许多正常和突变的肿瘤抗原。

基因工程 T 细胞表达肿瘤特异性 TCR，通过对 TCR 的改造可以获得针对不同靶标的效应 T 细胞，为黑色素瘤以外的其他肿瘤的治疗提供了机会。Parkhurst 等报道了首次使用靶向 CEA 的 TCR 改造淋巴细胞治疗转移性结直肠癌的临床试验[73]。CEA 是一种 180-KDa 肿瘤相关糖蛋白，在许多上皮性肿瘤尤其是结直肠癌中过度表达。Parkhurst 等人的临床试验中共有 3 名患者，治疗后所有病人血清 CEA 水平降低（74% ～ 99%），在其中 1 名病人体内检测到了明显的免疫应答。此外，治疗患者均出现了短暂性结肠炎，因为 CEA 也表达于正常肠上皮细胞[73]，人们认为是靶向 CEA 治疗造成的。这又是一个靶向自身抗原的高亲和力 TCR 介导肿瘤消退的同时损伤自身组织的案例，也是造成该疗法使用受限的原因所在。

肿瘤睾丸抗原（CTA）如 NY-ESO-1 在黑色素瘤、膀胱癌、肝癌和肺癌等[34-35]上皮细胞肿瘤，以及滑膜细胞肉瘤中广泛表达[74]。NY-ESO-1（基因名称 *CTAG1β*）是一种睾丸限制性 CTA，它主要限制性地表达于成人的正常睾丸组织，而这些细胞不表达 HLA 分子，因此 NY-ESO-1 不易被 TCR 识别。NCI 外科分部的 Robbins 等人应用基因工程技术制备的 TCR 能识别表达 NY-ESO-1 的自体淋巴细胞，然后进行过继治疗的临床试验。据他们报道，67%(4/6)的滑膜细胞肉瘤患者和 45%(5/11)的黑色素瘤患者都出现可检测到的应答反应，其中 2 名患者出现了持续完整的应答反应[75]。与靶向黑色素瘤分化抗原和靶向 CEA 的 TCR 临床试验中同时出现肿瘤靶向效应和肿瘤外毒性的现象不同，TCR 改造 T 细胞靶向 NY-ESO-1 的过继治疗中没有观察到与输注细胞有关的毒性。此试验中患者体内肿瘤消退而不出现肿瘤外毒性，提示 CTA 可能成为过继细胞治疗实体瘤的最佳靶标。

七、克服存在于肿瘤微环境中抑制 T 细胞的因素

目前 TCR 临床试验在展现出临床前景的同时也面临挑战，多种因素也影响着 TCR 基因治疗的临床有疗效，包括转基因 TCR 的亲和力、TCR 基因表达持续时间以及 TCR 改造 T 细胞在体内的持久性。近年来，在 TCR 的临床大规模转导和表达方面已取得了显著进展。

尽管人们可以制备针对目标抗原的高效应的 T 细胞，但这些 T 细胞对肿瘤生长却不产生任何影响。用于 TCR 改造的 T 细胞表型和过继细胞在肿瘤病灶中所处的微环境都对治疗结果有决定性的影响（图 17.3）。有研究报道，在一些案例中，血液循环中 30% 的 $CD8^+$ 细胞具有抗肿瘤活力，但是仍然不能遏制肿瘤的生长[76]。尽管存在于机体其他部位或外周血中的 T 细胞可以发挥良好的效应，但在肿瘤微环境中 T 细胞效应会被抑制[77]。目前，在肿瘤局部效应 T 细胞功能被抑制的机制还未被完全阐明。人们推测可能的影响因素包括：抑制性细胞因子如 IL-10、TGF-β 的存在；其他抑制免疫反应的细胞存在，如 $CD4^+$ 调节性 T 细胞[80]；微环境中 T 细胞的抑制分子 PD-1[81-82] 和 CTLA-4[83] 的存在。

程序性死亡分子 1（PD-1）是表达于慢性活化 $CD4^+$ 和 $CD8^+$ T 细胞表面的抑制性受体[84-85]。PD-1 表达在转移性黑色素瘤病灶中浸润的大量 T 细胞的表面，而在黑色素瘤患者的正常组织和外周血 T 细胞中则没有表达。与 PD-1 阴性 TILs 和 PBL 相比，PD-1 阳性 TILs 的效应功能明显受损[82]，表明 PD-1 信号通路对 T 细胞的功能有抑制作用。为了克服此抑制性，目前 TCR 基因工程 T 细胞与抗 PD-1 在临床上联合使用，例如用 RNA 干扰技术以抑制 PD-1 的表达[86]。同时，研究人员也用相似的方法来阻滞 CTLA-4 的表达，增强体内过继细胞的活性。由于过继 T 细胞在缺乏生长因子或共刺激时会发生凋亡，共表达抗凋亡基因如 Bcl-2 可以提高过继 T 细胞的存活力[87-88]。最后，为了阻滞 TGF-β 信号通路，T 细胞经改造后表达有显性抑制效应的 TGF-β 受体，在一些小鼠模型中改善了 TCR 的过继治疗效果[89-91]。

目前有关 TCR 改造 T 细胞的临床试验都采用了上述方法。例如，在治疗前通过清除

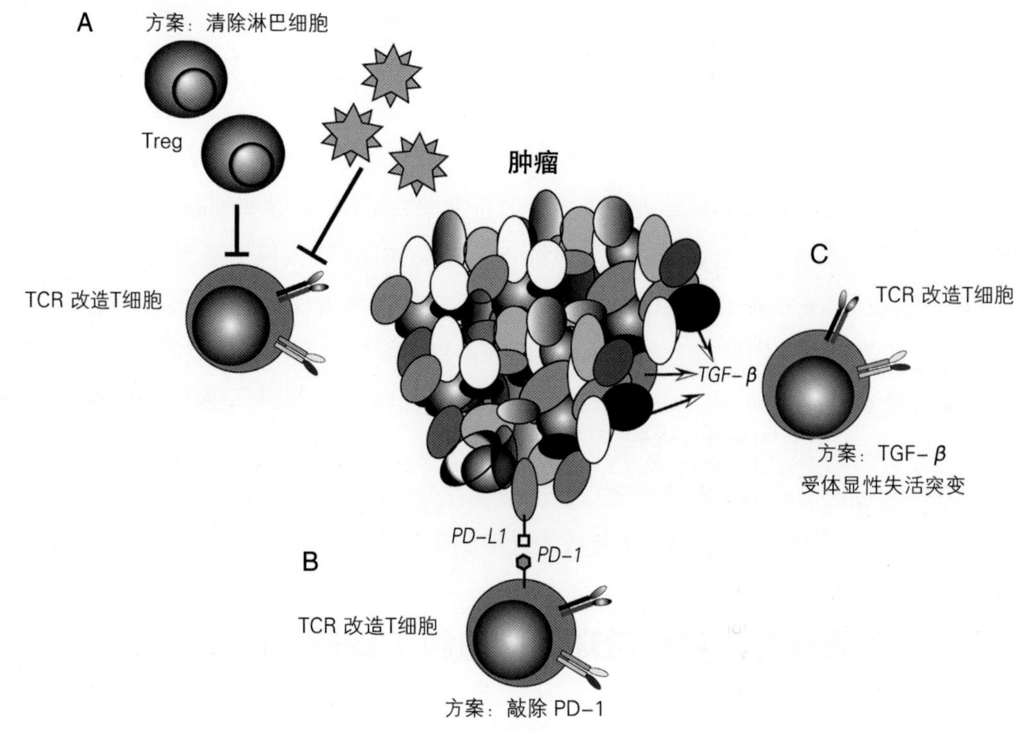

图 17.3 克服肿瘤免疫抑制微环境

肿瘤微环境是能够对肿瘤反应性 T 细胞产生抑制作用的复杂的细胞混合体。A. 抑制细胞，例如 Tregs 和 MDSC 对抗肿瘤活性 T 细胞都有负调节作用。在过继治疗前先清除患者淋巴细胞可以克服这类抑制。B. 有些类型的肿瘤表达抑制性配体 PD-L1，一旦与 T 细胞表面受体结合即可抑制 T 细胞功能。对 T 细胞进行 RNAi-PD-1 基因敲除可以克服其抑制。C. 肿瘤会产生免疫抑制性细胞因子如 TGF-β，对 T 细胞进行改造使 TGF-β 受体发生显性失活突变（DN-TGF-βR）可以消除外源性 TGF-β 的影响。

患者体内原有淋巴细胞的方法提高过继治疗的疗效，其机制在于去除 Tregs 和 MDSCs 以及其他竞争生长因子的淋巴细胞。

八、小结

近十年来，人们在针对 TCR 基因改造 T 细胞方面开展了一系列的临床试验。研究人员在接受 TCR 基因改造 T 细胞治疗的黑色素瘤、结直肠腺癌、滑膜细胞肉瘤的患者中已经观察到非常有意义的临床效果，包括完整的免疫应答反应。与此同时，这些早期试验都显示了 TCR 改造 T 细胞具有在体内识别那些表达目标抗原的组织细胞的能力。因此寻找合适的肿瘤抗原，即那些既有肿瘤特异性，也表达于其他非致命器官（如前列腺）的抗原，对于该领域的长远发展尤为必要。这些令人振奋的结果鼓舞我们必须更加努力，发现更多的 TCRs 以治疗不同类型的肿瘤。随着未来该领域的快速发展，医生针对各种不同恶性肿瘤进行个体化的 TCR 基因治疗终将成为现实。

参考文献

[1] Chong CA, Gregor RJ, Augsburger JJ, et al. Spontaneous regression of choroidal melanoma over 8 years. Retina, 1989, 9(2):136 - 138.

[2] King M, Spooner D, Rowlands DC. Spontaneous regression of metastatic malignant melanoma of the parotid gland and neck lymph nodes: a case report and a review of the literature. Clin Oncol (R Coll Radiol), 2001, 13(6):466 - 469.

[3] van der Bruggen P, Traversari C, Chomez P, et al. A gene encoding an antigen recognized by cytolytic T lymphocytes on a human melanoma. Science, 1991, 254(5038):1643 - 1647.
[4] Restifo NP, Dudley ME, Rosenberg SA. Adoptive immunotherapy for cancer: harnessing the T cell response. Nat Rev Immunol, 2012, 12(4):269 - 281.
[5] Alexandrescu DT, Ichim TE, Riordan NH, et al. Immunotherapy for melanoma: current status and perspectives. J Immunother, 2010, 33(6):570 - 590.
[6] Tsao H, Atkins MB, Sober AJ. Management of cutaneous melanoma. N Engl J Med, 2004, 351(10):998 - 1012.
[7] Brenner MK, Heslop HE. Adoptive T cell therapy of cancer. Curr Opin Immunol, 2010, 22(2):251 - 257.
[8] Rosenberg SA, Yang JC, Sherry RM, et al. Durable complete responses in heavily pretreated patients with metastatic melanoma using T-cell transfer immunotherapy. Clin Cancer Res, 2011, 17(13):4550 - 4557.
[9] Dudley ME, Yang JC, Sherry R, et al. Adoptive cell therapy for patients with metastatic melanoma: evaluation of intensive myeloablative chemoradiation preparative regimens. J Clin Oncol, 2008, 26(32):5233 - 5239.
[10] Rosenberg SA, Restifo NP, Yang JC, et al. Adoptive cell transfer: a clinical path to effective cancer immunotherapy. Nat Rev Cancer, 2008, 8(4):299 - 308.
[11] Hunder NN, Wallen H, Cao J, et al. Treatment of metastatic melanoma with autologous $CD4^+$ T cells against NY-ESO-1. N Engl J Med, 2008, 358(25):2698 - 2703.
[12] Chapuis AG, Thompson JA, Margolin KA, et al. Transferred melanoma-specific $CD8^+$ T cells persist, mediate tumor regression, and acquire central memory phenotype. Proc Natl Acad Sci USA, 2012, 109(12):4592 - 4597.
[13] Dudley ME, Wunderlich JR, Shelton TE, et al. Generation of tumor-infiltrating lymphocyte cultures for use in adoptive transfer therapy for melanoma patients. J Immunother, 2003, 26(4):332 - 342.
[14] Johnson LA, Heemskerk B, Powell Jr DJ, et al. Gene transfer of tumor-reactive TCR confers both high avidity and tumor reactivity to nonreactive peripheral blood mononuclear cells and tumor-infiltrating lymphocytes. J Immunol, 2006, 177(9):6548 - 6559.
[15] Clay TM, Custer MC, Sachs J, et al. Efficient transfer of a tumor antigen-reactive TCR to human peripheral blood lymphocytes confers antitumor reactivity. J Immunol, 1999, 163(1):507 - 513.
[16] Schaft N, Willemsen RA, de Vries J, et al. Peptide fine specificity of anti-glycoprotein 100 CTL is preserved following transfer of engineered TCR alpha beta genes into primary human T lymphocytes. J Immunol, 2003, 170(4):2186 - 2194.
[17] Morgan RA, Dudley ME, Yu YY, et al. High efficiency TCR gene transfer into primary human lymphocytes affords avid recognition of melanoma tumor antigen glycoprotein 100 and does not alter the recognition of autologous melanoma antigens. J Immunol, 2003, 171(6):3287 - 3295.
[18] Zhao Y, Zheng Z, Robbins PF, et al. Primary human lymphocytes transduced with NY-ESO-1 antigen-specific TCR genes recognize and kill diverse human tumor cell lines. J Immunol, 2005, 174(7):4415 - 4423.
[19] Johnson LA, Morgan RA, Dudley ME, et al. Gene therapy with human and mouse T-cell receptors mediates cancer regression and targets normal tissues expressing cognate antigen. Blood, 2009, 114(3):535 - 546.
[20] Cohen CJ, Zheng Z, Bray R, et al. Recognition of fresh human tumor by human peripheral blood lymphocytes transduced with a bicistronic retroviral vector encoding a murine anti-p53 TCR. J Immunol, 2005, 175(9):5799 - 5808.
[21] Parkhurst MR, Joo J, Riley JP, et al. Characterization of genetically modified T-cell receptors that recognize the CEA:691-699 peptide in the context of HLA-A2.1 on human colorectal cancer cells. Clin Cancer Res, 2009, 15(1):169 - 180.
[22] Chinnasamy N, Wargo JA, Yu Z, et al. A TCR targeting the HLA-A-0201-restricted epitope of MAGE-A3 recognizes multiple epitopes of the MAGE-A antigen superfamily in several types of cancer. J Immunol, 2011, 186(2):685 - 696.
[23] Davis JL, Theoret MR, Zheng Z, et al. Development of human anti-murine T-cell receptor antibodies in both responding and nonresponding patients enrolled in TCR gene therapy trials. Clin Cancer Res, 2010, 16(23):5852 - 5861.
[24] Kieke MC, Sundberg E, Shusta EV, et al. High affinity T cell receptors from yeast display libraries block T cell activation by superantigens. J Mol Biol, 2001, 307(5):1305 - 1315.
[25] Li Y, Moysey R, Molloy PE, et al. Directed evolution of human T-cell receptors with picomolar affinities by phage display. Nat Biotechnol, 2005, 23(3):349 - 354.
[26] Morgan RA, Dudley ME, Wunderlich JR, et al. Cancer regression in patients after transfer of genetically engineered lymphocytes. Science, 2006, 314(5796):126 - 129.
[27] Blattman JN, Greenberg PD. Cancer immunotherapy: a treatment for the masses. Science, 2004, 305(5681):200 - 205.
[28] Rosenberg SA. A new era for cancer immunotherapy based on the genes that encode cancer antigens. Immunity, 1999, 10(3):281 - 287.

[29] Romero P, Cerottini JC, Speiser DE. The human T cell response to melanoma antigens. Adv Immunol, 2006, 92:187 - 224.

[30] Rosenberg SA. Progress in human tumour immunology and immunotherapy. Nature, 2001, 411(6835):380 - 384.

[31] Hughes MS, Yu YY, Dudley ME, et al. Transfer of a TCR gene derived from a patient with a marked antitumor response conveys highly active T-cell effector functions. Hum Gene Ther, 2005, 16(4):457 - 472.

[32] Roszkowski JJ, Lyons GE, Kast WM, et al. Simultaneous generation of CD8$^+$ and CD4$^+$ melanoma-reactive T cells by retroviral-mediated transfer of a single T-cell receptor. Cancer Res, 2005, 65(4):1570 - 1576.

[33] Frankel TL, Burns WR, Peng PD, et al. Both CD4 and CD8 T cells mediate equally effective in vivo tumor treatment when engineered with a highly avid TCR targeting tyrosinase. J Immunol, 2010, 184(11):5988 - 5998.

[34] Suri A. Cancer testis antigens—their importance in immunotherapy and in the early detection of cancer. Expert Opin Biol Ther, 2006, 6(4):379 - 389.

[35] Simpson AJ, Caballero OL, Jungbluth A, et al. Cancer/testis antigens, gametogenesis and cancer. Nat Rev Cancer, 2005, 5(8):615 - 625.

[36] Caballero OL, Chen YT. Cancer/testis (CT) antigens: potential targets for immunotherapy. Cancer Sci, 2009, 100(11):2014 - 2021.

[37] Hofmann O, Caballero OL, Stevenson BJ, et al. Genome-wide analysis of cancer/testis gene expression. Proc Natl Acad Sci USA, 2008, 105(51):20422 - 20427.

[38] Chen YT, Ross DS, Chiu R, et al. Multiple cancer/testis antigens are preferentially expressed in hormone-receptor negative and high-grade breast cancers. PLoS One, 2011, 6(3):e17876.

[39] Kim J, Reber HA, Hines OJ, et al. The clinical significance of MAGEA3 expression in pancreatic cancer. Int J Cancer, 2006, 118(9):2269 - 2275.

[40] Robbins PF, Li YF, El-Gamil M, et al. Single and dual amino acid substitutions in TCR CDRs can enhance antigen-specific T cell functions. J Immunol, 2008, 180(9):6116 - 6131.

[41] Kenter GG, Welters MJ, Valentijn AR, et al. Vaccination against HPV-16 oncoproteins for vulvar intraepithelial neoplasia. N Engl J Med, 2009, 361(19):1838 - 1847.

[42] Anders K, Buschow C, Herrmann A, et al. Oncogene-targeting T cells reject large tumors while oncogene inactivation selects escape variants in mouse models of cancer. Cancer Cell, 2011, 20(6):755 - 767.

[43] Gan HK, Kaye AH, Luwor RB. The EGFRvIII variant in glioblastoma multiforme. J Clin Neurosci, 2009, 16(6):748 - 754.

[44] Friedman HS, Bigner DD. Glioblastoma multiforme and the epidermal growth factor receptor. The New England Journal of Medicine, 2005, 353(19):1997 - 1999.

[45] Johnson LA, Sampson JH. Immunotherapy approaches for malignant glioma from 2007 to 2009. Curr Neurol Neurosci Rep, 2010, 10(4):259 - 266.

[46] Bendle GM, Linnemann C, Hooijkaas AI, et al. Lethal graft-versus-host disease in mouse models of T cell receptor gene therapy. Nat Med, 2010, 16(5):565 - 570 1p following 70.

[47] Rosenberg SA. Of mice, not men: no evidence for graft-versus-host disease in humans receiving T-cell receptor-transduced autologous T cells. Mol Ther, 2010, 18(10):1744 - 1745.

[48] Cohen CJ, Zhao Y, Zheng Z, et al. Enhanced antitumor activity of murine-human hybrid T-cell receptor (TCR) in human lymphocytes is associated with improved pairing and TCR/CD3 stability. Cancer Res, 2006, 66(17):8878 - 8886.

[49] Cohen CJ, Li YF, El-Gamil M, et al. Enhanced antitumor activity of T cells engineered to express T-cell receptors with a second disulfide bond. Cancer Res, 2007, 67(8):3898 - 3903.

[50] Kuball J, Dossett ML, Wolfl M, et al. Facilitating matched pairing and expression of TCR chains introduced into human T cells. Blood, 2007, 109(6):2331 - 2338.

[51] Kuball J, Hauptrock B, Malina V, et al. Increasing functional avidity of TCR-redirected T cells by removing defined N-glycosylation sites in the TCR constant domain. J Exp Med, 2009, 206(2):463 - 475.

[52] Scholten KB, Kramer D, Kueter EW, et al. Codon modification of T cell receptors allows enhanced functional expression in transgenic human T cells. Clin Immunol, 2006, 119(2):135 - 145.

[53] Voss RH, Willemsen RA, Kuball J, et al. Molecular design of the Calphabeta interface favors specific pairing of introduced TCR alphabeta in human T cells. J Immunol, 2008, 180(1):391 - 401.

[54] Okamoto S, Mineno J, Ikeda H, et al. Improved expression and reactivity of transduced tumor-specific TCRs in human lymphocytes by specific silencing of endogenous TCR. Cancer Res, 2009, 69(23):9003 - 9011.

[55] Ochi T, Fujiwara H, Okamoto S, et al. Novel adoptive T-cell immunotherapy using a WT1-specific TCR vector encoding silencers for endogenous TCRs shows marked antileukemia reactivity and safety. Blood, 2011, 118(6):1495 - 1503.

[56] van der Veken LT, Hagedoorn RS, van Loenen MM, et al. Alphabeta T-cell receptor engineered gammadelta T cells

mediate effective antileukemic reactivity. Cancer Res, 2006, 66(6):3331 - 3337.

[57] Kieback E, Uckert W. Enhanced T cell receptor gene therapy for cancer. Expert Opin Biol Ther, 2010, 10(5):749 - 762.

[58] Govers C, Sebestyen Z, Coccoris M, et al. T cell receptor gene therapy: strategies for optimizing transgenic TCR pairing. Trends Mol Med, 2010, 16(2):77 - 87.

[59] Hacein-Bey-Abina S, von Kalle C, Schmidt M, et al. A serious adverse event after successful gene therapy for X-linked severe combined immunodeficiency. N Engl J Med, 2003, 348(3):255 - 256.

[60] Yang S, Cohen CJ, Peng PD, et al. Development of optimal bicistronic lentiviral vectors facilitates high-level TCR gene expression and robust tumor cell recognition. Gene Ther, 2008, 15(21):1411 - 1423.

[61] Tsuji T, Yasukawa M, Matsuzaki J, et al. Generation of tumor-specific, HLA class I-restricted human Th1 and Tc1 cells by cell engineering with tumor peptide-specific T-cell receptor genes. Blood, 2005, 106(2):470 - 476.

[62] Gattinoni L, Powell Jr DJ, Rosenberg SA, et al. Adoptive immunotherapy for cancer: building on success. Nat Rev Immunol, 2006, 6(5):383 - 393.

[63] Wu X, Li Y, Crise B, et al. Transcription starTregions in the human genome are favored targets for MLV integration. Science, 2003, 300(5626):1749 - 1751.

[64] Hackett PB, Largaespada DA, Cooper LJ. A transposon and transposase system for human application. Mol Ther, 2010, 18(4):674 - 683.

[65] Hackett Jr PB, Aronovich EL, Hunter D, et al. Efficacy and safety of Sleeping Beauty transposon-mediated gene transfer in preclinical animal studies. Curr Gene Ther, 2011, 11(5):341 - 349.

[66] Peng PD, Cohen CJ, Yang S, et al. Efficient nonviral Sleeping Beauty transposon-based TCR gene transfer to peripheral blood lymphocytes confers antigen-specific antitumor reactivity. Gene Ther, 2009, 16(8):1042 - 1049.

[67] Singh H, Manuri PR, Olivares S, et al. Redirecting specificity of T-cell populations for CD19 using the Sleeping Beauty system. Cancer Res, 2008, 68(8):2961 - 2971.

[68] Nakazawa Y, Huye LE, Salsman VS, et al. PiggyBac-mediated Cancer Immunotherapy Using EBV-specific Cytotoxic T-cells Expressing HER2-specific Chimeric Antigen Receptor. Mol Ther, 2011,19: 2133–2143.

[69] Zhao Y, Zheng Z, Cohen CJ, et al. High-efficiency transfection of primary human and mouse T lymphocytes using RNA electroporation. Mol Ther, 2006, 13(1):151 - 159.

[70] Zhao Y, Moon E, Carpenito C, et al. Multiple injections of electroporated autologous T cells expressing a chimeric antigen receptor mediate regression of human disseminated tumor. Cancer Res, 2010, 70(22):9053 - 9061.

[71] Mizuguchi H, Xu Z, Ish II-Watabe A, et al. IRES-dependent second gene expression is significantly lower than cap-dependent first gene expression in a bicistronic vector. Mol Ther, 2000, 1(4):376 - 382.

[72] Leisegang M, Engels B, Meyerhuber P, et al. Enhanced functionality of T cell receptor-redirected T cells is defined by the transgene cassette. J Mol Med(Berl), 2008, 86(5):573 - 583.

[73] Parkhurst MR, Yang JC, Langan RC, et al. T cells targeting carcinoembryonic antigen can mediate regression of metastatic colorectal cancer but induce severe transient colitis. Mol Ther, 2011, 19(3):620 - 626.

[74] Jungbluth AA, Antonescu CR, Busam KJ, et al. Monophasic and biphasic synovial sarcomas abundantly express cancer/testis antigen NY-ESO-1 but not MAGE-A1 or CT7. Int J Cancer, 2001, 94(2):252 - 256.

[75] Robbins PF, Morgan RA, Feldman SA, et al. Tumor regression in patients with metastatic synovial cell sarcoma and melanoma using genetically engineered lymphocytes reactive with NY-ESO-1. J Clin Oncol, 2011, 29(7):917 - 924.

[76] Rosenberg SA, Sherry RM, Morton KE, et al. Tumor progression can occur despite the induction of very high levels of self/tumor antigen-specific $CD8^+$T cells in patients with melanoma. J Immunol, 2005, 175(9):6169 - 6176.

[77] Bai A, Higham E, Eisen HN, Wittrup KD, Chen J. Rapid tolerization of virus-activated tumor-specific $CD8^+$T cells in prostate tumors of TRAMP mice. Proc Natl Acad Sci USA, 2008, 105(35):13003 - 13008.

[78] O'Garra A, Barrat FJ, Castro AG, et al. Strategies for use of IL-10 or its antagonists in human disease. Immunol Rev, 2008, 223:114 - 131.

[79] Wrzesinski SH, Wan YY, Flavell RA. Transforming growth factor-beta and the immune response: implications for anticancer therapy. Clin Cancer Res, 2007, 13(18 Pt 1):5262 - 5270.

[80] Colombo MP, Piconese S. Regulatory-T-cell inhibition versus depletion: the right choice in cancer immunotherapy. Nat Rev Cancer, 2007, 7(11):880 - 887.

[81] Barber DL, Wherry EJ, Masopust D, et al. Restoring function in exhausted CD8 T cells during chronic viral infection. Nature, 2006, 439(7077):682 - 687.

[82] Ahmadzadeh M, Johnson LA, Heemskerk B, et al. Tumor antigen-specific CD8 T cells infiltrating the tumor express high levels of PD-1 and are functionally impaired. Blood, 2009,131(8): 1537–1544.

[83] Sarnaik AA, Weber JS. Recent advances using anti–CTLA–4 for the treatment of melanoma. Cancer J, 2009, 15(3):169 - 173.

[84] Sharpe AH, Wherry EJ, Ahmed R, Freeman GJ. The function of programmed cell death 1 and its ligands in regulating autoimmunity and infection. Nat Immunol, 2007, 8(3):239 - 245.

[85] Greenwald RJ, Freeman GJ, Sharpe AH. The B7 family revisited. Annu Rev Immunol, 2005, 23:515 - 548.

[86] Borkner L, Kaiser A, van de Kasteele W, et al. RNA interference targeting programmed death receptor–1 improves immune functions of tumor–specific T cells. Cancer Immunol Immunother, 2010, 59(8):1173 - 1183.

[87] Kalbasi A, Shrimali RK, Chinnasamy D, et al. Prevention of interleukin–2 withdrawal–induced apoptosis in lymphocytes retrovirally cotransduced with genes encoding an antitumor T–cell receptor and an antiapoptotic protein. J Immunother, 2010, 33(7):672 - 683.

[88] Charo J, Finkelstein SE, Grewal N, et al. Bcl–2 overexpression enhances tumor–specific T–cell survival. Cancer Res, 2005, 65(5):2001 - 2008.

[89] Hu Z, Gerseny H, Zhang Z, et al. Oncolytic adenovirus expressing soluble TGF–Beta receptor II–Fc–mediated inhibition of established bone metastases: a safe and effective systemic therapeutic approach for breast cancer. Mol Ther, 2011, 19(9):1609–1618.

[90] Yang YA, Dukhanina O, Tang B, et al. Lifetime exposure to a soluble TGFb–Beta antagonist protects mice against metastasis without adverse side effects. J Clin Invest, 2002, 109(12):1607 - 1615.

[91] Lacuesta K, Buza E, Hauser H, et al. Assessing the safety of cytotoxic T lymphocytes transduced with a dominant negative transforming growth factor–beta receptor. J Immunother, 2006, 29(3):250 - 260.

树突状细胞疫苗：前列腺癌疫苗 Sipuleucel-T 及其他方法

Nicholas M. Durham and Charles G. Drake

Department of Oncology, Johns Hopkins University, Baltimore, MD USA

译者：周洪　李敏

致谢

衷心感谢NCI R01 CA127153和IP50CA58236-15基金、Patrick C.Walsh基金、OneInSix 基金以及 Prostate Cancer 基金资助。

一、制备肿瘤疫苗

Edward Jenner 创建了“疫苗”（vaccine）一词，用来描述主动接种牛痘以保护接种者免受致死性天花病毒传染的预防措施。从那时起，疫苗的概念不断扩展，包括了各种通过调控免疫系统以防治疾病的办法。疫苗接种作为一项公共健康措施非常成功，典型例子如脊髓灰质炎和天花在西方国家被消灭，推动了制备疫苗的针对目标病原体更具特征性和可重复性的方法的发展。成功的疫苗接种在于免疫系统对“危险”信号（佐剂）中的外来抗原发生反应的能力。疫苗接种的具体条件应根据免疫反应所需的强度、类型及部位进行调整。而且，成功的疫苗接种在特定抗原初次暴露后免疫系统能产生免疫记忆，使机体在快速清除威胁后还能得到长久的保护，此后每次抗原暴露即可产生更快、更强的抗原特异性应答。免疫系统的功能如此可靠而强大不足为奇，这是数千年来免疫系统进化的结果——识别外来抗原并产生长效保护性免疫。然而，制备疫苗去对抗已形成的肿瘤却是极具挑战的工作。

与外来病原体不同，肿瘤细胞源自机体本身。这就意味着肿瘤细胞表达的大部分基因在正常细胞中可以瞬时性或固有性表达，结果肿瘤强占了机体用来防卫自身免疫的多重保护机制来阻止抗肿瘤免疫反应。设计有效抗肿瘤疫苗的第一步是鉴定能区分肿瘤细胞和正常细胞的分子靶标或基因，该过程需要了解候选肿瘤抗原的两大特征：密度和位置。如果一种抗原在肿瘤组织的表达远高于正常组织，理论上借此差异表达能获得抗肿瘤免疫的合适滴度，即破坏肿瘤细胞的同时对正常组织的损伤降至最低。位置也是一个重要的考虑因素，因为一种抗原在正常组织中的表达水平即便很高也有可能被选为靶标，只要表达部位是非重要的正常组织而且相关的自身免疫性疾病的发生率在可接受范围。

大部分肿瘤被发现时已在患者体内存在了十多年[1-2]。在此期间，肿瘤一直缓慢进展并与机体正常组织包括免疫系统相互作用。肿瘤和免疫细胞间的相互作用的结果有三种可能性：肿瘤细胞被免疫系统清除；肿瘤与免疫系统抗衡使得肿瘤既不增大也不缩小；或者肿瘤逃逸[3-4]。肿瘤逃逸的原因在于免疫系统不能识别（忽视）或不能清除（耐受）肿瘤细胞，或者仅仅因为免疫系统杀伤肿瘤的速度远不及肿瘤生长的速度。研发有效的肿瘤疫苗，必须克服免疫忽视或免疫耐受，从而产生能选择性杀死肿瘤组织的功能性免疫应答。这就必须选择特异性靶抗原，以及对该抗原产生主动的、功能性的免疫应答。而且，免疫应答细胞必须能迁移到正确部位，一旦到达即有效杀死该部位的肿瘤细胞。树突状细胞（DCs）疫苗在免疫应答中处于关键地位，具有接受所有这些挑战的潜能。

二、树突状细胞：产生免疫应答的关键

人体内未成熟 DCs 遍布全身并不时从周围组织摄取抗原[5-6]，其摄取功能一直持续直到，DCs 通过表面模式识别受体检测到病原体或对邻近细胞分泌的细胞因子发生反应这两种方式而被激活。活化的 DCs（成熟 DCs）不再从周围摄取抗原，其表面的活化分子表达上调，并经淋巴管迁移到次级淋巴器官。在淋巴结，DCs 将结合在 MHC Ⅰ类和Ⅱ类分子上的抗原分别呈递给 CD8（细胞毒性）和 CD4（辅助性）细胞。同时，DCs 的活化标志物，如 B7-1 和 B7-2 作为共刺激分子活化 T 细胞，使 T 细胞向功能 T 细胞亚群分化。淋巴结中也有非活化的 DCs，它们能呈递抗原但缺乏活化标志物，这种情况下未成熟的 DCs 通过调节性 $CD4^+$T 细胞（Tregs）、去除抗原特异性细胞或使其无应答等方式诱导免疫耐受。根据 DCs 的活化状态，免疫系统偏向不同方向，如免疫无应答、体液应答和细胞溶解应答，结果表现为 T 细胞和 B 细胞增殖、分化及随后向 DCs 活化部位迁移。因此，DCs 在免疫系统中扮演中心协调员的角色[7-8]。

DCs 虽然能活化多种不同类型的免疫细胞，但以往研究证实 $CD8^+$T 细胞是最重要的监测和裂解肿瘤细胞的免疫细胞[9-11]。T 细胞能识别由 MHC 分子呈递的细胞内、外抗原。众多关于小鼠模型及人 $CD8^+$T 细胞过继性治疗的临床研究数据表明，$CD8^+$T 细胞的溶细胞效应是首选的抗肿瘤免疫应答方式[12]，但强力而持久的 $CD8^+$T 细胞应答离不开活化 $CD4^+$T 细胞的辅助[13-14]。实际上，肿瘤细胞尽管表达 MHC Ⅰ类分子但缺乏共刺激分子，往往不能有效激发免疫系统[15,17]。因此，大部分肿瘤细胞仅能以一种使 $CD8^+$T 细胞对肿瘤抗原无应答的方式刺激 $CD8^+$T 细胞[18-19]。相反，DCs 却是目前已知最有效的 APCs，具有激活两种类型 T 细胞应答并产生强大的 CTL 效应的潜能。

三、树突状细胞疫苗的历史和基础生物学

首例肿瘤疫苗试验使用了自体肿瘤裂解物或单一的肿瘤抗原肽[20-23]。已报道的在黑

色素瘤患者中进行肽疫苗的试验没有显示出生存优势，后续的研究证实肽疫苗普遍不能发生可靠的免疫活化，原因在于它们不能打破自身免疫耐受[24]。这些早期疫苗的不足推动了包括自体 DCs 回输在内的替代性疫苗策略的改进。最早关于 DCs 疫苗的 I 期临床试验之一是使用 DCs 负载 PMSA 蛋白（前列腺膜特异性抗原）的两个不同表位治疗转移性前列腺癌患者，PMSA 是 MHC Ⅰ类分子 HLA-A0201 限制性蛋白[25]，本研究的主要终点是安全性和耐受性，次要终点是 T 细胞应答和 PSA 的水平。前列腺癌是开展免疫治疗的合理模型，这是因为前列腺在分子水平具有独特性，很多蛋白仅在前列腺中限制性表达。此外，前列腺是非重要的组织，降低了自身免疫副作用的潜在影响。在这些试验中，先把 PBMCs 分离、铺板并富集单核细胞，然后把富集的单核细胞与 GM-CSF 和 IL-4 一起培养以诱导单核细胞衍生的 DCs，最后给患者回输。根据具体回输内容分组为单独衍生 DCs、单独抗原肽组或负载抗原肽的衍生 DCs 组。显然，本试验并没有进行特异性 DCs 活化步骤。通常，DCs 回输具有很好的耐受性，很少出现不良反应（AEs）。治疗后先分离患者的 PBMCs 进行分析，再把 PMSA 蛋白加入 PBMCs 培养液，最后检测细胞的增殖情况。结果显示，只有负载抗原肽的 DCs 治疗组能检测到肽特异性淋巴细胞增殖。

这一模式为后来几年 DCs 疫苗的发展提供了参考性纲领。一系列临床试验相继在肾细胞癌、胶质母细胞瘤、黑色素瘤和淋巴瘤中开展[26-30]。每个试验都使用了基本相同的 DCs 诱导方法：分离 PBMC 后选择贴壁细胞，再加入 IL-4 和 GM-CSF 共培养。DCs 疫苗在每个病例中显示了良好的安全性和耐受性，没有出现严重的不良反应。这些研究的不同之处在于抗原来源 /DCs 的负载及活化方面。

抗原负载由待评估的抗原类型决定。DCs 负载抗原肽时，必须知道与患者 HLA 类型相符的具体抗原表位。为了回避这一问题，几个研究小组直接用肿瘤切除组织的裂解物负载 DCs。例如，Nestle 等[26]利用肿瘤活检组织的冻融裂解物提供黑色素瘤特异性抗原；Yu 等[29]利用酸性洗脱 MHC 分子的方法提供肽库以负载 DCs 用于胶质瘤患者的治疗；Höltl 等[28]利用酶消化肾脏切除组织来负载 DCs。这些方法都提供了行之有效的接触抗原的途径，不足之处在于这些抗原中许多没有肿瘤特异性，反而会稀释肿瘤特异性抗原的浓度。相反，鉴定和合成肿瘤特异性蛋白或肽可提供更高浓度的抗原负载 DCs。DCs 负载的其他方式包括从肿瘤标本建立 cDNA 文库及特定肿瘤相关基因的过表达构建[31]。一种更为直接的 DCs 负载方式是全蛋白负载，主要应用于血液系统恶性肿瘤，其肿瘤克隆以产生单克隆副蛋白为特征。Reichardt 等[30]对多发性骨髓瘤患者开展抗独特型（Id）抗体负载 DCs 的临床试验，该研究是在外周血干细胞移植后进行的，结果几例患者产生了强力的 B 细胞和 T 细胞应答。

DCs 疫苗中所用的特定抗原取决于所患疾病。例如，在多发性骨髓瘤中，抗原易于接近 B 细胞和 T 细胞。在接受独特型负载的 DCs 疫苗的患者中，能产生特异性 T 细胞应答的那部分患者（75%）比那些没有产生抗独特型应答的患者（4.5%）更可能成为完全的应答者[32]。另一小组检测了将独特型蛋白直接偶联到 GM-CSF 的抗原负载技术[33]。Tao 等研究显示该偶联抗原不需要额外的佐剂即能被摄取和加工。尽管单克隆副蛋白可成为多发性骨髓瘤和某些淋巴瘤中合适的肿瘤限制性抗原，但除了黑色素瘤，其他实体肿瘤的瘤抗原很难鉴定，因此实体瘤中靶抗原的选择越来越具有挑战性。关于各种肿瘤靶抗原的最新临床进展请参照 Cheever 等发表的综述[34]。

DCs 的状态决定了 T 细胞活化的效率，与所用的抗原无关。这一原则适用于单核细胞向 DCs 的分化阶段和 DCs 共刺激分子上调的成熟阶段。在 DCs 疫苗临床试验中，尽管大多数 DCs 都和不同细胞因子共培养 4 ～ 7 天，但仍需要考虑到 DCs 的分化和成熟状态会存在差异，这一点非常重要。一些临床试验中除了 GM-CSF 和 IL-4 外没有使用其他额外的激活剂[25-26, 35]，而另外一些试验额外地使用了如 TNF-α 或者 PGE_2 等细胞因子促进 DCs 成熟[28]（图 18.1）。这些细胞因子显著上调 DCs 表面的活化分子和共刺激分子如 CD83、CD86 和 MHC Ⅱ类分子的表达。Höltl 等[28] 检测了在添加 TNF-α 和 PGE_2 的情况下，淋巴细胞对肿瘤裂解物和正常肾组织裂解物的增殖情况。如何让 DCs 最佳激活并产生抗肿瘤免疫应答仍是该领域尚未完全解决的问题[7]。

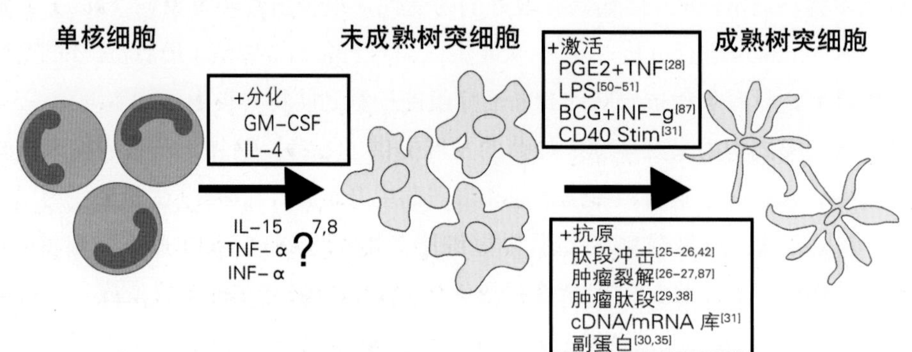

图 18.1 树突状细胞疫苗的制备
分离患者外周血单核细胞（PBMC），使用不同的参考方法诱导单核细胞分化并成熟为 DCs。

四、Sipuleucel-T：前列腺癌的树突状细胞疫苗

在 20 世纪 80 年代后期，一些研究小组在前列腺癌组织标本及前列腺癌细胞株中发现了极具前景的抗原，包括前列腺特异抗原（PSA）、前列腺膜特异性抗原（PMSA）和前列腺酸性磷酸酶（PAP）[36-37]。Provenge（Sipuleucel-T）的研发缘于大鼠被人 PAP 免疫后出现器官特异性自身免疫病（前列腺炎）[38] 的实验发现。实验中分别使用了加入弗氏完全佐剂的 PAP 全蛋白、过表达人 PAP 的牛痘病毒及表达大鼠 PAP 的牛痘病毒给大鼠接种。结果发现人 PAP 蛋白加佐剂组能诱导强力的体液免疫，而牛痘病毒 - 人 PAP 组产生 CTL 应答并出现大鼠前列腺炎。有趣的是，牛痘病毒 - 大鼠 PAP 组并不能产生 CTL 应答及前列腺炎，表明该疫苗并没能克服内源性的免疫耐受。

1999 年，Dendreon 利用 PAP 抗原制备了第一个疫苗，采用了某种程度上与 DCs 疫苗不同的技术。为制备该疫苗，从患者体内分离大量 PBMCs，然后经密度梯度离心从 PBMCs 中富集单核细胞，被洗涤后置于无血清的培养基中与特制的 PAP 和 GM-CSF（PA2024）偶联的融合蛋白共培养，不添加其他的细胞因子。培养大约 36 小时后，这些细胞被运至回输中心（没有低温贮藏）输入患者体内[39-40]（图 18.2）。重要的是，此研究中 DCs 不是输入患者体内的唯一细胞类型，因为最终的成品还包括 T 细胞、B 细胞、NK 细胞等重要组分[39]。

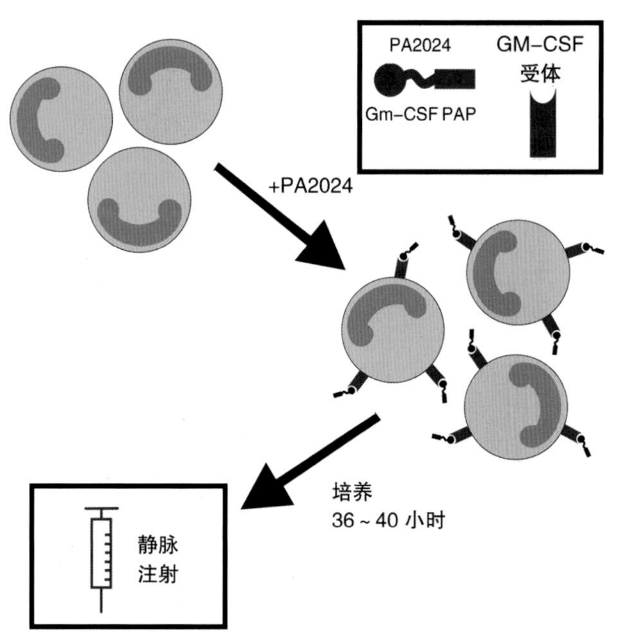

图 18.2 Sipuleucel-T 的制备

两项早期临床 I 期试验评价了 Sipuleucel-T 在转移性前列腺癌患者中的安全性和耐受性。第一个临床试验采用了一个月输注两次 DC⁺ PA2024 后再给予三次皮下注射融合蛋白的方案。随后检测患者体液应答、T 细胞应答及循环中 PAP 和 PSA 的水平。结果显示，9 名患者中有 8 名能产生 PA2024 特异性 T 细胞应答，证实了其免疫学活性。然而，该应答主要局限于融合蛋白的 GM-CSF 部分，并且在所有患者中淋巴细胞仅对 GM-CSF 刺激出现增殖显著增高，PAP 部分则不然。考虑到融合蛋白代表的是一个新抗原，而成熟的 PAP 在大多数患者体内被认为是自身蛋白，所以出现这样的结果也在预料之中。使用疫苗治疗后，2/3 的患者出现了 PSA 水平下降，也产生了仅针对 PAP 的 T 细胞增殖反应。此外，也能检测到针对 PAP 或 GM-CSF 的抗体应答，但与 PSA 反应无相关性。

第二项临床试验采用了三次静脉注射 DC⁺PA2024 融合物的方案。所有患者都产生了针对 PA2024 的 T 细胞增殖应答，但仅有 1/3 的患者产生了针对 PAP 的应答。另外，这项研究明确证实了该疫苗能诱导体液应答，接受治疗的患者一半以上能检测到 PAP 抗体。

虽然这两项临床研究规模相对较小，但推测第一项试验中发现的 PAP 特异性应答下降可能是由于额外皮下注射 PA2024 导致的。这一推论也得到了一些临床前数据支持，即必须在肽疫苗接种后再给予 DCs 疫苗才能够打破耐受[41-42]。在所有接受 DCs 疫苗的患者中，没有观察到患者在治疗进展的时间方面有差别，但产生 PAP 特异性免疫应答的患者的确出现了 PSA 和 PAP 的下降。更重要的是，两项 I 期临床试验均显示了使用 Sipuleucel-T 的安全性及良好的耐受性。两项试验中，最常见的不良反应是发热及伴有轻微流感样症状，无Ⅲ级或以上的不良反应报道。

这两项极具前景的试验结果推进了 Sipuleucel-T 的Ⅲ期临床试验启动，Ⅲ期研究在无症状或轻微症状、转移性去势抵抗性前列腺癌患者中开展[43]。这项试验（D9901）共招募了 127 名患者，按 2:1 随机分为 Sipuleucel-T 组和安慰剂组。主动治疗组的患者每 2 周接受 3 次 Sipuleucel-T 输注；安慰剂组患者在进行白细胞分离术后将 1/3 的白细胞分离产物再回输体内，剩余的 2/3 低温贮藏并制成疫苗（APC8015F）用于抢救治疗。所有对照组患者在整个进程中都是知情并且各自都备有 APC8015F 抢救方案。本试验的主要终点是疾病进展时间（TTP），而随后的总体生存期（OS）作为计划中的次要终点。该研究显示 Sipuleucel-T 组患者的 TTP 为 11.7 周，而安慰剂组患者的 TTP 为 10 周。尽管差异没有统计学意义，但 Sipuleucel-T 治疗组患者中位生存期为 25.9 个月，而安慰剂组是 21.4 个月（$P=0.01$，HR = 1.70）。大约 39% 的受试者被检测到免疫活化，同时，Sipuleucel-T 组比安慰剂组患者的细胞增殖指数高 8 倍，没有数据表明免疫活化和总生存期之间有相关性。

总之，这项III期临床试验证实了 Sipuleucel-T 的安全性和耐受性，并证实了之前的临床试验报道。就在这些数据被报道时，第二阶段III期试验（D9902A）已经招募到 98 名患者，这次仍把 TTP 作为主要终点进行评估，将来自 D9902A 的 98 名患者单独分析，或者与 D9901 的患者混在一起分析 TTP 和 OS[44]。结果表明 Sipuleucel-T 组患者的总生存期为 23.2 个月，安慰剂组为 18.9 个月[45]（HR = 0.77，$P=0.02$），这一结果促成了 2006 年 11 月就该疫苗向生物制品许可部门申请临床应用（STN125197）的想法。按照惯例，于 2007 年 3 月应召成立了科学顾问小组，该小组在 Sipuleucel-T 安全性方面的投票结果为 17:0，而在有效性问题上的投票结果为 13:4。FDA 没有充分认可该结果，而是要求提供更多的总生存期数据，这虽然罕见，但并非史无前例。对 FDA 拒绝充分认可的决定存在显著争议，部分原因在于 FDA 的决定推翻了顾问小组的建议[46]。最终，FDA 坚持认为，如果总生存期是该疫苗的主要优势，主要终点评估应该在更大规模的临床试验中进行。于是，关键的III期临床试验 D9902B（IMPACT）拉开序幕。

D9902B 是一项同 D9901 和 D9902A 设计相似的、有 512 名患者参与的双盲对照研究，它与之前试验最显著的不同在于其主要终点是总生存期。该试验证实了 Sipuleucel-T 的生存优势，治疗组患者的中位生存期为 25.8 个月，安慰剂组为 21.4 个月[47]（HR = 0.78，$P=0.03$）。本试验中（同先前试验），对安慰组中的进展患者同样提供低温贮藏细胞制备的疫苗作为抢救方案。大约一半的安慰组患者最终接受了抢救治疗。因此，这种交叉可能混淆了两组在生存结果方面本应出现的显著差异。值得一提的是，与早期临床试验一致，该疫苗继续显示了很好的耐受性，副作用仅限于发热和流感样症状。在 2010 年 4 月，Sipuleucel-T 被 FDA 批准用于治疗转移性去势抵抗性前列腺癌患者[48]。这一事件对于肿瘤免疫治疗，尤其是 DCs 疫苗具有里程碑式的价值，标志着第一个主动肿瘤免疫治疗在III期随机试验中显示出生存期优势。

五、改进树突状细胞疫苗

目前，Sipuleucel-T 是唯一一个被 FDA 批准用于治疗人的肿瘤疫苗。如上所述，III期临床数据显示该疫苗具有约 4 个月的显著总生存期优势。然而，D9902B（IMPACT）和

D9901 都没有显示两组患者疾病进展时间的显著差异，也没有疾病无进展存活的病例[47]。自 1998 年该疫苗开始研发，出现了大量以 DCs 输注为疫苗策略的研究。现有数据表明有两个基本方案能被用来改进当前的 DCs 疫苗。第一，改变 DCs 制备方式使疫苗产生更加强力、稳定和持久的免疫反应。第二，把当前已批准或者试验当中的疫苗与其他药物或者疗法联合使用，达到改变免疫系统或肿瘤以提高治疗效率的目的。目前肿瘤治疗中绝大多数都涉及联合疗法，因此，认为联合免疫疗法将比单一疗法更加有效的观点似乎更加合理。

传统制备 DCs 的方法是利用 GM-CSF 和 IL-4 刺激单核细胞分化为 DCs。在 Sipuleucel-T 疫苗中仅使用了 GM-CSF。此外，Sipuleucel-T 富集单核细胞的时候，留在培养基中占有合理比例的淋巴细胞在治疗时被重新输回体内。$CD54^+$ 细胞平均约占总细胞数的 5% ～ 15%[39]。这一点非常重要，因为现已证明 $CD54^+$ 细胞摄取 PA2024 并提呈给 T 细胞的能力最强[49]，这些 DCs 培养液中没有添加其他的细胞因子。现在我们知道 DCs 的培养条件影响其表型和功能，培养条件改变，DCs 的表型和功能亦随之变化[7-8]。单核细胞经 IL-15 和 GM-CSF 处理后向朗格汉斯样 DCs 转变，后者能有效激活 CTL 应答[50]。DCs 分化后再添加不同细胞因子、TLR 激动剂、趋化因子培养，可使 DCs 呈现不同的活化状态和共刺激分子表达水平。例如，IL-1、TNF-α 和 CD40 能够显著上调 DCs 的 CD54 表达水平[51]。因此，改变 DCs 分化和活化的条件能使其更有效地诱导产生 CTL 应答。

六、改进树突状细胞疫苗：联合治疗方法

雄性激素剥夺疗法（ADT）

尽管存在争议，但雄性激素剥夺疗法确实改善了高风险转移性前列腺癌患者的总生存期[52]。从生理学角度，雄性激素剥夺疗法通过改变男性雄性激素信号通路发挥作用。从内分泌角度，雄性激素信号轴始于大脑，下丘脑分泌促性腺激素释放激素（GNRH），该激素沿着神经分泌型神经元传递到垂体前部，使垂体分泌 FSH 和 LH 释放入血流，这些激素到达睾丸后与高亲和性受体结合，介导睾丸酮的分泌[53]。因此，ADT 可通过两种方法完成：一种方法是使用 GNRH 的超级激动剂（比如醋酸亮丙瑞林），在垂体水平上阻滞 FSH 和 LH 的释放；另外一种方法是利用雄性激素受体阻滞剂，如比卡鲁胺（bialutamide）、尼鲁米特（nilutamide）或氟他米特（flutamide）去阻滞雄性激素轴。这些药物与组织内的雄性激素受体结合，导致生理水平上雄性激素无功能。

令人惊讶的是，很多哺乳动物免疫系统的细胞和器官表达雄性激素受体（AR），包括胸腺上皮[54-55]。尽管胸腺细胞表达该受体，但很少有证据表明该受体存在于成熟的 T 细胞上[56]。一些研究小组报道雄性激素能通过促进分泌胸腺退化因子直接影响胸腺上皮[57]。通过 ADT 阻滞 AR 信号能促进胸腺细胞生成及胸腺再生，在老年小鼠、大鼠和人中均是如此[58-59]。这一结果非常重要，因为在前列腺癌患者中，针对前列腺限制性抗原的自身反应性 T 细胞极有可能被中枢耐受和外周耐受全部剔除，而胸腺细胞生成能促进初始 $CD4^+$ 和 $CD8^+$T 细胞的产生[59]，而且这些 T 细胞可能具有新的特性。经 ADT 后

在 B 细胞区也能同时观察到这一现象[60-61]。

因此，前列腺癌患者经过 ADT 后能产生更多的 T 细胞。另外，大多数前列腺上皮细胞的生存依赖雄性激素信号。因此，ADT 导致了良性和恶性前列腺组织的快速凋亡、促进免疫细胞向前列腺募集。一些临床研究表明，接受 ADT 治疗后患者的 T 细胞和 B 细胞能向前列腺急剧募集[62-63]。Mercader 等[63]率先开展了这样的研究，在手术前给予患者 ADT 治疗，发现患者的 $CD4^+$T 细胞显著增加且 $CD8^+$T 细胞也有少量增加。这些数据还显示 T 细胞浸润具有时间依赖性，在手术前两周开始 ADT 治疗时 T 细胞增加的数量最多。更近的一项研究中，Gannon 等[62]通过对组织标本进行 Foxp3 染色（Tregs）来研究浸润的淋巴细胞群，结果表明雄性激素剥夺能导致 Tregs 细胞群增加，而且免疫浸润性 $CD3^+$和 $CD8^+$T 细胞仍有大量增加，可能克服了观察到的 Tregs 细胞的增加带来的负性影响。为了使 ADT 促进 T 细胞浸润增加的临床前景最大化，一些研究小组已尝试将 ADT 联合免疫治疗，检测 T 细胞浸润的增加是否与 T 细胞耐受突破相一致[64-65]。在过表达血凝集素（HA）的自发前列腺癌小鼠过继性转移模型中发现，过继转移的前列腺特异的 $CD4^+$和 $CD8^+$ TCR 转基因细胞通过识别肿瘤相关抗原导致免疫耐受，ADT 能使耐受明显缓解。同时还发现去势能显著增加 HA 特异性 $CD4^+$和 $CD8^+$T 细胞的分裂能力和产生 IFN-γ 的能力。Koh 等[65]在另一系统中开展免疫疗法联合 ADT，比较了单独应用 ADT 和 ADT 联合 PSCA 特异性 DNA 疫苗的影响，结果发现单独应用 ADT 增加了前列腺引流淋巴结中 DCs 的数量，并且这些 DCs 高表达活化标志物 CD80、CD83、CD86、CD40 和 OX-40L。在 ADT 后联合使用PSCA特异性DNA疫苗组中发现，分泌 IFN-γ 的PSCA特异T细胞的数量显著增加。也许这项研究最重要的意义还在于探索了疫苗接种与 ADT 的相对时间，结果发现 ADT 增强抗肿瘤免疫应答的最佳时间应在疫苗免疫之后，而非免疫之前。

目前进行的一项对非转移性去势敏感性前列腺癌患者使用 Sipuleucel-T 的临床试验正在探讨这一问题。在该试验中，60 名患者将被随机分为 ADT 先于 Sipuleucel-T 组或者顺序相反组。主要终点将是检测对 PA2024 免疫应答的变化，从抗原特异性增殖、抗体产生和 IFN-γ 的产生三个方面进行实验分析。次要终点是 CD54 的表达上调和总 $CD54^+$细胞数量变化。这项试验意义重大，可能影响将来探索 ADT/ 免疫疗法联合治疗试验的启动和设计。

2011 年，一种新型的 ADT 药物醋酸阿比特龙由 FDA 批准用于治疗化疗后进展的、转移性去势抵抗性前列腺癌患者[66]。该药物的批准意味着更多患者将能更早地接受该治疗，在 Sipuleucel-T 之前或之后可以接连使用。因此，了解醋酸阿比特龙（联合泼尼松）使用后是否影响 Sipuleucel-T 的抗肿瘤免疫应答具有非常重要的临床意义[67-68]。为评估该问题开展了一项临床Ⅱ期试验（NCT01487863），转移性去势抵抗性前列腺癌患者被随机分组：阿比特龙和 Sipuleucel-T 同时使用组，Sipuleucel-T 最后一次输注后立即使用阿比特龙组。该研究主要终点是治疗后 CD54 表达上调；次要终点是总 $CD54^+$细胞数量增加和 T 细胞活化。总之，正进行的这两项临床试验将确定 ADT 联合 Sipuleucel-T 治疗的最佳顺序，同时也将明确新的激素疗法醋酸阿比特龙能否直接与免疫疗法联合使用。

七、免疫检查点阻滞

一般来说，DCs 疫苗倾向于诱导细胞毒性 $CD8^+$T 细胞介导的抗肿瘤应答。DCs 疫苗是通过增加抗原呈递细胞数量来激发 CTL 应答，以及增加特异性靶抗原的相对浓度而实现的。基于 DCs 在活化时能提供共刺激信号，这就有可能改变起始阶段的 T 细胞应答质量，然而当 T 细胞迁移至遇到抗原的部位时，有多种因素能影响 T 细胞杀死靶标的能力。当制备 DCs 疫苗时，有一种见解是最大限度地进行疫苗准备，以致 DCs 最大化表达 $CD54^+$、HLA-DR、CD40、CD80 和 CD86，这些 DCs 表面分子在提供共刺激信号方面均起着重要作用。T 细胞在识别同源抗原后也能表达许多表面分子如 CTLA-4、PD-1、LAG-3 和 BTLA。这些分子作为检查点，调控 T 细胞应答的质量和强度[69-71]。在正常情况下，这些检查点保护机体避免免疫系统过激和自身免疫。发生肿瘤时，对这些检查点进行抗体阻滞能帮助打破耐受并能提高 DCs 疫苗启动免疫应答的效率，同时也能帮助机体维持高质量、持久的 T 细胞应答。第一个作为抗体阻滞靶标的 T 细胞免疫检查点是 CTLA-4。在 T 细胞活化的起始阶段，CTLA-4 作为首要的抑制分子之一表达上调并被转运至细胞表面。在 TCR 重排时，储存的 CTLA-4 分子从胞内小泡转运到细胞表面，TCR 刺激越强，细胞表面表达的 CTLA-4 越多。CTLA-4 与 CD80 和 CD86 结合的亲和力高于 CD28，因此竞争性抑制了 CD28 的刺激效应。敲除 CTLA-4 的小鼠表现出明显的致死性自身免疫[72-74]。在一项重要的小鼠研究中，抗 CTLA 抗体抑制了几个肿瘤细胞系在不同小鼠模型中的生长[74]。在其他研究中，抗体阻滞联合 GM-CSF 分泌型肿瘤疫苗治疗外源性肿瘤并与未治疗组或单独治疗组进行比较，发现联合治疗组生存期提高、肿瘤消退增加、IFN-γ 的分泌也增加[75]。此效应依赖于 $CD8^+$T 细胞的存在。因此，当与 DCs 疫苗联合治疗时，抗 CTLA-抗体有助于提高起始阶段 T 细胞应答的质量，并使 T 细胞对抗原的敏感度增加。

小鼠模型促成了两项抗人 CTLA-4 抗体，即 Tremelimumab（Pfizer 公司）和 Ipilimumab（BMS 公司）的 I 期临床试验的实施。单独或联合肽疫苗的初步试验结果极具前景，但存在Ⅲ级 / Ⅳ级自身免疫反应的风险，主要是结肠炎[76-77]。经过大量临床研究之后，FDA 批准了抗 CTLA-4 治疗黑色素瘤[78-79]。目前有两项 CTLA-4 阻滞与 DCs 疫苗联合治疗黑色素瘤的早期研究[80-81]。这两项研究都使用黑色素瘤 mRNA 表达黑色素瘤特异性抗原。这些试验的主要终点是安全性和耐受性，但同时也通过 IFN-γ 产生和 CTL 活性来监测 T 细胞的活化。这些试验尽管还处于早期阶段，但是仍有希望阐明 DCs 疫苗与检查点阻滞联合治疗的安全性，以及联合治疗是否较单一治疗更有效。值得一提的是，抗 CTLA-4 治疗的客观反应率在 10% ～ 15%。原因可能是缺乏肿瘤抗原提呈或者是其他因素限制了对肿瘤的免疫识别。因此，DCs 疫苗能增加抗原暴露于 T 细胞的机会并为 CTLA-4 阻滞直接作用于肿瘤反应性 T 细胞提供机会。

一些其他的检查点分子在 T 细胞和 APC 相互作用完成后表达上调，这些分子在细胞开始迁移到组织时帮助限制 T 细胞应答，被认为是一种维持外周耐受的方式[69-71]。其中的程序性死亡分子 1（PD-1），在包括前列腺癌在内的多种肿瘤的瘤组织 T 细胞中表达显著上调[82-83]。当 PD-1 与其配体 B7-H1 或 B7-DC 任一结合后，细胞因子产生，总 T 细胞活性将会下降[84-85]。这一机制的存在有助于防止外周自身免疫。就肿瘤耐受而言，PD-1 抗体阻滞可成为一种继 DCs 疫苗后维持高水平 T 细胞应答的方法。

目前，阻滞 PD-1 的单抗已经处于临床研发中。Ⅰ期试验在转移性实体瘤患者中测试了人的抗 PD-1（MDX-1106）[86]。剂量增加试验显示出极低的不良反应发生率，仅有罕见的Ⅲ级毒性，出现了一例Ⅲ级结肠炎。尽管这些自身免疫性不良反应看起来比上述提到的 CTLA-4 阻滞试验中的发生率明显降低，但是这项小规模的Ⅰ期试验不能与使用 CTLA-4 阻滞累积的广泛临床经验直接进行比较。就临床活性而言，观察到一例完全应答和两例部分应答。这一临床试验表明 PD-1 阻滞疗法相对安全，一些患者中证实单独 PD-1 阻滞能够诱导抗肿瘤应答。由于 DCs 疫苗主要激活 T 细胞并可能诱导其向免疫功能部位迁移，它们的功能很可能受到肿瘤微环境的限制，在此微环境中 B7-H1 是表达的。因此，DCs 疫苗联合 PD-1 阻滞能成为一个诱导 CD8 活化并在肿瘤部位持续发挥功能的临床方案。

八、树突状细胞疫苗的临床研究

有两个使用 DCs 疫苗治疗肾癌和胶质母细胞瘤的后期临床试验。这两个试验都很有前景，并且每个试验都联合其他治疗方法使 DCs 疫苗发挥最大效率。AGS-003 是来自阿戈斯疗法（Argos therapeutics）的肾细胞癌疫苗，是病人特异性的自体 DCs 疫苗。具体做法是采用电穿孔技术把肿瘤 mRNA 和 CD40L mRNA 导入病人的 DCs 中。这是一个比较独特的策略，因为 DCs 能在没有 $CD4^+$ T 细胞辅助下的条件提供 CD40L 刺激，显著提高其产生有效的 CTL 应答的能力。在Ⅲ期试验计划中，将 AGS-003 和 Sunitinib（一种受体酪氨酸激酶抑制剂）同时使用，单组Ⅲ期试验数据显示，将 AGS-003 和 Sunitinib 联合使用提高了无进展生存期[31]。由于中位总生存期还没到达，目前还没能得到这项试验的完整数据。

目前，西北生物治疗（Northwest Biotherapeutics）正在测试 DCvax，一种负载自身胶质母细胞瘤裂解物的 DCs 疫苗。Ⅰ期数据显示该疫苗显著延长了无复发时间，从普通标准护理组（历史对照）的 6.9 个月延长到 DCvax 治疗组的大于 18 个月。总生存期也从普通标准护理组（SOC）的 14.6 个月提高到了 DCvax 组的 33.8 个月[87]。这是一个仅有 29 名患者参与的小型非随机Ⅰ期研究，并且对照组是以前的，但是 DCvax 在这一极具挑战性的疾病中显示的潜在临床活性备受关注。目前，一项有 140 ～ 240 名患者参与的更大规模的Ⅱ期试验正在进行中。如所讨论的 DCs 疫苗一样，DCvax 的副作用很小，没有出现Ⅲ级或Ⅳ级不良反应。最常见的不良反应是发热、注射部位瘙痒、肌痛和癫痫，可能与胶质母细胞瘤进展有关。相比之下，胶质母细胞瘤的普通标准护理包括 6 周以上 60 Gy 的辐射治疗及化疗药物 Temozolomide 治疗。该治疗的副作用包括疲劳、骨髓抑制、感染、脑出血和肝脏刺激[88]。因此，如果 DCvax 初步试验中获得的极具前景的临床数据能够在更大的随机性研究中获得支持，这将为胶质母细胞瘤患者提供一项有价值的治疗选择。

九、小结

对 Sipuleucel-T 的临床研究显示肿瘤疫苗能够延长患者的生存期，使用安全而且不良反应发生率极低。尽管 Sipuleucel-T 与其他 DCs 疫苗的制作技术差异很大，但仍然显现出了治疗的潜能。虽然已有一些令人振奋的结果，但DCs疫苗的前景还没有被充分认识。DCs 疫苗领域的进步需要找到使 DCs 呈持续活化的方法和使成熟 DCs 能以稳定且可重复的方式刺激 T 细胞反应的方式。在接受 DCs 疫苗的大部分患者体内产生免疫应答是一个有望实现的短期目标。尽管面临这些挑战，但是 DCs 疫苗在肾细胞癌和胶质母细胞瘤的治疗中已显示出良好的应用前景，推动了 II 期和III期临床试验的开展（表 18.1）。将来，DCs 疫苗联合其他免疫疗法、激素疗法或化学疗法能取得更高水平的功效。DCs 疫苗在副作用方面的优势使得在设计联合疗法时其有益于其他免疫治疗。

表 18.1　树突状细胞疫苗临床试验

试验名称	试验阶段	临床试验注册号
研究探讨抗肿瘤细胞免疫制剂 AGS-003 在肾细胞癌中时与 Sunitinib 联合使用的作用	II 期	NCT00678119
评估 DCVax®-L——自体树突状细胞负载肿瘤裂解物抗原治疗多形性胶质母细胞瘤的 II 期临床试验	II 期	NCT00045968
IL-15 树突状细胞疫苗在高危黑色素瘤患者中的探索性临床 I/II 期研究	I 期 / II 期	NCT01189383
同时 vs 顺序使用 Sipuleucel-T 和阿比特龙治疗转移性去势抵抗性前列腺癌患者的临床研究	II 期	NCT01487863
Sipuleucel-T 和 ADT 顺序治疗非转移性前列腺癌患者的临床研究	II 期	NCT01431391
自体 TriMix-DC 疫苗联合 Ipilimumab 治疗前期已接受治疗、但未手术切除的 III 或IV 期黑色素瘤患者的临床研究	II 期	NCT01302496

声明

Dr. Drake 担任Dendreon & Bristol-Myers Squibb(BMS) 付费顾问。Dr. Drake 是BMS 专利的共同发明者。

参考文献

[1] Jones S, et al. Comparative lesion sequencing provides insights into tumor evolution. Proceedings of the National Academy of Sciences of the United States of America, 2008, 105:4283 - 4288.
[2] Yachida S, et al. Distant metastasis occurs late during the genetic evolution of pancreatic cancer. Nature, 2010, 467:1114 - 1117.
[3] Dunn GP, Bruce AT, Ikeda H, et al. Cancer immunoediting: from immunosurveillance to tumor escape. Nat Immunol, 2002, 3:991 - 998.
[4] Koebel CM, et al. Adaptive immunity maintains occult cancer in an equilibrium state. Nature, 2007, 450:903 - 907.
[5] Banchereau J, Steinman RM. Dendritic cells and the control of immunity. Nature, 1998, 392:245 - 252.
[6] Steinman RM. The dendritic cell system and its role in immunogenicity. Annu Rev Immunol, 1991, 9:271 - 296.

[7] Palucka K, Banchereau J. Cancer immunotherapy via dendritic cells. Nat Rev Cancer, 2012, 12:265 - 277.

[8] Banchereau J, Palucka AK. Dendritic cells as therapeutic vaccines against cancer. Nat Rev Immunol, 2005, 5:296 - 306.

[9] Zinkernagel R, Doherty P. Immunological surveillance against altered self components by sensitised T lymphocytes in lymphocytic choriomeningitis. Nature, 1974, 251:547 - 548.

[10] Cerottini J, Nordin A, Brunner K. Vitro cytotoxic activity of thymus cells. Nature, 1970, 227:72 - 73.

[11] Brunner KT, Mauel J, Cerottini JC, et al. Quantitative assay of the lytic action of immune lymphoid cells on 51-Cr-labelled allogeneic target cells in vitro, inhibition by isoantibody and by drugs. Immunology, 1968, 14:181 - 196.

[12] Yee C, et al. Adoptive T cell therapy using antigen-specific $CD8^+$T cell clones for the treatment of patients with metastatic melanoma: in vivo persistence, migration, and antitumor effect of transferred T cells. Proceedings of the National Academy of Sciences of the United States of America, 2002, 99:16168 - 16173.

[13] Ridge JP, Di Rosa F, Matzinger P. A conditioned dendritic cell can be a temporal bridge between a $CD4^+$T-helper and a T-killer cell. Nature, 1998, 393:474 - 478.

[14] Schoenberger S, Toes R, van der Voort E. T-cell help for cytotoxic T lymphocytes is mediated by CD40 - CD40L interactions. Nature, 1998, 393:480 - 483.

[15] Hirano N, et al. Expression of costimulatory molecules in human leukemias. Leukemia, 1996, 10:1168 - 1176.

[16] Chong H, Hutchinson G, Hart IR, et al. Expression of costimulatory molecules by tumor cells decreases tumorigenicity but may also reduce systemic antitumor immunity. Hum Gene Ther, 1996, 7:1771 - 1779.

[17] Baskar S. Constitutive expression of B7 restores immunogenicity of tumor cells expressing truncated major histocompatibility complex class II molecules. Proceedings of the National Academy of Sciences, 1993, 90:5687 - 5690.

[18] Schwartz RH. Costimulation of T lymphocytes: the role of CD28, CTLA-4, and B7/BB1 in interleukin-2 production and immunotherapy. Cell, 1992, 71:1065 - 1068.

[19] Schwartz R. A cell culture model for T lymphocyte clonal anergy. Science, 1990, 248:1349 - 1356.

[20] Sondak BVK, et al. Adjuvant Immunotherapy of resected, intermediate-thickness, node-negative melanoma with an allogeneic tumor vaccine: overall results of a randomized trial of the southwest Oncology Group. J Clin Oncol, 2002, 20:2058 - 2066.

[21] Rosenberg SA. Principles and practice of the biologic therapy of cancer. Philadelphia, Lippincott Williams & Wilkins, 2000.

[22] Haigh PI, Difronzo LA, Gammon G, et al. Vaccine therapy for patients with melanoma. Oncology, 1999, 13:1561 - 1574.

[23] Rosenberg S A, Yang JC, Restifo NP. Cancer immunotherapy: moving beyond current vaccines. Nat Med, 2004, 10:909 - 915.

[24] Diehl L, et al. CD40 activation in vivo overcomes peptide-induced peripheral cytotoxic T-lymphocyte tolerance and augments antitumor vaccine efficacy. Nat Med, 1999, 5:774 - 779.

[25] Murphy G, Tjoa B, Ragde H, et al. Phase I clinical trial: T-cell therapy for prostate cancer using autologous dendritic cells pulsed with HLA-A0201-specific peptides from prostate-specific membrane antigen. Prostate, 1996, 29:371 - 380.

[26] Nestle FO, et al. Vaccination of melanoma patients with peptide- or tumor lysate-pulsed dendritic cells. Nat Med, 1998, 4:328 - 332.

[27] Timmerman JM. Idiotype-pulsed dendritic cell vaccination for B-cell lymphoma: clinical and immune responses in 35 patients. Blood, 2002, 99:1517 - 1526.

[28] Höltl L, et al. Cellular and humoral immune responses in patients with metastatic renal cell carcinoma after vaccination with antigen pulsed dendritic cells. J Urol, 1999, 161:777 - 782.

[29] Yu JS, et al. Advances in brief vaccination of malignant glioma patients with peptide-pulsed dendritic cells elicits systemic cytotoxicity and intracranial T-cell infiltration 1. Methods, 2001, 10:842 - 847.

[30] Reichardt VL, et al. Idiotype vaccination using dendritic cells after autologous peripheral blood stem cell transplantation for multiple myeloma—a feasibility study. Blood, 1999, 93:2411 - 2419.

[31] Healey D, Gamble AH, Amin A, et al. Immunomonitoring of a phase Ⅰ/Ⅱ study of AGS-003, a dendritic cell immunotherapeutic, as first-line treatment for metastatic renal cell carcinoma. JCO (meeting abstracts), 2010.

[32] Liso A, et al. Idiotype vaccination using dendritic cells after autologous peripheral blood progenitor cell transplantation for multiple myeloma. Biol Blood Marrow Transplant, 2000, 6:621 - 627.

[33] Tao M-H, Levy R. Idiotype/granulocyte-macrophage colony-stimulating factor fusion protein as a vaccine for B-cell lymphoma. Nature, 1993, 362:755 - 775.

[34] Cheever MA, et al. The prioritization of cancer antigens: a national cancer institute pilot project for the

acceleration of translational research. Clin Cancer Res, 2009, 15:5323 - 5337.
[35] Murphy GP, et al. Phase II prostate cancer vaccine trial: report of a study involving 37 patients with disease recurrence following primary treatment. Prostate, 1999, 39:54 - 59.
[36] Solin T, Kontturi M, Pohlmann R, et al. Gene expression and prostate specificity of human prostatic acid phosphatase (PAP): evaluation by RNA blot analysis. Biochimica et Biophysica Acta, 1990, 1048:72 - 77.
[37] Lam KW, et al. Improved immunohistochemical detection of prostatic acid phosphatase by a monoclonal antibody. Prostate, 1989, 15:13 - 21.
[38] Fong L, et al. Dendritic cell-based xenoantigen vaccination for prostate cancer immunotherapy. J Immunol, 2001, 167:7150 - 7156.
[39] Small EJ, et al. Immunotherapy of hormone-refractory prostate cancer with antigen-loaded dendritic cells. J Clin Oncol, 2000, 18:3894 - 3903.
[40] Burch PA, et al. Priming tissue-specific cellular immunity in a phase I trial of autologous dendritic cells for prostate cancer 1. Clin Cancer Res, 2000, 6(6), 2175 - 2182.
[41] Larché M, Wraith DC. Peptide-based therapeutic vaccines for allergic and autoimmune diseases. Nat Med, 2005, 11:S69 - S76.
[42] Toes RE, et al. Enhancement of tumor outgrowth through CTL tolerization after peptide vaccination is avoided by peptide presentation on dendritic cells. J Immunol, 1998, 160:4449 - 4456.
[43] Small EJ, et al. Placebo-controlled phase III trial of immunologic therapy with Sipuleucel-T (APC8015) in patients with metastatic, asymptomatic hormone refractory prostate cancer. J Clin Oncol, 2006, 24:3089 - 3094.
[44] Zhen B-guang A, Gupta G. FDA statistical review for BLA. 125197, 2007.
[45] Higano CS, et al. Integrated data from 2 randomized, double-blind, placebo-controlled, phase 3 trials of active cellular immunotherapy with Sipuleucel-T in advanced prostate cancer. Cancer, 2009, 115:3670 - 3679.
[46] The regulator disapproves. Nat Biotechnol, 2008, 26:1.
[47] Kantoff PW, et al. Sipuleucel-T immunotherapy for castration-resistant prostate cancer. N Engl J Med, 2010, 363:411 - 422.
[48] Higano CS, et al. Sipuleucel-T. Nat Rev Drug Discov, 2010, 9:513 - 514.
[49] Sheikh N a, Jones L a. CD54 is a surrogate marker of antigen presenting cell activation. Cancer Immunol Immunother, 2008, 57:1381 - 1390.
[50] Mohamadzadeh M, et al. Interleukin 15 skews monocyte differentiation into dendritic cells with features of Langerhans cells. J Exp Med, 2001, 194:1013 - 1020.
[51] Yellin MJ, et al. Functional interactions of T cells with endothelial cells: the role of CD40L-CD40-mediated signals. J Exp Med, 1995, 182:1857 - 1864.
[52] Sharifi N, Gulley J. Androgen deprivation therapy for prostate cancer. JAMA, 2005, 294:238 - 244.
[53] Aragon-Ching J, Williams K, Gulley J. Impact of androgen-deprivation therapy on the immune system: implications for combination therapy of prostate cancer. Front Biosci, 2007, 12:4957 - 4971.
[54] Kovacs WJ, Olsen NJ. Androgen receptors in human thymocytes. J Immunol, 1987, 139:490 - 493.
[55] Viselli SM, Olsen NJ, Shults K, et al. Immunochemical and flow cytometric analysis of androgen receptor expression in thymocytes. Mol Cell Endocrinol, 1995, 109:19 - 26.
[56] Benten WP, et al. Functional testosterone receptors in plasma membranes of T cells. The FASEB Journal, 1999, 13:123 - 133.
[57] Kumar N. Mechanism of androgen-induced thymolysis in rats. Endocrinology, 1995, 136:4887 - 4893.
[58] Greenstein BD, Fitzpatrick FTA, Kendall MD, et al. Regeneration of the thymus in old male rats treated with a stable analogue of LHRH. J Endocrinol, 1987, 112(3): 345–350.
[59] Sutherland JS, et al. Activation of thymic regeneration in mice and humans following androgen blockade. J Immunol, 2005, 175:2741 - 2753.
[60] Viselli SM, Stanziale S, Shults K, et al. Castration alters peripheral immune function in normal male mice. Immunology, 1995, 84:337 - 342.
[61] Wilson C, Mrose S, Thomas D. Enhanced production of B lymphocytes after castration. Blood, 1995, 85:1535 - 1539.
[62] Gannon PO, et al. Characterization of the intra-prostatic immune cell infiltration in androgen-deprived prostate cancer patients. J Immunol Methods, 2009, 348:9 - 17.
[63] Mercader M, et al. T cell infiltration of the prostate induced by androgen withdrawal in patients with prostate cancer. Proceedings of the National Academy of Sciences of the United States of America, 2001, 98:14565 - 14570.
[64] Drake CG, et al. Androgen ablation mitigates tolerance to a prostate/prostate cancer-restricted antigen. Cancer cell, 2005, 7:239 - 249.

[65] Koh YT, Gray A, Higgins SA, et al. Androgen ablation augments prostate cancer vaccine immunogenicity only when applied after immunization. Prostate, 2009, 69:571 - 584.

[66] Reid AHM, et al. Significant and sustained antitumor activity in post-docetaxel, castration-resistant prostate cancer with the CYP17 inhibitor abiraterone acetate. J Clin Oncol, 2010, 28:1489 - 1495.

[67] Dendreon. Sequencing of Sipuleucel-T and ADT in men with nonmetastatic prostate cancer 2012, ClinicalTrials.gov NLM(US), NLM: NCT0143139.

[68] Dendreon. Concurrent versus sequential treatment with Sipuleucel-T and abiraterone in men with metastatic castrate resistant prostate cancer (mCRPC) 2012, ClinicalTrials.gov NLM(US), NLM: NCT0148786.

[69] Korman AJ, Peggs KS, Allison JP. Checkpoint blockade in cancer immunotherapy. Adv Immunol, 2006, 90:297 - 339.

[70] Pardoll DM. The blockade of immune checkpoints in cancer immunotherapy. Nat Rev Cancer, 2012, 12:252 - 264.

[71] Melero I, Hervas-Stubbs S, Glennie M, et al. Immunostimulatory monoclonal antibodies for cancer therapy. Nat Rev Cancer, 2007, 7:95 - 106.

[72] Tivol EA, et al. Loss of CTLA-4 leads to massive lymphoproliferation and fatal multiorgan tissue destruction, revealing a critical negative regulatory role of CTLA-4. Immunity, 1995, 3:541 - 547.

[73] Waterhouse P, et al. Lymphoproliferative disorders with early lethality in mice deficient in Ctla-4. Science 1995, 270:985 - 988.

[74] Leach DR, Krummel MF, Allison JP. Enhancement of antitumor immunity by CTLA-4 blockade. Science, 1996, 271:1734 - 1736.

[75] Elsas BAV, Hurwitz AA, Allison JP. Combination Immunotherapy of B16 Melanoma Using AntiCytotoxic T lymphocyte- associated antigen 4 (CTLA-4) and granulocyte/macrophage colony-stimulating factor (GM-CSF)-producing vaccines induces rejection of subcutaneous and metastatic tumors accompanied. J Exp Med, 1999, 190:355 - 366.

[76] Attia P, et al. Autoimmunity correlates with tumor regression in patients with metastatic melanoma treated with anti-cytotoxic T-lymphocyte antigen-4. J Clin Oncol, 2005, 23:6043 - 6053.

[77] Phan GQ, et al. Cancer regression and autoimmunity induced by cytotoxic T lymphocyte-associated antigen 4 blockade in patients with metastatic melanoma. Proceedings of the National Academy of Sciences of the United States of America, 2003, 100:8372 - 8377.

[78] Lipson EJ, et al. Targeted therapeutics in melanoma. Curr Clin Oncol, 2012: 291 - 306.

[79] Lipson EJ, Drake CG. Ipilimumab: an anti-CTLA-4 antibody for metastatic melanoma. Clin Cancer Res, 2011, 17:6958 - 6962.

[80] Duke University Local Modulation of Immune Receptors to Enhance the Response to Dendritic Cell Vaccination in Metastatic Melanoma. ClinicalTrials.

[81] Neyns B. Autologous TriMix-DC. Therapeutic vaccine in combination with I pilimumab in patients with previously treated unresectable stage I II or IV melanoma. ClinicalTrials.

[82] Ahmadzadeh M, et al. Tumor antigen-specific CD8 T cells infiltrating the tumor express high levels of PD-1 and are functionally impaired. Blood, 2009, 114:1537 - 1544.

[83] Sfanos KS, et al. Human prostate-infiltrating $CD8^+$T lymphocytes are oligoclonal and $PD-1^+$. Prostate, 2009, 69:1694 - 1703.

[84] Shin TT, et al. In vivo costimulatory role of B7-DC in tuning T helper cell 1 and cytotoxic T lymphocyte responses. J Exp Med, 2005, 201:1531 - 1541.

[85] Butte MJ, Keir ME, Phamduy TB, et al. Programmed death-1 ligand 1 interacts specifically with the B7-1 costimulatory molecule to inhibit T cell responses. Immunity, 2007, 27:111 - 122.

[86] Brahmer JR, et al. Phase I study of single-agent anti-programmed death-1 (MDX-1106) in refractory solid tumors: safety, clinical activity, pharmacodynamics, and immunologic correlates. J Clin Oncol, 2010, 28:3167 - 3175.

[87] Bosch M, Boynton A, Prins R, et al. A phase II clinical trial to test the efficacy of DCVax-brain, autologous dendritic cells pulsed with autologous tumor lysate, for the treatment of patients with glioblastoma multiforme. Neuro Oncol, 2007, 9:509.

[88] Stupp R, et al. Radiotherapy plus concomitant and adjuvant temozolomide for glioblastoma. N engl J Med, 2005, 352:987-96.

第十九章 19

抗体刺激宿主免疫反应：易普利姆玛(Ipilimumab)的启示

Margaret K. Callahan[1,2], Michael A. Postow[1,2] and Jedd D. Wolchok[1,2,3,4]

1. Department of Medicine, Memorial Sloan-Kettering Cancer Center, New York, NY USA
2. Weill - Cornell Medical College, New York, NY USA
3. Ludwig Center for Cancer Immunotherapy, Immunology Program, New York, NY USA
4. The Ludwig Institute for Cancer Research, New York Branch, New York, NY USA

译者：周洪　李妍

一、引言

细胞毒性T淋巴细胞抗原4（CTLA-4）是T细胞功能的负性调节因子，现已研发出阻滞这一重要免疫检查点的抗体，即抗CTLA-4抗体。临床前实验表明，抗CTLA-4抗体能有效诱导小鼠的抗肿瘤免疫，为临床应用提供了理论依据。抗CTLA-4单克隆抗体易普利姆玛（Yervoy™，原MDX-010，百时美施贵宝公司，普林斯顿，新泽西州）是首个被发现在III期临床试验中能有效提高黑色素瘤患者总体生存率的药物[1]。

本章将阐述易普利姆玛的临床前研究基础，以及致使它被FDA批准治疗转移性黑色素瘤的那些关键临床试验。我们不仅研究了这一新型免疫治疗药物的确切反应模式及其副作用，而且进一步监测了治疗后患者的免疫指标以期发现能提供临床决策信息的生物标记。此外，我们还将简要讨论易普利姆玛在黑色素瘤以外的恶性肿瘤中的临床进展。本章最后对将易普利姆玛与传统及实验性肿瘤治疗联合使用以提高其疗效方面所做的尝试做一小结。

二、CTLA-4阻滞的临床前研究

A. CTLA-4作为检查点影响T细胞活化的生物过程

易普利姆玛的临床研发基于一项调控T细胞活化机制的基础研究基金。T细胞活化的“双信号”模式是20世纪七八十年代的基础研究的产物。该理论指出：抗原特异性T细胞的活化需要T细胞受体（TCR）（第一信号）及共刺激信号（第二信号）的共同参与[2-5]。在随后的数十年中，这一假说得到验证和进一步发展。现在我们清楚地知道，

T 细胞活化是一个需要众多的共刺激分子及共抑制分子一起调控的复杂过程。CTLA-4 在 T 细胞活化的过程中作为一个抑制性受体或检查点，起着十分重要的作用。

第一个 T 细胞表面的共刺激分子 CD28 是在 1980 年被发现的[6-7]，之后，CD28 的两个配体 B7-1(CD80) 和 B7-2(CD86) 也相继被确认[8-11]。B7-1 和 B7-2 表达于 APCs 表面，在炎症情况下诱导产生[11-13]。CD28 与其配体 B7-1 或 B7-2 分子的结合为初始 T 细胞提供了活化所必需的第二信号，活化 T 细胞增殖、产生细胞因子及细胞毒作用（图 19.1A）[14-15]。

CTLA-4 基因在 1987 年被克隆后很快被发现与 CD28 非常相似[16]，与 B7-1 和 B7-2 的亲和力很高[17]。与 CD28 不同的是，CTLA-4 传递的是 T 细胞活化的抑制信号[18-20]。用交联抗体刺激 T 细胞的重要体外实验结果表明，CTLA-4 是 CD28 介导的共刺激信号的负性调节因子[18,21]，对 T 细胞的负性作用表现在抑制细胞因子合成和限制细胞增殖[18,20,22-24]。随后，用 CTLA-4 基因敲除小鼠进行的体内实验更加明确了 CTLA-4 的负调节作用。这些基因敲除小鼠表现出显著的淋巴细胞过度增殖，这样的增殖对出生三周内的小鼠是致命的[25-27]。

B. CTLA-4 的抑制机理

CTLA-4 在 T 细胞的活化过程中通过多种重叠机制起着检查点或“刹车”的作用（在图 19.1 中有简要描述）。首先，CTLA-4 与 CD28 竞争性结合其配体 B7-1 和 B7-2。CD28 组成型表达于 T 细胞表面，而 CTLA-4 仅表达于活化 T 细胞表面并受制于表达和亚细胞运输变化的调控[20,28-33]。CTLA-4 与 B7 分子的亲合力高于 CD28，因而有竞争性抑制作用[32,34-35]。其次，CTLA-4 与 B7 分子结合后诱发细胞内的变化而导致 T 细胞活化受阻。

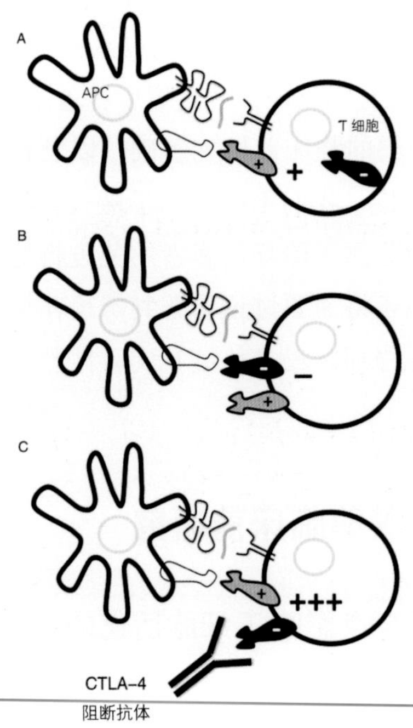

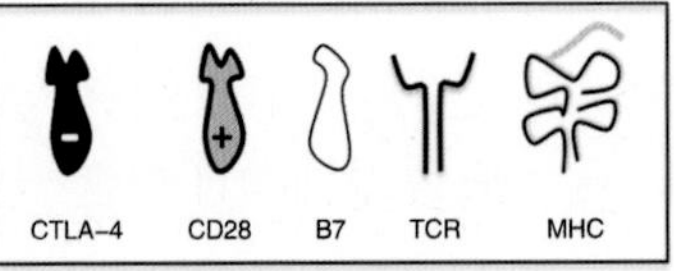

图 19.1

A. T 细胞活化需要两个信号。第一信号：TCR 识别抗原肽 – MHC 分子复合物；第二信号：T 细胞表面的 CD28 与 APC 表面的 B7(B7–1/CD80 或 B7–2/CD86) 分子结合，T 细胞接收共刺激信号。B. 活化的 T 细胞表面募集 CTLA–4 分子，CTLA–4 与 CD28 竞争结合 B7 分子并传递抑制信号。C. 易普利姆玛阻滞 CTLA–4 与 B7 分子结合后，阻滞抑制信号传递，从而达到促进 T 细胞活化的作用。

抑制性信号通路可能包括：（1）细胞内磷酸酶的作用，如含 Src 同源区 2（SH2）的磷酸酶，包括 SHP-1、SHP-2、蛋白磷酸酶 2A(PP2A)；（2）脂筏表达的阻滞；（3）阻碍微团簇的形成（Rudd 等[15]）。最终，CTLA-4 通过 B7 将抑制性信号传递至 APCs。这一“逆向”信号诱导吲哚胺 2,3- 双加氧酶（IDO）的产生，IDO 降解色氨酸的产物能抑制 T 细胞的增殖[36-37]。

在体内，CTLA-4 通过上述一些细胞固有机制调控 T 细胞活化[24,27,38-40]。此外，Tregs 表面表达的 CTLA-4 在 T 细胞应答的过程中可能起到不同的作用。自然 Tregs 及 $Foxp3^+$ 诱导 Tregs 组成型表达 CTLA-4，CTLA-4 与配体的结合可能增强 Tregs 的调控功能[41]。支持这一观点的实验是：选择性敲除小鼠 Tregs 的 CTLA-4 后，小鼠出现了免疫细胞的功能亢进，症状类似于 CTLA-4-/- 基因敲除小鼠，但程度较轻[42]。

C. CTLA-4 阻滞是激发抗肿瘤免疫的新方法

基于 CTLA-4 能抑制 T 细胞活化的研究结果，有研究者提出了阻滞 CTLA-4 能增强抗肿瘤免疫应答的设想[43]。这一假说最初在小鼠移植性结肠癌及纤维肉瘤细胞系中得到证实[44-48]。这些试验表明 CTLA-4 抗体能抑制已形成肿瘤的生长。这一现象在很多其他类型的移植瘤中都能观察到，如前列腺癌、乳腺癌、黑色素瘤、卵巢癌、淋巴瘤等[44-48]。对一些免疫原性差的肿瘤如 B16 黑色素瘤和 SM1 乳房肿瘤来说，单一治疗没有效果，但将 CTLA-4 阻滞与表达 GM-CSF 的肿瘤细胞、肽或 DNA 疫苗联合应用则疗效显著[49-51]。此后，CTLA-4 阻滞与传统的癌症疗法联合应用都显示出显著的疗效，包括手术[52]、放疗[53-54]、化疗[55]、冰冻消融[56]以及射频消融[57]。除此之外，CTLA-4 阻滞与各种免疫疗法的联合也很成功[49-51,58-67]。治疗后小鼠能抵抗继发肿瘤的产生，说明已经产生了免疫记忆。CTLA-4 阻滞在小鼠模型中的副作用很低，据报道仅在黑色素瘤和前列腺癌模型中分别出现色素减退及前列腺炎[49,59-60]。

三、易普利姆玛 (Ipilimumab) 的临床发展

A. 人体治疗制剂的开发

CTLA-4 阻滞抗体的临床应用是在小鼠模型的基础上发展起来的。易普利姆玛及特雷利姆玛（原 CP-675，206 或特西利姆玛，辉瑞，纽约）是全人 CTLA-4 单抗[68-70]，其中易普利姆玛是 IgG1 抗体，血浆半衰期 12 ～ 14 天；特雷利姆玛是 IgG2 抗体，血浆半衰期大约 22 天。这两种药物在转移性黑色素瘤患者中进行了广泛的测试，均表现出持续良好的临床反应（表 19.1）。基于易普利姆玛在临床Ⅲ期试验中能提高总生存率，FDA 在 2011 年正式批准其用于治疗不可切除或转移性黑色素瘤。一项特雷利姆玛的临床Ⅲ期试验由于没有发现显著临床疗效而被叫停（OS 10.7 月 vs 11.7 个月）[71]。

B. 进展性黑色素瘤的选择性临床Ⅰ期和Ⅱ期试验

基于临床前研究结果，一项试验性研究在 17 例不可切除的黑色素瘤患者中进行，

表 19.1 易普利姆玛在进展期黑色素瘤中的治疗——相关实验的疗效研究

参考文献	研究对象	剂量 / 用法	治疗方案	缓解率	免疫相关副作用	生存时间	生存率
生存率							
Robert 等，2011	503 例未经治疗的转移性黑色素瘤患者	10 mg/kg 每三周一次 ×4 次，接下来每三个月一次	达卡巴嗪加易普利姆玛	BORR 15.2%，DCR 33.2%，4 CR，34 PR，45 SD	任意：78% Ⅲ / Ⅳ级：42%	11.2 个月	1 年 47.3% 2 年 28.5% 3 年 20.8%
			达卡巴嗪加安慰剂	BORR 10.3%，DCR 30.2%，2 CR，24 PR，50 SD	任 意：38%， Ⅲ / Ⅳ级：6%	9.1 个月	1 年 36.2% 2 年 17.9% 3 年 12.2%
Hodi 等，2010	676 例接受过治疗的不可切除 Ⅲ 期或 Ⅳ 期黑色素瘤患者	10 mg/kg 每三周一次 ×4 次，重复治疗	易普利姆玛单独治疗	BORR 10.9%，DCR 28.5%，2 CR，13 PR，24 SD	任意：61.1%， Ⅲ / Ⅳ级：14.5%	10.1 个月	1 年 45.6% 2 年 23.5%
			易普利姆玛加 gp100 肽	BORR 5.7%，DCR 20.1%，1 CR，22 PR，58 SD	任意：58.2%， Ⅲ / Ⅳ级：10.2%	10.0 个月	1 年 43.6% 2 年 21.6%
			gp100 肽单独治疗	BORR 1.5%，DCR 11.0%，0 CR，2 PR，13 SD	任意：31.8%， Ⅲ / Ⅳ级：3%	6.4 个月	1 年 25.3% 2 年 13.7%
临床 Ⅱ 期试验							
Hersh 等，2011	72 例首次化疗的转移性黑色素瘤患者	10 mg/kg 每三周一次 ×4 次	易普利姆玛加达卡巴嗪	BORR 14.3%，DCR 37.1%，2 CR，3 PR，8 SD	任意 :65.7%， Ⅲ / Ⅳ级：17.1%	14.3 个月	1 年 62% 2 年 24% 3 年 20%
			易普利姆玛单独治疗	BORR 5.4%，DCR 21.6%，0 CR，2 PR，6 SD	任意 :53.8%， Ⅲ / Ⅳ级：7.7%	11.4 个月	1 年 45% 2 年 21% 3 年 9%
Wclchck 等，2010	217 例接受过治疗的转移性黑色素瘤患者	0.3,3,10 mg/kg 每三周一次 ×4 次，接下来每三个月一次	易普利姆玛 0.3 mg/kg	BORR 0%，DCR 13.7%，0 CR，0 PR，10 SD	任意 :26%， Ⅲ / Ⅳ级：0%	8.6 个月	1 年 39.6% 2 年 18.4%
			易普利姆玛 3 mg/kg	BORR 4.2%，DCR 26.4%，0 CR，3 PR，16 SD	任意 :65%， Ⅲ / Ⅳ级 :7%	8.7 个月	1 年 39.3% 2 年 24.2%

续表

参考文献	研究对象	剂量 / 用法	治疗方案	缓解率	免疫相关副作用	生存时间	生存率
Weber 等, 2009	115 例接受过治疗的转移性黑色素瘤患者	10 mg/kg 每三周一次 ×4 次，接下来每三个月一次	易普利姆玛 10 mg/kg	BORR 11.1%，DCR 29.2%，2 CR，6 PR，13 SD	任意 :70%，Ⅲ / Ⅳ级：25%	11.4 个月	1 年 48.6% 2 年 29.8%
			易普利姆玛加布地奈德	BORR 12.1%，DCR 31%，1 CR，6 PR，11 SD	任意 :81%，Ⅲ / Ⅳ级 :41%	17.7 个月	1 年 55.9%
			易普利姆玛加安慰剂	BORR 15.8%，DCR 35%，0 CR，9 PR，11 SD	任意 :84%，Ⅲ / Ⅳ级：38%	19.3 个月	1 年 62.4%

只给患者注射单剂易普利姆玛（3 mg/kg）[72]，结果 2 例患者部分缓解（PR），除了轻微的皮疹外，无其他毒副作用。接下来的研究招募了 9 例经肿瘤疫苗治疗的患者（7 例黑色素瘤和 2 例卵巢癌）[73]，同样给予单剂易普利姆玛注射（3 mg/kg）。在一次注射之后，3 例黑色素瘤患者出现肿瘤坏死，这 3 例患者都接受过经照射的自体 GM-CSF 分泌型肿瘤细胞疫苗。2 例卵巢癌患者的血清肿瘤标志物癌抗原 125（CA-125）水平降低或保持稳定。所有治疗患者的毒副作用很小，包括一次急性超敏反应、一次Ⅲ级肝功能异常及皮疹。

在明确了单剂易普利姆玛治疗的安全性后，基于前临床试验中 CTLA-4 阻滞与疫苗联合的潜在疗效 [49, 51]，后续的早期试验评估了序贯剂量的易普利姆玛注射以及与疫苗联合治疗的疗效。2003 年，Phan 等报道了针对 14 例接受易普利姆玛联合糖蛋白 100（gp100）肽疫苗治疗的转移性黑色素瘤患者的队列研究 [68]。截至该试验结果发表时，其中 3 例产生了抗肿瘤免疫反应；6 例出现了Ⅲ / Ⅳ级的免疫相关副作用（irAEs），包括皮炎、小肠结肠炎和垂体炎。最后，该项试验扩展到 56 例患者为研究对象，报道的总缓解率（OR）为 13%[74]。

在临床Ⅱ期试验中进一步深入探索了易普利姆玛的用药剂量。Weber 等对 88 例不可切除的Ⅲ / Ⅳ期黑色素瘤患者给予 2.8 mg/kg 至 20 mg/kg 不同剂量注射，比较了单剂量与多剂量的疗效，总缓解率为 4.5%，另外有 16% 的患者延长了病情稳定时间（中位数 194 天）[70]。Downey 等在临床Ⅱ期试验中给 139 例患者注射 3 ~ 9 mg/kg 易普利姆玛，总缓解率为 17%[75]。一项临床Ⅱ期的双盲试验明确了易普利姆玛注射的剂量 - 效应关系，分别以每三周 0.3、3 及 10 mg/kg 的剂量给患者注射，随后每 12 周注射一次维持剂量。最高剂量组（10 mg/kg）的总缓解率最高（11%），其次是 3 mg/kg 剂量组（4.2%），0.3 mg/kg 剂量组为 0%。其免疫相关副作用同上 [76]。

易普利姆玛与其他治疗联合包括化疗或 IL-2 的疗效也在Ⅱ期试验中进行了研究。Maker 等检测了 IL-2 与易普利姆玛联合治疗 36 例进展期黑色素瘤患者的疗效。在临床

Ⅰ期试验中，易普利姆玛的剂量从 0.3 mg/kg 逐步提高到了 3 mg/kg；在Ⅱ期试验中，3 mg/kg 治疗组的患者人数增加到了 24 例。此项研究报道总缓解率为 22%，其中 5 例患者（14%）出现了Ⅲ / Ⅳ级的免疫相关副作用。Hersh 等在随机Ⅱ期试验中发现，易普利姆玛以 3 mg/kg 剂量的与达卡巴嗪联合治疗的效果显著优于易普利姆玛单独治疗[77]。35 例联合用药组缓解率为 14.3%，而 37 例易普利姆玛单独治疗组仅有 5.3% 的缓解率，联合治疗组的免疫相关副作用发生率仅稍有升高（65.7% vs 53.8%）。

C. 临床Ⅲ期试验：明确进展期黑色素瘤患者是否能生存受益

Ⅱ期试验的理想结果直接促成了Ⅲ期试验的开展。在Ⅲ期试验初期阶段，676 例接受过前期治疗的进展期黑色素瘤患者以 3∶1∶1 的比例随机分为三组，分别接受易普利姆玛联合 gp100 疫苗治疗、易普利姆玛单独治疗以及 gp100 疫苗单独治疗[1]。最初获得部分缓解或完全缓解或病情至少稳定 24 周以上的患者，适合在原治疗基础之上进行再诱导治疗，否则病情会继续进展。

这是在临床Ⅲ期试验中首次发现黑色素瘤患者的总体 OS 提高。其中联合治疗组的中位 OS（10.0 个月）与易普利姆玛单独治疗组（10.1 个月）的中位 OS 要显著高于 gp100 疫苗单独治疗组（6.4 个月）。基于易普利姆玛在本研究中显示的生存优势，FDA 于 2011 年 3 月 25 日批准用其治疗不可切除的或转移性黑色素瘤，这是十二年来首个被 FDA 批准的治疗进展期黑色素瘤的药物。

在接下来的一项随机Ⅲ期试验中，易普利姆玛治疗的生存优势被证实[78]。在该试验中，502 例未经治疗的黑色素瘤患者以 1∶1 的比例被随机分为两组，分别接受达卡巴嗪与易普利姆玛（10 mg/kg）联合治疗，或是达卡巴嗪与安慰剂联合治疗。前者的中位 OS（11.2 个月）显著高于后者（9.1 个月）。虽然总体的中位 OS 提高只有 2.1 个月，改善程度实在有限，但要看到，联合治疗组相对于达卡巴嗪单独治疗组的一年生存率（47.3% vs 36.3%）、两年生存率（28.5% vs 17.9%）和三年生存率（20.8% vs 12.2%）还是有显著升高的（死亡危害比，HR = 0.72；$P < 0.001$）。横向比较几个不同实验的 OS 时需谨慎，但是联合治疗组患者的三年生存率（20.8%）还是比达卡巴嗪单独治疗的历史数据有显著提高[79]。

四、易普利姆玛 (Ipilimumab) 临床研发带来的启示

A. 药效动力学——免疫相关反应标准（IrRC）

为了规范化评估临床试验，需要给试验中的抗癌药物的影像学反应制订评估指南，以便不同试验之间进行比较。实体瘤疗效评价标准 (RECIST) 及改良的世界卫生组织（mWHO）标准已经常规性地用于临床研究。在易普利姆玛的研发过程中，一些关键临床试验使用了这些标准来评估疗效[1]。然而早期观察发现，对于易普利姆玛的疗效评估来说，这些标准体系可能并不是最佳的。与传统的细胞毒疗法相比，易普利姆玛有着自己独特的效应模式[80]。首先，与传统药物相比，易普利姆玛起效要慢一些。其次，一

些病人会出现病情先加重但最终缓解的情况。最后，易普利姆玛的疗效可能存在异质性，大的标志性病灶退缩的同时伴有新病灶的出现。

如果不以传统标准进行评估，这些患者都显示出治疗获益，说明传统细胞毒疗法的评估标准可能并不能准确反应这一新型免疫药物的疗效。为了系统性地评估易普利姆玛的药效动力学，对三个Ⅱ期试验中总共 487 例患者作了回顾性分析[81]。分析结果显示，OS 的提高与多种反应模式相关，包括一些被传统评估标准排除在外的新的反应模式。于是我们提出了免疫相关反应标准（irRC），以便更准确地评估易普利姆玛的独特反应模式。作为 WHO 标准的改良方案，irRC 将病人的“总的肿瘤负荷”纳入考虑范围，需要重复影像学检查以对可疑的疾病进展作出准确评估[82]。目前对 irRC 进行测试的相关研究正在开展。这些分析、研究导致了对易普利姆玛治疗的临床受益最佳终点进行意义重大的重新评估，并有可能应用到其他免疫疗法的评估中[83]。

B. 疗效持续时间

在两项随机临床Ⅲ期试验中，易普利姆玛对患者的 OS 改善非常显著。也许更为重要的是，部分患者治疗后获得了持久的病情控制并达到了长期生存。Prieto 等评估了早期临床试验中接受易普利姆玛治疗的 177 例患者[68, 74, 84-85]，在这一长期分析中[86]，有 15 例患者获得了长期持续的完全缓解（CR）。除 1 例外，其他患者获得了平均 83 个月的 CR 时间，其中最长者达 99 个月以上。部分缓解（PR）的患者也表现出显著的持久性，9 例 PR 患者在易普利姆玛治疗多年后仍继续存活。

C. 特殊毒性——免疫相关副作用

对一些患者来说，CTLA-4 阻滞能激活免疫系统导致正常组织发生炎症反应，这称为免疫相关副作用（irAEs）。irAEs 的发生率与易普利姆玛的剂量有关，并且可能受联合用药影响。

1. 结肠炎

胃肠道炎症如果不及时处理会导致严重的并发症，结肠炎会发展为肠穿孔或败血症。对大多数患者来说，典型结肠炎的症状包括频繁的稀便或水样便，一般一天 4 到 8 次，极少伴有腹痛、恶心或发热。内窥镜检查并不是必需的常规诊断手段，但内窥镜检查可见红斑或溃疡与结肠炎相符。易普利姆玛相关结肠炎的组织学特点为：中性粒细胞浸润、淋巴细胞浸润或混合浸润，与自身免疫性肠病相似[87]。有一项研究对易普利姆玛治疗组患者的结肠活检标本进行了评估，发现 Tregs 数量与结肠炎症状不相关[88]。同时，对患者结肠炎的影像学检查也有详细阐述[89]。

当易普利姆玛的治疗剂量为 3 mg/kg 的时候，30% 的病人会出现不同程度的胃肠道 irAEs，其中不足 5% 的病人会出现Ⅲ / Ⅳ级的 irAEs[90]。当剂量高达 10 mg/kg 的时候，这些毒副作用发生率上升（表 19.2）。在 Hodi 的研究中，有 5 例患者（1%）死于结肠炎的并发症。而在 Robert 的研究中，没有出现与结肠炎相关的死亡。经过早期干预，

表 19.2 CTLA-4 抗体临床试验中的 IrAEs

参考文献	研究对象	易普利姆玛剂量 / 用法	治疗方案	级别	IrAE	胃肠道	皮肤	肝	内分泌
Robert, 2011*	502 例未经治疗的转移性黑色素瘤患者	10 mg/kg 每三周一次 ×4 次，接下来每三月一次	达卡巴嗪加易普利姆玛	任意	78%	33%（81/247）	27%（66/247）	29%（72/247）	3%（7/247）
				Ⅲ / Ⅳ	42%	4%（10/247）	2%（5/247）	21%（51/247）	0%（0/247）
			达卡巴嗪加安慰剂	任意	38%	16%（40/251）	6%（15/251）	4%（11/251）	0%（0/251）
				Ⅲ / Ⅳ	6%	0%（0/251）	0%（0/251）	1%（2/251）	0%（0/251）
Hodi, 2010	676 例接受过治疗的不可切除Ⅲ期或Ⅳ期黑色素瘤患者	10 mg/kg 每三周一次 ×4 次，重复治疗	易普利姆玛单独治疗	任意	61.1%	29%（38/131）	44%（57/131）	4%（5/131）	8%（10/131）
				Ⅲ / Ⅳ	15%	8%（10/131）	2%（2/131）	0%（0/131）	4%（5/131）
			易普利姆玛加 gp100 肽	任意	58%	32%（122/380）	40%（152/380）	2%（8/380）	4%（15/380）
				Ⅲ / Ⅳ	10%	6%（22/380）	2%（9/380）	1%（4/380）	15%（4/380）
			gp100 肽单独治疗	任意	32%	14%（19/132）	17%（22/132）	5%（6/132）	2%（2/132）
				Ⅲ / Ⅳ	3%	1%（1/132）	0%（0/132）	2%（3/132）	0%（0/132）
Weber, 2009	115 例接受过治疗的转移性黑色素瘤患者	10 mg/kg 每三周一次 ×4 次，接下来每三月一次	易普利姆玛加布地奈德	任意	81%	48%（28/58）	60%（35/58）	16%（9/58）	9%（5/58）
				Ⅲ / Ⅳ	41%	24%（14/58）	5%（3/58）	9%（6/58）	5%（3/58）
			易普利姆玛加安慰剂	任意	84%	46%（26/57）	68%（39/57）	14%（8/57）	11%（6/57）
				Ⅲ / Ⅳ	38%	23%（13/57）	0%（0/57）	12%（7/57）	5%（3/57）
Wolohck，2010	217 例接受过治疗的转移性黑色素瘤患者	0.3 v. 3 v.10 mg/kg 每三周一次 ×4 次，接下来每三月一次	易普利姆玛 0.3 mg/kg	任意	26%	17%（12/72）	0%（0/72）	0%（0/72）	0%（0/72）
				Ⅲ / Ⅳ	0%	0%（0/72）	0%（0/72）	0%（0/72）	0%（0/72）
			易普利姆玛 3 mg/kg	任意	65%	32%（23/71）	45%（32/71）	0%（0/71）	6%（6/71）
				Ⅲ / Ⅳ	7%	3%（2/71）	1%（1/71）	0%（0/71）	3%（3/71）
			易普利姆玛 10 mg/kg	任意	70%	40%（28/71）	46%（33/71）	3%（2/71）	4%（4/71）
				Ⅲ / Ⅳ	25%	15%（11/71）	4%（3/71）	3%（2/71）	1%（1/71）

* 对于 Robert 的 2011 研究，表格中报道了以下 irAEs：腹泻（胃肠道）、瘙痒（皮肤）和转氨酶升高（肝）。

如剂量控制和类固醇治疗，结肠炎症状呈一过性并且是可逆的；抗肿瘤坏死因子（TNF）对类固醇难治病例有效[90]。关于易普利姆玛相关结肠炎治疗的正式指南已经出台。值得注意的是，类固醇治疗并不降低易普利姆玛的功效[75]。然而在一项安慰剂为对照组的随机研究中，预防性使用布地奈德并没有降低易普利姆玛相关结肠炎的发生率[91]。

2. 皮炎

在易普利姆玛临床试验中最常见的 irAEs 是皮肤病，通常包括瘙痒和皮疹。常由粉红色的小皮疹转变为鲜红的圆形丘疹，最终融合为薄斑块，常分布于四肢近侧伸肌面并向肢端及躯干发展，但手掌与足底罕有发生[92]。组织病理学分析显示表皮棘细胞层水肿及血管周围淋巴细胞浸润，以嗜酸性粒细胞和 $CD4^+$ T 细胞为主[68, 92]。

皮肤毒性见于约半数的易普利姆玛治疗患者，症状一般较轻。Ⅲ / Ⅳ级皮肤毒性反应罕见，但也有报道白癜风及脱毛症。一般来说，局部使用润肤剂、抗组胺剂或类固醇激素可以减轻症状，很少需要全身性类固醇治疗。严重的脱皮反应极其罕见。

3. 肝炎

肝炎是易普利姆玛单独治疗患者中少见的并发症，发生率不足 5%（表 19.2）。与达卡巴嗪联合时，这一毒副反应发生率升高。在 Robert 等的研究中，21% 的联合治疗患者出现了Ⅲ / Ⅳ级的谷草转氨酶升高，而在达卡巴嗪单独治疗患者中出现谷草转氨酶升高的只有 1%。

通常，患者出现转氨酶（谷草转氨酶与谷丙转氨酶）升高而胆红素水平变化轻微。1 例重度肝炎患者的肝活检显示汇管区淋巴细胞浸润及坏死[68]。轻度肝炎只需中断治疗。Ⅲ级肝炎病人中断治疗的同时还需要使用大剂量固醇类激素治疗。部分重度患者可能还需要静脉注射类固醇类激素以及免疫抑制剂吗替麦考酚酯。据报道，1 例进展性、激素抵抗性肝炎患者经抗胸腺细胞球蛋白治疗后获得治愈[93]。

4. 内分泌系统病变

易普利姆玛治疗会引起内分泌疾病包括垂体炎、甲状腺炎以及肾上腺机能减退。不同的临床试验报道的易普利姆玛相关垂体炎的发生率从 0 到 17% 不等，但大多都低于 5%[94-95]。易普利姆玛相关垂体炎的临床症状、影像学结果以及实验室检查异常情况与自身免疫性垂体炎相似[95-98]。患者可能无症状，或伴有头痛、视力模糊、乏力及虚弱。实验室检查结果可能包括以下一项或多项：继发性肾上腺功能不全、甲状腺功能减退或者性腺功能低下[99]。中断治疗并辅以大剂量的类固醇激素能有效逆转急性垂体炎。然而，对许多患者而言，由于垂体的不可逆性损伤，可能需要长期的激素替代治疗。甲状腺功能不全可能继发于垂体炎或独立发生。有一个案例描述了易普利姆玛相关甲状腺功能异常类似于 Graves 病[100]，而关于易普利姆玛相关肾上腺功能不全的报道比较罕见。

表 19.3　免疫相关副作用

常见	
结肠炎	皮疹 / 瘙痒
不常见	
肝炎	下垂体炎
罕见	
胰腺炎	肺炎
关节炎	虹膜炎
葡萄膜炎	肌病
肾炎	神经病
纯红细胞再生不良	血小板减少症
中性粒细胞减少症	血友病
脑膜炎 / 脑病	

5. 罕见的 irAEs

其他类型的 irAEs 或疑似 irAEs 的报道较少（1% ～ 2% 甚至更少）[101-112]（表 19.3）。

6. 深入了解 irAEs

目前哪些患者和哪些组织会发生 irAEs 的影响因素还不确定。找出能为具体的 irAEs 做风险评估的患者个体特征或生物标记能辅助临床决策，也是目前研究的焦点。具体的 irAEs 症状可能与自身免疫性疾病表现类似，但与自身免疫性疾病不同的是，irAEs 通常是一过性的而且是可逆的，在停用 CTLA-4 阻滞剂、短期使用类固醇激素或其他免疫抑制剂后会缓解。这可能与体内预先存在的自身反应性 T 细胞的短暂失控相关，而非新出现的真正的自身免疫。尽管 CTLA-4 阻滞在一些易感小鼠品系中能加重自身免疫性疾病，但研究发现单独使用 CTLA-4 阻滞并不能诱发有症状的自身免疫性疾病。临床前研究显示，CTLA-4 阻滞联合肿瘤疫苗治疗黑色素瘤与前列腺癌时分别出现了色素减退与前列腺炎[49, 59-60]。在两项研究中，给小鼠注射大剂量的 CTLA-4 阻滞抗体能产生可检出的抗 DNA 抗体，但没有出现明显的器官功能紊乱或症状。迄今为止，有自身免疫性疾病史的患者仍被排除在易普利姆玛的临床试验之外。

早期研究已经发现易普利姆玛让患者临床获益的同时还可能带来 irAEs。Phan 等在一项含有 14 名转移性黑色素瘤患者的临床 I 期试验中报道，3/3 有疗效的患者（1 例 CR，2 例 PR）出现了Ⅲ / Ⅳ级的毒性反应，而无疗效患者只有 3/11 出现了相似的毒性反应[113]。之后几个大型临床研究报道了Ⅲ / Ⅳ级的 irAEs 与临床疗效之间的关系[70, 74-75, 103, 114-115]。应该强调，并不是临床有效者必然发生重度 irAEs，而重度 irAEs 也同样不能保证有临床疗效。

D. 潜在的生物标记

虽然易普利姆玛治疗的III期试验患者的 OS 提高了，但并非所有患者都能受益。目前仍在继续评估那些与易普利姆玛疗效相关的生物标记。早期一些小的回顾性分析报道了一些假定的生物标记，还需要更大规模的前瞻性试验证实。

几个回顾性研究分析发现，易普利姆玛治疗后患者的外周血绝对淋巴细胞计数（ALC）与临床结果呈正相关。规模最大的一项研究对三个II期试验中 379 例不可切除或转移性黑色素瘤患者进行了回顾性分析。临床受益（SD ≥ 24 周，PR，CR）患者的外周血 ALC 增高的平均值明显高于临床无效患者（$P = 0.0013$）[116]。所有 ALC 下降的患者都没有出现治疗受益。对另外 64 例患者的前瞻性研究发现了类似的相关性，与早前的报道一致[68,85]。

在第二个回顾性分析中，51 例经易普利姆玛（10 mg/kg）治疗患者的 ALC 改变与生存受益有显著相关性。第三次注射药物之前 ALC ≥ 1 000/μL 的患者生存受益显著高于 ALC ＜ 1 000/μL 的患者[115]。同时 ALC 与治疗反应也有一定相关。治疗 24 周后 ALC ＜ 1 000/μL 的患者无一例出现病情稳定或缓解，而 ALC ≥ 1 000/μL 的患者有 52% 获得病情稳定或缓解（$P < 0.01$）。Yang 等发现 $CD8^+$T 细胞是 ALC 相关的细胞亚群[117]。在一项包含了 35 例患者的研究中发现，与治疗无效患者相比，临床获益患者的 $CD8^+$T 细胞显著升高（$P = 0.0294$），而非 $CD4^+$T 细胞或 $CD4^+CD25^+$T 细胞。这些探索性的发现还有待更大规模的前瞻性研究来证实。

诱导性共刺激分子（ICOS）是免疫球蛋白基因家族成员之一，表达于活化 T 细胞表面[118]。ICOS 作为一个共刺激分子能促进效应 T 细胞的增殖与存活[119]。前期研究将 ICOS 视为易普利姆玛治疗的药效动力学生物标记。6 例膀胱癌患者在进行膀胱前列腺根治性切除之前均使用易普利姆玛作为新辅助疗法，治疗后患者外周血及膀胱肿瘤中的 $CD4^+$T 细胞都高表达 ICOS（$CD4^+ICOS^{high}$）[120]，并且手术切除的前列腺肿瘤组织中也能检出 $CD4^+ICOS^{high}$ 细胞的增多[121]。一项对 14 例黑色素瘤患者的分析发现，易普利姆玛（10 mg/kg）治疗后患者的外周血 $CD4^+ICOS^{high}$ 细胞数量持续增加达 12 周以上，而且与生存改善相关[122]。

Th17 细胞是一群能产生 IL-17 和 IL-22 的 $CD4^+$T 细胞，在自身免疫发生中的作用已有阐述，可能也参与抗肿瘤免疫应答[123-124]。一项对 18 例转移性前列腺癌患者的研究发现，易普利姆玛与 GVAX 联合治疗后 5 例患者的 Th17 细胞经体外刺激数量显著增加[125]，这 5 例中有 3 例患者达到 PR，另外 2 例病情稳定。一项对 75 例易普利姆玛单独治疗或与多肽疫苗联合治疗的黑色素瘤患者的研究发现，Th17 细胞与病情不再复发呈正相关（$P = 0.049$）[126]。

已有研究把机体对肿瘤相关抗原发生的抗原特异性细胞免疫和体液免疫应答作为预测易普利姆玛疗效的生物标记。尽管对 MAGE、Melan-A、gp100、酪氨酸酶及 PSA 引起的抗原特异性应答已有评估，但研究得最透彻的非睾丸癌抗原 NY-ESO-1 莫属。30% ～ 40% 的黑色素瘤表达 NY-ESO-1，它在正常成人组织中没有表达，但睾丸生殖细胞与胎盘除外[127]。一项对 144 例黑色素瘤患者使用易普利姆玛治疗的研究显示，22 例患者治疗前血清经 ELISA 检测 NY-ESO-1 抗体阳性，另外 9 例患者治疗后血清抗体转阳[128]。那些血清抗体阳性患者在治疗后 24 周出现临床受益的机会更多（$P=0.02$）。对 NY-ESO-1 抗体阳性患者采用细胞内多细胞因子染色法检测血清 $CD8^+T$ 细胞对 NY-ESO-1 抗原肽的应答，结果发现发生 $CD8^+T$ 细胞应答的患者的临床疗效显著优于无 $CD8^+T$ 细胞应答的患者。患者对 NY-ESO-1 的特异性应答可能只是易普利姆玛抗肿瘤免疫复杂机制中的一个替代标记，而非直接的介质。

绝大部分相关性研究着重分析了外周血的免疫学改变，只有一小部分关注了肿瘤微环境的改变。Hamid 等进行了一项前瞻性、双盲Ⅱ期临床试验，探索肿瘤微环境中候选生物标记[129]。这项研究收集了易普利姆玛治疗前以及二次用药后的组织样本。对肿瘤组织活检标本进行免疫组化及组织学分析，提示高表达 Foxp3（$P=0.014$）及 IDO（$P=0.012$）与临床疗效（SD ≥ 24 周，PR，CR）显著相关。二次用药后肿瘤浸润性淋巴细胞（TILs）数量的增加也与疗效相关（$P=0.005$）。

Ji 等在Ⅱ期临床试验中收集了 45 例患者治疗前、后的肿瘤活检组织，分析了肿瘤微环境的基因表达谱，发现炎性基因表达处于基线水平则预示了较好的临床疗效（$P<0.01$）。在治疗中及治疗后一些免疫相关基因表达上调对临床疗效也具有预测价值。相反，黑色素瘤相关基因以及细胞增殖相关基因的表达在易普利姆玛治疗后表达下降[130-131]。

其他一些小型案例研究发现了在易普利姆玛治疗后瘤体内的改变与诱导产生的抗肿瘤免疫应答一致。一项对 6 例同时接受 GVAX 肿瘤疫苗继以易普利姆玛治疗的患者的研究发现，活检标本发生肿瘤坏死与 $CD8^+/Foxp3^+$ 比值相关[132]。据一例个案报道，黑色素瘤患者在易普利姆玛治疗后出现 CR，同时肿瘤组织中发现 Melan-A 特异性的 $CD8^+$ 效应 T 细胞浸润[133]。另一例个案报道了黑色素瘤患者经易普利姆玛治疗后两处不同肿瘤病灶（一处缓解，一处进展）的浸润情况，发现肿瘤缓解病灶中活化的效应 T 细胞浸润增加，而 Tregs 减少[131]。

五、易普利姆玛 (Ipilimumab) 在黑色素瘤以外的其他肿瘤中的临床试验

目前，除黑色素瘤以外，易普利姆玛的最大规模临床试验是在转移性前列腺癌中完成的。一项试点研究对 14 例转移性去势抵抗性前列腺癌患者给予单次易普利姆玛治疗（3 mg/kg）[134]。根据公认的评估标准，2 例患者出现了生化反应（PSA 下降＞50%），另有 8 例 PSA 下降小于 50%。Ⅱ期试验扩展到 43 例转移性去势抵抗性前列腺癌患者而且多次给药，患者随机分为两组，一组单用易普利姆玛 3 mg/kg 每隔四周给药一次，共四次；另一组用易普利姆玛与多西他赛（单次用药）联合治疗[135]。每组 3 例共 6 例患者出现 PSA 水平下降；没有患者发生影像学改变；并且 5 例患者出现了Ⅲ / Ⅳ级的 irAEs。其他一些易普利姆玛与 GM-CSF、或放疗、或疫苗联合治疗的患者疗效也颇佳[136-140]。一项对单独使用激素或与易普利姆玛联合治疗进展期前列腺癌患者进行疗效对比的Ⅱ期临床试验已经完成（NCT00170157）。目前，有两项关于易普利姆玛在前列腺癌中治疗作用的临床Ⅲ期试验正在进行。第一项随机双盲试验的研究对象为先前

接受过多西他赛治疗的患者，比较了易普利姆玛与安慰剂对接受过放疗的患者的疗效（NCT00861614）。第二项试验只包含去势抵抗性前列腺癌患者，不论先前有没有接受化疗，随机分为易普利姆玛组及安慰剂组（NCT01057810）。

另外，也检测了易普利姆玛在非小细胞肺癌（NSCLC）、肾细胞癌、胰腺癌以及血液系统恶性肿瘤中的疗效。其中规模最大的是一项Ⅱ期试验，易普利姆玛与化疗联合治疗Ⅲb/Ⅳ期NSCLC患者。将203例没有接受过化疗的NSCLC病人随机以1∶1∶1分为三组，一组予以单独化疗，另外两组予以易普利姆玛与不同化疗方案联合治疗。相比于单独化疗组，其中一种联合治疗对患者的无进展生存期(PFS)的提高尽管微不足道(＜1个月)，但有统计学差异($P=0.024$)，对患者OS的改善没有统计学意义[141]。另有小型研究发现，同种异体骨髓移植后病情复发的NHL患者以及肾细胞癌患者接受易普利姆玛治疗后病情也有所缓解[101,108,142]。对27例转移性胰腺癌患者使用易普利姆玛进行治疗的Ⅱ期试验没有发现其有显著疗效[140,143]。

六、存在的突出问题与未来的发展方向

A. 剂量及用法

FDA已批准易普利姆玛的“诱导”治疗方案为3 mg/kg，每三周一次，连续使用四次。Hodi等在临床Ⅲ期试验中使用了该方案，报道的有效率接近10%并证实总体生存率有所改善。然而该疗法是否充分发挥了易普利姆玛的最佳疗效还不是很清楚，有一些突出的问题有待解决。首先，易普利姆玛的最佳有效剂量是多少？Ⅰ期试验没有明确最大耐受剂量。随机双盲的Ⅱ期试验进一步比较了0.3 mg/kg、3 mg/kg和10 mg/kg剂量给药时易普利姆玛的疗效，发现了其抗肿瘤活性的剂量依赖性。有效率的提高(0% vs. 4.2% vs. 11.1%)必须与Ⅲ/Ⅳ级irAEs发生率的升高(0% vs. 7% vs. 25%)保持平衡。一项随机双盲Ⅲ期试验（NCT01515189）将正式比较易普利姆玛在不同剂量，即10 mg/kg与FDA批准的3 mg/kg之间的活性差异。另一个尚未得到解答的剂量问题是患者对易普利姆玛敏感性的个体差异。Maker 等对同一患者进行剂量递增研究后提出：易普利姆玛的最佳剂量可能需要个体化[85]。在该研究中，给患者使用易普利姆玛的起始剂量为3 mg/kg或5 mg/kg，一直递增到9 mg/kg为止，没有出现明显的毒副作用。46例转移性黑色素瘤患者的总缓解率（11%）与没有进行剂量递增治疗的研究报道相近，当递增到9 mg/kg的剂量时，总缓解率为100%。然而，由于缺乏对照组及治疗方案有差异，很难根据这项研究对最佳剂量下定论。

FDA批准的易普利姆玛临床治疗方案是每三周一次，连续四次。有一些临床试验推荐在诱导治疗后再进行每三个月一次的“维持”治疗。或者这个维持治疗也可以用“再诱导”治疗替代，即继续使用之前的四次诱导方案。Hodi的研究发现易普利姆玛“再诱导”治疗对那些病情先缓解后加重的患者有一定疗效。在这项试验中，病情进展的31例患者经过再诱导治疗后，1例达到了CR，5例达到了PR，15例病情稳定。维持治疗方案的疗效还没有在随机试验中测试。

B. 易普利姆玛作为辅助治疗剂

除了对易普利姆玛对进展期黑色素瘤的疗效进行充分评估以外，还对其作为高危黑色素瘤切除术后的辅助治疗做了评估。一项 I 期试验报道了 19 例Ⅲ期或Ⅳ期黑色素瘤患者术后接受易普利姆玛剂量递增（0.3 mg/kg、1 mg/kg 及 3 mg/kg）并联合肿瘤抗原表位肽治疗，包括 gp100、MART-1 及经佐剂 Montanide ISA 51 乳化的酪氨酸酶 [144]。这项研究的主要目的在于检测辅助疗法的毒副反应。其中 5 例患者产生了Ⅲ级胃肠道毒副反应，尽管病例数比较少，但 irAEs 的发生率与疾病复发风险下降之间可能存在一定关联。8 例 irAEs 患者中有 3 例出现了疾病复发，而 11 例无 irAEs 的患者中有 9 例出现了疾病复发。

评估易普利姆玛单药作为辅助治疗剂的两项Ⅲ期临床试验（NCT00636168 和 NCT01274338）正在进行。NCT00636168 试验中研究对象为高危Ⅲ级黑色素瘤切除术后患者，易普利姆玛与安慰剂分别作为辅助治疗剂，将无复发生存作为主要终点进行比较，已经完成并获得了预期结果。另外，也将易普利姆玛与高剂量重组干扰素 -α-2b 进行了比较 (NCT01274338)。

C. 联合治疗

虽然易普利姆玛是一种重要的治疗黑色素瘤的新方法，但仅有一部分患者能从中受益。将其与传统或实验性治疗手段结合可能是一种提高缓解率与延长受益持久性的新途径。对小鼠模型的临床前研究支持其与传统疗法的结合，包括手术 [52]、放疗 [53-54]、化疗 [55]、冰冻消融术 [56] 及射频消融术 [57]。CTLA-4 与一系列免疫治疗手段的结合也非常成功，包括肿瘤疫苗和免疫调节抗体 [49-51, 58-67]。最后，支持 CTLA-4 阻滞与分子靶向物联合应用方面的证据不多，这一领域式将受到越来越多的关注 [145]。

到目前为止，已经有许多联合治疗手段在临床试验中得以开展。其中最常见的是将易普利姆玛与肿瘤疫苗联合应用，包括多肽疫苗 [1, 74-75]、细胞疫苗 [139] 和 DNA/RNA 疫苗 [140]。在一项随机Ⅲ期试验中，易普利姆玛与 gp100 多肽疫苗联合治疗的疗效并没有优于易普利姆玛单独治疗的疗效 [1]。选择不同的疫苗与易普利姆玛联合治疗可能效果会更好，但还没有在更大的随机试验中进行验证。易普利姆玛与 IL-2 联合方案在一个单组的 I/ Ⅱ期试验中进行 [84]，结果证明患者可以耐受而且缓解率达 22%，但不能确定联合治疗的疗效是否优于单一用药。

易普利姆玛与化疗联合的疗效试验是在黑色素瘤与非小细胞肺癌案例中完成的 [77-78, 141]。在一个开放标签的随机Ⅱ期试验中，Hersh 等发现易普利姆玛与达卡巴嗪联合和易普利姆玛单一用药相比，疾病控制率有改善趋势（37.1% vs. 21.6%），但无统计学意义。在 Robert 等报道的Ⅲ期试验中，没有将易普利姆玛单独治疗作为对照，上述联合治疗的缓解率为 15%，但 40% 以上患者发生Ⅲ / Ⅳ级的毒副反应，提示该联合方案疗效并没有优势。另一项随机Ⅱ期试验方案为多西他赛与易普利姆玛联合治疗激素抵抗性前列腺癌患者，还未得到结果（NCT00050596）。目前又在开展一项随机的临床Ⅲ期试验，以安慰剂或联合易普利姆玛与紫杉醇及卡铂联用，治疗鳞状非小细胞肺癌的疗效作对照比较。另外，将易普利姆玛与传统的化疗方案结合治疗小细胞肺癌

(NCT01331525) 与胰腺癌（NCT01473940）的研究也在进行中。一例个案报道放疗是易普利姆玛很好的联合对象 [146]。

基于已完成的临床前研究结果，易普利姆玛与新的免疫制剂或分子靶向联合治疗前景很好。目前，易普利姆玛与 MDX-1106（PD-1 阻滞抗体）联合治疗的临床 I 期试验已经开始（NCT01024231）。易普利姆玛与维罗非尼（BRAF 抑制剂）联合的第一个临床试验也已于最近开展（NCT01400451）。

七、小结

易普利姆玛的研究进展及其被 FDA 批准是晚期黑色素瘤治疗史上的巨大进步。对易普利姆玛治疗的独特免疫反应模式、独特副作用及其引起的抗肿瘤免疫相关的免疫学改变的逐步了解，加深了我们对这一新型免疫疗法的认识。将来我们要进一步探索易普利姆玛对黑色素瘤以外其他肿瘤的疗效，及其与其他抗肿瘤药物的潜在协同作用。

参考文献

[1] Hodi FS, O'Day SJ, McDermott DF, et al. Improved survival with ipilimumab in patients with metastatic melanoma. N Engl J Med, 2010, 363(8):711 - 723.

[2] Baxter AG, Hodgkin PD. Activation rules: the two-signal theories of immune activation. Nat Rev Immunol, 2002, 2(6):439 - 446.

[3] Jenkins MK, Schwartz RH. Antigen presentation by chemically modified splenocytes induces antigen-specific T cell unresponsiveness in vitro and in vivo. J Exp Med, 1987, 165(2):302 - 319.

[4] Lafferty KJ, Cunningham AJ. A new analysis of allogeneic interactions. Aust J Exp Biol Med Sci, 1975, 53(1):27 - 42.

[5] Bretscher P, Cohn M. A theory of self-nonself discrimination. Science, 1970, 169(950):1042 - 1049.

[6] Gmunder H, Lesslauer WA. 45-kDa human T-cell membrane glycoprotein functions in the regulation of cell proliferative responses. Eur J Biochem, 1984, 142(1):153 - 160.

[7] Hansen JA, Martin PJ, Nowinski RC. Monoclonal antibodies identifying a novel T-Cell antigen and Ia antigens of human lymphocytes. Immunogenetics, 1980, 11(1):429 - 439.

[8] Yokochi T, Holly RD, Clark EA. B lymphoblast antigen (BB-1) expressed on Epstein-Barr virus-activated B cell blasts, B lymphoblastoid cell lines, and Burkitt's lymphomas. J Immunol, 1982, 128(2):823 - 827.

[9] Azuma M, Ito D, Yagita H, et al. B70 antigen is a second ligand for CTLA-4 and CD28. Nature, 1993, 366(6450):76 - 79.

[10] Hathcock KS, Laszlo G, Dickler HB, et al. Identification of an alternative CTLA-4 ligand costimulatory for T cell activation. Science, 1993, 262(5135):905 - 907.

[11] Freeman GJ, Gribben JG, Boussiotis VA, et al. Cloning of B7 - 2: a CTLA-4 counter-receptor that costimulates human T cell proliferation. Science, 1993, 262(5135):909 - 911.

[12] Hathcock KS, Laszlo G, Pucillo C, Linsley P, Hodes RJ. Comparative analysis of B7-1 and B7-2 costimulatory ligands: expression and function. J Exp Med, 1994, 180(2):631 - 640.

[13] Larsen CP, Ritchie SC, Hendrix R, et al. Regulation of immunostimulatory function and costimulatory molecule (B7-1 and B7-2) expression on murine dendritic cells. J Immunol, 1994, 152(11):5208 - 5219.

[14] Lenschow DJ, Walunas TL, Bluestone JA. CD28/B7 system of T cell costimulation. Annu Rev Immunol, 1996, 14:233 - 258.

[15] Rudd CE, Taylor A, Schneider H. CD28 and CTLA-4 coreceptor expression and signal transduction. Immunol Rev, 2009, 229(1):12 - 26.

[16] Brunet JF, Denizot F, Luciani MF, et al. A new member of the immunoglobulin superfamily—CTLA-4. Nature, 1987, 328(6127):267 - 270.

[17] Linsley PS, Brady W, Urnes M, et al. CTLA-4 is a second receptor for the B cell activation antigen B7. J Exp Med, 1991, 174(3):561 - 569.

[18] Krummel MF, Allison JP. CD28 and CTLA-4 have opposing effects on the response of T cells to stimulation. J Exp Med, 1995, 182(2):459 - 465.

[19] Thompson CB, Allison JP. The emerging role of CTLA-4 as an immune attenuator. Immunity, 1997, 7(4):445 - 450.

[20] Walunas TL, Lenschow DJ, Bakker CY, et al. CTLA-4 can function as a negative regulator of T cell activation. Immunity, 1994, 1(5):405 - 413.

[21] Krummel MF, Allison JP. CTLA-4 engagement inhibits IL-2 accumulation and cell cycle progression upon activation of resting T cells. J Exp Med, 1996, 183(6):2533 - 2540.

[22] Walunas TL, Bakker CY, Bluestone JA. CTLA-4 ligation blocks CD28-dependent T cell activation. J Exp Med, 1996, 183(6):2541 - 2550.

[23] Brunner MC, Chambers CA, Chan FK, et al. CTLA-4-mediated inhibition of early events of T cell proliferation. J Immunol, 1999, 162(10):5813 - 5820.

[24] Greenwald RJ, Boussiotis VA, Lorsbach RB, et al. CTLA-4 regulates induction of anergy in vivo. Immunity, 2001, 14(2):145 - 155.

[25] Waterhouse P, Penninger JM, Timms E, et al. Lymphoproliferative disorders with early lethality in mice deficient in CTLA-4. Science, 1995, 270(5238):985 - 988.

[26] Tivol EA, Borriello F, Schweitzer AN, et al. Loss of CTLA-4 leads to massive lymphoproliferation and fatal multiorgan tissue destruction, revealing a critical negative regulatory role of CTLA-4. Immunity, 1995, 3(5):541 - 547.

[27] Chambers CA, Sullivan TJ, Allison JP. Lymphoproliferation in CTLA-4-deficient mice is mediated by costimulation-dependent activation of CD4$^+$T cells. Immunity, 1997, 7(6):885 - 895.

[28] Chuang E, Alegre ML, Duckett CS, et al. Thompson CB Interaction of CTLA-4 with the clathrin-associated protein AP50 results in ligand-independent endocytosis that limits cell surface expression. J Immunol, 1997, 159(1):144 - 151.

[29] Shiratori T, Miyatake S, Ohno H, et al. Tyrosine phosphorylation controls internalization of CTLA-4 by regulating its interaction with clathrin-associated adaptor complex AP-2. Immunity, 1997, 6(5):583 - 589.

[30] Egen JG, Kuhns MS, Allison JP. CTLA-4: new insights into its biological function and use in tumor immunotherapy. Nat Immunol, 2002, 3(7):611 - 618.

[31] Zhang Y, Allison JP. Interaction of CTLA-4 with AP50, a clathrin-coated pit adaptor protein. Proc Natl Acad Sci USA, 1997, 94(17):9273 - 9278.

[32] Pentcheva-Hoang T, Egen JG, Wojnoonski K, et al. B7 - 1 and B7-2 selectively recruit CTLA-4 and CD28 to the immunological synapse. Immunity, 2004, 21(3):401 - 413.

[33] Egen JG, Allison JP. Cytotoxic T lymphocyte antigen-4 accumulation in the immunological synapse is regulated by TCR signal strength. Immunity, 2002, 16(1):23 - 35.

[34] Stamper CC, Zhang Y, Tobin JF, et al. Crystal structure of the B7-1/CTLA-4 complex that inhibits human immune responses. Nature, 2001, 410(6828):608 - 611.

[35] Peggs KS, Quezada SA, Allison JP. Cell intrinsic mechanisms of T-cell inhibition and application to cancer therapy. Immunol Rev, 2008, 224:141 - 165.

[36] Grohmann U, Orabona C, Fallarino F, et al. CTLA-4-Ig regulates tryptophan catabolism in vivo. Nat Immunol, 2002, 3(11):1097 - 1101.

[37] Munn DH, Sharma MD, Mellor AL. Ligation of B7-1/B7-2 by human CD4$^+$T cells triggers indoleamine 2,3-dioxygenase activity in dendritic cells. J Immunol, 2004, 172(7):4100 - 4110.

[38] Chambers CA, Kuhns MS, Allison JP. Cytotoxic T lymphocyte antigen-4 (CTLA-4) regulates primary and secondary peptide-specific CD4($^+$) T cell responses. Proc Natl Acad Sci USA, 1999, 96(15):8603 - 8608.

[39] Greenwald RJ, Oosterwegel MA, van der Woude D, et al. CTLA-4 regulates cell cycle progression during a primary immune response. Eur J Immunol, 2002, 32(2):366 - 373.

[40] McCoy KD, Hermans IF, Fraser JH, et al. Cytotoxic T lymphocyte-associated antigen 4 (CTLA-4) can regulate dendritic cell-induced activation and cytotoxicity of CD8($^+$) T cells independently of CD4($^+$) T cell help. J Exp Med, 1999, 189(7):1157 - 1162.

[41] Salomon B, Lenschow DJ, Rhee L, et al. B7/CD28 costimulation is essential for the homeostasis of the CD4$^+$CD25$^+$immunoregulatory T cells that control autoimmune diabetes. Immunity, 2000, 12(4):431 - 440.

[42] Wing K, Onishi Y, Prieto-Martin P, et al. CTLA-4 control over Foxp3$^+$regulatory T cell function. Science, 2008, 322(5899):271 - 275.

[43] Allison JP, Hurwitz AA, Leach DR. Manipulation of costimulatory signals to enhance antitumor T-cell responses. Curr Opin Immunol, 1995, 7(5):682 - 686.

[44] Leach DR, Krummel MF, Allison JP. Enhancement of antitumor immunity by CTLA-4 blockade. Science, 1996, 271(5256):1734 - 1736.

[45] Kwon ED, Hurwitz AA, Foster BA, et al. Manipulation of T cell costimulatory and inhibitory signals for

immunotherapy of prostate cancer. Proc Natl Acad Sci USA, 1997, 94(15):8099 - 8103.
[46] Yang YF, Zou JP, Mu J, et al. Enhanced induction of antitumor T-cell responses by cytotoxic T lymphocyte-associated molecule-4 blockade: the effect is manifested only at the restricted tumor-bearing stages. Cancer Res, 1997, 57(18):4036 - 4041.
[47] Shrikant P, Khoruts A, Mescher MF. CTLA-4 blockade reverses CD8$^+$T cell tolerance to tumor by a CD4$^+$T cell-and IL-2-dependent mechanism. Immunity, 1999, 11(4):483 - 493.
[48] Sotomayor EM, Borrello I, Tubb E, et al. In vivo blockade of CTLA-4 enhances the priming of responsive T cells but fails to prevent the induction of tumor antigen-specific tolerance. Proc Natl Acad Sci USA, 1999, 96(20):11476 - 11481.
[49] van Elsas A, Hurwitz AA, Allison JP. Combination immunotherapy of B16 melanoma using anti-cytotoxic T lymphocyte-associated antigen 4 (CTLA-4) and granulocyte/macrophage colony-stimulating factor (GM-CSF)-producing vaccines induces rejection of subcutaneous and metastatic tumors accompanied by autoimmune depigmentation. J Exp Med, 1999, 190(3):355 - 366.
[50] Davila E, Kennedy R, Celis E. Generation of antitumor immunity by cytotoxic T lymphocyte epitope peptide vaccination, CpG-oligodeoxynucleotide adjuvant, and CTLA-4 blockade. Cancer Res, 2003, 63(12):3281 - 3288.
[51] Gregor PD, Wolchok JD, Ferrone CR, et al. CTLA-4 blockade in combination with xenogeneic DNA vaccines enhances T-cell responses, tumor immunity and autoimmunity to self antigens in animal and cellular model systems. Vaccine, 2004, 22(13-14):1700 - 1708.
[52] Kwon ED, Foster BA, Hurwitz AA, et al. Elimination of residual metastatic prostate cancer after surgery and adjunctive cytotoxic T lymphocyte-associated antigen 4 (CTLA-4) blockade immunotherapy. Proc Natl Acad Sci USA, 1999, 96(26):15074 - 15079.
[53] Dewan MZ, Galloway AE, Kawashima N, et al. Fractionated but not single-dose radiotherapy induces an immune-mediated abscopal effect when combined with anti-CTLA-4 antibody. Clin Cancer Res, 2009, 15(17):5379 - 5388.
[54] Demaria S, Kawashima N, Yang AM, et al. Immune-mediated inhibition of metastases after treatment with local radiation and CTLA-4 blockade in a mouse model of breast cancer. Clin Cancer Res, 2005, 11(2 Pt 1):728 - 734.
[55] Mokyr MB, Kalinichenko T, Gorelik L, et al. Realization of the therapeutic potential of CTLA-4 blockade in low-dose chemotherapy-treated tumor-bearing mice. Cancer Res, 1998, 58(23):5301 - 5304.

[56] Waitz R, Solomon SB, Petre EN, et al. Potent induction of tumor immunity by combining tumor cryoablation with anti-CTLA-4 therapy. Cancer Res, 2012, 72(2):430 - 439.
[57] den Brok MH, Sutmuller RP, Nierkens S, et al. Efficient loading of dendritic cells following cryo and radiofrequency ablation in combination with immune modulation induces anti-tumour immunity. Br J Cancer, 2006, 95(7):896 - 905.
[58] Hurwitz AA, Yu TF, Leach DR, et al. CTLA-4 blockade synergizes with tumor-derived granulocyte-macrophage colony-stimulating factor for treatment of an experimental mammary carcinoma. Proc Natl Acad Sci USA, 1998, 95(17):10067 - 10071.
[59] van Elsas A, Sutmuller RP, Hurwitz AA, et al. Elucidating the autoimmune and antitumor effector mechanisms of a treatment based on cytotoxic T lymphocyte antigen-4 blockade in combination with a B16 melanoma vaccine: comparison of prophylaxis and therapy. J Exp Med, 2001, 194(4):481 - 489.
[60] Hurwitz AA, Foster BA, Kwon ED, et al. Combination immunotherapy of primary prostate cancer in a transgenic mouse model using CTLA-4 blockade. Cancer Res, 2000, 60(9):2444 - 2448.
[61] Mangsbo SM, Sandin LC, Anger K, et al. Enhanced tumor eradication by combining CTLA-4 or PD-1 blockade with CpG therapy. J Immunother, 2010, 33(3):225 - 235.
[62] Curran MA, Allison JP. Tumor vaccines expressing flt3 ligand synergize with CTLA-4 blockade to reject preimplanted tumors. Cancer Res, 2009, 69(19):7747 - 7755.
[63] Met O, Wang M, Pedersen AE, et al. The effect of a therapeutic dendritic cell-based cancer vaccination depends on the blockage of CTLA-4 signaling. Cancer Lett, 2006, 231(2):247 - 256.
[64] Daftarian P, Song GY, Ali S, et al. Two distinct pathways of immunomodulation improve potency of p53 immunization in rejecting established tumors. Cancer Res, 2004, 64(15):5407 - 5414.
[65] Gao Y, Whitaker-Dowling P, Griffin JA, et al. Recombinant vesicular stomatitis virus targeted to Her2/neu combined with anti-CTLA-4 antibody eliminates implanted mammary tumors. Cancer Gene Ther, 2009, 16(1):44 - 52.
[66] Youlin K, Li Z, Xiaodong W, et al. Combination immunotherapy with 4-1BBL and CTLA-4 blockade for the treatment of prostate cancer. Clin Dev Immunol, 2012, 2012:439235.
[67] Curran MA, Kim M, Montalvo W, et al. Combination CTLA-4 blockade and 4-1BB activation enhances tumor rejection by increasing T-cell infiltration, proliferation, and cytokine production. PLoS One, 2011, 6(4):e19499.
[68] Phan GQ, Yang JC, Sherry RM, et al. Cancer regression and autoimmunity induced by cytotoxic T lymphocyte-associated antigen 4 blockade in patients with metastatic melanoma. Proc Natl Acad Sci USA, 2003,

100(14):8372 - 8377.

[69] Ribas A, Camacho LH, Lopez-Berestein G, et al. Antitumor activity in melanoma and anti-self responses in a phase I trial with the anti-cytotoxic T lymphocyte-associated antigen 4 monoclonal antibody CP-675,206. J Clin Oncol, 2005, 23(35):8968 - 8977.

[70] Weber JS, O'Day S, Urba W, et al. Phase I/II study of ipilimumab for patients with metastatic melanoma. J Clin Oncol, 2008, 26(36):5950 - 5956.

[71] Ribas A, Hauschild A, Kefford R, et al. Phase III, open-label, randomized, comparative study of tremelimumab (CP-675,206) and chemotherapy (temozolomide or dacarbazine) in patients with advanced melanoma[abstract LBA9011]. J Clin Oncol, 2008, 26 (Suppl.) 2009.

[72] Tchekmedyian S. MDX-010 (human anti-CTLA4): a phase I trial in malignant melanoma. Proc Am Soc Clin Oncol, 2002, 21.

[73] Hodi FS, Mihm MC, Soiffer RJ, et al. Biologic activity of cytotoxic T lymphocyte-associated antigen 4 antibody blockade in previously vaccinated metastatic melanoma and ovarian carcinoma patients. Proc Natl Acad Sci USA, 2003, 100(8):4712 - 4717.

[74] Attia P, Phan GQ, Maker AV, et al. Autoimmunity correlates with tumor regression in patients with metastatic melanoma treated with anti-cytotoxic T-lymphocyte antigen-4. J Clin Oncol, 2005, 23(25):6043 - 6053.

[75] Downey SG, Klapper JA, Smith FO, et al. Prognostic factors related to clinical response in patients with metastatic melanoma treated by CTL-associated antigen-4 blockade. Clin Cancer Res, 2007, 13(22 Pt 1):6681 - 6688.

[76] Wolchok JD, Neyns B, Linette G, et al. Ipilimumab monotherapy in patients with pretreated advanced melanoma: a randomised, double-blind, multicentre, phase 2, dose-ranging study. Lancet Oncol, 2010, 11(2):155 - 164.

[77] Hersh EM, O'Day SJ, Powderly J, et al. A phase II multicenter study of ipilimumab with or without dacarbazine in chemotherapy-naive patients with advanced melanoma. Invest New Drugs, 2011, 29(3):489–498.

[78] Robert C, Thomas L, Bondarenko I, et al. Ipilimumab plus dacarbazine for previously untreated metastatic melanoma. N Engl J Med, 2011, 364(26):2517 - 2526.

[79] Chapman PB, Einhorn LH, Meyers ML, et al. Phase III multicenter randomized trial of the Dartmouth regimen versus dacarbazine in patients with metastatic melanoma. J Am Soc Clin Oncol, 1999, 17(9):2745 - 2751.

[80] Saenger YM, Wolchok JD. The heterogeneity of the kinetics of response to ipilimumab in metastatic melanoma: patient cases. Cancer Immun, 2008, 8:1.

[81] Wolchok JD, Hoos A, O'Day S, et al. Guidelines for the evaluation of immune therapy activity in solid tumors: immune-related response criteria. Clin Cancer Res, 2009, 15(23):7412 - 7420.

[82] Pennock GK, Waterfield W, Wolchok JD. Patient responses to ipilimumab, a novel immunopotentiator for metastatic melanoma: how different are these from conventional treatment responses? Am J Clin Oncol, 2011.

[83] Kantoff PW, Higano CS, Shore ND, et al. Sipuleucel-T immunotherapy for castration-resistant prostate cancer. New Engl J Med, 2010, 363(5):411 - 422.

[84] Maker AV, Phan GQ, Attia P, et al. Tumor regression and autoimmunity in patients treated with cytotoxic T lymphocyte-associated antigen 4 blockade and interleukin 2: a phase I/II study. Ann Surg Oncol, 2005, 12(12):1005 - 1016.

[85] Maker AV, Yang JC, Sherry RM, et al. Intrapatient dose escalation of anti-CTLA-4 antibody in patients with metastatic melanoma. J Immunother, 2006, 29(4):455 - 463.

[86] Prieto PA, Yang JC, Sherry RM, et al. CTLA-4 blockade with ipilimumab: long-term follow-up of 177 patients with metastatic melanoma. Clin Cancer Res, 2012.

[87] Oble DA, Mino-Kenudson M, Goldsmith J, et al. Alpha-CTLA-4 mAb-associated panenteritis: a histologic and immunohistochemical analysis. Am J Surg Pathol, 2008, 32(8):1130 - 1137.

[88] Lord JD, Hackman RC, Moklebust A, et al. Refractory colitis following anti-CTLA-4 antibody therapy: analysis of mucosal Foxp3$^+$T cells. Dig Dis Sci, 2010, 55(5):1396 - 1405.

[89] Bronstein Y, Ng CS, Hwu P, et al. Radiologic manifestations of immune-related adverse events in patients with metastatic melanoma undergoing anti-CTLA-4 antibody therapy. AJR Am J Roentgenol, 2011, 197(6):W992 - W1000.

[90] Di Giacomo AM, Biagioli M, Maio M. The emerging toxicity profiles of anti-CTLA-4 antibodies across clinical indications. Semin Oncol, 2010, 37(5):499 - 507.

[91] Weber J, Thompson JA, Hamid O, et al. A randomized, double-blind, placebo-controlled, phase II study comparing the tolerability and efficacy of ipilimumab administered with or without prophylactic budesonide in patients with unresectable stage III or IV melanoma. Clin Cancer Res, 2009, 15(17):5591 - 5598.

[92] Jaber SH, Cowen EW, Haworth LR, et al. Skin reactions in a subset of patients with stage IV melanoma treated with anti-cytotoxic T-lymphocyte antigen 4 monoclonal antibody as a single agent. Arch Dermatol, 2006, 142(2):166 - 172.

[93] Chmiel KD, Suan D, Liddle C, et al. Resolution of severe ipilimumab-induced hepatitis after antithymocyte globulin therapy. J Clin Oncol, 2011, 29(9):e237 - e240.

[94] Gutenberg A, Landek-Salgado M, Tzou S, et al. Autoimmune hypophysitis: expanding the differential diagnosis to CTLA-4 blockade. Expert Rev Endocrinology & Metabolism, 2009, 4(6):681 - 698.

[95] Dillard T, Yedinak CG, Alumkal J, et al. Anti–CTLA–4 antibody therapy associated autoimmune hypophysitis: serious immune related adverse events across a spectrum of cancer subtypes. Pituitary, 2010, 13(1):29 - 38.
[96] Carpenter KJ, Murtagh RD, Lilienfeld H, et al. Ipilimumab–induced hypophysitis: MR imaging findings. AJNR Am J Neuroradiol, 2009, 30(9):1751 - 1753.
[97] Kaehler KC, Egberts F, Lorigan P, et al. Anti–CTLA–4 therapy–related autoimmune hypophysitis in a melanoma patient. Melanoma Res, 2009, 19(5):333 - 334.
[98] Shaw SA, Camacho LH, McCutcheon IE, et al. Transient hypophysitis after cytotoxic T lymphocyte–associated antigen 4 (CTLA4) blockade. J Clin Endocrinol Metab, 2007, 92(4):1201 - 1202.
[99] Min L, Vaidya A, Becker C. Ipilimumab therapy for advanced melanoma is associated with secondary adrenal insufficiency: a case series. Endoc Pract, 2011, 1 - 13.
[100] Min L, Vaidya A, Becker C. Thyroid autoimmunity and ophthalmopathy related to melanoma biological therapy. Eur J Endocrinol, 2011, 164(2):303 - 307.
[101] Bashey A, Medina B, Corringham S, et al. CTLA4 blockade with ipilimumab to treat relapse of malignancy after allogeneic hematopoietic cell transplantation. Blood, 2009, 113(7):1581 - 1588.
[102] Fadel F, El Karoui K, Knebelmann B. Anti–CTLA4 antibody–induced lupus nephritis. N Engl J Med, 2009, 361(2):211 - 212.
[103] Beck KE, Blansfield JA, Tran KQ, et al. Enterocolitis in patients with cancer after antibody blockade of cytotoxic T–lymphocyte–associated antigen 4. J Clin Oncol, 2006, 24(15):2283 - 2289.
[104] Hunter G, Voll C, Robinson CA. Autoimmune inflammatory myopathy after treatment with ipilimumab. Can J Neurol Sci, 2009, 36(4):518 - 520.
[105] Maur M, Tomasello C, Frassoldati A, et al. Posterior reversible encephalopathy syndrome during ipilimumab therapy for malignant melanoma. J Clin Oncol, 2011.
[106] Bompaire F, Mateus C, Taillia H, et al. Severe meningo–radiculo–nevritis associated with ipilimumab. Invest New Drugs 2012.
[107] Bhatia S, Huber BR, Upton MP, et al. Inflammatory enteric neuropathy with severe constipation after ipilimumab treatment for melanoma: a case report. J Immunother, 2009, 32(2):203 - 205.
[108] Yang JC, Hughes M, Kammula U, et al. Ipilimumab (anti–CTLA4 antibody) causes regression of metastatic renal cell cancer associated with enteritis and hypophysitis. J Immunother, 2007, 30(8):825 - 830.
[109] Gordon IO, Wade T, Chin K, et al. Immune–mediated red cell aplasia after anti–CTLA–4 immunotherapy for metastatic melanoma. Cancer Immunol Immunother, 2009, 58(8):1351 - 1353.
[110] Ahmad S, Lewis M, Corrie P, et al. Ipilimumab–induced thrombocytopenia in a patient with metastatic melanoma. J Oncol Pharm Pract, 2011.
[111] Akhtari M, Waller EK, Jaye DL, et al. Neutropenia in a patient treated with ipilimumab (anti–CTLA–4 antibody). J Immunother, 2009, 32(3):322 - 324.
[112] Delyon J, Mateus C, Lambert T. Hemophilia A induced by ipilimumab. N Engl J Med, 2011, 365(18):1747 - 1748.
[113] Phan GQ, Touloukian CE, Yang JC, et al. Immunization of patients with metastatic melanoma using both class I– and class II–restricted peptides from melanoma–associated antigens. J Immunother, 2003, 26(4):349 - 356.
[114] Blansfield JA, Beck KE, Tran K, et al. Cytotoxic T–lymphocyte–associated antigen–4 blockage can induce autoimmune hypophysitis in patients with metastatic melanoma and renal cancer. J Immunother, 2005, 28(6):593 - 598.
[115] Ku GY, Yuan J, Page DB, et al. Single–institution experience with ipilimumab in advanced melanoma patients in the compassionate use setting: lymphocyte count after 2 doses correlates with survival. Cancer, 2010, 116(7):1767 - 1775.
[116] Dea Berman. Association of peripheral blood absolute lymphocyte count (ALC) and clinical activity in patients (pts) with advanced melanoma treated with ipilimumab. J Clin Oncol, 2009, 27(Abstract):3020.
[117] Yang AS, et al. CTLA–4 blockade with ipilimumab increases peripheral $CD8^+$ T cells: correlation with clinical outcomes. J Clin Oncol, 2010, 28(Abstract):2555.
[118] Hutloff A, Dittrich AM, Beier KC, et al. ICOS is an inducible T–cell costimulator structurally and functionally related to CD28. Nature, 1999, 397(6716):263 - 266.
[119] Burmeister Y, Lischke T, Dahler AC, et al. ICOS controls the pool size of effector–memory and regulatory T cells. J Immunol, 2008, 180(2):774 - 782.
[120] Liakou CI, Kamat A, Tang DN, et al. CTLA–4 blockade increases IFNgamma–producing $CD4^+$ICOShi cells to shift the ratio of effector to regulatory T cells in cancer patients. Proce Nat Acad Sci USA, 2008, 105(39):14987 - 14992.
[121] Chen H, Liakou CI, Kamat A, et al. Anti–CTLA–4 therapy results in higher $CD4^+$ICOShi T cell frequency and IFNgamma levels in both nonmalignant and malignant prostate tissues. Proce Nat Acad Sci USA, 2009, 106(8):2729 - 2734.
[122] Carthon BC, Wolchok JD, Yuan J, et al. Preoperative CTLA–4 blockade: tolerability and immune monitoring in the

setting of a presurgical clinical trial. Clin Cancer Res, 2010, 16(10):2861 - 2871.

[123] Hirota K, Martin B, Veldhoen M. Development, regulation and functional capacities of Th17 cells. Semin Immunopathol, 2010, 32(1):3 - 16.

[124] Canderan G, Dellabona P. T helper 17 T cells do good for cancer immunotherapy. Immunotherapy, 2010, 2(1):21 - 24.

[125] Saskia JAM. Abstract B20: Immune vs clinical response monitoring in patients with metastatic hormone-refractory prostate cancer receiving combined prostate GVAX and anti-CTLA4 immunotherapy. Clin Cancer Res, 2010, 16 Suppl, 1.

[126] Weber JS, et al. Phase II trial of extended dose anti-CTLA-4 antibody ipilimumab (formerly MDX-010) with a multi-peptide vaccine for resected stages IIIC and Ⅳ melanoma. J Clin Oncol, 2006, 24: Abstract 2510.

[127] Jungbluth AA, Chen YT, Stockert E, et al. Immunohistochemical analysis of NY-ESO-1 antigen expression in normal and malignant human tissues. Int J Cancer, 2001, 92(6):856 - 860.

[128] Yuan J, Adamow M, Ginsberg BA, et al. Integrated NY-ESO-1 antibody and CD8$^+$T-cell responses correlate with clinical benefit in advanced melanoma patients treated with ipilimumab. Proc Natl Acad Sci USA, 2011.

[129] Hamid O, Schmidt H, Nissan A, et al. A prospective phase II trial exploring the association between tumor microenvironment biomarkers and clinical activity of ipilimumab in advanced melanoma. J Transl Med, 2011, 9(1):204.

[130] Ji RR, Chasalow SD, Wang L, et al. An immune-active tumor microenvironment favors clinical response to ipilimumab. Cancer Immunol Immunother, 2011.

[131] Del Vecchio M, Mortarini R, Tragni G, et al. T-cell activation and maturation at tumor site associated with objective response to ipilimumab in metastatic melanoma. J Clin Oncol, 2011, 29(32):e783 - e788.

[132] Hodi FS, Butler M, Oble DA, et al. Immunologic and clinical effects of antibody blockade of cytotoxic T lymphocyte-associated antigen 4 in previously vaccinated cancer patients. Proc Natl Acad Sci USA, 2008, 105(8):3005 - 3010.

[133] Klein O, Ebert LM, Nicholaou T, et al. Melan-A-specific cytotoxic T cells are associated with tumor regression and autoimmunity following treatment with anti-CTLA-4. Clin Cancer Res, 2009, 15(7):2507 - 2513.

[134] Small EJ, Tchekmedyian NS, Rini BI, et al. A pilot trial of CTLA-4 blockade with human anti-CTLA-4 in patients with hormone-refractory prostate cancer. Clin Cancer Res, 2007, 13(6):1810 - 1815.

[135] Small E, Higano C, Tchekmedyian N, et al. Randomized phase II study comparing 4 monthly doses of ipilimumab (MDX-010) as a single agent or in combination with a single dose of docetaxel in patients with hormone-refractory prostate cancer Journal of Clinical Oncology, 2006, 24:4609.

[136] Fong L, Kwek SS, O'Brien S, et al. Potentiating endogenous antitumor immunity to prostate cancer through combination immunotherapy with CTLA4 blockade and GM-CSF. Cancer Res, 2009, 69(2):609 - 615.

[137] Slovin SF, Beer TM, Higano CS, et al. Initial phase II experience of ipilimumab (IPI) alone and in combination with radiotherapy (XRT) in patients with metastatic castration-resistant prostate cancer (mCRPC). J Clin Oncol, 2009, 27 15s: Abstract 5138.

[138] Mohebtash M, Madan RA, Arlen PM, et al. Phase I trial of targeted therapy with PSA-TRICOM vaccine (V) and ipilimumab (ipi) in patients (pts) with metastatic castration-resistant prostate cancer (mCRPC). J Clin Oncol, 2009, 27(15s): Abstract 5138.

[139] van den Eertwegh AJ, Versluis J, van den Berg HP, et al. Combined immunotherapy with granulocyte-macrophage colony-stimulating factor-transduced allogeneic prostate cancer cells and ipilimumab in patients with metastatic castration-resistant prostate cancer: a phase 1 dose-escalation trial. Lancet Oncol, 2012.

[140] Madan RA, Mohebtash M, Arlen PM, et al. Ipilimumab and a poxviral vaccine targeting prostate-specific antigen in metastatic castration-resistant prostate cancer: a phase 1 dose-escalation trial. Lancet Oncol, 2012.

[141] Lynch TJ, Bondarenko IN, Luft A, et al. Phase II trial of ipilimumab (IPI) and paclitaxel/carboplatin (P/C) in first-line stage IIIb/ Ⅳ non-small cell lung cancer (NSCLC). J Clin Oncol, 2010, 28 (15s): Abstract 7531.

[142] Ansell SM, Hurvitz SA, Koenig PA, et al. Phase I study of ipilimumab, an anti-CTLA-4 monoclonal antibody, in patients with relapsed and refractory B-cell non-Hodgkin lymphoma. Clin Cancer Res, 2009, 15(20):6446 - 6453.

[143] Royal RE, Levy C, Turner K, et al. Phase 2 trial of single agent ipilimumab (anti-CTLA-4) for locally advanced or metastatic pancreatic adenocarcinoma. J Immunother, 2010, 33(8):828 - 833.

[144] Sanderson K, Scotland R, Lee P, et al. Autoimmunity in a phase I trial of a fully human anti-cytotoxic T-lymphocyte antigen-4 monoclonal antibody with multiple melanoma peptides and montanide ISA 51 for patients with resected stages III and Ⅳ melanoma. J Clin Oncol, 2005, 23(4):741 - 750.

[145] Balachandran VP, Cavnar MJ, Zeng S, et al. Imatinib potentiates antitumor T cell responses in gastrointestinal stromal tumor through the inhibition of Ido. Nat Med, 2011, 17(9):1094 - 1100.

[146] Postow M, Callahan M, Barker C, et al. Immunologic correlates of an abscopal effect in a patient with melanoma. N Engl J Med, 2012, 366(10):925 - 931.

第二十章 20

基于 TRICOM 的重组疫苗治疗肿瘤的启示

Jeffrey Schlom, James W. Hodge, Claudia Palena, John W. Greiner, Kwong-Yok Tsang, Benedetto Farsaci Ravi A. Madan and James L. Gulley,

Laboratory of Tumor Immunology and Biology, Center for Cancer Research, National Cancer Institute, National Institutes of Health, Bethesda, MD USA

译者：周洪 王海

一、重组痘病毒载体的选择

制备肿瘤疫苗的目的是为了增强肿瘤相关抗原（TAAs）原本微弱的免疫原性，当这些疫苗的长期安全性逐渐建立起来之后，它们可以用于预防高危人群的肿瘤发生，并最终推广至普通人群。牛痘病毒是目前已知的免疫原性最强的病毒之一，曾被用来在世界范围内消灭天花，已有 10 亿多人注射过牛痘疫苗。牛痘病毒和痘病毒科的其他成员因多种原因成为最受欢迎的疫苗载体（表 20.1）。

二、临床前模型的发展

癌胚抗原（CEA）是表达最广泛的 TAAs 之一[1]。早期需要解决的问题之一就是：如何在 CEA 耐受或以 CEA 为自身抗原的宿主体内最佳诱导 CEA 特异性 $CD4^+$ 和 $CD8^+$T 细胞应答。由于小鼠不表达人 CEA，因此使用了 CEA 转基因（Tg）鼠[2]。这些小鼠和人一样表达 CEA，主要集中在胚胎组织和一些成熟肠组织中，它们的血清中同样有 CEA 表达，表达水平和 CEA 阳性肿瘤患者相似。如何在这些小鼠体内设计出最佳的传递系统打破对 CEA 的免疫耐受，并继续杀死经基因工程改造的表达人 CEA 的肿瘤细胞，是需要克服的困难。表达 CEA 的重组牛痘病毒（命名为 rV-CEA）已经构建完成并被证实优于其他形式的 CEA 靶向治疗[3-4]。之后的研究也表明 rV-CEA 比 CEA 蛋白更容易引起抗肿瘤反应[4]。这项研究同许多其他研究一起打破了牛痘病毒载体使用中会出现“抗原竞争”的观点，如痘病毒表位会占用引起 T 细胞活化的 TAA 转基因表位[5]。

多样化的初免 - 增强手段

有复制能力的牛痘病毒具有强烈的免疫原性，因而可以减少接种的次数。临床前和临床研究表明对牛痘病毒已有免疫的宿主，即曾接种过天花疫苗的患者只需接种重组牛

表 20.1　重组痘病毒疫苗载体的特性

载体
痘苗（重组痘苗 rV －）
激发强烈的免疫应答
宿主体内诱导的免疫力限制其继续使用
MVA（复制缺陷）
禽痘病毒（鸡痘病毒 rF －，金丝雀痘病毒 alvac）
源自禽类
安全，但不能复制
可以重复使用，宿主几乎不发生中和免疫反应
可以插入多个转基因
不与宿主 DNA 整合
能有效转染抗原呈递细胞包括树突状细胞

痘病毒一至两次，即可增强 TAA 基因的免疫原性[6-7]。随后，宿主对牛痘病毒的免疫力强于抗原。重组禽痘病毒（avipox）如鸡痘病毒（rF-）或金丝雀痘病毒（ALVAC）等用来增强宿主牛痘初免后对抗原的免疫力。先用 rV-CEA 初始免疫 CEA 转基因小鼠，再用多种禽痘病毒 CEA 作为增强免疫的多样化手段引起 CEA 特异性 T 细胞反应明显优于单独使用载体的免疫方法[6,8]。

三、T 细胞共刺激 -TRICOM 载体的发展

使宿主对弱“自身抗原”如肿瘤相关抗原产生强烈的免疫反应至少需要两个信号（见第 2 和第 4 章）。B7.1（CD80）是研究最广泛的共刺激分子之一，它的配体是 T 细胞表面的 CD28 分子。rV-7.1 载体已经被构建出来，并且能成功表达 7.1 基因。有研究表明：rV-CEA 和 rV-7.1 联合使用比两种载体分别单用更能明显增强 CEA 特异性的 T 细胞应答以及抗肿瘤免疫[9-10]。还有一些学者将其他的 T 细胞共刺激分子如 LFA-3、CD70、ICAM-1、4-1BBL 以及 OX-40L 等和重组的牛痘病毒结合使用[11-14]。这些重组病毒都可以增强抗原特异性的 T 细胞应答，但是其中三种特异性共刺激分子（B7.1、ICAM-1 以及 LFA-3）之间存在协同作用，将它们联合使用能够进一步增强抗原特异性的 T 细胞应答（图 20.1），每个分子在 T 细胞表面的配体及其下游的信号通路都不相同。这种由三个共刺激分子组成的三联体称为 TRICOM（表 20.2）。第四个共刺激分子的加入则会使增强效应降低或肿瘤相关抗原基因的免疫原性减弱。

在严谨的 CEA 转基因小鼠模型中对不同疫苗策略评估后发现：（a）由初免疫苗 rV-CEA-TRICOM 和增强疫苗 rF-CEA-TRICOM 共同组成的多样化的疫苗方案，比单一载体方案或者一个载体联合一个表达或不表达共刺激分子的载体的方案更加有效（图 20.2）；（b）为了维持 CEA 特异性 T 细胞应答，必须连续进行增强免疫，rF-CEA-TRICOM 比 rF-CEA 具有更强的免疫增强能力；（c）细胞因子如局部 GM-CSF 等与疫苗联合可以增强疫苗的抗肿瘤活性。这些方案联合治疗 CEA 转基因小鼠体内表达 CEA 的肝转移病灶效果较

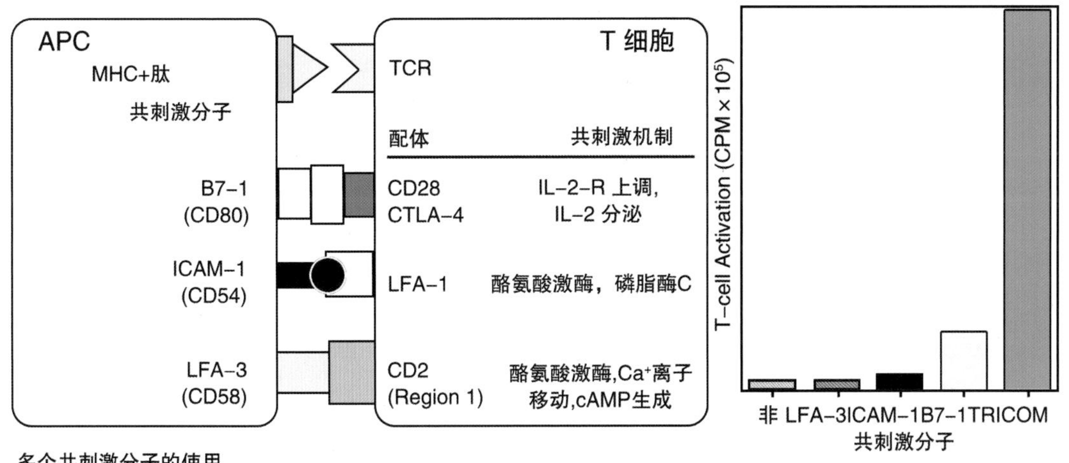

图 20.1 TRICOM 中的三个共刺激分子（B7.1、ICAM-1 以及 LFA-3）发挥协同作用，增强抗原特异性的 T 细胞应答

每一个分子在 T 细胞上都有不同的配体。

表 20.2 TRICOM：共刺激分子组成 TRICOM 的三个成员

共刺激分子	T 细胞配体
B7.1（CD80）	CD28/CTLA-4
ICAM-1(CD54)	LFA-1
LFA-3(CD58)	CD2

TRICOM=B7-1/ICAM/LFA-3
CEA/TRICOM=CEA/B7-1/ICAM-1/LFA-3
CEA/MUC-1/TRICOM=CEA/MUC-1/B7-1/ICAM-1/LFA-3(PANVAC)
PSA/TRICOM=PSA/B7-1/ICAM-1
所有疫苗包含：重组痘病毒 rV- 作为初始疫苗
禽痘病毒（鸡痘病毒，rF-）作为多价增强疫苗
CEA、MUC-1 和 PSA 转基因全包含增强子激动剂

好[6, 15]。一些临床前研究也支持使用 TAA 及 TRICOM 都表达的载体进行瘤内接种的观点[16-20]。在接种了 CEA-TRICOM 疫苗的小鼠体内，除了一些正常的成熟胃肠道组织中表达 CEA 之外，并没有出现其他毒性。综合上述和一些其他研究[6, 21-22]发现，诱导对自身抗原的抗肿瘤免疫应答与避免自身免疫之间的确可以达到平衡。

改良的牛痘病毒安卡拉株（MVA）是一种复制缺陷的牛痘病毒减毒株。在一个多样化的初免 - 增强疫苗方案中，方案 rMVA-CEA-TRICOM 作初免疫苗及 rF-CEA-TRICOM 作增强疫苗与方案 rV-CEA-TRICOM 作初免疫苗及 rF-CEA-TRICOM 作增强疫苗相比，两者引起 CEA 的特异性 $CD4^+$ 和 $CD8^+$ T 细胞应答以及抗肿瘤效应相似[23-24]。

高亲和力的 CTLs 是清除病毒和肿瘤细胞最有效的淋巴细胞。TRICOM 疫苗可以增强 T 细胞的亲和力，而组合疫苗可以增强抗肿瘤效应[16, 25]。

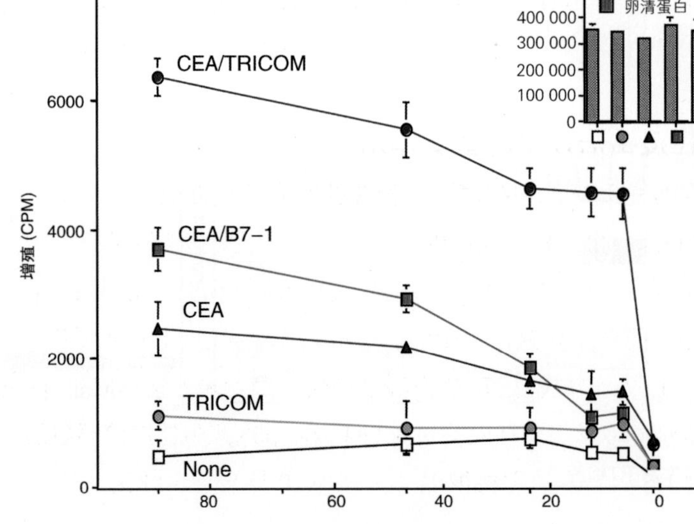

图 20.2 CEA 转基因小鼠体内 CEA 特异性 T 淋巴细胞增生现象，分别接种 TRICOM 载体（不包含 CEA 外源基因），rV-、rF-CEA、rV-、rF-CEA-B7.1，或 rV-、rF-CEA-TRICOM[6]

A. 三联共刺激分子载体（TRICOM）感染树突状细胞及其他抗原呈递细胞

树突状细胞（DCs）被认为是功能最强的 APCs，可以表达几种共刺激分子（见第 5 章）。一项实验被设计用来明确 TRICOM 载体感染 DCs 能否增强共刺激 T 细胞应答的能力[26]。rF-TRICOM 或 rV-TRICOM 感染后的肽负载 DCs 比未感染的肽负载 DCs 在体内具有更强的活化 CTLs 的能力（$P = 0.001$）。

对于 DCs 是最强 APCs 的看法目前还存在争议，由于 DCs 本身的易变性及制备成本的问题限制了其作为疫苗的使用。有研究表明，作为小鼠 APCs 来源的脾脏细胞，经 rF-TRICOM（鼠）或 rV-TRICOM（鼠）载体感染后其抗原呈递功能显著增强，表现为活化初始 T 细胞需要的第一信号数量增加，激活 T 细胞所需要的 APCs 数量减少[27]。

不同的供者体内的 DCs 不同，其表型标记包括的共刺激分子也各异。然而，rF-TRICOM 可以有效感染不同成熟程度的人 DCs 并高表达三种共刺激分子[28]。rF-TRICOM 感染 DCs 与抗原肽激活的 DCs 相比，能更有效激活 T 细胞对 9 肽 CEA 和 PSA 的应答。

人 B 细胞同样可以被 rF-TRICOM 感染，并高表达 B7.1、ICAM-1 和 LPA-3。rF-TRICOM 感染 B 细胞经抗原激活后可以更高效激活抗原特异性人 T 细胞，并且在增强 APCs 功能方面优于 CD40L[29]。这种体外制备的抗原特异性 T 细胞或许会被应用在新的疫苗方案当中。

B. 新的疫苗平台：TRICOM 感染人肿瘤细胞

慢性淋巴细胞白血病（CLL）是 $CD5^+$ B 淋巴细胞疾病，病变细胞因缺乏充分的共刺激能力因而不能有效进行抗原呈递，也就不能有效激活同种异体和自体 T 细胞。在细胞增殖实验中使用 rMVA-TRICOM 感染的 CLL 细胞刺激时，可以有效引起同种异体和自体 T 细胞的增殖[30-31]。体外培养的自体 T 细胞经 rMVA-TRICOM 感染 CLL 细胞刺激后转变为 CTLs，这些 CTLs 会对未经修饰或感染的 CLL 细胞产生毒性。这些实验表明：体外感染 rMVA-TRICOM 的 CLL 细胞或者直接在 CLL 患者体内注射 rMVA-TRICOM，可能对 CLL 有免疫治疗效果。后来的一项研究[32]比较了编码 CD40L 或 TRICOM 的 rMVA 在增强 CLL 细胞免疫原性方面的能力，结果发现患者对不同载体诱导的自身 T 细胞应答也存在差异。该研究支持使用预先重组的 MVA 载体感染的 CLL 细胞作为肿瘤细胞疫苗整体去治疗 CLL 患者。

C. 抗原级联在疫苗治疗中的重要作用

一些研究检测了疫苗引起的与肿瘤退缩相关的特异性免疫应答[16, 18]。研究人员给负荷CEA肿瘤的CEA转基因小鼠用皮下或瘤内注射（s. c. /i. t. ）的方式接种CEA-TRICOM疫苗，并测定其抗肿瘤免疫反应（图 20. 3 上图）以及 T 细胞应答反应，结果表明疫苗和肿瘤中的 CEA 都必须被呈递才能产生疗效。T 细胞不仅对疫苗编码的 CEA 产生应答，对肿瘤自身表达的一些抗原如野生型 p53 以及 gp70 的内源性逆转录病毒表位也有应答（图 20. 3 中图）。不仅如此，$CD8^+$ T 细胞对 gp70 的免疫应答比对 CEA 或者 p53 产生的应答要更加强烈。最终，治疗后缩小的 CEA^+ 肿瘤内浸润的主要细胞是一群 gp70 特异性 T 细胞（图 20. 3 中图）。通过对已治愈小鼠分别注射 CEA^+、$gp70^+$、$CEA^+/gp70^+$ 或 $CEA^-/gp70^-$ 肿瘤的研究发现：主要的抗肿瘤效应是由级联抗原 gp70 引起的（图 20. 3 下图）。这些研究显示多种抗原引起的抗肿瘤免疫级联效应的宽度和强度在肿瘤治疗中起着非常重要的作用。

四、临床试验

A. 肿瘤（非前列腺）临床试验的筛选

一些临床研究首先围绕 rV-CEA、avipox-CEA、avipox-CEA-B7. 1 等疫苗展开。这些研究表明牛痘初免 / 禽痘增强疫苗同时具有安全性和优越性，并提供了这些疫苗在癌症患者中具有临床疗效的初步证据[33-39]。在 avipox-CEA-B7. 1 疫苗的临床试验中发现[34, 38-39]：患者病情稳定与 CEA 特异性前 T 细胞的增多有关。所有患者的疫苗活检部位均发现白细胞浸润以及 CEA 的表达。疫苗接种前化疗的次数与 T 细胞应答的产生呈负相关，然而最后一次化疗与疫苗接种的间隔月数则和 T 细胞应答呈正相关。因此，这项研究表明 avipox-CEA-B7. 1 用于治疗 CEA 表达的晚期复发性腺癌患者是安全的，并可以帮助患者维持病情稳定长达 13 个月。

B. 基于 TRICOM 的疫苗临床研究（非前列腺）

人类 TAA 中研究最多的三种分别是 CEA、黏蛋白 1（MUC-1）和 PSA。CEA 广泛高表达于人类癌细胞，包括胃肠道癌、乳腺癌、肺癌、胰腺癌、骨髓瘤、甲状腺癌、卵巢癌以及前列腺癌。MUC-1 是一种肿瘤相关黏蛋白，在所有人类癌症以及急性髓性白血病（AML）和多发性骨髓瘤中均出现高表达且呈低糖基化。Kufe 等人[40-41] 以及其他研究者的出色工作一致表明 MUC-1 的 C- 末端有原癌基因功能。

我们利用 rV-CEA-TRICOM、rF-CEA-TRICOM 疫苗（还包括 CEA 基因中的一个增强型的激动剂表位）进行了第一个 TRICOM 的人体试验（图 20. 4）。试验中 23 例患者（40%）的病情稳定时间至少达 4 个月，14 位患者（24%）病情稳定时间延长（6 个月以上），11 位患者血清 CEA 水平下降或稳定，1 位患者在病理学方面完全缓解。本试验中大多数患者体内可以检测到 CEA 特异性 T 细胞应答反应增强。

图 20.3　CEA–TRICOM 疫苗的抗原级联和抗肿瘤作用

上图：CEA 转基因小鼠在第 0 天皮下移植 MC38–CEA 阳性肿瘤（n=10）。（A）对照组小鼠在第 8 天皮下（s.c.）注射 PBS，在第 15 天和第 22 天瘤内注射（i.t.）PBS。（B）小鼠在第 8 天皮下接种初免疫苗 rV–CEA–TRICOM，在第 15 天和第 22 天皮下接种增强疫苗 rF–CEA–TRICOM。（C）小鼠在第 8 天经皮下接种初免疫苗 rV–CEA–TRICOM，在第 15 天和第 22 天瘤内接种增强疫苗 rF–CEA–TRICOM。在第 28 天与 PBS 对照组小鼠进行比较并计算出 P 值。C 组小鼠根据第 28 天的肿瘤体积分为两组（D 和 E），用于接下来肿瘤移植后的免疫学分析。

中图：在皮下接种 CEA–TRICOM 初免疫苗和瘤内接种增强疫苗后 CD8$^+$T 细胞对 CEA、p53 和 gp70 产生的应答反应。在肿瘤移植后第 29 天取 CEA 转基因小鼠的脾淋巴细胞。（A）CEA 特异性 CTL 活性。（B）p53 特异性 CTL 活性。（C）gp70 特异性 CTL 活性。对照组小鼠用 PBS 处理（○），对 CEA/TRICOM 皮下 / 瘤内疫苗无应答（▲），对 CEA/TRICOM 皮下 / 瘤内疫苗产生应答（■）。D–F. 抗原特异性 CD8$^+$T 细胞分泌的 IFN–γ。G–I. 抗原特异性 CD8$^+$T 细胞分泌的 TNF–α。

下图：CEA 转基因小鼠在第 8 天皮下接种初免疫苗 rV–CEA–TRICOM，并在第 15 天、第 22 天和第 29 天皮下接种增强疫苗 rF–CEA–TRICOM。治愈小鼠在肿瘤植入后第 88 天接种肿瘤细胞（3×10^5）（n = 5，粗线），这些肿瘤细胞为 CEA$^+$/gp70$^+$，或 CEA$^+$/gp70$^-$，或 CEA$^-$/gp70$^+$，或 CEA$^-$/gp70$^-$。结果表明部分抗肿瘤效应源于最初的 CEA，最强力的抗肿瘤效应却针对疫苗中未含有的肿瘤相关级联抗原 gp70。年龄 / 性别匹配的、被植入相同的肿瘤细胞（细线）的 CEA 转基因小鼠作为对照[18]。

（vaccine: 疫苗；vaccine–responder: 对疫苗有反应者；vaccin non–responder 对疫苗无反应者）

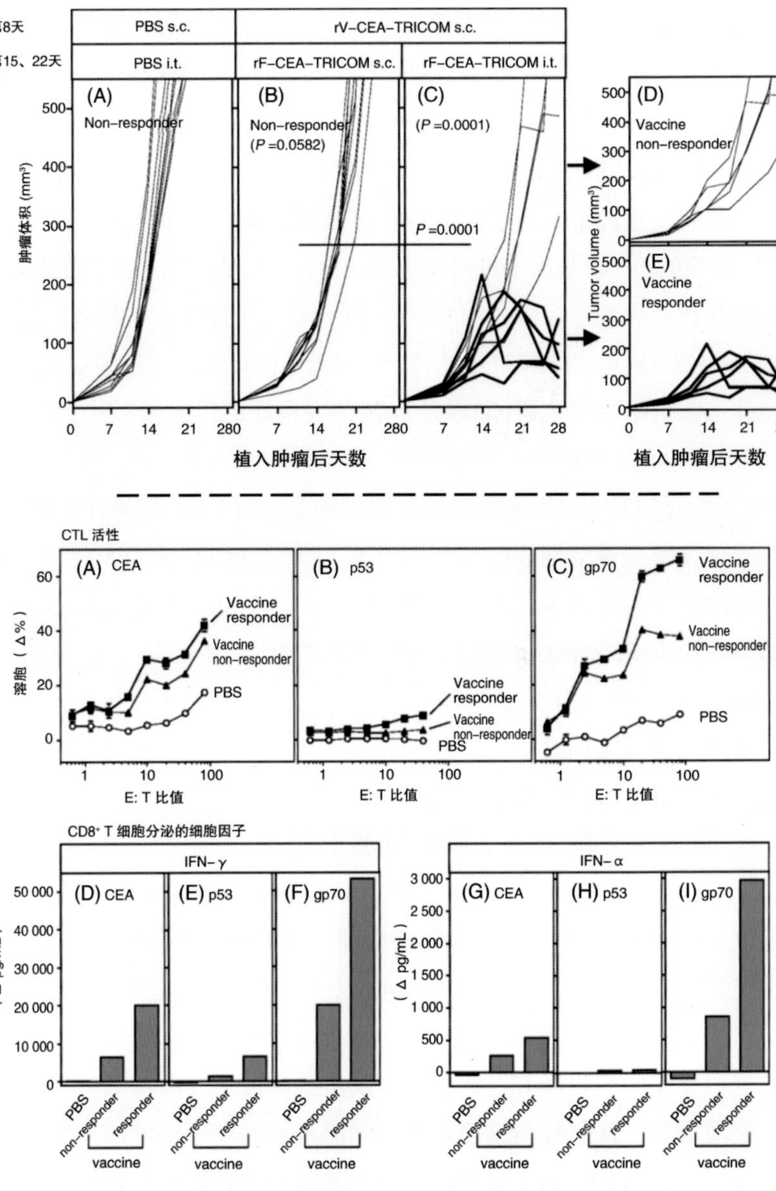

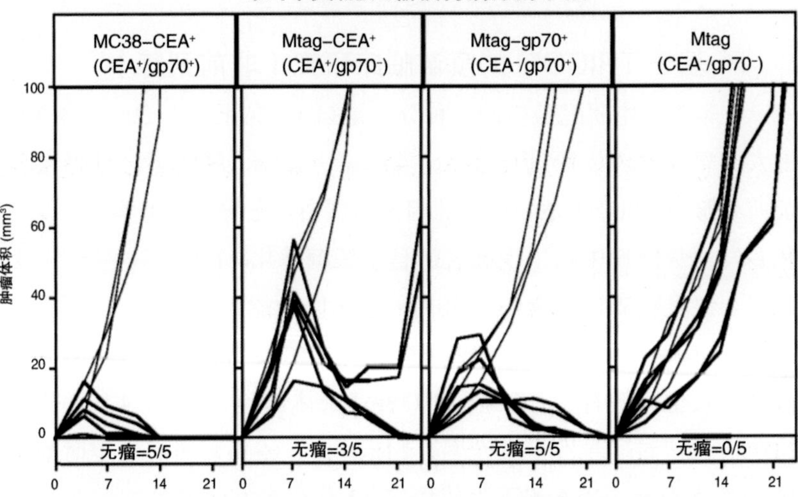

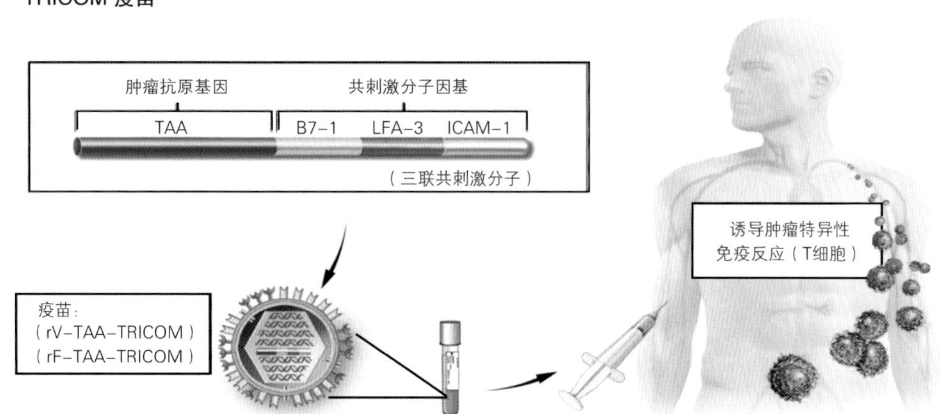

图 20.4　包含 TAA 和共刺激分子的 TRICOM 疫苗的“现成的”本质示意图

初免和增强疫苗采用皮下注射方式接种。

我们随后开展了一项包含 25 位患者的探索性研究，首先将 CEA、MUC-1 及 TRICOM 一起使用基因工程方法分别导入牛痘病毒（PANVAC-V）和禽痘病毒（PANVAC-F）中，作为相应的初免疫苗和增强疫苗接种到 25 位患者体内，所有患者都能很好地耐受该方案。检测的 16 位患者中有 9 位对 MUC-1 和 / 或 CEA 出现了免疫应答；1 例乳腺癌患者的较大的肝转移瘤体积缩小了 20% 以上；另一位卵巢透明细胞癌合并腹水的患者在影像学和生化指标方面显示持续临床缓解 18 个月（图 20.5）。

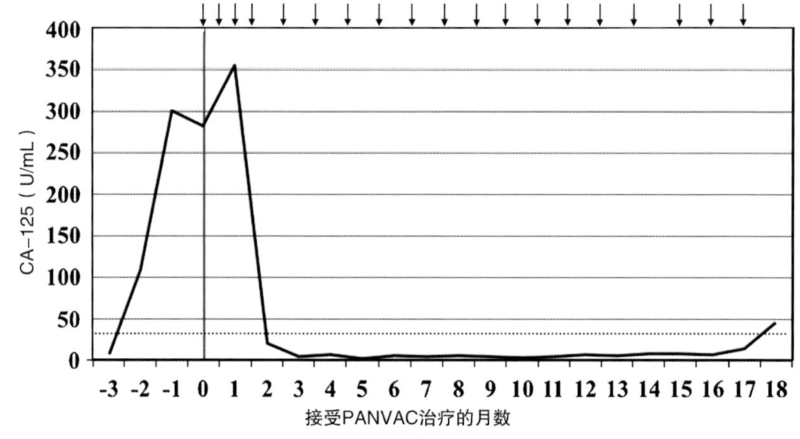

图 20.5　一位 42 岁的铂难治性卵巢透明细胞癌患者，第 1 天接受初免疫苗 PANVAC-V，随后多次接受增强疫苗 PANVAC-F（箭头所指）后血清中 CA-125 水平变化

CA-125 水平从峰值 351U/mL 降至 10U/mL 以下（研究第 18 个月）[43]。

为了获得接种 PANVAC 疫苗后转移性乳腺癌及卵巢癌患者临床缓解的初步证据，研究人员开展了另一项试验。试验包含 26 位患者，每月接种一次疫苗，这些患者在接种前均接受过大剂量治疗，其中 21 位患者接受过至少三次化疗。疫苗的副作用大部分局限于注射部位的轻微反应。12 位乳腺癌患者的中位进展时间为 2.5 个月（1 ～ 37+），中位总生存时间为 13.7 个月；4 例病情稳定；1 例根据实体瘤的疗效评价标准认定完全缓解并继续参与试验时间长达 37 个月以上；另 1 位转移瘤累及纵隔的患者参与试验 10 个月，纵隔肿块缩减 17%。与无效病例相比，病情稳定或缓解的患者既往治疗少、肿瘤标记物水平低。当然，这些结果还需要进一步的研究去证实。

五、 临床试验设计在疫苗治疗中的重要性

A. 不科学的临床试验设计会减弱疫苗疗效

不严格的临床试验设计会显著影响抗肿瘤疫苗的潜在疗效，一项有关 PANVAC 构想拙劣的临床Ⅲ期试验为此提供了经典例证。试验方案是对吉西他滨无效的转移性胰腺癌患者给予疫苗治疗[45]。不出所料，这项试验没有达到改善 OS 为主要终点的目标，患者的中位生存时间不足 3 个月，充分反映了临床试验设计的不合理性。多项随机试验使用 FDA 批准的不同药物和实验性药物联合治疗这些二线胰腺癌患者，但是都没能延长生存时间。由于已经完成和正在进行的 PANVAC 试验都证明其确实具有临床疗效，因此此次针对胰腺癌二线治疗的临床Ⅲ期疫苗试验的失败应该首先归咎于临床试验设计的缺陷，即没有选择合适的患者来进行疫苗单一治疗。

B. 肿瘤体积的重要性

一项 CEA-TRICOM 疫苗治疗大面积肝转移的结直肠癌患者的临床试验结果显示患者没有受益[42]。这与最近的一项评估 CEA-MUC1-TRICOM（PANVAC）疫苗在肝或肺转移瘤切除术（手术切除）后结直肠癌患者中的疗效试验结果相矛盾。在这项多中心试验中[46-47]，74 例接受手术并完成手术期间化疗的、无疾病证据的患者接种了 PANVAC（即单独的疫苗或疫苗改良的树突状细胞），以预先登记的、同期可比的、转移瘤切除术后结直肠癌患者（$n=161$）的数据作为对照[46-47]。所有患者的两年无复发生存率相近：DC-PANVAC 组为 50%，PANVAC 组为 56%，同期对照组为 55%。然而，疫苗接种组和同期对照组的两年 OS 分别是 95% 和 75%；在随访将近 40 个月后，疫苗接种组的 74 位患者中有 67 位（90%）生存，而同期对照组的 OS 约为 47%；在另外 5 个试验中，转移瘤切除术后结直肠癌患者 3 ～ 5 年的生存率为 28% ～ 58%[48-53]。这些结果需要随机试验进一步去验证。有意思的是，这证明了尽管疫苗试验对无复发生存率基本没有影响，却可以明显改善总生存期。

六、前列腺癌的临床试验

大多数已经完成和正在进行的疫苗试验都是以转移性黑色素瘤患者为研究对象，而以下几点使得前列腺癌成为衡量肿瘤疫苗疗效的标准疾病[54]：① 产生能抑制肿瘤生长的充分的免疫应答需要一定的时间，前列腺癌发展缓慢，十年以上可能都不会出现转移或患者死亡的现象；② 前列腺癌细胞表达多种特征性的 TAA；③ 血清 PSA 可以帮助识别癌症早期和治疗有效患者；④ 可以使用明确定义的利线图——Halabi 图[55]将转移性疾病呈现出来，从而预测患者对标准化疗和激素治疗可能会出现的反应。

一些临床研究首先使用单独 rV-PSA 方案，然后再使用 rV-PSA 作为初免疫苗，rF-PSA 作为增强疫苗的方案[56-58]。一项临床Ⅱ期试验对初免 - 增强疫苗疗法在局部治疗后出现生化进展的前列腺癌患者中的可行性、耐受性和疗效进行评估，同时检测了患者体内 PSA 特异性免疫应答的情况。这项多中心的临床试验由美国东部肿瘤协作组（ECOG）组织，

随机抽取 64 名患者进行以下治疗方案：① 四支 rF-PSA 疫苗（FFFF）；② 三支 rF-PSA 疫苗后继以一支 rV-PSA 疫苗（FFFV）；③ 一支 rV-PSA 疫苗后继以三支 rF-PSA 疫苗（VFFF）。FFFF 组的 PSA 临床进展中位时间是 9.2 个月，FFFV 组为 9.0 个月，而 VFFF 组则未达标。当这项试验的中位随访时间达到 50 个月时，发现 FFFF 组和 FFFV 组的 PSA 中位进展时间分别是 9.2 和 9.1 个月，VFFF 组则为 18.2 个月[59-60]。

A. PSA-TRICOM（PROSTVAC）研究

研究人员率先在前列腺癌患者中开展了临床 I 期试验以评估 rV-PSA-TRICOM、rF-PSA-TRICOM（PROSTVAC）疫苗的安全性[61]。接下来 rV-PSA-TRICOM 和 rF-PSA-TRICOM（PROSTVAC）疫苗的临床Ⅱ期试验在去势无效的转移性前列腺癌（mCRPC）患者中进行，检测 GM-CSF 联合疫苗、免疫学及预后因素对中位 OS 的影响[62]，32 例患者接种了单次初免疫苗 rV-PSA-TRICOM 和增强疫苗 rF-PSA-TRICOM。其中 12 例患者在疫苗接种后血清 PSA 水平下降；12 例患者中有 2 例标志性病灶缩减；中位 OS 为 26.6 个月（Halabi 列线图预测的中位 OS 为 17.4 个月）；PSA 特异性 T 细胞应答更强的患者表现出生存期更长（$P=0.055$）的趋势（图 20.6），而有否接受 GM-CSF 治疗没有引起患者的 T 细胞应答或生存差异。在该机构（NCI）同期进行的另一项Ⅱ期试验中，Halabi 列线图非常精确地预测了一群相似患者在接受多西他赛标准治疗后的生存情况（表 20.3）。在疫苗试验中，Halabi 预测存活时间（HPS）[55] 小于 18 个月的患者（预测中位生存时间为 12.3 个月），实际中位 OS 为 14.6 个月，而 HPS 大于 18 个月的患者（预测中位生存时间为 20.9 个月）实际中位 OS 达 37.3 个月以上，15 例患者中有 12 例生存时间超过预期（$P=0.035$）（表 20.3，图 20.7）。生存时间超过预测的患者疫苗接种后 Tregs 的抑制功能有所下降，而生存时间低于预测的患者其 Tregs 的抑制功能反而上调。分析疫苗接种前后效应 T 细胞与 Tregs（$CD4^+CD25^+CD127^-Foxp3^+CLTA4^+$）的比率变化以及实际 OS 与预测存活时间（HPS）的变化同样发现了上述趋势。这项研究提示在疫苗治疗中受益最大的可能是那些发展缓慢的、转移性去势抵抗性前列腺癌患者（mCRPC）（HPS ≥ 18 个月）。

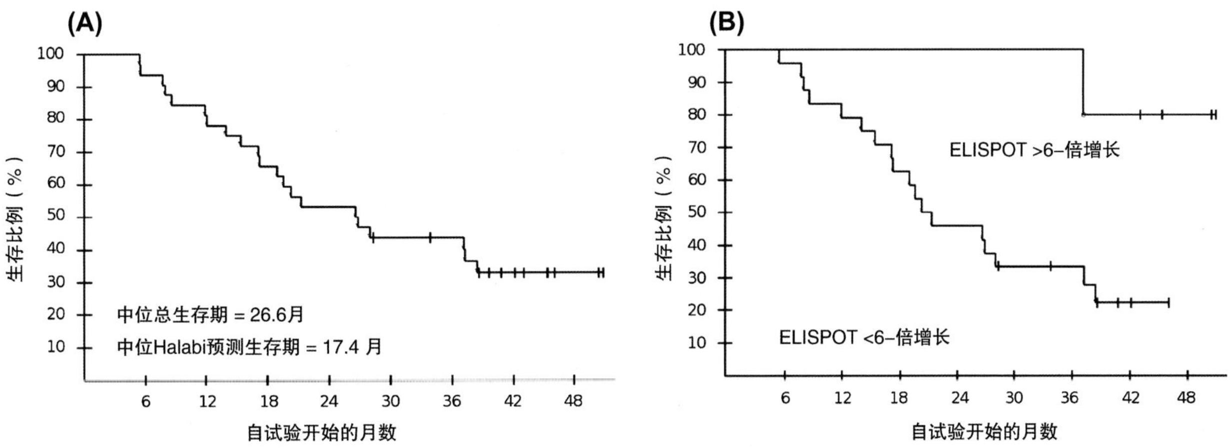

图 20.6

（A）接种了 rV、rF-PSA-TRICOM（PROSTVAC）疫苗的前列腺癌患者的 Kaplan-Meier 曲线显示中位 OS 为 26.6 个月。（B）疫苗接种后 PSA 特异性 T 细胞增加了 6 倍，OS 也呈明显增加趋势[62]。

表 20.3 前列腺癌转移患者 Halabi 列线图预测的生存时间 vs. 实际生存时间

	所有患者	HPS ＜ 18 个月的患者	HPS ≥ 18 个月的患者
疫苗：PROSTVAC(n = 32)			
Halabi 模型预测的中位生存时间（月）	17.4	12.3	20.9
实际存活时间（月）	26.6	14.6	≥ 37.3 没（有达到*）
存活时间超过 Halabi 模型预测的患者 P 值**	22/32(69%)	10/17(59%)	12/15(80%) P=0.035
差异（月）***	9.2	2.3	≥ 16.4
多西他赛治疗 a (n = 22)			
Halabi 模型预测的中位生存时间（月）	16.5	13.0	21.0
实际存活时间（月）	15.5	15.4	16.9
存活时间超过 Halabi 模型预测的患者	11/22(50%)	8/13(62%)	3/9(33%)
差异（月）***	(−1.0)	2.4	(−4.1)

HPS：Halabi 预测的生存时间

* 中位总生存时间根据即将达到或超过 37.3 个月时失效时间得到的。

** 经精确二项式检验得到的两侧 P 值，以 P = 0.5 为标准以确保超过预期的生存时间是随机产生的。

*** 月数差异表示实际中位总生存时间（精确计算）超过 Halabi 模型得出的预测中位生存时间的部分。

a. 多西他赛每周注射一次，共 3 ~ 4 周 [62]。

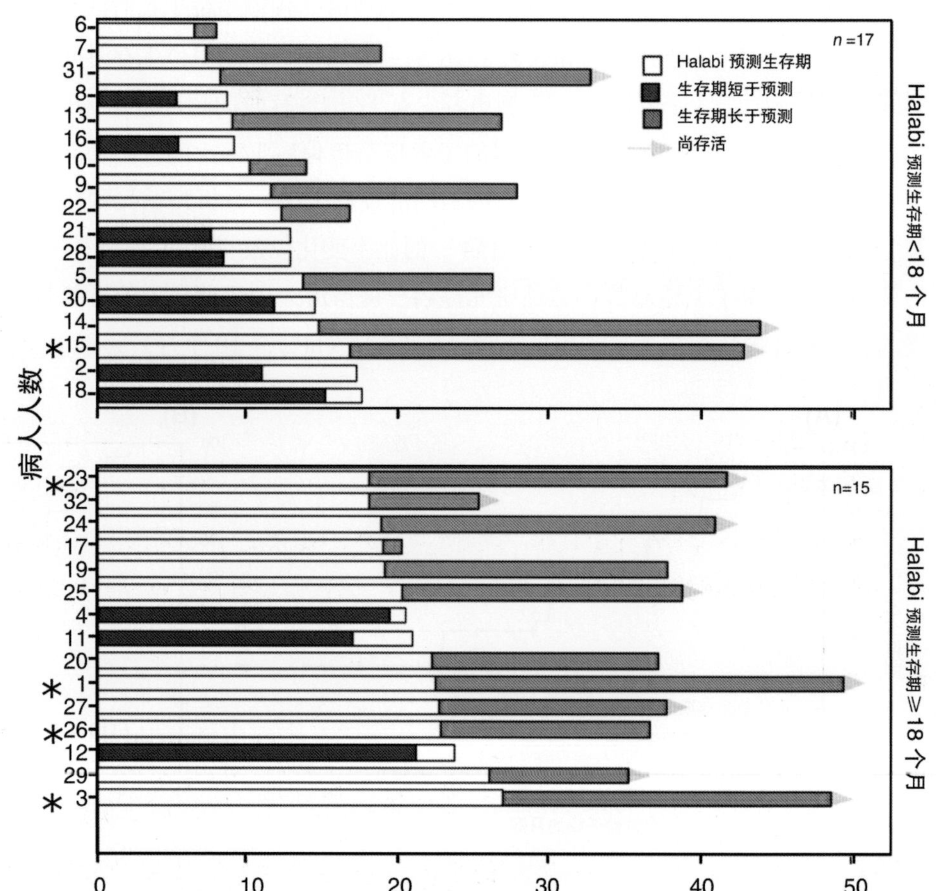

图 20.7 转移性前列腺癌患者接种 PROSTVAC 疫苗的临床Ⅱ期试验结果

图中展示了实际 OS、预测 OS（开放性条柱）以及实际生存时间是否超过（右侧深色区域）或低于（左侧深色区域）Halabi 预测时间。此外，箭头表示患者在进行结果分析时仍然存活。星号表示 PSA 特异性 T 细胞应答增加了至少 6 倍 [62]。

一项 43 个中心参与的随机对照双盲 II 期试验进一步评估了 rV-PSA-TRICOM、rF-PSA-TRICOM（PROSTVAC-VF）疫苗是否能延长患者的无进展生存时间（PFS）和 OS[63]。随机选取了 125 例症状不明显的、去势抵抗性、转移性前列腺癌患者，并按照 2∶1 的比例分为两组，82 例患者接受 PROSTVAC-VF 和 GM-CSF 治疗，40 例对照组患者给予空载体及生理盐水注射治疗，两组患者的特征相似。评估的主要终点是 PFS，两组患者相似（$P = 0.6$）。然而，在试验结束 3 年后，PROSTVAC-VF 组患者的 OS 为 30%（25/82）；而对照组 OS 为 18%（7/40）。疫苗组患者的中位生存时间也比对照组长 8.5 个月（25.1 个月 vs. 16.6 个月），预估风险比约为 0.56（95% CI，0.37 ~ 0.85），卡方检验 $P = 0.006$（图 20.8）。因此，抵抗性去势转移性前列腺癌患者可以很好地耐受 PROSTVAC-VF 疫苗，死亡率降低 44%，中位生存时间增加 8.5 个月。这些数据为临床疗效提供了有力证据，并将在包含 1 200 名患者的III期试验中进一步证实。

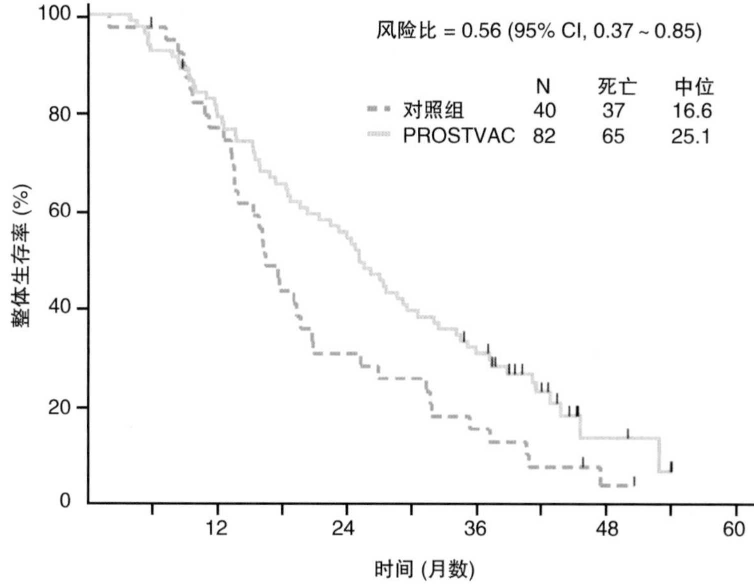

图 20.8　一项 43 个中心参与的以安慰剂作对照的随机临床 II 期试验中 PROSTVAC 疫苗接种后的 OS
实线所示为 PROSTVAC 组（rV-PSA-TRICOM、rF-PSA-TRICOM）的 Kaplan-Meier 估计值，虚线所示为对照组的估计值。小的垂直线表示删改次数。PROSTVAC 组的预计中位 OS 为 25.1 个月，而对照组为 16.6 个月（$P = 0.006$）[63]。

为了验证“疫苗治疗疾病复发率低的患者疗效更显著”这一假设，我们为 50 位未曾接受过激素治疗的微小转移性患者接种了 PROSTVAC 疫苗[64]。在随访 6 个月以上的 29 位患者中 PSA 在 6 个月内的无进展率（主要终点）为 66%。PSA 预处理组斜率为 0.17 logPSA/月［中位 PSA 倍增时间（PSADT）为 4.4 个月］，PSA 正常处理组斜率为 0.12 logPSA/ 月（中位 PSADT 为 7.7 个月），$P = 0.002$。因此，PSA-TRICOM 疫苗疗法可以安全用于多机构合作治疗项目中的微小病变患者[64]。

七、TRICOM 疫苗同样含有肿瘤抗原激动剂表位

我们通过修饰 PSA、CEA 和 MUC-1 的特异性表位以增强其刺激 $CD8^+$ T 细胞应答的能力。产生的 T 细胞必须保持它们识别靶向肿瘤细胞表面的肽 -MHC 分子复合物本来构象的能

力。上述临床研究使用的 rV-PSA-TRICOM、rF-PSA-TRICOM 载体均包含 PSA 增强子激动剂表位，而 rV-CEA-MUC1-TRICOM、rF-CEA-MUC1-TRICOM 载体则同时包含 CEA 和 MUC-1 增强子表位。

八、TRICOM 疫苗接种可以影响肿瘤生长速率

对于接受传统细胞毒性药物治疗的患者，大家普遍认为肿瘤进展时间的改善是 OS 提高的先决条件。最近一项研究测定了 mCRPC 患者在四项化疗试验和一项疫苗试验中的肿瘤退缩和生长速率情况[65]。图 20.9 所示是本研究中定义的肿瘤生长速率常量。细胞毒性药物仅在用药一段时间内对肿瘤有影响；由于抗药性或药物毒性导致用药中断时，其抗肿瘤作用迅速消失，而且肿瘤生长速度加快（图 20.9A，line b）。疫苗治疗引起临床缓解的作用机制以及动力学机制都非常不同[65]。治疗性疫苗并非直接靶向肿瘤而是靶向免疫系统，而免疫应答的产生需要时间，而且连续使用增强疫苗还会增强免疫反应；免疫反应引起的肿瘤细胞裂解物可以导致其他 TAAs 的交叉启动，从而拓宽了免疫组分（此现象被命名为抗原级联或表位扩展）。这种更广泛的、相关性更高的免疫应答的产生仍然需要一段时间。尽管一种疫苗不大会导致肿瘤负荷的显著减少，但单一疫苗疗法产生的抗肿瘤活性持续时间较长，最终减慢肿瘤生长速率（图 20.9A，line c）。这种生长减慢可以持续数月甚至数年，更重要的是贯穿在后续的治疗中。这一过程可以在几乎不影响肿瘤进展时间和几乎不产生客观反应的前提下，引起临床 OS 的明显改善（图 20.9A line c）。因此，在患者肿瘤负荷较低时进行单一疫苗接种，比起较高肿瘤负荷时接种，其疗效更显著（图 20.9B line d vs. line e）。有人提出假设：如果将疫苗和细胞毒性药物联合应用（图 20.9C），不仅能引起肿瘤退缩（细胞毒性药物），还会减慢肿瘤生长（疫苗）[65-68]。这些观点将在后面讨论。因此，早期的疫苗临床试验往往因出现肿瘤进展而过早终止疫苗注射，根本没有达到增强疫苗的充足剂量。这一现象实际上促成了疫苗临床试验设计的修改以及免疫治疗中“免疫应答标准”的建立[69]。

九、瘤体内疫苗接种的临床研究

有研究者检测了瘤体内接种 rV-TRICOM 的疗效[70-71]。一项剂量递增的临床 I 期试验发现，13 例转移性黑色素瘤患者中有 30.7% 的患者产生了客观临床缓解，其中 1 例患者 CR 时间达 22 个月以上。对疫苗不产生应答的患者在给予大剂量 IL-2 后其生存有改善趋势。这些结果共同证实了给肿瘤患者直接注射 rV-TRICOM 的安全性和可行性。

还有一项研究对前列腺内注射（i.p.）TRICOM 疫苗的安全性进行评估[72]，次要目标则是免疫反应和肿瘤应答。21 例放疗后局部复发的前列腺癌患者被分为 5 组，皮下注射 rV-PSA-TRICOM 作为初始免疫和前列腺内注射 rF-PSA-TRICOM 作为增强免疫，第 3 ～ 5 组患者同时还接受了前列腺内注射 rF-GM-CSF，第 5 组患者同时接受了皮下注射和前列腺内注射增强疫苗，患者在治疗前后都进行了前列腺活检。在取得合适的组织后对肿

瘤浸润情况进行了分析。只有 1 位患者出现了Ⅲ级毒性现象，1 例短时发热。21 例患者中有 18 例在研究中出现 PSA 下降或保持稳定。21 例患者中有 16 例出现了 PSA 稳定和下降时间倍增。13 例患者疫苗接种前后进行组织活检，配对 t 检验显示 $CD3^+$、$CD4^+$ 和 $CD8^+$T 细胞在肿瘤中的浸润明显增加。因此，前列腺内注射 PSA-TRICOM 被证明是安全可行的，能产生有效的免疫应答并降低 PSA 的动力学。同时，它还可以在大多数患者体内引起强烈的接种后免疫浸润。

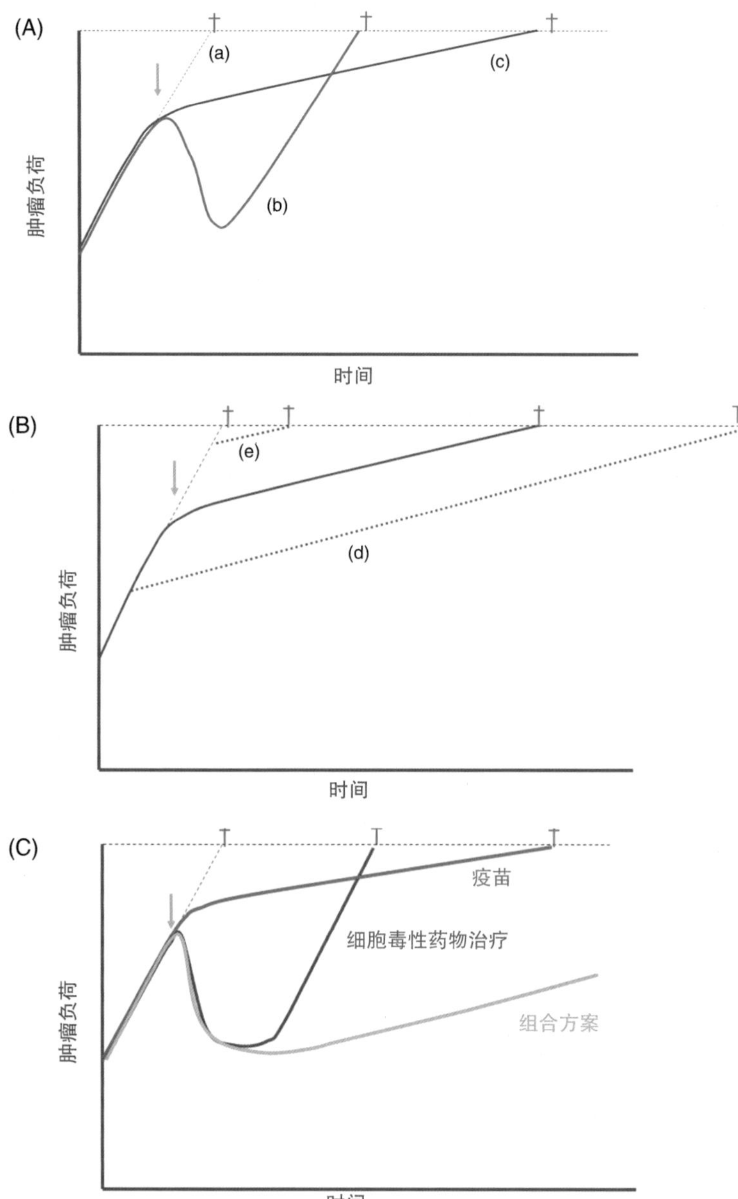

图 20.9　化疗 vs. 疫苗治疗的肿瘤生长速率

（A）治疗开始前的肿瘤生长速率（曲线 a）。对转移性前列腺癌患者进行 5 项临床试验 [四项化疗以及一项 PSA-TRICOM（PROSTVAC）疫苗治疗]，发现化疗开始时肿瘤缩小，但在复发时肿瘤生长速率恢复到治疗前水平（曲线 b）；这与疫苗治疗引起的肿瘤生长速率降低形成对比（曲线 c）。因此肿瘤基本没有退缩的患者（进展时间也未增加）生存时间却增加了。（†）表示病人死亡时间。（B）如果在疾病进展早期或对转移性肿瘤负荷低的患者进行疫苗治疗，疗效还可以进一步加强（曲线 d），但对肿瘤负荷大的病人影响甚微（曲线 e）。（C）其他疫苗疗法可以采用这两种模式。（对比数据来自参考文献 [65–66,91–92]）

十、联合治疗的临床前研究

A. 疫苗与免疫抑制剂联合

已经发现 TRICOM 疫苗和 CTLA-4 阻滞剂之间存在生物协同效应 [73]，协同作用在很大程度上依赖于两种试剂的组合方式。

B. 疫苗 / 疫苗联合

有研究评估了重组 TRICOM 和酵母菌（酿酒酵母）疫苗在诱导 T 细胞亚群、血清细胞因子反应、T 细胞基因表达、T 细胞受体表型和抗原特异性细胞因子表达等方面的作用[74]。对 T 细胞亲和力和 T 细胞抗原特异性肿瘤细胞裂解检测的结果显示：接种 rV-CEA-TRICOM、rF-CEA-TRICOM 或热灭活的酵母 -CEA 都可以引起 T 细胞群产生共同的或自身特有的表型和功能特性。除此之外，抗原和载体在诱导不同的 T 细胞亚群中均发挥一定的作用。因此，这些研究为将来探索针对单抗原进行多种疫苗联合接种的临床试验提供了理论基础[74]。

C. 疫苗和放疗的协同作用

肿瘤的局部放疗和疫苗治疗也具有生物协同作用[75-76]。给 CEA 转基因小鼠（MC38 小鼠肿瘤细胞转染 CEA）接种 rV-CEA-TRICOM、rF-CEA-TRICOM 疫苗。对肿瘤单次照射 8 Gy 可以诱导死亡受体 Fas（CD95）原位表达上调长达 11 天；当疫苗治疗和局部放疗联合应用时，肿瘤治愈[75-76]，认为是 Fas 和 Fas 配体信号通路介导的。

放射性标记的单抗可以用来测量血液系统恶性肿瘤中的抗肿瘤效应。这样的效果在实体瘤中很难达到，很大程度上是因为向肿瘤传递足够数量的单克隆抗体非常困难。然而，单剂量 Y-90 标记的抗 CEA 单抗与 CEA-TRICOM 疫苗联合，与疫苗或单抗各自的单独作用相比，显著提升荷瘤小鼠的存活率[77]。

随后设计了一项明确放疗是否增强人体肿瘤细胞对 T 细胞的杀伤效应的敏感性的研究[78]。他们检测了 23 种人癌细胞系（12 种结肠癌、7 种肺癌和 4 种前列腺癌）对非溶解剂量的放疗反应。在射线照射 72 小时后，对细胞表面 Fas 分子以及参与 T 细胞介导的免疫攻击的其他表面分子（如 ICAM-1、MUC-1、CEA 和 MHC Ⅰ类分子）等进行检测。照射后 91% 的细胞株（21/23）出现一种以上的表面分子表达上调。除此之外，与未经照射的对照组相比，5 种 CEA 阳性 /A2 阳性的结肠癌细胞株经射线照射后全部出现 CEA 特异性的、HLA-A2 限制性的 CTL 杀伤作用显著增强。总之，这项研究结果表明非致死剂量的放疗能使肿瘤细胞更容易遭到 T 细胞的攻击。另一项研究[79]发现肿瘤细胞暴露在姑息剂量的放射性药物中同样可以改变表型，从而更容易遭受 T 细胞介导的杀伤作用。将 LNCaP 肿瘤细胞暴露在 (153) Sm-EMTMP（一种骨转移性疼痛药物）中，同样可以上调表面分子 Fas、CEA、MUC-1、MHC Ⅰ类分子和 ICAM-1 等的表达，并使得 LNCaP 细胞更容易遭受来自 PSA、CEA 和 MUC-1 特异性的 CTLs 的攻击（图 20.10）。

D. 疫苗与化疗联合

紫杉烷类药物包括了几种使用最广泛的化疗药物，这类药物常被用来治疗乳腺癌、前列腺癌、肺癌及其他肿瘤。一项研究[80]表明：（a）多西他赛可以调控非荷瘤小鼠体内 $CD4^+$、$CD8^+$、$CD19^+$ 的 NK 细胞和 Tregs；（b）多西他赛可增强 $CD8^+$T 细胞而非 $CD4^+$T 细胞与 CD3 分子的交互作用；（c）多西他赛结合 CEA-TRICOM 疫苗在减少肿瘤负荷方面优于二者各自的单独作用。

以姑息剂量 ^{153}Sm 处理
LnCaP 前列腺癌细胞可上调
MHC Ⅰ 和Fas 的表达

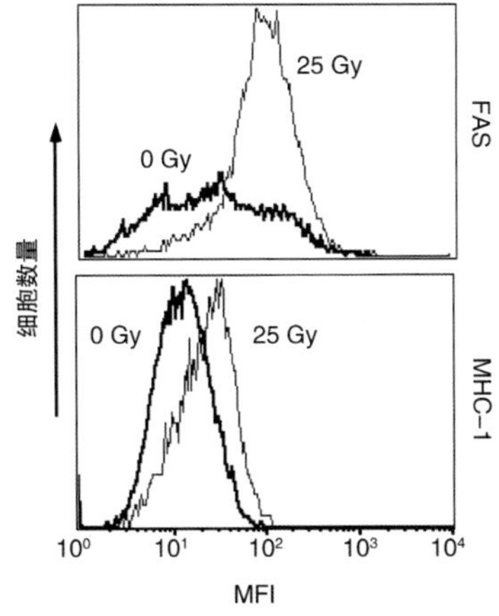

以姑息剂量 ^{153}Sm 处理
LnCaP 前列腺癌细胞可上调肿瘤相关
抗原 TAA 的表达

肿瘤抗原基因	0 Gy	25 Gy
PSA	1	2.79
PAMA	1	4.14
PAP	1	29.0
CEA	1	10.3
MUC-1	1	3.67

以姑息剂量 ^{153}Sm 处理
LnCaP 前列腺癌细胞可增加其对
CTLs 的敏感性

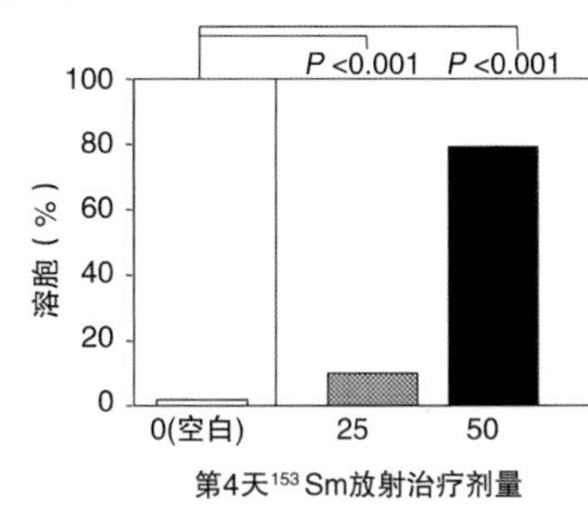

图 20.10 使用姑息剂量的 ^{153}Sm-EDTMPLnCaP（钐-153-乙二胺四甲撑磷酸盐，四分之一剂量）处理前列腺癌细胞 LNCaP 后，LNCaP 细胞可以调整表型，上调 TAA 并增加对抗原特异 CTLs 杀伤作用的敏感性 [79]

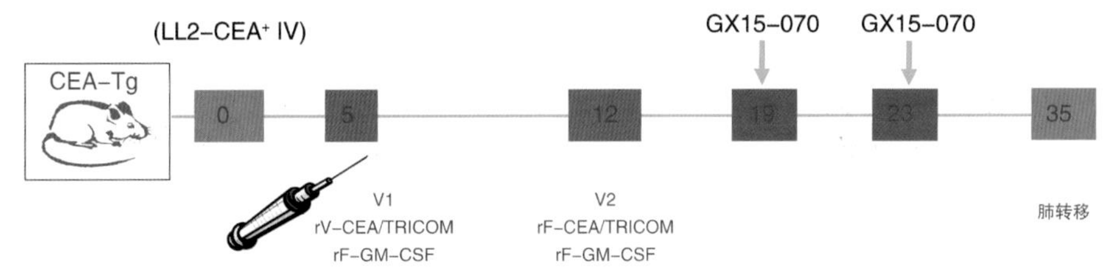

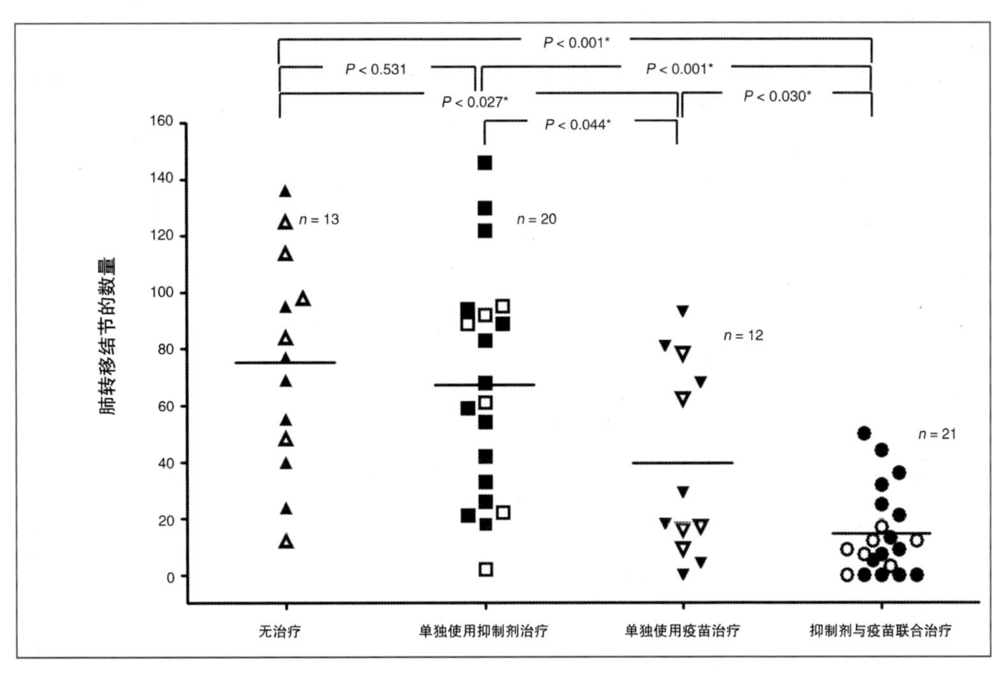

图 20.11 通过检测 BCL-2 泛抑制剂对 Tregs 和效应 T 细胞的不同影响来了解 BCL-2 抑制剂和 CEA-TRICOM 疫苗联合治疗的抗肿瘤效应 [81]

E. 疫苗与小分子靶向治疗联合

使用小分子 BCL-2 抑制剂单独治疗多种类型肿瘤的 I 期和 II 期临床试验正在进行。活化的成熟 $CD8^+$T 淋巴细胞对 GX15-070 的抗性比早期激活的细胞更强[81]。为了避免体内 GX15-070 对疫苗介导的免疫作用产生负性影响，GX15-070 通常在疫苗接种后给药，这导致了瘤内活化的 $CD8^+$T 细胞与 Tregs 比率的上升以及肺部肿瘤结节的显著减少（图 20.11）。

一项研究[82]合理设计了舒尼替尼与 TRICOM 疫苗联合治疗方案，并检测其免疫调节效应。二者不同时相联合使用时的效应是在 CEA 转基因小鼠体内检测的。结果发现，使用舒尼替尼一个周期可引起双峰的免疫反应：（a）四周治疗期内 Tregs 数量减少和（b）中断治疗的两周期间免疫抑制作用出现反弹。在疫苗接种后连续使用舒尼替尼可导致抗原特异性 T 淋巴细胞在肿瘤内的浸润增加、免疫抑制性的 Tregs 和 MDSCs 减少、肿瘤体积减小以及存活率增加（图 20.12）。因此，持续使用舒尼替尼产生的免疫调节功能能够为疫苗联合治疗创造一个更利于免疫系统发挥作用的环境。

十一、联合治疗的临床研究

几个假说型的临床试验方案如下：首先使用 rV-PSA 和 rV-B7.1，继以 rF-PSA 增强免疫，再联合激素治疗、放疗和化疗[83-86]。

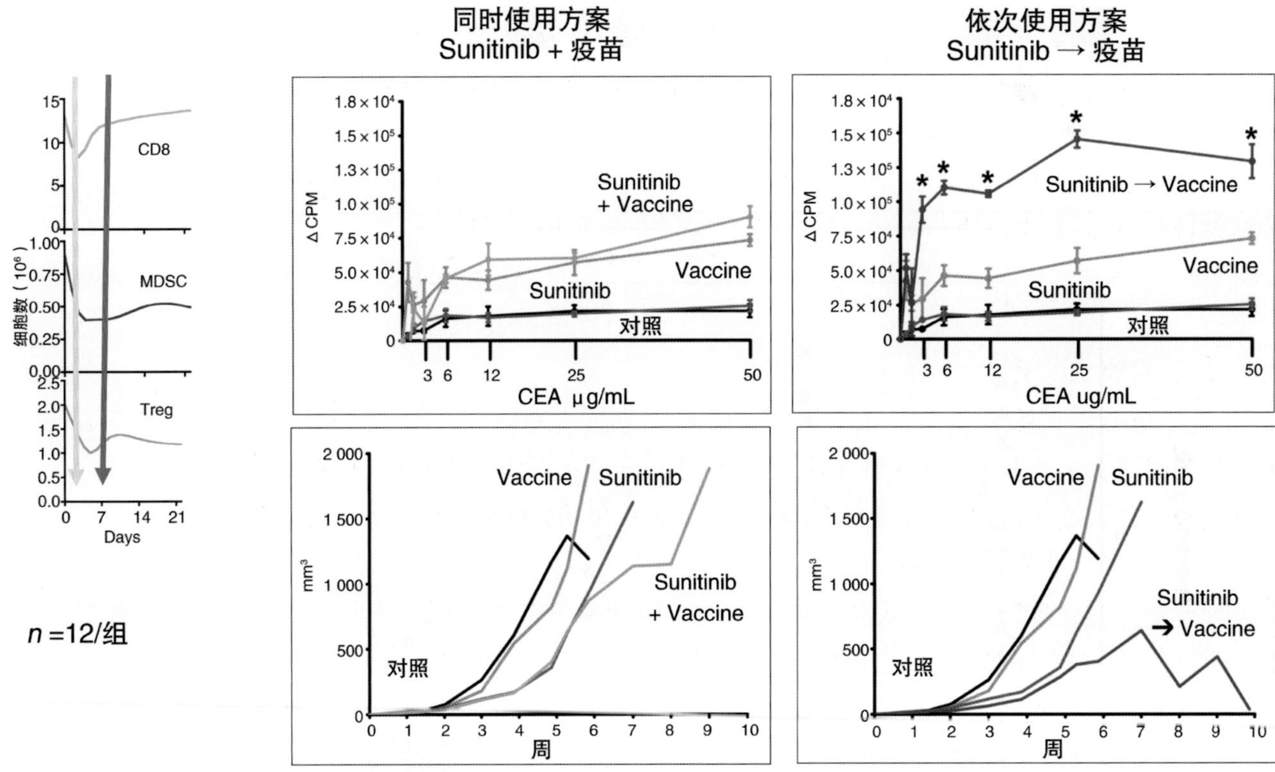

图 20.12　用药时相在小分子抑制剂舒尼替尼与 CEA-TRICOM 疫苗联合治疗中的重要性

在疫苗接种前使用舒尼替尼比二者同时使用能获得更强的抗原特异性 T 细胞应答和抗肿瘤效应。这是因为舒尼替尼通过对 Tregs 的调控而使疫苗活性增强[82]。（Sunitinib：舒尼替尼；Vaccine：疫苗）

A. 疫苗联合激素治疗

42 例非转移性前列腺癌患者随机分为两组，一组接受疫苗治疗（rV-PSA+rV-B7.1 初次免疫接种后继以 rF-PSA 增强免疫），另一组接受二线抗雄激素尼鲁米特治疗[84]。尼鲁米特治疗组中有 8 位患者在 PSA 水平上升时增加疫苗治疗。联合治疗失败的中位时间为 5.2 个月，而入组研究的中位持续时间为 15.9 个月。疫苗治疗组中，12 例患者在 PSA 水平上升时加入尼鲁米特治疗。联合治疗失败的中位时间为 13.9 个月，而治疗的平均持续时间为 25.9 个月。

随后在该试验开始后第 6.5 年对患者的生存情况分析后得知中位随访时间为 4.4 年。结果显示随机分入疫苗组的患者中位存活时间有改善的趋势（中位 5.1 年 vs. 3.4 年）。这些数据提示：肿瘤发展缓慢的患者通过疫苗接种或疫苗接种后再接受激素治疗比单纯激素治疗或使用激素后再接受疫苗治疗能获得更好的临床疗效。最近的一项研究招募的入组者是未转移的、去势抵抗性前列腺癌患者，那些 PSA 水平上调患者给予睾酮抑制治疗，最后对前 26 名患者进行检测和评估。氟他米特 + PSA-TRICOM 组的中位进展时间为 223 天，而氟他米特单独治疗组为 85 天[87]。

B. 疫苗联合化疗

28 例转移的、雄激素非依赖性的前列腺癌患者被随机分为两组，一组接受疫苗（rV-PSA + rV-B7.1 初次免疫，rF-PSA 增强免疫）加每周一次多西他赛治疗，另一组接受单纯疫苗治疗[83]。在治疗三个月后，两组患者 PSA 特异性的前 T 细胞均增高为治疗前的 3.33 倍。除此之外，在疫苗接种后还检测到其他前列腺癌相关肿瘤抗原的免疫应答。该试验首次发现多西他赛与疫苗联合是安全的，而且不抑制疫苗介导的 T 细胞应答。据此研究人员开展了一项随机多中心试验，对转移性乳腺癌患者（$n = 48$）进行多西他赛治疗或多西他赛加 PANVAC 疫苗（rV-CEA-MUC1-TRICOM、rF-CEA-MUC1-TRICOM）联合治疗，并比较两者的疗效。初步的结果[88]显示，联合治疗组比多西他赛单一治疗组显著延长疾病进展时间。

C. 疫苗联合放疗

许多局限性前列腺癌患者的局部治疗疗效显著，但生化指标没有很好地被控制，或许隐匿转移是个中缘由。30 例患者被随机分为两组，一组接受疫苗（rV-PSA + rV-B7.1 初次免疫，rF-PSA 增强免疫）联合放射治疗，另一组只接受放射治疗[85]。联合治疗组中 13/17 显示 PSA 特异性 T 细胞比治疗前增加了至少 3 倍，而在单纯放疗组未检测到 T 细胞增加（$P < 0.0005$）。还有证据显示产生了疫苗中不存在的前列腺相关抗原的特异性 T 细胞，为免疫介导的肿瘤杀伤作用提供了间接证据[85]。另一项研究是在局限性前列腺癌患者中进行，探索 rV-PSA/rV-B7.1 初次免疫和 rF-PSA 增强免疫的疫苗治疗方案是否对其他 TAA 产生免疫应答[89]。蛋白印迹法显示：接受疫苗联合放疗的 33 例患者中有 15 例（45.5%）产生了治疗相关的自身抗体应答，而只接受单纯放疗的 8 例患者中只有 1 例产生应答（12.5%）。

D. TRICOM 预防接种联合易普利姆玛

最近一项已完成的针对 mCRPC 患者的研究表明：当易普利姆玛（抗 CTLA-4 单抗）与 PSA-TRICOM 联合治疗且剂量递增时，中位存活时间可以达到 34 个月，高于疫苗疗法的 26 个月[90]。该结果和其他数据共同为开展免疫检查点抑制剂与 TRICOM 疫苗联合治疗的随机试验提供了理论基础。

十二、总结经验，继续前行

基于 TRICOM 病毒载体的临床前和临床研究都已积累了大量的经验，包括：（a）以 rV 初次免疫继以多种 rF 增强免疫的多样化接种模式比任何一种载体单独使用更有效；（b）将三联共刺激分子与 TAA 一起转入载体不仅增加抗原特异性 T 细胞的数量，还增强 T 细胞的亲和力；（c）大量的临床前和临床试验证实了治疗的安全性，并且不会产生自身免疫反应；（d）TRICOM 载体能增强 DCs、B 细胞和肿瘤细胞的免疫原性；（e）把 TAA、PSA、CEA 或 MUC-1 包含在 TRICOM 载体中能使肿瘤患者打破免疫耐受并诱导抗原特异性的 T 细胞应答；（f）单一疗法对那些肿瘤发展慢或转移性肿瘤负荷低的患者似乎更有效；（g）TRICOM 疫苗接种可以减慢肿瘤的生长速率，从而延长患者存活时间，因此对于单一疗法来说生存是最合适的临床终点；（h）临床前试验证明了在疫苗与包括小分子靶向药物在内的其他疗法进行联合时合理安排疫苗接种时间的重要性；（i）TRICOM 疫苗可以安全使用，并且在与特定的化疗药物、放疗、激素治疗和检查点抑制剂等联合治疗时具有显著的临床疗效；（j）多中心的随机临床 II 期试验和目前的 III 期试验可以通过“现成的”TRICOM 疫苗平台有效实施。在此列举的研究和近期的一些综述强调了基于 TRICOM 的疫苗能够用于不同类型肿瘤的不同阶段进行单一治疗或与多种标准疗法联合治疗[54, 66-68, 91-92]。

参考文献

[1] Schlom J, Tsang KY, Hodge JW, et al. Carcinoembryonic antigen as a vaccine target. In: Rees RC, Robins A, eds. Cancer Immunology: Immunology in Medicine Series. Norwell, MA: Kluwer Academic Publishers, 2001: 73 - 100.

[2] Clarke P, Mann J, Simpson JF, et al. Mice transgenic for human carcinoembryonic antigen as a model for immunotherapy. Cancer Res, 1998, 58(7):1469 - 1477.

[3] Irvine K, Kantor J, Schlom J. Comparison of a CEA-recombinant vaccinia virus, purified CEA, and an anti-idiotypic antibody bearing the image of a CEA epitope in the treatment and prevention of CEA-expressing tumors. Vaccine Res, 1993, 2:79 - 94.

[4] Kass E, Schlom J, Thompson J, et al. Induction of protective host immunity to carcinoembryonic antigen (CEA), a self-antigen in CEA transgenic mice, by immunizing with a recombinant vaccinia-CEA virus. Cancer Res, 1999, 59(3):676 - 683.

[5] Larocca C, Schlom J. Viral vector-based therapeutic cancer vaccines. Cancer J, 2011, 17(5):359 - 371.

[6] Aarts WM, Schlom J, Hodge JW. Vector-based vaccine/cytokine combination therapy to enhance induction of immune responses to a self-antigen and antitumor activity. Cancer Res, 2002, 62(20):5770 - 5777.

[7] Kaufman HL, Wang W, Manola J, et al. Phase II randomized study of vaccine treatment of advanced prostate cancer (E7897): a trial of the Eastern Cooperative Oncology Group. J Clin Oncol, 2004, 22(11):2122 - 2132.

[8] Hodge JW, McLaughlin JP, Kantor JA, et al. Diversified prime and boost protocols using recombinant vaccinia

virus and recombinant nonreplicating avian pox virus to enhance T-cell immunity and antitumor responses. Vaccine, 1997, 15(6–7):759 - 768.

[9] Hodge JW, McLaughlin JP, Abrams SI, et al. Admixture of a recombinant vaccinia virus containing the gene for the costimulatory molecule B7 and a recombinant vaccinia virus containing a tumor-associated antigen gene results in enhanced specific T-cell responses and antitumor immunity. Cancer Res, 1995, 55(16):3598 - 3603.

[10] Kalus RM, Kantor JA, Gritz L, et al. The use of combination vaccinia vaccines and dual-gene vaccinia vaccines to enhance antigen-specific T-cell immunity via T-cell costimulation. Vaccine, 1999, 17(7–8):893 - 903.

[11] Kudo-Saito C, Hodge JW, Kwak H, et al. BB ligand enhances tumor-specific immunity of poxvirus vaccines. Vaccine, 2006, 24(23):4975 - 4986.

[12] Lorenz MG, Kantor JA, Schlom J, et al. Antitumor immunity elicited by a recombinant vaccinia virus expressing CD70 (CD27L). Hum Gene Ther, 1999, 10(7):1095 - 1103.

[13] Lorenz MG, Kantor JA, Schlom J, et al. Induction of antitumor immunity elicited by tumor cells expressing a murine LFA-3 analog via a recombinant vaccinia virus. Hum Gene Ther, 1999, 10(4):623 - 631.

[14] Uzendoski K, Kantor JA, Abrams SI, et al. Construction and characterization of a recombinant vaccinia virus expressing murine intercellular adhesion molecule-1: induction and potentiation of antitumor responses. Hum Gene Ther, 1997, 8(7):851 - 860.

[15] Grosenbach DW, Barrientos JC, Schlom J, et al. Synergy of vaccine strategies to amplify antigen-specific immune responses and antitumor effects. Cancer Res, 2001, 61(11):4497 - 4505.

[16] Kudo-Saito C, Garnett CT, Wansley EK, et al. Intratumoral delivery of vector mediated IL-2 in combination with vaccine results in enhanced T cell avidity and antitumor activity. Cancer Immunol Immunother, 2007, 56(12):1897 - 1910.

[17] Kudo-Saito C, Schlom J, Hodge JW. Intratumoral vaccination and diversified subcutaneous/intratumoral vaccination with recombinant poxviruses encoding a tumor antigen and multiple costimulatory molecules. Clin Cancer Res, 2004, 10(3):1090 - 1099.

[18] Kudo-Saito C, Schlom J, Hodge JW. Induction of an antigen cascade by diversified subcutaneous/intratumoral vaccination is associated with antitumor responses. Clin Cancer Res, 2005, 11(6):2416 - 2426.

[19] Kudo-Saito C, Wansley EK, Gruys ME, et al. Combination therapy of an orthotopic renal cell carcinoma model using intratumoral vector-mediated costimulation and systemic interleukin-2. Clin Cancer Res, 2007, 13(6):1936 - 1946.

[20] Slavin-Chiorini DC, Catalfamo M, Kudo-Saito C, et al. Amplification of the lytic potential of effector/memory CD8$^+$cells by vector-based enhancement of ICAM-1 (CD54) in target cells: implications for intratumoral vaccine therapy. Cancer Gene Ther, 2004, 11(10):665 - 680.

[21] Greiner JW, Zeytin H, Anver MR, et al. Vaccine-based therapy directed against carcinoembryonic antigen demonstrates antitumor activity on spontaneous intestinal tumors in the absence of autoimmunity. Cancer Res, 2002, 62(23):6944 - 6951.

[22] Zeytin HE, Patel AC, Rogers CJ, et al. Combination of a poxvirus-based vaccine with a cyclooxygenase-2 inhibitor (celecoxib) elicits antitumor immunity and long-term survival in CEA.Tg/MIN mice. Cancer Res, 2004, 64(10):3668 - 3678.

[23] Hodge JW, Higgins J, Schlom J. Harnessing the unique local immunostimulatory properties of modified vaccinia Ankara (MVA) virus to generate superior tumor-specific immune responses and antitumor activity in a diversified prime and boost vaccine regimen. Vaccine, 2009, 27(33):4475 - 4482.

[24] Hodge JW, Poole DJ, Aarts WM, et al. Modified vaccinia virus ankara recombinants are as potent as vaccinia recombinants in diversified prime and boost vaccine regimens to elicit therapeutic antitumor responses. Cancer Res, 2003, 63(22):7942 - 7949.

[25] Hodge JW, Chakraborty M, Kudo-Saito C, et al. Multiple costimulatory modalities enhance CTL avidity. J Immunol, 2005, 174(10):5994 - 6004.

[26] Hodge JW, Rad AN, Grosenbach DW, et al. Enhanced activation of T cells by dendritic cells engineered to hyperexpress a triad of costimulatory molecules. J Natl Cancer Inst, 2000, 92(15):1228 - 1239.

[27] Hodge JW, Grosenbach DW, Rad AN, et al. Enhancing the potency of peptide-pulsed antigen presenting cells by vector-driven hyperexpression of a triad of costimulatory molecules. Vaccine, 2001, 19(25–26):3552 - 3567.

[28] Zhu M, Terasawa H, Gulley J, et al. Enhanced activation of human T cells via avipox vector-mediated hyperexpression of a triad of costimulatory molecules in human dendritic cells. Cancer Res, 2001, 61(9):3725 - 3734.

[29] Palena C, Zhu M, Schlom J, et al. Human B cells that hyperexpress a triad of costimulatory molecules via avipox-vector infection: an alternative source of efficient antigen-presenting cells. Blood, 2004, 104(1):192 - 199.

[30] Litzinger MT, Foon KA, Sabzevari H, et al. Chronic lymphocytic leukemia (CLL) cells genetically modified

to express B7-1, ICAM-1, and LFA-3 confer APC capacity to T cells from CLL patients. Cancer Immunol Immunother, 2009, 58(6):955 - 965.

[31] Palena C, Foon KA, Panicali D, et al. Potential approach to immunotherapy of chronic lymphocytic leukemia(CLL): enhanced immunogenicity of CLL cells via infection with vectors encoding for multiple costimulatory molecules. Blood, 2005, 106(10):3515 - 3523.

[32] Litzinger MT, Foon KA, Tsang KY, et al. Comparative analysis of MVA-CD40L and MVA-TRICOM vectors for enhancing the immunogenicity of chronic lymphocytic leukemia (CLL) cells. Leuk Res, 2010, 34(10):1351 - 1357.

[33] Arlen P, Tsang KY, Marshall JL, et al. The use of a rapid ELISPOT assay to analyze peptide-specific immune responses in carcinoma patients to peptide vs recombinant poxvirus vaccines. Cancer Immunol Immunother, 2000, 49(10):517 - 529.

[34] Horig H, Lee DS, Conkright W, et al. Phase I clinical trial of a recombinant canarypoxvirus (ALVAC) vaccine expressing human carcinoembryonic antigen and the B7.1 costimulatory molecule. Cancer Immunol Immunother, 2000, 49(9):504 - 514.

[35] Marshall JL, Hawkins MJ, Tsang KY, et al. Phase I study in cancer patients of a replication-defective avipox recombinant vaccine that expresses human carcinoembryonic antigen. J Clin Oncol, 1999, 17(1):332 - 337.

[36] Marshall JL, Hoyer RJ, Toomey MA, et al. Phase I study in advanced cancer patients of a diversified prime-and-boost vaccination protocol using recombinant vaccinia virus and recombinant nonreplicating avipox virus to elicit anti-carcinoembryonic antigen immune responses. J Clin Oncol, 2000, 18(23):3964 - 3973.

[37] Tsang KY, Zaremba S, Nieroda CA, et al. Generation of human cytotoxic T cells specific for human carcinoembryonic antigen epitopes from patients immunized with recombinant vaccinia-CEA vaccine. J Natl Cancer Inst, 1995, 87(13):982 - 990.

[38] von Mehren M, Arlen P, Gulley J, et al. The influence of granulocyte macrophage colony-stimulating factor and prior chemotherapy on the immunological response to a vaccine (ALVAC-CEA B7.1) in patients with metastatic carcinoma. Clin Cancer Res, 2001, 7(5):1181 - 1191.

[39] von Mehren M, Arlen P, Tsang KY, et al. Pilot study of a dual gene recombinant avipox vaccine containing both carcinoembryonic antigen (CEA) and B7.1 transgenes in patients with recurrent CEA-expressing adenocarcinomas. Clin Cancer Res, 2000, 6(6):2219 - 2228.

[40] Kufe DW. Mucins in cancer: function, prognosis and therapy. Nat Rev Cancer, 2009, 9(12):874 - 885.

[41] Raina D, Kosugi M, Ahmad R, et al. Dependence on the MUC1-C oncoprotein in non-small cell lung cancer cells. Mol Cancer Ther, 2011, 10(5):806 - 816.

[42] Marshall JL, Gulley JL, Arlen PM, et al. Phase I study of sequential vaccinations with fowlpox-CEA(6D)-TRICOM alone and sequentially with vaccinia-CEA(6D)-TRICOM, with and without granulocyte-macrophage colony-stimulating factor, in patients with carcinoembryonic antigen-expressing carcinomas. J Clin Oncol, 2005, 23(4):720 - 731.

[43] Gulley JL, Arlen PM, Tsang KY, et al. Pilot study of vaccination with recombinant CEA-MUC-1-TRICOM poxviral-based vaccines in patients with metastatic carcinoma. Clin Cancer Res, 2008, 14(10):3060 - 3069.

[44] Mohebtash M, Tsang KY, Madan RA, et al. A pilot study of MUC-1/CEA/TRICOM poxviral-based vaccine in patients with metastatic breast and ovarian cancer. Clin Cancer Res, 2011, 17(22):7164 - 7173.

[45] Madan RA, Arlen PM, Gulley JL. PANVAC-VF: poxviral-based vaccine therapy targeting CEA and MUC1 in carcinoma. Expert Opin Biol Ther, 2007, 7(4):543 - 554.

[46] Lyerly HK, Hobeika A, Niedzwiecki D, et al. A dendritic cell-based vaccine effects on T-cell responses compared with a viral vector vaccine when administered to patients following resection of colorectal metastases in a randomized Phase II study American Society of Clinical Oncology 2011 Annual Meeting. J Clin Oncol, 2011, 29 (Suppl) : abstr 2533.

[47] Morse M, Niedzwiecki D, Marshall J, et al. Survival rates among patients vaccinated following resection of colorectal cancer metastases in a Phase II randomized study compared with contemporary controls American Society of Clinical Oncology 2011 Annual Meeting. J Clin Oncol, 2011, 29 (Suppl): abstr 3557.

[48] Andres A, Majno PE, Morel P, et al. Improved long-term outcome of surgery for advanced colorectal liver metastases: reasons and implications for management on the basis of a severity score. Ann Surg Oncol, 2008, 15(1):134 - 143.

[49] Arru M, Aldrighetti L, Castoldi R, et al. Analysis of prognostic factors influencing long-term survival after hepatic resection for metastatic colorectal cancer. World J Surg, 2008, 32(1):93 - 103.

[50] Choti MA, Sitzmann JV, Tiburi MF, et al. Trends in long-term survival following liver resection for hepatic colorectal metastases. Ann Surg, 2002, 235(6):759 - 766.

[51] House MG, Ito H, Gonen M, et al. Survival after hepatic resection for metastatic colorectal cancer: trends in

outcomes for 1,600 patients during two decades at a single institution. J Am Coll Surg, 2010, 210(5):744 - 752.

[52] Pawlik TM, Scoggins CR, Zorzi D, et al. Effect of surgical margin status on survival and site of recurrence after hepatic resection for colorectal metastases. Ann Surg, 2005, 241(5):715 - 722 discussion 22 - 24.

[53] Sasaki A, Iwashita Y, Shibata K, et al. Analysis of preoperative prognostic factors for long-term survival after hepatic resection of liver metastasis of colorectal carcinoma. J Gastrointest Surg, 2005, 9(3):374 - 380.

[54] Madan RA, Mohebtash M, Schlom J, et al. Therapeutic vaccines in metastatic castration-resistant prostate cancer: principles in clinical trial design. Expert Opin Biol Ther, 2010, 10(1):19 - 28.

[55] Halabi S, Small EJ, Kantoff PW, et al. Prognostic model for predicting survival in men with hormone-refractory metastatic prostate cancer. J Clin Oncol, 2003, 21(7):1232 - 1237.

[56] Eder JP, Kantoff PW, Roper K, et al. A phase I trial of a recombinant vaccinia virus expressing prostate-specific antigen in advanced prostate cancer. Clin Cancer Res, 2000, 6(5):1632 - 1638.

[57] Gulley J, Chen AP, Dahut W, et al. Phase I study of a vaccine using recombinant vaccinia virus expressing PSA (rV-PSA) in patients with metastatic androgen-independent prostate cancer. Prostate, 2002, 53(2):109 - 117.

[58] Sanda MG, Smith DC, Charles LG, et al. Recombinant vaccinia-PSA (PROSTVAC) can induce a prostate-specific immune response in androgen-modulated human prostate cancer. Urology, 1999, 53(2):260 - 266.

[59] Kaufman HL, Wang W, Manola J, et al. Phase II prime/boost vaccination using poxviruses expressing PSA in hormone dependent prostate cancer: follow-up clinical results from ECOG 7897 American Society of Clinical Oncology 2005 Annual Meeting. J Clin Oncol, 2005, 23: abstr 4501.

[60] Schlom J, Gulley JL, Arlen PM. Paradigm shifts in cancer vaccine therapy. Exp Biol Med, 2008, 233(5):522 - 534.

[61] Arlen PM, Skarupa L, Pazdur M, et al. Clinical safety of a viral vector based prostate cancer vaccine strategy. J Urol, 2007, 178(4 Pt 1):1515 - 1520.

[62] Gulley JL, Arlen PM, Madan RA, et al. Immunologic and prognostic factors associated with overall survival employing a poxviral-based PSA vaccine in metastatic castrate-resistant prostate cancer. Cancer Immunol Immunother, 2010, 59(5):663 - 674.

[63] Kantoff PW, Schuetz TJ, Blumenstein BA, et al. Overall survival analysis of a phase II randomized controlled trial of a Poxviral-based PSA-targeted immunotherapy in metastatic castration-resistant prostate cancer. J Clin Oncol, 2010, 28(7):1099 - 1105.

[64] DiPaola RS, Chen Y, Bubley GJ, et al. A phase II study of PROSTVAC-V (vaccinia)/TRICOM and PROSTVAC-F (fowlpox)/TRICOM with GM-CSF in patients with PSA progression after local therapy for prostate cancer: results of ECOG 9802. American Society of Clinical Oncology 2009, Genitourinary Cancers Symposium: abstr 108.

[65] Stein WD, Gulley JL, Schlom J, et al. Tumor regression and growth rates determined in five intramural NCI prostate cancer trials: the growth rate constant as an indicator of therapeutic efficacy. Clin Cancer Res, 2011, 17(4):907 - 917.

[66] Gulley JL, Madan RA, Schlom J. The impact of tumour volume on potential efficacy of therapeutic vaccines[review]. Curr Oncol, 2011, 18: e150 - e7.

[67] Madan RA, Gulley JL, Fojo T, et al. Therapeutic cancer vaccines in prostate cancer: the paradox of improved survival without changes in time to progression. Oncologist, 2010, 15(9):969 - 975.

[68] Gulley JL, Arlen PM, Hodge JW, et al. Vaccines and immunostimulants. In: Hong WH, ed. Holland-Frei Cancer Medicine 8. Shelton, CT: People's Medical Publishing House-USA, 2010: 725 - 736.

[69] Hoos A, Eggermont AM, Janetzki S, et al. Improved endpoints for cancer immunotherapy trials. J Natl Cancer Inst, 2010, 102(18):1388 - 1397.

[70] Kaufman HL, Cohen S, Cheung K, et al. Local delivery of vaccinia virus expressing multiple costimulatory molecules for the treatment of established tumors. Hum Gene Ther, 2006, 17(2):239 - 244.

[71] Kaufman HL, Deraffele G, Mitcham J, et al. Targeting the local tumor microenvironment with vaccinia virus expressing B7.1 for the treatment of melanoma. J Clin Invest, 2005, 115(7):1903 - 1912.

[72] Heery CR, Pinto PA, Schlom J, et al. Intraprostatic PSA-TRICOM vaccine administration in patients with locally recurrent prostate cancer American Society of Clinical Oncology 2011 Annual Meeting. J Clin Oncol, 2011, 29 (Suppl.): abstr 2530.

[73] Chakraborty M, Schlom J, Hodge JW. The combined activation of positive costimulatory signals with modulation of a negative costimulatory signal for the enhancement of vaccine-mediated T-cell responses. Cancer Immunol Immunother, 2007, 56(9):1471 - 1484.

[74] Boehm AL, Higgins J, Franzusoff A, et al. Concurrent vaccination with two distinct vaccine platforms targeting the same antigen generates phenotypically and functionally distinct T-cell populations. Cancer Immunol Immunother, 2010, 59(3):397 - 408.

[75] Chakraborty M, Abrams SI, Coleman CN, et al. External beam radiation of tumors alters phenotype of tumor cells to render them susceptible to vaccine-mediated T-cell killing. Cancer Res, 2004, 64(12):4328 - 4337.

[76] Kudo-Saito C, Schlom J, Camphausen K, et al. The requirement of multimodal therapy (vaccine, local tumor radiation, and reduction of suppressor cells) to eliminate established tumors. Clin Cancer Res, 2005, 11(12):4533 - 4544.

[77] Chakraborty M, Gelbard A, Carrasquillo JA, et al. Use of radiolabeled monoclonal antibody to enhance vaccine-mediated antitumor effects. Cancer Immunol Immunother, 2008, 57(8):1173 - 1183.

[78] Garnett CT, Palena C, Chakraborty M, et al. Sublethal irradiation of human tumor cells modulates phenotype resulting in enhanced killing by cytotoxic T lymphocytes. Cancer Res, 2004, 64(21):7985 - 7994.

[79] Chakraborty M, Wansley EK, Carrasquillo JA, et al. The use of chelated radionuclide (samarium-153-ethylene diaminetetramethylenephosphonate) to modulate phenotype of tumor cells and enhance T cell-mediated killing. Clin Cancer Res, 2008, 14(13):4241 - 4249.

[80] Garnett CT, Schlom J, Hodge JW. Combination of docetaxel and recombinant vaccine enhances T-cell responses and antitumor activity: effects of docetaxel on immune enhancement. Clin Cancer Res, 2008, 14(11):3536 - 3544.

[81] Farsaci B, Sabzevari H, Higgins JP, et al. Effect of a small molecule BCL-2 inhibitor on immune function and use with a recombinant vaccine. Int J Cancer, 2010, 127(7):1603 - 1613.

[82] Farsaci B, Higgins JP, Hodge JW. Consequence of dose scheduling of sunitinib on host immune response elements and vaccine combination therapy. Int J Cancer, 2012, 130(8):1948 - 1959.

[83] Arlen PM, Gulley JL, Parker C, et al. A randomized phase II study of concurrent docetaxel plus vaccine versus vaccine alone in metastatic androgen-independent prostate cancer. Clin Cancer Res, 2006, 12(4):1260 - 1269.

[84] Arlen PM, Gulley JL, Todd N, et al. Antiandrogen, vaccine and combination therapy in patients with nonmetastatic hormone refractory prostate cancer. J Urol, 2005, 174(2):539 - 546.

[85] Gulley JL, Arlen PM, Bastian A, et al. Combining a recombinant cancer vaccine with standard definitive radiotherapy in patients with localized prostate cancer. Clin Cancer Res, 2005, 11(9):3353 - 3362.

[86] Madan RA, Gulley JL, Schlom J, et al. Analysis of overall survival in patients with nonmetastatic castration-resistant prostate cancer treated with vaccine, nilutamide, and combination therapy. Clin Cancer Res, 2008, 14(14):4526 - 4531.

[87] Bilusic M, Gulley J, Heery C, et al. A randomized phase II study of flutamide with or without PSA-TRICOM in nonmetastatic castration-resistant prostate cancer American Society of Clinical Oncology 2011 Genitourinary Symposium. J Clin Oncol, 2011, 29 (Suppl. 7): abstr 163.

[88] Mohebtash M, Madan RA, Gulley JL, et al. PANVAC vaccine alone or with docetaxel for patients with metastatic breast cancer American Society of Clinical Oncology 2008 Annual Meeting. J Clin Oncol, 2008, 26: abstr 3035.

[89] Nesslinger NJ, Ng A, Tsang KY, et al. A viral vaccine encoding prostate-specific antigen induces antigen spreading to a common set of self-proteins in prostate cancer patients. Clin Cancer Res, 2010, 16(15):4046 - 4056.

[90] Madan RA, Mohebtash M, Arlen PM, et al. Ipilimumab and a poxviral vaccine targeting prostate-specific antigen in metastatic castration-resistant prostate cancer: a phase 1 dose-escalation trial. Lancet Oncol, 2012, 13:501 - 508.

[91] Schlom J. Therapeutic cancer vaccines: current status and moving forward. J Natl Cancer Inst, 2012, 104(8):599 - 613.

[92] Madan RA, Bilusic M, Heery C, et al. Clinical evaluation of TRICOM vector therapeutic cancer vaccines. Semin Oncol, 2012, 39(3):296 - 304.

疫苗的佐剂策略：肿瘤疫苗方案中佐剂的使用

Claire Hearnden and Ed C. Lavelle

Adjuvant Research Group, School of Biochemistry and Immunology, Trinity Biomedical Sciences Institute, Trinity College Dublin, Dublin 2, Ireland

译者：尤强　赵婷

一、引言

免疫系统和肿瘤细胞之间存在复杂的相互作用，白细胞和肿瘤细胞始终处于持续不断的对抗中。肿瘤微环境是不断变化的，其中的免疫系统可以决定癌前病变是否会发展成为恶性侵袭性肿瘤。自 20 世纪 40 年代起，人们就已经发现用经过辐射的癌细胞接种免疫小鼠之后，当再次给予它同样的有活性的癌细胞时小鼠就会发生排斥反应[1]。这意味着，肿瘤具有免疫原性，适宜的抗肿瘤细胞免疫反应能够抑制肿瘤生长。

借助于疫苗接种这种手段，我们机体的免疫反应可以“学会”如何去应对各种抗原。事实上，人们通过疫苗接种已经根除了天花病毒，而且极大地降低了包括脊髓灰质炎在内的许多疾病的发病率。在癌症方面，医生已经建议肿瘤高危人群使用疫苗去治疗或预防[2]。相对于其他的癌症治疗方法，癌症疫苗更有针对肿瘤细胞的高特异性、低毒性以及更强劲的长期作用等优势[3]。

二、为什么佐剂会起作用

疫苗接种的目的是提供抗原刺激，从而产生某种恰当的、具有长期保护作用的免疫应答[4]。为了能产生这样的应答，宿主必须在可控的方式下暴露于抗原，这将有助于其机体产生适当的免疫识别、活化和记忆。整个过程依赖于抗原呈递细胞（APCs），特别是树突状细胞（DCs），它能对捕获的肿瘤抗原进行加工处理，并以免疫原性的方式呈递所产生的多肽表位以刺激 T 细胞[5]。

如果仅仅是被作为注射入机体的疫苗，大多数抗原不会诱导具有保护性的 T 细胞应答（仅以大多数抗原本身作为疫苗接种并不能产生保护性 T 细胞应答），而佐剂是指一类可以联合应用到疫苗中的物质，它能够增强抗原免疫应答的规模（强度）、广度和质量。Ramon 最早将佐剂描述为“一类可以与特异性抗原联合使用的物质，能比单独使用抗原产生更强的免疫力[6]”。尽管已经有了广泛的研究，但大多数情况下人们对佐剂的精确作用机制仍然未知，因此，Charles Janeway 就曾经把佐剂说成是“免疫学家不光彩的小秘密”。

佐剂包含不同种类的化合物，其中可能涉及的作用范围从载体 / 抗原的存储到免疫刺激性 / 免疫调节分子[7]。在疫苗配方中使用佐剂有很多优点，包括能够促进细胞介导的免疫反应力、存储抗原以及减少疫苗保护作用所需抗原的剂量（“剂量节约性”），同时还减少了诱导有效免疫应答所需要的疫苗接种的次数[8]。在二级淋巴器官激活树突状细胞（DCs），促进抗原的有效摄取，处理并呈递给 T 细胞，最终刺激强有力的抗原特异性免疫应答等方面基本上都需要佐剂[9]。

树突状细胞通过一系列表达在细胞表面上或细胞浆内的模式识别受体（pattern recognition receptors，PRRs）识别病原体，这些受体已经演化成能够识别病原体的特异性模式，这些存在于多个物种中比较保守的特异性模式称为病原体相关的分子模式 (pathogen associated molecular patterns，PAMPs)[10]。这些 PAMPs 可以被纯化或是合成后作为佐剂使用。不同的 PRRs 识别特定类型的 PAMPs，大体上按其结构进行分组。比较重要的 PRRs 包括：甘露糖结合凝集素、肺泡表面活性剂蛋白质、C 反应蛋白、Toll 样受体（TLRs）、C 型凝集素受体 (CLRs)、NOD 样受体 (NLRs)、Rig-I 样受体 (RLRs) 和 MX 蛋白质。

Charles Janeway 证实，针对感染性微生物所产生的获得性免疫应答依赖于起始阶段病原体暴露时的先天性免疫应答[11]。一旦识别 PAMPs 后，DCs 就会被激活，这一过程称为成熟，这时 DCs 开始上调共刺激分子，处理抗原，并把它们呈递给 T 细胞，从而启动获得性免疫[11]。因此，DCs 搭建了固有性免疫和获得性免疫之间的桥梁。由此就有了合理的佐剂设计策略，要么针对特异性受体产生获得性免疫应答，要么佐剂本身虽不具有免疫刺激作用，但能够以一种特定的方式调节免疫系统。

三、肿瘤相关抗原和癌症疫苗对佐剂的需要

癌症治疗性疫苗的理论始于 20 世纪 50 年代，当时人们就证实了，发生恶性转化的肿瘤细胞表达一些正常细胞上未发现的肿瘤相关抗原 (TAAs)[12-14]，由于这些内源性的 TAAs 在正常细胞上不表达，他们就有可能作为抗原呈递给 DCs。作为人类最凶险的恶性肿瘤之一的恶性黑色素瘤肿瘤细胞就表达许多可以被 T 细胞识别的 TAAs。这些 TAAs 包括糖蛋白 100(gp100)、Melan-A/Mart-1、酪氨酸酶、黑色素瘤相关抗原 -A1（MAGE-A1) 和睾丸肿瘤抗原 (NY-ESO)[15]。然而，肿瘤能够调节免疫应答促进自己的生长，最典型的方式是肿瘤细胞通过下调 TAAs 的表达、分泌免疫抑制性分子和降低共刺激分子的表达，从而降低肿瘤细胞的免疫原性[12, 16]。

癌症免疫治疗的一个重要内容是研发出适用于癌症疫苗的佐剂，使免疫系统对

TAAs 产生有效而特异性的应答。免疫治疗中所使用的佐剂性质可以决定机体免疫系统针对抗原所产生的应答类型。被激活或成熟的 DCs 在上调共刺激分子的同时，也会上调一些受体的表达，使得它能够迁移到淋巴结。在这些淋巴结里 DCs 会在细胞表面呈递抗原复合物。抗原和佐剂的特性可以决定多肽究竟是呈现在主要组织相容性复合体 MHC Ⅰ类（MHC Ⅰ）分子或 MHC Ⅱ类（MHC Ⅱ）分子上，以及随之所生成的 T 细胞反应的类型。通常 MHC Ⅰ呈递的多肽来源于在细胞质中合成的蛋白质，如病毒或内源性 TAAs 等。MHC Ⅱ结合来源于细胞内囊泡中的多肽，如通过吞噬作用内化的病原体。MHCcI- 抗原复合物大多被表面表达 CD8 分子的 T 细胞识别（即 $CD8^+$ 细胞毒性 T 淋巴细胞，CTL）；而 MHC Ⅱ - 抗原复合物则被表面表达 CD4 分子的 T 细胞识别（即 $CD4^+$ 辅助性 T 细胞）。还有一种被称为交叉呈递的过程，借此，DCs 将外源性抗原传递给 MHC Ⅰ分子从而促进 CTL 对外源性抗原的反应，这种过程对于存在免疫耐受的肿瘤细胞以及抗病毒感染细胞至关重要[17-19]。CD4 辅助性 T 细胞（Th）分为不同亚群，包括 Th1、Th2 和 Th17 细胞。随着 DCs 的成熟和随后 T 细胞的激活，DCs 分泌的细胞因子使不同的 T 细胞亚群发生极化。DCs 分泌的这些因子包括：γ 干扰素（IFN-γ）是 Th1 细胞的极化因子，而白介素 4（IL-4）则是 Th2 细胞的极化因子[20]。

调节性 T 细胞（Treg）约占外周 Th 细胞的 5% ～ 10%，它们的特性是能够抑制包括 T 细胞反应在内的免疫系统功能[12]。机体内主要有两类 Treg 细胞：一类是由胸腺产生，是功能成熟的 Treg 细胞；另一类是从外周招募的、经诱导生成的 Treg 细胞。Treg 细胞选择性地进入肿瘤部位会被成熟的 DCs 细胞所激活，由于诱导性的 Treg 对抗原具有高度特异性，因此它们能以抗原依赖的方式抑制 T 细胞的功能[21-22]。

把 TAAs 有效传递给 DCs 需要佐剂的辅助，只有这样 DCs 才能够成熟并产生有效的抗肿瘤免疫能力（反应）[23]。DCs 需要被佐剂激活是因为目标抗原本身不能刺激免疫系统产生有效的抗肿瘤免疫应答[24-26]。机体免疫系统所产生的抗肿瘤活性的强弱取决于 CTL，CLT 能分泌 IFN-γ 并兼具溶解肿瘤细胞的能力[25, 27-29]。具备 Th1 表型的 $CD4^+$T 细胞在预防肿瘤生长中也起到重要作用，Th1 细胞在其中所发挥的作用可能是 TAAs 特异性的[23]。目前，开发有效的抗肿瘤治疗性疫苗的关键是，除了诱导 CTL 反应外，同时还能够刺激产生 IFN-γ、IL-12p70 和 TNF-α，以促进 Th1 细胞的极化（图 21.1）[8, 30-31]。

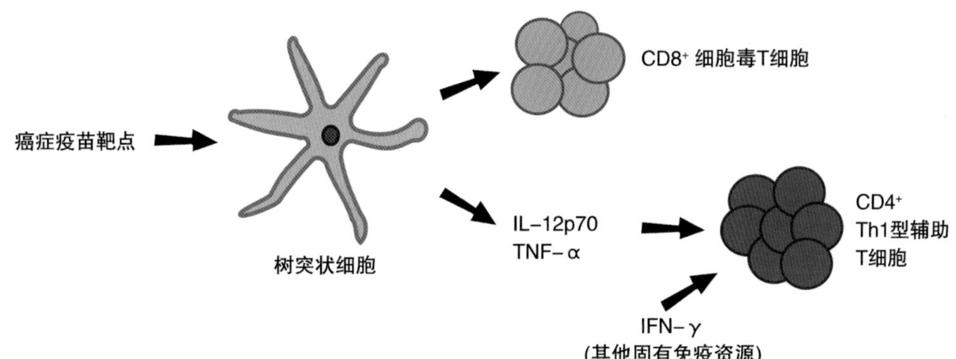

图 21.1 癌症疫苗与大多数疫苗一样作用于树突状细胞

在癌症中，相关的保护性免疫是 CD8 阳性细胞毒性 T 淋巴细胞反应以及由促进 Th1 型辅助 T 细胞应答的 IFN-γ、IL-12p70 和 TNF-α 组成的细胞因子应答。

虽然对于抗肿瘤免疫来说细胞免疫反应是至关重要的，但体液免疫也可以提供保护作用。研究人员通过给转移性乳腺癌模型 HER-2/neu 小鼠疫苗接种［包括瘤源性的 TAA HER-2、IL-12 以及表达 p185（neu）的异体乳腺癌细胞］有效抑制了肿瘤的产生，其可能机理是通过产生抗 p185[anti-p185(neu)] 抗体而不依赖于 CTL 来实现的[32]。同样的，Park 等人发现，在 BALB-neuT HER-2 转基因小鼠（一种致癌基因 neu 的转基因 BALB/c 小鼠模型）中，自发的 HER-2 阳性肿瘤的发展并不取决于 CD8$^+$T 细胞的数量。重要的是，只有在疫苗接种后的早期阶段，需要 CD4$^+$T 细胞来诱导产生对于保护作用既必要又充分的抗 HER-2 抗体[33]。

研发癌症疫苗需要注意的一点是，TAAs 是过度表达的自身抗原。这意味着，免疫系统中可能早就存在对这些抗原的免疫耐受。体液免疫和细胞免疫对于克服免疫耐受可能同等重要。Reilly 等在耐受致癌基因 neu 的小鼠中发现 neu 特异性的免疫球蛋白（IgG）本身不足以保护小鼠免于肿瘤的侵袭，而有效的抗肿瘤免疫需要细胞免疫和体液免疫的共同作用[34]。

四、免疫刺激性佐剂

在疫苗中使用的理想佐剂需具备以下特性：安全、有良好的耐受性、可生物降解以及能促进持久的保护性免疫[35]。为此，人们必须对佐剂在物理和化学结构上有充分的认识。佐剂大致可以被划分为免疫刺激性佐剂和颗粒性疫苗佐剂，免疫刺激性佐剂能够直接与 APCs 上的特异性受体相互作用；而颗粒性疫苗佐剂则将抗原传递给 APCs，尤其是 DCs[36]。

A. 病原体来源的免疫刺激性佐剂

癌症疫苗的首要目的之一是诱导 DCs 成熟，由此肿瘤抗原就可以被呈递给 T 细胞并且打破 TAAs 耐受[2,37]。DCs 通过激活 PRR，能够增强为 T 细胞呈递多肽的能力，并产生抗原特异性反应[38]。例如，富含 CG 的脱氧寡核苷酸（CG-enriched oligodeoxynucleotides，CpG）能够识别 DCs 上表达的 TLR9 并与之结合诱导 DCs 成熟，由此上调 CD80、CD86 和 MHC Ⅱ的表达，并促进一系列促炎症细胞因子的分泌[39-40]。大量存在于分枝杆菌 DNA 中的、未发生甲基化的 CpG 序列能诱导 Th1 型免疫应答。人们联合使用人工合成的含有 CpG 序列的脱氧寡核苷酸以及 RNEU（大鼠 HER-2/neu 的基因产物）序列 p66 中的 CTL 多肽表位用于治疗自发性乳腺癌小鼠模型[41]。通过抑制 Treg 细胞的功能和多个加强疫苗的联合作用，肽疫苗与 CpG 的联合应用能有效地促进 CTL 应答和后续的抗肿瘤活性[41]。

CpG 序列还通过其他方式参与肿瘤的疫苗治疗，包括在体外把肿瘤中的 B 细胞暴露给 CpG，作为一个完整的细胞肿瘤疫苗被注入宿主体内。肿瘤内接种 CpG 与细胞毒性化疗联合也已有应用[42]。有趣的是，采用直接肿瘤内免疫会诱导 CTL 反应，而接种加载 CpG 的肿瘤 B 细胞则产生由 CD4$^+$T 细胞介导的抗肿瘤反应[42]。

已有研究表明，DCs 可通过直接摄入和处理包裹在脂质体里的 CpG 基序，以提高配体的免疫刺激活性[43]。在胸腺瘤和黑色素瘤模型中，通过在皮下接种包含有 CpG 基序的脂质体后，能产生针对 TAAs 的获得性免疫应答[43]。

3-O-desacyl-4′– 单磷酰脂 A（MPL）是来源于革兰阴性杆菌明尼苏达沙门氏菌中的去毒性 LPS，能被 TRL4 识别。重要的是，MPL 的毒性比 LPS 低很多，所以可以安全地用于人类，同时还保留了其佐剂的属性[44-46]。MPL 除了引起 CTL 反应外，还能促进以 Th1 特征为主的细胞免疫反应，是当前唯一被批准的、可作为临床疫苗的 TLR 配体[8, 46]。在目前已经上市的人乳头瘤病毒（HPV）疫苗 Cervarix® 和乙型肝炎病毒（HBV）疫苗 Fendrix® 就是联合使用 MPL 与铝盐作为佐剂，即佐剂系统 04(AS04)。

由于 MPL 的成功，新一代的 TLR4 受体激活剂正在研发中，其中包括氨基烷基葡萄糖苷磷酸盐（AGPs）和一种合成的 LPS 拟似物 RC-529。

双链 RNA 拟似物和 TLR3 配体聚肌胞苷酸［poly（I:C）］已经成为癌症免疫治疗的潜在佐剂[47]。poly（I:C）与一种模拟 CD40L（CD40 配体）功能的抗 CD40 抗体的激活剂已经被联合使用以促进 DCs 的成熟[48-50]。把这两个佐剂与 OVA 一起作为抗原进行预防接种能同时诱导 $CD8^+$ 和 $CD4^+$ 的免疫反应。同时，在已经发病的动物模型中，经过联合使用 poly（I:C）、抗 CD40 抗体和 OVA，能够抑制 E.G7-OVA 胸腺瘤在大多数动物（94%）体内的生长[51]。

同一课题组还报道，仅仅联合使用 poly（I:C）和抗 CD40 无法抑制黑色素瘤在动物体内的生长。然而，依赖 poly（I:C）、抗 CD40 与 TLR7 配体咪喹莫特（imiquimoid）的协同作用，再与耦连到 TLR4 配体、纤连蛋白（EDA）额外 A 区的 OVA 联合的方法，则能完全阻止肿瘤生长和防止 B16 - OVA 细胞再次接种后的生长[37]。有趣的是，B16.F10 肿瘤细胞虽然不表达 OVA，但上述 80% 的小鼠在使用了佐剂联合疫苗之后能保持最长达 80 天都不生肿瘤，这表明佐剂联合疫苗不仅诱导针对所使用抗原的反应，而且也对肿瘤细胞表达的其他抗原有诱导作用[37]。

尽管 TLRs 不是当前能够作为癌症疫苗佐剂的唯一 PRR，但它们是目前研究最为充分的佐剂。CLRs 参与识别碳水化合物。比如，CLR Mincle（巨噬细胞诱导的 C 型凝集素）是促进 Th1/Th17 应答的分枝杆菌索状因子 / 海藻糖二霉菌酸酯的一种配体[52-53]。其他 PRR，如正处于研究之中的 RLRs 和胞内 DNA 传感受体却少有详细的描述，它们可能在免疫佐剂中也扮演着重要的角色。

同时激活细胞表面和胞内 PRR 的策略也已经显现出可喜的应用前景。鞭毛蛋白（flagellin）是细菌鞭毛的主要成分，它可以被免疫细胞表面的 TLR5 以及胞质 NOD 样受体（NLRs）识别。在肿瘤细胞中表达鞭毛蛋白可使这些细胞被免疫系统清除，其原因是通过 TLR5 介导了巨噬细胞的激活，同时伴随 TLR5 和 NLRC4(NOD-，LRR- 和 CARD-containing 4)/ NAIP5（神经细胞凋亡抑制蛋白 5）介导的抗肿瘤 $CD4^+$ 和 $CD8^+$ T 细胞的致敏作用[54]。尽管鞭毛蛋白作为一种佐剂仍然处于早期研究阶段，但这种 TLR 激活剂有望成为一种有效的抗肿瘤免疫接种策略。

B. QS21

皂素（saponins）来源于多种植物物种的树皮、茎、根和花，它由甾醇苷和三萜苷组成，因它们能去垢的特性而得名[55]。从南美洲皂皮树（*Quillaja saponaria*）中分离出来的皂素片段已经显示出有效的佐剂特性[56]。Kensil 等人通过纯化了大量的皂素片段发现了一种可溶性三萜苷混合物，即 21(QS-21) 片段，对一系列抗原具有超常的佐剂特性[55,57]。

QS-21 已经作为一种佐剂，与恶性转化细胞表面过度表达的神经节甘脂一起联合使用[58]。单独接种神经节甘脂（包括单唾液酸神经节苷脂 GM2 和二唾液酸神经节苷脂 GD2 以及 GD3）不能诱导机体产生抗原特异性抗体[59]。诱导糖类抗原如神经节甘脂的 IgG 抗体，需要 $CD4^+$ Th 细胞的参与，以利于免疫球蛋白的同种型转换。产生神经节甘脂抗体的最优方法除了使用有效的佐剂外，还需要把肿瘤抗原共价结合到免疫原性载体分子如匙孔血蓝蛋白 (keyhole limpet hemocyanin，KLH) 上。Helling 等人证实，GM2-KLH 结合物联合 QS-21 会引起显著的 $CD4^+$ Th 细胞反应，产生较高的抗体滴度和更持久的 GM2 特异性的 IgM 和 IgG 反应 (IgG1 型和 IgG3 型)[58]。Kim 等人筛选了 19 种不同的佐剂包括 CpG ODN、人参皂素和 MPL，分别与 MUC1 多肽或 GD3 神经节苷脂肿瘤抗原联合使用，结果发现 QS-21 是最有效的佐剂[60]。有趣的是，作者虽然没有检测到针对 TAA 本身强烈的 T 细胞反应，但有效的 KLH 特异性 T 细胞反应似乎能产生高水平的针对结合抗原的抗体[61]。进一步的研究证明，尽管 QS-21 单独作为佐剂有效果，但是当它与其他佐剂（如 CpG、MPL、Titermax 和 MoGM-CSF）一起使用则更有效，这凸显了其在癌症疫苗佐剂组合中的潜力[61]。

C. 热休克蛋白

热休克蛋白 (heat shock protein，HSP) 是分子伴侣，可与包括抗原肽在内的多肽广泛结合。它们是细胞内分子，当其被细胞释放后可以被 DCs 捕获，通过交叉呈递的方式把 HSP 相关的多肽呈递给 MHC Ⅰ[62-64]。热休克蛋白通过结合不同的肽参与多种生理过程，但这种方法通常会促进 CTL 和抗体反应，其特异性则取决于所结合的多肽[64]。如果去除 HSP 相关的多肽，那么它们就会丧失诱导保护的能力[64]。有趣的是，HSP 是第一个被描述的哺乳动物来源的免疫佐剂[67]。

来源于小鼠的 HSP 多肽复合物可以使小鼠体内的肿瘤缩小甚至治愈[1,68]。由于 HSP 伴随着与之一起的细胞抗原库，这样癌症来源的 HSP 制剂就更接近于肿瘤细胞的抗原表型特征，而且可引起超强的针对其来源细胞的 T 细胞反应的能力[68-69]。在小鼠中，联合 HSP gp96 和 HSP70 进行预防免疫接种实验，显现出对已经生成的肿瘤的特异性反应[69]。体外实验证实，人 HSP70 介导的 T 细胞激活作用主要是通过识别由黑色素瘤来源的 HSP70 负载的 DCs 表面表达的 MHC 分子来实现的。T 细胞激活过程严格依赖于 DCs 所呈递的与 HSP 相结合的多肽[65]。对此，临床研究已经得出了多种不同的结果。

来源于病人的自体 gp96 多肽复合物在接种 HSP 疫苗的癌症病人中能引起肿瘤特异性 T 细胞反应[70]。然而，在Ⅲ期临床试验中，研究人员将肿瘤来源的自体 gp96 多肽复合物（vitespen）与目前针对第Ⅳ期黑色素瘤最好的治疗方案进行比较，发现只有处于疾病早期的一部分病人在注射了大量的维特斯朋（vitespen）后才能存活更久[71]。另外一个肾细胞癌的Ⅲ期临床试验发现，把 gp96 多肽复合物当作一种佐剂传递给有高复发风险的患者，其无复发生存率与那些没有接受治疗的患者相比并无差异[72]。

当前，在开发 HSP 佐剂时先从病人体内和现有的癌细胞中提取 HSP 蛋白复合物，在体外把它们暴露给健康捐赠者的 DCs 5 天；然后再使用一种抗 HSP 抗体，从 DCs 肿瘤细胞混合物中提取结合于 HSP 的浓缩抗原肽，用以刺激 T 细胞[73]。DCs 可以和不同类型的肿瘤细胞在体外进行混合。负载 HSP 结合多肽的 DCs 能够诱导多克隆 CTLs。这些 CTLs 能够杀死 HSP 来源的肿瘤细胞，以及那些具有共享抗原和限制因素的其他肿瘤细胞[73]。

五、微粒疫苗佐剂

微粒佐剂（particulate adjuvant）一般不包含针对 PRR 的特异性受体激动剂，但仍然能够促进固有免疫和随后的获得性免疫。人们还没有完全理解微粒佐剂的作用机制，但涉及的机制包括存储的形成（depot formation）、危险信号的释放、受控的抗原释放和炎症小体的激活[74]。

A. 乳剂

第一次把乳剂（emulsion）当作佐剂使用可以追溯到 1916 年，当时 LeMoignic Pinoy 把水和含有灭活的鼠伤寒沙门氏菌的凡士林乳液一起使用。此后乳液佐剂小有变化，但在本质上仍然是相同的。乳剂使得抗原聚合形成自然的微粒[75]。

其中使用最广泛的佐剂是 20 世纪 30 年代开发的弗氏佐剂（Freund）。这种佐剂是以石蜡油乳液为基础，含有加热灭活的分枝杆菌。弗氏佐剂是一种典型的油包水（W/O）乳剂。油包水（W/O）乳剂由含有抗原的水滴组成，水滴的周围环绕着连续的油相，能非常有效地加强免疫应答。然而，弗氏佐剂对人类有较强的毒性。作为替代的油包水（W/O）乳剂（如 ISA51 和 ISA720）则相对安全，它们多使用特殊的表面活性剂及精制油而制成。ISA51 是以矿物油为基础的乳剂，而 ISA720 则含有动物或植物油角鲨烯[76-77]。虽然 ISA51 和 ISA720 都可以引发轻度至中度的局部反应，但是利还是大于弊，所以这些佐剂已经被应用在治疗和预防性疫苗中[77]。

Montanide ISA51 促进 T 细胞反应的能力似乎取决于其表面活性剂的组成。比如，一个治疗黑色素瘤的临床试验所涉及的 ISA51 配方中就包括含有脂肪酸和来自牛油油酸的表面活性剂。由于在牛油中可能存在朊病毒的风险，所以 2006 年停止了牛油酸的使用，并用橄榄来源的油酸替代。然而，当用同样的乳化多肽在以新的蔬菜油酸为基础的 Montanide ISA51（ISA51 VG）中去免疫患者后，佐剂性降低，表现为多肽特异性的 T 细胞减少，而且在注射部位出现局部皮肤炎症[78]。O'Neill 等人证实 ISA51 VG 对人类具有良好的耐受性，用六种 HLA-A2 抗原以及 KLH 免疫之后，能生成 KLH 特异性 $CD4^+$ T

细胞，而且可分泌 IFN-γ、TNF-α 和 IL-2 等 Th1 细胞因子。因此这种佐剂在癌症疫苗中的应用潜能不容低估[79]。

水包油 (O/W) 乳剂被开发成一个油包水（W/O）乳剂的替代佐剂，它是由水相中的抗原包裹油滴而组成，水包油 (O/W) 乳剂由于减少了油的成分而更为安全。MF59™是一种由角鲨烯组成的以 Tween 80 和 Span 85 作为表面活性剂的水包油 (O/W) 乳剂。它似乎是作为抗原库补给站，引起粒细胞迁移到注射部位，增加内吞作用并提高 DCs 成熟标记物 (MHCcⅡ CD83，CD86，CCR7）的表达[35,80]。应用疫苗对抗传染性疾病，如单纯疱疹病毒 (HSV)、乙型肝炎病毒（HBV）和人类免疫缺陷病毒 (HIV)。但是，它在癌症中诱导保护性反应的能力尚未被检测过[8]。

B. 免疫刺激复合物（ISCOMs）

免疫刺激复合物（immunostimulating complexes，ISCOMS）是球形笼状颗粒，直径大约 40 nm，于 1984 年由 Morein 等人首次描述[81]。这些复合物能够促进持久的功能性抗体反应和强大的 T 细胞反应，包括增加细胞因子的分泌和 CTLs 的激活，这些是控制癌症的关键[82]。研究表明，ISCOMs 可以有效地被吞噬并激活 DCs，从而促进免疫反应的进一步发展[84-86]。

ISCOMs 可以由几种不同材料组成，往往被分为两个主要类型，分别是经典 ISCOMs 和 ISCOMATRIX®。经典 ISCOMs 由皂树树皮中的皂素、胆固醇、磷脂和双亲性蛋白组成，最初设想用它来容纳病毒成分，使得它们极具免疫原性[81]。ISCOMATRIX® 和经典 ISCOMs 之间的区别是 ISCOMs 所容纳的蛋白成分和抗原可以在 ISCOMATRIX® 中混合在一起。

由于胰腺癌细胞可以被 T 细胞识别，那么如果有一种可以克服胰腺癌患者免疫耐受的方法就将会有效控制患者体内的肿瘤[87]。TAA 需要 DCs 通过 MHC Ⅰ交叉呈递以激活 CTLs，ISCOMs 可以很有效地完成这一任务。研究者把 ISCOMs 作为胰腺癌疫苗的佐剂使用，已经在不同程度上取得成功。给已经切除恶性黑色素瘤的病人注射 NY-ESO-1（表达在某些恶性肿瘤中的一种高度免疫原性抗原）和 ISCOMATRIX®，前期研究中发现其能产生广泛的细胞免疫应答，并具有极好的安全性[88]。然而在后续研究中，给晚期恶性黑色素瘤病人注入 NY-ESO-1 和 ISCOMATRIX®，虽然患者体内存在抗体，但却不能克服患者体内由肿瘤诱导的免疫抑制作用[89]。在小鼠原位胰腺癌模型中，类似的抗原特异性免疫抑制作用使得 ISCOM 疫苗不能作为一种有效的治疗策略。但是当在 ISCOM 疫苗中加入 TLR 受体激动剂 CpG 时，则能产生超强的 CTLs 致敏作用并打破了肿瘤诱导的免疫抑制[90]。

C. 矿物盐

在过去的几十年里，在许多不同类型的疫苗中已经采用含有铝元素的佐剂，但其确切的作用机制仍旧不太清楚。磷酸铝钾（明矾磷酸盐）和氢氧化铝（通常称为“明矾”）是目前正在使用的最常见的矿物盐，它们被授权用于破伤风 - 白喉 - 百日咳、嗜血杆菌 B 型流感病毒和人乳头瘤病毒 (HPV) 等几种疫苗[91]。明矾主要以抗原“库”形式发挥作用，延长了抗原在免疫系统中暴露的时间[92-96]。然而，虽然明矾是一种有效的体液免疫诱导剂，但它不能有效地促进细胞免疫，这样就限制了它在癌症疫苗中的使用。

D. 可生物降解的微颗粒

通过使用可降解的微颗粒如聚（丙交酯—乙交酯共聚物）(lactide-*co*-glycolide, PLGA) 粒子来有效地控制疫苗的释放。PLGA 是一种 FDA 批准的聚合物，它可以降解成乳酸和羟基乙酸，这些都是正常的代谢物并在人体中有良好的耐受性[17]。因为在体内可被生物降解，PLGA 微粒是目前重点开发的疫苗佐剂，其半衰期可以从几天到几年。抗原和其他佐剂可以同 PLGA 微粒一起被包装并释放到加工途径中以供 MHC Ⅰ类和Ⅱ类分子呈递。与单独使用抗原和佐剂相比[97-99]，这些系统已被证明能有效地提高抗体滴度。

使用 PLGA 微粒的优点包括：它们能够在靶向 DCs 的同时防止抗原降解并进入体循环；它们能有效地促进抗原交叉呈递并帮助各种免疫调节物一起传递给 DCs[17]。

小鼠 B16 的肿瘤模型往往存在酪氨酸相关蛋白 2(TRP2) 的过度表达。Hamdy 等人把这种抗原连同 PLGA 微粒中的 7- 酰基脂质 A(一种来源于 MPL 中脂质 A 的合成衍生物，它的免疫刺激性效果跟 MPL 相当）封装在一起，观察到了一个与抗肿瘤反应相关的 TRP2 特异性的 CTLs 反应[100]。同时，他们还发现肿瘤微环境的免疫抑制现象被纠正了，表现为以 Th1 细胞因子为特征的如 IFN-γ、IL-6、IL-12 和 TNF-α 的增加，而促进肿瘤生长的血管内皮生长因子 (VEGF) 则减少[100]。

Schlosser 等人发现在同一个 PLGA 微粒中同时包装多聚肌苷酸（poly I:C）和 CpG 寡核苷酸比只包装单独成分能产生更有效的交叉致敏和 CTLs 反应[101]。Heit 等人也采用了相同的方法把 CpG ODNs 和抗原 OVA 共包装入 PLGA 微粒中，发现可以促进抗原特异性 $CD4^+$ 和 $CD8^+$ T 细胞的扩增，对小鼠黑色素瘤肿瘤细胞产生了防护和治疗的作用[102]。

E. 其他颗粒性的疫苗佐剂

基于病毒能有效穿透细胞的能力，病毒样颗粒 (VLP) 和病毒颗粒作为佐剂载体可将抗原呈递和传递给免疫细胞。这些颗粒的大小从 20 ～ 100 nm 不等（细胞平均大小为 10 μm)，由自组包装（自身装配的）病毒膜蛋白组成，由于它们不含任何病毒核酸，所以它们没有复制和感染细胞的能力[103]。重要的是，它们能够通过由病毒蛋白组成的高度重复的表面，同时刺激细胞和体液免疫[104-106]。通过将其他 PAMPs 整合 VLP 使之具有靶向特异性 PRR 的能力，因此可以决定所需要诱导的免疫反应类型[107]。

大量证据表明，传染性病原体特别是病毒能引发癌症[108-109]。在胃上皮中大量繁殖的幽门螺旋杆菌是非贲门胃腺癌的一个高风险因素。在全球范围内，5.5% 的胃癌是由于幽门螺旋杆菌引起的[109]。乙肝和丙肝病毒可引起肝癌，而 EB 病毒会导致伯基特淋巴瘤。事实上，一半的肝癌由乙型肝炎发展而成，而丙型肝炎则导致 30% 的肝癌。目前正在研发的涉及癌症进展的传染性病原体的疫苗中，最成功的是 HPV 宫颈癌疫苗。针对这些癌症类型所研发的疫苗和佐剂使用不同的方法，主要是以预防为主，不像治疗方法那么具有可行性，其关键是要获得中和抗体。这种类型的癌症疫苗靶向的是针对引起癌症的病原体而不是癌症本身。

人乳头状瘤病毒（HPV）是一组能导致皮肤和黏膜良性及恶性病变的病毒。已知能导致宫颈癌的有 12 种 HPV，只有感染了其中之一才会发展成子宫颈癌 [110]。人乳头状瘤病毒 16 和 18（HPV-16 和 HPV-18）是最致命的人乳头状瘤病毒，可引起大约 70% 的子宫颈肿瘤 [111]。加德西®（Gardasil）和卉妍康®（Cervarix）是目前授权的对抗 HPV 的预防性疫苗。加德西®是一种以 VLP 为基础的疫苗，由多个 HPV 血清型（6、11、16、18 型）来源的 L1（一种主要的衣壳蛋白）组成，并使用羟基磷酸铝硫酸盐作为其佐剂（表 21.1）[112]。抗体反应对于免疫系统清除这些病毒至关重要，而明矾佐剂对产生体液免疫则非常有效。加德西®疫苗已被证明可以减少 90% 的 HPV 感染 [112]。卉妍康®是一种对抗 HPV 血清型 16 和 18 的二价疫苗，它选用了葛兰素史克（GSK）公司名为 AS04 的佐剂系统，这种系统由明矾和 MPL 组成（表 21.1）。进一步的研究表明，该疫苗在接种后的 4 年之内都具有免疫原性，这就使得它可以交叉保护其他 HPV 类型包括人乳头状瘤病毒 45 型（HPV-45）和人乳头状瘤病毒 31 型（HPV-31）[110]。

表 21.1　目前已授权的癌症疫苗和佐剂成分

疫苗	申请适用范围	佐剂
卉妍康®（Cervarix）	抗人乳头状瘤病毒 16 和 18 型所致宫颈癌的预防疫苗	AS04［铝和单磷酰脂质体（MPL）组成的葛兰素史克（GSK）佐剂系统］
加德西®（Gardasil）	源自抗人乳头状瘤病毒 6、11、16、18 型的 L1 衣壳蛋白的病毒样颗粒构成的预防性重组疫苗	羟基磷酸铝硫酸盐
Sipuleucel-T	转移性前列腺癌的治疗疫苗	前列腺的酸性磷酸酶抗原（PAP）和粒细胞 – 巨噬细胞集落刺激因子（GM-CSF）刺激的白细胞清除术

其他颗粒疫苗佐剂还包括脂质体，它们是由天然或是合成的磷脂组成的微粒结构。Alec Bangham 最早开发了脂质体，他从蛋黄中提取了脂质并发现当这些脂质被添加到水溶液中会形成一个细胞大小的双层泡沫。

把抗原合并入脂质体会增加抗体的滴度，这就是为什么人们投入如此多的精力去设计脂质体，使它们能够稳定地存在于血流中，并可以针对免疫系统特异性细胞产生特定的免疫应答 [113-115]。

Stimuvax®是一个以脂质体为基础的疫苗，它包含有 MPL，被研发用于治疗非小细胞肺癌，也被用在乳腺癌和多发性骨髓瘤治疗。MUC1 是黏蛋白分泌型上皮细胞的一个膜蛋白，在 60% 的肺癌患者中会过度表达 [116]。Stimuvax®通过使用冻干制备剂来靶向这种 TAA，其中含有 25 个氨基酸残基的 BLP25 脂肽、MPL 和三种脂质（胆固醇、二肉豆蔻酰磷脂酰甘油和二棕榈酰磷脂酰胆碱）[117]。当一例病人在参与了癌症治疗性疫苗的 II 期探索性临床试验中出现脑炎后，临床试验被叫停。然而，这项研究已经重新开始，目前正在招募III期试验者并且预期在 2019 年完成 [117]。

F. 组合疫苗佐剂

生物技术、分子生物学和免疫学的显著进展已使得合理开发以 PAMP 为基础的佐剂成为可能。将合成化学以及能够激活免疫系统的颗粒物的开发结合到一起，就能够推进联合疫苗佐剂的开发。

联合使用不同的佐剂就可以按照临床治疗的需要去优化免疫反应。它能够促进机体产生对不同病原菌株发生交叉反应性的不同抗体和更有效的 T 细胞反应。虽然将免疫佐剂与其他免疫刺激性成分相结合的方法并不是新鲜事，但是直到最近这类佐剂才被授权使用[35]。

葛兰素史克（GSK）是联合佐剂研发的先驱者。他们的佐剂系统（adjuvant system，AS）组合是将各种混合的经典佐剂结合其他免疫调节剂而成的（表 21.2）[118]。AS04 是 MPL 和明矾的组合，用于目前已经上市的 Fendrix® 和 Cervarix® 疫苗生产中。还有几个其他 AS 组合正被用于如疟疾的传染性疾病以及某些癌症的临床试验中。

正如 D 部分所述，可生物降解的微颗粒可以增强对相关抗原和佐剂的免疫应答。现已证实，相比可溶性 CpG 而言，经过 PLG 包装的 CpG 能产生更高的抗体滴度和增强 T 细胞反应[97-98]。

表 21.2　已授权或目前在临床试验中使用的联合佐剂

名称	公司	佐剂成分	适应证	临床阶段
AS01	GSK 公司	MPL+ 脂质体 + QS-21	疟疾	临床 Ⅲ 期[118]
AS02	GSK 公司	MPL+油 / 水乳剂 + QS-21	疟疾	临床 Ⅲ 期[118]
AS03	GSK 公司	右旋维他命 E + 油 / 水乳剂	大流行性流感	已授权（EU）[118]
AS04	GSK 公司	MPL + 氢氧化铝	HBV（Fendrix®） HPV（Cervarix®）	已授权（EU）[118]
AS15	GSK 公司	AS01 + CpG	转移性乳腺癌	临床 Ⅰ 期[118]
L-BLP25	默克（Merck）公司	脂质体 + MPL	非小细胞肺癌	临床 Ⅲ 期[117]
IC31	Intercell 公司	抗微生物肽 KLK 和寡脱氧核苷酸 ODN1a	结核病	临床 Ⅰ 期 *

*(http://www.intercell.com/main/forvaccperts/product-pipeline/)

六、在体内和体外致敏 DCs 的比较

前文已经提到使用佐剂的一个关键目的是激活或致敏 DCs。树突状细胞由于具有独一无二的获取和呈递抗原的能力，能诱导特异性的免疫应答[17]。然而应该认识到，DCs 在在体或体外环境中均可被致敏。在体内，注入经过的辐射、可分泌细胞因子的整个肿瘤细胞；这些细胞随后能被 DCs 所吞噬，并且与其他一些佐剂可以联合使用。此外，人们还能在体外致敏 DCs[5]。其中的一种方法就是从患者的血中分离出 DCs，在培养液中给它加载肿瘤抗原，用各种刺激物处理细胞并诱导成熟，然后再把它们重新注射回病人体内[17, 119]。

被化疗或靶向治疗杀死的肿瘤细胞在原位也有可能促进 DCS 致敏[5]。采用病人来源的 TAA 和源于 TAA 的合成肽致敏 DCs 可以诱导抗肿瘤效应细胞[2,41]。如体内靶向 DCs 一样，佐剂可在体外被用于优化 DCs 诱导的抗癌症免疫反应的类型。相对于体内激活，体外活化 DCs 的优势在于在瘤内注射之前就能确定 DCs 的激活状态[120]。

Shibata 和他的同事们在小鼠中采用体外方法，通过给小鼠注射重组的仙台病毒 (SeV) 使 DCs 成熟[120]。当把这些成熟的 DCs 注射到 B16F1 黑色素瘤内后，肿瘤消除了，小鼠也存活下来了。此效应是通过 DCs 表达的 IFN-β (SeV 小鼠 IFN-β) 而被增强的，该方法能抑制所建立的低度恶性肿瘤的生长[120]。

在最近的一项研究中把体内的靶向 DCs 和体外经致敏后抗原加载的 DCs 作了比较[28]。CD40 单克隆抗体联合 DEC205 抗体 -OVA 的疫苗可以预防小鼠模型中 OVA B16 肿瘤的生长，然而体外使用加载有 OVA 的成熟 DCs 却不能防止肿瘤的生长[28]。

PROVENGE®(Sipuleucel-T) 是一种 FDA 认证的 DCs 疫苗，用于治疗转移性、去除雄激素无效的前列腺癌，旨在刺激特异性在前列腺癌细胞中过度表达的前列腺酸性磷酸酶 (PAP) 的 T 细胞。这种疗法涉及利用一种融合蛋白培养病人自体的 DCs，这种融合蛋白是由 PAP 与一种可以激活免疫细胞的细胞因子——粒细胞 - 巨噬细胞集落刺激因子 (GM-CSF) 融合而成[121]。培养后的 DCs 随后回输给患者能够激活识别 PAP 抗原的 T 细胞[122]。虽然这种治疗方法提高了患者的生存率，然而中位生存率仅仅提高 4 个月，而且人们观察到它对疾病进展的时间没有影响[123]。由于缺乏直接的抗肿瘤治疗反应，疫苗引起的病人存活率的增加跟年龄密切相关，对照组跟治疗组没有直接可比性，所以疫苗治疗受到了某些质疑。这样就使得确定疫苗明确的作用机制变得很重要[124]。

虽然最近取得了鼓舞人心的进展，但是体外致敏 DCs 的研究中却碰到了一些问题。被重新输入的体外靶向 DCs 很少能有效地迁移到淋巴结，只有 3% ～ 5% 的 DCs 能够对 T 细胞呈递抗原[125]。其他的局限性是，只有某种 DCs 亚群可以被分离出并在体外培养。此外，用于治疗的 DCs 必须来自每个单独的个体，而且必须输回相同的病人体内，从而使得这种策略既耗时又昂贵[17]。由于这些原因，通过癌症疫苗和佐剂的发展进行体内靶向 DCs，似乎是更合理的选择[123]。

七、小结

关于佐剂在疫苗中的重要性怎么强调都不过分。佐剂可以决定免疫类型和由此产生的疫苗疗效[74]。就佐剂的研发而言，癌症治疗性疫苗的耐受性可能不同于婴儿的预防性疫苗。安全性是限制佐剂用于临床治疗的主要障碍，而且目前尚未引起美国食品药物管理局（FDA）和欧洲药品管理局（EMA）的足够重视[35]。在某些情况下，如果总体结果是能产生有效的抗肿瘤免疫反应，那么人们也许可以接受一定程度的佐剂介导的毒性[123]。

人们知道肿瘤能干扰 DCs 的功能已经是不争的事实，因此设计一种疫苗不是那么简单的事情[126]。正确的佐剂设计包括选择适当的导致 DCs 成熟的刺激物，进而能产生强大的辅助性和细胞毒性 T 细胞免疫[126]。在癌症疫苗中，能诱发伴有 Th1 反应的 CTLs 的佐剂是最有效的，在临床研究中应当优先考虑。

参考文献

[1] Srivastava PK, Menoret A, Basu S, et al. Heat shock proteins come of age: primitive functions acquire new Roles in an adaptive world. Immunity, 1998, 8:657 - 665.

[2] Palucka K, Ueno H, Banchereau J. Recent developments in cancer vaccines. J Immunol, 2011, 186:1325 - 1331.

[3] Schuster M, Nechansky A, Kircheis R. Cancer immunotherapy. Biotechnol J, 2006, 1:138 - 147.

[4] Pulendran B, Ahmed R. Translating innate immunity into immunological memory: implications for vaccine development. Cell, 2006, 124:849 - 863.

[5] Vanneman M, Dranoff G. Combining immunotherapy and targeted therapies in cancer treatment. Nat Rev Cancer, 2012, 12:237 - 251.

[6] Ramon G. Sur la toxine et sur l' anatoxine diphtheriques. Annales de l' Institut Pasteur, 1924, 38:1 - 10.

[7] Guy B. The perfect mix: recent progress in adjuvant research. Nat Rev Microbiol, 2007, 5:505 - 517.

[8] Dubensky TW, Reed SG. Adjuvants for cancer vaccines. Semin Immunol, 2010, 22:155 - 161. Cluff CW.

[9] Monophosphoryl lipid A (MPL) as an adjuvant for anti-cancer vaccines: clinical results. Adv Exp Med Biol, 2009, 667:111 - 123.

[10] Takeuchi O, Akira S. Pattern recognition receptors and inflammation. Cell, 2010, 140:805 - 820.

[11] Janeway CA, Medzhitov R. Innate immune recognition. Annu Rev Immunol, 2002, 20:197 - 216.

[12] Pandolfi F, Cianci R, Pagliari D, et al. The Immune Response to Tumors as a Tool toward Immunotherapy. Clin Develop Immunol, 2011, 2011:894704.

[13] Foley EJ. Antigenic properties of methylcholanthrene-induced tumors in mice of the strain of origin. Cancer Resear, 1953, 13:835 - 837.

[14] Prehn RT, Main JM. Immunity to methylcholanthrene-induced sarcomas. J Natl Cancer Institute, 1957, 18:769 - 778.

[15] Dunn IS, Haggerty TJ, Kono M, et al. Enhancement of human melanoma antigen expression by IFN-beta. J Immunol, 2007, 179:2134 - 2142.

[16] Smith MEF. Loss of HLA-A, B, C Allele Products and Lymphocyte Function-Associated Antigen 3 in Colorectal Neoplasia. Pro Natl Acad Sci, 1989, 86:5557 - 5561.

[17] Hamdy S, Haddadi A, Hung RW, Lavasanifar A. Targeting dendritic cells with nano-particulate PLGA cancer vaccine formulations. Adv Drug Del Ⅳ Rev, 2011, 63:943 - 955.

[18] Norbury CC, Malide D, Gibbs JS, Bennink JR, Yewdell JW. Visualizing priming of virus-specific CD8$^+$T cells by infected dendritic cells In vivo. Nat Immunol, 2002, 3:265 - 271.

[19] Norbury CC, Basta S, Donohue KB, et al. CD8$^+$T cell cross-priming via transfer of proteasome substrates. Science (New York, NY), 2004, 304:1318 - 1321.

[20] Kaech SM, Wherry EJ, Ahmed R. Effector and memory T-cell differentiation: implications for vaccine development. Nat Rev Immunol, 2002, 2:251 - 262.

[21] Nishikawa H, Sakaguchi S. Regulatory T cells in tumor immunity. Int J Cancer, 2010, 127:759 - 767.

[22] Bonertz A, Weitz J, Pietsch D-HK, et al. Antigen-specific Tregs control T cell responses against a limited repertoire of tumor antigens in patients with colorectal carcinoma. J Clin Invest, 2009, 119:3311 - 3321.

[23] Caminschi I, Maraskovsky E, Heath R. Targeting dendritic cells in vivo for cancer therapy. Frontiers in Immunology, 2012, 3:1 - 13.

[24] Van Broekhoven CL, Parish CR, Demangel C, et al. Targeting dendritic cells with antigen-containing liposomes: a highly effective procedure for induction of antitumor immunity and for tumor immunotherapy. Cancer Res, 2004, 64:4357 - 4365.

[25] Mahnke K, Qian Y, Fondel S, et al. Targeting of antigens to activated dendritic cells in vivo cures metastatic melanoma in mice. Cancer Res, 2005, 65:7007 - 7012.

[26] Dickgreber N, Stoitzner P, Bai Y, et al. Targeting antigen to MHC class Ⅱ molecules promotes efficient cross-presentation and enhances immunotherapy. J Immunol, 2009, 182:1260 - 1269.

[27] Wei H, Wang S, Zhang D, et al. Targeted delivery of tumor antigens to activated dendritic cells via CD11c molecules induces potent antitumor immunity in mice. Clin Cancer Res, 2009, 15:4612 - 4621.

[28] Bonifaz LC, Bonnyay DP, Charalambous A, et al. In vivo targeting of antigens to maturing dendritic cells via the DEC-205 receptor improves T cell vaccination. J Exp Med, 2004, 199:815 - 824.

[29] Hishii M, Kurnick JT, Ramirez-Montagut T, et al. Studies of the mechanism of cytolysis by tumour-infiltrating lymphocytes. Clin Exp Immunol, 1999, 116:388 - 394.

[30] Pulendran B. Modulating vaccine responses with dendritic cells and Toll-like receptors. Immunol Rev, 2004, 199:227 - 250.

[31] Kennedy R, Celis E. Multiple roles for $CD4^+$T cells in antitumor immune responses. Immunol Rev, 2008, 222:129 - 144.

[32] Nanni P, Landuzzi L, Nicoletti G, et al. Immunoprevention of mammary carcinoma in HER-2/neu transgenic mice is IFN-gamma and B cell dependent. J Immunol, 2004, 173:2288 - 2296.

[33] Park JM, Terabe M, Sakai Y, et al. Early role of $CD4^+$Th1 cells and antibodies in HER-2 adenovirus vaccine protection against autochthonous mammary carcinomas. J Immunol, 2005, 174:4228 - 4236.

[34] Reilly RT, Machiels JP, Emens LA, et al. The collaboration of both humoral and cellular HER- 2/neu-targeted immune responses is required for the complete eradication of HER-2/neu-expressing tumors. Cancer Res, 2001, 61:880 - 883.

[35] O' Hagan DT, De Gregorio E. The path to a successful vaccine adjuvant—— " the long and winding road" . Drug Discovery Today, 2009, 14:541 - 551.

[36] O' Hagan DT, Singh M. Microparticles as vaccine adjuvants and delivery systems. Expert Rev vaccines, 2003, 2:269 - 283.

[37] Aranda F, Llopiz D, D í az-Vald é s N, et al. Adjuvant combination and antigen targeting as a strategy to induce polyfunctional and high-avidity T-cell responses against poorly immunogenic tumors. Cancer Res, 2011, 71:3214 - 3224.

[38] Kaisho T, Akira S. Toll-like receptors as adjuvant receptors. Biochim Biophys Acta, 2002, 1589:1 - 13.

[39] Haining WN, Davies J, Kanzler H, et al. CpG oligodeoxynucleotides alter lymphocyte and dendritic cell trafficking in humans. Clin Cancer Res, 2008, 14:5626 - 5634.

[40] Jahrsdorfer B, Hartmann G, Racila E, et al. CpG DNA increases primary malignant B cell expression of costimulatory molecules and target antigens. J Leukoc Biol, 2001, 69:81 - 88.

[41] Nava-Parada P, Forni G, Knutson KL, et al. Peptide vaccine given with a Toll-like receptor agonist is effective for the treatment and prevention of spontaneous breast tumors. Cancer Res, 2007, 67:1326 - 1334.

[42] Goldstein MJ, Varghese B, Brody JD, et al. A CpG-loaded tumor cell vaccine induces antitumor $CD4^+$T cells that are effective in adoptive therapy for large and established tumors. Blood, 2011, 117:118 - 127.

[43] de Jong S, Chikh G, Sekirov L, et al. Encapsulation in liposomal nanoparticles enhances the immunostimulatory, adjuvant and antitumor activity of subcutaneously administered CpG ODN. Cancer Immunol Immunother, 2007, 56:1251 - 1264.

[44] Ulrich J, Myers K. Monophosphoryl lipid A as an adjuvant past experiences and new directions. In: Vaccine Design: the subunit and adjuvant approach, 1995: 495 - 524.

[45] Persing D, Coler R, Lacy M, et al. Taking toll: lipid A mimetics as adjuvants and immunomodulators. Trends Microbiol, 2002, 10:S32 - S37.

[46] Didierlaurent AM, Morel S, Lockman L, et al. AS04, an aluminum salt- and TLR4 agonist-based adjuvant system, induces a transient localized innate immune response leading to enhanced adaptive immunity. J Immunol, 2009, 183:6186 - 6197.

[47] Alexopoulou L, Holt AC, Medzhitov R, et al. Recognition of double-stranded RNA and activation of NF-kappaB by Toll-like receptor 3. Nature, 2001, 413:732 - 738.

[48] Warger T, Osterloh P, Rechtsteiner G, et al. Synergistic activation of dendritic cells by combined Toll-like receptor ligation induces superior CTL responses in vivo. Blood, 2006, 108:544 - 550.

[49] Whitmore MM, DeVeer MJ, Edling A, et al. Synergistic activation of innate immunity by double-stranded RNA and CpG DNA promotes enhanced antitumor activity. Cancer Res, 2004, 64:5850 - 5860.

[50] Ahonen CL, Doxsee CL, McGurran SM, et al. Combined TLR and CD40 triggering induces potent $CD8^+$T cell expansion with variable dependence on type I IFN. J Exp Med, 2004, 199:775 - 784.

[51] Llopiz D, Dotor J, Zabaleta A, et al. Combined immunization with adjuvant molecules poly(I: C) and anti-CD40 plus a tumor antigen has potent prophylactic and therapeutic antitumor effects. Cancer Immunol Immunother, 2008, 57:19 - 29.

[52] Schoenen H, Bodendorfer B, Hitchens K, et al. Cutting edge: Mincle is essential for recognition and adjuvanticity of the mycobacterial cord factor and its synthetic analog trehalose-dibehenate. J Immunol (Baltimore, Md : 1950), 2010, 184:2756 - 2760.

[53] Ishikawa E, Ishikawa T, Morita YS, et al. Direct recognition of the mycobacterial glycolipid, trehalose dimycolate, by C-type lectin Mincle. J Exp Med, 2009, 206:2879 - 2888.

[54] Garaude J, Kent A, van Rooijen N, et al. Simultaneous targeting of toll-and nod-like receptors induces effective tumor-specific immune responses. Sci Transl Med, 2012, 4:120 ra16.

[55] Kensil C, Patel U, Lennick M, et al. Separation and characterization of saponins with adjuvant activity from Quillaja saponaria Molina cortex. J Immunol, 1991, 146:431 - 437.

[56] Sun H-X, Xie Y, Ye Y-P. Advances in saponin-based adjuvants. Vaccine, 2009, 27:1787 - 1796.

[57] Ragupathi G, Gardner JR, Livingston PO, et al. Natural and synthetic saponin adjuvant QS-21 for vaccines against cancer. Exp Rev Vaccin, 2011, 10:463 - 470.

[58] Helling F, Zhang S, Shang A, et al. GM2-KLH conjugate vaccine: increased immunogenicity in melanoma patients after administration with immunological adjuvant QS-21. Cancer Res, 1995, 55:2783 - 2788.

[59] Livingston PO, Natoli E, Calves M, et al. Vaccines containing purified GM2 ganglioside elicit GM2 antibodies in melanoma patients. Proc Natl Acad Sci, 1987, 84:2911 - 2915.

[60] Kim SK, Ragupathi G, Musselli C, et al. Comparison of the effect of different immunological adjuvants on the antibody and T-cell response to immunization with MUC1-KLH and GD3-KLH conjugate cancer vaccines. Vaccine, 1999, 18:597 - 603.

[61] Kim SK, Ragupathi G, Cappello S, et al. Effect of immunological adjuvant combinations on the antibody and T-cell response to vaccination with MUC1 - KLH and GD3 - KLH conjugates. Vaccine, 2000, 19:530 - 537.

[62] Nencioni A, Grüenbach F, Patrone F, et al. Anticancer vaccination strategies. Annals of oncology: official journal of the European Society for Medical Oncology / ESMO, 2004, 15 iv: 153 - 160.

[63] Arnold D, Faath S, Rammensee H, et al. Cross-priming of minor histocompatibility antigen-specific cytotoxic T cells upon immunization with the heat shock protein gp96. J Exp Med, 1995, 182:885 - 889.

[64] Suto R, Srivastava P. A mechanism for the specific immunogenicity of heat shock protein-chaperoned peptides. Science, 1995, 269:1585 - 1588.

[65] Castelli C, Ciupitu A, Rini F, et al. Human heat shock protein 70 peptide complexes specifically activate antimelanoma T cells. Cancer Res, 2001, 61:222 - 227.

[66] Udono H. Cellular requirements for tumor-specific immunity elicited by heat shock proteins: tumor rejection antigen gp96 primes $CD8^+$T cells in vivo. Proc Natl Acad Sci, 1994, 91:3077 - 3081.

[67] Blachere N, Li Z, Chandawarkar R, et al. Heat shock protein-peptide complexes, reconstituted in vitro, elicit peptide-specific cytotoxic T lymphocyte response and tumor immunity. J Exp Med, 1997, 186:1315 - 1322.

[68] Srivastava PK. Immunotherapy for human cancer using heat shock protein-peptide complexes. Curr Oncol Rep, 2005, 7:104 - 108.

[69] Tamura Y, Peng P, Liu K, et al. Immunotherapy of tumors with autologous tumor-derived heat shock protein preparations. Science, 1999, 278:117 - 120.

[70] Rivoltini L, Castelli C, Carrabba M, et al. Human tumor-derived heat shock protein 96 mediates in vitro activation and in vivo expansion of melanoma-and colon carcinoma-specific T cells. J Immunol, 2003, 171:3467 - 3474.

[71] Testori A, Richards J, Whitman E, et al. Phase III comparison of vitespen, an autologous tumor-derived heat shock protein gp96 peptide complex vaccine, with physician' s choice of treatment for stage Ⅳ melanoma: the C-100-21 Study Group. J Clin Oncol, 2008, 26:955 - 962.

[72] Wood C, Srivastava P, Bukowski R, et al. An adjuvant autologous therapeutic vaccine (HSPPC-96, vitespen) versus observation alone for patients at high risk of recurrence after nephrectomy for renal cell carcinoma: a multicentre, open-label, randomised phase III trial. Lancet, 2008, 372:145 - 154.

[73] Gong J, Zhang Y, Durfee J, et al. A heat shock protein 70-based vaccine with enhanced immunogenicity for clinical use. J Immunol, 2009, 184:488 - 496.

[74] Schijns VEJC, Lavelle EC. Trends in vaccine adjuvants. Exp Rev Vaccin, 2011, 10:539 - 550.

[75] Morse MA, Clay TM, Lyerly HK. Handbook of cancer vaccines, Volume 1., 204AD.

[76] Aucouturier J, Dupuis L, Ganne V. Adjuvants designed for veterinary and human vaccines. Vaccine, 2001, 19:2666 - 2672.

[77] Aucouturier J, Ascarateil S, Dupuis L. The use of oil adjuvants in therapeutic vaccines. Vaccine, 2006, 24:S44 - S45.

[78] Rosenberg SA, Yang JC, Kammula US, et al. Different adjuvanticity of incomplete freund' s adjuvant derived from beef or vegetable components in melanoma patients immunized with a peptide vaccine. J Immunother, 33: 626 - 629.

[79] O' Neill D, Adams S, Goldberg J, et al. Comparison of the immunogenicity of Montanide ISA 51 adjuvant and cytokine-matured dendritic cells in a randomized controlled clinical trial of melanoma vaccines. J Clin Oncol, 2009, 27:15s.

[80] Seubert A, Monaci E, Pizza M, et al. The adjuvants aluminum hydroxide and MF59 induce monocyte and granulocyte chemoattractants and enhance monocyte differentiation toward dendritic cells. J Immunol, 2008, 180:5402 - 5412.

[81] Morein B, Sundquist B, Höglund S, et al. Iscom, a novel structure for antigenic presentation of membrane proteins from enveloped viruses. Nature, 1984, 308:457 - 460.

[82] Barr IG, Mitchell GF. ISCOMs (immunostimulating complexes): the first decade. Immunol Cell Biol, 1996, 74:8 - 25.

[83] Claassen I, Osterhaus A. The iscom structure as an immune-enhancing moiety: experience with viral systems. Resear Immunol, 1992, 143:531 - 541.

[84] Villacres-Eriksson M, Bergström-Mollaoglu M, Kåberg H, et al. The induction of cell-associated and secreted IL-1 by iscoms, matrix or micelles in murine splenic cells. Clin Exp Immunol, 1993, 93:120 - 125.

[85] Behboudi S, Morein B, Villacres-Eriksson M. In vivo and in vitro induction of IL-6 by Quillaja saponaria molina triterpenoid formulations. Cytokine, 1997, 9:682 - 687.

[86] Behboudi S, Morein B, Villacres-Eriksson M. In vitro activation of antigen-presenting cells (APC) by defined composition of Quillaja saponaria Molina triterpenoids. Clin Exp Immunol, 1996, 105:26 - 30.

[87] Schmitz-Winnenthal FH, Volk C, Z' graggen K, et al. High frequencies of functional tumor-reactive T cells in bone marrow and blood of pancreatic cancer patients. Cancer Res, 2005, 65:10079 - 10087.

[88] Davis ID, Chen W, Jackson H, et al. Recombinant NY-ESO-1 protein with ISCOMATRIX adjuvant induces broad integrated antibody and $CD4^+$ and $CD8^+$ T cell responses in humans. Proc Natl Acad Sci USA, 2004, 101:10697 - 10702.

[89] Nicholaou T, Ebert LM, Davis ID, et al. Regulatory T-cell-mediated attenuation of T-cell responses to the NY-ESO-1 ISCOMATRIX vaccine in patients with advanced malignant melanoma. Clin Cancer Res, 2009, 15:2166 - 2173.

[90] Jacobs C, Duewell P, Heckelsmiller K, et al. An ISCOM vaccine combined with a TLR9 agonist breaks immune evasion mediated by regulatory T cells in an orthotopic model of pancreatic carcinoma. Int J Cancer, 2011, 128:897 - 907.

[91] Clements CJ, Griffiths E. The global impact of vaccines containing aluminium adjuvants. Vaccine, 2002, 20:S24 - S33.

[92] Jordan MB, Mills DM, Kappler J, et al. Promotion of B cell immune responses via an alum-induced myeloid cell population. Science, 2004, 304:1808 - 1810.

[93] McKee AS, MacLeod M, White J, et al. $Gr1^+$ IL-4-producing innate cells are induced in response to Th2 stimuli and suppress Th1-dependent antibody responses. Int Immunol, 2008, 20:659 - 669.

[94] Wang H-B, Weller PF. Pivotal advance: eosinophils mediate early alum adjuvant-elicited B cell priming and IgM production. J Leukoc Biol, 2008, 83:817 - 821.

[95] Glenny A, Pope C. The antigenic effect of intravenous injection of diphtheria toxin. J Pathol Bacteriol, 1925, 28:273 - 278.

[96] Glenny A, Buttle G, Stevens M. Rate of disappearance of diptheria toxoid injected into rabbits and guinea pigs: toxoid precipitated with alum. J Pathol Bacteriol, 1931, 34:267 - 275.

[97] Malyala P, Chesko J, Ugozzoli M, et al. The potency of the adjuvant, CpG oligos, is enhanced by encapsulation in PLG microparticles. J Pharma Sci, 2008, 97:1155 - 1164.

[98] Kazzaz J, Singh M, Ugozzoli M, et al. Encapsulation of the immune potentiators MPL and RC529 in PLG microparticles enhances their potency. J Control Release, 2006, 110:566 - 573.

[99] Waeckerle-Men Y, Allmen EU-von Gander B, et al. Encapsulation of proteins and peptides into biodegradable poly(D, L-lactide-co-glycolide) microspheres prolongs and enhances antigen presentation by human dendritic cells. Vaccine, 2006, 24:1847 - 1857.

[100] Hamdy S, Molavi O, Ma Z, et al. Co-delivery of cancer-associated antigen and Toll-like receptor 4 ligand in PLGA nanoparticles induces potent $CD8^+$ T cell-mediated antitumor immunity. Vaccine, 2008, 26:5046 - 5057.

[101] Schlosser E, Mueller M, Fischer S, et al. TLR ligands and antigen need to be coencapsulated into the same biodegradable microsphere for the generation of potent cytotoxic T lymphocyte responses. Vaccine, 2008, 26:1626 - 1637.
[102] Heit A, Schmitz F, Haas T, et al. Antigen coencapsulated with adjuvants efficiently drive protective T cell immunity. Eur J Immunol, 2007, 37:2063 - 2074.
[103] Scheerlinck J-PY, Greenwood DLV. Virus-sized vaccine delivery systems. Drug Discovery Today, 2008, 13:882 - 887.
[104] Glück R, Moser C, Metcalfe IC. Influenza virosomes as an efficient system for adjuvanted vaccine delivery. Expert Opin Biol Ther, 2004, 4:1139 - 1145.
[105] Grgacic EVL, Anderson DA. Virus-like particles: passport to immune recognition. Methods, 2006, 40:60 - 65.
[106] Huckriede A, Bungener L, Stegmann T, et al. The virosome concept for influenza vaccines. Vaccine, 2005, 23(Suppl, 1):S26 - S38.
[107] Bachmann MF, Jennings GT. Vaccine delivery: a matter of size, geometry, kinetics and molecular patterns. Nat Rev Immunol, 2010, 10:787 - 796.
[108] de Martel C, Franceschi S. Infections and cancer: established associations and new hypotheses. Crit Rev Oncol/Hematol, 2009, 70:183 - 194.
[109] Parkin DM. The global health burden of infection-associated cancers in the year 2002. Int J Cancer, 2006, 118:3030 - 3044.
[110] Harper DM, Franco EL, Wheeler CM, et al. Sustained efficacy up to 4.5 years of a bivalent L1 virus-like particle vaccine against human papillomavirus types 16 and 18: follow-up from a randomised control trial. Lancet, 2006, 367:1247 - 1255.
[111] Smith JS, Lindsay L, Hoots B, et al. Human papillomavirus type distribution in invasive cervical cancer and high-grade cervical lesions: a meta-analysis update. Int J Cancer, 2007, 121:621 - 632.
[112] Villa LL, Costa RLR, Petta CA, et al. Prophylactic quadrivalent human papillomavirus（types 6, 11, 16, and 18）L1 virus-like particle vaccine in young women: a randomised double-blind placebo-controlled multicentre phase II efficacy trial. Lancet Oncol, 2005, 6:271 - 278.
[113] Maruyama K, Okuizumi S, Ishida O, et al. Phosphatidyl polyglycerols prolong liposome circulation in vivo. Inter J Pharma, 1994, 111:103 - 107.
[114] Foged C, Arigita C, Sundblad A, et al. Interaction of dendritic cells with antigen-containing liposomes: effect of bilayer composition. Vaccine, 2004, 22:1903 - 1913.
[115] Allison A, Gregoriadis G. Liposomes as immunological adjuvants. Nature, 1974, 252 252 - 252.
[116] Morgensztern D, Goodgame B, Govindan R. Vaccines and Immunotherapy for non-small cell lung cancer. J Thorac Oncol, 2010, 5:S463 - S465.
[117] Wu Y-L, Park K, Soo RA, et al. INSPIRE: A phase III study of the BLP25 liposome vaccine（L-BLP25）in Asian patients with unresectable stage III non-small cell lung cancer. BioMed Central Cancer, 2011, 11:430.
[118] Garçon N, Chomez P, Van Mechelen M. GlaxoSmithKline Adjuvant Systems in vaccines: concepts, achievements and perspectives. Exp Rev Vaccin, 2007, 6:723 - 739.
[119] Tacken PJ, de Vries IJM, Torensma R, et al. Dendritic-cell immunotherapy: from ex vivo loading to in vivo targeting. Nat Rev Immunol, 2007, 7:790 - 802.
[120] Shibata S, Okano S, Yonemitsu Y, et al. Induction of efficient antitumor immunity using dendritic cells activated by recombinant sendai virus and Its modulation by exogenous IFN-beta gene. J Immunol, 2006, 177:3564 - 3576.
[121] Kantoff P, Higano C, Shore N, et al. Sipuleucel-T Immunotherapy for castration-resistant prostate cancer. New Engl J Med, 2010, 363:411 - 422.
[122] Sonpavde G, Di Lorenzo G, Higano CS, et al. The role of sipuleucel-T in therapy for castration-resistant prostate cancer: a critical analysis of the literature. Eur Urol, 2012, 61:639 - 647.
[123] Madorsky-Rowdo FP, Lacreu ML, Mordoh J. Melanoma vaccines and modulation of the immune system in the clinical setting: building from new realities. Frontiers in Immunology, 2012, 3:103.
[124] Huber ML, Haynes L, Parker C, et al. Interdisciplinary critique of sipuleucel-T as immunotherapy in castration-resistant prostate cancer. J Nat Cancer Inst, 2012, 104:273 - 279.
[125] De Vries IJM, Lesterhuis WJ, Scharenborg NM, et al. Maturation of dendritic cells is a prerequisite for inducing immune responses in advanced melanoma patients. Clin Cancer Res, 2003, 9:5091 - 5100.
[126] Steinman RM. Decisions about dendritic cells: past, present, and future. http://www.annualreviews.org/doi/abs/10.1146/annur immunol-100311-102839.

第五部分 5

改善免疫治疗的效果

第二十二章 22

表观遗传学的研究方法：组蛋白去乙酰化酶抑制剂在肿瘤免疫治疗中的突出作用

Eva Sahakian, Karrune Woan, Alejandro Villagra and Eduardo M. Sotomayor

Department of Immunology and Malignant Hematology, H. Lee Moffitt Cancer Center & Research Institute, Tampa, FL USA

译者：尤强　赵婷

一、引言

过去几年来，动物实验和临床试验提供的证据充分表明，肿瘤诱导的 T 细胞免疫耐受是阻碍临床免疫治疗效果的一个重大障碍 [1-4]。从这些研究中人们获得的重要经验是，通过调控免疫细胞和肿瘤细胞所处的炎症状态有望克服癌症免疫治疗中的免疫耐受问题 [5-8]。目前，这些经验已经渗透进各种免疫治疗方案，并经过多年的尝试，最终实现了癌症免疫疗法中长期难以实现的目标：即在临床上产生了显著的抗肿瘤免疫反应，进而改善病人的预后 [9-11]。

尽管免疫治疗已经有了一些成功的案例，大多数癌症患者仍旧会死于所患肿瘤。这就凸显出深入了解调节抗肿瘤免疫应答机制的重要性。这些调节机制不仅表现在基因遗传水平上，而且体现在本章所提到的表观遗传水平上。事实上，人们正在致力于揭示在自然状态下促炎基因和抗炎基因作为染色质底物的调控机制 [12]。其中，由于染色质的乙酰化 / 去乙酰化修饰在调控基因转录、炎症反应基因中起着重要作用，该修饰方式已经得到特别的重视 [13]。一般来说，由组蛋白乙酰基转移酶（histone acetyl transferases，HATs）介导的组蛋白乙酰化会产生具有转录活性的染色质；而由组蛋白去乙酰酶（histone deacetylases，HDACs）介导的组蛋白去乙酰化则会导致染色质的失活和基因表达的抑制 [14]。在本章中，我们总结了特异性 HDACs 在调节炎症反应中的突出作用，以及这些知识如何帮助我们更好地解释目前这一代组蛋白去乙酰酶抑制剂（histone deacetylase inhibitors，HDIs）对各种炎症的作用机制；同时依现有的研究思路能开发出更多的选择性抑制剂，以便单独使用或是与其他可能克服肿瘤抗原耐受的免疫治疗剂联合使用，从而激发更有效和持久的抗肿瘤免疫力。

二、肿瘤诱导的免疫耐受削弱癌症免疫治疗的效果

人们现在已经充分认识到，外周免疫系统的细胞在遇到抗原时，不一定会激活免疫系统，相反地会造成免疫无应答的情况发生[15]。骨髓来源（BM 来源）的抗原呈递细胞（APCs）在这一点上发挥着关键作用。这些细胞可以捕获和呈递来自死亡细胞的多肽抗原给特异性 T 细胞，并与特异性 T 细胞相互作用，从而致敏 T 细胞[16]或是导致 T 细胞耐受[17-18]。T 细胞的这两种截然不同的结局在很大程度上受到周围环境（即 APCs 最初遇到的抗原）的影响。例如，当抗原在炎症环境中被捕获，会促使 APCs 成熟进入有免疫功能状态，并最终导致 T 细胞的有效激活（图 22.1A）。相反，在没有炎症因子或是有抗炎分子存在的情况下，BM 来源的 APCs 上的 MHC、共刺激分子以及其他对效应性 T 细胞致敏重要的黏附分子表达水平降低，从而诱导 T 细胞出现无反应性。在生理状态下，T 细胞无反应性是针对表达在外周的自身抗原所产生的[19]（图 22.1B）。

在无炎症或是轻微炎症的环境中，BM 来源的 APCs 在体内遇到肿瘤抗原时，往往会产生对机体有害的针对肿瘤抗原的 T 细胞耐受而非 T 细胞活化。当肿瘤进一步发展时，肿瘤微环境不仅不能提供有效的 APCs 成熟或激活所需的炎症信号，而且会产生免疫抑制因子（包括 IL-10、TGF-β 和 VEGF），或者招募免疫调节性的细胞（Tregs，骨髓

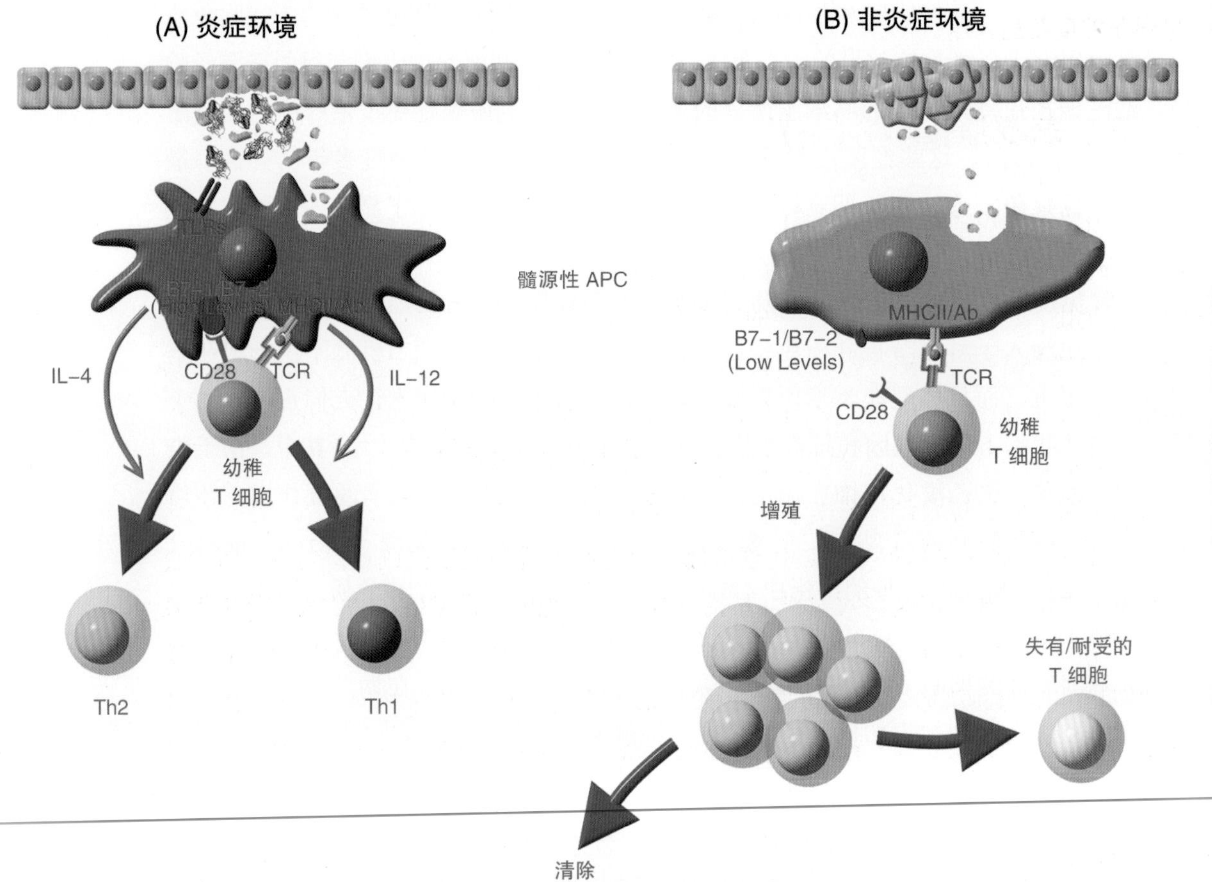

图 22.1　APCs 决定 T 细胞的活化与耐受状态，抗原呈递细胞是适应性细胞免疫的关键调节者

这取决于 APCs 遇到抗原时所处的不同环境：（A）在炎症环境或在（B）非炎症环境下，会分别产生（A）免疫活性或（B）免疫耐受性。

来源的抑制性细胞）进一步下调 APCs 的功能[1]。因此，来源于非炎症的肿瘤微环境的 APCs 会诱导 T 细胞对肿瘤抗原的无反应性，在诱发保护性免疫反应方面相对无效[20]。

在遇到肿瘤抗原 /APCs 后，将 T 细胞的耐受状态转为致敏状态是最理想的免疫治疗目标。其有力证据是，人们发现在肿瘤耐受的宿主中，通过 CD40 分子交联可调控 APCs 的炎症 / 激活状态[21]，或通过阻滞炎症负性调节通路（如 STAT3[5]）能够将 T 细胞耐受转变为 T 细胞致敏状态。这些结果也说明，APCs 成为免疫激活或耐受状态的内在调节因子，这种特性取决于抗原接触部位是否存在炎症信号。

深入研究 APCs 中调节促炎和抗炎通路的遗传和表观遗传机制，将有助于人们了解 APCs 对 T 细胞功能产生影响的机制，并有望发现新的靶标，从而克服免疫耐受对癌症免疫疗法的干扰。转录调控的过程涉及上游分子与 DNA 结合的过程，例如顺式作用转录因子（如 STAT3）与 DNA 的结合，依赖于染色质的结构、组成和灵活性[22]。这些过程是由一些被统称为“释读者（readers）”的特异性蛋白高度调节的，它们通过 bromo-结构域和 chromo 结构域与特异性修饰后的染色体发生相互作用[23]。这些“释读者”识别的染色质范围受到被称为组蛋白标记的限制[24]。其中，组蛋白尾通过乙酰化或去乙酰化作用对染色质的修饰，已经被证实在参与炎症反应的基因调节中发挥着重要作用[13]。因此，细胞染色质水平的动态变化和可逆性改变，及其后续对促炎或是抗炎基因表达的影响，对于促进 APCs 的内在可塑性以及决定 T 细胞的活化与耐受状态，都起到非常重要的作用。

三、表观遗传学和癌症

一般来说，癌症是一种基因相关疾病。现在人们逐渐意识到，其他因素诸如表观遗传的变化也会影响癌细胞的启动、进展和攻击。表观遗传学是指基因表达引起的功能上的显著变化，但不包括核苷酸序列的改变[25]。DNA 和蛋白质水平的修饰介导了特异性表达谱的遗传。其中 DNA、microRNA（miRNA）的胞嘧啶碱基甲基化、组蛋白的转录后修饰以及核小体沿着 DNA 的定位变化被认为是最重要的[26]。这些修饰统称为表观基因组学，它们在不同的细胞类型中产生了独特的变化却不干扰编码 DNA 序列。

几乎所有的表观遗传特征始于细胞分化的早期并在发育的不同阶段达到一个稳定状态[26]。因此，癌症中这种表观遗传模式的改变将会促进细胞丢失或获得功能，而不会生来就分布给某种特定类型的细胞。目前认为，癌细胞的异常增殖和凋亡大多是由于表观遗传学功能控制失调导致的。然而，越来越多的证据表明，潜在的恶性细胞在癌症发展中可以在早期逃避宿主防御，逃逸免疫识别并转换成恶性细胞[27-28]。许多年来，肿瘤逃逸机制的研究主要集中在免疫失调和凋亡相关的基因突变两个方面。然而，过去几年收集的数据表明，在基因失活的过程中，表观遗传的沉默可能跟突变一样频繁[26]。表观遗传失常不同于基因突变，它有可能被逆转，并且可以通过针对表观遗传的治疗恢复到它们正常的状态。这些观察结果强调了表观遗传修饰有望成为癌症免疫治疗的有效手段。

本章讨论的重点是表观遗传学中一个重要的靶点——HDACs，它已经在癌症免疫治疗中逐渐显现出重要性。在真核细胞中，核小体结构是由带微小正电荷的组蛋白以及缠绕其上的 DNA 构成的[29]。由于组蛋白和 DNA 之间相互作用的变异，使得核小体的构象是高度变异的。值得一提的是，在细胞中存在一群异构蛋白质，它们不断地对组蛋白进行动态和可逆性化学修饰和“去修饰”[24, 30]。这些酶的拮抗剂以位点特异性的方式加上或去除某种组蛋白化学基团。其中，涉及组蛋白甲基化、乙酰化、泛素化、磷酸化、脯氨酸异构化、ADP 核糖基化，或者其他手段如瓜氨酸化或蛋白水解的酶都非常重要[31]。研究最多的有关组蛋白修饰的实验是赖氨酸在组蛋白 N 末端的乙酰化作用。在未修饰状态下，带有大量正电荷的组蛋白 N 末端通过与带负电荷的 DNA 骨架相互作用形成了一种非常紧凑的结构。该结构阻碍了转录因子与 DNA 的结合，同时，也阻碍了对另外一些通过阅读核小体来发挥转录功能的蛋白的招募。在这种情况下，组蛋白的乙酰化作用会中和这些正电荷，促进核小体构象的松解，进而允许包括转录因子在内的各种蛋白质与 DNA 的结合。组蛋白乙酰转移酶（HATs，又称“编写者”）是多蛋白共激活复合物中的一组异质性蛋白质， 可以有选择地被招募到特定的 DNA 序列中，引起组蛋白的乙酰化修饰[32]。相反地，HDACs（“消除者”）则可以去除组蛋白的乙酰化修饰。在人体中发现的 18 个 HDACs 可以进一步被细分为两个家族：锌依赖的金属蛋白的经典 HDACs 家族，它由Ⅰ、Ⅱ、Ⅳ类 HDACs 组成；NAD^+ 依赖的 HDACs Ⅲ类去乙酰化酶家族（本文不予细述）。Ⅰ类 HDACs（包括 HDAC1、HDAC2、HDAC3 和 HDAC8），它们跟酵母脱乙酰酶 RPD3 关系最为密切。Ⅱ类 HDACs 包含 HDAC4、HDAC5、HDAC6、HDAC7、HDAC9 和 HDAC10，它们跟酵母脱乙酰酶 HDA1 同源。最后，最新被识别的 HDAC11 是Ⅳ类 HDACs 的唯一成员，跟 RPD3 和 HDA1 都没有同源性[33]。表 22.1 总结了我们目前所知道的锌依赖的 HDACs。

除了组蛋白外，有些 HDACs 还可以作用于其他非组蛋白的蛋白质[34]，而有些被视为 HDACs（如 HDAC6）的蛋白却很少或根本没有组蛋白去乙酰化酶的活性。因此，“HDAC”的命名仅仅有历史意义，并不能准确地反映这些蛋白质在细胞生物学中的生理学特性以及更广泛的作用。例如，HDACs 参与了多种非组蛋白蛋白质的去乙酰化过程。这些非组蛋白蛋白质的功能涉及结构、代谢信号以及免疫应答等细胞过程。值得注意的是，大量的转录因子受 HDACs 调节，使得 HDACs 家族可以作为基因表达的间接调节者。HDACs 去乙酰化作用在不同靶蛋白上有不同的功效。例如，去乙酰化作用可以降低转录因子（如 p53[35]、STAT3[36]、GATA1[37] 和 E2F1[38]）与 DNA 结合的能力；或相反地，增加某些转录因子（如 YY1[39]、HMG[40] 和 p65[41]）与 DNA 的结合能力。此外，某些蛋白质，如 STAT3[36] 和雌激素受体 α[42] 的乙酰化状态能够限制其与其他蛋白的相互作用。HDACs 也被证实能够调节 p53[35]、雄激素受体[43] 和 E2F[44] 的转录活性和蛋白质稳定性。最后，HDACs 还能够调节参与细胞结构及细胞内转运的蛋白质功能。这里需要重点提及的是 HDAC6 在调节分子伴侣 Hsp90[45] 和细胞骨架蛋白 α-tubulin[46] 中的作用。

综上所述，人们对 HDACs 在非免疫细胞中的生物学特性的研究取得了长足的进展。然而，近年来 HDACs 被发现在免疫细胞的调节过程中也扮演重要的角色。因此，特异性 HDACs 的作用现在已经远远超出最初所描述的对组蛋白的作用，还包含了更复杂的调节功能，这取决于 HDACs 的组织表达谱、细胞间分布、发挥作用的细胞分化阶段和病理生理条件[34，47-49]。

四、特异性 HDACs 在免疫中的作用：分子信号及其通路

APCs 与 T 细胞接触时不断产生的促炎症和抗炎症介质可以影响免疫反应的启动、强度和持续时间[50]。IL-12 和 IL-10 是两种具有不同炎症属性的细胞因子，它们在调节免疫系统的变化中发挥着关键作用。同时这些细胞因子还能够维持免疫系统的精细平衡，在保证有效抵御外源性抗原的同时，还能防止自身免疫的攻击。例如，IL-12 是抵抗感染必不可少的，但是它的水平升高可能导致自身免疫损伤[51]。相反，IL-10 则诱导免疫耐受监测和预防自身组织损伤[52-54]。最近有研究结果表明，APCs 中细胞因子的表达是受特定基因启动子的乙酰化状态来调节的[55-56]。基于这些新的发现，我们和其他的研究小组都在重点研究 HDACs 诱导下染色体水平的动态变化，以及后续的致炎或抗炎基因的动态变化如何影响机体的免疫应答，特别是 APCs 如何决定对肿瘤抗原是 T 细胞活化还是 T 细胞耐受这样的关键问题。以下我们总结了目前所知的特异性 HDACs 在免疫应答调节中的作用。

A. HDIs

在 I 类 HDACs 成员中，HDAC1 已经被认为对细胞周期蛋白依赖激酶（CDK）抑制剂 p21 和 p27[57] 的调节过程发挥着重要作用，可作为癌症治疗中诱人的靶标[58-59]。HDAC1 基因敲除（KO）小鼠的胚胎在发育早期大多死亡。HDAC1 的免疫靶标包括 IL-1[60]、IL-2[61]、IL-12[62]、IL-5[63]、IFN-β[64]、IFN-γ[65]、IL-4[66]、信号转导和转录激活因子 5(STAT5)[67]、STAT3[36]、MHC Ⅰ类相关 A 或 B 链（MIC-A 或 MIC-B）[68] 以及主要组织相容性复合体 I（MHC Ⅰ）[69]。类风湿性关节炎（RA）[70]、系统性红斑狼疮（SLE）[71]、幼年特发性关节炎（JIA）[72] 和多发性硬化症（MS）[73] 等免疫系统疾病的发生都与 HDAC1 有关。HDAC2 主要参与调节软骨和心肌的生长，缺乏 HDAC2 的小鼠只能存活到围产期[74]。HDAC2 的免疫靶标包括 IFN-γ[65]、IL-4[66]、STAT3[36]、粒细胞巨噬细胞集落刺激因子（GM-CSF）[75] 和 MHC Ⅱ类反式激活因子（CIITA）[76]。HDAC2 与慢性阻塞性肺疾病（COPD）[77]、肌肉萎缩症（MD）[78] 和类风湿性关节炎（RA）[79] 的发病有关。这一类的另一个成员 HDAC3，则参与细胞周期进程和细胞周期依赖的 DNA 损伤调控。当这种酶失活时可以造成胚胎死亡并导致细胞周期的停滞[80]。HDAC3 的免疫靶标包括 IL-4[66]、STAT3[36]、STAT1[81]、IFN-β[64]、pro-IL-6[82]、GATA 结合蛋白 1（GATA1）[83]、GATA2[84] 和 GATA3[85]。HDAC3 与系统性硬化症[86] 和系统性红斑狼疮（SLE）的发病有关[71]。HDAC3 KO 小鼠的胚胎致死的原因是由于原肠胚形成的缺陷[87]。HDAC1、HDAC2 和 HDAC3 通过 STAT3 赖氨酸 685 的乙酰化[36] 直接调节其活性。最近 Icardi 等人证实，在 I 型干扰素（JAK/STAT 通路依赖）刺激下，HDAC1 和 HDAC2 对 STAT 活性的调节作用并不相同，进而影响了 STAT3 相关基因的转录表达[88]。鉴于 STAT3 在多种人类癌症中的活性

异常升高，同时还参与对抗肿瘤免疫反应的负向调节[89]，HDACs 控制 STAT3 活性成为了肿瘤免疫治疗中有吸引力的靶点。Ⅰ类 HDACs 的最后一个成员 HDAC8，过去认为它参与Ⅰ类 MHC 分子的启动表达的调节[91]。HDAC8 也被认为能抑制 IFN-β 基因的表达[64]。HDAC8 KO 小鼠由于头骨发育不良大多在围产期死亡[92]。

B. A 型Ⅱ类 HDACs

A 型Ⅱ类 HDACs 成员因参与抑制心肌细胞（HDAC5 和 HDAC9）[93]和软骨细胞（HDAC4）的细胞生长[94]而为人所知。HDAC4 KO 小鼠由于软骨内出现异位骨化，出生后一周内就会死去[94]。Watamoto 等人在研究中证实，HDAC4 直接与 GATA1 相互作用[83]。HDAC5 KO 小鼠伴有心肌肥厚[93]，但其表型并不引起任何免疫异常。HDAC5 的免疫靶标包括调节红细胞生成的 GATA1[83]以及把 HDAC5 招募至启动子的 IL-8，其调节作用至今未明[95]。HDAC7 是这一类 HDACs 中的又一成员，通过抑制基质金属蛋白酶 10（MMP-10）在维持血管完整性中起重要作用[96]。有趣的是，Li 等人报道，Tregs 细胞的关键转录因子 Foxp3 的转录抑制涉及一种“组蛋白乙酰转移酶—去乙酰酶复合物”。该复合物包括“编写者”——组蛋白乙酰转移酶（HAT）TIP60（Tat 相互作用蛋白，60 kDa 大小）和“消除者”——HDAC7 以及 HDAC9[97]。此外，T 细胞产生 IL-2 需要有很低水平的 Foxp3 复合体（包括天然的 TIP60 和 HDAC7）的表达。值得注意的是，当 T 细胞受到由 CD28 介导的刺激时会抑制 Foxp3 与 HDAC9 的结合；而 HDACs 抑制剂曲古抑菌素 A（TSA）可以恢复这种结合[97]。最近，Bettini 等人提出 HDAC7 在调节 Foxp3 和 Tregs 的功能中发挥着重要作用：减少 Foxp3、TIP60、HDAC7，Ikaros 家族锌指 4，Eos 等之间的相互作用会导致 Foxp3 乙酰化水平的降低和 Foxp3 介导的基因抑制的减少，尤其是 IL-2 启动子的水平。由 Foxp3 驱动的表观遗传修饰的丧失会导致免疫抑制性 Tregs 的减少，以及对自身免疫易感性的增加[98]。HDAC7 除了在调节 Tregs 的功能中发挥作用外，它还在细胞毒性 T 淋巴细胞（CTLs）中高度表达。值得注意的是，HDAC7 持续磷酸化使其从细胞核转入细胞质中，丧失转录抑制功能，由此上调介导 CTLs 功能的关键细胞因子、细胞因子受体和黏附分子基因的表达。反之，HDAC7 去磷酸化则会导致其在细胞核中集聚、抑制相关基因的表达，削弱 CTLs 的功能[99]。

与 HDAC7 KO 小鼠不同[96]，HDAC9 KO 小鼠的胚胎可以存活，但是它们会发生进行性心肌肥大[100]。改变 Tregs 中 HDAC9 的表达会逆转 Tregs 对系统性红斑狼疮的抑制作用[71]。有研究表明，HDAC9 似乎在调节 Foxp3 依赖的免疫抑制过程中起重要作用[101]；尤其是 Foxp3 的乙酰化增强 Foxp3 与 IL-2 启动子的结合，抑制内源性 IL-2 的产生[102]。

C. B 型Ⅱ类 HDACs

HDAC6 是已发现的最大 HDAC 蛋白（含有 1 215 个氨基酸），是唯一有两个不同的去乙酰酶活性结构域的 HDAC[103]。这种 HDAC 的初始特征决定了它在细胞质内的定位和功能[46, 104]。然而，最近有报告表明 HDAC6 也存在于细胞核内[105-106]。HDAC6 的“HDAC 活性”由于其在体外实验中“组蛋白”去乙酰酶活性的不足而受到质疑[107]，同时也缺乏强有力的证据证明组蛋白是 HDAC6 的酶底物。

尽管 HDAC6 的组蛋白去乙酰酶活性很微弱，但是人们发现它能够调节微管蛋白 α（α-tubulin）、热休克蛋白 90（Hsp90）和皮动蛋白（cortactin）等多种蛋白的乙酰化过程[108]。HDAC6 也因此被视为是细胞骨架动力学、细胞迁移和细胞间相互作用的关键调节因子[109]。重要的是，最新的证据还表明这种 HDAC 在调节免疫应答过程中也发挥作用，尤其是在 APC/T 细胞免疫突触[110]、Tregs 调控[111]和最近我们发现的免疫抑制细胞因子 IL-10 的关键调节者（Cheng 等，未发表）这些水平上。后者的发现十分有趣，因为 HDAC6 已被体外实验证明可与人们最近发现的 HDAC11 相互作用。HDAC11 是 APCs 中 IL-10 的转录抑制因子[112]。因此，HDAC6 可能作为一种新的靶标，在治疗上抑制 IL-10 的产生，从而打破免疫平衡诱导 T 细胞活化，而不是 T 细胞耐受。选择性的 HDAC6 抑制剂在人恶性肿瘤中的疗效已得到评估[113]，结果指出 HDAC6 可作为癌症免疫治疗中一种有吸引力的靶标。HDAC6 KO 小鼠可以存活，但它们的微管蛋白被过度乙酰化[114]。

HDAC10 是 B 型Ⅱ类 HDACs 中的另一成员[115]。这类 HDACs 在侵袭性肺癌患者中的表达水平降低[116]，表明 HDAC10 可能对维持正常细胞的生长或功能比较重要。HDAC10 能够和其他多种 HDACs 结合。因此，它在功能上更可能是作为招募者而不是作为去乙酰酶而发挥作用[33]。HDAC10 在非免疫和免疫细胞中的功能仍然有待阐明。

D. Ⅳ类 HDAC

HDAC11 是由 3 号染色体编码的一个大小为 39 kDa 的蛋白，是最新发现的组蛋白去乙酰酶家族成员[117]。这种 HDAC 主要定位在细胞核中，它的表达似乎是组织特异性的，一般在大脑、心脏、骨骼肌和肾脏中表达较高[117]。此前，人们对 HDAC11 的酶活性和组织分布进行了研究[117-118]，但是对这种 HDAC 的功能知之甚少，直到我们发现了 HDAC11 是一种重要的 IL-10 基因表达的转录抑制因子[112]。

我们证实了 HDAC11 通过在染色质水平与 IL-10 启动子相互作用，从而下调小鼠和人类 APCs 中 IL-10 的转录。这种效应不仅决定了 APCs 的炎性状态，也最终导致抗原特异性 $CD4^+$ T 细胞的致敏，而非引起其发生免疫耐受[112]。例如我们发现，HDAC11 的 APCs 中，IL-10 基因启动子水平上的 H3 和 H4 乙酰化作用明显降低，同时转录激活物 STAT3 和 Sp1 的招募也减少，这或许是乙酰化降低导致染色质变得更加致密，从而使二者结合减少的一种表现。在上述过程中需要有 HDAC11 酶活性的存在，因为在过表达缺失去乙酰酶域的 HDAC11 过表达突变体中并不能抑制 IL-10 基因的表达。相反地，通过 shRNA 技术在 APCs 中敲除 HDAC11，我们观察到一个相反的结果，即可以增强 IL-10 基因的转录活性。在缺乏 HDAC11 的细胞中，我们发现 H3 和 H4 乙酰化作用增加，同时伴有作用于 IL-10 启动子的转录激活物 Sp1 和 STAT3 的招募增强。这些发现有几方面的意义：首先，它揭示了 HDAC11 的生理作用；第二，HDAC11 通过诱导染色质水平的动态变化来调节 IL-10 的表达（也可能调节了其他参与炎症反应的基因的表达），这种效应至少能够部分解释 APCs 对于决定 T 细胞是活化还是耐受具有双重的决定意义；第三，HDAC11 可能是影响免疫活化还是免疫耐受的一种新型分子靶标。HDAC11 将对癌症免疫疗法产生重要而关键的影响。

表 22.1　HDACs 分型

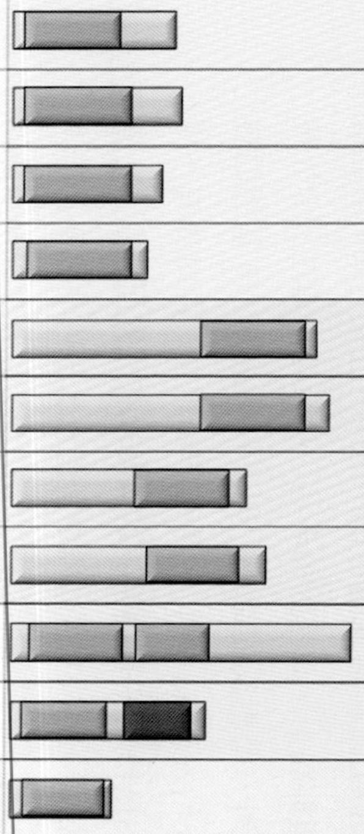

	Class		Size (AA)	Deacetylase Domain (PF00850)	Protein Structure	Localization	Chromosome Location	Complex	Knock-out Phenotype	Aberrations in Immune Diseases	Immunological targets
HDAC1	I		482	5-384	N/A	Nuc.	1p34	Sin3, Nurd, CoREST	Embrionic lethal (e10.5). Proliferation defects and general growth retardation.	RA SLE JIA MS	IL-1, IL-2, IL-12, Il-5, INF-b, INF-g, IL-4, STAT5, STAT3
HDAC2	I		488	23-319	3MAX (2.05A) Bressi et al, 2010	Nuc.	6q21	Sin3, Nurd, CoREST	Perinatal lethal. Cardiac malformations.	RA COPD MD	GM-CSF, IFN-γ, IL-4, STAT3
HDAC3	I		428	19-314	N/A	Nuc.	5q31	N-CoR	Embrionic lethal (e9.5). Gastrulation defects	SLE SS	IL-4, pro-IL-16, STAT3, STAT1, GATA1, GATA2, GATA3, NFκβ
HDAC8	I		377	28-322	2V5W (2.00A) Vannini et al, 2007	Nuc.	Xq13	-	Perinatal lethal. Skull instability.	N/A	INF-β
HDAC4	IIa		1084	671-992	2VQM (1.80A) Bottomley et al, 2008	Nuc./Cyt.	2q37.3	N-CoR, MEF2	Perinatal lethal. Ectopic ossification of endochondral cartilage.	MS	GATA1
HDAC5	IIa		1122	700-1022	N/A	Nuc./Cyt.	17q21	N-CoR, MEF2	Non lethal. Cardiac hypertrophy.	N/A	IL-8, GATA1
HDAC7	IIa		952	538-859	3COZ (2.10A) Schuetz et al, 2008	Nuc./Cyt.	12q13.1	N-CoR, Sin3 MEF2	Embrionic lethal. Endothelial cells missfunction.	SLE	IL-2, FOXP3
HDAC9	IIa		1011	651-972	N/A	Nuc./Cyt.	7p21.1	N-CoR, MEF2	Non lethal. Cardiac hypertrophy.	SLE	IL-2, FOXP3
HDAC6	IIb		1215	104-402 495-798	N/A	Nuc./Cyt.	Xp11.23	HDAC11	Non lethal.	MS	IFN-β
HDAC10	IIb		669	25-321	N/A	Nuc./Cyt.	22q13.31	N-CoR	Non lethal.	N/A	-
HDAC11	IV		347	30-318	N/A	Nuc./Cyt.	3p25.1	HDAC6	Non lethal. Umpublished phenotype	N/A	IL-10

RA：类风湿性关节炎；SLE：系统性红斑狼疮；JIA：幼年特发性关节炎；MS：多发性硬化症；COPD：慢性阻塞性肺疾病；SS：系统性硬化症；N/A：不可用；Nuc：核；Cyt：细胞浆

Bressi JC,Jennings AJ,Skene R,Wu Y,Meikus R,De Jong R,et al. Exploration of the HDAC2 foot pocket:Synthesis and SAR of substituted N–(2–aminophenyl) benzamides. Biorg Med Chem Let.2010;20(10):4.

Vannini A, Volpari C, Gallinari P, Jones P, Mattu M,Carfi A,et al.Substrate binding to histone deacetylases as shown by the crystal structure of the HDAC8–substrate complex. EMBO Rep.2007;8(9):879–84.

Schuetz A,Min J,Allati–Hassani A,Schapira M,Schuen M,Loppanu P,et al.Human HDAC7 harbors a class iia histone deacetylase–specific zinc binding motif and cryptic deacetylase activity. J Biol Chem.2008;283(17):11355–63.

最新的研究表明，HDAC11 在霍奇金淋巴瘤（HL）细胞株中可调节 OX40 配体的表达。事实上，Younes 和同事们在 HL 细胞中通过小分子干扰 RNAs（siRNAs）技术敲除 HDAC11，发现了 OX40 配体显著上调。鉴于 OX40 配体与 OX40 受体的结合对生成抗原特异性记忆 T 细胞是必不可少的，而且 OX40 配体可以抑制产生 IL-10 的 Tregs 的生成，因此在 HL 患者中特异性抑制 HDAC11 来增强 T 细胞免疫已经成了一种很有吸引力的临床策略[119]。

表 22.1 和图 22.2 是已知的 HDACs 的免疫靶标以及特异性 HDACs 基因破坏小鼠的表型。

五、HDIs

A. 癌症治疗中的 HDIs

HDIs 是一种化合物的异构群，它能够抑制 HDACs 的酶活性。这些化合物的化学结构分为六个不同的组：短链脂肪酸（如丙戊酸）、异羟肟酸（如 TSA、SAHA）、苯甲酰胺（如 MS-275）、环四肽（如缩酚酸肽）、亲电酮（如三氟甲基酮）以及其他化合物（如 MGCD0103）。大多数 HDIs 的抑制活性是由于它们与 HDACs 催化结构域中的锌活性位点相互作用，这已经通过 HDACs 与 HDIs 相互作用的晶体结构研究得到了证实（表 22.1）。这些化合物在作用机制被完全掌握之前最早在临床上被用于治疗神经系统疾病，如癫痫[120]。差不多四十年前，Leder 和同事观察到 HDIs 在白血病细胞中

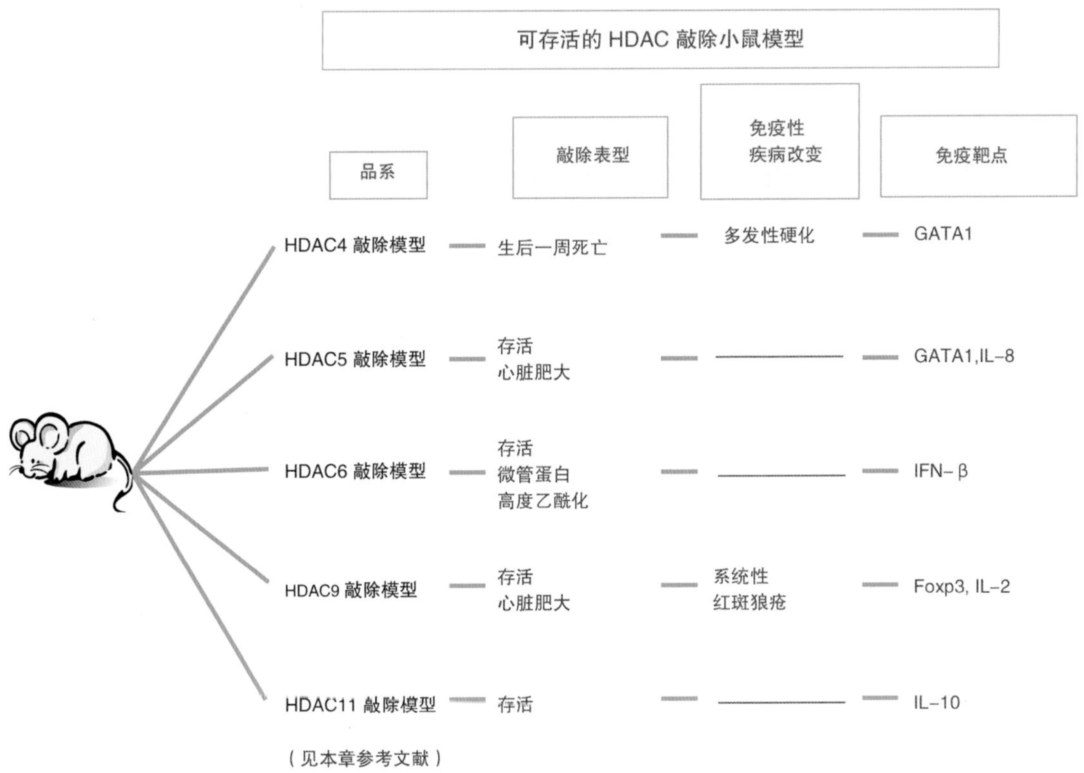

图 22.2　可存活的 HDAC 敲除（KO）小鼠模型的特性
图中描述了特异性表型、免疫学靶标以及涉及的免疫病理学。

具有抗增殖作用[121]。几年后，Yoshida 等人发现在许多细胞系包括乳腺肿瘤细胞中，TSA 处理能够抑制 HDACs，其证据是组蛋白乙酰化的增加[122]。伴随着这些早期的观察，人们设计出了许多 HDIs，它们中的一些已经进入了癌症治疗的临床试验阶段[48]。美国国家癌症研究所（NCI）有一份完整的当前正处于临床试验的 HDIs 列表（www.clinicaltrials.gov），其中 HDIs 可作为一个单独的药物，或是连同其他治疗形式一起使用。在临床试验中被评估过的 HDIs 有 Belinostat（PXD101）、Givinostat（ITF2357）、Panobinostat（LBH589）、Vorinostat（SAHA，MK0683）、丙戊酸、Romidepsin（FK2288，FR901228）、CHR 2845、JNJ-26481585 以及 HDAC6 选择性抑制剂 ACY1215[48，113]。值得注意的是，美国食品和药物管理局（FDA）批准了使用 Vorinostat（Zolinza）[123]和 Romidepsin（Istodax）[124]治疗患有难治性皮肤 T 细胞淋巴瘤（CTCL）的患者。此外，resminostat，一种磺酰吡咯异羟肟酸，最近被批准作为罕见病用药治疗多发性骨髓瘤[125]。

广泛的前期临床工作以及在癌症患者中进行 HDIs 治疗研究所获得的资料为理解 HDIs 抗肿瘤的机制提供了重要的思路。例如，现在已经证实所有的 HDIs 在体外抑制恶性细胞的增殖是通过诱导细胞周期阻滞和凋亡来实现的[126]。此外，在临床前动物模型以及最近完成的临床试验，特别是在 T 细胞恶性肿瘤患者治疗中，某些 HDIs 也显示了重要的抗肿瘤活性。HDIs 作为抗癌药物的另一个优点是对恶性转化细胞具有选择性，而正常细胞更能抵抗这些药物的抑制作用[127]。

B. HDIs 在自身免疫性疾病治疗中的应用

目前，大约 5% 的西方人群患有几乎 80 多种不同的自身免疫性疾病[128]。类固醇和环孢霉素等免疫抑制药物常用于这些自身免疫性疾病的治疗。值得注意的是，在 I 期和 II 期临床试验中，在没有中性粒细胞减少的情况下，使用 HDIs（如丙戊酸、SAHA、MS-275 和 ITF2357）的病人发生感染的概率会增加[129-130]，这表明了这些化合物对免疫系统也许具有抑制作用。根据这些结果，人们在系统性红斑狼疮（SLE）、类风湿性关节炎（RA）、幼年特发性关节炎（JIA）[131-133]、系统硬化症[134]、多发性硬化症（MS）[135]、溃疡性结肠炎（UC）[136]和牛皮癣[137]等疾病的一系列临床前期研究中对 HDIs 作了评估[71]。所有这些研究都发现 HDIs 的抗炎特性，它能减轻上述疾病造成的相应自身免疫性损伤。例如 SLE，其表观遗传修饰影响了大量基因的表达[138]，涉及控制免疫细胞发育和功能等多个途径，如淋巴细胞分化（PDCD1、IKZF1 和 IKZF3）、凋亡性细胞死亡（PARP、CRP 和 ATG5）、细胞因子信号转导（STAT4、IRF5、TNFSF4）以及补体激活（C1qC2、C24a 和 C4b）[139-140]。值得注意的是，TSA 作为广谱的 HDI 可以逆转系统性红斑狼疮患者 T 细胞中 CD40 配体、IL-10 和 IFN-γ 的不对称表达[141]。TSA 治疗通过抑制炎症因子 IL-1、IL-6 和 TNF-α，同时上调病变关节中的 CDK 抑制因子（$p16^{INK4a}$ 和 $p21^{WAF1/Cip1}$）[142]来减轻 RA 大鼠模型中的损伤。去除 HDACs 的酶活性则可以通过表观遗传依赖性或非依赖的途径改变 RA 和其他免疫介导的炎性疾病的免疫病理状态[143-144]。

C. 由 HDIs 触发的抗肿瘤免疫效应：对癌症免疫治疗的影响

考虑到 HDIs 的抗炎特性，它不太可能在癌症的免疫治疗手段中有一席之地。令人惊讶的是，一些研究已经发现 HDIs 可以增加肿瘤细胞的免疫原性并增强免疫细胞的抗肿瘤特性。Tomasi 小组的研究表明，用 HDIs 处理黑色素瘤细胞能增强其抗原呈递功能，并通过 I 类途径导致分泌 IFN-γ 的 T 细胞激活[145-146]。HDIs 还可以增强肿瘤细胞中特异性受体的表达，比如与应激相关的配体 MIC-A 和 MIC-B，它们与 $CD8^+$ 细胞毒性 T 淋巴细胞（CTLs）和自然杀伤（NK）细胞上的 NKG2D 结合，同时促进对肿瘤细胞的免疫识别[147]。最近的研究表明，HDIs 可上调霍奇金淋巴瘤（HL）细胞中 OX40 配体的表达。鉴于恶性细胞上的 OX40 配体与 OX40 受体的结合对于促进抗原特异性记忆 T 细胞的生成、抑制分泌 IL-10 的 Tregs 的生成是必需的，HDIs 上调 OX40 配体的表达也可能会促进 T 细胞对 HL 细胞产生强大的免疫反应[119]。

Vo 等人最近证实了 HDIs 对免疫细胞的作用：在体内使用广谱 HDI LAQ824 治疗荷瘤小鼠，增强了过继输入的抗原特异性 T 细胞的抗肿瘤活性[148]。同样地，我们小组已经发现 LAQ824 通过抑制 IL-10，增加 B7.2 的表达以及多种促炎因子的产生，诱导炎症性 APCs，使其有效地激活抗原特异性 $CD4^+$T 细胞，并使发生了免疫耐受的 T 细胞恢复免疫活性。LAQ824 的这些正向免疫调节效应也表现在 LBH589、TSA 和 SAHA 等其他异羟肟酸家族成员中，而更具选择性的以 I 类 HDACs 为主要靶标的 HDI MS-275 则没有这种效应[149]。此外，体外试验的结果证实 HDIs 在霍奇金淋巴瘤中能诱导良好的抗肿瘤免疫反应，其作用机制是下调胸腺的表达和分泌，下调 Reed-Sternberg（RS）细胞和树突状细胞中趋化因子（TARC/CCL17）的表达和分泌，增强了 Th1 型促炎反应[150]。

相关的机制研究表明，通过调节基因启动子的乙酰化状态很大程度上能够在染色质水平调控细胞因子的生成。例如，当 T 细胞分化成 Th1 型或 Th2 型时，改变 IL-10 启动子的染色质结构能精确地调节 IL-10 的表达[151]。在巨噬细胞中，增加 IL-10 启动子乙酰化的程度可增强其转录活性[55]。相对应地，我们证实了在小鼠和人类的 APCs 中减少 IL-10 启动子的乙酰化可降低 IL-10 的转录活性[112]。综上所述，我们推测在体外使用 HDI LAQ824 处理 APCs，将导致组蛋白乙酰化和 IL-10 分泌的增加。然而用 LAQ824 处理的细胞，可观察到组蛋白 H3 和 H4 整体乙酰化程度升高，以同样 LAQ824 处理细胞的 IL-10 基因启动子水平却呈现出一种相反的结果。出乎意料的是，处理的巨噬细胞在所有被评估的时间点都观察到 IL－10 启动子 H3 和 H4 乙酰化的降低。这种早期发生的组蛋白乙酰化作用的降低，减少了 IL-10 基因启动子中转录激活物 STAT3 和 Sp1 的招募。很可能由于 IL-10 启动子区域中的组蛋白乙酰化减少造成染色质更致密，从而阻止这些转录激活物进入启动子区域，进而导致了所观察到的 LAQ824 处理 APCs 中的 IL-10 基因转录活性降低。H3 和 H4 乙酰化的动力学分析为解释这种现象的发生机制提供了一些线索。当 LAQ824 预处理过的巨噬细胞被 LPS 刺激后，我们观察到最初的 H3 和 H4 乙酰化在刺激后一小时达到高峰。然而，这些改变的程度远远低于巨噬细胞单独被 LPS 刺激。在乙酰化峰值过后，我们观察到经 HDIs 处理的细胞中这种反应快速消失，这说明仅用 LPS 处理的细胞中缺乏刺激物来支持 H3 和 H4 的乙酰化，而且（或者）缺乏启动降低 H3 和 H4 乙酰化程度的反式调节机制。特别有意思的发现是，IL-10 基因启动子中加强了转录抑制因子 PU.1 和 HDAC11 的招募。因此，可以肯定的是这两种抑制因子的招募可能代表了由 HDIs 触发的一种反向调节机制，以减少 H3 和 H4 乙酰化，并阻止一系列导致 IL-10 基因转录激活事件的发生。我们发现，在巨噬细胞细胞株 RAW264.7 中过表达 HDAC11 会导致 IL-10 基因启动子 H3 和 H4 乙酰化的减少，并抑制 IL-10 基因的转录活性[112]，从而支持了以上理论。有意思的是，Bradbury 等人发现，TSA 治疗髓系白血病会使 HDAC11 mRNA 的表达水平升高 60 ～ 200 倍[118]。HDIs 对 HDAC11 表达的影响也许可以解释在 LAQ824 处理过的细胞中，为什么 IL-10 基因启动子上特异性 HDAC 的招募会增加。在 HDIs 处理过的 APCs 中，HDAC11 表达增加的机制确实有待进一步阐明。

六、争议：HDIs 是促炎药还是消炎药?

我们很难解释 HDIs 作为抗炎药物和促炎药物时的不同作用。一种可能性是，目前使用的大多数 HDIs 缺乏选择性，多为广谱 HDIs，它们可以靶向三类锌依赖 HDACs 中的任何一种。此外，它们针对特异性底物有不同的作用能力，对于每个 HDAC，IC50s 确有不同。

像本章前文所描述的一样，现有资料指出特定的 HDACs 被赋予了促炎的属性（如 HDAC11 负调节抗炎细胞因子 IL-10），而其他 HDACs 则在调节抗炎通路中非常重要（如 Tregs 和 APCs 中的 HDAC6）。就其本身而言，取决于广谱 HDIs 对它们 HDACs 靶标的作用能力和有关的 IC50s。某种特定的 HDI 可能倾向于抗炎作用，相反，其他 HDIs 可能触发促炎效应。例如，我们已经发现广谱 HDIs LBH589、LAQ824 以及 SAHA 能在体外诱导促炎的 APCs。虽然这些 HDIs 同属于异羟肟酸化合物家族，但是它们的促炎效应以及抑制 IL-10 的能力明显不同。与 SAHA 相比，LAQ824 和 LBH589 则是更有效的 IL-10 抑制剂[149]。相反地，其他研究小组发现 SAHA 可通过 IDO 依赖的机制减轻 DCs 的炎症反应，并且在小鼠同种异体骨髓移植模型中减轻移植物抗宿主病（graft-versus-host disease，GvHD）的严重程度[152-153]。这些研究小组和我们课题组所采取的不同实验方法或许可以解释这些看似相互矛盾的结果。首先，在体外实验中，我们用 HDIs 和 LPS 同时处理巨噬细胞；而在他们的研究中，在使用 TLR 激活剂之前，DCs 预先被 SAHA 处理过。第二，他们发现经过 SAHA 处理并不能使 DCs 产生的 IL-10 发生显著性变化。我们也发现，在 HDIs 异羟肟家族所有成员中，SAHA 是巨噬细胞分泌 IL-10 最弱的抑制剂。这可能至少部分解释了为什么这些 HDIs 在 APCs 炎症状态中会有不同的作用，这同时也支持了他们的观察结果。现有的证据指出，HDIs 的给药时间会影响细胞对炎症刺激物（如 TLR 激活剂）的细胞应答[149, 154]。巨噬细胞的动力学研究显示，LPS 刺激首先会诱导促炎细胞因子，随后产生 IL-10 等抗炎介质[149]。从我们的实验数据可以推测出，同时给予 HDIs 和 LPS 处理时细胞没有足够的时间来调节促炎基因的表达。相反，在缺乏反式调节抗炎机制时，HDIs 处理可能通过抑制炎症反应后期抗炎基因（如 IL-10）的表达，来维持炎症反应。因而，Reddy 和其同事在研究中用 HDIs 预处理[152-153]可能首先抑制初始促炎反应而不是后期的抗炎反应，这就导致了他们观察到 APCs 的抗炎状态。

对于 HDIs 在炎症反应中的多效性，也取决于药物作用的体内环境以及 HDACs 在特定细胞中的功能。在转录调节水平上，可能是由于 HDACs 本身不具备与任何 DNA 结合的能力，因此，HDACs 依赖于含共抑制因子复合物的特异性顺式作用元件来发挥作用。可以肯定的是，广谱 HDIs 有可能对炎症或抗炎相关基因的转录调节的复合物产生不同影响，从而导致不同免疫状态的发生。对于那些受 HDAC6 影响的非组蛋白的底物蛋白，HDIs 具有相反的调节作用。这可能和 HDIs 对不同的免疫细胞群或亚群中靶标的作用不同有关。例如，抑制 HDAC6 已被证实可以增强 $CD8^+$ T 细胞和 APCs 之间免疫突触的形成，从而提高 T 细胞免疫。相反地，抑制 HDAC6 也可增强 Tregs 的免疫抑制功能，导致免疫耐受而不是 T 细胞活化。因此，根据广谱 HDIs 或者同型选择性 HDAC6 抑制剂在不同类型细胞中的作用，T 细胞在体内介导的免疫反应的结果可能正好相反。此外，HDAC6 靶标蛋白如 Foxp3 和微管蛋白，它们在细胞中表达的差异可能对目前观察到的不同结果有影响。例如，Foxp3 可能与 CTL-APC 的相互作用无关，因此 HDIs 的主要作用将会是在增强免疫突触的层面上导致 T 细胞免疫。与之明显不同的是，如果 HDIs 主要影响 Tregs 中关键功能分子 Foxp3 的乙酰化状态，那么它的整体效应可能会是增强免疫抑制。

在当前研究领域中出现了一种有意思的概念，在不同的免疫状态和作用环境中，特异性 HDACs 对免疫细胞的作用将被放大。特定的 HDACs 可能在 T 细胞亚群或不同的免疫细胞群中有相反的作用，这一观察结果也解释了特异性 HDACs 基因缺陷小鼠缺乏全面的免疫病理表现的原因。例如我们最近发现，当把 HDAC11 敲除小鼠中的 T 细胞过继性转入到野生型受体小鼠体内时，它们具有高度的免疫活性，容易引发自身免疫和抗肿瘤作用；但来自同一小鼠的髓系细胞则更具免疫抑制活性。由于这种平衡抵消的作用，HDAC11 KO 小鼠能够存活，既不呈现明显的自身免疫也不会有免疫抑制（未发表的数据）的表现。从进化的角度来看，特异性 HDACs 的这些相反效应可能提供了一种良好的平衡，防止发生过度的自身免疫反应或是免疫抑制。因此，抑制 HDACs 很有可能主要用于调节极端的免疫反应。也就是说，HDIs 在自身免疫中可能调和某些免疫细胞的异常功能，而在癌症中 HDIs 可能破坏过度激活的免疫抑制网络。

综上所述，对于特异性 HDACs 在调节免疫应答中的作用，以及广谱 HDIs 如何影响这些由 HDACs 介导的调节通路，我们尚未理解其具体机制。对于 HDIs 在癌症、自身免疫和移植中影响炎症反应的机制，还需要许多工作来进行梳理。然而，我们面对的一个重要障碍是目前这一代 HDIs 的多重效应和广谱 HDACs 的抑制活性。它们对酶的作用缺乏选择性，引起了大量的细胞效应，使其成为人们在免疫细胞中解析相关的机制或是靶标的一种难以克服的障碍。更复杂的事情是，特异性 HDACs 还影响非组蛋白的功能。这些作用还取决于 HDACs 在组织表达、细胞间分布和细胞分化阶段的调节功能（图 22.3）。为了更好地理解特异性 HDACs 在免疫调节中的分子机制，我们需要设计更特异的 HDIs（图 22.3 底部）。尽管某种特定的 HDACs 根据不同的细胞和环境可能有相反的作用，但随着对每种 HDAC 底物特异性知识的了解深入，人们将会设计出更具选择性的 HDIs，从表观遗传学的角度有效地控制抗肿瘤的免疫反应。总之，未来的研究将决定在癌症患者的何种细胞中、在何种条件下（如药物剂量、疗程和组合顺序方案）哪些是靶标最优的 HDAC。

七、小结

在过去的十年里，人们一直认为 HDIs 在自身免疫、炎性疾病以及癌症中具有调节细胞免疫生物学的作用[155]。HDIs 既发挥促炎作用又发挥抗炎作用的自相矛盾的效果，可能源于目前使用的大多数 HDIs 是广谱的 HDIs，它们能够抑制所有三类锌依赖性的 HDACs。毫无疑问，人们已经认识到 HDIs 在癌症、自身免疫和其他疾病中的作用机制不尽相同，甚至相互矛盾。这将激励人们开发出更多、对靶标更具有调节特异性的 HDIs 及其相关临床治疗方法。在癌症治疗中使用 HDIs 不仅会影响癌细胞的增殖和存活，也会影响肿瘤相关的免疫反应等。

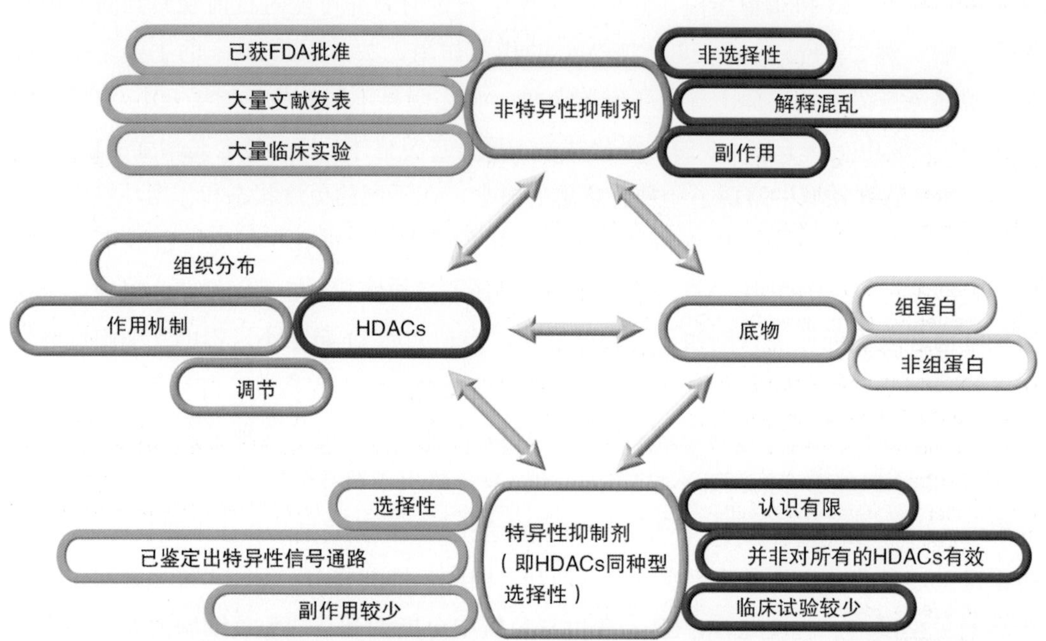

图 22.3 HDIs 对 HDACs 的作用及其底物

HDACs 的独特性质（紫色）介导底物特异性作用（蓝色）。有很多的非特异性抑制剂（上）和特异性抑制剂（底），每种类别都有其独特的优势（绿色）和缺点以及局限性（红色）。

参考文献

[1] Rabinovich GA, Gabrilovich D, Sotomayor EM. Immunosuppressive strategies that are mediated by tumor cells. Annu Rev Immunol, 2007, 25(1):267 - 296.

[2] Munn DH, Sharma MD, Lee JR, et al. Potential regulatory function of human dendritic cells expressing indoleamine 2,3-dioxygenase. Science, 2002, 297(5588):1867 - 1870.

[3] Staveley-O'Carroll K, Sotomayor E, Montgomery J, et al. Induction of antigen-specific T cell anergy: an early event in the course of tumor progression. Proc Natl Acad Sci USA, 1998, 95(3):1178 - 1183.

[4] Bogen B, Munthe L, Sollien A, et al. Naive CD4+ T cells confer idiotype-specific tumor resistance in the absence of antibodies. Eur J Immunol, 1995, 25(11):3079 - 3086.

[5] Cheng F, Wang HW, Cuenca A, et al. A critical role for STAT3 signaling in immune tolerance. Immunity, 2003, 19(3):425 - 436.

[6] Evel-Kabler K, Song XT, Aldrich M, et al. SOCS1 restricts dendritic cells' ability to break self tolerance and induce antitumor immunity by regulating IL-12 production and signaling. J Clin Invest, 2006, 116(1):90 - 100.

[7] Horna P, Sotomayor EM. Cellular and molecular mechanisms of tumor-induced T-cell tolerance. Curr Cancer Drug Targets, 2007, 7(1):41 - 53.

[8] Song XT, Evel-Kabler K, Shen L, et al. A20 is an antigen presentation attenuator, and its inhibition overcomes regulatory T cell-mediated suppression. Nat Med, 2008, 14(3):258 - 265.

[9] Brahmer JR, Tykodi SS, Chow LQM, et al. Safety and activity of anti - PD-L1 antibody in patients with advanced cancer. N Engl J Med, 2012, 366(26):2455 - 2465.

[10] Topalian SL, Hodi FS, Brahmer JR, et al. Safety, activity, and immune correlates of anti - PD-1 antibody in cancer. N Engl J Med, 2012, 366(26):2443 - 2454.

[11] Pardoll DM. The blockade of immune checkpoints in cancer immunotherapy. Nat Rev Cancer, 2012, 12(4):252 - 264.

[12] Georgopoulos K. From immunity to tolerance through HDAC. Nat Immunol, 2009, 10(1):13 - 14.

[13] Foster SL, Hargreaves DC, Medzhitov R. Gene-specific control of inflammation by TLR-induced chromatin modifications. Nature, 2007, 447(7147):972 - 978.

[14] Glozak MA, Seto E. Histone deacetylases and cancer. Oncogene, 2007, 26(37):5420 - 5432.

[15] Pardoll D. Does the immune system see tumors as foreign or self? Annu Rev Immunol, 2003, 21:807 - 839.

[16] Huang AY, Golumbek P, Ahmadzadeh M, et al. Role of bone marrow-derived cells in presenting MHC class I-restricted tumor antigens. Science, 1994, 264(5161):961 - 965.

[17] Adler AJ, Marsh DW, Yochum GS, et al. CD4(+) T cell tolerance to parenchymal self-antigens requires presentation by bone marrow-derived antigen-presenting cells. J Exp Med, 1998, 187(10):1555 - 1564.

[18] Sotomayor EM, Borrello I, Rattis FM, et al. Cross-presentation of tumor antigens by bone marrow-derived antigen-presenting cells is the dominant mechanism in the induction of T-cell tolerance during B-cell lymphoma progression. Blood, 2001, 98(4):1070 - 1077.

[19] Steinman RM, Hawiger D, Nussenzweig MC. Tolerogenic dendritic cells. Annu Rev Immunol, 2003, 21:685 - 711.

[20] Cuenca A, Cheng F, Wang H, et al. Extra-lymphatic solid tumor growth is not immunologically Ignored and results in early induction of antigen-Specific T-cell anergy: dominant role of cross-tolerance to tumor antigens. Cancer Res, 2003, 63(24):9007 - 9015.

[21] Sotomayor EM, Borrello I, Tubb E, et al. Conversion of tumor-specific CD4+ T-cell tolerance to T-cell priming through in vivo ligation of CD40. Nat Med, 1999, 5(7):780 - 787.

[22] Travers AA, Vaillant C, Arneodo A, et al. DNA structure, nucleosome placement and chromatin remodelling: a perspective. Biochem Soc Trans, 2012, 40(2):335 - 340.

[23] Yun M, Wu J, Workman JL, et al. Readers of histone modifications. Cell Res, 2011, 21(4):564 - 578.

[24] Arrowsmith CH, Bountra C, Fish PV, et al. Epigenetic protein families: a new frontier for drug discovery. Nat Rev Drug Discov, 2012, 11(5):384 - 400.

[25] Berger SL, Kouzarides T, Shiekhattar R, et al. An operational definition of epigenetics. Genes Dev, 2009, 23(7):781 - 783.

[26] Sharma S, Kelly TK, Jones PA. Epigenetics in cancer. Carcinogenesis, 2010, 31(1):27 - 36.

[27] Miremadi A, Oestergaard MZ, Pharoah PDP, et al. Cancer genetics of epigenetic genes. Hum Mol Genet, 2007, 16(R1):R28 - R49.

[28] Schreiber RD, Old LJ, Smyth MJ. Cancer immunoediting: iIntegrating immunity's roles in cancer suppression and promotion. Science, 2011, 331(6024):1565 - 1570.

[29] Luger K, Mader AW, Richmond RK, et al. Crystal structure of the nucleosome core particle at 2.8[thinsp]A resolution. Nature, 1997, 389(6648):251 - 260.

[30] Suganuma T, Workman J. Signals and combinatorial functions of histone modifications. Annu Rev Biochem, 2011, 80:27.

[31] Bannister AJ, Kouzarides T. Regulation of chromatin by histone modifications. Cell Res, 2011, 21(3):381 - 395.

[32] Lee KK, Workman JL. Histone acetyltransferase complexes: one size doesn't fit all. Nat Rev Mol Cell Biol, 2007, 8(4):284 - 295.

[33] de Ruijter AJM, van Gennip AH, Caron HN, et al. Histone deacetylases (HDACs): characterization of the classical HDAC family. Biochem J, 2003, 370(3):737 - 749.

[34] Glozak MA, Sengupta N, Zhang X, et al. Acetylation and deacetylation of nonhistone proteins. Gene, 2005, 363:15 - 23.

[35] Gu W, Roeder RG. Activation of p53 sequence-specific DNA binding by acetylation of the p53 C-terminal domain. Cell, 1997, 90(4):595 - 606.

[36] Z-l Yuan, Guan Y-j, Chatterjee D, et al. STAT3 dimerization regulated by reversible acetylation of a single lysine residue. Science, 2005, 307(5707):269 - 273.

[37] Boyes J, Byfield P, Nakatani Y, et al. Regulation of activity of the transcription factor GATA-1 by acetylation. Nature, 1998, 396(6711):594 - 598.

[38] Marzio G, Wagener C, Gutierrez MI, et al. E2F family members are differentially regulated by reversible acetylation. J Biol Chem, 2000, 275(15):10887 - 10892.

[39] Yao Y-L, Yang W-M, Seto E. Regulation of transcription factor YY1 by acetylation and deacetylation. Mol Cell Biol, 2001, 21(17):5979 - 5991.

[40] Munshi N, Merika M, Yie J, et al. Acetylation of HMG I(Y) by CBP turns off IFNβ expression by disrupting the enhanceosome. Mol Cell, 1998, 2(4):457 - 467.

[41] Kiernan R, Brès V, Ng RWM, et al. Post-activation turn-off of NF-κB-dependent transcription is regulated by acetylation of p65. J Biol Chem, 2003, 278(4):2758 - 2766.

[42] Kawai H, Li H, Avraham S, et al. Overexpression of histone deacetylase HDAC1 modulates breast cancer progression by negative regulation of estrogen receptor α. Int J Cancer, 2003, 107(3):353 - 358.

[43] Gaughan L, Logan IR, Neal DE, et al. Regulation of androgen receptor and histone deacetylase 1 by Mdm2-mediated ubiquitylation. Nucleic Acids Res, 2005, 33(1):13 - 26.

[44] Martinez-Balbas MA, Bauer U-M, Nielsen SJ, et al. Regulation of E2F1 activity by acetylation. Embo J, 2000, 19(4):662 - 671.

[45] Kovacs JJ, Murphy PJM, Gaillard S, et al. HDAC6 regulates Hsp90 acetylation and chaperone-dependent activation of glucocorticoid receptor. Mol Cell, 2005, 18(5):601 - 607.

[46] Hubbert C, Guardiola A, Shao R, et al. HDAC6 is a microtubule-associated deacetylase. Nature, 2002, 417(6887):455 - 458.

[47] Woan KV, Sahakian E, Sotomayor EM, et al. Modulation of antigen-presenting cells by HDAC inhibitors: implications in autoimmunity and cancer. Immunol Cell Biol, 2012, 90(1):55 - 65.

[48] Villagra A, Sotomayor EM, Seto E. Histone deacetylases and the immunological network: implications in cancer and inflammation. Oncogene, 2010, 29(2):157 - 173.

[49] Minucci S, Pelicci PG. Histone deacetylase inhibitors and the promise of epigenetic (and more) treatments for cancer. Nat Rev Cancer, 2006, 6:38 - 51.

[50] Napolitani G, Rinaldi A, Bertoni F, et al. Selected Toll-like receptor agonist combinations synergistically trigger a T helper type 1-polarizing program in dendritic cells. Nat Immunol, 2005, 6:769.

[51] Trinchieri G. Interleukin-12 and the regulation of innate resistance and adaptive immunity. Nat Rev Immunol, 2003, 3(2):133 - 146.

[52] Li MO, Flavell RA. Contextual regulation of inflammation: a duet by transforming growth factor-beta and interleukin-10. Immunity, 2008, 28(4):468 - 476.

[53] Rubtsov YP, Rasmussen JP, Chi EY, et al. Regulatory T cell-derived interleukin-10 limits inflammation at environmental interfaces. Immunity, 2008, 28(4):546 - 558.

[54] Moore KW, de Waal Malefyt R, Coffman RL, et al. Interleukin-10 and the interleukin-10 receptor. Annu Rev Immunol, 2001, 19(1):683 - 765.

[55] Zhang X, Edwards JP, Mosser Dynamic DM, et al. Remodeling of the macrophage IL-10 promoter during Transcription. J Immunol, 2006, 177(2):1282 - 1288.

[56] Yao Y, Li W, Kaplan MH, et al. Interleukin (IL)-4 inhibits IL-10 to promote IL-12 production by dendritic cells. J Exp Med, 2005, 201(12):1899 - 1903.

[57] Lagger S, Meunier D, Mikula M, et al. Crucial function of histone deacetylase 1 for differentiation of teratomas in mice and humans. Embo J, 2010, 29:3992 - 4007.

[58] Lagger G, O'Carroll D, Rembold M, et al. Essential function of histone deacetylase 1 in proliferation control and CDK

inhibitor repression. Embo J, 2002, 21:2672 - 2681.
[59] Khan O, La Thangue NB. HDAC inhibitors in cancer biology: emerging mechanisms and clinical applications. Immunol Cell Biol, 2012, 90(1):85 - 94.
[60] Enya K, Hayashi H, Takii T, et al. The interaction with Sp1 and reduction in the activity of histone deacetylase 1 are critical for the constitutive gene expression of IL-1 alpha in human melanoma cells. J Leukoc Biol, 2008, 83(1):190 - 199.
[61] Wang J, Lee S, Teh CE-Y, et al. The transcription repressor, ZEB1, cooperates with CtBP2 and HDAC1 to suppress IL-2 gene activation in T cells. Int Immunol, 2009, 21(3):227 - 235.
[62] Lu J, Sun H, Wang X, et al. Interleukin-12 p40 promoter activity is regulated by the reversible acetylation mediated by HDAC1 and p300. Cytokine, 2005, 31(1):46 - 51.
[63] Jee YK, Gilmour J, Kelly A, et al. Repression of interleukin-5 transcription by the glucocorticoid receptor targets GATA3 signaling and involves histone deacetylase recruitment. J Biol Chem, 2005, 280(24):23243 - 23250.
[64] Nusinzon I, Horvath Positive CM, Negative. Regulation of the innate antiviral response and beta interferon gene expression by deacetylation. Mol Cell Biol, 2006, 26(8):3106 - 3113.
[65] Chang S, Collins PL, Aune TM. T-Bet dependent removal of Sin3A-histone deacetylase complexes at the Ifng locus drives Th1 differentiation. J Immunol, 2008, 181(12):8372 - 8381.
[66] Valapour M, Jia G, John TS, et al. Histone deacetylation inhibits IL4 gene expression in T cells. J Allergy Clin Immunol, 2002, 109(2):238 - 245.
[67] Xu M, Nie L, Kim SH, et al. STAT5-induced Id-1 transcription involves recruitment of HDAC1 and deacetylation of C/EBPbeta. Embo J, 2003, 22(4):893 - 904.
[68] Kato N, Tanaka J, Sugita J, et al. Regulation of the expression of MHC class I-related chain A, B (MICA, MICB) via chromatin remodeling and its impact on the susceptibility of leukemic cells to the cytotoxicity of NKG2D-expressing cells. Leukemia, 2007, 21(10):2103 - 2108.
[69] Khan AN, Gregorie CJ, Tomasi TB. Histone deacetylase inhibitors induce TAP, LMP, Tapasin genes and MHC class I antigen presentation by melanoma cells. Cancer Immunol Immunother, 2008, 57(5):647 - 654.
[70] Kawabata T, Nishida K, Takasugi K, et al. Increased activity and expression of histone deacetylase 1 in relation to tumor necrosis factor-alpha in synovial tissue of rheumatoid arthritis. Arthritis Res Ther, 2010, 12(4):R133.
[71] Reilly CM, Regna N, Mishra N. HDAC inhibition in lupus models. Mol Med, 2011, 17(5-6):417 - 425.
[72] Leoni F, Fossati G, Lewis EC, et al. The histone deacetylase inhibitor ITF2357 reduces production of proinflammatory cytokines in vitro and systemic inflammation in vivo. Mol Med, 2005, 11:1 - 15.
[73] Faraco G, Cavone L, Chiarugi A. The therapeutic potential of HDAC inhibitors in the treatment of multiple sclerosis. Mol Med, 2011, 17(5-6):442 - 447.
[74] Montgomery RL, Davis CA, Potthoff MJ, et al. Histone deacetylases 1 and 2 redundantly regulate cardiac morphogenesis, growth, and contractility. Genes Dev, 2007, 21(14):1790 - 1802.
[75] Ito K, Barnes PJ, Adcock IM. Glucocorticoid receptor recruitment of histone deacetylase 2 inhibits interleukin-1beta-induced histone H4 acetylation on lysines 8 and 12. Mol Cell Biol, 2000, 20(18):6891 - 6903.
[76] Kong X, Fang M, Li P, et al. HDAC2 deacetylates class II transactivator and suppresses its activity in macrophages and smooth muscle cells. J Mol Cell Cardiol, 2009, 46(3):292 - 299.
[77] Marwick JA, Ito K, Adcock IM, et al. Oxidative stress and steroid resistance in asthma and COPD: pharmacological manipulation of HDAC-2 as a therapeutic strategy. Expert Opin Ther Targets, 2007, 11(6):745 - 755.
[78] Minetti GC, Colussi C, Adami R, et al. Functional and morphological recovery of dystrophic muscles in mice treated with deacetylase inhibitors. Nat Med, 2006, 12(10):1147 - 1150.
[79] Huber LC, Brock M, Hemmatazad H, et al. Histone deacetylase/acetylase activity in total synovial tissue derived from rheumatoid arthritis and osteoarthritis patients. Arthritis Rheum, 2007, 56(4):1087 - 1093.
[80] Montgomery RL, Potthoff MJ, Haberland M, et al. Maintenance of cardiac energy metabolism by histone deacetylase 3 in mice. J Clin Invest, 2008, 118(11):3588 - 3597.
[81] KrÃmer OH, Knauer SK, Greiner G, et al. A phosphorylation-acetylation switch regulates STAT1 signaling. Genes Dev, 2009, 23(2):223 - 235.
[82] Zhang Y, Tuzova M, Xiao Z-XJ, et al. Pro-IL-16 recruits histone deacetylase 3 to the Skp2 core promoter through Interaction with transcription factor GABP. J immunol, 2008, 180(1):402 - 408.
[83] Watamoto K, Towatari M, Ozawa Y, et al. Altered interaction of HDAC5 with GATA-1 during MEL cell differentiation. Oncogene, 2003, 22(57):9176 - 9184.
[84] Ozawa Y, Towatari M, Tsuzuki S, et al. Histone deacetylase 3 associates with and represses the transcription factor GATA-2. Blood, 2001, 98(7):2116 - 2123.
[85] Chen GY, Osada H, Santamaria-Babi LF, et al. Interaction of GATA-3/T-bet transcription factors regulates

expression of sialyl Lewis X homing receptors on Th1/Th2 lymphocytes. Proc Natl Acad Sci USA, 2006, 103(45):16894 - 16899.

[86] Kuwatsuka Y, Ogawa F, Iwata Y, et al. Decreased levels of autoantibody against histone deacetylase 3 in patients with systemic sclerosis. Autoimmunity, 2009, 42(2):120 - 125.

[87] Bhaskara S, Chyla BJ, Amann JM, et al. Deletion of histone deacetylase 3 reveals critical roles in S phase progression and DNA damage control. Mol Cell, 2008, 30(1):61 - 72.

[88] Icardi L, Lievens S, Mori R, et al. Opposed regulation of type I IFN-induced STAT3 and ISGF3 transcriptional activities by histone deacetylases (HDACS) 1 and 2. FASEB J, 2012, 26(1):240 - 249.

[89] Kortylewski M, Kujawski M, Wang T, et al. Inhibiting STAT3 signaling in the hematopoietic system elicits multicomponent antitumor immunity. Nat Med, 2005, 11(12):1314 - 1321.

[90] Wang T, Niu G, Kortylewski M, et al. Regulation of the innate and adaptive immune responses by Stat-3 signaling in tumor cells. Nat Med, 2004, 10(1):48 - 54.

[91] Li H, Ou X, Xiong J, et al. HPV16E7 mediates HADC chromatin repression and downregulation of MHC class I genes in HPV16 tumorigenic cells through interaction with an MHC class I promoter. Biochem Biophys Res Commun, 2006, 349(4):1315 - 1321.

[92] Haberland M, Mokalled MH, Montgomery RL, et al. Epigenetic control of skull morphogenesis by histone deacetylase 8. Genes Dev, 2009, 23(14):1625 - 1630.

[93] Chang S, McKinsey TA, Zhang CL, et al. Histone deacetylases 5 and 9 govern responsiveness of the heart to a subset of stress signals and play redundant roles in heart development. Mol Cell Biol, 2004, 24(19):8467 - 8476.

[94] Vega RB, Matsuda K, Oh J, et al. Histone deacetylase 4 controls chondrocyte hypertrophy during skeletogenesis. Cell, 2004, 119(4):555 - 566.

[95] Schmeck B, Lorenz J, N'Guessan PD, et al. Histone acetylation and flagellin are essential for legionella pneumophila-Induced cytokine expression. J Immunol, 2008, 181(2):940 - 947.

[96] Chang S, Young BD, Li S, et al. Histone deacetylase 7 maintains vascular integrity by repressing matrix metalloproteinase 10. Cell, 2006, 126(2):321 - 334.

[97] Li B, Samanta A, Song X, et al. Foxp3 interactions with histone acetyltransferase and class II histone deacetylases are required for repression. Proc Natl Acad Sci USA, 2007, 104(11):6.

[98] Bettini ML, Pan F, Bettini M, et al. Loss of epigenetic modification driven by the Foxp3 transcription factor leads to regulatory T cell insufficiency. Immunity.2012, 36(5):717 - 730.

[99] Navarro MN, Goebel J, Feijoo-Carnero C, et al. Phosphoproteomic analysis reveals an intrinsic pathway for the regulation of histone deacetylase 7 that controls the function of cytotoxic T lymphocytes. Nat Immunol, 2011, 12(4):352 - 361.

[100] Zhang CL, McKinsey TA, Chang S, et al. Class II histone deacetylases act as signal-responsive repressors of cardiac hypertrophy. Cell, 2002, 110(4):479 - 488.

[101] Tao R, de Zoeten EF, Ozkaynak E, et al. Deacetylase inhibition promotes the generation and function of regulatory T cells. Nat Med, 2007, 13(11):1299 - 1307.

[102] de Zoeten EF, Wang L, Sai H, et al. Inhibition of HDAC9 increases Tregulatory cell function and prevents colitis in mice. Gastroenterology, 2010, 138(2):583 - 594.

[103] Grozinger CM, Hassig CA, Schreiber SL. Three proteins define a class of human histone deacetylases related to yeast Hda1p. Proc Natl Acad Sci USA, 1999, 96(9):6.

[104] Verdel A, Curtet S, Brocard MP, et al. Active maintenance of mHDA2/mHDAC6 histone-deacetylase in the cytoplasm. Curr Biol, 2000, 10(12):747 - 749.

[105] Palijan A, Fernandes I, Bastien Y, et al. Function of histone deacetylase 6 as a cofactor of nuclear receptor coregulator LCoR. J Biol Chem, 2009, 284(44):30264 - 30274.

[106] Toropainen S, Väisänen S, Heikkinen S, et al. The downregulation of the human MYC gene by the nuclear hormone 1[alpha],25-dihydroxyvitamin D3 is associated with cycling of corepressors and histone deacetylases. J Mol Biol, 2010, 400(3):284 - 294.

[107] Todd PK, Oh SY, Krans A, et al. Histone deacetylases suppress CGG repeatâ induced neurodegeneration via transcriptional silencing in models of fragile X tremor ataxia syndrome. PLoS Genet, 2010, 6(12):e1001240.

[108] Valenzuela-Fern á ndez A, Cabrero JR, Serrador JM, et al. HDAC6: a key regulator of cytoskeleton, cell migration and cell-cell interactions. Trends Cell Biol, 2008, 18(6):291 - 297.

[109] Aldana-Masangkay GI, Sakamoto KM. The role of HDAC6 in cancer. J Biomed Biotechnol, 2010, 2011:875824.

[110] Serrador JM, Cabrero JR, Sancho D, et al. HDAC6 deacetylase activity links the tubulin cytoskeleton with immune synapse organization. Immunity, 2004, 20(4):417 - 428.

[111] de Zoeten EF, Wang L, Butler K, et al. Histone deacetylase 6 and heat shock protein 90 control the functions of Foxp3(+) T-regulatory cells. Mol Cell Biol, 2011, 31(10):2066 - 2078.

[112] Villagra A, Cheng F, Wang HW, et al. The histone deacetylase HDAC11 regulates the expression of interleukin 10 and immune tolerance. Nat Immunol, 2009, 10(1):92 - 100.

[113] Santo L, Hideshima T, Kung AL, et al. Preclinical activity, pharmacodynamic, and pharmacokinetic properties of a selective HDAC6 inhibitor, ACY1215, in combination with bortezomib in multiple myeloma. Blood, 2012, 119(11):2579 - 2589.

[114] Zhang Y, Kwon S, Yamaguchi T, et al. Mice lacking histone deacetylase 6 have hyperacetylated tubulin but are viable and develop normally. Mol Cell Biol, 2008, 28(5):1688 - 1701.

[115] Kao H-Y, Lee C-H, Komarov A, et al. Isolation and characterization of mammalian HDAC10, a novel histone deacetylase. J Biol Chem, 2002, 277(1):187 - 193.

[116] Osada H, Tatematsu Y, Saito H, et al. Reduced expression of class II histone deacetylase genes is associated with poor prognosis in lung cancer patients. Int J Cancer, 2004, 112:26 - 32.

[117] Gao L, Cueto MA, Asselbergs F, Cloning and functional characterizatin. of HDAC11, a novel member of the human histone deacetylase family. J Biol Chem, 2002, 277(28):25748 - 25755.

[118] Bradbury CA, Khanim FL, Hayden R, et al. Histone deacetylases in acute myeloid leukaemia show a distinctive pattern of expression that changes selectively in response to deacetylase inhibitors. Leukemia, 2005, 19(10):1751 - 1759.

[119] Buglio D, Khaskhely NM, Voo KS, et al. HDAC11 plays an essential role in regulating OX40 ligand expression in Hodgkin lymphoma. Blood, 2011, 117(10):8.

[120] Shoji M, Ninomiya I, Makino I, et al. Valproic acid, a histone deacetylase inhibitor, enhances radiosensitivity in esophageal squamous cell carcinoma. Int J Oncol, 2012, 40(6):2140 - 2146.

[121] Leder A, Orkin S, Leder P. Differentiation of erythroleukemic cells in the presence of inhibitors of DNA synthesis. Science, 1975, 190:893 - 894.

[122] Yoshida M, Kijima M, Akita M, et al. Potent and specific inhibition of mammalian histone deacetylase both in vivo and in vitro by trichostatin A. J Biol Chem, 1990, 265(28):17174 - 17179.

[123] Marks PA, Breslow R. Dimethyl sulfoxide to vorinostat: development of this histone deacetylase inhibitor as an anticancer drug. Nat Biotech, 2007, 25(1):84 - 90.

[124] Piekarz RL, Frye R, Turner M, et al. Phase II multi-institutional trial of the histone deacetylase inhibitor romidepsin as monotherapy for patients with cutaneous T-cell lymphoma. J Clin Oncol, 2009, 27(32):5410 - 5417.

[125] Mandl-Weber S, Meinel FG, Jankowsky R, et al. The novel inhibitor of histone deacetylase resminostat (RAS2410) inhibits proliferation and induces apoptosis in multiple myeloma (MM) cells. Br J Haematol, 2010, 149(4):518 - 528.

[126] Marks PA, Richon VM, Rifkind RA. Histone deacetylase inhibitors: inducers of differentiation or apoptosis of transformed cells. J Natl Cancer Inst, 2000, 92(15):1210 - 1216.

[127] Dokmanovic M, Clarke C, Histone Deacetylase Inhibitors Marks PA, Overview, PerspectivesMol. Cancer Res, 2007, 5:981.

[128] Shapira Y, Agmon-Levin N, Shoenfeld Y. Defining and analyzing geoepidemiology and human autoimmunity. J Autoimmun, 2010, 34(3):J168 - J177.

[129] Kelly WK, O'Connor OA, Krug LM, et al. Phase I study of an oral histone deacetylase inhibitor, suberoylanilide hydroxamic acid, in patients with advanced cancer. J Clin Oncol, 2005, 23(17):3923 - 3931.

[130] Galli M, Salmoiraghi S, Golay J, et al. A phase II multiple dose clinical trial of histone deacetylase inhibitor ITF2357 in patients with relapsed or progressive multiple myeloma. Ann Hematol. 2010, 89(2):185 - 190.

[131] Grabiec AM, Reedquist KA. Histone deacetylases in RA: epigenetics and epiphenomena. Arthritis Res Ther, 2010, 12(5):142.

[132] Leoni F, Fossati G, Lewis EC, et al. The histone deacetylase inhibitor ITF2357 reduces production of proinflammatory cytokines in vitro and systemic inflammation in vivo. Mol Med, 2005, 11(1-12):1 - 15.

[133] Vojinovic J, Damjanov N. HDAC inhibition in rheumatoid arthritis and juvenile idiopathic arthritis. Mol Med, 2011, 17(5-6):397 - 403.

[134] Qi Q, Guo Q, Tan G, et al. Predictors of the scleroderma phenotype in fibroblasts from systemic sclerosis patients. J Eur Acad Dermatol Venereol, 2009, 23(2):160 - 168.

[135] Mastronardi FG, Noor A, Wood DD, et al. Peptidyl argininedeiminase 2 CpG island in multiple sclerotic white matter is hypomethylated. J Neurosci Res, 2007, 85(9):2006 - 2016.

[136] Glauben R, Siegmund B. Inhibition of histone deacetylases in inflammatory bowel diseases. Mol Med, 2011, 17(5-6):426 - 433.

[137] Zhang K, Zhang R, Li X, et al. Promoter methylation status of p15 and p21 genes in HPP-CFCs of bone marrow of patients with psoriasis. Eur J Dermatol, 2009, 19(2):141 - 146.

[138] D'Cruz DP, Khamashta MA, Hughes GR. Systemic lupus erythematosus. Lancet, 2007, 369(9561):587 - 596.

[139] Rahman A, Isenberg DA. Systemic lupus erythematosus. N Engl J Med, 2008, 358(9):929 - 939.

[140] Moser KL, Kelly JA, Lessard CJ, et al. Recent insights into the genetic basis of systemic lupus erythematosus. Genes Immun, 2009, 10(5):373 - 379.

[141] Mishra N, Brown DR, Olorenshaw IM, Kammer GM. Trichostatin A reverses skewed expression of CD154, interleukin-10, and interferon-gamma gene and protein expression in lupus T cells. Proc Natl Acad Sci USA, 2001, 98(5):2628 - 2633.

[142] Chung YL, Lee MY, Wang AJ, et al. A therapeutic strategy uses histone deacetylase inhibitors to modulate the expression of genes involved in the pathogenesis of rheumatoid arthritis. Mol Ther, 2003, 8(5):707 - 717.

[143] Grabiec AM, Krausz S, de Jager W, et al. Histone deacetylase inhibitors suppress inflammatory activation of rheumatoid arthritis patient synovial macrophages and tissue. J Immunol, 2010, 184(5):2718 - 2728.

[144] Maciejewska Rodrigues H, Jungel A, Gay RE, et al. Innate immunity, epigenetics and autoimmunity in rheumatoid arthritis. Mol Immunol, 2009, 47(1):12 - 18.

[145] Tomasi TB, Magner WJ, Khan AN. Epigenetic regulation of immune escape genes in cancer. Cancer Immunol Immunother, 2006, 55(10):1159 - 1184.

[146] Khan A, Tomasi T. Histone deacetylase regulation of immune gene expression in tumor cells. Immunol Res, 2008, 40(2):164 - 178.

[147] Setiadi AF, Omilusik K, David MD, et al. Epigenetic enhancement of antigen processing and presentation promotes immune recognition of tumors. Cancer Res, 2008, 68(23):9601 - 9607.

[148] Vo DD, Prins RM, Begley JL, et al. Enhanced antitumor activity induced by adoptive T-cell transfer and adjunctive use of the histone deacetylase inhibitor LAQ824. Cancer Res, 2009, 69(22):8693 - 8699.

[149] Wang H, Cheng F, Woan K, et al. Histone deacetylase inhibitor LAQ824 augments inflammatory responses in macrophages through transcriptional regulation of IL-10. J Immunol, 2011, 186(7):11.

[150] Buglio D, Georgakis GV, Hanabuchi S, et al. Vorinostat inhibits STAT6-mediated Th2 cytokine and TARC production and induces cell death in Hodgkin lymphoma cell lines. Blood, 2008, 112(4):1424 - 1433.

[151] Im SH, Hueber A, Monticelli S, et al. Chromatin-level regulation of the IL-10 gene in T cells. J Biol Chem, 2004, 279(45):46818 - 46825.

[152] Reddy P, Sun Y, Toubai T, et al. Histone deacetylase inhibition modulates indoleamine 2,3-dioxygenase-dependent DC functions and regulates experimental graft-versus-host disease in mice. J Clin Invest, 2008, 118(7):2562 - 2573.

[153] Reddy P, Maeda Y, Hotary K, et al. Histone deacetylase inhibitor suberoylanilide hydroxamic acid reduces acute graft-versus-host disease and preserves graft-versus-leukemia effect. Proc Natl Acad Sci USA, 2004, 101(11):3921 - 3926.

[154] Bode KA, Schroder K, Hume DA, et al. Histone deacetylase inhibitors decrease Toll-like receptor-mediated activation of proinflammatory gene expression by impairing transcription factor recruitment. Immunology, 2007, 122(4):596 - 606.

[155] Szyf M. Epigenetic therapeutics in autoimmune disease. Clin Rev Allergy Immunol, 2010, 39(1):62 - 77.

肿瘤免疫治疗耐受的分子特征

Davide Bedognetti[1,2], Ena Wang[1], Marimo Sato-Matsushita[1,4], Francesco M Marincola[1,5] and Maria Libera Ascierto[1,2,3]

1. Infectious Disease and Immunogenetics Section (IDIS) , Department of Transfusion Medicine (DTM) , FOCIS Center of Excellence, Clinical Center (CC) and Trans-National Institutes of Health (NIH) Center for Human Immunology (CHI) , NIH, Bethesda, MD USA
2. Department of Internal Medicine (DiMI) , University of Genoa, Genoa, Italy
3. Center of Excellence for Biomedical Research (CEBR) , University of Genoa, Genoa, Italy,
4. Institute of Medical Science, The University of Tokyo, Tokyo, Japan
5. Sidra Medical and Research Centre, Doha, Qatar

译者：尤强　赵婷

致谢

传染病及免疫遗传学领域（Marincola 实验室）的研究由 NIH 基金资助。同时本项目得到美国临床肿瘤协会政府癌症基金会资助（该项目获得 2011 年度青年研究者奖）。Pietro Blandini 博士（U.C. Sampdoria, Genoa, Italy）和 Italia Grenga 博士对本项目提出过建设性的意见。另外，Bedognetti 博士将此文献给 Irina 教授。

一、引言——从临床到实验室再回到临床的研究方法：揭开肿瘤免疫的体内真相

医学上，从临床到实验室再回到临床（Bedside to Bench and Back, BB&B）是研究人类疾病的有效方法[1-6]。从哲学的角度看，从“临床一实验室一临床”的转化医学的研究思路反映了一个有序的过程，把演绎法的动态观察和归纳描述科学问题（from Bedside to Bench）再与批判的唯理论（and Back）结合在一起。尽管听起来很复杂，但我们认为它是最真实、简单和有效的方法（客观、简单却行之有效），最终能解决错综复杂的人类疾病难题。

观察、归纳、分析和推理是人们从观察现象到形成某一特定学科普遍原理的过程[7]。

科学家们首先观察和研究一组相似的样本、事件或受试者，然后根据观察结果对所观察的对象（患者）进行总体概述 (from Bedside)。这些科学概述日后可能会成为自然法规或理论。在从“临床到实验室再回到临床”的过程中，描述性调查研究的目的是寻求一个能够对既定的观察资料（即临床问题，通常是病人床边发生的事情）进行解释的理论。这些理论之后会被称为假说。人们往往根据假说进行演绎推理，并以此为基础进行实验研究以验证自己提出的推论。这些科学实验必须通过严格的设计，涵盖体外、体内或动物模型（to Bench），同时最终必须在人体内能获得令人信服的结果 (and Back to the bedside)。

这最后一步符合唯理论者的某些理念[8]。哲学家卡尔•波普尔（Karl Popper）认为，科学理论常常是由具有创造力的想象所产生；这些想象与特定的文化环境相关，同时也与推论和假设紧密相连（科学理论常常产生于特定文化环境中富有创造的想象力，具有假想性和不可还原的特点）。从逻辑上看，即使再多的阳性实验结果也未必能证实一个科学理论，但是一个最简单的反例也许就能证实科学学说。根据批判理论主义者的观点，如果一个学说可以被检验，那它应该是科学的、经过深思熟虑的结果。这一有趣观点的另一层含意就是越不像正确的学说反而越正确（即：如果学说包含的信息量越大，则越有可能出现错判）。那些看起来似是而非的理论，甚至是与大家普遍接受的现象（如所有的绵羊都是黑色的）相冲突的学说，却是最有可能接近真实现象的理论（如所有绵羊都有颜色）。我们意识到，由于缺少恰当的方法用一个隐含变量来分析事件随机发生的概率，同时也没有合适的办法来处理由“高科技”所产生的大量数据引起的偏倚，有关人类生物学的科学学说不可能完全被证实。然而，这些学说应该说至少是科学的，换言之，在自然界中应该是可以被检验的。

正是因为这些原因，“从实验室再回到临床”的最后一步是必需的步骤，因为从人体产生的假说（学说）仍必须回到人体内（而非动物体内）才能得到最终的验证从而被普遍认可。这一过程应该不断被用于验证更多有价值的科学理论。

转化医学中的最后一步是设计临床转化研究方案，通过收集临床信息对最初从细胞实验和动物模型实验中提出的治疗方法在临床实践中进行疗效评估。

显然，那些令人信服的解决临床问题的办法应该通过临床研究而得到。当然针对一些医学分支学科（例如肿瘤学、肿瘤免疫学等）的临床研究并非只是分析病例那么简单。

从“临床到实验室再回到临床”理论的鼻祖威廉姆•科莱 (William Coley) 在 19 世纪 90 年代就提出了现代免疫治疗的基本假说。科莱最先在临床上发现肿瘤患者在经历感染后肿瘤自然消退，接着科莱就直接在瘤体内注射细菌产物（即著名的科莱毒素 / 科莱疫苗），在一些肿瘤患者中取得了意想不到的效果[9-10]。一百多年后的今天，现代医学已经证明了主动免疫和被动免疫均可有效地用于抗肿瘤治疗[11-14]。

然而在过去的 20 年间，很多从临床试验和基础研究中所得出的结论与无偏倚设计的大样本临床研究所得到的结论并不一致[3, 15]（无论如何，过去的 20 年来呈现给我们的一系列临床试验和基础研究并无足量的无偏倚大样本研究相辅相成，造成科学知识的不合理增长。大量无证据支持的假说和那些通过对人体进行观察和机制研究相结合的方法得到的有证据支持的假说相互影响并竞争，导致“成功很神秘，而一些临床现象却不得而解”这样的状况加剧）[11,15-16]。令人惊讶的是，目前 FDA 批准用于治疗转移性恶性肿瘤患者的肿瘤疫苗仅能延长患者的总体生存率，而不能改善疾病无进展生存期（PFS）或使肿瘤消退[17]。就肿瘤免疫学而言，针对肿瘤内免疫细胞介导的肿瘤排斥的研究非常缺乏。

除了面临在人体肿瘤部位取材和人体临床样本的收集及保存等一些现实困难外，科学家们在回答免疫治疗为什么能够抑制肿瘤生长时，往往忽略了对机制的研究。这也制约了一些新的、能有效治疗肿瘤的方法的拓展。

鉴于生物医学技术的飞速发展，当人们在阐述肿瘤与宿主之间相互作用时，首先要设计一个转化医学研究方案。这些方案应该涵盖基因组学、表观遗传学、转录组学、蛋白质组学分析等方法，通过在治疗的不同时间点收集患者的肿瘤组织和血样进行研究。尽管这些实验尚未阐明免疫系统抑制肿瘤的具体机制，但基因表达谱 [微阵列 microarray）] 的变化还是可以给我们提供一些线索。基因表达谱通过分析人体成千上万个基因的表达来实时观察人体疾病的病生理变化。下面，我们将向大家介绍我们团队以及同行们的研究成果。

二、在免疫治疗过程中，免疫应答和免疫耐受相关的分子信号通路的识别

在距威廉姆·科莱提出免疫治疗百年之后的 20 世纪 80 年代，人们在研究白介素 2（IL-2）和干扰素（IFN-α）等炎性细胞因子治疗转移性肿瘤的临床试验中观察到在一些患者的免疫反应被激活后，出现了抗肿瘤的作用[18-22]。又过了 10 年，随着能够被自体 T 细胞所识别的肿瘤抗原以及肿瘤特异性表位的分子特征不断被发现，人们认识到 $CD8^+$T 细胞能够识别并杀死肿瘤细胞[23-24]，并在此基础上进行了抗肿瘤疫苗的开发[15,25-28]。$CD8^+$T 细胞克隆在体内可被诱导扩增，为研究肿瘤细胞如何耐受肿瘤免疫反应提供了可能性。从现有的肿瘤疫苗临床试验得到的结果除了能验证肿瘤疫苗能够清除肿瘤之外，还发现从免疫学角度观察到的终点指标变化与临床预后之间存在差异。肿瘤抗原疫苗的临床试验结果显示，疫苗能够有效诱导针对肿瘤细胞的特异性免疫反应，但在临床上却很少出现相应的肿瘤排斥现象[16]。

人们既往已经观察到机体内产生肿瘤抗原特异性免疫反应是免疫系统清除肿瘤组织的必要条件，而非充分条件。为此，研究人员研发出一些新的方法用于研究肿瘤特异性 T 细胞产生之后的下游事件，以及肿瘤和宿主在肿瘤微环境中的相互作用。我们的第一步实验是为接受免疫治疗的患者在不同时间进行肿瘤活检，然后使用高通量的方法对这些标本进行分析。虽然大量以动物模型为基础的实验假说相对容易得到，但事实上，直接从人体试验或临床前瞻性研究的结果所得出的假说几乎是不存在的，所以“从临床到实验室”的研究是必需的。

通过实验，我们希望解决以下问题：

（1）免疫治疗时肿瘤组织中哪一条分子通路是被激活的？（肿瘤 / 宿主相互作用）

（2）在对肿瘤免疫治疗有效和无效的肿瘤组织中各自有哪些分子通路会被激活？

（3）哪些分子通路能识别对免疫治疗有反应的肿瘤病变？

前两个问题的目的是为了找到能够反映免疫治疗分子机制的关键分子。这些分子可以证实某一药物或者不同药物联用的作用机制，或能反映免疫系统与肿瘤组织之间的相互作用（如肿瘤缩小或肿瘤进展）。第三个问题旨在寻找能够预测肿瘤对免疫治疗敏感或耐受的信号。

研究人员往往通过在特定时间点（如治疗前）进行组织活检来寻找预测分子。欲获得用于基因测定的临床标本往往受到许多因素制约：如从临床检测的角度，需要研究人员获得的临床标本不仅体积要足够大且组织同质性好，同时标本留取要严格按照标准程序进行。真正确定一个有意义的机制分子需要在不同时间点留取肿瘤组织标本。当然，这只能在肿瘤病灶不被切除的情况下才能实现。在本实验中，我们使用一些新的技术，用 mRNA 微阵列芯片技术在扩增 mRNA 后检测基因的转录变化。此芯片技术适用于以细针抽吸（FNAs）取得的微量标本[29]。我们在不同的时间点（治疗前和治疗后、肿瘤缩小时等）动态进行组织活检，通过对组织标本行基因检测来寻找关键的机制分子。我们使用这样的方法对接受 IL-2 治疗的恶性黑色素瘤患者及接受咪喹莫特（Toll 样受体 TLR-7 激动剂）治疗的基底细胞瘤患者进行了研究[30-35]。

三、更科学、更实用、更优化的学说的提出：肿瘤排斥的免疫连续性（Immunologic Constant of Rejection，ICR）

尽管有一些推测可以解释为什么肿瘤细胞能逃避宿主免疫系统的打击，但我们观察到免疫系统在消除肿瘤时普遍需要适当地激活炎性通路，否则会引起肿瘤对免疫治疗的耐受[30-35]。研究人员在免疫治疗敏感的肿瘤组织中发现了由特异的促炎通路活化所引起的强烈的炎症反应[31, 34-36]。这与临床治疗中观察到的现象相符合：在使用 IL-2 治疗恶性黑色素瘤时，肿瘤病灶在消退前局部会出现肿胀和疼痛。同样，接受咪喹莫特治疗的基底细胞瘤患者病灶局部会出现明显的红肿，而周围皮肤却不会发生任何变化。有趣的是，人们通过分析外周血单核细胞（PBMC）中基因转录的变化发现，IL-2 在机体内的主要作用机制之一是通过直接或间接途径诱导同一信号通路激活炎症反应，并将慢性炎症转变为急性炎症来清除肿瘤[30, 32-33]，该信号通路在治疗后出现肿瘤排斥的病灶内也被激活。同样，那些对治疗有良好反应的肿瘤病灶内，在治疗前该信号通路也被活化。这意味着，本身无法产生极化炎症反应的肿瘤病灶在治疗后也很难激活这些通路[34-35]。其他学者，在有慢性移植物抗宿主反应[37]及肝脏清除丙型肝炎病毒时的活检组织中[38-42]都观察到了类似的变化。有学者观察到，在移植患者出现同种异体排斥时，组织中也存在这些分子通路的变化。我们课题组最近通过 Meta 分析对这些结果进行了总结[43]，发现在急性心血管疾病[44-45]、慢性阻塞性肺病[46]和胎盘绒毛膜炎[47]的疾病破坏期也能观察到这些改变。

在人体进行的一些流行病学和观察性研究均重复发现，机体内慢性炎症可以促进肿瘤的发生[48]。在肿瘤病灶中发现有免疫细胞存在通常被简单地作为炎症促进肿瘤发生发展的证据[49-51]。但是在动态观察肿瘤的大小并深入研究切除的肿瘤组织，再结合临床前瞻性观察资料之后，研究人员惊奇地发现病灶中的炎症反应能够抑制肿瘤的进展和扩散[51-52]。通过对 1 000 多例恶性黑色素瘤[53]、乳腺癌[54]、卵巢癌[55]和结直肠癌[49, 56-57]肿瘤患者的回顾性研究，人们发现 T 细胞在肿瘤部位的聚集提示良好的临床预后。这些研究均经严格设计，目的在于寻找有预测作用的生物标志（即与是否进行治疗无关，直接判断临床疗效的生物标记），但是大多数患者都接受辅助化疗（乳腺癌和恶性肿瘤）、激素治疗（乳腺癌）或者免疫治疗（恶性黑色素瘤），因而不能明确炎症反应是否能提高临床疗效或者能抑制肿瘤进展，或两种作用都有。在乳腺癌新辅助治疗中，T 细胞的聚集可作为预测疗效的指标，提示抗肿瘤的免疫反应对化疗有重要的辅助作用[58]。

然而仅在过去的 5 ～ 7 年间，随着科学的进步，人们通过不断阐明分子机制才对相关观察结果有了更深入的解释和研究[49, 56-57, 59-66]。这些研究结合肿瘤免疫治疗中已经证实的分子机制、有预测作用的分子标志物以及已被评估的能引起免疫介导的肿瘤清除的其它条件，为免疫治疗造成肿瘤组织损伤的现象提出了更实用、更能被验证和认可的理论：排斥的连续免疫反应（immunologic constant of rejection，ICR）。

高通量基因表达谱的研究结果显示，在免疫治疗中发现的分子机制和预后判断的分子通路与同种异体免疫排斥相关的分子机制和通路基本相同[65]。这些分子同时也可预测结直肠癌[56-57, 61, 64]、恶性黑色素瘤[67]和乳腺癌[65-66]术后的复发转移风险，并与患者生存期密切相关。

这些炎性通路的大体特征如下：干扰素刺激基因（interferon-stimulated genes，ISGs）的相继激活使 Th1 细胞发生极化，产生大量特定的趋化因子配体（CXCR3 和 CCR5 配体）将细胞毒性 T 细胞招募到病变部位；同时 NK 细胞、$CD8^+$ 和 $CD4^+$ T 细胞中免疫效应功能基因（IEF）活化，产生颗粒酶、颗粒溶素和穿孔素。已经明确的这些模块即 ICR 通路如下（图 23.1）：

（1）IFN-γ 模块→ STAT-1/IRF-1/IFN-γ 激活的基因通路；

（2）特定的 Th1/NK 细胞趋化因子模块→ CXCR3 /CXCR3 配体（CXCL9、CXCL10 和 CXCL11）和 CCR5/CCR5 配体（CCL3、CCL4 和 CCL5）通路；

（3）免疫效应功能基因模块→颗粒酶 / 穿孔素 / 颗粒溶素 /T 细胞内抗原（TIA-1）通路。

值得注意的是，目前所有接受评估的免疫治疗方法在一定程度上似乎都通过 ICR 共同通路而发挥作用，同时 ICR 通路的活化程度与抗肿瘤活性有关。若此通路无活化，则肿瘤无炎症反应，提示免疫治疗无效，临床预后不良（图 23.1）。

在本章节中我们将提供依据来支持在体研究所提出的假说。这些研究观察到在免疫治疗有效的前提下，这些分子信号通路在肿瘤组织发生损伤时的共同变化。这些研究有助于推进将这些分子机制应用于克服免疫治疗耐受、提高抗肿瘤疗效的临床实践中。

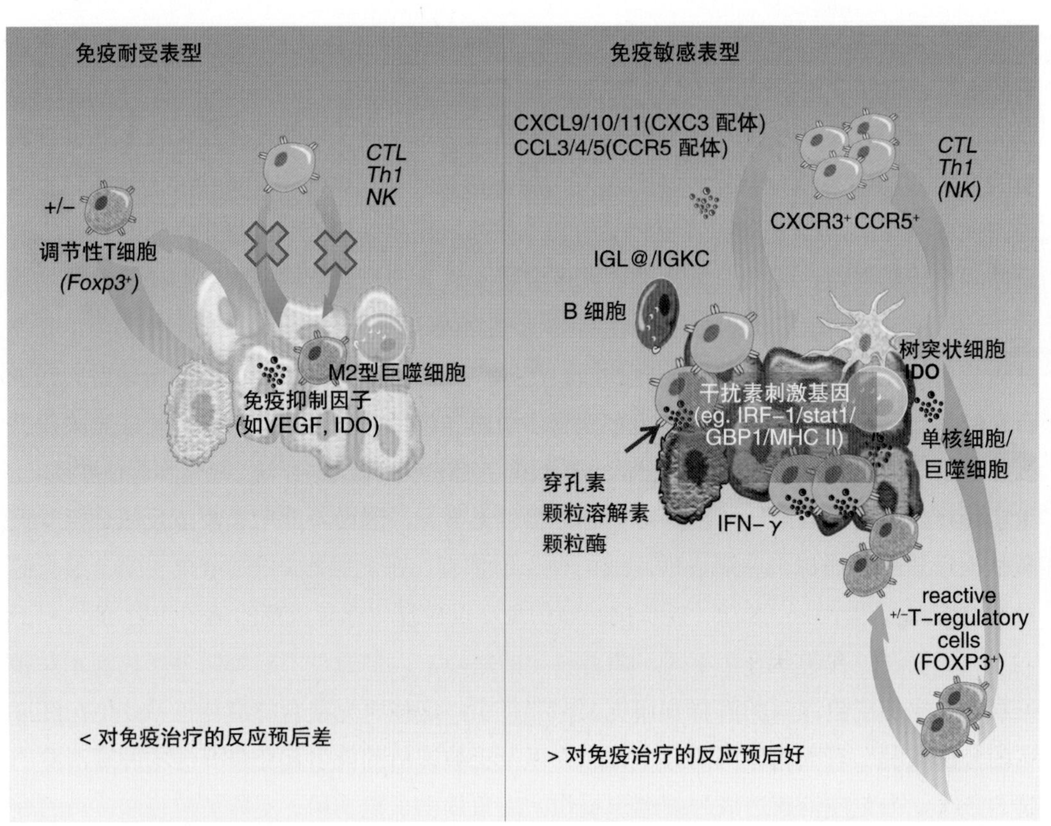

图 23.1　免疫耐受和免疫敏感的肿瘤表型

第一种表型是有免疫耐受特征的表型。具有该表型的肿瘤组织处于休眠状态，无干扰素刺激基因活化，缺乏免疫细胞浸润或表达免疫抑制表型（如 Tregs 细胞、M2 型巨噬细胞等的浸润）而没有免疫效应功能基因的活化，往往预后较差，对免疫治疗无应答。第二种表型的特征性表现为 Th1 细胞极化的炎症状态，由干扰素 γ 刺激基因（如 IRF-1, STAT1, GBP1, MHC Ⅱ）促发，能产生特异性的趋化因子（CXCR3 和 CCR5 配体），并部分激活免疫效应功能基因[穿孔素、颗粒酶、T 细胞内抗原（TIA-1）、颗粒溶素]。第二种表型也表现为 B 淋巴细胞的活化和 Foxp3、IDO 等免疫抑制基因的活化阻碍（如 Foxp3, IDO），临床预后良好，对免疫治疗更敏感。

四、通过基因表达谱分析认识免疫治疗的机制

A. 咪喹莫特 (imiquimod)

咪喹莫特是一类小分子的类核苷酸化合物，可通过 TLR-7 信号通路激发强大的炎症反应。TLR-7 在病原识别和自身免疫激活方面具有重要作用。该药靶向于大量表达 TLR-7（和 TLR-8）的浆细胞样树突状细胞（plasmacytoid dendritic cell），继之招募其他树突状细胞和巨噬细胞，最终诱导 T/NK 细胞介导的免疫反应。咪喹莫特的毒性限制了其全身给药，目前仅获批准用于基底细胞癌的局部治疗。鉴于该药的临床反应率较高，加之在临床上基底细胞癌的组织相对容易接近，目前这种经典的给药方式已经成为关于免疫系统清除肿瘤机制研究的重要模型[31]。该模型的优势在于局部实施免疫治疗能够直接在肿瘤局部获得较高的免疫刺激物浓度，有效打破宿主和癌细胞之间相互作用的平衡，使得肿瘤微环境向着对宿主有利的方向转变。然而这种效果由于药物的毒性限制而不能通过全身给药来轻易地获得。

尽管米喹莫特刺激 TLR-7（和 TLR-8）产生直接而迅速的反应是由 I 型 IFN（如 IFN-α/β）通路介导的，但人们目前仍不清楚对于下游的抗肿瘤效应而言，该通路的激活是否是其唯一的机制。因此，我们设计了一项前瞻性、随机双盲、有安慰剂作对照组的临床试验，在治疗前和治疗后（最后给药后大约 1 天）进行穿刺活检，对配对的标本进行基因表达谱分析[31]。结果显示，入组的全部 36 例 BCC（基底细胞癌）患者，其 BCC 病灶的消退是多因素综合作用的复杂过程。在咪喹莫特诱导的 637 个基因中，仅有一小部分（98 个基因）是公认的 I 型 IFN 诱导的 ISGs（干扰素刺激基因），而其余基因具有其他的免疫功能，主要涉及固有和适应性免疫效应机制。不过，IFN-γ 转录比 IFN-α 更普遍。大量 IFN-γ 的产生提示浆细胞样树突状细胞（pDCs）引发另外的免疫反应产生 IFN-α，IFN-α 再反过来刺激 T 和 NK 细胞选择性地分泌 IFN-γ。其他相关的 IFN-γ 刺激基因是Ⅰ类和Ⅱ类 HLAs、C1QA（补体复合物 1a）和 STAT1。CXCR3、CXCR3 配体（CXCL9 和 CXCL10）和 CCR5 配体（CCL3 和 CXCL4）的表达同样过度升高。这些趋化因子代表了作用于 Th1 细胞和活化 $CD8^+$T 和 NK 细胞（表达 CXCR3 和 CCR5）的主要趋化因子。此外，细胞因子和相应的普通 γ 链受体内（IL-15 和 IL-15 受体 α 链，IL-2/IL-15 受体 β 链和普通 γ 链本身）受体的表达上调，均提示在肿瘤微环境内的 NK 和 $CD8^+$T细胞在治疗早期就发生了活化：由活化的NK和$CD8^+$T细胞所分泌的颗粒酶、穿孔素、颗粒溶素、NK4 和半胱天冬酶等细胞毒素也相应增加。免疫组化的结果也证实，在接受免疫治疗的病灶中存在 $CD8^+$T 和 NK 细胞，支持上述的基因表达变化的结果。

B. 白介素 2（IL-2）

白介素 2 在肿瘤学中的应用已经超过 20 年，是唯一经 FDA 批准用于治疗转移性肿瘤的细胞因子。然而，其作用机制仍不完全清楚。我们曾以接受静脉注射 IL 2(720 000 IU/kg/8 小时）治疗的转移性黑色素瘤患者为研究对象，借助蛋白质组学和基因组学的方法观察了在使用 IL-2 治疗后，患者的转移性病灶、外周血单核细胞（PBMC）中的基因表达变化，以及外周可溶性因子修饰的情况[30, 32-33]。

我们的蛋白组学分析显示，细胞因子的种类和数量在不同患者间存在差异，这个现象可能是由于不同个体间存在的免疫多态性导致其对刺激物的反应不同。即便如此，我们的研究还是发现了一些普遍规律。我们在体内和体外研究 PBMC 的试验中，都观察到 IL-2 使用后 3 小时相关分子的转录变化最复杂。而且，在 IL-2 治疗大概 3 小时之后，IL-2 造成的全身症状最为明显，提示可溶性因子的分泌在该时间点达到最高峰。这些结果使我们明确，在进行转录组学和蛋白组学分析时要选择 3 小时为进行观察的时间点。我们在患者第一次和第四次用药后收集标本，进行纵向分析。之所以把第四次用药作为临床试验较晚的时间节点是考虑到有些患者可能会由于药物毒性作用而中断治疗；而在中断治疗前大部分患者都能耐受第四次给药。实验人员观察到给患者第一次使用 IL-2 后就诱导了细胞因子风暴，大部分可溶性细胞因子（例如 IFN-γ、IL-10 和 TNF-α）与其相应的基线水平相比明显升高。CXCR3 配体（即 CXCL9、CXCL10 和 CXCL11）和 CCR5 配体（即 CCL3 和 CCL4）在第一次给药后也显著升高。尽管大部分可溶性因子的表达随治疗时间延长而增高，但 CCR5 配体（即 CCL4 和 CCL5）等 6 种细胞因子从第一次给药开始就逐渐降低。这个结果的意义在于可以帮助我们解释在使用 IL-2 联合过继输入肿瘤浸润淋巴细胞后，这些细胞在体内迁移时所发生的矛盾现象 [69]。在使用 IL-2 后 3 小时，PBMC 的基因表型分析结果显示，一些 IFN-γ 诱导基因（如 GBP1 和 GBP2），包括 CXCR3 和 CCR5 配体（CXCL10 和 CCL4）的表达明显上调。不管是从接受 IL-2 治疗的患者体内分离的 PBMC 中还是在体外使用 IL-2 刺激的 PBMC 中，在相同的时间点时（IL-2 治疗后的 3 小时），这些基因的表达都明显增高。

IL-2 治疗后白细胞比例会出现明显的变化，主要表现为给药 1 小时内淋巴细胞和单核细胞（而不是中性粒细胞）被快速清除 [33]。虽然密度梯度分离可通过消除多形核细胞而使留下的单核细胞几乎完全恢复到治疗前水平，但是体内一些 IFN-γ 刺激基因表达上调却反映了一个真实的 IL-2 治疗后诱导的免疫活化的状态，而不是细胞比例的转换。

尽管 IL-2 治疗后淋巴细胞的快速清除可能是因为血管内皮渗透性增高导致细胞迁移到血管外，包括肿瘤间质部位 [70]，但我们在第一次和第四次给药后 3 小时使用细针抽吸（FNAs）活检法观察转移性恶性黑色瘤微环境时，并没有看到淋巴细胞迁移（在这些早期时间点）到肿瘤部位 [32]。与人们对此的传统认识相反，这项研究结果出人意料地提示 IL-2 对肿瘤部位的 T 细胞的增殖和迁移不起作用。通过对肿瘤转移灶进行基因分析我们发现，在 IL-2 治疗后，外周血单核细胞（PBMC）中发生表达明显上调的基因中仅一小部分在肿瘤转移灶中表现出类似的表达趋势。这些基因编码 IFN-γ 刺激基因（例如 GBP1）和促炎性化学趋化因子［例如 CCL2、CCL7（CCR2 配体）、CCL3、CCL4（CCR5 配体）、CXCL9、CXCL10（CXCR3 配体）］共同调节单核细胞、NK 细胞和 $CD8^+$ T 细胞以及 Th1 细胞的趋化作用。这一系列的细胞因子是 M1 极化巨噬细胞的特征发挥强大的促炎功能。在肿瘤转移部位发生特异性活化的其他基因包括细胞因子受体（例如 IL-2R-β 和 IFN-γ 受体 α 链）、单核细胞迁移相关的黏附分子（例如 CD62 和 VCAM-1）、单核细胞、NK 和活化 T 细胞的细胞毒机制相关的免疫效应活化因子——单核细胞的钙粒蛋白、NK 和活化的 T 细胞的 NK4、自然杀伤细胞受体 4、NKG5 和颗粒溶素），以及其他与 IFN-γ 活性相关的基因，如 HLA Ⅱ类分子和干扰素调节因子 1（IRF-1）。这些细胞因子通过杀伤肿瘤细胞加剧肿瘤表位的播散，脱落抗原被摄取并呈递给适应性免疫细胞。然而，上述基因的表达上调与免疫细胞表面上固有表达基因（如 CD3、CD4、CD8、CD10、TCR 相关基因、CD20、CD11、CD20、CD14、CD16 FC-γ 和 CD83）的活化程度并不一致，这进一步反驳了“在治疗早期免疫细胞就在肿瘤部位发生迁移”的观点。这些数据是从在 NCI 治疗的 6 例患者中选取的 16 个恶性黑色素瘤转移病例中获得的。尽管在当时芯片中所包含的基因数量有限（大概 6 000 个基因），但这些观察结果在一项最近使用 IL-2 治疗的非队列研究病人的综合平台中得到验证 [34]。我们在第二个（前瞻性）研究中筛选出大约 350 个在治疗前后存在表达差异的基因。我们通过分子通路分析确定了与巨噬细胞活化相关的分子通路。这些信号通路包括 CCR5 信号通路（最主要的免疫信号通路）以及 IL-17 相关的信号通路。后者由于在实验早期所能研究的基因数目有限而被遗漏。现有的研究结果提示，IL-2 的主要作用是激活由单核细胞驱动、最终由 NK 细胞维持的固有免疫应答；肿瘤浸润淋巴细胞则与上述炎症细胞一起激活炎性趋化因子的级联反应。随着 IFN-γ 途径的激活，此级联反应促进了具有特殊趋化作用的配体释放，最终促进了其他免疫细胞的极化（Th1）后募集。

我们近期和 Kaufmans 课题组合作，确认了血清高表达的血管内皮生长因子（VEGF）和纤维连接素是接受 IL-2 治疗的转移性黑色素瘤 / 肾癌患者的疗效预测因子。源自高通量的蛋白组学研究的结果提示，除了促血管形成活性外，VEGF 能通过阻滞树突状细胞的成熟 [72] 或抑制 T 细胞反应性底物的活化 [73] 而起到免疫抑制的作用。

C. 过继治疗

过继治疗对于转移性黑色素瘤患者来说是一种具有前景的治疗方法：Ⅱ期临床试验结果显示，持久性完全缓解率（CR）高达 20%[12]。在这个治疗过程中，肿瘤浸润淋巴细胞在体外被扩增和激活，然后与大剂量白细胞介素 2（IL-2）回输入患者体内。在回输入患者体内之前，用铟 111 作为肿瘤浸润淋巴细胞标记，我们观察 IL-2 对肿瘤浸润淋巴细胞在患者体内迁移的影响。实验结果表明，淋巴细胞在肿瘤中的浸润对于肿瘤消退而言是一个必要而非充分的条件 [74]。然而在肿瘤部位，肿瘤浸润淋巴细胞的迁移并非一个线性过程 [75]。在给予 IL-2 后马上回输淋巴细胞，2 个小时后肿瘤浸润淋巴细胞大量定位在肺、脾和肝，而不是在肿瘤病灶内。细胞回输后 24 或 48 小时，我们可以看到肿瘤浸润淋巴细胞迁移至肿瘤部位，同时部分肿瘤浸润淋巴细胞从肺部清除。再继续观察一周后，随着时间的推移，肿瘤浸润淋巴细胞的迁移进一步增加。对于某些患者而言，输入细胞 48 小时后，才会在肿瘤部位看到淋巴细胞浸润量的变化。这些数据提示，肿瘤浸润淋巴细胞的迁移或再循环具有一定的滞后性 [75]。尽管上述肿瘤浸润淋巴细胞的变化是通过伽马相机记录的，但我们在对患者的活检组织标本进行病理检查时并没有检测到淋巴细胞有明显浸润的现象，由此可以推断肿瘤浸润性淋巴细胞在机体的迁移是轻度的，且发生在细胞输入后的早中期 [75]。

我们证实，由 IL-2 刺激的外周血单核细胞的细胞因子或趋化因子基因在转录水平的变化往往伴随着相应可溶性细胞因子的分泌。因此可见，这些细胞是 IL-2 治疗后血清中的细胞因子或趋化因子的重要来源（通过脱粒或从头合成）。然而，人们至今没有发现在 IL-2 治疗后早期外周血单核细胞向肿瘤部位迁移的证据，也没有发现这些细胞发生凋亡的证据。所以这些细胞在治疗后的消失显然是因为单核细胞和淋巴细胞在外周器官中发生区室化（compartmentalization）。上述资料需要结合对 IL-2 处理后淋巴细胞和单核细胞的选择性消耗（selective depletion）进行综合的分析研究。与多形核细胞的清除过程不同，这些细胞的选择性消耗不能简单地解释为由于血管内皮通透性的增加而渗透到血管外区域。这一现象的发生反而可能是由于在 IL-2 治疗之后，外周器官（例如脾脏、肺脏、肝脏）中的宿主免疫细胞以及基质细胞释放的特定趋化因子（主要是 CXCR3、CXCR5 配体）引起这些细胞的区室化导致的。

有意思的是，我们对 IL-2 治疗过的 142 例病例研究后发现，是普遍多态性（编码非功能受体的 CCR5 Δ32）的下调和 / 或存在造成了肿瘤浸润淋巴细胞中的 CXCR3 受体和

CCR5 受体的表达下降，与患者对 IL-2 治疗的反应频率和程度相关[69]。我们可以推测，在治疗早期这些受体表达量的下降（而非缺失）对于防止 TIL 被“禁锢”在外周组织中非常重要。值得注意的是，治疗后肿瘤微环境的变化也随着时间推移逐渐加剧，同时血清中 CCR5 配体在治疗后 24 小时下降。发生上述变化的时间点与肿瘤浸润淋巴细胞从肺脏内清除的时间点相吻合。可能在这一时间节点，周围组织与肿瘤组织分泌趋化因子的水平出现了不平衡。这种不平衡更有利于 TIL 向肿瘤组织迁移（在多数情况下，肿瘤分泌的上述配体对外周血中总的配体浓度影响很小）。在治疗早期，肿瘤组织中 CXCR3 和 CCR5 配体的表达相对较低，肿瘤浸润淋巴细胞大多被外周组织隔离；随后由于细胞因子风暴消退，肿瘤成为趋化因子的主要来源，淋巴细胞开始向肿瘤部位聚集。

五、通过基因表达谱分析认识免疫介导的肿瘤排斥机制

上述研究结果[30-33]分析了免疫治疗前后肿瘤内基因表达谱的改变，但并没有比较对于治疗有效和无效的组织之间的基因表达差异。不过，十年前就有研究指出一部分基因的表达变化与 IL-2 治疗的临床疗效相关。该病灶的特征是出现 ISGs 的治疗后极度活化，由 IFN-γ / 干扰素调节因子 1（IRF-1）/ 信号传导和转录激活因子（STAT1）通路诱导，包括人类白细胞抗原（HLA）Ⅰ类和Ⅱ类抗原基因及效应相关基因：核溶素细胞毒性颗粒（TIAR）、NK4、颗粒溶素[32]。尽管上述发现只是从单个有疗效的肿瘤标本中得出的，该相关性最近也被我们[34-36]及同行的相关研究[76]结果所证实。第二项研究一方面证实不同免疫治疗最终的效应都是通过明确而清晰的通路诱发的极化炎症所引起的，另一方面也证实所有这些信号通路间相互有效的协调激活对于肿瘤排斥是必需的，也与患者对治疗的临床反应程度有关。我们对接受大剂量 IL-2 和多种疫苗（如 MART-1/GP-100 疫苗）接种的患者中细针吸取的 37 份组织标本进行了治疗前后（至少接受一个疗程的治疗）的对比，发现肿瘤消退（完全缓解）与炎症反应的强度相关；而在治疗无效的肿瘤组织中炎症反应相对轻微[35]。在 9 例完全缓解的病变中，治疗前后差异表达的基因数量明显增加，且大多数基因与免疫相关；而在 14 例治疗无效的病变中，治疗前后表达存在差异的基因数量与预计值接近，无统计学意义。在完全缓解的病变中，表达增高幅度最大的是干扰素调节因子 1（IRF-1）。IRF-1 是 IFN-γ 级联反应中的关键转录因子，可诱导 CXCL9、CXCL10、CXCL11（CXCR3 配体）和 CCL5（CCR5 配体）的转录。其实，这是一项包含约 6 000 个基因的回顾性队列研究，标本是从 NCI 的临床试验的患者中收集的，一旦资料齐全就进行回顾分析。

在第二项临床前瞻性研究中，我们使用全基因组基因表达技术对 13 例在弗吉尼亚州大学接受大剂量 IL-2 单药治疗的恶性黑色素瘤患者细针抽吸的 30 份组织标本进行了分析[34]。前瞻性研究的实验设计在相同的时间点（如 IL-2 首次给药和第四次给药后 3 小时）收集标本。在此项研究中，我们对有临床疗效（完全缓解、部分缓解或稳定）的患者与临床进展的患者进行了系统的对比研究。此项研究确认，ICR 通路（该通路涉及 IFN-γ

刺激基因的激活、特定的趋化因子配体基因的诱导和免疫效应功能基因的激活）是 IL-2 作用的关键分子机制，同时强大的 IFN-γ 级联反应是保证 IL-2 临床治疗有效性的必要条件。

另一个相关证据是，最近我们通过全基因组基因表达分析，从两例罕见病例和其他一些伴有不同临床反应的典型病例中同样观察到，ICR 的活性与临床治疗反应性存在相关关系[36]。我们通过对所研究的患者群内的肿瘤 / 宿主间的调节变量进行矫正，基本排除了与宿主遗传背景相关的变量对试验统计造成的影响。我们从 2 例分别接受自体同源疫苗（M-VAX）和 IFN-α 治疗的转移性恶性黑色素瘤患者体内分别取得 10 份治疗后缩小的肿瘤标本和 5 份治疗后依旧进展的肿瘤标本。经两组对比分析发现，有 167 个基因的表达存在明显组间差异，其中大多数基因与抗原呈递和急性免疫反应有关[36]。与治疗后进展的病变相比，在肿瘤缩小的病变中可以看到大量 ICR 通路分子的表达协同增高。具体地说就是，在肿瘤缩小的病变中表达增高最明显的基因包括 IFN-γ 刺激基因（如 STAT1、IRF-1 和 -IRF5、HLA Ⅰ类和Ⅱ类分子、GBP-1、TAP-1）、CCR5 配体基因（即 CCL3 和 CCL4）及与 T 细胞和 NK 细胞相关的免疫效应功能基因，如 FCGR3A（CD16a）、LCP1、 CD3、CD2、CD48、LY9 等。另外定量分析 HLA-A、HLA-B 和 HLA-C 基因表达可以发现，与进展病变比较，肿瘤缩小的病变中 HLA 表达明显增高。免疫组化分析也证实，肿瘤出现缩小的转移灶中出现了 T 细胞的浸润。由于在免疫治疗后数周或数月肿块才会被切除，所以这些结果提示，与免疫治疗后发生的免疫介导的组织损伤相比，肿瘤部位免疫细胞的迁移出现时间虽然较晚，但却是必需的。无论如何，对使用 IFN-α 治疗和疫苗接种后最终退缩的转移病灶之间进行比较，结果并没有明显的差异，提示在免疫治疗中不同分子诱发的肿瘤组织损伤最终可归结于同一机制。针对一组接受易普利姆玛（ipilimumab）治疗的转移性恶性黑色素瘤患者的独立研究结果也证实了这一求同现象（归于同一机制）。易普利姆玛是一种特异性针对 T 细胞表达的抑制性受体（CTLA-4）的人源化单克隆抗体，最近被批准用于转移性恶性黑色素瘤的治疗。Ji 等人[76]使用全基因组测序技术对 45 例接受易普利姆玛治疗的转移性恶性黑色素瘤患者进行了研究。在第一次给药后三周，第二次给药前和给药后的第 1 天或第 3 天进行了患者的肿瘤组织活检（尽管未和我们的实验相比较），发现有 376 个基因在治疗前后出现表达差异。临床获益（完全缓解、部分缓解或病变持续稳定）的患者这些基因的表达明显高于临床无获益的患者。另外这些基因表达变化的重要性在于能够引起明显的炎症反应。有趣的是，人们最近发现在免疫治疗导致的肿瘤组织损伤中也有 B 细胞标记物的表达。B 细胞标记物多见于异体移植排斥反应等其他免疫介导的组织损伤[43, 77]。单基因分析显示，在 25 个治疗后表达明显增高的基因中，大多数基因与免疫相关并覆盖了 ICR 通路（如 CXCL11、GZMA、GZMB、GZMK、PRF1、GNLY 和 TLR8）。T 细胞标记（CD3E 和 CD8）的表达也增高，提示 T 细胞的迁移发生在治疗的相对后期。这与我们早期研究结果相一致，在治疗有效的患者中，治疗前后基因表达有明显的变化[76]，证实了严重极化的炎症反应对于肿瘤缩小是必不可少的。

六、通过基因表达谱分析预测免疫治疗中的免疫应答

在前述的肽疫苗结合高剂量白介素 2 治疗和单独应用白介素 2 的前瞻性研究中，我们通过 FNA 连续收集对临床治疗有反应的肿瘤标本，观察到由于对免疫治疗的临床反应不同，这些病变标本也存在差异[34-35]另外，我们对能预测免疫治疗有效性的基因的转录表达水平进行了研究，借此筛选出多个在免疫治疗后过度表达、能够作为疗效预测因子的重要基因。同时，我们也发现那些对免疫治疗有良好临床反应的肿瘤组织往往在治疗前就存在慢性炎症。

这些基因以干扰素相关基因 [如干扰素调节因子 2（IRF-2）、IF127] 和免疫效应功能基因（如细胞毒颗粒相关蛋白 TIA-1，负责 CTL 杀伤作用）为代表[35]。对于那些对免疫治疗有良好临床反应的病例，我们用全基因组测序的方法回顾分析其治疗前取得的标本。从现有公认的已知信号通路中，利用独特的通路分析软件 Ingenuity Pathway Analysis 筛选出与临床反应高度相关的最主要的分子信号通路。这些通路大多以 IFN-γ 信号通路为中心，并与免疫介导的组织损伤相关（如系统性红斑狼疮、免疫反应中 NFAT 的作用、G-βγ 信号、异基因移植排斥、自身免疫性甲状腺炎、磷脂酶 C 信号和 I 型糖尿病）[34-35]。而且 B 细胞标记物（即 IgG 的 mRNA 表达）与治疗后的免疫应答有关。有趣的是，最近研究发现，在乳腺癌[66]、结肠癌、非小细胞肺癌[78]患者中 B 细胞标记物的表达提示预后良好，且与免疫介导的肿瘤组织损伤相关[43]。

Gajewski 等人的研究同样发现在接受肽疫苗接种和 IL-12 治疗的转移性黑色素瘤患者中，如在治疗前组织活检中发现有 CXCR3 和 CCR5 配体（分别为 CXCL9、CXCL10 和 CCL4、CCL5）的过表达，这些患者大多能从免疫治疗获益（达到有效或稳定）[82]。这也与 $CD8^+$T 细胞表达 CCR5 和 CXCR3 有关[79-81]。

对树突状细胞疫苗治疗转移性黑色素瘤患者的研究也发现，临床治疗有效的患者也与炎症反应因子的表达相关，包括特定的趋化因子、T 细胞标记分子及干扰素相关基因的表达[82]。EORTC MAGE-A3 疫苗试验独立地证实了临床获益的病人大多高表达 CCL5 和 CXCL9、CXCL10[52,81,83-84]。在这些标志基因中，大多数与免疫相关（如 ICOS、IFN-γ、CD20）。在使用 MAGE-A3 治疗非小细胞肺癌的研究中，研究人员同样观察到这些标志基因与临床获益相关[85]，证实了肿瘤对不同免疫治疗的不同反应与其组织来源无关[65]。

此外，Sullivan 等人发现，在使用大剂量 IL-2 治疗的恶性黑色素瘤患者中，与免疫相关的特异性标志基因的表达提示临床疗效较好[86-87]。

最近 Ji 等人利用基因表达的方法研究发现，在使用易普利姆玛治疗的恶性黑色素瘤患者中，ICR 可以作为预测治疗反应的独立的生物标记，而不受免疫治疗类型的影响。

与治疗无效的患者相比，治疗有效的患者中表达上调最明显的前 22 个基因包括：CD8A、MHC Ⅱ类分子（IFN-γ/T 辅助 1 基因）、CCL4 和 CCL5（CCR5 配体）、CCL9、CCL10、CCL11（CXCR3 配体）、NKG7、GZMB 和 PRF1（免疫效应基因）。

如前所述，我们通过 Ingenuity Pathway Analysis 软件筛选出来的与免疫治疗直

接相关的 10 个公认信号通路都与免疫相关，且以 IFN-γ 信号通路为中心。更有意思的是，当我们用同一软件将 IL-2 治疗后有应答和无应答的肿瘤组织的基因表达情况进行比较时，发现其中 7 个通路（涉及抗原呈递、同种异体移植排斥、Ⅰ型糖尿病、自体免疫性甲状腺炎、移植物抗宿主反应、系统性红斑狼疮和原发性免疫缺陷病）都包括在这 10 个公认的通路中[34]。这些通路后来也用于在免疫治疗前筛选可能有临床反应的病变。这些相似的结果提醒我们通过分析人类全转录组有望发现分子间所有的可能组合。而且，我们发现 B 细胞相关基因（如 IGL@）在有治疗应答的病变中也发生上调，再次证实了我们之前的观察结果[34]。有趣的是，在治疗前预测有应答的病变中 IDO1（indolamine 2,3-deoxygenase，吲哚胺 2,3- 二氧化酶 1，抑制 T 细胞反应）表达也明显上调。

Gajewski 等人研究发现，有炎症表型的肿瘤往往过表达免疫缺陷相关的基因，包括 IDO、B7-H1/PDL1（提供共抑制信号到 T 细胞）和 Foxp3（调节性 T 细胞的标志分子）。这提示肿瘤微环境中不间断的免疫应答反应与肿瘤免疫逃逸机制始终并存[81,88]。但是，Hamid 等人发现，在使用易普利姆玛治疗的恶性黑色素瘤患者中，治疗前 Foxp3 的表达和肿瘤浸润免疫细胞产生的 IDO（免疫组化方法判定）明显与临床疗效密切相关[89]。

为了解释这些研究结果，首先要认识到 IDO1 是干扰素诱导基因[90]，而且 Th1 细胞浸润引起 INF-γ 大量释放，从而引起 IDO1 的过度表达。另外，IDO1 具有多重功能而不能仅仅认为是免疫抑制酶[90]。事实上，Prendergast 课题组研究发现，IDO 能够介导促炎机制，尤其是在自身反应性 B 细胞介导的炎症反应中其作用更加明显[90-92]。

最近一些关于 Foxp3 的独立研究的结果发现，表达 Treg 标记分子 Foxp3 的 T 淋巴细胞在结肠癌中的浸润程度与原发肿瘤切除后或晚期病人接受化疗或免疫化疗后的良好预后之间的相关性并不明确[64,93-95]。这与 Ladoire 等人在其他肿瘤中的研究结果相反[96]。然而，与分析自然调节性 T 细胞（$Foxp3^+$）总数相比，分析免疫抑制 T 细胞和免疫效应 T 细胞的比例似乎更能对肿瘤免疫反应提供更多有用信息。Yoon 等人[97]发现，在结肠癌中，只有在缺乏 $CD8^+$T 细胞浸润时，T 调节细胞才会预示较好的预后。

尽管 Tregs 的存在可以解释为是一种对强大的免疫反应后的负反馈调节，但 $CD4^+$T 细胞能一过性表达 Foxp3，但却不具备免疫抑制功能[98-99]；同时，在有效的抗肿瘤反应的微环境中人们也发现了具有免疫效应功能的 $CD8^+Foxp3^+$T 细胞[100]。这些证据都提示我们，在对细胞特异功能分析还处于空白的情况下，对上述提到的结果进行解读需谨慎。另外，肿瘤细胞甚至可以同时表达 Foxp3 和 IDO，这就增加了对这些相关研究进行解读的复杂性。例如，Brody 等人通过对 25 名转移性黑色素瘤患者的病灶进行分析发现，IDO 表达上调的同时伴有 $Foxp3^+$T 调节细胞的出现，往往与临床预后较差相关，提示 IDO 上调可能是一种免疫逃逸机制[101-102]。由于作者既没有报道临床治疗反应率，也没有给出具体给药方法，所以，上述试验中所提及的“临床预后差”到底是与肿瘤恶性表型（反映预后的生物学标志）的表达增高有关，还是与肿瘤对生物治疗缺乏足够的反应（预测生物学标志）相关，还不是很清楚。

七、自身免疫反应与肿瘤排斥之间的联系

有趣的是，接受抗 CTLA-4 的易普利姆玛[103-104]、高剂量的 IL-2[19] 和疫苗接种[105] 等治疗后疗效较好的转移性黑色素瘤患者的临床表现与自身免疫性疾病（如白斑病、甲状腺炎、小肠结肠炎）的临床表现高度相似。在希腊进行的针对干扰素治疗的临床试验发现，接受高剂量 IFN-α 治疗的高危黑色素瘤患者中，治疗后出现自身免疫性反应的临床和分子特征与癌症的死亡或复发风险的降低相关[106]。但是，将自身免疫反应作为 IFN-α 治疗应答的预测生物标志物目前尚存在争议。事实上，通过对 EORTC 和 Nordic 干扰素试验的综合分析发现，进行保留时间偏差校正（guarantee-time bias correction）时，自身抗体出现与临床效果之间没有明显的相关性[107-108]。另有研究探讨了恶性黑色素瘤患者疫苗接种治疗后外周免疫应答和临床反应之间的相互关系。结果显示，无临床反应的患者没有对非疫苗类抗原表位产生反应，然而有临床反应的患者却对非疫苗类抗原显示出强烈的反应。这一研究事实说明，自身免疫和免疫治疗应答之间存在联系[109-112]。这种现象被称为表位扩展（determinant spreading；译者注：即一些表位基团在特定情况下被暴露出来），是自身免疫性疾病的特征，也是持续性病理组织破坏的基础。所以说，表位扩展可以被解释为局部抗原呈递细胞通过交互作用介导的有效组织破坏，因此它可作为免疫治疗应答机制的分子（和预测性）生物标记。

最近我们发现，红斑狼疮相关的 IRF-5 多态性影响机体对过继性抗肿瘤治疗的反应强度，提示不同免疫介导的组织破坏之间存在一定的遗传因素的关联[114]。更值得一提的是，在黑色素瘤细胞中检测到的 IRF-5 多态性特异性标志可以用于预测转移性肿瘤对过继性治疗的反应，这表明宿主的基因除了调节其免疫细胞对免疫治疗的反应外，还能够直接影响其固有的肿瘤生物学行为。

八、免疫标识的来源和未来研究方向的预测

虽然分子表达谱（molecular profiling）研究定义了两种独立于肿瘤组织来源（即肿瘤起源的组织）的肿瘤“特性”，但仍然无法确定哪种因素决定了这些性质，又是哪一个因素在其中起关键作用。宿主的遗传性、肿瘤细胞的遗传性和宿主环境中，哪一个起主要的驱动性的作用，目前仍不明确。这些因素之间联系紧密，例如肿瘤细胞的遗传特性对宿主的遗传特性会产生影响，宿主环境（如暴露于病毒感染环境）也可能改变肿瘤的遗传特性和宿主的表型特征。

肿瘤组织的转录组学不能解释表达免疫基因的细胞的来源。虽然在多数研究中，人们假设免疫效应基因的激活基本上反映了免疫细胞的激活 / 应答，但是我们发现胰腺癌和黑色素瘤细胞存在固有激活的干扰素刺激基因，包括干扰素调节因子，可以据此把胰腺癌细胞和黑色素瘤细胞分为不同的类别[115-116]。

然而，在体外实验和体内实验中检测到的分子标志物之间不总是存在线性相关关系。

我们在 15 种黑色素瘤细胞株和相应的肿瘤组织中比较 CXCR3 和 CCR5 配体的表达，发现体外和体内实验的结果没有显著的相关性[117]。另外，在黑色素瘤细胞中，基因拷贝的数目和对应的基因表达量之间也没有相关性[117]。但是，我们将根据黑色素瘤细胞中 pSTAT1 和 pSTAT3（IFN 信号通路上的关键分子）的表达水平进行分组分析得出的基因标志用于对转移灶的研究，可以观察到与细胞中相似的结果[118]。综合这些研究结果表明，体内一些肿瘤组织中的免疫标志物的来源是非常复杂的、非线性的，往往处于多因素影响的动态变化中，还有一部分是由肿瘤细胞的内在生物学特性所决定的。

我们最近筛选出 968 个基因（代表基因组成员），发现其拷贝数和基因表达量在黑色素瘤细胞系中存在相关关系，也与转移灶中的基因表达存在相关性[116]。当我们根据这些基因对肿瘤转移灶重新进行分组的时候发现它们可以分为两组，其中一组特征性地具有 Th1/IFN-γ 表型。这个现象再次提示， 黑色素瘤存在遗传稳定性，可以调控体内的免疫反应，最终导致体内和体外免疫相关基因的转录拷贝数无线性关系。有趣的是，Curtis 等人研究发现一种特殊的乳腺癌表型，在体内具有很少的拷贝数目，与 ICR 基因的富集相关，因而预后较好[119]。这个现象可以部分被解释为，拷贝数减少是因为免疫细胞生发 DNA（germinal DNA）的富集可以稀释肿瘤异常基因。这个现象的有趣之处在于它支持肿瘤细胞遗传特性决定体内免疫表型的观点。

从技术的角度看，激光显微切割对于明确基因的细胞特异性来源是有帮助的。但是，目前存在一些技术难题：当免疫细胞表现为弥散分布时激光显微切割非常困难，而且所能获得的总 RNA 的含量非常有限，不适合进行综合的基因表达谱分析。这项技术对那些只需要微量细胞、用多重 PCR 的方法分析一组特定基因表达的研究更有用。

我们相信，基于 DNA/RNA 测序描述基因突变或多态性的全基因组分析的新一代研究方法，联合基因表达筛选、microRNA 和蛋白组学分析技术，将为解决这一问题带来新的思路。但是目前还没有看到围绕这一中心问题或是使用这种方法研究的结果报道。我们现在正在通过基因组学的方法研究黑色素瘤患者宿主多态性和肿瘤细胞遗传特性之间的关系，及其对免疫治疗的临床反应和肿瘤的免疫特性的影响。

九、小结

综上所述，高通量技术的发展及其在有关人体的开创性研究中的使用，揭示了肿瘤和免疫系统之间存在着神奇而又看似矛盾的关系，明确了免疫应答生物学的新指标。逐渐明朗的是，肿瘤至少可以被分为两类。其中一类具有炎症的表型，这些表型表现为以下通路分子的活化：（1）IFN-γ/Th1 模块（STAT1/IRF-1/IFN-γ 刺激基因通路），（2）特异性细胞毒素募集模块（CXCR3/CXCR3 配体和 CCR5/CCR5 配体通路）和（3）免疫效应功能模块（颗粒酶 / 穿孔蛋白 / 颗粒溶素 /TLA-1 通路）。这种表型也可以特征性表现为抑制机制的反向激活，可以通过较好的临床表现和较好的免疫治疗反应来识别（表 23.2）。在未来的研究中，人们应该更好地去阐明这种表型是否依赖于个人所患的遗传性疾病，或者是否由癌细胞中的体细胞突变所致。同样，我们还不清楚，能否在外周免

表 23.1　通过基因表达分析方法发现，免疫治疗后分子通路的活化与不同的治疗反应相关

	排斥通路的免疫常数			参考文献
	STAT1 IRF-1/IFNγ-SG 通路	CXCR3/CXCL9，CXCL10，CXCL11 CCR5/CCL3，CCL4，CCL5 通路	颗粒酶 穿孔素 颗粒溶素 / TIA-1 通路	
基于 IL-2/IFN-α 治疗 / 疫苗（黑色素瘤）	+	+	+	［34-36］
Ipilimumab（黑色素瘤）	+	+	+	［76］
咪喹莫特（基底细胞肿瘤）	+	+	+	［31］

表 23.2　通过基因表达分析方法发现的，治疗前能预测不同免疫应答的分子通路

	排斥通路的免疫常数			新出现的生物标志物			参考文献
	Th1 极化			T 调节细胞 / 免疫抑制机制		B 细胞	
	STAT1 IRF-1/ IFN-γ- SG 通路	CXCR3/CXCL9， CXCL10， CXCL11 CCR5/CCL3， CCL4，CCL5 通路	颗粒酶 穿孔素 颗粒溶素 / TIA-1 通路	IDO	Foxp3	IGL@/ IGKC	
基于 IL-2/IFN-α 治疗 / 疫苗（黑色素瘤）	+	+	+			+	［34-35，117］
Ipilimumab（黑色素瘤）	+	+	+	+	+	+	［76，89］
IL-12 和疫苗（黑色素瘤）	+	+		+	+		［79-81］
MAGE-3 疫苗（肺癌和黑色素瘤）	+	+					［81，83，85］

疫细胞中检测到与肿瘤病灶内相似的变化。我们相信，在未来的临床转化研究中，可以采用新技术比较肿瘤组织和外周循环血液的分子特征（如深度测序），再配合临床资料可以更好地描述肿瘤的特征。同样，目前我们缺乏分析不同实验室变量的标准化程序。正如我们在其他地方讨论的一样，现在急需建立可为各方接受的、针对不同病人的、可靠的免疫评分标准程序[52, 120-124]。

我们相信，通过加强已知信号通路来靶向肿瘤微环境的临床治疗策略[125]，与那些能够产生对癌症抗原具有较高亲和力的，或者具有较高的自我更新和抗癌潜力的 T 细胞的细胞疗法[126-127]相结合，在不久的将来会对这一领域产出显著的影响[128-129]。

参考文献

[1] Lindahl S, Marincola FM. Translational medicine. Encyclopedia Britannica, 2012, in press.

[2] Marincola FM. In support of descriptive studies, relevance to translational research. J Transl Med, 2007, 5:21.

[3] Marincola FM. The trouble with translational medicine. J Intern Med, 2011, 270(2):123 - 127.

[4] Marincola FM. Translational medicine: a two-way road. J Transl Med, 2003, 1(1):1.

[5] Nussenblatt RB, Marincola FM, Schechter AN. Translational medicine—doing it backwards. J Transl Med, 2010, 8:12.

[6] BB&B-Bedside to Bench & Back Lecture Series.[cited, Available from http://www.nhlbi.nih.gov/resources/chi/meetings/bedside.htm.

[7] Achinstein P. General introduction science rules: a historical introduction to scientific methods. Massachusetts: Johns Hopkins University Press, 2004: 1 - 5.

[8] Popper K. The logic of scientific discovery. New York: Routledge Classics, 2002.

[9] Coley WB. Contribution to the knowledge of sarcoma. Ann Surg, 1891, 14(3):199 - 220.

[10] Coley WB. Injury as a causative factor in cancer (Continued). Ann Surg, 1911, 53(5):615 - 650.

[11] Bedognetti D, Wang E, Sertoli MR, et al. Gene-expression profiling in vaccine therapy and immunotherapy for cancer. Expert Rev Vaccines, 2010, 9(6):555 - 565.

[12] Rosenberg SA, Yang JC, Sherry RM, et al. Durable complete responses in heavily pretreated patients with metastatic melanoma using T-cell transfer immunotherapy. Clin Cancer Res, 2011, 17(13):4550 - 4557.

[13] Schwartzentruber DJ, Lawson DH, Richards JM, et al. gp100 peptide vaccine and interleukin-2 in patients with advanced melanoma. N Engl J Med, 2011, 364(22):2119 - 2127.

[14] Hodi FS, O' Day SJ, McDermott DF, et al. Improved survival with ipilimumab in patients with metastatic melanoma. N Engl J Med, 2010, 363(8):711 - 723.

[15] Bedognetti D, Wang E, Sertoli MR, et al. Melanoma and biomarkers of immunoresponsiveness. In: Emerging therapeutics for melanoma. FM Marincola PAaJKE, Future Science Group, 2011. Melanoma and biomarkers of immunoresponsiveness In: Emerging therapeutics for melanoma. Future Science Group, 2012.

[16] Bedognetti D, Balwit JM, Wang E, et al. SITC/iSBTc cancer immunotherapy biomarkers resource document: online resources and useful tools-a compass in the land of biomarker discovery. J Transl Med, 2011, 9: 155

[17] Kantoff PW, Higano CS, Shore ND, et al. Sipuleucel-T immunotherapy for castration-resistant prostate cancer. N Engl J Med, 2010, 363(5):411 - 422.

[18] Atkins MB, Lotze MT, Dutcher JP, et al. High-dose recombinant interleukin 2 therapy for patients with metastatic melanoma: analysis of 270 patients treated between 1985 and 1993. J Clin Oncol, 1999, 17(7):2105 - 2116.

[19] Atkins MB, Mier JW, Parkinson DR, et al. Hypothyroidism after treatment with interleukin-2 and lymphokine-activated killer cells. N Engl J Med, 1988, 318(24):1557 - 1563.

[20] Mazumder A, Rosenberg SA. Successful immunotherapy of natural killer-resistant established pulmonary melanoma metastases by the intravenous adoptive transfer of syngeneic lymphocytes activated in vitro by interleukin 2. J Exp Med, 1984, 159(2):495 - 507.

[21] Kirkwood JM, Tarhini AA, Panelli MC, et al. Next generation of immunotherapy for melanoma. J Clin Oncol, 2008, 26(20):3445 - 3455.

[22] Kirkwood JM, Ernstoff MS, Davis CA, et al. Comparison of intramuscular and intravenous recombinant alpha-2 interferon in melanoma and other cancers. Ann Intern Med, 1985, 103(1):32 - 36.

[23] van der Bruggen P, Traversari C, Chomez P, et al. A gene encoding an antigen recognized by cytolytic T lymphocytes on a human melanoma. Science, 1991, 254(5038):1643 - 1647.

[24] Traversari C, van der Bruggen P, Luescher IF, et al. A nonapeptide encoded by human gene MAGE-1 is recognized on HLA-A1 by cytolytic T lymphocytes directed against tumor antigen MZ2-E. J Exp Med, 1992, 176(5):1453 - 1457.

[25] Belli F, Testori A, Rivoltini L, et al. Vaccination of metastatic melanoma patients with autologous tumor-derived heat shock protein gp96-peptide complexes: clinical and immunologic findings. J Clin Oncol, 2002, 20(20):4169 - 4180.

[26] Marincola FM, Ferrone S. Immunotherapy of melanoma: the good news, the bad ones and what to do next. Semin Cancer Biol, 2003, 13(6):387 - 389.

[27] Marincola FM, Jaffee EM, Hicklin DJ, et al. Escape of human solid tumors from T-cell recognition: molecular mechanisms and functional significance. Adv Immunol, 2000, 74:181 - 273.

[28] Marincola FM, Wang E, Herlyn M, et al. Tumors as elusive targets of T-cell-based active immunotherapy. Trends Immunol, 2003, 24(6):335 - 342.

[29] Wang E, Miller LD, Ohnmacht GA, et al. High-fidelity mRNA amplification for gene profiling. Nat Biotechnol, 2000, 18(4):457 - 459.

[30] Panelli MC, Martin B, Nagorsen D, et al. A genomic- and proteomic-based hypothesis on the eclectic effects of systemic interleukin-2 administration in the context of melanoma-specific immunization. Cells Tissues Organs, 2004, 177(3):124 - 131.

[31] Panelli MC, Stashower ME, Slade HB, et al. Sequential gene profiling of basal cell carcinomas treated with imiquimod in a placebo-controlled study defines the requirements for tissue rejection. Genome Biol, 2007, 8(1):R8.

[32] Panelli MC, Wang E, Phan G, et al. Gene-expression profiling of the response of peripheral blood mononuclear cells and melanoma metastases to systemic IL-2 administration. Genome Biol, 2002, 3(7): RESEARCH0035.

[33] Panelli MC, White R, Foster M, et al. Forecasting the cytokine storm following systemic interleukin (IL)-2 administration. J Transl Med, 2004, 2(1):17.

[34] Weiss GR, Grosh WW, Chianese-Bullock KA, et al. Molecular insights on the peripheral and intratumoral effects of systemic high-dose rIL-2 (aldesleukin) administration for the treatment of metastatic melanoma. Clin Cancer Res, 2011, 17(23):7440 - 7450.

[35] Wang E, Miller LD, Ohnmacht GA, et al. Prospective molecular profiling of melanoma metastases suggests classifiers of immune responsiveness. Cancer Res, 2002, 62(13):3581 - 3586.

[36] Carretero R, Wang E, Rodriguez AI, et al. Regression of melanoma metastases after immunotherapy is associated with activation of antigen presentation and interferon-mediated rejection genes. Int J Cancer, 2012,13(2):387-395.

[37] Imanguli MM, Swaim WD, League SC, et al. Increased T-bet+ cytotoxic effectors and type I interferon-mediated processes in chronic graft-versus-host disease of the oral mucosa. Blood, 2009, 113(15):3620 - 3630.

[38] Bigger CB, Brasky KM, Lanford RE. DNA microarray analysis of chimpanzee liver during acute resolving hepatitis C virus infection. J Virol, 2001, 75(15):7059 - 7066.

[39] He XS, Ji X, Hale MB, et al. Global transcriptional response to interferon is a determinant of HCV treatment outcome and is modified by race. Hepatology, 2006, 44(2):352 - 359.

[40] Feld JJ, Nanda S, Huang Y, et al. Hepatic gene expression during treatment with peginterferon and ribavirin: Identifying molecular pathways for treatment response. Hepatology, 2007, 46(5):1548 - 1563.

[41] Nanda S, Havert MB, Calderon GM, et al. Hepatic transcriptome analysis of hepatitis C virus infection in chimpanzees defines unique gene expression patterns associated with viral clearance. PloS One, 2008, 3(10):e3442.

[42] Asselah T, Bieche I, Narguet S, et al. Liver gene expression signature to predict response to pegylated interferon plus ribavirin combination therapy in patients with chronic hepatitis C. Gut, 2008, 57(4):516 - 524.

[43] Spivey TL, Uccellini L, Ascierto ML, et al. Gene expression profiling in acute allograft rejection: challenging the immunologic constant of rejection hypothesis. J Transl Med, 2011, 9:174.

[44] Zhao DX, Hu Y, Miller GG, et al. Differential expression of the IFN-gamma-inducible CXCR3-binding chemokines, IFN-inducible protein 10, monokine induced by IFN, and IFN-inducible T cell alpha chemoattractant in human cardiac allografts: association with cardiac allograft vasculopathy and acute rejection. J Immunol, 2002, 169(3):1556 - 1560.

[45] Okamoto Y, Folco EJ, Minami M, et al. Adiponectin inhibits the production of CXC receptor 3 chemokine ligands in macrophages and reduces T-lymphocyte recruitment in atherogenesis. Circ Res, 2008, 102(2):218 - 225.

[46] Costa C, Rufino R, Traves SL, et al. CXCR3 and CCR5 chemokines in induced sputum from patients with COPD. Chest, 2008, 133(1):26 - 33.

[47] Kim MJ, Romero R, Kim CJ, et al. Villitis of unknown etiology is associated with a distinct pattern of chemokine upregulation in the feto-maternal and placental compartments: implications for conjoint maternal allograft rejection and maternal anti-fetal graft-versus-host disease. J Immunol, 2009, 182(6):3919 - 3927.

[48] Trinchieri G. Cancer and inflammation: an old intuition with rapidly evolving new concepts. Annu Rev Immunol,

2012, 30:677 - 706.

[49] Fridman WH, Galon J, Pages F, et al. Prognostic and predictive impact of intra-and peritumoral immune infiltrates. Cancer Res, 2011, 71(17):5601 - 5605.

[50] Wang E, Worschech A, Marincola FM. The immunologic constant of rejection. Trends Immunol, 2008, 29(6):256 - 262.

[51] Ascierto ML, De Giorgi V, Liu QZ, et al. An immunologic portrait of cancer. J Transl Med, 2011, 9: 146.

[52] Ascierto PA, De Maio E, Bertuzzi S, et al. Future perspectives in melanoma research Meeting report from the "Melanoma Research: a bridge Naples-USA Naples, December 6th-7th 2010". J Transl Med, 2011, 9:32.

[53] Azimi F, Scolyer RA, Rumcheva P, et al. Tumor-infiltrating lymphocyte grade is an independent predictor of sentinel lymph node status and survival in patients with cutaneous melanoma. J Clin Oncol, 2012, 30(21):2678 - 2683.

[54] Mahmoud SM, Paish EC, Powe DG, et al. Tumor-infiltrating $CD8^+$ lymphocytes predict clinical outcome in breast cancer. J Clin Oncol, 2011, 29(15):1949 - 1955.

[55] Hwang WT, Adams SF, Tahirovic E, et al. Prognostic significance of tumor-infiltrating T cells in ovarian cancer: a meta-analysis. Gynecol Oncol, 2012, 124(2):192 - 198.

[56] Galon J, Costes A, Sanchez-Cabo F, et al. Type, density, and location of immune cells within human colorectal tumors predict clinical outcome. Science, 2006, 313(5795):1960 - 1964.

[57] Pages F, Berger A, Camus M, et al. Effector memory T cells, early metastasis, and survival in colorectal cancer. N Engl J Med, 2005, 353(25):2654 - 2666.

[58] Denkert C, Loibl S, Noske A, et al. Tumor-associated lymphocytes as an independent predictor of response to neoadjuvant chemotherapy in breast cancer. J Clin Oncol, 2010, 28(1):105 - 113.

[59] Camus M, Tosolini M, Mlecnik B, et al. Coordination of intratumoral immune reaction and human colorectal cancer recurrence. Cancer Res, 2009, 69(6):2685 - 2693.

[60] Galon J, Fridman WH, Pages F. The adaptive immunologic microenvironment in colorectal cancer: a novel perspective. Cancer Res, 2007, 67(5):1883 - 1886.

[61] Mlecnik B, Tosolini M, Charoentong P, et al. Biomolecular network reconstruction identifies T-cell homing factors associated with survival in colorectal cancer. Gastroenterology, 2010, 138(4):1429 - 1440.

[62] Mlecnik B, Tosolini M, Kirilovsky A, et al. Histopathologic-based prognostic factors of colorectal cancers are associated with the state of the local immune reaction. J Clin Oncol, 2011, 29(6):610 - 618.

[63] Pages F, Kirilovsky A, Mlecnik B, et al. In situ cytotoxic and memory T cells predict outcome in patients with early-stage colorectal cancer. J Clin Oncol, 2009, 27(35):5944 - 5951.

[64] Tosolini M, Kirilovsky A, Mlecnik B, et al. Clinical impact of different classes of infiltrating T cytotoxic and helper cells (Th1, Th2, Treg, Th17) in patients with colorectal cancer. Cancer Res, 2011, 71(4):1263 - 1271.

[65] Ascierto ML, De Giorgi V, Liu Q, et al. An immunologic portrait of cancer. J Transl Medicine, 2011, in press.

[66] Ascierto ML, Kmieciak M, Idowu MO, et al. A signature of immune function genes associated with recurrence-free survival in breast cancer patients. Breast Cancer Res Treat, 2012, 131(3):871 - 880.

[67] McGray AJ, Bernard D, Hallett R, et al. Combined vaccination and immunostimulatory antibodies provides durable cure of murine melanoma and induces transcriptional changes associated with positive outcome in human melanoma patients. Oncoimmunology, 2012, 1(4):419 - 431.

[68] Urosevic M, Maier T, Benninghoff B, et al. Mechanisms underlying imiquimod-induced regression of basal cell carcinoma in vivo. Arch Dermatol, 2003, 139(10):1325 - 1332.

[69] Bedognetti D, Uccellini L, Wang E, et al. Evaluation of CXCR3 and CCR5 polymorphisms and gene-expression as predictive biomarkers of clinical response to adoptive therapy in melanoma patients. J Immunother, 2010, 33(8):860.

[70] Cotran RS, Pober JS, Gimbrone Jr MA, et al. Endothelial activation during interleukin 2 immunotherapy A possible mechanism for the vascular leak syndrome. J Immunol, 1988, 140(6):1883 - 1888.

[71] Sabatino M, Kim-Schulze S, Panelli MC, et al. Serum vascular endothelial growth factor and fibronectin predict clinical response to high-dose interleukin-2 therapy. J Clin Oncol, 2009, 27(16):2645 - 2652.

[72] Gabrilovich DI, Chen HL, Girgis KR, et al. Production of vascular endothelial growth factor by human tumors inhibits the functional maturation of dendritic cells. Nat Med, 1996, 2(10):1096 - 1103.

[73] Ohm JE, Gabrilovich DI, Sempowski GD, et al. VEGF inhibits T-cell development and may contribute to tumor-induced immune suppression. Blood, 2003, 101(12):4878 - 4886.

[74] Pockaj BA, Sherry RM, Wei JP, et al. Localization of 111indium-labeled tumor infiltrating lymphocytes to tumor in patients receiving adoptive immunotherapy. Augmentation with cyclophosphamide and correlation with response. Cancer, 1994, 73(6):1731 - 1737.

[75] Fisher B, Packard BS, Read EJ, et al. Tumor localization of adoptively transferred indium-111 labeled tumor infiltrating lymphocytes in patients with metastatic melanoma. J Clin Oncol, 1989, 7(2):250－261.

[76] Ji RR, Chasalow SD, Wang L, et al. An immune-active tumor microenvironment favors clinical response to ipilimumab. Cancer Immunol Immunother, 2012, 61(7):1019－1031.

[77] Sarwal M, Chua MS, Kambham N, et al. Molecular heterogeneity in acute renal allograft rejection identified by DNA microarray profiling. N Engl J Med, 2003, 349(2):125－138.

[78] Schmidt M, Hellwig B, Hammad S, et al. A comprehensive analysis of human gene expression profiles identifies stromal immunoglobulin kappa C as a compatible prognostic marker in human solid tumors. Clin Cancer Res, 2012, 18(9):2695－2703.

[79] Gajewski T, Meng Y, Harlin H. Chemokines expressed in melanoma metastases associated with T cell infiltration. J Clin Oncol, 2007, 25.

[80] Harlin H, Meng Y, Peterson AC, et al. Chemokine expression in melanoma metastases associated with CD8$^+$T-cell recruitment. Cancer Res, 2009, 69(7):3077－3085.

[81] Gajewski TF, Fuertes M, Spaapen R, et al. Molecular profiling to identify relevant immune resistance mechanisms in the tumor microenvironment. Curr Opin Immunol, 2011, 23(2):286－292.

[82] Gajewski TF, Zha Y, Thurner B, et al. Association of gene expression profile in metastatic melanoma and survival to a dendritic cell-based vaccine. J Clin Oncol, 2009, 29.

[83] Louahed O, Gruselle O, Gaulis S, et al. Expression of defined genes identified by pretreatment tumor profiling: Association with clinical responses to the GSK MAGE-A3 immunotherapeutic in metastatic melanoma patients (EORTC 16032-18031). J Clin Oncol, 2008, 26.

[84] Tahara H, Sato M, Thurin M, et al. Emerging concepts in biomarker discovery, the US-Japan Workshop on Immunological Molecular Markers in Oncology. J Transl Med, 2009, 7:45.

[85] Vansteenkiste JF, Zielinski M, Dahabreh IJ, et al. Association of gene expression signature and clinical efficacy of MAGE-A3 antigen-specific cancer immunotherapeutic (ASCI) as adjuvant therapy in resected stage IB/II non-small cell lung cancer (NSCLC). J Clin Oncol, 2008, 26.

[86] Sullivan RJ, Hoshida Y, Brunet J, et al. A single center experience with high-dose (HD) IL-2 treatment for patients with advanced melanoma and pilot investigation of a novel gene expression signature as a predictor of response. J Clin Oncol, 2009, 27.

[87] Sznol M. Molecular markers of response to treatment for melanoma. Cancer J, 2011, 17(2):127－133.

[88] Gajewski TF, Louahed J, Brichard VG. Gene signature in melanoma associated with clinical activity: a potential clue to unlock cancer immunotherapy. Cancer J, 2010, 16(4):399－403.

[89] Hamid O, Schmidt H, Nissan A, et al. A prospective phase II trial exploring the association between tumor microenvironment biomarkers and clinical activity of ipilimumab in advanced melanoma. J Transl Med, 2011, 9:204.

[90] Muller AJ, Mandik-Nayak L, Prendergast GC. Beyond immunosuppression: reconsidering indoleamine 2,3-dioxygenase as a pathogenic element of chronic inflammation. Immunotherapy, 2010, 2(3):293－297.

[91] Prendergast GC, Chang MY, Mandik-Nayak L, et al. Indoleamine 2,3-dioxygenase as a modifier of pathogenic inflammation in cancer and other inflammation-associated diseases. Curr Med Chem, 2011, 18(15):2257－2262.

[92] Scott GN, DuHadaway J, Pigott E, et al. The immunoregulatory enzyme IDO paradoxically drives B cell-mediated autoimmunity. J Immunol, 2009, 182(12):7509－7517.

[93] Correale P, Rotundo MS, Del Vecchio MT, et al. Regulatory (Foxp3$^+$) T-cell tumor infiltration is a favorable prognostic factor in advanced colon cancer patients undergoing chemo or chemoimmunotherapy. J Immunother, 2010, 33(4):435－441.

[94] Frey DM, Droeser RA, Viehl CT, et al. High frequency of tumor-infiltrating Foxp3($^+$) regulatory T cells predicts improved survival in mismatch repair-proficient colorectal cancer patients. Int J Cancer, 2010, 126(11):2635－2643.

[95] Salama P, Phillips M, Grieu F, et al. Tumor-infiltrating Foxp3$^+$Tregulatory cells show strong prognostic significance in colorectal cancer. J Clin Oncol, 2009, 27(2):186－192.

[96] Ladoire S, Martin F, Ghiringhelli F. Prognostic role of Foxp3$^+$regulatory T cells infiltrating human carcinomas: the paradox of colorectal cancer. Cancer Immunol Immunother, 2011, 60(7):909－918.

[97] Yoon HH, Orrock JM, Foster NR, et al. Prognostic impact of Foxp3$^+$regulatory T cells in relation to CD8$^+$T lymphocyte density in human colon carcinomas. PloS One, 2012, 7(8):e42274.

[98] Roncador G, Brown PJ, Maestre L, et al. Analysis of Foxp3 protein expression in human CD4$^+$CD25$^+$regulatory T cells at the single-cell level. Eur J Immunol, 2005, 35(6):1681－1691.

[99] Walker MR, Kasprowicz DJ, Gersuk VH, et al. Induction of Foxp3 and acquisition of Tregulatory activity by stimulated human CD4$^+$CD25$^-$T cells. J Clin Invest, 2003, 112(9):1437－1443.

[100] Le DT, Ladle BH, Lee T, et al. CD8($^+$) Foxp3($^+$) tumor infiltrating lymphocytes accumulate in the context of an

effective antitumor response. Int J Cancer, 2011, 129(3):636 - 647.
[101] Brody JR, Costantino CL, Berger AC, et al. Expression of indoleamine 2,3-dioxygenase in metastatic malignant melanoma recruits regulatory T cells to avoid immune detection and affects survival. Cell Cycle, 2009, 8(12):1930 - 1934.
[102] Prendergast GC, Metz R, Muller AJ. IDO recruits Tregs in melanoma. Cell Cycle, 2009, 8(12):1818 - 1819.
[103] Beck KE, Blansfield JA, Tran KQ, et al. Enterocolitis in patients with cancer after antibody blockade of cytotoxic T-lymphocyte-associated antigen 4. J Clin Oncol, 2006, 24(15):2283 - 2289.
[104] Phan GQ, Yang JC, Sherry RM, et al. Cancer regression and autoimmunity induced by cytotoxic T lymphocyte-associated antigen 4 blockade in patients with metastatic melanoma. Proc Natl Acad Sci USA, 2003, 100(14):8372 - 8377.
[105] Phan GQ, Attia P, Steinberg SM, et al. Factors associated with response to high-dose interleukin-2 in patients with metastatic melanoma. J Clin Oncol, 2001, 19(15):3477 - 3482.
[106] Gogas H, Ioannovich J, Dafni U, et al. Prognostic significance of autoimmunity during treatment of melanoma with interferon. N Engl J Med, 2006, 354(7):709 - 718.
[107] Bouwhuis MG, Suciu S, Collette S, et al. Autoimmune antibodies and recurrence-free interval in melanoma patients treated with adjuvant interferon. J Natl Cancer Inst, 2009, 101(12):869 - 877.
[108] Bouwhuis MG, Suciu S, Testori A, et al. Phase III trial comparing adjuvant treatment with pegylated interferon Alfa-2b versus observation: prognostic significance of autoantibodies - EORTC 18991. J Clin Oncol, 2010, 28(14):2460 - 2466.
[109] Butterfield LH, Comin-Anduix B, Vujanovic L, et al. Adenovirus MART-1-engineered autologous dendritic cell vaccine for metastatic melanoma. J Immunother, 2008, 31(3):294 - 309.
[110] Butterfield LH, Ribas A, Dissette VB, et al. Determinant spreading associated with clinical response in dendritic cell-based immunotherapy for malignant melanoma. Clin Cancer Res, 2003, 9(3):998 - 1008.
[111] Ribas A, Glaspy JA, Lee Y, et al. Role of dendritic cell phenotype, determinant spreading, and negative costimulatory blockade in dendritic cell-based melanoma immunotherapy. J Immunother, 2004, 27(5):354 - 367.
[112] Ribas A, Timmerman JM, Butterfield LH, et al. Determinant spreading and tumor responses after peptide-based cancer immunotherapy. Trends Immunol, 2003, 24(2):58 - 61.
[113] Disis ML. Immunologic biomarkers as correlates of clinical response to cancer immunotherapy. Cancer Immunol Immunother, 2011, 60(3):433 - 442.
[114] Uccellini L, De Giorgi V, Zhao Y, et al. IRF5 gene polymorphisms in melanoma. J Transl Med, 2012, 10(1):170.
[115] Monsurro V, Beghelli S, Wang R, et al. Anti-viral state segregates two molecular phenotypes of pancreatic adenocarcinoma: potential relevance for adenoviral gene therapy. J Transl Med, 2010, 8:10.
[116] Spivey TL, De Giorgi V, Zhao YD, et al. The stable traits of melanoma genetics: an alternate approach to target discovery. Bmc Genomics, 2012, 13.
[117] Bedognetti D, Tomei S, Spivey S, et al. Evaluation of chemokine-ligand pathways in pretreatment tumor biopsies as predictive biomarker of response to adoptive therapy in metastatic melanoma patients. Journal of Clinical Oncology, 2012(Suppl): abstr 8756.
[118] De Giorgi V, Liu Q, Pos Z, et al. Genotypic, phenotypic and functional analysis of melanoma. J Immunother, 2011, 34:696 (abstract).
[119] Curtis C, Shah SP, Chin SF, et al. The genomic and transcriptomic architecture of 2,000 breast tumours reveals novel subgroups. Nature, 2012, 486(7403):346 - 352.
[120] Emens LA, Silverstein SC, Khleif S, et al. Toward integrative cancer immunotherapy: targeting the tumor microenvironment. J Transl Med, 2012, 10:70.
[121] Fox BA, Schendel DJ, Butterfield LH, et al. Defining the critical hurdles in cancer immunotherapy. J Transl Med, 2011, 9(1):214.
[122] Galon J, Pages F, Marincola FM, et al. The immune score as a new possible approach for the classification of cancer. J Transl Med, 2012, 10:1.
[123] Fridman WH, Pages F, Sautes-Fridman C, et al. The immune contexture in human tumours: impact on clinical outcome. Nat Rev Cancer, 2012, 12(4):298 - 306.
[124] Ogino S, Galon J, Fuchs CS, et al. Cancer immunology—analysis of host and tumor factors for personalized medicine. Nat Rev Clin Oncol, 2011, 8(12):711 - 719.
[125] Muthuswamy R, Berk E, Junecko BF, et al. NF-kappaB hyperactivation in tumor tissues allows tumor-selective reprogramming of the chemokine microenvironment to enhance the recruitment of cytolytic T effector cells. Cancer Res, 2012, 72(15):3735 - 3743.
[126] Porter DL, Levine BL, Kalos M, et al. Chimeric antigen receptor-modified T cells in chronic lymphoid leukemia. N

Engl J Med, 2011, 365(8):725 - 733.

[127] Scholler J, Brady TL, Binder-Scholl G, et al. Decade-long safety and function of retroviral-modified chimeric antigen receptor T cells. Sci Transl Med, 2012, 4: 132ra53.

[128] Gattinoni L, Lugli E, Ji Y, et al. A human memory T cell subset with stem cell-like properties. Nat Med, 2011, 17(10):1290 - 1297.

[129] Gattinoni L, Klebanoff CA, Restifo NP. Paths to stemness: building the ultimate antitumour T cell. Nat Rev Cancer, 2012, 12(10):671 - 684.

第二十四章 24

传统化疗的免疫刺激特征

W. Joost Lesterhuis[1], Anna K. Nowak[1,2] and Richard A. Lake[1]

1. National Centre for Asbestos Related Diseases and Tumor Immunology Group, School of Medicine and Pharmacology, University of Western Australia, Sir Charles Gairdner Hospital, Nedlands, WA, Australia
2. Department of Medical Oncology, Sir Charles Gairdner Hospital Nedlands, WA, Australia

译者：林岩　喻春钊

致谢

本章节中所讨论的内容是基于我们自己的实验数据以及在 PubMed 上使用以下关键词的不同组合所搜索出的文献，这些关键词包括：癌症、免疫应答、化疗、细胞毒性、T 细胞、B 细胞、中性粒细胞、NK 细胞、NKT 细胞、树突状细胞、髓系衍生抑制细胞、调节细胞、巨噬细胞、耗竭、肿瘤微环境、肿瘤抗原、疫苗、疫苗接种、过继转移、CTLA-4、易普利姆玛、PD-1、B7、Toll 样受体、淋巴细胞消除、免疫原性细胞死亡以及表 24.1 中所列的所有化疗名称。对于我们在致谢中可能遗漏的同仁，在此表示歉意。

一、引言

一直以来，临床上普遍认为传统化疗由于有可能引起骨髓抑制不能和免疫治疗联合使用。然而，早在 1970 年就有一些临床前研究指出，细胞毒肿瘤药物有可能会增强免疫反应。其中一个支持化疗能够激活机体免疫系统的佐证是，同时给予 6- 巯基嘌呤（6-mercaptopurine）联合乙型副伤寒沙门菌（*Salmonella paratyphi* B）抗原疫苗后小鼠出现了明显的淋巴细胞增生；而单独使用免疫抗原时，小鼠的免疫活性则出现了降低[1-2]。同期的其他一些研究也观察到，接受化疗的肿瘤患者经常表现出所谓的“过度免疫的现象（immunological overshoot phenomenon）”。在 PHA 刺激之后利用胸腺嘧啶核苷掺入法可以观察到，化疗后患者的外周血液中淋巴细胞活性增强，该细胞激活的程度与临床预后呈正相关关系[3-4]。在相应的动物实验中，人们发现在肿瘤内注射蒽环类药物或者放线菌素 D 可引起全身的抗肿瘤免疫；抗代谢物甲氨蝶呤或者 5- 氟尿嘧啶则不具备这一功效[5]。在稍后完成的拓扑异构酶抑制剂依托泊苷的临床试验中也得出了相同的结果[6]；环磷酰胺也被发现可以耗尽抑制性淋巴细胞并逆转免疫耐受[7]。最后，在一项特别有趣的研究中，联合使用顺铂和 Toll 样受体 2 的配体酵母聚糖（yeast glucan zymosan）获得了比单独使用顺铂高 50% 的临床治愈率[8]。

基于这样一些研究结果，Kleinerman 和 Zwelling 提出除了目前已知的两个主要决定肿瘤细胞毒性药物治疗成败的因素（即对肿瘤细胞的毒力和对正常细胞的损害）之外，还存在第三个被忽视的关键因素，即在免疫和非免疫两方面对正常机体功能的有利影响[9]。当前，随着更多可供利用的生物学测定方法的不断出现，很多研究已经开始逐渐揭示这些临床发现背后的分子基础。此外，人们对于其他一些传统化疗药物对免疫的调节作用在分子机制上已经有了更深入的了解[10]。然而，目前仍然是“问题要比答案多”，我们才刚刚开始把基础研究转化到临床研究中。

二、肿瘤化疗药物的免疫增强作用

A. 化疗对肿瘤细胞免疫原性的影响

化疗的目的是杀死患者体内的癌细胞。在过去的十年，关于化疗诱导肿瘤细胞死亡后对免疫学的影响一直存在争议。首先，肿瘤细胞死亡导致肿瘤抗原释放，后者随后被抗原呈递细胞捕获并交叉传递给细胞毒性 T 细胞。我们自己的研究发现表明，用核苷类似物吉西他滨治疗患有恶性间皮瘤的动物可促进抗原的交叉呈递并引发肿瘤特异性 $CD8^+$ 细胞数量的增加[11-12]，但是却使 B 细胞功能受损[13]。

近来一些研究提供的强有力的证据表明，化疗所导致的肿瘤细胞死亡与免疫治疗的效果之间存在非常重要的联系（图 24.1）[14-17]。Kroemer 和 Zitvogel 的团队发现，当给小鼠注射在体外经过奥沙利铂或阿霉素等预先处理的肿瘤细胞后，它们则会对再次接种的活肿瘤细胞产生有效的免疫反应。损耗实验 (depletion experiments) 显示，机体的免疫力依赖于树突状细胞和 $CD8^+$ 细胞的存在。有趣的是，在丝裂霉素等其他细胞毒性药物已经应用于临床治疗时，免疫疫苗还没有产生[14,16]。在随后的研究中人们发现，能够诱导肿瘤细胞产生免疫应答的关键特点是钙网蛋白向细胞膜的迁移。这些迁移到细胞膜上的钙网蛋白能向经过的树突状细胞提供一个能被识别的“吃我（eat me）”

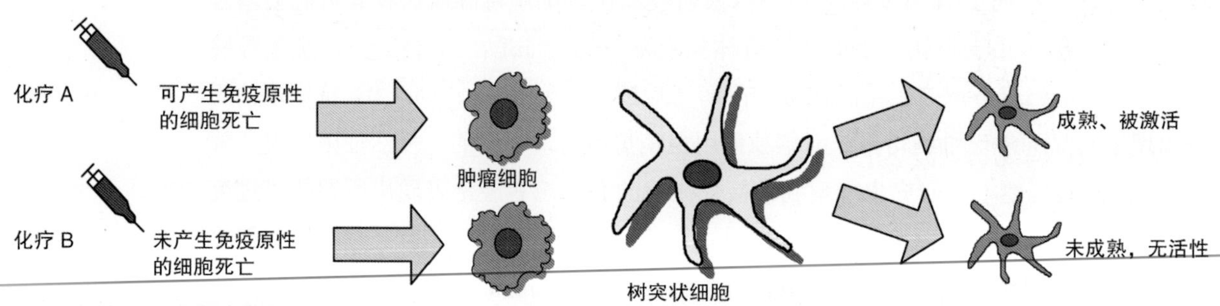

图 24.1　免疫原性肿瘤细胞的死亡

目前人们已经清楚，化疗药物杀死肿瘤细胞的方式决定了死亡的肿瘤细胞与免疫系统相互作用的形式以及是否最终会激发免疫反应。具有免疫原性的肿瘤细胞死亡可以诱导 DC 成熟，并使 DC 刺激相关的 T 细胞。与此相反，无免疫原性的肿瘤细胞死亡没有意义，也不会激活 DC。

的信号[14,18]。此外，化疗杀死的肿瘤细胞同样释放 HMGB-1 和 ATP 等报警信号，分别通过 TRL4 和 NLRP3 介导炎性体的刺激作用激活树突状细胞。这些信号反过来促进炎性细胞因子的产生和局部 T 细胞对死亡肿瘤细胞所释放的肿瘤相关抗原产生免疫反应[15,17]。

通过对接受蒽环类化疗药物进行辅助治疗的乳腺癌患者的回顾性研究，人们也在临床上发现了类似的线索。与带有正常等位基因的患者比较，分别伴有 HMGB-1 和 ATP 受体等位基因功能缺失的患者往往临床预后不良。该团队的另一项研究表明，与携带正常 TLR4 等位基因的患者比较，TLR4 等位基因功能缺失的结直肠癌患者对 HMGB-1 的亲和力下降，表现为对奥沙利铂治疗的无进展生存期和总生存期缩短[19]。

重要的是，不是所有的化疗方案都能诱导具有免疫原性的肿瘤细胞死亡。事实上，即便是同类细胞毒性药物都未必能产生同样的免疫反应。比如，用奥沙利铂可导致钙网蛋白暴露于细胞膜上以及 HMGB-1 和 ATP 的释放，但是其他如顺铂和卡铂等铂类化合物则不具有这个特性。然而，将驱动钙网蛋白从 ER 向细胞膜迁移的 ER 应激诱导物与顺铂联用时，能够“修复”顺铂对免疫原性肿瘤细胞的致死效应[20]。由于顺铂和卡铂在临床上比奥沙利铂应用得更广，这种方法为治疗不同类型的癌症提供了更多的希望。然而，这些数据仅仅来源于体外实验，尚缺乏具有实际价值的临床研究数据予以证实。

另外，细胞毒性抗癌药物还能够使肿瘤细胞对 T 细胞介导的细胞毒性更加敏感[21-22]。顺铂、阿霉素和紫杉醇等通过调节甘露醇 -6- 磷酸受体增强靶细胞对颗粒酶 B 的通透性，从而增强 T 细胞对肿瘤细胞的杀伤作用[21]。有趣的是，作者发现不仅表达特异性抗原的肿瘤细胞能够被特定的 T 细胞所破坏，同时，不表达抗原的相邻肿瘤细胞，作为“旁观者”也一样会被溶解。

化疗对肿瘤细胞免疫原性的其他积极影响还包括增强 5-FU、拓扑异构酶抑制剂和蒽环霉素对肿瘤抗原的表达，上调吉西他滨对 MHC Ⅰ的表达等（表 24.1 和图 24.2）[23-25]。

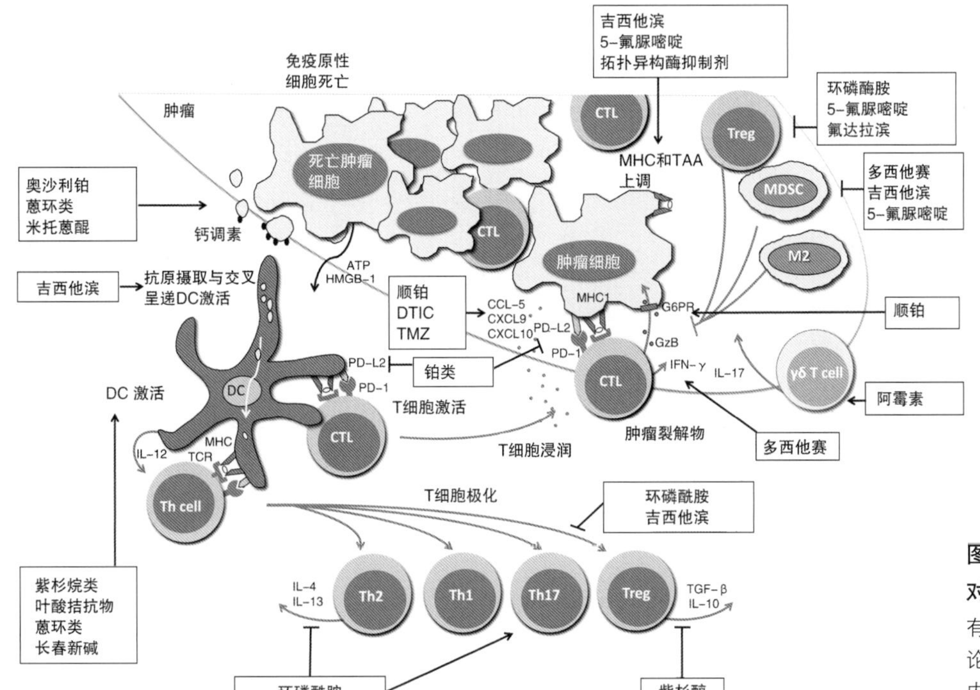

图 24.2　传统细胞毒化疗药物对肿瘤免疫微环境的影响

有关化疗药物对机体免疫影响的讨论请参考本章第二节及表 24.1 的内容。

表 24.1　不同种类的细胞毒性化疗药物的免疫学影响

药物	免疫效应	参考文献
烷化剂		
达卡巴嗪 / 替莫唑胺	通过肿瘤细胞上调 T 细胞诱导的趋化因子，加强肿瘤抗原的交叉呈递，可能造成免疫原性细胞的死亡，加强肿瘤对 T 细胞介导的溶胞作用的敏感性	[22,40, 100–101]
环磷酰胺	调节性 T 细胞的消耗，上调肿瘤的 MHC Ⅰ类分子，Th17 细胞分化的偏移，Th2 细胞应答的免疫偏离，促进稳态增殖 / 激活，促进细胞毒性 T 细胞介导的体外杀伤作用	[43–44,46,60,102–104]
异环磷酰胺	损伤 CTL 细胞（非 NK 细胞）介导的体外细胞毒性作用，损伤 DC 细胞刺激 T 细胞的能力	[105–106]
美法仑	通过肿瘤浸润淋巴细胞使 Th2 向 Th1 细胞因子产物转变，免疫原性细胞的死亡	[107–108]
白消安	可能优先消耗调节性 T 细胞	[109]
苯丁酸氮芥	损伤 NK 细胞和 CTL 细胞介导的体外杀伤作用	[104, 108, 110]
卡莫司汀	可能优先消耗调节性 T 细胞 *	[111–112]
抗代谢药		
甲氨蝶呤	DC 细胞的活化，增强 CTL 细胞介导的体外杀伤作用	[26, 104]
5– 氟尿嘧啶 / 卡培他滨	上调肿瘤相关抗原，骨髓来源的抑制性细胞的消耗，增强 CTL 细胞介导的体外杀伤作用，增强 NK 细胞介导的体外细胞毒性作用，增强肿瘤对 T 细胞介导的溶胞作用的敏感性	[22, 25, 104, 110, 113]
氟达拉滨	调节性 T 细胞的消耗	[114]
阿糖胞苷	增强 CTL 细胞介导的体外杀伤作用	[104]
克拉立滨	损伤 NK 细胞介导的体外细胞毒性作用	[110]
6– 巯嘌呤	增强 CTL 细胞介导的体外杀伤作用，增强 NK 细胞介导的体外细胞毒性作用	[104, 110]
吉西他滨	增强交叉呈递，调节性 T 细胞的消耗，骨髓来源的抑制性细胞的消耗，上调肿瘤 MHC Ⅰ类分子	[11, 24, 66, 82]
培美曲塞	无数据	
羟基脲	增强 CTL 细胞介导的体外杀伤作用，增强 NK 细胞介导的体外细胞毒性作用	[104, 110]

长春花化合物		
长春新碱	DC 细胞的活化，损伤 CTL 细胞介导的体外杀伤作用	[26,104]
长春碱	DC 细胞的活化，损伤 NK 细胞介导的体外细胞毒性作用	[26,110,115–116]
长春瑞滨	增强 CTL 细胞介导的体外杀伤作用，但长春瑞滨治疗的肿瘤细胞通过旁观者效应杀伤免疫细胞	[104,117]
紫杉烷类		
紫杉醇	减少调节性 T 细胞分泌的产物 IL–10 和 TGF–β，DC 细胞的活化，增强肿瘤对 T 细胞介导的溶胞作用的敏感性，但损伤 NK 细胞介导的体外细胞毒性作用	[21,26,67,110]
多西他赛	增加 CTL 细胞分泌的产物 IFN–γ，骨髓来源的抑制性细胞的消耗	[41,70,110]
拓扑异构酶抑制剂		
依托泊苷	上调肿瘤相关抗原，增强 NK 细胞介导的体外细胞毒性作用	[23,110]
伊立替康	增强肿瘤对 T 细胞介导的溶胞作用的敏感性	[113]
托泊替康	上调肿瘤相关抗原，增强 CTL 细胞介导的体外杀伤作用	[23,104,118]
喜树碱	上调肿瘤相关抗原	[23]
细胞毒性的抗生素类		
多柔比星	免疫原性细胞的死亡，上调肿瘤相关抗原，DC 细胞的激活，增强肿瘤对 T 细胞介导的溶胞作用的敏感性，增强 NK 细胞介导的体外细胞毒性作用，但损伤 CTL 细胞介导的体外杀伤作用	[14–15,17,21,26,104,110]
柔红霉素	上调肿瘤相关抗原，增强 CTL 细胞介导的体外杀伤作用	[23,104]
伊达比星	上调肿瘤相关抗原，免疫原性细胞的死亡	[14,23]
表柔比星	上调肿瘤相关抗原，增强 CTL 细胞介导的体外杀伤作用，增强 NK 细胞介导的体外细胞毒性作用	[23,104,110]
丝裂霉素	低剂量激活 DC 细胞，但高剂量转换为耐受原性 DC 细胞，损伤 CTL 细胞介导的体外杀伤作用	[26,104,119]
博来霉素	可能消耗调节性 T 细胞，增强 NK 细胞介导的体外细胞毒性作用，但损伤 CTL 细胞介导的体外杀伤作用	[104,110,120]
米托蒽醌	免疫原性细胞的死亡	[14]
更生霉素	无数据	
铂类化合物		
顺铂	通过肿瘤细胞上调 T 细胞诱导的趋化因子， STAT6 的失活以及随后 PD–L2 的下调，增强肿瘤对 T 细胞介导的溶胞作用的敏感性，增强 CTL 细胞介导的体外杀伤作用	[21,27,40,104,113]
奥沙利铂	通过钙网蛋白的暴露导致免疫原性细胞的死亡，通过濒死的肿瘤细胞分泌 HMGB–1 和 ATP，STAT6 的失活以及随后 PD–L2 的下调，但损伤 CTL 细胞介导的体外杀伤作用	[14–15,17,27,104]
卡铂	STAT6 的失活以及随后 PD–L2 的下调，增强 CTL 细胞介导的体外杀伤作用	[27,104]

B. 化疗对抗原呈递细胞的影响

最近，人们在小鼠动物模型中已经证明，细胞毒性药物如紫杉烷、叶酸拮抗物和蒽环类药物等能够活化具有抗原呈递功能和激活 T 细胞效应的树突状细胞[26]。这些药物可以上调树突状细胞的有关抗原加工的分子以及共刺激分子，同时也会增加活化 T 细胞所需的关键因子 IL-12p70 的表达。然而需要指出的是，这些数据是在药物处于低毒或无毒剂量下处理小鼠时取得的，在接受治疗剂量的患者体内是否还能观察到类似效应尚不明确。

通过使用人类树突状细胞和在癌症患者身上所能达到的最高药物浓度，我们发现在体外只有铂类药物能够增强树突状细胞对抗原特异性 T 细胞的刺激作用。这个机制依赖于 STAT6 或者 PD-L2 的存在（见下文）[27]。造成这些研究成果不同的原因可能是由于在实验中所使用的药物浓度、研究物种以及在体内实验中所使用的实验方法等方面不同而导致的。

因在结构上与脂多糖 LPS 相似，紫杉醇（除了相关的多西紫杉醇）可与 TLR4 辅助蛋白 MD-2 结合激活小鼠体内的 APC，但是这个现象在人体内却观察不到[28-29]。这种活化作用看似是通过 TLR4 和 MyD88 依赖或者非依赖的两种不同机制实现的[30]。然而，与此相反，有证据表明在体外实验中紫杉醇通过 TLR4 信号通路增强人类卵巢癌细胞系的生存能力和对化疗药的耐药性[31]。关于紫杉醇抑癌效应与该信号通路之间的相关关系尚未在体内实验中得到正确的评估。

C. 化疗对免疫效应细胞的影响

1. T 淋巴细胞

自从细胞毒性药物第一次进入临床，人类就已经假设他们会对免疫系统有负面影响。接受化疗的患者极易出现寄生菌的感染。这些细菌在健康人群中通常不会引起严重感染。不足为怪的是，当治疗过程中出现中性粒细胞减少症时患者最容易受到感染，偶尔也会造成死亡。由于会发生中性粒细胞减少症，临床医生往往为了规避相关的药物毒性不得不限制了化疗药物的治疗剂量。此外，在化疗期间患者的抗体应答都会受到不同程度的削弱。比如在化疗期间接种抗病毒疫苗，所激发的抗体反应往往并不理想[32]。在某些特殊情况下，尤其是伴有血液恶性肿瘤时，患者体内的淋巴细胞数量显著减少，T 细胞的免疫调节功能明显受损，导致严重的真菌、酵母菌、病毒和细菌感染[33-35]。在化疗发展的数十年间，人们很少关注化疗对 T 细胞功能的影响。

近期有证据表明，虽然在治疗某些恶性血液病的过程中 T 细胞反应的确可能受损，但大多数细胞毒性药物并不影响 T 细胞的功能。事实上，以某种形式联合使用不同的治疗手段反而会增强机体的免疫功能。在联合应用细胞毒性药物与疫苗治疗癌症患者时，化疗不仅没有损害疫苗所诱导的肿瘤相关抗原对 T 细胞和 B 细胞的反应性，实际上有时候反而增强了这些免疫反应（表 24.2）。人们发现，有些药物，如阿霉素、环磷酰胺（存在剂量依赖）、三嗪咪唑胺和铂类化合物的确影响了疫苗接种的效果（表 24.2）。此外，有明确的证据表明，以非清髓药物剂量进行化疗后往往会造成淋巴细胞数量的减少，但

表 24.2 研究患者采用细胞毒性药物与免疫方法联合治疗效果的临床试验

细胞毒性药物	疫苗 / 免疫疗法	肿瘤类型（n =）	结果	试验设计	参考资料
化学疗法 / 疫苗联合试验					
环磷酰胺（300 mg/m^2）	Ⅰ / Ⅱ类肿瘤相关抗原多肽	黑色素瘤（167）	环磷酰胺对 T 细胞应答无影响	Ⅰ / Ⅱ期随机试验	[65]
环磷酰胺（200 ~ 350mg/ m^2）阿霉素（15 ~ 35 mg/ m^2）	受辐射的 Her2 Neu 阳性的分泌 GM-CSF 的同种异形肿瘤细胞系	乳腺癌（28）	最高剂量阿霉素和最低剂量环磷酰胺增强迟发型超敏反应和体液免疫	3×3 阶乘的剂量范围研究	[89]
多西他赛	PSA/B7.1 痘苗	前列腺癌（28）	多西他赛对 T 细胞应答无影响	Ⅱ期随机试验	[90]
5-FU + LV + 伊立替康	ALVAC-CEA/B7.1 疫苗	结肠直肠癌（118）	疫苗接种后化疗对 CEA 特异性的 T 细胞应答无影响	Ⅰ / Ⅱ期随机试验	[91]
DTIC	Ⅰ类肿瘤相关抗原多肽 + IFN-α	黑色素瘤（36）	促进 TAA 特异性的 T 细胞应答和 DTIC 治疗组中更广泛的 T 细胞库	Ⅰ / Ⅱ期非随机试验	[92–93]
替莫唑胺	末端转移酶端粒多肽	黑色素瘤（25）	78%T 细胞反应性（无直接比较组）	Ⅰ / Ⅱ期单臂试验	[94]
吉西他滨	Ⅰ类 Wilms 瘤 1 多肽	胰腺癌或胆管癌	59% 的病人有 TAA 特异性的 T 细胞扩充迹象	Ⅰ期单臂试验	[95]
顺铂，长春碱，环磷酰胺（200 mg/ m^2）	EGF 蛋白	非小细胞肺癌（20）	大部分病人有 EGF 特异性抗体反应	Ⅰ / Ⅱ期单臂试验	[96]
替莫唑胺（每 5 天 500mg/ m^2 或每 21 天 100mg/ m^2）	EGFR v Ⅲ型多肽	多形性成胶质细胞瘤（22）	对抗多肽的迟发型超敏反应和体液免疫，并在剂量增强组有更高反应	Ⅱ期非随机试验	[97]
奥沙利铂，卡培他滨	DC + CEA	结肠癌	没有损伤在迟发型超敏反应中 T 细胞的应答，在铂类药物后增强非特异性 T 细胞的活化	Ⅰ / Ⅱ期非随机试验	[45]
化学疗法 / 过继转移联合试验					
环磷酰胺 60 mg/kg + 氟达拉滨 ±TBI ± 氟达拉滨	TIL + IL-2	黑色素瘤（93）	高而持久的应答率，转移性 T 细胞较长的持久性	Ⅱ期 3 单臂试验	[36]
	TAA 特异性细胞毒性 T 淋巴细胞克隆	黑色素瘤（10）	氟达拉滨预处理增加了 CTL 细胞克隆体内持久性的中位值从 4.5 天到 13 天	Ⅰ / Ⅱ期单臂试验	[37]
化学疗法 / 非特异性免疫疗法联合试验					
DTIC	易普利姆玛（3 mg/kg）	黑色素瘤（72）	无免疫相关。应答率 DTIC +Ipi 为 14.3%，而单独 Ipi 为 5.4%	Ⅱ期随机试验	[83]
DTIC	易普利姆玛（10 mg/kg）	黑色素瘤（502）	3 年整体生存率 DTIC +Ipi 为 20.8%，而单独 DITC 为 12.2%	Ⅲ期随机试验	[74]
吉西他滨	抗 CD40	胰腺癌（21）	少数临床反应，不明确的吉西他滨附加反应	Ⅰ期单臂试验	[98]
卡铂，紫杉醇	易普利姆玛（并行的或相继治疗）	非小细胞肺癌（203）	联合治疗有延长 PFS，Ipi 相继治疗比并行治疗表现更好	随机双盲Ⅱ期 3 臂试验	[99]

可以延长过继输入的 T 淋巴细胞的存活时间[36-37]。这种情形是否在从头诱导的内源性肿瘤特异性T细胞中也会发生，还有待于进一步研究。研究人员在一些动物实验中也观察到，化疗通过亚清髓抑制造成的白细胞减少症有利于疫苗接种后肿瘤抗原特异性 T 细胞的生长[38]。然而，在人类黑色素瘤的研究中却没有找到类似的发现，表明在疫苗接种后出现肿瘤抗原特异性 T 细胞的频率较低，而整个淋巴细胞群和 EB 病毒特异性 T 淋巴细胞却能够稳定增殖[39]。

临床前研究还提示，化疗药物对 T 细胞还具有其他一些影响。Hong 和他的同事研究了氮烯唑胺烷类、替莫唑胺和铂类化合物在体外对黑色素瘤细胞系产生 T 细胞趋化因子的影响，发现 CCL5、CXCR3 配体 CXCL9 和 CXCL10 都被化疗药物上调。他们还发现这些趋化因子在小鼠黑色素瘤模型的治疗中相互之间发生了协同作用，将效应性 T 细胞招募至肿瘤转移灶附近，从而抑制肿瘤的生长。同样地，通过对接受氮烯唑胺治疗的黑色素瘤患者进行连续活检后发现，T 细胞在对化疗敏感的癌灶中的浸润数量明显增加。在这些黑色素瘤癌灶中，T 细胞特异性趋化因子的表达水平与疾病无进展生存期的改善有关[40]。

一项在小鼠体内进行的研究表明，多西他赛能够促进由 CD3 抗体刺激的 $CD8^+$T 细胞合成 IFN-γ 的能力，而在 $CD4^+$细胞中则没有这种效应。同时，多西他赛对 T 细胞增殖没有影响。当使用癌胚抗原疫苗和多西他赛联合治疗结肠癌小鼠时，该联合治疗方案比其他任何一种单独治疗方案对肿瘤有更好的控制[41]。化疗对疫苗刺激后 T 细胞的增殖也有增强作用。Rettig 和他的同事发现在接种过疫苗后的小鼠中，吉西他滨可增加 NY-ESO-1 特异性 T 细胞的百分比[42]。

还有一个研究相对较少的领域，即化疗能够改变 T 细胞在肿瘤微环境中的状态：从免疫活性相对较低的 Th2 反应转变为免疫活性较强的 Th1 反应。实际上，早先的一些动物研究表明环磷酰胺可以诱导 T 细胞发生这样的转换[43-44]。近来，我们发现铂类化疗药可以使调节 Th2 反应的关键因子 STAT6 失活，非特异性激活肿瘤患者体内的 T 细胞产生更多的 IFN-γ。不过目前尚不清楚这是否与 T 细胞具有更多的 Th1 反应有关[27,45]。在接受连续低剂量环磷酰胺治疗的小鼠和肿瘤患者中，极化的 T 细胞同样表现出促进炎症的 Th17 表型[46]。

2. 固有免疫细胞

习惯上，肿瘤免疫学中 T 细胞是关注的主要焦点，但近期的研究强调在化疗的过程中其他免疫效应细胞在肿瘤微环境中的重要地位。研究人员不仅关注化疗对免疫抑制细胞如骨髓衍生的抑制细胞（MDSC）或者 M2 型巨噬细胞的影响（下文讨论），同时也关注其对具有杀伤效应的免疫细胞如 B 细胞和中性粒细胞的影响。

过去 10 ～ 15 年间的很多研究都发现在肿瘤形成的过程中，中性粒细胞在促进肿瘤发生发展中扮演重要角色。值得关注的是，清除体内粒细胞可以增加 $CD8^+$T 细胞在肿瘤中的浸润，阻止肿瘤血管生成，延缓肿瘤生长[47]。更早的研究已经报道，粒细胞可以有效遏制肿瘤的生长[48]。这些相冲突的数据看似可以解释为粒细胞的适应性。类似于巨噬细胞，中性粒细胞在肿瘤微环境中 TGFβ 的调节下，可以在促进癌症的 N2 细胞或者抑制癌症的 N1 细胞之间相互转换[49]。

由于传统细胞毒性抗癌药物最常见的毒性是中性粒细胞减少症，人们很容易推断发生在这些患者中的中性粒细胞损耗可能和临床观察到的疗效有关。有趣的是，在一项大型的研究中，卡铂 / 紫杉醇诱发的白细胞减少的确和提高晚期卵巢癌患者临床疗效有关[50]。一个 Meta 分析研究发现，在多种其他癌症中也存在相同的现象[51]。当然，这种情形也可以解释为药代动力学的影响，比如药物生物利用度的不同和有效剂量的强度不一样等等。在这一点上，也有人质疑化疗对免疫系统的诱导效应，但没有数据能确切地证实化疗引起的中性粒细胞减少与其本身的抗癌效果相关。已有动物实验的结果明确了化疗对其他固有免疫细胞的重要影响。Zitvogel 和 Smyth 的团队发现在 γδT 细胞敲除的小鼠中蒽环类药物的抗癌效果会被明显削弱下降，蒽环类药物的作用依赖于 γδT 细胞产生的 IL-17[52-53]。在这些模型中，NKT 细胞对化疗疗效并没有显著影响。我们期待有更多的研究聚焦在这个快速发展的领域。

3. B 淋巴细胞

对于中性粒细胞而言，存在于肿瘤微环境中的 B 细胞是“敌”是“友”仍然不清楚。在过去的十年左右时间里，有证据表明 B 细胞与 T 细胞不同。T 细胞能从 Th1 应答转变为 Th2 应答，在若干个转基因小鼠模型中对肿瘤的生长起促进作用。这些数据在相关文献中已被总结[54]。就肿瘤研究而言，人们还未认识到在肿瘤微环境下究竟是抑制性 B 细胞亚群还是刺激性 B 细胞亚群与肿瘤发生的关系更加密切。我们团队的研究发现，吉西他滨治疗在加强 CD4 和 CD8 肿瘤抗原特异性 T 细胞应答的同时，B 细胞的功能出现明显受损[13]，机制尚不清楚。

D. 化疗对抑制性网络的影响

从过去十年有关肿瘤疫苗的研究中我们发现，单独激活肿瘤特异性 T 细胞不足以阻止肿瘤进展。尽管有研究提示疫苗诱导的 T 细胞数量与临床反应之间存在相关关系，但在临床上大多数出现明显 T 细胞特异性抗原应答的患者体内并没有看到肿瘤缩小的迹象[10, 55]。这个失败的关键原因之一在于肿瘤微环境中存在强烈的免疫抑制机制，反映了肿瘤细胞在微环境中的主导地位。这个免疫抑制机制主要由下列因素组成：（1）特异性免疫抑制细胞；（2）免疫细胞、肿瘤细胞、基质细胞的抑制分子和代谢产物；（3）可溶性免疫调节因子。这本书的其他章节和最近的评论详细地报道了这些机制[56-58]。在下文中，我们将关注传统化疗在肿瘤微环境中对这些免疫抑制通路的影响。

1. 免疫抑制细胞的耗竭

就像本章引言中讨论的一样，第一个关于化疗能够改善免疫系统抗癌效果的发现是环磷酰胺可以消耗 Treg[7]。环磷酰胺在低剂量时不会影响效应性 T 细胞，却能够按照剂量依赖的方式耗竭 Treg[59-62]。事实上，在动物实验和临床研究中，联合使用环磷酰胺能够加强免疫治疗诱导的免疫反应的强度[61, 63-64]。最近针对黑色素瘤患者的一项大规模的随机Ⅱ期临床研究却得出了不同的结果，将低剂量环磷酰胺与带有多表位肽的疫苗联合使用并没有加强疫苗诱导的免疫应答，也没有看到临床效果的改善[65]。目前，还有几项正在进行的大型临床试验观察联合使用低剂量环磷酰胺和其他免疫治疗的方法是否能够引起免疫学的变化，并对临床疗效产生影响。在此次之前我们仍然不能得出关于环磷酰胺在该方面价值如何的结论。

也有报道称吉西他滨可以造成 Treg 的轻度损耗，这和临床的相关性还不清楚[66]。有趣的是，紫杉醇不仅可以损害 Treg 的生存能力，还可以抑制其合成细胞因子 TGF-β 和 IL-10 等免疫抑制物[67]。

除了 Treg 之外，吉西他滨、5-FU 和多西他赛等化疗药物也可选择性地抑制髓源性免疫抑制细胞（myeloid-derived suppressor cells，MDSCs）[70]，但相关分子机制并不清楚。

人们对化疗药物对促癌性的 M2 型巨噬细胞的影响知之甚少。Coussens 团队的研究发现，紫杉醇通过刺激乳腺上皮细胞分泌单核细胞招募因子 CSF1，促进 M2 型巨噬细胞在乳腺癌灶中的浸润。与此发现一致，在小鼠乳腺癌的模型中，当紫杉醇与针对 CSF1 的抗体联用时，紫杉醇的疗效明显加强[71]。

2. 下调免疫抑制分子

近几年来，很多临床前研究发现了大量的由免疫细胞和非免疫细胞表达的免疫抑制分子。这些抑制分子在正常情况下能有效阻止因免疫过度激活所造成的损害，同时削弱 Th1 或者 Th17 的免疫应答[72]。免疫监测点分子（immune checkpoint molecules），如 CTLA-4 和 PD-1 已经可以被抑制性抗体所阻滞，成为肿瘤治疗的靶点。因能延长转移性黑色素瘤患者的生存期，抗 CTLA-4 抗体易普利姆玛已经被 FDA 批准用于临床治疗[73-74]。抗 PD-1 抗体 MDX1016 作为单药已经显示出治疗活性，现已进入Ⅱ期临床试验[75]。

然而，人们对于传统细胞毒性药物对这些抑制分子的表达和功能的影响了解很少。近来我们发现，铂类化疗药通过以 STAT6 依赖的方式下调 PD-L2 的表达，增强树突状细胞对 T 细胞潜在的激活作用[27]。这些体外实验的结果与临床所观察到的结果一致，在接受铂类药物化疗的头颈部肿瘤患者中，表达 STAT6 的肿瘤患者中无瘤生存期显著长于 STAT6 表达阴性的肿瘤患者。有趣的是，在一群接受放疗的患者却得到了相反的结论。这个研究发现，头颈部肿瘤患者中表达的STAT6可以抑制免疫功能，这导致患者预后更差；而铂类化疗药物则可以抑制 STAT6 的作用。重要的是，在一些肿瘤中尽管 STAT6 处于持续磷酸化的状态[76]，但其活性依赖于肿瘤微环境中存在的 IL-4、IL-3 或者 TSLP[57,77]。因此，肿瘤对铂类药物的敏感性至少部分是由肿瘤微环境中的免疫刺激因素决定[78]。我们还需要更多的临床试验来明确化疗与免疫联合治疗的适应人群和具体方案。实际上，铂类药物对免疫系统所有的影响并不都是有益的。人们发现，在浆细胞样树突状细胞中铂类药物显著上调了 PD-L1 的表达，增强了免疫抑制信号。在体外，虽然奥沙利铂可增强 TLR9 诱导的 IFN-α 分泌，但最终的结果是削弱了 T 细胞的活性[79]。将来，人们应该利用体外模型和临床上接受铂类治疗的患者为研究对象，探索铂类药物通过不同的作用机制，究竟会对免疫系统产生什么样的影响。

三、我们怎样应用和实施化疗药物的免疫学特性

基于所有的临床前研究结果，我们可以推断肿瘤化疗能够发挥积极的免疫学效果。但是，仍有两个非常重要的问题亟待回答：① 迄今观察到的临床效果有多少真正来自药物对免疫学功能的影响？② 我们怎样利用化疗药的免疫学效应来提高它们的抗癌效果？

就第一个问题而言，临床研究已经清楚地证明化疗药物对免疫学功能的影响是它们疗效的一个有效部分。如上所述，一项来自多个不同机构的 338 例结直肠癌患者的随机临床试验中，研究人员通过回顾性分析奥沙利铂联合免疫治疗与奥沙利铂序贯化疗的临床效果后发现，有 TLR4 等位基因功能缺失患者的无进展生存期和总生存期相对较短[19]。然而，尽管差异具有统计学意义，中位无进展生存期仅从大约 6 个月提高到 7 或 8 个月。同样是研究同一突变对临床疗效的影响，在接受阿霉素作为辅助治疗的乳腺癌患者中，该研究团队发现当 TLR4 或者 IL-1β 信号通路功能受损会对总体生存期产生明显的负面影响[15,17]。然而，由于这一结论源自一项以单一机构完成的回顾性临床观察试验，这些数据还需要未来的对照试验来加以证实。我们在对头颈部肿瘤患者进行基于铂类放化疗治疗的研究时发现，有 STAT6 表达的患者 3 年无瘤生存期达到 80%，而 STAT6 表达阴性的患者 3 年无瘤生存期仅有 48%[27]。

此外，在肿瘤中浸润的免疫细胞不同也会对患者的生存期产生显著影响。然而，在大多数的这些临床研究中，患者所接受的化疗方案不尽相同，所观察的生物标志物大多用于评估预后而非用于预测临床效果。由于回顾所有这些数据并非本章的重点，我们推荐读者去参考最新的回顾性研究结果[80]。

最后，人们发现在缺乏 T 细胞免疫的动物体内，化疗药的疗效会被明显削弱，这提示适应性免疫应答对这些药物的抗癌疗效具有重要影响[81]。这样的发现颠覆了在 19 世纪 70 年代所形成的根深蒂固的观念。当时人们在无胸腺裸鼠中发现了相同的自发肿瘤发生率，就错误地认为 T 细胞免疫在肿瘤生长中所发挥的作用十分有限。尽管直到现在人们对于免疫系统影响化疗疗效的确切机制依然尚未了解清楚，但可以断定它确实有显著效果。

在此结论基础上，我们再来看第二个问题：我们如何深入利用传统癌症化疗的免疫效果？在正确回答这个问题之前，我们应该更好地了解表 24.2 列出的不同药物最重要的免疫学效果。比如，在上文中讨论过的，吉西他滨能够通过树突状细胞加强对肿瘤抗原的交叉呈递，同时上调肿瘤细胞中 MHC Ⅰ 的表达，促进 Treg 和髓源性抑制细胞的消耗（表 24.2）[11,24,66,82]。为了能够设计一个最佳的临床试验，以最大限度地利用吉西他滨对机体免疫系统的影响，我们需要事先明确吉西他滨对免疫原性最主要的影响是什么。此外还需要重点明确的是，哪些免疫原性通路能被化疗所饱和，哪种通路需要进一步加强。举例来说，如果肿瘤抗原释放和随后的交叉呈递是吉西他滨最主要的免疫学特点，

这将导致肿瘤抗原饱和。在这种情况下，就没有必要将吉西他滨与肿瘤疫苗联用。

还有一个值得注意的问题：由于在小鼠模型和肿瘤患者体内吉西他滨所引起的细胞凋亡的数量有明显差异，那么动物实验的结果能有多大的临床应用价值呢？同样，在不同的小鼠模型中肿瘤微环境中 T 细胞应答的类型（即 Th1/Th2 反应）也不尽相同，因此化疗药物所引起的免疫学应答也可能不同。不过，虽然我们还没有完全掌握不同化疗药物所引起的免疫学特征，但现实情况是人们已经意识到联合使用化疗和免疫治疗有望提高临床治疗效果；同时几个新的免疫治疗药物已经被 FDA 批准用于临床治疗或正处于临床试验的最后阶段。所以我们可以预见，在不远的将来，在这个领域中临床研究将比基于实验室的研究进展更快。因此，在现有的研究着力解释不同细胞毒性药物所能引起的最重要免疫学效应的同时，人们也应该同时探索以肿瘤中最突出、最重要的效应细胞 T 细胞为靶向的化疗和免疫治疗联合的治疗方案。其中最典型的候选药物是最近被 FDA 批准的抗 CTLA-4 单克隆抗体易普利姆玛（ipilimumab，又称伊匹单抗）。还有一些其他候选药物，如抗 PDI 抗体和 IDO 抑制剂正在相继被研发。

关于易普利姆玛，近期有一个大型的Ⅲ期临床试验将抗 CTLA-4 抗体和 DTIC 联合应用治疗转移性黑色素瘤。这项研究比较了联合治疗和单独使用 DTIC 的疗效，发现联合治疗能够改善患者的生存期[74]。然而，因为没有与单独使用抗 CTLA-4 单抗的疗效作比较，所以无法充分评估 DTIC 化疗对抗 CTLA-4 单抗治疗效果的影响。在一项Ⅱ期临床试验中，研究人员比较了单独接受伊匹单抗治疗与联合使用伊匹单抗和 DTIC 治疗的患者疗效（注：本试验中所使用的抗 CTLA-4 单抗的剂量较低），发现联合使用药物能获得更好的临床效果，尽管这个差异并没有统计学显著性[83]。因此，基于迄今已经发表的临床研究的结果，尚不能明确说明抗 CTLA-4 单抗与化疗之间在治疗上具有协同效应。目前还有一些其他的Ⅲ期临床试验正在就这个问题进行探索。比如，人们正在观察紫杉醇 / 卡铂与伊匹单抗联用或者不联用在非小细胞肺癌治疗中的效果（clinicaltrials.gov identifier NCT01285609，表 24.1）。我们热切期待这些研究的结果。

我们最近发现，将吉西他滨与抗 CTLA-4 单抗联用可以在小鼠间皮瘤模型中诱导有效的抗癌免疫应答。在接受药物联合治疗的小鼠体内出现肿瘤缩小和长期的保护性免疫力[84]。不过，我们发现联用这两种药物的效果依赖于这两个药剂的给药时机。基于上述结果以及将抗 CTLA-4 单抗与疫苗联用的研究结果，我们认为，确定理想的给药时机对基于动物模型和癌症患者进行的小型研究而言最为重要。

此外，与抗 CTLA-4 单抗联合使用有时会引起非常严重的自身免疫性副作用，与治疗相关的死亡率为 2%[73]，当人们将这个单抗药物与化疗药物联用时，需要高度注意监测潜在的严重副作用。这种情况同样适用于因使用化疗药物过度激活免疫反应所引起的副反应，比如伊立替康（irinotecan）引起的胃肠黏膜炎或者顺铂引起的肾脏损伤（从病理生理学角度看，T 细胞在其中扮演重要角色[87]）。在最近的一个Ⅰ期临床试验中，研究人员按照剂量递增的方式观察了联用抗 CTLA-4 抗体曲美母单抗（tremelimumab）与酪氨酸激酶抑制剂舒尼替尼（sunitinib）治疗 28 例转移性肾细胞癌患者的临床反应。通过这个小规模的临床试验，人们可以充分意识到药物联用可能会引起严重的毒性反应：

其中的 17 名患者发生了Ⅲ～Ⅳ级不良反应，9 名患者经历了剂量限制型毒副反应，4 位患者发生肾衰竭，1 位患者伴有严重肠炎，1 例突发死亡（虽然其可能与研究中的药物无关）[88]。尽管在设计 I 期临床试验的时候都会十分谨慎以保证患者的临床安全，但人们还是希望能够先在实验动物上对联合使用药物的安全性进行评估。由于抗 CTLA-4 单抗和化疗药物对实验动物的毒副反应相对轻微，我们并不能通过动物实验就推测出这些药物联用于人体所引起毒性作用的严重程度。但是不能因为这个缺点我们就完全跳过动物实验这一重要环节。动物实验至少可以给我们提供线索，提醒我们在药物的临床试验中可能会出现的一些问题，也能帮助我们更好地设计进一步的临床试验。

除了抗 CTLA-4 之外，还有其他几个免疫治疗方案正处于研发的最后阶段，它们可能与具有免疫激活潜能的化疗药物具有协同作用。这些潜在的免疫治疗方法包括（但不限于）CD40 和 OX40 的竞争性抗体、能够阻滞 PD-1/PD-L 信号通路的抗体、疫苗、Toll 样受体的配体和抗体或针对 TGF-β 或 IDO 或其他抑制性细胞因子、生长因子和酶的小分子（表 24.1）。将来在临床试验和动物实验中通过与这些新兴的免疫治疗方法联用，人们就可以得到这样的结论：能否利用传统化疗药物的免疫调节作用来提高其抗癌功效。

四、小结

现在已经清楚传统化疗药物也能通过其对免疫功能的正向调控作用来增进其临床功效。然而，目前我们还不能完全了解这些免疫学上的改变对于化疗药物完成其抗肿瘤的功效有多大的影响，也就是说我们在患者身上看到的化疗药物的临床效力有多少是来自于该药物对免疫学的影响。同时我们对其所涉及的机理也不甚了解。为了加深这方面的理解，我们在设计化疗药物临床试验（最好是前瞻性试验）时需要将我们前面讨论过的 TLR4 或 STAT6 信号通路等免疫学标记物也作为评估指标[19, 27]。

不论这些肿瘤细胞毒性药物对免疫学效应的影响有多大，人们还是可以将不同的免疫治疗方法与传统化疗药物联合使用以充分利用化疗药物潜在的免疫学效力（表 24.2）。这些免疫治疗方法有的已经被 FDA 批准或者是处在临床开发的后期，所以应该很快就能在临床上与化疗药物联合使用。然而，我们建议在开始 I 期临床试验之前，首先应该开展动物实验和更深入的小规模临床试验。通过观察包括免疫学在内的相关指标变化来确定治疗方案中不同药物组分的最佳给药时机和剂量，并评估潜在的毒性。最后，我们相信通过将传统化疗药和免疫治疗药物联合应用一定能实现最大的药物协同作用和效力。这些新近发现的传统化疗药物所具备的免疫增强作用一定会将肿瘤治疗带入一个新的时代。

表 24.1 可能与传统细胞毒性药物联合治疗的候选免疫治疗方案

针对 CTLA-4 的封闭抗体
针对 PD-1/PD-L 途径的封闭抗体
针对 TGF-β 的抗体或者小分子抑制剂
针对 CD40 和 OX40 的竞争性抗体
Toll 样受体配体或者其他佐剂
疫苗

表 24.2 近期的关键问题

哪种细胞毒性药物具有最有效的免疫刺激作用?
哪种免疫学特性是最主要的并且应该首先研究/利用?
哪种化学免疫联合疗法最有可能导致多种毒性?
我们可以预测哪些患者可以获得最好的效果吗?
如何对免疫学效应的影响进行配量和规划?
肿瘤必须是化学敏感的吗?

参考文献

[1] Sterzl J. Inhibition of the inductive phase of antibody formation by 6-mercaptopurine examined by the transfer of isolated cells. Nature, 1960, 185:256 - 257.

[2] Reif AE. Immunity, cancer, and chemotherapy. Science, 1966, 154(3755):1475 - 1478.

[3] Serrou B, Dubois JB. Immunological overshoot phenomenon following cancer chemotherapy: significance in prognosis evaluation of solid tumors. Biomedicine, 1975, 23(1):41 - 45.

[4] Harris J, Sengar D, Stewart T, et al. The effect of immunosuppressive chemotherapy on immune function in patients with malignant disease. Cancer, 1976, 37(Suppl, 2):1058 - 1069.

[5] Bast Jr RC, Segerling M, Ohanian SH, et al. Regression of established tumors and induction of tumor immunity by intratumor chemotherapy. J Natl Cancer Inst, 1976, 56(4):829 - 832.

[6] Claessen AM, Bloemena E, Bril H, et al. Locoregional administration of etoposide, but not of interleukin 2, facilitates active specific immunization in guinea pigs with advanced carcinoma. Cancer Res, 1992, 52(9):2440 - 2446.

[7] Polak L, Turk JL. Reversal of immunological tolerance by cyclophosphamide through inhibition of suppressor cell activity. Nature, 1974, 249(458):654 - 656.

[8] Marx JL. Chemotherapy: renewed interest in platinum compounds. Science, 1976, 192(4241):774 - 775.

[9] Kleinerman E, Zwelling L. The effect of cis-diamminedichloroplatinum (Ⅱ) on immune function in vitro and in vivo. Cancer Immunol Immunother, 1982, 12:191 - 196.

[10] Lesterhuis WJ, Haanen JB, Punt CJ. Cancer immunotherapy-revisited. Nat Rev Drug Discov, 2011, 10(8):591 - 600.

[11] Nowak AK, Lake RA, Marzo AL, et al. Induction of tumor cell apoptosis in vivo increases tumor antigen crosspresentation, cross-priming rather than cross-tolerizing host tumor-specific CD8 T cells. J Immunol, 2003, 170(10):4905 - 4913.

[12] Nowak AK, Robinson BW, Lake RA. Synergy between chemotherapy and immunotherapy in the treatment of established murine solid tumors. Cancer Res, 2003, 63(15):4490 - 4496.

[13] Nowak AK, Robinson BW, Lake RA. Gemcitabine exerts a selective effect on the humoral immune response: implications for combination chemoimmunotherapy. Cancer Res, 2002, 62(8):2353 - 2358.

[14] Obeid M, Tesniere A, Ghiringhelli F, et al. Calreticulin exposure dictates the immunogenicity of cancer cell death. Nat Med, 2007, 13(1):54 - 61.

[15] Ghiringhelli F, Apetoh L, Tesniere A, et al. Activation of the NLRP3 inflammasome in dendritic cells induces IL-1beta-dependent adaptive immunity against tumors. Nat Med, 2009, 15(10):1170 - 1178.

[16] Casares N, Pequignot MO, Tesniere A, et al. Caspase-dependent immunogenicity of doxorubicin-induced tumor cell death. J Exp Med, 2005, 202(12):1691 - 1701.

[17] Apetoh L, Ghiringhelli F, Tesniere A, et al. Toll-like receptor 4-dependent contribution of the immune system to anticancer chemotherapy and radiotherapy. Nat Med, 2007, 13(9):1050 - 1059.

[18] Clarke C, Smyth MJ. Calreticulin exposure increases cancer immunogenicity. Nat Biotechnol, 2007, 25(2):192 - 193.

[19] Tesniere A, Schlemmer F, Boige V, et al. Immunogenic death of colon cancer cells treated with oxaliplatin. Oncogene, 2009, 29(4):482 - 491.

[20] Martins I, Kepp O, Schlemmer F, et al. Restoration of the immunogenicity of cisplatin-induced cancer cell death by endoplasmic reticulum stress. Oncogene, 2011, 30(10):1147 - 1158.

[21] Ramakrishnan R, Assudani D, Nagaraj S, et al. Chemotherapy enhances tumor cell susceptibility to CTL-mediated killing during cancer immunotherapy in mice. J Clin Invest, 2010, 120(4):1111 - 1124.

[22] Yang S, Haluska FG. Treatment of melanoma with 5-fluorouracil or dacarbazine in vitro sensitizes cells to antigen-specific CTL lysis through perforin/granzyme-and Fas-mediated pathways. J Immunol, 2004, 172(7):4599 - 4608.

[23] Haggerty TJ, Dunn IS, Rose LB, et al. Topoisomerase inhibitors modulate expression of melanocytic antigens and enhance T cell recognition of tumor cells. Cancer Immunol Immunother, 2011, 60(1):133 - 144.

[24] Liu WM, Fowler DW, Smith P, et al. Pretreatment with chemotherapy can enhance the antigenicity and immunogenicity of tumours by promoting adaptive immune responses. Br J Cancer, 2010, 102(1):115 - 123.

[25] Correale P, Aquino A, Giuliani A, et al. Treatment of colon and breast carcinoma cells with 5-fluorouracil enhances expression of carcinoembryonic antigen and susceptibility to HLA-A(*)02.01 restricted, CEA-peptide-specific cytotoxic T cells in vitro. Int J Cancer, 2003, 104(4):437 - 445.

[26] Shurin GV, Tourkova IL, Kaneno R, et al. Chemotherapeutic agents in noncytotoxic concentrations increase antigen presentation by dendritic cells via an IL-12-dependent mechanism. J Immunol, 2009, 183(1):137 - 144.

[27] Lesterhuis WJ, Punt CJ, Hato SV, et al. Platinum-based drugs disrupt STAT6-mediated suppression of immune responses against cancer in humans and mice. J Clin Invest, 2011, 121(8):3100 - 3108.

[28] Ding AH, Porteu F, Sanchez E, et al. Shared actions of endotoxin and taxol on TNF receptors and TNF release. Science, 1990, 248(4953):370 - 372.

[29] Kawasaki K, Akashi S, Shimazu R, et al. Mouse toll-like receptor 4.MD-2 complex mediates lipopolysaccharide-mimetic signal transduction by Taxol. J Biol Chem, 2000, 275(4):2251 - 2254.

[30] Byrd-Leifer CA, Block EF, Takeda K, et al. The role of MyD88 and TLR4 in the LPS-mimetic activity of Taxol. Eur J Immunol, 2001, 31(8):2448 - 2457.

[31] Szajnik M, Szczepanski MJ, Czystowska M, et al. TLR4 signaling induced by lipopolysaccharide or paclitaxel regulates tumor survival and chemoresistance in ovarian cancer. Oncogene, 2009, 28(49):4353 - 4363.

[32] Ganz PA, Shanley JD, Cherry JD. Responses of patients with neoplastic diseases to influenza virus vaccine. Cancer, 1978, 42(5):2244 - 2247.

[33] Bodey GP, Buckley M, Sathe YS, et al. Quantitative relationships between circulating leukocytes and infection in patients with acute leukemia. Ann Intern Med, 1966, 64(2):328 - 340.

[34] Graham-Pole J, Willoughby ML, Aitken S, et al. Immune status of children with and without severe infection during remission of malignant disease. Br Med J, 1975, 2(5969):467 - 470.

[35] Mackall CL, Fleisher TA, Brown MR, et al. Lymphocyte depletion during treatment with intensive chemotherapy for cancer. Blood, 1994, 84(7):2221 - 2228.

[36] Rosenberg SA, Yang JC, Sherry RM, et al. Durable complete responses in heavily pretreated patients with metastatic melanoma using T-cell transfer immunotherapy. Clin Cancer Res, 2011, 17(13):4550 - 4557.

[37] Wallen H, Thompson JA, Reilly JZ, et al. Fludarabine modulates immune response and extends in vivo survival of adoptively transferred CD8 T cells in patients with metastatic melanoma. PloS One, 2009, 4: e4749.

[38] Gameiro SR, Caballero JA, Higgins JP, et al. Exploitation of differential homeostatic proliferation of T-cell subsets following chemotherapy to enhance the efficacy of vaccine-mediated antitumor responses. Cancer Immunol Immunother, 2011, 60(9):1227 - 1242.

[39] Laurent J, Speiser DE, Appay V, et al. Impact of 3 different short-term chemotherapy regimens on lymphocyte-

depletion and reconstitution in melanoma patients. J Immunother, 2010, 33(7):723 - 734.

[40] Hong M, Puaux AL, Huang C, et al. Chemotherapy induces intratumoral expression of chemokines in cutaneous melanoma, favoring T-cell infiltration and tumor control. Cancer Res, 2011, 71(22):6997 - 7009.

[41] Garnett CT, Schlom J, Hodge JW. Combination of docetaxel and recombinant vaccine enhances T-cell responses and antitumor activity: effects of docetaxel on immune enhancement. Clin Cancer Res, 2008, 14(11):3536 - 3544.

[42] Rettig L, Seidenberg S, Parvanova I, et al. Gemcitabine depletes regulatory T-cells in human and mice and enhances triggering of vaccine-specific cytotoxic T-cells. Int J Cancer, 2010.

[43] Matar P, Rozados VR, Gervasoni SI, et al. Th2/Th1 switch induced by a single low dose of cyclophosphamide in a rat metastatic lymphoma model. Cancer Immunol Immunother, 2002, 50(11):588 - 596.

[44] Inagawa H, Nishizawa T, Honda T, et al. Mechanisms by which chemotherapeutic agents augment the antitumor effects of tumor necrosis factor: involvement of the pattern shift of cytokines from Th2 to Th1 in tumor lesions. Anticancer Res, 1998, 18(5D):3957 - 3964.

[45] Lesterhuis WJ, de Vries IJ, Aarntzen EA, et al. A pilot study on the immunogenicity of dendritic cell vaccination during adjuvant oxaliplatin/capecitabine chemotherapy in colon cancer patients. Br J Cancer, 2010, 103(9):1415 - 1421.

[46] Viaud S, Flament C, Zoubir M, et al. Cyclophosphamide induces differentiation of Th17 cells in cancer patients. Cancer Res, 2011, 71(3):661 - 665.

[47] Mantovani A, Cassatella MA, Costantini C, et al. Neutrophils in the activation and regulation of innate and adaptive immunity. Nat Rev Immunol, 2011, 11(8):519 - 531.

[48] Colombo MP, Ferrari G, Stoppacciaro A, et al. Granulocyte colony-stimulating factor gene transfer suppresses tumorigenicity of a murine adenocarcinoma in vivo. J Exp Med, 1991, 173(4):889 - 897.

[49] Fridlender ZG, Sun J, Kim S, et al. Polarization of tumor-associated neutrophil phenotype by TGF-beta: "N1" versus "N2" TAN. Cancer Cell, 2009, 16(3):183 - 194.

[50] Lee CK, Gurney H, Brown C, et al. Carboplatin-paclitaxel-induced leukopenia and neuropathy predict progression-free survival in recurrent ovarian cancer. Br J Cancer, 2011, 105(3):360 - 365.

[51] Shitara K, Matsuo K, Oze I, et al. Meta-analysis of neutropenia or leukopenia as a prognostic factor in patients with malignant disease undergoing chemotherapy. Cancer chemotherapy and pharmacology, 2011, 68(2):301 - 307.

[52] Mattarollo SR, Loi S, Duret H, et al. Pivotal role of innate and adaptive immunity in anthracycline chemotherapy of established tumors. Cancer Res, 2011, 71(14):4809 - 4820.

[53] Ma Y, Aymeric L, Locher C, et al. Contribution of IL-17-producing gamma delta T cells to the efficacy of anticancer chemotherapy. J Exp Med, 2011, 208(3):491 - 503.

[54] Tan TT, Coussens LM. Humoral immunity, inflammation and cancer. Curr Opin Immunol, 2007, 19(2):209 - 216.

[55] Lesterhuis WJ, Aarntzen EH, De Vries IJ, et al. Dendritic cell vaccines in melanoma: from promise to proof? Crit Rev Oncol Hematol, 2008, 66(2):118 - 134.

[56] Gajewski TF. Failure at the effector phase: immune barriers at the level of the melanoma tumor microenvironment. Clin Cancer Res, 2007, 13(18 Pt 1):5256 - 5261.

[57] Rozali EN, Hato SV, Robinson BW, et al. Programmed death-ligand 2 in cancer-induced immune suppression. Clin Develop Immunol, 2012.

[58] Topalian SL, Drake CG, Pardoll DM. Targeting the PD-1/B7-H1(PD-L1) pathway to activate antitumor immunity. Curr Opin Immunol, 2012.

[59] Diamantstein T, Willinger E, Reiman J. T-suppressor cells sensitive to cyclophosphamide and to its in vitro active derivative 4-hydroperoxycyclophosphamide control the mitogenic response of murine splenic B cells to dextran sulfate A direct proof for different sensitivities of lymphocyte subsets to cyclophosphamide. J Exp Med, 1979, 150(6):1571 - 1576.

[60] Lutsiak ME, Semnani RT, De Pascalis R, et al. Inhibition of CD4($^{+}$)25^{+}Tregulatory cell function implicated in enhanced immune response by low-dose cyclophosphamide. Blood, 2005, 105(7):2862 - 2868.

[61] Taieb J, Chaput N, Schartz N, et al. Chemoimmunotherapy of tumors: cyclophosphamide synergizes with exosome based vaccines. J Immunol, 2006, 176(5):2722 - 2729.

[62] van der Most RG, Currie AJ, Mahendran S, et al. Tumor eradication after cyclophosphamide depends on concurrent depletion of regulatory T cells: a role for cycling TNFR2-expressing effector-suppressor T cells in limiting effective chemotherapy. Cancer Immunol Immunother, 2009, 58(8):1219 - 1228.

[63] Liu JY, Wu Y, Zhang XS, et al. Single administration of low dose cyclophosphamide augments the antitumor effect of dendritic cell vaccine. Cancer Immunol Immunother, 2007, 56(10):1597 - 1604.

[64] Malvicini M, Rizzo M, Alaniz L, et al. A novel synergistic combination of cyclophosphamide and gene transfer of interleukin-12 eradicates colorectal carcinoma in mice. Clin Cancer Res, 2009, 15(23):7256 - 7265.

[65] Slingluff Jr CL, Petroni GR, Chianese-Bullock KA, et al. Randomized multicenter trial of the effects of melanoma-associated helper peptides and cyclophosphamide on the immunogenicity of a multipeptide melanoma vaccine. J Clin Oncol, 2011, 29(21):2924 - 2932.

[66] Rettig L, Seidenberg S, Parvanova I, et al. Gemcitabine depletes regulatory T-cells in human and mice and enhances triggering of vaccine-specific cytotoxic T-cells. Int J Cancer, 2011, 129(4):832 - 838.

[67] Zhu Y, Liu N, Xiong SD, et al. $CD4^+Foxp3^+$ regulatory T-cell impairment by paclitaxel is independent of toll-like receptor 4. Scandinavian Journal of Immunology, 2011, 73(4):301 - 308.

[68] Le HK, Graham L, Cha E, Morales JK, Manjili MH, Bear HD. Gemcitabine directly inhibits myeloid derived suppressor cells in BALB/c mice bearing 4T1 mammary carcinoma and augments expansion of T cells from tumor-bearing mice. Int Immunopharmacol, 2009, 9(7 - 8):900 - 909.

[69] Vincent J, Mignot G, Chalmin F, et al. 5-Fluorouracil selectively kills tumor-associated myeloid-derived suppressor cells resulting in enhanced T cell-dependent antitumor immunity. Cancer Res, 2010, 70(8):3052 - 3061.

[70] Kodumudi KN, Woan K, Gilvary DL, et al. A novel chemoimmunomodulating property of docetaxel: suppression of myeloid-derived suppressor cells in tumor bearers. Clin Cancer Res, 2010, 16(18):4583 - 4594.

[71] Denardo DG, Brennan DJ, Rexhepaj E, et al. Leukocyte complexity predicts breast cancer survival and functionally regulates response to chemotherapy. Cancer Discovery, 2011, 1:54 - 67.

[72] Matzinger P, Kamala T. Tissue-based class control: the other side of tolerance. Nat Rev Immunol, 2011, 11(3):221 - 230.

[73] Hodi FS, O' Day SJ, McDermott DF, et al. Improved survival with ipilimumab in patients with metastatic melanoma. N Engl J Med, 2010, 363(8):711 - 723.

[74] Robert C, Thomas L, Bondarenko I, et al. Ipilimumab plus dacarbazine for previously untreated metastatic melanoma. N Engl J Med, 2011.

[75] Brahmer JR, Drake CG, Wollner I, et al. Phase I study of single-agent anti-programmed death-1 (MDX-1106) in refractory solid tumors: safety, clinical activity, pharmacodynamics, and immunologic correlates. J Clin Oncol, 2010, 28(19):3167 - 3175.

[76] Guiter C, Dusanter-Fourt I, Copie-Bergman C, et al. Constitutive STAT6 activation in primary mediastinal large B-cell lymphoma. Blood, 2004, 104(2):543 - 549.

[77] Aspord C, Pedroza-Gonzalez A, Gallegos M, et al. Breast cancer instructs dendritic cells to prime interleukin 13-secreting $CD4^+$T cells that facilitate tumor development. J Exp Med, 2007, 204(5):1037 - 1047.

[78] Hato SV, De Vries IJ, Lesterhuis WJ. STATing the importance of immune modulation by platinum chemotherapeutics. OncoImmunology, 2012, In Press.

[79] Tel J, Hato SV, Torensma R, et al. The chemotherapeutic drug oxaliplatin differentially affects blood DC function dependent on environmental cues. Cancer Immunol Immunother, 2011.

[80] Zitvogel L, Kepp O, Kroemer G. Immune parameters affecting the efficacy of chemotherapeutic regimens. Nat Rev Clin Oncol, 2011, 8(3):151 - 160.

[81] Taniguchi K, Nishiura H, Yamamoto T. Requirement of the acquired immune system in successful cancer chemotherapy with cis-diamminedichloroplatinum (II) in a syngeneic mouse tumor transplantation model. J Immunother, 2011, 34(6):480 - 489.

[82] Mundy-Bosse BL, Lesinski GB, Jaime-Ramirez AC, et al. Myeloid-derived suppressor cell inhibition of the IFN response in tumor-bearing mice. Cancer Res, 2011, 71(15):5101 - 5110.

[83] Hersh EM, O' Day SJ, Powderly J, et al. A phase II multicenter study of ipilimumab with or without dacarbazine in chemotherapy-naive patients with advanced melanoma. Invest New Drugs, 2011, 29(3):489 - 498.

[84] Lesterhuis WJ, Salmons J, Harken JA, et al. Synergistic effect of CTLA-4 blockade and cancer chemotherapy in the induction of antitumor immunity PloS One, 2013, In Press.

[85] Chakraborty M, Schlom J, Hodge JW. The combined activation of positive costimulatory signals with modulation of a negative costimulatory signal for the enhancement of vaccine-mediated T-cell responses. Cancer Immunol Immunother, 2007, 56(9):1471 - 1484.

[86] Gregor PD, Wolchok JD, Ferrone CR, et al. CTLA-4 blockade in combination with xenogeneic DNA vaccines enhances T-cell responses, tumor immunity and autoimmunity to self antigens in animal and cellular model systems. Vaccine, 2004, 22(13-14):1700 - 1708.

[87] Liu M, Chien CC, Burne-Taney M, et al. A pathophysiologic role for T lymphocytes in murine acute cisplatin nephrotoxicity. J Am Soc Nephrol, 2006, 17(3):765 - 774.

[88] Rini BI, Stein M, Shannon P, et al. Phase 1 dose-escalation trial of tremelimumab plus sunitinib in patients with metastatic renal cell carcinoma. Cancer, 2011, 117(4):758 - 767.

[89] Emens LA, Asquith JM, Leatherman JM, et al. Timed sequential treatment with cyclophosphamide, doxorubicin, and an allogeneic granulocyte-macrophage colony-stimulating factor-secreting breast tumor vaccine: a chemotherapy dose-ranging factorial study of safety and immune activation. J Clin Oncol, 2009, 27(35):5911 - 5918.

[90] Arlen PM, Gulley JL, Parker C, et al. A randomized phase II study of concurrent docetaxel plus vaccine versus vaccine alone in metastatic androgen-independent prostate cancer. Clin Cancer Res, 2006, 12(4):1260 - 1269.

[91] Kaufman HL, Lenz HJ, Marshall J, et al. Combination chemotherapy and ALVAC-CEA/B7.1 vaccine in patients with metastatic colorectal cancer. Clin Cancer Res, 2008, 14(15):4843 - 4849.

[92] Nistico P, Capone I, Palermo B, et al. Chemotherapy enhances vaccine-induced antitumor immunity in melanoma patients. Int J Cancer, 2008, 124(1):130 - 139.

[93] Palermo B, Del Bello D, Sottini A, et al. Dacarbazine treatment before peptide vaccination enlarges T-cell repertoire diversity of melan-a-specific, tumor-reactive CTL in melanoma patients. Cancer Res, 2010, 70(18):7084 - 7092.

[94] Kyte JA, Gaudernack G, Dueland S, et al. Telomerase peptide vaccination combined with temozolomide: a clinical trial in stage Ⅳ melanoma patients. Clin Cancer Res, 2011, 17(13):4568 - 4580.

[95] Kaida M, Morita-Hoshi Y, Soeda A, et al. Phase 1 trial of Wilms tumor 1 (WT1) peptide vaccine and gemcitabine combination therapy in patients with advanced pancreatic or biliary tract cancer. J Immunother, 2011, 34(1):92 - 99.

[96] Neninger E, Verdecia BG, Crombet T, et al. Combining an EGF-based cancer vaccine with chemotherapy in advanced nonsmall cell lung cancer. J Immunother, 2009, 32(1):92 - 99.

[97] Sampson JH, Aldape KD, Archer GE, et al. Greater chemotherapy-induced lymphopenia enhances tumor-specific immune responses that eliminate EGFRvIII-expressing tumor cells in patients with glioblastoma. Neuro Oncol, 2011, 13(3):324 - 333.

[98] Beatty GL, Chiorean EG, Fishman MP, et al. CD40 agonists alter tumor stroma and show efficacy against pancreatic carcinoma in mice and humans. Science, 2011, 331(6024):1612 - 1616.

[99] Lynch TJ, Bondarenko IN, Luft A, et al. Phase II trial of ipilimumab (IPI) and paclitaxel/carboplatin (P/C) in first-line stage IIIb/ Ⅳ nonsmall cell lung cancer (NSCLC). J Clin Oncol, 2010, 28 (Suppl): Abstract 7531.

[100] Kim TG, Kim CH, Park JS, et al. Immunological factors relating to the antitumor effect of temozolomide chemoimmunotherapy in a murine glioma model. Clin Vaccine Immunol: CVI , 2010, 17(1):143 - 153.

[101] Park SD, Kim CH, Kim CK, et al. Cross-priming by temozolomide enhances antitumor immunity of dendritic cell vaccination in murine brain tumor model. Vaccine, 2007, 25(17):3485 - 3491.

[102] Bracci L, Moschella F, Sestili P, et al. Cyclophosphamide enhances the antitumor efficacy of adoptively transferred immune cells through the induction of cytokine expression, B-cell and T-cell homeostatic proliferation, and specific tumor infiltration. Clin Cancer Res, 2007, 13(2 Pt 1):644 - 653.

[103] van der Most RG, Currie AJ, Cleaver AL, et al. Cyclophosphamide chemotherapy sensitizes tumor cells to TRAIL-dependent CD8 T cell-mediated immune attack resulting in suppression of tumor growth. PloS One, 2009, 4: e6982.

[104] Markasz L, Skribek H, Uhlin M, et al. Effect of frequently used chemotherapeutic drugs on cytotoxic activity of human cytotoxic T-lymphocytes. J Immunother, 2008, 31(3):283 - 293.

[105] Multhoff G, Meier T, Botzler C, et al. Differential effects of ifosfamide on the capacity of cytotoxic T lymphocytes and natural killer cells to lyse their target cells correlate with intracellular glutathione levels. Blood, 1995, 85(8):2124 - 2131.

[106] Kuppner MC, Scharner A, Milani V, et al. Ifosfamide impairs the allostimulatory capacity of human dendritic cells by intracellular glutathione depletion. Blood, 2003, 102(10):3668 - 3674.

[107] Gorelik L, Prokhorova A, Mokyr MB. Low-dose melphalan-induced shift in the production of a Th2-type cytokine to a Th1-type cytokine in mice bearing a large MOPC-315 tumor. Cancer Immunol Immunother, 1994, 39(2):117 - 126.

[108] Rad AN, Pollara G, Sohaib SM, et al. The differential influence of allogeneic tumor cell death via DNA damage on dendritic cell maturation and antigen presentation. Cancer Res, 2003, 63(16):5143 - 5150.

[109] Mizushima Y, Sendo F, Miyake T, et al. Augmentation of specific cell-mediated immune responses to tumor cells in tumor-bearing rats pretreated wih the antileukemia drug busulfan. J Natl Cancer Inst, 1981, 66(4):659 - 665.

[110] Markasz L, Stuber G, Vanherberghen B, et al. Effect of frequently used chemotherapeutic drugs on the cytotoxic activity of human natural killer cells. Mol Cancer Ther, 2007, 6(2):644 - 654.

[111] Nagarkatti M, Kaplan AM. The role of suppressor T cells in BCNU-mediated rejection of a syngeneic tumor. J Immunol, 1985, 135(2):1510 - 1517.

[112] Nagarkatti M, Toney DM, Nagarkatti PS. Immunomodulation by various nitrosoureas and its effect on the survival of the murine host bearing a syngeneic tumor. Cancer Res, 1989, 49(23):6587 - 6592.

[113] Bergmann-Leitner ES, Abrams SI. Treatment of human colon carcinoma cell lines with anti-neoplastic agents enhances their lytic sensitivity to antigen-specific CD8$^+$cytotoxic T lymphocytes. Cancer Immunol Immunother, 2001, 50(9):445 - 455.

[114] Beyer M, Kochanek M, Darabi K, et al. Reduced frequencies and suppressive function of CD4$^+$CD25hi regulatory T cells in patients with chronic lymphocytic leukemia after therapy with fludarabine. Blood, 2005: 2018–2025.

[115] Tanaka H, Matsushima H, Nishibu A, et al. Dual therapeutic efficacy of vinblastine as a unique chemotherapeutic agent capable of inducing dendritic cell maturation. Cancer Res, 2009, 69(17):6987 - 6994.

[116] Tanaka H, Matsushima H, Mizumoto N, et al. Classification of chemotherapeutic agents based on their differential in vitro effects on dendritic cells. Cancer Res, 2009, 69(17):6978 - 6986.

[117] Thomas-Schoemann A, Lemare F, Mongaret C, et al. Bystander effect of vinorelbine alters antitumor immune response. Int J Cancer, 2011, 129(6):1511 - 1518.

[118] Wei J, DeAngulo G, Sun W, et al. Topotecan enhances immune clearance of gliomas. Cancer Immunol Immunother, 2009, 58(2):259 - 270.

[119] Terness P, Oelert T, Ehser S, et al. Mitomycin C-treated dendritic cells inactivate autoreactive T cells: toward the development of a tolerogenic vaccine in autoimmune diseases. Proc Natl Acad Sci USA, 2008, 105(47):18442 - 18447.

[120] Xu ZY, Hosokawa M, Morikawa K, et al. Overcoming suppression of antitumor immune reactivity in tumor-bearing rats by treatment with bleomycin. Cancer Res, 1988, 48(23):6658 - 6663.

免疫治疗和抗肿瘤治疗：和谐的伙伴关系

Gang Chen[1], Elizabeth M. Jaffee[2] and Leisha A. Emens[3]

1. Department of Oncology, Johns Hopkins University School of Medicine, The Sidney Kimmel Cancer Center at Johns Hopkins, Baltimore, MD USA
2. The Dana and Albert "Cubby" Broccoli Professor of Oncology, Co-Director of the Gastrointestinal Cancers Program, Co-Director of the Skip Viragh Pancreatic Cancer Center, Associate Director for Translational Research, The Sidney Kimmel Cancer Center at Johns Hopkins, Baltimore, MD USA
3. Associate Professor of Oncology, Graduate Program in Pathobiology, Department of Oncology, Johns Hopkins University School of Medicine, The Sidney Kimmel Cancer Center at Johns Hopkins, Baltimore, MD USA

译者：程志祥　贾支俊

致谢

本项工作由美国国防部（Clinical Translational Research Award W81XWH-07-1-0485）、美国癌症协会（RSG CCE 112685）、卓越研究专项计划（SPORE）-乳腺癌（P50CA88843）、卓越研究专项计划（SPORE）-胃肠道肿瘤（P50CA052）、国立癌症研究院 R01 项目（CA88058）、Genentech 公司、Gateway 基金、Avon 基金和 V 基金共同资助。

一、引言：为什么抗肿瘤药物要联合肿瘤免疫治疗?

充分利用免疫系统的抗肿瘤效应对肿瘤治疗具有巨大潜力。尽管免疫耐受的全身和局部机制使免疫反应受到了抑制，限制了免疫治疗的疗效，但快速积累的数据表明免疫系统在许多传统治疗［化疗、放疗（远隔效应）］和新型肿瘤治疗（分子靶向小分子）的疗效中起关键作用。基于免疫反应的治疗和既定的、新的肿瘤治疗方法联合应用的策略充分利用各自的作用特点和潜在的免疫协同作用，应该能产生强大的抗肿瘤效应。除了药物的直接抗肿瘤作用外，这种综合免疫治疗方案能够调控现有的免疫调节通路，克服免疫耐受，激活促进免疫反应的道路，使得患者能最大程度从治疗获益。多种治疗方式的理想组合，让免疫系统释放全部能力，提高生存获益，并最终根除和预防恶性疾病。

二、化疗与肿瘤免疫

虽然免疫耐受和免疫抑制的内在固有机制开创了一条可以产生有效抗肿瘤免疫反应的新途径，却存在诸多障碍。这些由免疫反应介导的肿瘤抵抗的障碍包括：招募了一些不太理想的、低亲和力的肿瘤特异性 T 细胞，局部聚集的 $CD4^+CD25^+Foxp3^+$ 调节性 T 细胞（Treg，见第 33 章）、髓源性抑制细胞（MDSC，见第 28 章）、肿瘤相关巨噬细胞（TAM，见第 27 章）、瘤内分泌的抑制性细胞因子如转化生长因子 β（TGF-β）、肿瘤坏死因子（TNF）和白介素 10（IL-10）等，肿瘤微环境中 T 细胞活化的负性辅助分子的表达（B7-H1、B7-H4）、以及引起免疫逃逸的各种表型改变（肿瘤抗原、MHC 分子和其他抗原处理和呈递所需分子的下调，见第 7 ～ 11 章）。由于免疫耐受和免疫抑制的多种机制对肿瘤免疫的抑制作用，一些进展期、难治性恶性肿瘤患者，给予单独免疫治疗或在标准化疗的基础上随机增加免疫治疗的许多临床试验都未能获得临床相关生物活性的证据，也就不足为奇了。此外，许多标准剂量和大剂量化疗方案引起免疫抑制（见第 12 章），诱导或导致淋巴细胞减少和淋巴细胞功能障碍。很多治疗方案还要求与糖皮质激素联合给药，而糖皮质激素具有直接破坏淋巴细胞和引起免疫抑制的作用[1]。由于手术、放疗和化疗被广泛应用于大多数确诊肿瘤的治疗，所以在这些标准治疗的基础上适当地联合应用基于免疫反应的治疗手段，可以充分利用它们之间潜在的协同效应和各自独特的作用特点，这是极具吸引力的。谨慎地选择药物种类、剂量和加入的时机，对于产生叠加及协同治疗效应和最佳治疗效果至关重要[2]。

在最大限度减瘤后，针对一些小残留病灶引入基于免疫的治疗能够减轻肿瘤负荷对抗肿瘤免疫反应的影响。一些化疗药物可诱导免疫原性细胞死亡，化疗疗效部分地直接依赖于宿主免疫系统。化疗诱导的细胞死亡能够增强交叉启动，因而提高抗肿瘤 T 细胞应答[3]。乳腺癌标准的新辅助紫杉醇治疗的效果与新的瘤内免疫细胞浸润情况相关，就体现了这种机制[4]。化疗同样会通过各种途径改善肿瘤微环境以发挥最佳的免疫效应[2]。它可以改变肿瘤中 Treg、MDSC 和免疫效应分子之间的平衡，调控肿瘤抗原的表达、抗原处理和呈递中分子的表达，以及 T 细胞活化或抑制辅助分子的表达。最终，化疗可用于调控免疫耐受和免疫调节的全身途径。化疗的这些直接免疫调节作用不仅依赖于药物，而且依赖于剂量和疗程[2]。比如，在抗原暴露前给予患者 1 ～ 3 天单药小剂量环磷酰胺能够克服免疫耐受，增强体液免疫和细胞免疫。相反，如果在抗原暴露同时或抗原暴露后给予环磷酰胺则会诱导免疫耐受，从而抑制免疫反应。最后，化疗引起的淋巴细胞减少为稳定增殖期提供了时机，创造了一个重启免疫系统的环境[5-6]。最近，有很多关于化疗药物免疫调控作用特殊机制的综述[7]，我们将之归纳于表 25.1。

表 25.1　各种化疗药物的免疫调节作用[7]

免疫过程	药物	免疫过程	药物
抗原摄取和处理	阿霉素 柔红霉素 米托蒽醌 奥沙利铂 5- 氟尿嘧啶 5- 氮杂 -2- 脱氧胞苷	靶细胞裂解	环磷酰胺 紫杉醇 顺铂 阿霉素
树突状细胞活化和成熟	环磷酰胺 紫杉醇 长春新碱 长春碱 甲氨蝶呤 丝裂霉素 C 阿霉素 5- 氮杂 -2- 脱氧胞苷	免疫偏移	环磷酰胺 紫杉醇 马法兰 博莱霉素
T 细胞共刺激	马法兰 丝裂霉素 C 阿糖胞苷	$CD4^+CD25^+Foxp3^+$ 调节 T 细胞	环磷酰胺 顺铂 紫杉醇 替莫唑胺 氟达拉滨 吉西他滨 /FOLFOX4
T 细胞反刺激	阿糖胞苷	髓源性抑制细胞	吉西他滨 5- 氟尿嘧啶 环磷酰胺 环磷酰胺 / 阿霉素

三、化学免疫治疗的临床试验

A. 免疫治疗联合标准剂量化疗

临床数据表明，标准剂量化疗能够从正反两个方面影响肿瘤患者对肿瘤疫苗的反应（表 25.2）。在接近标准剂量细胞毒性治疗中的疫苗能够抑制疫苗诱导的免疫力，产生的免疫力水平跟没有化疗时相似，或增强肿瘤特异性免疫反应。有趣的是，在积极化疗期间接种疫苗，以及在疫苗接种后于疾病进展时进行挽救化疗有时会增强肿瘤特异性免疫反应。

表 25.2 联合化学免疫治疗的临床试验

患者群体	人数	疫苗	药物	免疫结果
标准剂量化疗				
Ⅳ期结肠癌	17	CEA 肽	标准 5- 氟尿嘧啶、亚叶酸钙、伊立替康	50% 患者新出现 CEA 特异性 T 细胞
Ⅳ期结肠癌	118	ALVAC-CEA-B7.1	标准 5- 氟尿嘧啶、亚叶酸钙、伊立替康	没有 CEA 特异性免疫力抑制
Ⅱ / Ⅲ期胰腺癌	60	GM-CSF 分泌性、间皮素$^+$胰腺肿瘤细胞	一次疫苗，然后 5- 氟尿嘧啶基础的放化疗，再三次疫苗	诱导间皮素特异性 T 细胞，被放化疗抑制，然后被三次疫苗恢复
Ⅳ期前列腺癌	28	PSA 牛痘 / 鸡痘	标准多西他赛和地塞米松	没有 PSA 特异性免疫力抑制
Ⅳ期黑色素瘤	28	GV1001 端粒酶肽	200 mg/m^2 替莫唑胺	78% 出现 GV1001 免疫力
Ⅳ期黑色素瘤	10	Melan-A/MART-1/gp-100 肽	无达卡巴嗪与 800 mg/m^2 达卡巴嗪（每组 5 人）	达卡巴嗪增强肽特异性免疫力
Ⅳ期前列腺癌	405	GM-CSF 分泌性前列腺肿瘤细胞	75 mg/m^2 多西他赛联合疫苗与联合地塞米松	未报道，研究中止
低剂量免疫调节化疗				
Ⅳ期乳腺癌	1 028	KLH（505 例）KLH-STn（523 例）	每组 300 mg/m^2 CY	未报道，无临床差异
Ⅳ期胰腺癌	50	GM-CSF 分泌性、间皮素$^+$胰腺肿瘤细胞	无 CY 与 300 mg/m^2 CY	300 mg/m^2 CY 增强间皮素特异性 T 细胞
Ⅳ期乳腺癌	28	GM-CSF 分泌性、HER-2$^+$乳腺肿瘤细胞	0,200,250,350 mg/m^2 CY, 0,15,25,35 mg/m^2 DOX, 不同剂量的因子反应面设计	200 mg/m^2 CY 加 35 mg/m^2 DOX 增强 HER-2 特异性免疫力
Ⅱ～Ⅳ期卵巢癌	11	负载肽的树突状细胞：HER-2，hTERT，PADRE	无 CY 与 300 mg/m^2 CY	针对 HER-2 和 hTERT 的中度 T 细胞反应

CEA = 癌胚抗原；ALVAC = 金丝雀痘病毒；GM-CSF = 粒细胞 - 巨噬细胞集落刺激因子；PSA = 前列腺特异抗原；MART-1 = T_1 识别的黑色素瘤抗原；KLH = 钥孔血蓝蛋白；STn = 聚糖类抗原；CY = 环磷酰胺；DOX = 阿霉素；hTERT = 人端粒酶逆转录酶；PADRE = 全 DR- 结合肽抗原

同时使用标准肿瘤治疗会抑制肿瘤疫苗的效果。在一项针对表达癌胚抗原（CEA）的晚期恶性肿瘤患者的临床试验中，对先前接受过化疗的患者检测了单用金丝雀痘疫苗 ALVAC-CEA-B7.1 治疗的结果[8]。回顾性分析表明，先前接受过多次化疗和最近接受过标准剂量细胞毒性治疗的患者中，疫苗诱导的 CEA 特异性 T 细胞数目较低。另一项临床试验，在Ⅱ期和Ⅲ期胰腺癌患者中检测了基于表达间皮素、粒细胞 - 巨噬细胞集落刺激因子（GM-CSF）分泌性细胞的胰腺肿瘤疫苗的结果[9]。参加者在进行标准胰十二指肠切除术前接种一次疫苗，结果发现一次接种疫苗后间皮素特异性 $CD8^+$T 细胞水平增强。患者术后接受六个月以 5- 氟尿嘧啶为基础的放化疗后，不能检测到间皮素特异性 $CD8^+$T 细胞应答；放化疗后再给予三个周期疫苗治疗，又恢复了疫苗诱导的间皮素特异性免疫力，表明辅助治疗抑制了疫苗诱导的免疫力。第 3 个Ⅲ期临床试验检测了基于 GM-CSF 分泌性细胞的前列腺癌疫苗联合标准剂量多西他赛化疗方案的疗效，这项研究是在单一疫苗具有明确免疫活力的Ⅰ期和Ⅱ期临床试验的基础上推出的[10]。这项Ⅲ期临床试验共纳入 405 位有症状、激素难治性的前列腺癌患者，他们的 Halabi 预计生存期为 13 个月[10-11]。一组患者接受疫苗接种和十个周期每三周一次 75 mg/m^2 多西他赛化疗，不加泼尼松。另外一组患者接受十个周期每三周一次 75 mg/m^2 多西他赛化疗，联合每天 10 mg 泼尼松。数据安全和监督委员会注意到研究完成前，死亡严重失衡，疫苗组患者出现大量死亡，所有的死亡都是由于前列腺癌疾病进展导致。所以，这项研究在结束前就中止了。随后的随访表明，死亡失衡从 20 例减少到 9 例。造成这次失败的原因很多，包括对照组同时应用多西他赛和泼尼松，但疫苗组只用多西他赛（泼尼松有免疫抑制作用）。而且，与疫苗联合的是标准剂量多西他赛。在早期临床试验中并没有检测疫苗与化疗联合应用的效果就开始了Ⅲ期试验，这种多西他赛剂量和疗程可能会抑制疫苗诱导的肿瘤免疫力。

同步标准肿瘤治疗不仅不会抑制，反而可能增强疫苗诱导的免疫力。一项对转移性结直肠癌患者的前瞻性随访研究进一步评估了化疗（氟尿嘧啶、亚叶酸钙和伊立替康）对 ALVAC-CEA-B7.1 疫苗诱导的免疫力的影响[12]。这项临床试验随机纳入 118 例患者，接受三个周期疫苗治疗后同步给予疫苗和化疗（第 1 组）；给予三个周期破伤风类毒素佐剂和疫苗后，再行同步疫苗和化疗（第 2 组）；或四个周期化疗后，再在没有疾病进展的化疗患者中行四个周期疫苗治疗（第 3 组）。在第 1 组、第 2 组和第 3 组患者中 CEA 特异性 T 细胞计数分别升高了 50%、37% 和 30%，表明全身化疗不影响疫苗治疗后 CEA 特异性 T 细胞的产生。这三组中没有出现显著性临床差异或差异性免疫反应。第二个临床试验是检测新诊断为转移性结直肠癌患者的 CEA 特异性肽疫苗，先是同步给予三个周期大剂量 5- 氟尿嘧啶 / 亚叶酸钙 + 标准剂量的伊立替康，然后只给予疫苗治疗[13]。利用胞内细胞因子染色法发现，大约一半的参加者产生了 CEA 特异性 T 细胞应答。在三个周期化疗中，记忆抗原特异性（EBV/CMV）$CD8^+$T 细胞大约下降 14%。在这些病例中，5 例完全缓解，1 例部分缓解，5 例稳定，6 例疾病进展。第三项研究针对已发生转移的激素难治性前列腺癌患者检测了初始 / 强化策略，先是接种表达前列腺特异性抗原（PSA）重组牛痘病毒（rVV）疫苗混合表达 B7.1 的 rVV 疫苗，然后接种表达 PSA 重组鸡痘病毒（rF）疫苗，同步加或不加每周 30 mg/m^2 多西他赛[14]。这项研究发现，无论加不加多西他赛，治疗三个月后，使用 ELISPOT 技术检测发现 PSA 特异性 T 细胞的数量都增加 3 倍以上。历史性队列研究发现，中位无进展生存期为 6.1 个月，而每周单用 30 mg/m^2 多西他赛治疗者为 3.7 个月。第四项研究针对 25 例晚期黑色素瘤患者，检测了他们接受 11 周注射端粒酶肽疫苗 GV1001 共 8 次，每四周同步口服 200 mg/m^2 替莫唑胺 5 天的治疗效果[15]。在 23 例有可测量病灶的患者中，有 18 例（78%）出现 GV1001 特异性免疫应答，荟萃分析显示，与对照组相比有生存获益趋势。

疫苗接种前或后进行标准肿瘤治疗可能增强疫苗活性。一项针对 29 例广泛期小细胞肺癌（SCLC）患者的研究表明，野生型 p53 腺病毒载体转导的树突状细胞疫苗能够诱导大约 60% 疫苗接种患者出现 p53 特异性免疫力[16]。尽管成功免疫，但只有 1 例患者疾病没有进展。有意思的是，大约 60% 疾病进展的患者幸运地对后来的化疗具有客观临床疗效，而且这种临床获益与 P53 特异性肿瘤免疫有关。脑胶质瘤患者先接种树突状细胞疫苗，后行标准化疗，同样得到了类似的结果[17]。在这项研究中，疫苗接种后挽救性化疗推迟了疾病进展时间，但从最后一次疫苗接种到第一次挽救治疗的疾病进展时间并没有改善。另一项研究在 36 例已没有疾病证据的Ⅱ～Ⅳ期黑色素瘤患者中开展，在接种 Melan-A/MART-1/gp-100 黑色素瘤肽疫苗前一天，给予标准剂量 800 mg/m^2 达卡巴嗪（DTIC），并与单纯疫苗组相比较[18]。DTIC 提高疫苗诱导的肽特异性 CD8$^+$T 细胞的数量，以及肽特异性记忆 CD8$^+$T 细胞的产生和维持。整体转录分析发现，DTIC 能够诱导免疫反应和白细胞激活相关基因的表达。进一步分析表明，接受化学免疫疗法治疗患者的 Melan-A 特异性 T 细胞克隆具有更广泛的 T 细胞受体多样性、更高的 T 细胞亲和力和更强的肿瘤反应[19]。这与生存期延长趋势相关。相反，单用疫苗组表现出 TCR 库多样性变窄的趋势，并在一个患者中出现肿瘤特异性破坏活性下降。值得注意的是，一项临床前研究已经证明，过继转移非特异性活化的 CD4$^+$T 细胞能够在体内和体外提高肿瘤对后续化疗反应的敏感性，为这些临床观察到的现象提供一些临床前研究的证据[20]。

B. 免疫治疗联合大剂量化疗

多个小组已经分别观察了大剂量化疗与放疗联合或不联合后的造血干细胞移植，然后进行过继细胞治疗或疫苗治疗的方案。在一项过继细胞治疗的临床试验中，7 例异体干细胞移植后的患者接受了次要组织相容性抗原特异性 T 细胞的治疗[21]。输入的 T 细胞可持续 21 天，7 例患者中有 5 例在细胞治疗后达到了完全缓解，不过却是短暂。另一项研究中将 50 例转移性黑色素瘤患者随机分组，分别接受环磷酰胺和氟达拉滨单独治疗，或同步 2 Gy 或 12 Gy 全身照射（TBI），然后检测自体肿瘤浸润淋巴细胞（TIL）和白介素 2（IL-2）的过继性细胞治疗效果[22]。单用非清髓性化疗可达到 49%反应率，而加了 2 Gy 或 1 2Gy TBI 后，反应率分别达到 52% 和 72%。淋巴细胞的缺失与血清 IL-7 和 IL-15 增加有关，客观疗效与输入的淋巴细胞端粒长度相关。至少有两个不同的临床试验已经评估了 GM-CSF 分泌性细胞为基础的自体疫苗在自体干细胞移植治疗急性髓系白血病（AML）中的应用，均证明了安全性和免疫原性[23-24]。

C. 免疫治疗联合低剂量化疗方案的免疫调节作用

目前，多项临床试验均报道了用低免疫调节剂量的化疗比直接裂解肿瘤细胞更能特异性增强肿瘤疫苗的活性（表 25.2）。多项Ⅱ期研究探讨了应用环磷酰胺降低抑制性 T 细胞的抑制作用。因为人们在 35 年前就首次证实，聚糖类物抗原 - 匙孔血蓝蛋白（KLH）疫苗接种三天前给予 300 mg/m^2 环磷酰胺治疗，可获得更高的抗体滴度和更长的生存期[25]。一项纳入 1 028 例女性转移性乳腺癌患者的Ⅲ期临床试验明确验证了这些结果[26]。该研究随机选取了 505 例患者接受 300 mg/m^2 环磷酰胺联合单纯 KLH 疫苗治疗，另有 523 例患者接受 300 mg/m^2 环磷酰胺联合聚糖类抗原 -KLH 疫苗治疗。结果发现，疾病进展时间或总生存期无差异，尽管亚群分析表明同步内分泌治疗的患者疾病进展时间有获益的趋势。

另有几项临床试验同样研究了环磷酰胺的免疫调节作用。其中一项研究包括 50 例转移性胰腺癌患者，分为单独给予分泌 GM-CSF、表达间皮素细胞为基础的疫苗接种组与在疫苗接种前一天给予 300 mg/m^2 环磷酰胺组并进行比较[27]。这项研究结果显示环磷酰胺调控的疫苗接种与单纯疫苗组相比，间皮素特异性 CD8$^+$ T 细胞反应有增高的趋势，同时改善了临床获益。一项有关晚期非小细胞肺癌患者的小型临床试验也报道了类似的结果，即在疫苗接种前一天给予 300 mg/m^2 环磷酰胺能够更好地使临床获益[28]。这项研究观察到，随着应用环磷酰胺后时间的推移，外周 Treg 细胞数目有一个短暂的下降过程。另一项研究观察了 11 例处于缓解期的晚期卵巢癌患者，单独应用负载特异性针对 HER-2、hTERT 和 PADRE 肽表位的单核细胞来源树突状细胞的肽疫苗，或疫苗注射前两天联合 300 mg/m^2 环磷酰胺的治疗效果[29]，结果 3 年总生存率为 90%，接受环磷酰胺调控的疫苗患者较单独接受疫苗组患者的生存率显著提高。环磷酰胺治疗会引起中性粒细胞数量一过性减少，但淋巴细胞或 Treg 数量没有改变。另一项临床研究应用一种新的因子反应性表面设计，检测单独给予 HER-2 阳性、GM-CSF 分泌性乳腺癌细胞疫苗；或按时间顺序，在疫苗注射前一天给予不同剂量环磷酰胺（0、200、250、350 mg/m^2）和疫苗接种七天后给予不同剂量阿霉素（0、15、25、35 mg/m^2）[30]。发现疫苗本身能够诱导 HER-2 特异性迟发型超敏反应（DTH），ELISA 技术检测到低水平 HER-2 抗体；200 mg/m^2 环磷酰胺维持 DTH 反应，增强 HER-2 特异性抗体反应，而 250 mg/m^2 或更高剂量环磷酰胺破坏了疫苗诱导的免疫力。最大化疫苗诱导的 HER-2 特异性抗体反应的化疗剂量组合是 200 mg/m^2 环磷酰胺和 35 mg/m^2 阿霉素。值得注意的是，大多数肿瘤疫苗临床试验历来使用 250 ～ 300 mg/m^2 环磷酰胺进行免疫调节。这些数据表明，这个剂量可能太高，低剂量环磷酰胺调节免疫活性的治疗窗可能很窄。

四、治疗性单克隆抗体的免疫调节作用

肿瘤治疗用单克隆抗体（MAbs）大致可以分为三类：靶向肿瘤细胞自身表达的生物学特征、靶向肿瘤细胞产生的或宿主抗肿瘤反应产生的因子、以及靶向负责改变抗肿瘤免疫反应的免疫调节网络。在这些抗体中，肿瘤特异性治疗用 MAbs 尤其独特，因为它们不但部分被动地重组肿瘤抗原特异性免疫应答的体液免疫部分，而且还通过交叉激活

建立抗原特异性适应性免疫反应。首先被批准用于肿瘤治疗的单克隆抗体——利妥昔单抗和曲妥珠单抗，充分体现了这类抗体的作用特点（见第 14 章）。目前临床应用中只有两个单克隆抗体靶向于参与抗肿瘤反应的可溶性宿主因子，即贝伐单抗［靶向于血管内皮生长因子（VEGF）和狄迪诺塞麦（作用于 NF kappaB 配体 RANKL 的受体活化剂）］。特异性靶向 T 细胞活化和效应检查点的治疗性 MAbs 大多被应用在临床前和临床研究的领域。这些特异性作用于免疫检测点的治疗性 MAbs，通过放大 T 细胞活化和效应功能的正性信号，或者抑制 T 细胞活化的负性调节信号而发挥作用。易普利姆玛（Yervoy）是第一个被 FDA 批准的用于恶性黑色素瘤治疗的此类抗体。本章将重点放在前两类 Mabs。有关作用于免疫反应节点的 MAbs 的更深入讨论可参看第 14 章。

A. 靶向肿瘤细胞生物学的 MAbs

1. 曲妥珠单抗和帕妥珠单抗：靶向 HER-2 通路的 MAbs

曲妥珠单抗是一种针对人表皮生长因子受体 2（HER-2/*neu*）的特异性人源化 MAb，广泛用于治疗 HER-2 过表达、除导管原位癌（DCIS）之外的任何分期的乳腺癌。曲妥珠单抗最近还被批准用于治疗 HER-2 过表达的转移性胃癌。曲妥珠单抗主要通过抑制细胞表面 HER-2 受体的信号而发挥功能，但它同样会通过多种机制调控肿瘤免疫力。曲妥珠单抗可募集固有免疫的效应分子到肿瘤微环境，以促进抗体依赖性的细胞毒作用(ADCC)[31-33]。曲妥珠单抗可诱导内化的 HER-2 分子的泛素化和降解，从而增加蛋白酶体依赖的抗原呈递[34-35]。因此，曲妥珠单抗增强靶向表达 HER-2 肿瘤靶标的、MHC Ⅰ类限制性的、HER-2 特异性的 CTLs 的细胞溶解活性[36-37]。在 HER-2 特异性免疫耐受 *neu*-N 鼠模型中，单用 HER-2 特异性 MAb 治疗可诱导新的针对 HER-2 的特异性 $CD8^+$T 细胞免疫[38]。在人体内，术前使用单剂量曲妥珠单抗在 24 小时内诱导原发性乳腺癌凋亡[39]，基于曲妥珠单抗的新辅助化疗与局部晚期乳腺癌患者中 T-bet$^+$淋巴结发育相关[40]。重要的是，这些淋巴结与患者生存期的提高有关。基于曲妥珠单抗的化疗与早期转移性乳腺癌患者中 HER-2 特异性 $CD4^+$T 的细胞反应相关[41]。

HER-2 特异性 MAb 的不同免疫调节作用为 HER-2 特异性 MAbs 联合疫苗等其他免疫治疗提供了强有力的支持。患者针对 HER-2 特异性肽疫苗产生的 HER-2 特异性抗体能够在体外抑制肿瘤生长和信号通路[42]，并介导小鼠模型中的 ADCC[43]。与最佳抗肿瘤免疫需要体液和细胞免疫效应的概念相一致，在严重联合免疫缺陷 (SCID) 小鼠中，给予 HER-2 特异性抗体和 HER-2 特异性 CTL（被动免疫）比单纯加入上述其中任何一种都能诱导更有效的抗肿瘤反应[44]。进一步实验发现，依次给予 HER-2 特异性 MAbs 和 GM-CSF 分泌性、HER-2 特异性细胞疫苗，比只给予 MAb 或疫苗能引起更强的抗肿瘤反应，对荷瘤的免疫耐受 *neu*-N 小鼠的治愈率大约为 40%[38]。这种肿瘤清除率的增强与用 ELISPOT 方法检测到的疫苗诱导的、分泌的肿瘤坏死因子（TNF）、HER-2 特异性 CTL 数量增加有关，提高了肿瘤抗原呈递能力，增强了对表达 HER-2 的肿瘤细胞的破坏能力[38]。为支持临床转化，人们对与曲妥珠单抗类似的 HER-2 特异性 MAb 7.16.4 进行了类似的评估[45]。MAb 7.16.4 联合分泌的 GM-CSF、HER-2 特异性细胞疫苗会导致更强的 HER-2 特异性 $CD8^+$T 细胞反应，保护大约 60% 耐受的 *neu*-N 小鼠避免后续接种的表达 HER-2 的肿瘤细胞生长。值得注意的是，这些治疗效应都依赖 7.16.4 的 Fc 部分。从作用机制方面分析，7.16.4 通过 Fc 介导活化树突状细胞而增强了局部的免疫启动，导致体内疫苗诱导的 HER-2 特异性 $CD8^+$T 细胞的增殖和产生更多的细胞因子[45]。重要的是，抗体调控的疫苗能促进 $CD44^+CD62L^+CD8^+$HER-2 特异性中枢记忆 T 细胞反应的发展。最后，联合使用低剂量环磷酰胺、7.16.4 和疫苗能产生最高数量的 HER-2 特异性 $CD8^+$T 细胞，使高达 70% 的 *neu*-N 小鼠免于产生表达 HER-2 的肿瘤细胞（Emens，未发表数据）。

上述数据为 HER-2 信号依赖性的肿瘤患者进行曲妥珠单抗联合 HER-2 靶向疫苗的研究提供了强有力的支持。已有两项临床试验报道了曲妥珠单抗与疫苗的联合应用（表 25.3）。其中一项是在 22 例女性转移性 HER-2 阳性乳腺癌患者中联合应用 HER-2 特异性 T 辅助性肽疫苗与标准曲妥珠单抗治疗[46]，该研究证实了这种联合治疗的安全性，大约 15% 患者出现无症状的心脏射血分数下降，而提高了针对 HER-2 和其他肿瘤抗原的特异性免疫的强度和表位扩展。此外，免疫反应强度与血清 TGF-β 水平呈负相关。且 36 个月的随访还未达到中位生存期。另一项在 20 例女性 HER-2 阳性转移性乳腺癌患者中进行的研究，检测了每周曲妥珠单抗、低剂量 300 mg/m^2 环磷酰胺和分泌的 GM-CSF、HER-2 特异性细胞疫苗的联合应用的效果[47]。该临床试验证实了这种联合方案的安全性（未发现心脏毒性），6 个月临床获益率 50%、一年临床获益率 35%。在 20 例接种疫苗的患者中有 7 例通过 DTH 新产生或增强了对 HER-2 的免疫力。探索性分析显示这类患者的总生存期为 40 个月（Emens，未发表数据），而单用标准曲妥珠单抗的类似患者，既往的总生存期仅为 13 ～ 24 个月[48-49]。因此，这些临床前和临床数据强烈支持在 HER-2 依赖的肿瘤患者中，包括乳腺癌，应采用联合曲妥珠单抗和肿瘤疫苗及其他免疫调节剂（环磷酰胺和免疫检查点调节剂）的免疫治疗方案。

表 25.3　联合靶向肿瘤治疗和免疫治疗的临床试验

患者群体	人数	疫苗	药物	免疫结果
单克隆抗体				
Ⅳ期 HER-2⁺乳腺癌	22	HER-2 辅助性肽	曲妥珠单抗	HER-2 特异性 T 细胞免疫增强，表位扩展，血清 TGF-β 的下降
Ⅳ期 HER-2⁺乳腺癌	20	GM-CSF 分泌性 HER-2⁺乳腺肿瘤细胞	曲妥珠单抗	大约 1/3 患者 HER-2 特异性 DTH 增强
Ⅳ期前列腺癌	22	Sipuleucel-T	贝伐单抗	新的特异性前列腺酸性磷酸酶免疫
靶向小分子				
慢性粒细胞白血病	19	GM-CSF 分泌性慢性粒细胞白血病细胞	甲磺酸伊马替尼	新的体液免疫
Ⅳ期 HER-2⁺乳腺癌	12	HER-2 蛋白	拉帕替尼	100% 患者出现 HER-2 特异性抗体，8% 患者出现 T 细胞反应

TGF-β = 转化生长因子 β；DTH = 迟发型超敏反应

2. 利妥昔单抗和靶向 CD20 和 B 细胞表面标志物的 MAbs

利妥昔单抗是一种针对正常 B 细胞和 95% 以上 B 细胞白血病和淋巴瘤细胞表面分子 CD20 的嵌合型、部分人源化的特异性单克隆抗体，广泛用于单药治疗以及与化疗、放疗的联合治疗。尽管利妥昔单抗的主要作用机制仍不清楚，它已被证实介导抗体依赖性细胞毒作用（ADCC）[30]、促进细胞凋亡[50]、增强过继免疫反应的交叉激活[49]。利妥昔单抗调控滤泡性淋巴瘤细胞 *src* 信号，可导致 IL-10 分泌减少、活化的 STAT3 和 bcl-2 水平下降，对化疗更敏感[51-52]。利妥昔单抗治疗能够导致 B 细胞深度耗竭。在临床前模型中，B 细胞能够抑制肿瘤特异性 $CD8^+$ 细胞毒性淋巴细胞，表明在利妥昔单抗治疗中 B 细胞耗竭可能没有被抑制，甚至会增强疫苗诱导的肿瘤免疫[53]。

与这个观点相一致，一项研究显示，利妥昔单抗治疗的套细胞淋巴瘤患者中，尽管 B 细胞严重耗竭，仍保存了独特型特异性疫苗诱导的免疫力[54]。最近，在利妥昔单抗治疗 B 细胞淋巴瘤的患者中发现骨髓内 T 细胞集合淋巴结的发育[55]，或淋巴瘤独特型特异 T 细胞应答[56]，证实了利妥昔单抗的治疗与诱导 T 细胞免疫相关。这些研究支持利妥昔单抗单药治疗疫苗的作用，并进一步支持联合应用疫苗和其他免疫治疗药物。

3. 西妥昔单抗、帕尼单抗与靶向 EGFR 通路的 MAbs

西妥昔单抗是一种特异性针对表皮生长因子受体（EGFR）的嵌合型、部分人源化的 MAb。目前，西妥昔单抗已被批准用于结直肠癌和头颈部肿瘤的治疗。与曲妥珠单抗和利妥昔单抗一样，西妥昔单抗抑制促进肿瘤生长和发展的信号通路，并诱导细胞凋亡。西妥昔单抗在体外可促进对肺癌细胞的抗体依赖性细胞毒作用[57]。西妥昔单抗可以协同紫杉醇抑制血管生成，诱导肿瘤细胞凋亡[58]。西妥昔单抗在体外还可促进经化疗和西妥昔单抗处理的结肠癌细胞中抗原特异性 CTL 的交叉激活[59]。目前关于帕尼单抗免疫基础作用的数据有限，但像其他治疗性 MAb 一样，帕尼单抗通过调控自然杀伤细胞 - 树突状细胞的交互作用来诱导免疫[60]。

B. 靶向肿瘤微环境中宿主成分的 MAbs

1. 贝伐单抗和靶向 VEGF/ VEGFR 通路的 MAbs

贝伐单抗是一种特异性针对血管内皮生长因子（VEGF）的嵌合型、部分人源化的单克隆抗体，VEGF 是一种肿瘤相关血管生成的关键细胞因子。目前，贝伐单抗已被批准用于治疗结直肠癌、脑胶质瘤、非小细胞肺癌和肾细胞癌。除了促进新血管的形成，VEGF 还抑制免疫反应。在临床前模型中，贝伐单抗会导致胸腺萎缩，抑制 T 细胞发育并拮抗树突状细胞的功能[61-62]。特异性针对 VEGF 的单克隆抗体可以提高荷瘤小鼠体内树突状细胞的数量和功能，从而增强以树突状细胞为基础的免疫治疗[63]。贝伐单抗治疗可以增加肿瘤患者体内 B 和 T 细胞亚群[64]，增加肿瘤患者的树突状细胞对回忆抗原的异体反应和 T 细胞应答的能力[65]。特异性针对 VEGF/VEGFR 通路的 MAbs 可以降低小鼠原位胰腺癌或乳腺癌中巨噬细胞和髓源性抑制细胞（MDSC）的浸润[66]。特异性针对 VEGF 的 MAbs 可增强小鼠 B16 黑色素瘤模型过继细胞治疗的疗效。这种协同作用部分是通过促进过继性输入的 T 细胞向肿瘤的浸润[67]。用特异性针对 VEGFR2 的 MAb 治疗荷瘤不耐受小鼠，即使没有疫苗接种，也能产生 HER-2 特异性 T 细胞[68]。在抗原特异性免疫耐受的情况下，给予 VEGFR2 单克隆抗体治疗方案，依次进行疫苗接种、环磷酰胺和多柔比星处理，可破坏 VEGFR2 单克隆抗体的 T 细胞依赖活性的屏障使疫苗能够发挥作用，无瘤生存率可达到大约 70%[68]。

到目前为止，有临床试验报道了联合应用贝伐单抗和肿瘤疫苗。生化复发（PSA 升高）的转移性前列腺癌患者用前列腺酸性磷酸酶（PAP）- 脉冲的抗原呈递细胞（Provenge）联合贝伐单抗（表 25.3）进行治疗，所有患者都发生针对 PAP 的免疫反应，而且几乎一半患者的 PSA 从基线有所下降[69]。

2. 狄诺塞麦（denosumab）

狄诺塞麦是一种单克隆抗体，最近被批准用于治疗多发性骨髓瘤和乳腺癌中的恶性骨疾病，还被用来预防骨质疏松症的脆性骨折。狄诺塞麦特异性针对 RANKL 和骨保护素拮抗剂相互作用控制的信号通路。RANKL 在活化的 T 细胞中高表达，其受体 RANK 在单核细胞、巨噬细胞和树突状细胞中有表达。迄今为止，狄诺塞麦对人体的免疫作用仍不明确[70]。

五、免疫调节与生物靶向治疗

A. 双磷酸盐的免疫调节作用

双磷酸盐被广泛应用于治疗骨质疏松症，并且双磷酸盐帕米磷酸二钠和唑来磷酸二钠被批准用于治疗恶性骨疾病[71]。双磷酸盐通过诱导破骨细胞凋亡而起作用，从而降低骨转换。它们还具有免疫调节作用。标准骨修饰药物唑来磷酸二钠可以增加树突状细胞和 NK 细胞的活性，从而促进 γδ 和 αβT 细胞的活化[72]。唑来磷酸二钠可能还调控肿瘤相关巨噬细胞[73]。

B. 内分泌治疗的免疫调节作用

乳腺癌和前列腺癌在实体瘤中很独特，因为内分泌调控可能会是一个额外的治疗方法。对于乳腺癌来说，内分泌调控包括选择性雌激素受体调节剂和破坏剂（SERMS 和 SERDS：他莫昔芬、雷洛昔芬和氟维司群）、芳香化酶抑制剂（阿那曲唑、来曲唑和依西美坦）以及卵巢抑制。雄激素剥夺是一种常见的治疗前列腺癌方法，其他药物的使用也在增加。内分泌调控还可以调节免疫系统（表 25.4）。

表 25.4 小分子药物治疗与免疫活性调节

药物类别	药物
内分泌调节剂	他莫昔芬，雷洛昔芬
	阿那曲唑，来曲唑，依西美坦
	甲磺酸伊马替尼，达沙替尼，尼洛替尼
酪氨酸激酶抑制剂	威罗菲尼
	舒尼替尼，索拉非尼
磷酸二酯酶抑制剂	万艾可，他达那非，伐地那非
免疫调节药物	沙利度胺，来那度胺

有报道指出，SERMS 促进 Th2 免疫，有利于肿瘤生长和发展，而不是激活有效的抗肿瘤免疫[74]。此外，它们抑制树突状细胞的分化和 LPS 诱导的成熟，拮抗雌激素受体，使树突状细胞在体外保持不成熟状态[75]。芳香化酶抑制剂可使肿瘤细胞对单核细胞介导的 ADCC 敏感[76]。虽然卵巢切除未见免疫调节作用，但剥夺小鼠前列腺癌模型的雄激素能减轻其免疫耐受[77]。此外，前列腺癌患者行雄激素剥夺治疗可引起前列腺内 T 细胞的浸润[78]。

C. 酪氨酸激酶抑制剂的免疫调节作用

人们已经开发出多种酪氨酸激酶抑制剂，靶向于肿瘤生长和发展中不可或缺的信号通路，而更有研究数据表明酪氨酸激酶抑制剂还具有免疫调节作用（表 25.4）。甲磺酸伊马替尼、尼洛替尼和达沙替尼都抑制 BCR-ABL 酪氨酸激酶和 c-kit 酪氨酸激酶，对治疗依赖 BCR-ABL 或 c-kit 信号通路的慢性粒细胞性白血病（CML）、胃肠道间质瘤（GIST）和其他血液系统恶性肿瘤高度有效。一些数据表明伊马替尼可抑制肿瘤免疫力；而另外一些数据表明伊马替尼增强抗原呈递细胞的功能，克服肿瘤诱导的 $CD4^+$ T 细胞的耐受[79]。在长期治疗的患者中，伊马替尼不抑制、事实上反而促进骨髓中 BCR-ABL 特异性 $CD8^+$ T 细胞的产生[80-81]。研究人员在慢性粒细胞白血病患者中曾经观察了伊马替尼联合 GM-CSF 分泌性细胞疫苗的作用（表 25.3）。该研究显示，即使患者以往已经用伊马替尼治疗了很长一段时间，分子应答仍有改善[82]。与此相反，有报道指出，达沙替尼显著抑制抗原特异性效应 T 细胞的功能[83]。BCR-ABL 酪氨酸激酶抑制剂还对 NK 细胞活性具有不同程度的影响[84]。最后，伊马替尼和达沙替尼都被证明能抑制 Treg[85-86]。

拉帕替尼是一种 HER-2 酪氨酸激酶抑制剂，已被批准用于治疗 HER-2 过表达的转移性乳腺癌。虽然拉帕替尼的免疫调节作用还未被完全阐明，但在一项临床前模型中发现，联合应用靶向 HER-2 的疫苗和药理学抑制剂拉帕替尼可增强抗肿瘤活性，二者表现出协同作用[87]。一项基于此模型的临床试验，在 12 例曲妥珠单抗难治性转移性乳腺癌患者中进行 HER-2 蛋白疫苗联合拉帕替尼同步治疗（表 25.3）。结果显示，这种治疗方案是安全的、有免疫原性的，并显示出明确的生存优势[88]。

威罗菲尼（Vemurafenib）是一种选择性 BRAF 抑制剂，被批准用于治疗转移性黑色素瘤；GSK2118436 是另外一种正在开发的选择性 BRAF 抑制剂。两项研究已经证实，选择性抑制 BRAF 不损害 T 细胞功能，而且可能逆转黑色素瘤中的免疫逃逸，使特异性针对黑色素瘤的 T 细胞应答发挥作用[89-90]。在另外一项研究中，用一种 BRAF 抑制剂治疗的 15 例患者的肿瘤活检标本证实，应用 BRAF 抑制剂治疗后，$CD4^+$ 和 $CD8^+$ 淋巴细胞在肿瘤中浸润显著增加[91]。肿瘤内 $CD8^+$ T 细胞、颗粒酶 B 表达增加，且与肿瘤体积的减小显著相关。这些结果给黑色素瘤的免疫治疗联合 BRAF 抑制剂治疗提供了强有力的支持。

舒尼替尼和索拉非尼是抑制肿瘤新生血管形成的多激酶抑制剂，破坏了支持肿瘤的微环境。这些药物对肿瘤免疫的作用有多效性。索拉非尼而非舒尼替尼可抑制 DC 和 NK 细胞功能，能够阻止初级抗原特异性 T 细胞应答的诱导激活[92]。索拉非尼可以将巨噬细胞细胞因子谱从 M2 表型转变到抗肿瘤的 M1 表型[93]。与此相反，舒尼替尼保留 DC、NK 和效应 T 细胞的功能，但耗竭 Treg 和 MDSC，并下调 CTLA-4 和 PD-1 的表达[94]。因此，舒尼替尼促进肿瘤浸润淋巴细胞中 Th1 驱动的 $CD8^+$ T 细胞应答。一项临床前研究证实，舒尼替尼能够促进具有抗原特异性疫苗的治疗活性 T 细胞的活化和招募[95]。在转移性肾细胞癌患者中，舒尼替尼治疗还能使 MDSC 和 Treg 减少，恢复抗肿瘤 Th1 型细胞因子谱[96]。

D. 靶向小分子的免疫调节作用

万艾可、他达那非和伐地那非是磷酸二酯酶抑制剂，已被批准用于治疗勃起功能障碍和男性良性前列腺增生。临床前研究已经表明，此类药物可通过减少 MDSC 抑制性作用增强临床前模型中内源性抗肿瘤免疫应答[93]。此外，这些药物在体外增强多发性骨髓瘤或头颈部肿瘤患者 T 细胞的增殖[97]。验证这些作用的临床试验正在肿瘤患者中进行，类似的研究结果在小鼠黑色素瘤模型中已有报道[98]。

来那度胺是一种免疫调节剂，被批准用于治疗多发性骨髓瘤。来那度胺增强 NK 细胞数量和功能，并通过增强细胞因子产生、细胞增殖及可能通过抑制 CTLA-4 信号传导和 Treg 促进 T 细胞活性[99]。最近的一项研究证实，在来那度胺治疗的多发性骨髓瘤患者中，针对肺炎球菌疫苗的体液免疫和细胞免疫应答均有增高，并且那些有临床骨髓瘤疗效的患者中出现了肿瘤特异性免疫，同时伴随骨髓瘤特异性 IFN-γ 分泌型 T 细胞的升高和 Th17 细胞的降低[100]。

最后，表观遗传学治疗是目前临床研究的主要对象，探索表观遗传调节对肿瘤免疫的作用才刚刚开始[101]。最新研究已表明，表观遗传调节可诱导肿瘤抗原再表达[102]，恢复免疫系统的失衡，有助于 Th1 免疫[103]。

六、小结

肿瘤研究人员在分子和细胞水平理解宿主 - 肿瘤之间的免疫生物学作用取得了巨大的进步。目前很清楚，肿瘤相关免疫应答不是加剧肿瘤生长和发展，就是防止新生肿瘤的建立和生长。有了这些新见解，以及对正常宿主细胞和转化的肿瘤细胞如何交互作用的详细了解，我们从未有过如此巨大的能力，能够最大限度地增强免疫治疗的生物活性和临床疗效。在治疗策略上，联合使用标准的和新的针对转化肿瘤细胞的肿瘤治疗，后者包括靶向转化的肿瘤细胞和改变宿主－肿瘤相互作用的抗肿瘤药物，应该能克服全身免疫耐受和重塑肿瘤微环境，以有利于肿瘤排斥及提高临床疗效。在相关临床前模型和临床试验中，采用独特的设计并收集多个相关样本，仔细计算出组成综合免疫治疗方案药物的合适剂量和顺序将加快临床前进的步伐。这需要新的药物开发方法，以及学术界、生物技术公司、大型制药公司和政府监管机构间的紧密合作。人们面临成功实施常规肿瘤免疫治疗的新科学和临床挑战，而且几乎可以肯定会持续下去。一个明确的挑战是，找到新的能够从成功的免疫治疗中去除自身免疫毒性的策略以期达到人们希望的抗肿瘤目的。另一个挑战是免疫治疗耐受新通路的出现，这需要研究治疗战略以克服这些问题。临床成功不仅需要确定药物的正确剂量和使用顺序，也需要对知识、努力和多方利益相关者的资源进行优化整合，以使综合肿瘤免疫治疗成为新的标准治疗方法。

利益冲突

Emens 博士接受 Genentech 公司的科研经费，并收到 Genentech 公司、罗氏公司和 Bristol Myers Squibb 的参与区域顾问小组的酬金。根据 Biosante 公司和约翰·霍普金斯大学的许可协议，学校和 Elizabeth Jaffee 博士均有权从 GM-CSF 分泌性肿瘤疫苗销售中得到分项付款和使用费。这些安排条款由约翰霍普金斯大学按照利益冲突的政策进行处理。

参考文献

[1] Herold MJ, McPherson KG, Reichardt HM. Glucocorticoids in T cell apoptosis and function. Cell Mol Life Sci, 2006, 63:60－72.

[2] Emens LA, Machiels JP, Reilly RT, et al. Chemotherapy: friend or foe to cancer vaccines? Curr Opin Mol Ther, 2001, 3:77－84.

[3] Casares N, Pequignot NO, Tesniere A, et al. Caspase-dependent immunogenicity of doxorubicin-induced tumor cell death. J Exp Med, 2005, 202:1691－1701.

[4] Demaria S, Volm MD, Shapiro RL, et al. Development of tumor-infiltrating lymphocytes in breast cancer after neoadjuvant paclitaxel chemotherapy. Clin Cancer Res, 2001, 7:3025－3303.

[5] Cho BK, Rao VP, Ge Q, et al. Homeostasis-stimulated proliferation drives naïve T cells to differentiate directly into memory T cells. J Exp Med, 2000, 192:549－556.

[6] Goldrath AW, Bogatzki LY, Bevan MJ. Naïve T cells transiently acquire a memory-like phenotype during homeostasis-driven proliferation. J Exp Med, 2000, 192:557－564.

[7] Emens LA. Chemoimmunotherapy. Cancer J, 2010, 16:295－303.

[8] Von Mehren M, Arlen P, Gulley J, et al. The influence of granulocyte-macrophage colony-sitmulating factor and prior chemotherapy on the immunological response to avaccine (ALVAC-CEA-B7.1) in patients with metastatic carcinoma. Clin Cancer Res, 2001, 7:1181－1191.

[9] Lutz E, Yeo CJ, Lillemoe KD, et al. A lethally irradiated allogeneic granulocyte-macrophage colony stimulating factor-secreting tumor vaccine for pancreatic adenocarcinoma: a phase II trial of safety, efficacy, and immune activation. Ann Surg, 2011, 253:328－335.

[10] Emens LA. GM-CSF-secreting vaccines for solid tumors. Curr Opin Invest Drugs, 2009, 10:1315－1324.

[11] Small E, Demkow T, Gerritson W, et al. A phase III trial of GVAX immunotherapy for prostate cancer in combination with docetaxel vs docetaxel plus prednisone in symptomatic, castration-resistant prostate cancer (CRPC). GU ASCO, 2009.

[12] Kaufman HL, Lenz HJ, Marshall J, et al. Combination chemotherapy and ALVAC-CEA/B7.1 vaccine in patients with metastatic colorectal cancer. Clin Cancer Res, 2008, 14:4843 - 4849.

[13] Weihrauch MR, Ansen S, Jurkiewicz E, et al. Phase I/II combined chemoimmunotherapy with carcinoembryonic antigen-derived HLA-A2-restricted CAP-1 peptide and irinotecan, 5-fluorouracil, and leucovorin in patients with primary metastatic colorectal cancer. Clin Cancer Res, 2005, 11:5993 - 6001.

[14] Arlen PM, Gulley JL, Parker C, et al. A randomized phase II study of concurrent docetaxel plus vaccine versus vaccine alone in metastatic androgen-independent prostate cancer. Clin Cancer Res, 2006, 12:1260 - 1269.

[15] Kyte JA, Gaudernack G, Dueland S, et al. Telomerase peptide vaccination combined with temezolomide: a clinical trial in stage Ⅳ melanoma patients. Clin Cancer Res, 2011, 17:4568 - 4580.

[16] Antonia SJ, Mirza N, Fricke I, et al. Combination of p53 cancer vaccine with chemotherapy in patients with extensive stage small cell lung cancer. Clin Cancer Res, 2006, 12:878 - 887.

[17] Wheeler CJ, Black KL, Liu G, et al. Vaccination elicits correlated immune and clinical responses in glioblastoma multiforme patients. Cancer Res, 2008, 68:5955 - 5964.

[18] Nistico P, Capone I, Palermo B, et al. Chemotherapy enhances vaccine-induced antitumor immunity in melanoma patients. Int J Cancer, 2009, 124:130 - 139.

[19] Palermo B, Del Bello D, Sottini A, et al. Dacarbazine treatment before peptide vaccination enlarges T cell repertoire diversity of melan-a-specific, tumor-reactive CTL in melanoma patients. Cancer Res, 2010, 70:7084 - 7092.

[20] Radfar S, Wang Y, Khong HT. Activated $CD4^+$T cells dramatically enhance chemotherapeutic tumor responses in vitro and in vivo. J Immmuol, 2009, 183:6800 - 6807.

[21] Warren EH, Fujii N, Akatsuka Y, et al. Therapy of relapsed leukemia after allogeneic hematopoietic cell transplantation with T cells specific for minor histocompatibility antigens. Blood, 2010, 115:3869 - 3878.

[22] Dudley ME, Yang JC, Sherry R, et al. Adoptive cell therapy for patients with metastatic melanoma: evaluation of intensive myeloablative chemoradiation preparative regimens. J Clin Oncol, 2008, 26:5233 - 5239.

[23] Borrello IM, Levitsky HI, Stock W, et al. Granulocyte-macrophage colony-stimulating factor(GM-CSF)-secreting celluilar immunotherapy in combination with autologous stem cell transplantation (ASCT) as postremission therapy for acute myeloid leukemia (AML). Blood, 2009, 114:1736 - 1745.

[24] Ho VT, Vanneman M, Kim H, et al. Biologic activity of irradiated, autologous, GM-CSF-secreting leukemia cell vaccines early after allogeneic stem cell transplantation. Proc Natl Acad Sci USA, 2009, 106:15825 - 15830.

[25] Emens LA, Jaffee EM. Toward a breast cancer vaccine: work in progress. Oncology, 2003, 17:1200 - 1211.

[26] Miles D, Roche H, Martin M, et al. Phase III multicenter clinical trial of the sialyl-TN (STn)-keyhole limpet hemocyanin (KLH) vaccine for metastatic breast cancer. Oncologist, 2011, 16:1092 - 1100.

[27] Laheru D, Lutz E, Burke J, et al. Allogeneic granulocyte macrophage colony-stimulating factor tumor immunotherapy alone or in sequence with cyclophosphamide for metastatic pancreatic cancer: a pilot study of safety, feasibility, and immune activation. Clin Cancer Res, 2008, 14:1455 - 1463.

[28] Schiller J, Nemunaitis J, Ross H, et al. A phase 2 randomized study of GM-CSF gene-modified autologous tumor vaccine (CG8123) with and without low dose cyclophosphamide in advanced stage nonsmall cell lung cancer (NSCLC). Presented at the International Associated for Stud of Lung Cancer, 2005.

[29] Chu CS, Boyer J, Schullery DS, et al. Phase I/II randomized trial of dendritic cell vaccination with or without cyclophosphamide for consolidation therapy of advanced ovarian cancer in first or second remission. Cancer Immunol Immunother, 2012, 61: 629–641.

[30] Emens LA, Asquith JM, Leatherman JM, et al. Timed sequential treatment with cyclophosphamide, doxorubicin, and an allogeneic granulocytemacrophage colony-stimulating factor-secreting breast tumor vaccine: a chemotherapy dose-ranging factorial study of safety and immune activation. J Clin Oncol, 2009, 27:5911 - 5918.

[31] Clynes RA, Towers TL, Presta LG, et al. Inhibitory Fc receptors modulate in vivo cytotoxicity against tumor targets. Nature Med, 2000, 6:443 - 446.

[32] Gennari R, Menard S, Fagnoni F, et al. Pilot study of the mechanism of action of preoperative trastuzumab in patients with primary operable breast tumors overexpressing HER-2. Clin Cancer Res, 2004, 10:5650 - 5655.

[33] Arnould L, Gelly M, Penault-Llorca F, et al. Trastuzumab-based treatment of HER-2-positive breast cancer: an antibody-dependent cellular cytotoxicity mechanism? Br J Cancer, 2006, 94:259 - 267.

[34] Klapper LN, Waterman H, Sela M, et al. Tumor-inhibitory antibodies to HER-2/ErbB-2 may act by recruiting c-Cbl and enhancing ubiquitination of HER-2. Cancer Res, 2000, 60:3384 - 3388.

[35] Castilleja A, Ward NE, O' Brian CA, et al. Accelerated HER-2 degradation enhances ovarian tumor recognition by CTL Implications for tumor immunogenicity. Mol Cell Biochem, 2001, 217:21 - 33.

[36] Zum Buschenfelde CM, Hermann C, Schmidt B, et al. Antihuman epidermal growth factor receptor 2 (HER-2) monoclonal antibody trastuzumab enhances cytolytic activity of class Irestricted HER-2-specific T lymphocytes against HER-2-overexpressing tumor cells. Cancer Res, 2002, 62:2244 - 2247.

[37] Kono K, Sato E, Naganuma H, et al. Trastuzumab (Herceptin) enhances class I-restricted antigen presentation recognized by HER-2-neu-specific T cytotoxic lymphocytes. Clin Cancer Res, 2004, 10:2538 - 2544.

[38] Wolpoe ME, Lutz ER, Ercolini AM, et al. HER-2/neu-specific monoclonal antibodies collaborate with HER-2/neu-targeted granulocyte macrophage colony-stimulating factor-secreting whole cell vaccination to augment $CD8^+$T cell effector function and tumor-free surivival in HER-2/neu transgenic mice. J Immunol, 2003, 171:2161 - 2169.

[39] Mohsin SK, Weiss HL, Gutierrez MC, et al. Neoadjuvant trastuzumab induces apoptosis in primary breast cancers. J Clin Oncol, 2005, 23:2460 - 2468.

[40] Ladoire S, Arnould L, Mignot G, et al. T-bet expression in intratumoral lymphoid structures after neoadjuvant trastuzumab plus docetaxel for HER-2-overexpressing breast carcinoma predicts survival. Br J Cancer, 2011, 105:366 - 371.

[41] Taylor C, Hershman D, Shah N, et al. Augmented HER-2-specific immunity during treatment with trastuzumab and chemotherapy. Clin Cancer Res, 2007, 13:5133 - 5143.

[42] Montgomery RB, Makary E, Schiffman K, et al. Endogenous anti-HER-2 antibodies block HER-2 phosphorylation and signaling through extracellular signal-regulated kinase. Cancer Res, 2005, 65:650 - 656.

[43] Jasinska J, Wagner S, Radauer C, et al. Inhibition of tumor cell growth by antibodies induced after vaccination with peptides derived from the extracellular domain of HER-2/neu. Int J Cancer, 2003, 107:976 - 983.

[44] Reilly RT, Machiels JP, Emens LA, et al. The collaboration of both humoral and cellular HER-2/neu-targeted immune responses is required for the complete eradication of HER-2/neu-expressing tumors. Cancer Res, 2001, 61:880 - 883.

[45] Kim PS, Armstrong TD, Song H, et al. Antibody association with HER-2/neu-targeted vaccine enhances $CD8^+$T cell responses in mice through Fc-mediated activation of DCs. J Clin Invest, 2008, 118:1700 - 1711.

[46] Disis ML, Wallace DR, Gooley TA, et al. Concurrent trastuzumab and HER-2/neu-specific vaccination in patients with metastatic breast cancer. J Clin Oncol, 2009, 27:4685 - 4692.

[47] Emens LA, Gupta R, Petrik S, et al. A feasibility study of combination therapy with trastuzumab(T), cyclophosphamide (CY), and an allogeneic GM-CSF secreting breast tumor vaccine for the treatment of HER-2^+breast cancer. Proc Am Soc Clin Oncol, 2011, 29(15 suppl): 2535.

[48] Cobleigh MA, Vogel CL, Tripathy D, et al. Multinational study of the efficacy and safety of humanized anti-HER-2 monoclonal antibody in women who have HER-2-overexpressing metastatic breast cancer that progressed after chemotherapy for metastatic disease. J Clin Oncol. 1999, 17:2639 - 2648.

[49] Vogel CL, Cobleigh MA, Tripathy D, et al. Efficacy and safety of trastuzumab as a single agent in first-line treatment of HER-2-overexpressing metastatic breast cancer. J Clin Oncol, 2002, 20:719 - 726.

[50] Selenko N, Maidic O, Draxier S, et al. CD20 antibody (C2B8)-induced apoptosis of lymphoma cells promotes phagocytosis by dendritic cells and cross-priming of $CD8^+$cytotoxic T cells. Leukemia, 2001, 15:1619 - 1626.

[51] Vega MI, Huerta-Yepaz S, Garban H, et al. Rituximab inhibits p38 MAPK activity in 2F7 B NHL and decreases IL-10 transcription: pivotal role of p38 MAPK in drug resistance. Oncogene, 2004, 23:3530 - 3540.

[52] Jazirehi AR, Vega MI, Chatterjee D, et al. Inhibition of the Raf-MEK1/2-ERK1/2 signaling pathway, Bcl-XL downregulation, and chemosensitization of non-Hodgkin' s lymphoma B cells by rituximab. Cancer Res, 2004, 64:7117 - 7126.

[53] Inoue S, Leitner WW, Golding B, et al. Inhibitory effects of B cells on antitumor immunity. Cancer Res, 2006, 66:7741 - 7747.

[54] Neelapu SS, Kwak LW, Kobrin CB, et al. Vaccine-induced tumor-specific immunity despite severe B-cell depletion in mantle cell lymphoma. Nat Med, 2005, 11:986 - 991.

[55] Raynaud P, Caulet-Maugendre S, Foussard C, et al. T-cell lymphoid aggregates in bone marrow after rituximab therapy for B-cell follicular lymphoma: a marker of therapeutic efficacy? Hum Pathol, 2008, 39:194 - 200.

[56] Hilchey SP, Hyrien O, Mosmann TR, et al. Rituximab immunotherapy results in the induction of a lymphoma idiotype-specific T-cell response in patients with follicular lymphoma: support for a "vaccinal effect" of rituximab. Blood, 2009, 113:3809 - 3812.

[57] Kurai J, Chikumi H, Hashimoto K, et al. Antibody dependent cellular cytotoxicity mediated by cetuximab against lung cancer cell lines. Clin Cancer Res, 2007, 13:1552 - 1561.

[58] Inoue K, Slaton JW, Perrotte P, et al. Paclitaxel enhances the effects of the anti-epidermal growth factor receptor

monoclonal antibody ImClone C225 in mice with metastatic human bladder transitional cell carcinoma. Clin Cancer Res, 2000, 6:4874－4884.

[59] Correale P, Botta C, Cusi MG, et al. Cetuximab $^{+/-}$chemotherapy enhances dendritic cell-mediated phagocytosis of colon cancer cells and ignites a highly efficient colon cancer antigen-specific cytotoxic T-cell response in vitro. Int J Cancer, 2012, 130:1577－1589.

[60] Lee SC, Srivastava RM, Lopez-Albaitero A, et al. Natural killer (NK): dendritic cell (DC) cross talk induced by therapeutic monoclonal antibody triggers tumor antigen-specific T cell immunity. Immunol Res, 2011, 50:248－254.

[61] Almand B, Resser JR, Lindman B, et al. Clinical significance of defective dendritic cell differentiation in cancer. Clin Cancer Res, 2000, 6:1755－1766.

[62] Ohm JE, Gabrilovitch DI, Sempowski GD, et al. VEGF inhibits T-cell development and may contribute to tumor-induced immune suppression. Blood, 2003, 101:4878－4886.

[63] Gabrilovich DI, Ishida T, Nadaf S, et al. Antibodies to vascular endothelial growth factor enhance the efficacy of cancer immunotherapy by improving endogenous dendritic cell function. Clin Cancer Res, 1999, 5:2963－2970.

[64] Manzoni M, Rovati B, Ronzoni M, et al. Immunological effects of bevacizumab-based treatment in metastatic colorectal cancer. Oncology, 2010, 79:187－196.

[65] Osada T, Chong G, Tansik R, et al. The effect of anti-VEGF therapy on immature myeloid cells and dendritic cells in cancer patients. Cancer Immunol Immunother, 2008, 57:1115－1124.

[66] Roland CL, Dineen SP, Lynn KD, et al. Inhibition of vascular endothelial growth factor reduces angiogenesis and modulates immune cell infiltration of orthotopic breast cancer xenografts. Mol Cancer Ther, 2009, 8:1761－1771.

[67] Shrimali RK, Yu Z, Theoret MR, et al. Antiangiogenic agents can increase lymphocyte infiltration into tumor and enhance the effectiveness of adoptive immunotherapy of cancer. Cancer Res, 2010, 70:6171－6180.

[68] Manning EA, Ullman JG, Leatherman JM, et al. A vascular endothelial growth factor receptor-2 inhibitor enhances antitumor immunity through an immune-based mechanism. Clin Cancer Res, 2007, 13:3951－3959.

[69] Rini BI, Weinberg V, Fong L, et al. Combination immunotherapy with prostatic acid phosphatase pulsed antigen-presenting cells (provenge) plus bevacizumab in patients with serologic progression of prostate cancer after definitive local therapy. Cancer, 2006, 107:67－74.

[70] Ferrari-Lacraz S, Ferrai S. Do RANKL inhibitors (denosumab) affect inflammation and immunity? Osteoporos Int, 2011, 22:435－446.

[71] Loftus LS, Edwards-Bennett S, Sokol GH. Systemic therapy for bone metastases. Cancer Control, 2012, 19:145－153.

[72] Castella B, Riganti C, Fiore F, et al. Immune modulation by zolendroic acid in human myeloma: an advantageous cross-talk between $V\gamma9V\delta2$ T cells, $\alpha\beta$ $CD8^{+}$T cells, regulatory T cells, and dendritic cells. J Immunol, 2011, 187:1578－1590.

[73] Rogers TL, Holen I. Tumour macrophages as potential targets of bisphosphonates. J Transl Med, 2011, 9:177－180.

[74] Behjati S, Frank MH. The effects of tamoxifen on immunity. Curr Med Chem, 2009, 16:3076－3080.

[75] Nalbandian G, Paharkova-Vatchkova V, Mao A, et al. The selective estrogen receptor modulators, tamoxifen and raloxifene, impair dendritic cell differentiation and activation. J Immunol, 2005, 175:2666－2675.

[76] Braun DP, Crist KA, Shaheen F, et al. Aromatase inhibtors increase the sensitivity of human tumor cells to monocytemediated, antibody-dependent cellular cytotoxicity. Am J Surg, 2005, 190:570－571.

[77] Drake CG, Doody AD, Mihalyo MA, et al. Androgen ablation mitigates tolerance to a prostate-prostate cancer-restricted antigen. Cancer Cell, 2005, 7:239－249.

[78] Mercader M, Bodner BK, Moser MT, et al. T cell infiltration of the prostate induced by androgen withdrawal in patients with prostate cancer. Proc Natl Acad Sci USA, 2001, 98:4565－4570.

[79] Wang H, Cheng F, Cuenca A, et al. Imatinib mesylate (STI-571) enhances antigen-presenting cell function and overcomes tumor-induced $CD4^{+}$T cell tolerance. Blood, 2005, 105:1135－1143.

[80] Bocchia M, Abruzzese E, Forconi F, et al. Imatinib does not impair specific antitumor T cell immunity in patients with chronic myeloid leukemia. Leukemia, 2006, 20:142－143.

[81] Riva G, Luppi M, Barozzi P, et al. Emergence of BCR-ABL-specific cytotoxic T cells in the bone marrow of patients with Ph^{+}acute lymphoblasic leukemia during long-term imatinib mesylate treatment. Blood, 2010, 115:1512－1518.

[82] Smith BD, Kasamon YL, Kowalski J, et al. K562/GM-CSF immunotherapy reduces tumor burden in chronic myeloid leukemia patients with residual disease on imatinib mesylate. Clin Cancer Res, 2010, 16:338－347.

[83] Weichsel R, Dix C, Wooldridge L, et al. Profound inhibition of antigen-specific T cell effector functions by dasatinib. Clin Cancer Res, 2008, 14:2484－2491.

[84] Salih J, Hilpert J, Placke T, et al. The BCR/ABLinhibitors imatinib, nilotinib, and dasatnib differentially affect NK cell reactivity. Int J Cancer, 2010, 127:2119 - 2128.

[85] Larmonier N, Janikashvili N, LaCasse CJ, et al. Imatinib mesylate inhibits $CD4^+CD25^+$ regulatory T cell activity and enhances active immunotherapy against BCR-ABL tumors. J Immunol, 2008, 181:6955 - 6963.

[86] Fei F, Yu Y, Schmidt A, et al. Dasatinib inhibits the proliferation and function of $CD4^+CD25^+$ regulatory T cells. Br J Haematol, 2009, 144:195 - 205.

[87] Morse MA, Wei J, Hartman Z, et al. Synergism from combined immunologic and pharmacologic inhibition of HER-2 in vivo. Int J Cancer, 2010, 126:2893 - 2903.

[88] Hamilton E, Blackwell K, Hobeika AC, et al. Phase I clinical trial of HER-2-specific immunotherapy with concomitant HER-2 kinase inhibition. J Transl Med, 2012, 10:28 - 34.

[89] Boni A, Cogdill AP, Dang P, et al. Selective BRAFV600E inhibition enhances T-cell recognition of melanoma without affecting lymphocyte function. Cancer Res, 2010, 70:5213 - 5219.

[90] Hong DS, Vence LM, Falchook GS, et al. BRAF(V600) inhibitor GSK2118436 targeted inhibition of mutant BRAF in cancer patients does not impair overall immune competency. Clin Cancer Res, 2012, 18(8): 2326-2335.

[91] Wilmott JS, Long GV, Howle JR, et al. Selective BRAF inhibitors induce marked T cell infiltration into human metastatic melanoma. Clin Cancer Res, 2012, 18:1386 - 1894.

[92] Hipp MM, Hilf N, Walter S, et al. Sorafenib, but not sunitinib, affects function of dendritic cells and induction of primary immune responses. Blood, 2008, 111:5610 - 5620.

[93] Edwards JP, Emens LA. The multikinase inhibitor sorfenib reverses the suppression of IL-12 and enhancement of IL-10 by PGE_2 in murine macrophages. Int Immunopharmacol, 2010, 10:1220 - 1228.

[94] Ozao-Choy J, Ma G, Kao J, et al. The novel role of tyrosine kinase inhibitor in the reversal of immune suppression and modulation of tumor microenvironment for immune-based cancer therapies. Cancer Res, 2009, 69:2514 - 2522.

[95] Bose A, Taylor JL, Alber S, et al. Sunitinib facilitates the activation and recruitment of therapeutic antitumor immunity in concert with specific vaccination. Int J Cancer, 2010, 129:2158 - 2170.

[96] Ko JS, Zea AH, Rini BH, et al. Sunitinib mediates reversal of myeloid-derived suppressor cell accumulation in renal cell carcinoma patients. Clin Cancer Res, 2009, 15:2148 - 2157.

[97] Serafini P, Meckel K, Kelso M, et al. Phosphodiesterase-5 inhibition augments endogenous antitumor immunity by reducing myeloid-derived suppressor cell function. J Exp Med, 2006, 203:2691 - 2702.

[98] Meyer C, Sevko A, Ramacher M, et al. Chronic inflammation promotes myeloid-derived suppressor cell activation blocking antitumor immunity in transgenic mouse melanoma model. Proc Natl Acad Sci USA, 2011, 108:17111 - 17116.

[99] Quach H, Ritchie D, Stewart AK, et al. Mechanism of action of immunomodulatory drugs (IMiDS) in multiple myeloma. Leukemia, 2010, 24:22 - 32.

[100] Noonan K, Rudraraju L, Ferguson A, et al. Lenalidomide-induced immunomodulation in multiple myeloma: impact on vaccines and antitumor responses. Clin Cancer Res, 2012, 18:1426 - 1434.

[101] Dubovsky JA, Villagra A, Powers JJ, et al. Circumventing immune tolerance through epigenetic modification. Curr Pharm Des, 2010, 16:268 - 276.

[102] Dubovsky JA, Wang D, Powers JJ, et al. Restoring the functional immunogenicity of chronic lymphocytic leukemia using epigenetic modifiers. Leuk Res, 2011, 35:394 - 404.

[103] Dubovsky JA, Powers JJ, Gao Y, et al. Epigenetic repolarization of T lymphocytes from chronic leukemia patients using 5-aza-2' deoxycytidine. Leuk Res, 2011, 35:1193 - 1199.

第六部分 6

突破免疫抑制的靶向治疗

髓样细胞中 JAK/STAT 信号：肿瘤免疫治疗的靶点

Saul J. Priceman [1], Jiehui Deng[1], Richard Jove [2] and Hua Yu [1]

1. Department of Cancer Immunotherapeutics & Tumor Immunology, Beckman Research Institute and City of Hope Comprehensive Cancer Center, Duarte, CA USA
2. Molecular Medicine, Beckman Research Institute and City of Hope Comprehensive Cancer Center, Duarte, CA USA

译者：程志祥　单清

一、引言

过去 20 年，令人信服的证据已经证明髓样细胞是抑制抗肿瘤免疫应答和促进肿瘤发展的关键分子[1-11]。很多人类肿瘤，包括乳腺癌、肺癌、肾细胞癌、黑色素瘤和前列腺癌，髓样细胞浸润比较突出，且均与肿瘤的分期进展成正相关[12-16]。髓样细胞调控肿瘤发展所需的各个关键步骤包括抑制抗肿瘤免疫、促进肿瘤血管生成和驱动肿瘤转移。已有大量文献明确了髓样细胞在小鼠体内对肿瘤的诱导免疫抑制作用，最近的临床实验又证实了髓样细胞在肿瘤微环境中的免疫调节作用，以及它们抑制抗肿瘤 T 细胞应答的能力[10, 17-20]。人们已经阐明了许多髓样细胞亚群的异质性和独特功能，并揭示了其在肿瘤微环境中调节免疫抑制和促癌功能的许多有价值的靶点[3, 6, 21-26]。

在可能影响髓样细胞介导的肿瘤进展的信号介质中，JAK/STAT 被认为是重要的信号通路，具有调节免疫抑制、肿瘤生长和转移的突出能力[27-32]。的确，JAK/STAT 信号通路、尤其 STAT3 轴，是髓样细胞抑制抗肿瘤免疫反应的核心通路[27-28, 33]。在髓室中去除 STAT3 基因的研究证实，STAT3 通过抑制 Th1 免疫刺激分子，诱导多种免疫抑制和促转移因子的表达，来严格制约抗肿瘤免疫[33 - 36]。最近的临床前研究已经证实，阻滞 JAK/STAT3 信号是一种促进抗肿瘤免疫和抑制肿瘤发展的很有前途的治疗策略。本章将着重于 JAK/STAT 信号通路在塑造动态促肿瘤和免疫抑制表型的髓样细胞中的核心作用，以及如何靶向这一通路才能广泛有效地促进抗肿瘤免疫及增强人类肿瘤的免疫治疗。

二、JAK/STAT 信号通路概述

由于其直接参与细胞因子和生长因子受体介导的信号转导与基因调控，Janus 激酶（JAK）/ 信号转导和转录激活因子（STAT）途径对免疫应答以及细胞分化、迁移、增殖和生存至关重要[37-38]。STAT 蛋白家族由七名成员组成：STAT1、STAT2、STAT3、STAT4、STAT5A、STAT5B 和 STAT6。STATs 最初是通过它们在干扰素（IFN）和白细胞介素 6（IL-6）受体转导信号中的关键作用而被鉴定的[37,39-41]。配体依赖性激活后，受体相关 JAKs（JAK1、JAK2、JAK3 和 Tyk2）引起受体的胞内段结构域上特定酪氨酸残基的磷酸化形成了 STAT 蛋白的停泊位点[40-41]。STATs 发生酪氨酸磷酸化后，通过与它们的 Src-homology 2（SH2）结构域的相互作用，与其他 STATs 形成同型二聚体和异源二聚体。STATs 还可以被非受体酪氨酸激酶磷酸化，如 SRC 和 ABL[42-45]。除了 STATs 的酪氨酸磷酸化，丝氨酸激酶引起的丝氨酸磷酸化同样影响它们的转录活性。然后 STAT 二聚体转运到细胞核，结合特定序列的 DNA，调节许多编码细胞因子、免疫调节因子、生长因子、存活 / 抗凋亡和致癌蛋白等基因的表达[27,32]。

STATs 通过与其他非 STAT 转录因子和辅助因子，包括 IRFs、c-Fos、GR 及 NF-κB 的相互作用调控基因的表达。例如，在许多相同炎性基因的启动子上发现 NF-κB（RelA 亚基）和 STAT3，它们在各种肿瘤相关细胞类型中调控这些基因的表达[28,46-47]。STAT3 还直接与细胞核中 NF-κB 的 RelA 亚基结合，在肿瘤中维持 NF-κB 持续活化状态[46]。STAT5 可以与糖皮质激素受体（GR）直接结合，控制核激素受体依赖性基因调节[48-49]。尽管 STAT3 与 DNA 结合的经典调控方式需要它发生酪氨酸磷酸化，但最近研究发现，未磷酸化的 STAT3 也可介导特定基因的表达，其机制部分是通过与 NF-κB 相互作用，调控其进入细胞核和在核内滞留[50-52]。STAT1、STAT2 和 STAT3 同样与转录共激活子 p300/cAMP 反应元件结合蛋白（CBP）相互作用，直接调控基因转录或调控其他转录因子，如 NF-κB[53-56]。STATs 还具有独立于转录调控之外的功能作用，它们对迁移和侵袭的影响日益明确。例如，STATs 与粘着斑激酶（FAK）和 Rac1 活化剂 βPIX 相互作用，调控定向迁移和肌动蛋白细胞骨架[57-59]，并与 stathmin 蛋白相互作用，调控微管动力学[60-61]。

人们已应用靶向基因敲除系统，探索 STAT 在发育中作用的研究，最近还有对特定 STAT 进行组织特异性敲除的研究。例如，全身性 STAT1 缺失小鼠产生异常的干扰素信号通路，增加病原感染的易感性[62-63]；STAT2 缺失导致 I 型 IFN 信号通路和免疫应答的缺陷[64]；STAT3 缺失引起胚胎致死，说明其在早期发育过程中的重要作用，而且特异性去除研究已经发现其在多种细胞类型中的重要作用[65-66]；特异性敲除 STAT4 或 STAT6 的研究确认了它们在细胞因子介导的增殖和过继免疫细胞活化中发挥关键作用[67-69]；STAT5A 和 STAT5B 缺失研究已证实 STAT 能调控器官发育、组织特异性的基因表达和免疫应答[70-71]。因此，STATs 影响各种细胞类型，在正常和病理发展过程中发挥着举足轻重的作用。

JAK/STAT 信号的负调控存在几种分子机制，即通过与细胞因子信号转导抑制因子（SOCS）、活化的 STATs 蛋白抑制剂（PIAS）和蛋白酪氨酸磷酸酶（PTP）等相互作

用[72-73]。已经明确 SOCS 蛋白是通过结合和抑制 JAK 活性、阻滞 STATs 结合到受体，以及促进 JAK2 被蛋白酶体降解等三种主要方式抑制 JAK/STAT 信号通路[74-75]。STAT3 在转录水平快速诱导 SOCS 蛋白。例如，STAT1 诱导 SOCS1，STAT3 诱导 SOCS3[74]。PIAS 蛋白通过阻滞 STATs 与 DNA 结合，或作为共同阻遏蛋白抑制 STAT 调控的基因转录而发挥作用[73]，PTPs 去磷酸化 JAKs 并阻滞 STAT 激活[76]。JAK/STAT 信号通路以负反馈的方式严格控制正常细胞中的信号输出。

三、髓样细胞介导的免疫抑制中 JAK/STAT3 信号通路的改变

虽然最初发现 STATs 是源于它们在细胞因子信号通路中重要而高度调控的生理作用，但现已公认 STAT3 的活化同样是肿瘤发生和发展的中心事件[27-28,77]。在大多数实体肿瘤（包括乳腺癌、结肠癌、卵巢癌、前列腺癌和黑色素瘤，以及一些血液恶性肿瘤，包括白血病、多发性骨髓瘤和淋巴瘤）中都发现 STAT3 异常活化[27-28]。肿瘤细胞中 STAT3 持续活化调节抗细胞凋亡、促血管生成、促转移和抗炎因子的产生。各种细胞因子和生长因子，包括 IL-6、IL-10、IL-17、IL-23、LIF、VEGF 和许多其他因子，可激活 STAT3[27-28]。活化的 STAT3 可诱导这些因子和其他促癌因子的表达，通过前馈回路导致肿瘤微环境中持续的 STAT3 活化。在这一背景下，肿瘤细胞中 STAT3 表达导致其他肿瘤相关基质细胞中 STAT3 活化，包括内皮细胞、成纤维细胞和浸润的免疫细胞[27-28,30]（图 25.1）。第一个明确涉及肿瘤相关炎症中 STAT3 活化的研究提示，抑制肿瘤细胞中

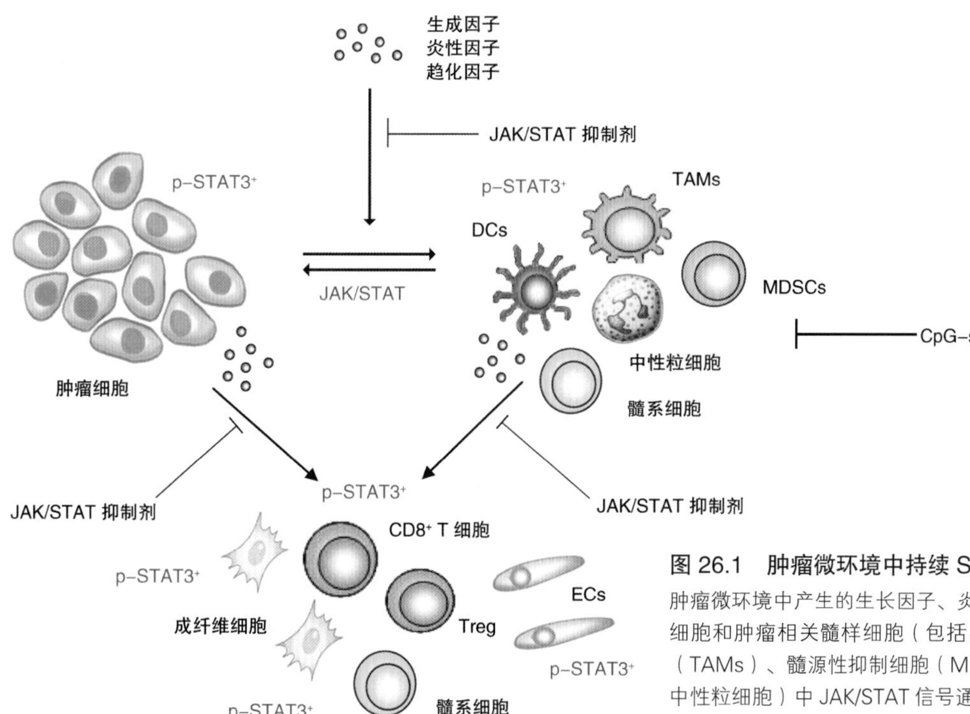

图 26.1 肿瘤微环境中持续 STAT3 活化有利于肿瘤进展

肿瘤微环境中产生的生长因子、炎性细胞因子和趋化因子激活肿瘤细胞和肿瘤相关髓样细胞（包括，但不限于，肿瘤相关巨噬细胞（TAMs）、髓源性抑制细胞（MDSCs）、树突状细胞（DCs）和中性粒细胞）中 JAK/STAT 信号通路。肿瘤细胞、髓样细胞和许多间质细胞类型（如成纤维细胞、内皮细胞和其他肿瘤相关免疫细胞）之间串扰，产生肿瘤微环境中持久 STAT3 活化和免疫抑制。通过靶向肿瘤细胞和肿瘤相关基质细胞，特别是应用 CpG-siRNA 特异性靶向髓样细胞中 STAT3 信号通路，抑制 JAK/STAT 信号的治疗策略，产生了有效的抗肿瘤作用和抗肿瘤免疫。

STAT3 能诱导如 IL-6、RANTES 和 CXCL10 促炎因子的表达，通过调控固有免疫和获得性免疫引起有效的抗肿瘤免疫应答[34]。肿瘤细胞中持续活化的 STAT3 与肿瘤相关髓样细胞相互作用，从而形成一种免疫抑制性的肿瘤微环境[34]。因此，肿瘤细胞和髓样细胞中持续激活的 JAK/STAT3 信号相互上调，产生一个有利于肿瘤发展的有效抗炎微环境[27-28, 30]。

"肿瘤相关髓样细胞"涵盖在不同肿瘤模型中被招募的、具有不同功能的、不同亚群的免疫细胞。它们包括但不限于肿瘤相关巨噬细胞（TAMs）、髓源性抑制细胞（MDSCs）、树突状细胞（DCs）、中性粒细胞、肥大细胞和嗜酸性粒细胞[1, 3, 78-79]。抑制性髓样细胞被认为在调节肿瘤免疫逃避、促进肿瘤生长和转移中起关键作用[3, 7, 9, 80]。最近已经证实 JAK/STAT 信号通路是介导髓样细胞的免疫抑制作用的关键介质[27-28]。作为许多实体瘤中最丰富的免疫细胞亚群之一，TAMs 的招募是由几个 STAT3 调控的细胞因子和趋化因子介导的，包括巨噬细胞 - 集落刺激因子（M-CSF）、趋化因子（C-C motif）配体 2（CCL2）、IL-1β，趋化因子（C-X-C motif）配体 12（CXCL12）及其他因子[1, 81-82]。根据调控肿瘤中 M1/M2 偏移的不同基因表达谱和关键机制，TAMs 通常分为杀瘤性（M1）或促瘤性（M2）两个亚型[78]。在 JAK/STAT 信号通路中，特别是 STAT3、STAT6 和 STAT1 通路可严格地调控髓样细胞表型[28, 83-85]。M2 TAMs 表达大量 STAT3 调控的基因，包括促血管生成和促转移因子，如血管内皮生长因子（VEGF）、HIF1α、基质金属蛋白酶 MMP-2 和 MMP-9，以及抑制细胞毒性 T 细胞应答的 IL-10 和 PGE_2[1, 24, 27-28]。M-CSF、IL-6 和 IL-10 还以 STAT3 依赖的方式调控 M2 标记物 DC-SIGN，引起 TAMs 的免疫抑制特性[86]。

髓样细胞特异的 STAT3 影响免疫抑制性肿瘤微环境的直接证据是来自造血系统中一定条件下 STAT3 基因失活的研究[33, 87]。引人注目的是，抑制 STAT3 能够增强多种髓样细胞亚群的抗肿瘤作用，并通过多种机制增强细胞毒性 T 细胞的抑瘤作用[33]。髓样细胞特异性缺失 STAT3 还增强了 DCs 的成熟和功能，诱导溶细胞性中性粒细胞和自然杀伤（NK）细胞，抑制 $Foxp3^+$ 调节性 T 细胞（Tregs）的肿瘤浸润。值得注意的是，STAT3 诱导 TAMs 介导的重要促肿瘤细胞因子 IL-23 的表达，增加 Treg 细胞的数量，并抑制肿瘤相关 DCs 中 NF-κB 依赖性关键促炎细胞因子 IL-12 的产生，抑制抗肿瘤免疫[36]。在最新的一项研究中，肿瘤细胞和肿瘤相关的髓样细胞中 STAT3 活化能调控神经鞘氨醇 -1- 磷酸化受体 -1（S1PR1）表达，这是肿瘤中 STAT3 持续活化所必需的[88]。抑制髓样细胞中的 S1PR1，可增强抗肿瘤免疫应答，伴有促炎因子 IFN-γ 表达升高，抑制肿瘤生长和转移[88]。总之，这些研究明确地阐明了靶向肿瘤相关髓样细胞中 STAT3 信号轴可以通过多因素调控引起实体瘤中的抗肿瘤免疫。

髓样细胞介导的免疫抑制主要由 MDSCs 控制。MDSCs 是一个具有高度异质性的、不成熟髓样细胞群，由单核细胞（MO-MDSC）和多形核细胞（PMN-MDSC）组成[4, 10, 79, 89-91]。MDSCs 从骨髓（BM）中扩增和迁移。在人和小鼠模型中，其在血液、脾脏和肿瘤中的水平异常升高[10, 92-93]。MDSCs 通过增加精氨酸酶 1（Arg1）、诱导型一氧化氮（iNOS）、活性氧（ROS）以及其他免疫抑制因子的表达，强烈抑制淋巴组织和肿瘤区域 T 细胞的活化和增殖[4-5, 10, 17]。最近的研究显示，JAK/STAT 信号通路能调控肿瘤中 MDSCs 的扩增和抑制[28, 33, 94]。重要的是，恶性黑色素瘤或肾细胞癌患者的循环 MDSCs 表现出更高的 STAT3 活性，其免疫抑制特性依赖 JAK/STAT3 信号通路[95-96]。参与全身 MDSCs 的聚集和招募到肿瘤部位的关键信号介质包括干细胞因子（SCF、KIT 配体）、M-CSF、CCL2、COX-2 和 CXCL12，其中许多是 STAT3 靶基因[97-101]。STAT3 还调控 MDSCs 中髓样相关蛋白 S100A8 和 S100A9 的表达，是荷瘤小鼠中招募 MDSCs 和抑制其活性的关键促炎因子[102-103]。值得注意的是，造血细胞中 S100A9 过表达，导致了荷瘤小鼠中 DCs 分化和功能缺陷、MDSCs 扩增和 ROS 介导的活性抑制，这种表型与 STAT3 抑制的作用一致[103]。进一步的研究结果还提示，STAT3 直接调控 NADPH 氧化酶（NOX2）转录活性，NOX2 可能负责 MDSCs 中 ROS 产生[104]。

尚有其他关键途径参与了肿瘤相关 MDSCs 免疫抑制特性的调控。例如，STAT3 转录和翻译后调控的 HIF1α[105-106]，通过增加 MDSCs 中 Arg1 和 iNOS 的表达，成为肿瘤微环境中髓样细胞功能的重要调节剂[107]。有趣的是，最近有证据表明肿瘤来源的外泌体是一种肿瘤细胞以信号逆转和细胞 - 细胞交流为目的通过胞吐途径分泌的小微泡，它也调节 MDSCs 的抑制作用[108]。事实上，外泌体相关热休克蛋白 72（Hsp72），通过 TLR2 促进自分泌 IL-6，进而激活 MDSCs 中 STAT3。最近通过有关微小 RNA（miRNA）介导的免疫调节作用研究已经找到控制 STAT3 调控 MDSCs 功能的特定 miRNA。肿瘤浸润性 MDSCs 中表达下调的 miR-17-5p 和 miR-20a，阻滞 STAT3 的表达和 STAT3 诱导的 ROS 和过氧化氢（H_2O_2）的产生，并伴随 MDSCs 的抑制性[109]。总的来说，这些研究表明多条重要的信号通路汇集于 STAT3 来调节髓样细胞介导的免疫抑制。

髓样细胞通过在未来肿瘤转移区域或在转移前微环境中异常积聚，促进播散的肿瘤细胞归巢，导致肿瘤进展[110-112]。这些髓样细胞在未来转移的特定区域（即肺）形成集群，并与其他细胞类型相互作用，包括成纤维细胞、内皮细胞和其他免疫细胞[113-114]。髓样细胞通过几个已知的肿瘤诱导途径招募到这些区域，包括 S100A8/A9，赖氨酰氧化酶（LOX）、纤连蛋白（FN）和 MMP-9[112, 115-116]。最近的研究表明，髓样细胞中持续 STAT3 活化通过调节促生存，抗细胞凋亡和促转移因子，为播散的肿瘤细胞将来到达做好准备。此外，肿瘤相关髓样细胞需要 STAT3 来表达 IL-10、FN、COX-2 和 ARG1，而这些基因往往都参与免疫抑制[10]。因此，即使先于肿瘤细胞到达，髓样细胞中的 STAT3 可能抑制抗肿瘤免疫反应[117]。然而，人们需要进一步研究以便更好地揭示髓样细胞介导的免疫抑制在不利微环境中对肿瘤细胞生存和建立的作用，如血液、淋巴循环或将来转移部位。

DCs 是有效的抗原呈递细胞（APCs），位于先天性和获得性细胞应答的交叉点，以进行有效的肿瘤识别和抗肿瘤免疫[118-119]。肿瘤中 DCs 功能缺陷被广泛认为是肿瘤免疫逃逸的主要机制，表现为肿瘤浸润 DCs 的成熟缺陷、无法激活 T 细胞[120-123]。正常 DCs 的发育和功能需要不同 JAK/STAT 信号通路成员通过不同的分子机制参与完成[120]。例如，正常 DCs 分化需要通过 STAT3 的 IL-6 信号；而抑制 STAT3 能提高抗原特异性 T 细胞应答[124]。最近研究还发现肿瘤中 DCs 招募和功能有 STAT3 信号参与，包括几个 STAT3 调节基因，如 CXCL12、VEGF、肝细胞生长因子（HGF）和 CXCL8[120]。虽然 STAT3 的表达在正常 DCs 分化过程中被下调，但肿瘤中 STAT3 活性仍然升高，从而阻止肿瘤中 DCs 成熟[94,125]。STAT3 活化高度升高的 DCs 表现未成熟表型为主，伴协同刺激分子（即 CD80 和 CD86）表达下降，及 MHC Ⅰ表达下调导致的抗原呈递能力缺陷[125]。后来的研究进一步证实了实体瘤 DCs 功能中 STAT3 影响；敲除 STAT3 能有效地诱导 DCs 成熟，并提高 T 细胞介导的抗肿瘤免疫的抗原呈递[33-34,126]。

与 STAT3 一样，其他 STAT 蛋白通过不同的机制在各种髓样细胞亚群中发挥重要作用。例如，Th2 细胞因子 IL-4 和 IL-13，信号通过 STAT6，有效地调控 TAMs 中免疫抑制标记物 Retnla、Chi313 和 Arg1 的表达[127-129]。IL-4/STAT6 信号通过调控 H3K27 去甲基化酶（Jumonji domain containing 3, Jmjd3）的表达参与 M1/M2 型巨噬细胞表型形成的表观遗传学改变[130]。Jmjd3 表达导致 Retnla、Chi313 和 Arg1 启动子区的去甲基化从而增加在巨噬细胞中表达。STAT6 活化通过调节免疫抑制因子 TGF-β、Arg1 和 iNOS，成为 MDSCs 生存及发挥抑制性能所必须的条件[10,131-132]。通过比较，M1 型巨噬细胞表达高水平促炎因子，如 TNF-α 和 IL-12，促进抗肿瘤性过继性免疫。M1 型巨噬细胞在很大程度上依赖 NF-κB 和 STAT1 信号通路来调节 IFN-γ、iNOS 和促炎因子的产生，通过 STAT3 对抗促炎基因表达的负调控[79]。相反，一些研究也表明 STAT1 在 M2 型巨噬细胞表型中和髓样细胞抑制介导的 T 细胞应答中的重要作用[84]。因此，了解髓样细胞不同分化阶段中 JAK/STAT 信号的复杂性将不断阐明 JAK/STAT 在调控癌症相关免疫应答中新的调节机制，直接影响未来抗癌治疗的发展。

四、靶向髓样细胞中 JAK/STAT3 信号通路

调控微环境的治疗策略最近强调 JAK/STAT3 信号通路是肿瘤免疫治疗的重要靶点。基因敲除研究表明，STAT3 在调控有效阻止抗肿瘤免疫应答的炎性细胞因子和免疫抑制因子中起关键作用[27-28,33]。然而，由于缺乏自身酶活性，很难直接靶向 STAT3，因而大量的研究都集中在抑制 STAT3 上游信号活化剂。由于 STAT3 是肿瘤中很多活化的受体酪氨酸激酶汇集点，多靶点小分子受体酪氨酸激酶（RTK）抑制剂已被证明能够抑制 STAT3 活性和促进免疫反答。例如，RTK 抑制剂舒尼替尼是通过抑制 STAT3 而抑制肿瘤细胞增殖，同样能够有效阻止 MDSCs 扩展，并伴随 STAT3 活性和 STAT3 调控基因表达的下调[133]。使用舒尼替尼治疗转移性肾细胞癌（RCC）可有效地阻滞全身 MDSCs 累积，与 Tregs 减少和促炎 IFN-γ 产生增加相关[134]。其他 RTK 抑制剂，包括索拉非尼和伊马替尼，已被证明能够抑制 STAT3 活化，还抑制 MDSCs 和 Tregs 群[11,135-137]，但这些化合物是否是通过阻滞 STAT3 而抑制 MDSCs 集聚和发挥抑制功能仍有待探讨。虽然这些 RTK 抑制剂通过抑制上游受体靶向 STAT3，但这些药物的混杂性已经吸引研发更多的靶向策略，特异性阻滞肿瘤中 JAK/STAT 信号通路。

在过去的十多年里，JAK 抑制剂已经表现出有效的抗肿瘤作用，最近被证明可调控肿瘤微环境，有利于抗肿瘤免疫。最初描述的 JAK 抑制剂 AG490 联合 IL-12 为基础的免疫治疗能够增强抗肿瘤免疫[138]。G490 相关类似物 WP1066，同样在多种肿瘤中显示出显著的抗肿瘤作用，增强细胞毒性 T 细胞[139,141]。虽然对 AG490 在髓样细胞中 JAK/STAT

激活的精确免疫调节作用尚未确定，但临床前研究已表明，STAT3 调控的几个重叠途径，可能是 AG490 的主要靶标[139-141]。还值得指出的是，AG490 抑制了其他 STATs，包括 STAT1 和 STAT5，也许进一步解释了该化合物的总体疗效。

更多 JAK/STAT3 信号通路特异性抑制剂最近已在临床前模型进行评估。JSI-124 是葫芦素类化合物的一个成员，能够阻滞 JAK2/STAT3 活化，抑制肿瘤生长[142]。尽管对 JSI-124 抑制 JAK2/STAT3 的确切分子机制尚有争论，例如该化合物也促进 SHP-1 和 SHP-2 蛋白酪氨酸磷酸酶活性[120]。但 JSI-124 表现出很强的免疫调节作用，增强肿瘤相关 DCs 分化，提高 MHC Ⅱ类表达和抗原特异性 T 细胞的活化[94，126]。JSI-124 除了影响 DCs 功能外，还在体内抑制肿瘤相关 MDSCs。单独或联合 DCs 为基础的免疫治疗方案表现出很强的抗肿瘤作用[94]。在脑胶质瘤原位模型中，JSI-124 通过促进 DCs 成熟和肿瘤特异性 T 细胞迁移而提高过继性 T 细胞治疗的疗效[143]。在黑色素瘤模型中，JSI-124 增强免疫刺激分子 CpG 的抗肿瘤作用，其信号是通过 TLR9 介导的[144]。姜黄素是姜黄的一个主要成分，通过靶向肿瘤细胞 JAK/STAT3 信号通路，具有很强的抗肿瘤活性，从而促进细胞凋亡和抑制迁移[145-146]。最近的一项研究表明，通过抑制 STAT3 促进 M1 表型[147]，姜黄素阻滞肿瘤和脾脏 MDSCs 积聚。这些研究结果强化了靶向 JAK 能够抑制 STAT3 功能，去除抗肿瘤免疫抑制的证据。

最近新发现的选择性 JAK 激酶抑制剂 AZD1480 的临床研究目前正在进行之中。在临床前模型中，抑制 JAK/STAT3 信号通路已经显示出显著的抗肿瘤作用[148]。在免疫活性荷瘤小鼠中，AZD1480 抑制肿瘤相关髓样细胞的积聚，包括 MDSCs、阻滞 VEGF 和 IL-1β 等几种促癌因子的表达[149]。然而，AZD1480 是否废除 MDSCs 功能并增强抗肿瘤免疫应答仍有待全面评估。临床试验目前正在评估单独 AZD1480 或联合化疗。它是人体肿瘤体内治疗测试的第一个特异性 JAK/STAT 抑制剂。在这种背景下，人们需进一步阐明 JAK/STAT 抑制剂对髓样细胞介导的免疫抑制的影响，明确它在与其他基于免疫或传统治疗方法相结合的治疗中所起的作用很重要。

随着相关研究的深入，临床上开始出现一些聚焦于免疫为基础治疗的转化研究以达到长期阻滞肿瘤细胞生长和转移的目的。髓样细胞 STAT3 活化对肿瘤过继性免疫应答有巨大影响，可促进免疫抑制微环境可能对过继性 T 细胞治疗方法的成功产生不利影响。最近研究证实，在用 T 细胞治疗的黑色素瘤模型中，髓样细胞中 STAT3 抑制了抗肿瘤过继免疫，敲除 STAT3 基因增强了转移性 T 细胞的功能[150]。在 DCs 为基础的免疫治疗的小鼠模型中，在输入细胞之前抑制 DCs 中 STAT3 表达，会引起抗肿瘤免疫应答的增强[151]。针对 HER-2 阳性乳腺癌的 HER-2 DNA 疫苗治疗联合使用 STAT3 抑制剂会增强疗效[152]。在后者的报告中，研究人员将 STAT3 抑制剂 CDDO-Im 封装在新型纳米脂质体内，使之能特异性地靶向肿瘤微环境；该脂质体药与 HER-2 DNA 疫苗联合使用可显著延长患者的无瘤生存期、改善髓样细胞与 T 细胞的抗瘤功能。

阐明抗肿瘤免疫应答的复杂性将最终推动免疫治疗方法获得成功。例如，TLR9 激动剂 CpG 已显示出能诱导一系列固有免疫和适应性免疫介质的能力，临床前和临床评估已显示其明确的抗肿瘤免疫[153-154]。然而，TLR9 活化同样激活 STAT3，因而抑制靶向 TLR9

的激动剂为基础的免疫治疗方法的全部潜力[155]。最近，研究人员已开发了一种新的siRNA传递策略，基于TLR9表达免疫细胞的CPG靶向，包括髓样细胞，引起有效的抗肿瘤免疫应答[156]。用CpG-STAT3 siRNA治疗荷瘤动物强烈抑制TAMs和DCs中STAT3的活化，伴随着DCs产生促炎症细胞因子增加，中性粒细胞功能增强和抗肿瘤获得性免疫明显升高。小鼠黑色素瘤模型中，CpG-STAT3 siRNA治疗还被用于联合过继性T细胞治疗，表现出细胞毒性T细胞功能改善和Treg浸润减少[150]。

这种技术已经扩展到抑制STAT3持续活化的关键介质，包括S1PR1[88]。CpG-S1PR1 siRNA通过抑制肿瘤相关髓样细胞中S1PR1诱导的STAT3活化，显示出明显的抑制肿瘤生长和转移作用，这与增加促炎介质，如IFN-γ，以及减少促癌因子IL-6和IL-1β有关。髓样聚集和转移前其中免疫抑制因子的表达，同样被CpG-S1PR1 siRNA强烈抑制，表明直接靶向阻滞髓样细胞CpG-S1PR1信号通路可以阻滞免疫抑制、肿瘤生长、转移前微环境和转移[117]。CpG-siRNA转染技术很容易开发，以应用于其他JAK/STAT家族成员以及新发现的参与肿瘤诱导的免疫抑制的JAK/STAT调节的信号分子。这里值得一提的是，这些研究已在小鼠模型中进行，优化这种技术以应用于人类还有很多工作要做。然而，JAK/STAT3活化的抑制剂通过逆转免疫抑制、建立强大的抗肿瘤免疫应答，在临床前治疗评价中全面显现出治疗实体瘤的前景。

五、小结

尽管对于驱动肿瘤产生促炎症和抗肿瘤免疫缺陷的分子介质谱仍有待于全面分析，但已经公认，肿瘤相关髓样细胞是形成免疫抑制肿瘤微环境和促进肿瘤发展的中枢细胞成分。JAK/STAT信号通路，特别是STAT3，最近被发现与抗肿瘤免疫抑制和各种免疫细胞的促癌功能相联系。STAT3在肿瘤相关髓样细胞中高度活化，升高的STAT3水平诱导不同抑制抗肿瘤免疫的免疫抑制和促转移因子的表达，支持肿瘤生长，促进转移扩散。虽然需要更深入的机制研究来充分认可JAK/STAT3在特殊肿瘤中调控抗肿瘤免疫应答的影响，但有效抑制髓样细胞中这条信号通路的治疗方法对肿瘤免疫治疗可能产生深远的影响。

参考文献

[1] Mantovani A, Schioppa T, Porta C, et al. Role of tumor-associated macrophages in tumor progression and invasion. Cancer Metastasis Rev, 2006, 25(3):315 - 322.

[2] Marigo I, Dolcetti L, Serafini P, et al. Tumor-induced tolerance and immune suppression by myeloid derived suppressor cells. Immunol Rev, 2008, 222:162 - 179.

[3] Murdoch C, Muthana M, Coffelt SB, et al. The role of myeloid cells in the promotion of tumour angiogenesis. Nat Rev, 2008, 8(8):618 - 631.

[4] Ostrand-Rosenberg S. Myeloid-derived suppressor cells: more mechanisms for inhibiting antitumor immunity. Cancer Immunol Immunother, 2010, 59(10):1593 - 1600.

[5] Serafini P, Borrello I, Bronte V. Myeloid suppressor cells in cancer: recruitment, phenotype, properties, and mechanisms of immune suppression. Semin Cancer Biol, 2006, 16(1):53 - 65.

[6] Solinas G, Germano G, Mantovani A, et al. Tumor-associated macrophages (TAM) as major players of the cancer-related inflammation. J Leukoc Biol, 2009, 86(5):1065 - 1073.

[7] Condeelis J, Pollard JW. Macrophages: obligate partners for tumor cell migration, invasion, and metastasis. Cell,

2006 Jan 27, 124(2):263 - 266.
[8] Joyce JA, Pollard JW. Microenvironmental regulation of metastasis. Nat Rev, 2009, 9(4):239 - 252.
[9] Qian BZ, Pollard JW. Macrophage diversity enhances tumor progression and metastasis. Cell, 2010, 141(1):39 - 51.
[10] Gabrilovich DI, Nagaraj S. Myeloid-derived suppressor cells as regulators of the immune system. Nat Rev Immunol, 2009, 9(3):162 - 174.
[11] Lee H, Pal SK, Reckamp K, et al. STAT3: a target to enhance antitumor immune response. Curr Top Microbiol Immunol, 2012, 344:41 - 59.
[12] Leek RD, Lewis CE, Whitehouse R, et al. Association of macrophage infiltration with angiogenesis and prognosis in invasive breast carcinoma. Cancer Res, 1996, 56(20):4625 - 4629.
[13] Takanami I, Takeuchi K, Kodaira S. Tumor-associated macrophage infiltration in pulmonary adenocarcinoma: association with angiogenesis and poor prognosis. Oncology, 1999, 57(2):138 - 142.
[14] Ikemoto S, Yoshida N, Narita K, et al. Role of tumor-associated macrophages in renal cell carcinoma. Oncol Rep, 2003, 10(6):1843 - 1849.
[15] Jensen TO, Schmidt H, Moller HJ, et al. Macrophage markers in serum and tumor have prognostic impact in American Joint Committee on Cancer stage I/II melanoma. J Clin Oncol, 2009, 27(20):3330 - 3337.
[16] Bigotti G, Coli A, Castagnola D. Distribution of Langerhans cells and HLA class II molecules in prostatic carcinomas of different histopathological grade. Prostate, 1991, 19(1):73 - 87.
[17] Ostrand-Rosenberg S, Sinha P. Myeloid-derived suppressor cells: linking inflammation and cancer. J Immunol, 2009, 182(8):4499 - 4506.
[18] Filipazzi P, Huber V, Rivoltini L. Phenotype, function and clinical implications of myeloid-derived suppressor cells in cancer patients. Cancer Immunol Immunother, 2012, 61(2):255 - 263.
[19] Filipazzi P, Valenti R, Huber V, et al. Identification of a new subset of myeloid suppressor cells in peripheral blood of melanoma patients with modulation by a granulocyte-macrophage colony-stimulation factor-based antitumor vaccine. J Clin Oncol, 2007, 25(18):2546 - 2553.
[20] Montero AJ, Diaz-Montero CM, Kyriakopoulos CE, et al. Myeloid-derived suppressor cells in cancer patients: a clinical perspective. J Immunother, 2012, 35(2):107 - 15.
[21] Nardin A, Abastado JP. Macrophages and cancer. Front Biosci, 2008, 13:3494 - 3505.
[22] Noonan DM, De Lerma Barbaro A, et al. Inflammation, inflammatory cells and angiogenesis: decisions and indecisions. Cancer Metastasis Rev, 2008, 27(1):31 - 40.
[23] Pollard JW. Trophic macrophages in development and disease. Nat Rev Immunol, 2009, 9(4):259 - 270.
[24] Sica A, Schioppa T, Mantovani A, et al. Tumour-associated macrophages are a distinct M2 polarised population promoting tumour progression: potential targets of anticancer therapy. Eur J Cancer, 2006, 42(6):717 - 727.
[25] Sinha P, Clements VK, Miller S, et al. Tumor immunity: a balancing act between T cell activation, macrophage activation and tumor-induced immune suppression. Cancer Immunol Immunother, 2005, 54(11):1137 - 1142.
[26] Movahedi K, Guilliams M, Van den Bossche J, et al. Identification of discrete tumor-induced myeloid-derived suppressor cell subpopulations with distinct T cell-suppressive activity. Blood, 2008, 111(8):4233 - 4244.
[27] Yu H, Kortylewski M, Pardoll D. Crosstalk between cancer and immune cells: role of STAT3 in the tumour microenvironment. Nat Rev Immunol, 2007, 7(1):41 - 51.
[28] Yu H, Pardoll D, Jove R. STATs in cancer inflammation and immunity: a leading role for STAT3. Nat Rev, 2009, 9(11):798 - 809.
[29] Aggarwal BB, Kunnumakkara AB, Harikumar KB, et al. Signal transducer and activator of transcription-3, inflammation, and cancer: how intimate is the relationship? Ann NY Acad Sci, 2009, 1171:59 - 76.
[30] Kortylewski M, Yu H. Role of STAT3 in suppressing antitumor immunity. Curr Opin Immunol, 2008, 20(2):228 - 233.
[31] Kortylewski M, Yu H. STAT3 as a potential target for cancer immunotherapy. J Immunother, 2007, 30(2):131 - 139.
[32] Shuai K, Liu B. Regulation of JAK-STAT signalling in the immune system. Nat Rev Immunol, 2003, 3(11):900 - 911.
[33] Kortylewski M, Kujawski M, Wang T, et al. Inhibiting STAT3 signaling in the hematopoietic system elicits multicomponent antitumor immunity. Nat Med, 2005, 11(12):1314 - 1321.
[34] Wang T, Niu G, Kortylewski M, et al. Regulation of the innate and adaptive immune responses by STAT-3 signaling in tumor cells. Nat Med, 2004, 10(1):48 - 54.
[35] Kujawski M, Kortylewski M, Lee H, et al. STAT3 mediates myeloid cell-dependent tumor angiogenesis in mice. J Clin Invest, 2008, 118(10):3367 - 3377.
[36] Kortylewski M, Xin H, Kujawski M, et al. Regulation of the IL-23 and IL-12 balance by STAT3 signaling in the tumor microenvironment. Cancer cell, 2009, 15(2):114 - 123.

[37] Darnell Jr JE, Kerr IM, Stark GR. JAK–STAT pathways and transcriptional activation in response to IFNs and other extracellular signaling proteins. Science, 1994, 264(5164):1415 - 1421.
[38] Bromberg J, Darnell Jr JE. The role of STATs in transcriptional control and their impact on cellular function. Oncogene, 2000, 19(21):2468 - 2473.
[39] Shuai K, Stark GR, Kerr IM, et al. A single phosphotyrosine residue of STAT91 required for gene activation by interferon–gamma. Science, 1993, 261(5129):1744 - 1746.
[40] Darnell Jr JE. STATs and gene regulation. Science, 1997, 277(5332):1630 - 1635.
[41] Levy DE, Darnell Jr JE. STATs: transcriptional control and biological impact. Nat Rev Mol Cell Biol, 2002, 3(9):651 - 662.
[42] Yu CL, Meyer DJ, Campbell GS, et al. Enhanced DNA–binding activity of a STAT3–related protein in cells transformed by the Src oncoprotein. Science, 1995, 269(5220):81 - 83.
[43] Turkson J, Bowman T, Garcia R, et al. STAT3 activation by Src induces specific gene regulation and is required for cell transformation. Mol Cell Biol, 1998, 18(5):2545 - 2552.
[44] de Groot RP, Raaijmakers JA, Lammers JW, et al. STAT5 activation by BCR–Abl contributes to transformation of K562 leukemia cells. Blood, 1999, 94(3):1108 - 1112.
[45] Hilbert DM, Migone TS, Kopf M, et al. Distinct tumorigenic potential of abl and raf in B cell neoplasia: abl activates the IL–6 signaling pathway. Immunity, 1996, 5(1):81 - 89.
[46] Lee H, Deng J, Xin H, et al. A requirement of STAT3 DNA binding precludes Th–1 immunostimulatory gene expression by NFkappaB in tumors. Cancer Res, 2011, 71(11):3772 - 3780.
[47] Grivennikov SI, Karin M. Dangerous liaisons: STAT3 and NFkappaB collaboration and crosstalk in cancer. Cytokine Growth Factor Rev, 2010, 21(1):11 - 19.
[48] Cella N, Groner B, Hynes NE. Characterization of STAT5a and STAT5b homodimers and heterodimers and their association with the glucocortiocoid receptor in mammary cells. Mol Cell Biol, 1998, 18(4):1783 - 1792.
[49] Stocklin E, Wissler M, Gouilleux F, et al. Functional interactions between STAT5 and the glucocorticoid receptor. Nature, 1996, 383(6602):726 - 728.
[50] Yang J, Stark GR. Roles of unphosphorylated STATs in signaling. Cell Res, 2008, 18(4):443 - 451.
[51] Yang J, Liao X, Agarwal MK, et al. Unphosphorylated STAT3 accumulates in response to IL–6 and activates transcription by binding to NFkappaB. Genes Dev, 2007, 21(11):1396 - 1408.
[52] Yang J, Chatterjee–Kishore M, Staugaitis SM, et al. Novel roles of unphosphorylated STAT3 in oncogenesis and transcriptional regulation. Cancer Res, 2005, 65(3):939 - 947.
[53] Yuan ZL, Guan YJ, Chatterjee D, et al. STAT3 dimerization regulated by reversible acetylation of a single lysine residue. Science, 2005, 307(5707):269 - 273.
[54] Zhang JJ, Vinkemeier U, Gu W, et al. Two contacTregions between STAT1 and CBP/p300 in interferon gamma signaling. Proceedings of the National Academy of Sciences of the United States of America, 1996, 93(26):15092 - 15096.
[55] Bhattacharya S, Eckner R, Grossman S, et al. Cooperation of STAT2 and p300/CBP in signalling induced by interferon–alpha. Nature, 1996, 383(6598):344 - 347.
[56] Lee H, Herrmann A, Deng JH, et al. Persistently activated STAT3 maintains constitutive NfkappaB activity in tumors. Cancer cell, 2009, 15(4):283 - 293.
[57] Teng TS, Lin B, Manser E, et al. STAT3 promotes directional cell migration by regulating Rac1 activity via its activator betaPIX. J Cell Sci, 2009, 122(Pt 22):4150 - 4159.
[58] Xie B, Zhao J, Kitagawa M, et al. Focal adhesion kinase activates STAT1 in integrin–mediated cell migration and adhesion. J Biol Chem, 2001, 276(22):19512 - 19523.
[59] Silver DL, Naora H, Liu J, et al. Activated signal transducer and activator of transcription (STAT) 3: localization in focal adhesions and function in ovarian cancer cell motility. Cancer Res, 2004, 64(10):3550 - 3558.
[60] Ng DC, Lin BH, Lim CP, et al. STAT3 regulates microtubules by antagonizing the depolymerization activity of stathmin. J Cell Biol, 2006, 172(2):245 - 257.
[61] Verma NK, Dourlat J, Davies AM, et al. STAT3–stathmin interactions control microtubule dynamics in migrating T–cells. J Biol Chem, 2009, 284(18):12349 - 12362.
[62] Meraz MA, White JM, Sheehan KC, et al. Targeted disruption of the STAT1 gene in mice reveals unexpected physiologic specificity in the JAK–STAT signaling pathway. Cell, 1996, 84(3):431 - 442.
[63] Durbin JE, Hackenmiller R, Simon MC, et al. Targeted disruption of the mouse STAT1 gene results in compromised innate immunity to viral disease. Cell, 1996, 84(3):443 - 450.
[64] Park C, Li S, Cha E, et al. Immune response in STAT2 knockout mice. Immunity, 2000, 13(6):795 - 804.
[65] Takeda K, Noguchi K, Shi W, et al. Targeted disruption of the mouse STAT3 gene leads to early embryonic lethality. Proceedings of the National Academy of Sciences of the United STATes of America, 1997, 94(8):3801 - 3804.

[66] Levy DE, Lee CK. What does STAT3 do? J Clin Invest, 2002, 109(9):1143 - 1148.

[67] Takeda K, Tanaka T, Shi W, et al. Essential role of STAT6 in IL-4 signalling. Nature, 1996, 380(6575):627 - 630.

[68] Kaplan MH, Schindler U, Smiley ST, et al. STAT6 is required for mediating responses to IL-4 and for development of Th2 cells. Immunity, 1996, 4(3):313 - 319.

[69] Kaplan MH, Sun YL, Hoey T, et al. Impaired IL-12 responses and enhanced development of Th2 cells in STAT4-deficient mice. Nature, 1996, 382(6587):174 - 177.

[70] Teglund S, McKay C, Schuetz E, et al. STAT5a and STAT5b proteins have essential and nonessential, or redundant, roles in cytokine responses. Cell, 1998, 93(5):841 - 850.

[71] Wei L, Laurence A, O' Shea JJ. New insights into the roles of STAT5a/b and STAT3 in T cell development and differentiation. Semin Cell Dev Biol, 2008, 19(4):394 - 400.

[72] Shuai K. Modulation of STAT signaling by STAT- interacting proteins. Oncogene, 2000, 19(21):2638 - 2644.

[73] Shuai K. Regulation of cytokine signaling pathways by PIAS proteins. Cell Res, 2006, 16(2):196 - 202.

[74] Yoshimura A, Naka T, Kubo M. SOCS proteins, cytokine signaling and immune regulation. Nat Rev Immunol, 2007, 7(6):454 - 465.

[75] Kubo M, Hanada T, Yoshimura A. Suppressors of cytokine signaling and immunity. Nat Immunol, 2003, 4(12):1169 - 1176.

[76] Xu D, Qu CK. Protein tyrosine phosphatases in the JAK/STAT pathway. Front Biosci, 2008, 13:4925 - 4932.

[77] Bromberg J. STAT proteins and oncogenesis. J Clin Invest, 2002, 109(9):1139 - 1142.

[78] Gordon S, Martinez FO. Alternative activation of macrophages: mechanism and functions. Immunity, 2010, 32(5):593 - 604.

[79] Sica A, Bronte V. Altered macrophage differentiation and immune dysfunction in tumor development. J Clin Invest, 2007, 117(5):1155 - 1166.

[80] Solinas G, Marchesi F, Garlanda C, et al. Inflammation-mediated promotion of invasion and metastasis. Cancer Metastasis Rev, 2010, 29(2):243 - 248.

[81] Mantovani A, Savino B, Locati M, et al. The chemokine system in cancer biology and therapy. Cytokine Growth Factor Rev, 21(1):27 - 39.

[82] Murdoch C, Giannoudis A, Lewis CE. Mechanisms regulating the recruitment of macrophages into hypoxic areas of tumors and other ischemic tissues. Blood, 2004, 104(8):2224 - 2234.

[83] Biswas SK, Gangi L, Paul S, et al. A distinct and unique transcriptional program expressed by tumor-associated macrophages (defective NFkappaB and enhanced IRF-3/STAT1 activation). Blood, 2006, 107(5):2112 - 2122.

[84] Kusmartsev S, Gabrilovich DI. STAT1 signaling regulates tumor-associated macrophage-mediated T cell deletion. J Immunol, 2005, 174(8):4880 - 4891.

[85] Bronte V, Serafini P, De Santo C, et al. IL-4-induced arginase 1 suppresses alloreactive T cells in tumor-bearing mice. J Immunol, 2003, 170(1):270 - 278.

[86] Dominguez-Soto A, Sierra-Filardi E, Puig-Kroger A, et al. Dendritic cell-specific ICAM-3-grabbing nonintegrin expression on M2-polarized and tumor-associated macrophages is macrophage-CSF dependent and enhanced by tumor-derived IL-6 and IL-10. J Immunol, 2011, 186(4):2192 - 2200.

[87] Cheng F, Wang HW, Cuenca A, et al. A critical role for STAT3 signaling in immune tolerance. Immunity, 2003, 19(3):425 - 436.

[88] Lee H, Deng J, Kujawski M, et al. STAT3-induced S1PR1 expression is crucial for persistent STAT3 activation in tumors. Nat Med, 2010, 16(12):1421 - 1428.

[89] Bronte V, Apolloni E, Cabrelle A, et al. Identification of a CD11b($^{+}$)/Gr-1($^{+}$)/CD31($^{+}$) myeloid progenitor capable of activating or suppressing CD8($^{+}$)T cells. Blood, 2000, 96(12):3838 - 3846.

[90] Gallina G, Dolcetti L, Serafini P, et al. Tumors induce a subset of inflammatory monocytes with immunosuppressive activity on CD8^{+}T cells. J Clin Invest, 2006, 116(10):2777 - 2790.

[91] Condamine T, Gabrilovich DI. Molecular mechanisms regulating myeloid-derived suppressor cell differentiation and function. Trends Immunol, 2011, 32(1):19 - 25.

[92] Youn JI, Nagaraj S, Collazo M, et al. Subsets of myeloid-derived suppressor cells in tumor-bearing mice. J Immunol, 2008, 181(8):5791 - 5802.

[93] Almand B, Clark JI, Nikitina E, et al. Increased production of immature myeloid cells in cancer patients: a mechanism of immunosuppression in cancer. J Immunol, 2001, 166(1):678 - 689.

[94] Nefedova Y, Nagaraj S, Rosenbauer A, et al. Regulation of dendritic cell differentiation and antitumor immune response in cancer by pharmacologic-selective inhibition of the janus-activated kinase 2/signal transducers and activators of transcription 3 pathway. Cancer Res, 2005, 65(20):9525 - 9535.

[95] Poschke I, Mougiakakos D, Hansson J, et al. Immature immunosuppressive CD14^{+}HLA-DR-/low cells in melanoma patients are STAT3hi and overexpress CD80, CD83, and DC-sign. Cancer Res, 2010, 70(11):4335 - 4345.

[96] Lechner MG, Megiel C, Russell SM, et al. Functional characterization of human CD33⁺and CD11b⁺myeloid-derived suppressor cell subsets induced from peripheral blood mononuclear cells co-cultured with a diverse set of human tumor cell lines. J Transl Med, 2011, 9:90.

[97] Pan PY, Wang GX, Yin B, et al. Reversion of immune tolerance in advanced malignancy: modulation of myeloid-derived suppressor cell development by blockade of stem-cell factor function. Blood, 2008, 111(1):219 - 228.

[98] Priceman SJ, Sung JL, Shaposhnik Z, et al. Targeting distinct tumor-infiltrating myeloid cells by inhibiting CSF-1 receptor: combating tumor evasion of antiangiogenic therapy. Blood, 2010, 115(7):1461 - 1471.

[99] Huang B, Lei Z, Zhao J, et al. CCL2/CCR2 pathway mediates recruitment of myeloid suppressor cells to cancers. Cancer Lett, 2007, 252(1):86 - 92.

[100] Sinha P, Clements VK, et al. Prostaglandin E2 promotes tumor progression by inducing myeloid-derived suppressor cells. Cancer Res, 2007, 67(9):4507 - 4513.

[101] Williams SA, Harata-Lee Y, Comerford I, et al. Multiple functions of CXCL12 in a syngeneic model of breast cancer. Mol Cancer, 2010, 9:250.

[102] Sinha P, Okoro C, Foell D, et al. Proinflammatory S100 proteins regulate the accumulation of myeloid-derived suppressor cells. J Immunol, 2008, 181(7):4666 - 4675.

[103] Cheng P, Corzo CA, Luetteke N, et al. Inhibition of dendritic cell differentiation and accumulation of myeloid-derived suppressor cells in cancer is regulated by S100A9 protein. J Exp Med, 2008, 205(10):2235 - 2249.

[104] Corzo CA, Cotter MJ, Cheng P, et al. Mechanism regulating reactive oxygen species in tumor-induced myeloid-derived suppressor cells. J Immunol, 2009, 182(9):5693 - 5701.

[105] Xu Q, Briggs J, Park S, et al. Targeting STAT3 blocks both HIF-1 and VEGF expression induced by multiple oncogenic growth signaling pathways. Oncogene, 2005, 24(36):5552 - 5560.

[106] Jung JE, Lee HG, Cho IH, et al. STAT3 is a potential modulator of HIF-1-mediated VEGF expression in human renal carcinoma cells. Faseb J, 2005, 19(10):1296 - 1298.

[107] Corzo CA, Condamine T, Lu L, et al. HIF-1alpha regulates function and differentiation of myeloidderived suppressor cells in the tumor microenvironment. J Exp Med, 2010, 207(11):2439 - 2453.

[108] Chalmin F, Ladoire S, Mignot G, et al. Membrane-associated Hsp72 from tumor-derived exosomes mediates STAT3-dependent immunosuppressive function of mouse and human myeloid-derived suppressor cells. J Clin Invest, 2010, 120(2):457 - 471.

[109] Zhang M, Liu Q, Mi S, et al. Both miR-17-5p and miR-20a alleviate suppressive potential of myeloid-derived suppressor cells by modulating STAT3 expression. J Immunol, 2011, 186(8):4716 - 4724.

[110] Kaplan RN, Psaila B, Lyden D. Bone marrow cells in the "premetastatic niche": within bone and beyond. Cancer Metastasis Rev, 2006, 25(4):521 - 529.

[111] Peinado H, Lavotshkin S, Lyden D. The secreted factors responsible for premetastatic niche formation: old sayings and new thoughts. Semin Cancer Biol, 2011, 21(2):139 - 146.

[112] Kaplan RN, Riba RD, Zacharoulis S, et al. VEGFR1-positive haematopoietic bone marrow progenitors initiate the premetastatic niche. Nature, 2005, 438(7069):820 - 827.

[113] Kaplan RN, Rafii S, Lyden D. Preparing the "soil": the premetastatic niche. Cancer Res, 2006, 66(23):11089 - 11093.

[114] Psaila B, Lyden D. The metastatic niche: adapting the foreign soil. Nat Rev, 2009, 9(4):285 - 293.

[115] Rafii S, Lyden D. S100 chemokines mediate bookmarking of premetastatic niches. Nat Cell Biol, 2006, 8(12):1321 - 1323.

[116] Erler JT, Bennewith KL, Cox TR, et al. Hypoxiainduced lysyl oxidase is a critical mediator of bone marrow cell recruitment to form the premetastatic niche. Cancer cell, 2009, 15(1):35 - 44.

[117] Deng J, Liu Y, Lee H, et al. S1PR1-STAT3 signaling is crucial for myeloid cell colonization at future metastatic sites. Cancer Cell, 2012, 21(5): 642–654.

[118] Gabrilovich D. Mechanisms and functional significance of tumour-induced dendritic-cell defects. Nat Rev Immunol, 2004, 4(12):941 - 952.

[119] Kusmartsev S, Gabrilovich DI. Immature myeloid cells and cancer-associated immune suppression. Cancer Immunol Immunother, 2002, 51(6):293 - 298.

[120] Nefedova Y, Gabrilovich DI. Targeting of JAK/STAT pathway in antigen presenting cells in cancer. Curr Cancer Drug Targets, 2007, 7(1):71 - 77.

[121] Bergeron A, El-Hage F, Kambouchner M, et al. Characterisation of dendritic cell subsets in lung cancer microenvironments. Eur Respir J, 2006, 28(6):1170 - 1177.

[122] Troy AJ, Summers KL, Davidson PJ, et al. Minimal recruitment and activation of dendritic cells within renal cell carcinoma. Clin Cancer Res, 1998, 4(3):585 - 593.

[123] Della Bella S, Gennaro M, Vaccari M, et al. Altered maturation of peripheral blood dendritic cells in patients with

breast cancer. Br J Cancer, 2003, 89(8):1463 - 1472.
[124] Laouar Y, Welte T, Fu XY, et al. STAT3 is required for Flt3L-dependent dendritic cell differentiation. Immunity, 2003, 19(6):903 - 912.
[125] Nefedova Y, Huang M, Kusmartsev S, et al. Hyperactivation of STAT3 is involved in abnormal differentiation of dendritic cells in cancer. J Immunol, 2004, 172(1):464 - 474.
[126] Nefedova Y, Cheng P, Gilkes D, et al. Activation of dendritic cells via inhibition of JAK2/STAT3 signaling. J Immunol, 2005, 175(7):4338 - 4346.
[127] Kuroda E, Ho V, Ruschmann J, et al. SHIP represses the generation of IL-3-induced M2 macrophages by inhibiting IL-4 production from basophils. J Immunol, 2009, 183(6):3652 - 3660.
[128] Sinha P, Clements VK, Ostrand-Rosenberg S. Interleukin-13-regulated M2 macrophages in combination with myeloid suppressor cells block immune surveillance against metastasis. Cancer Res, 2005 , 65(24):11743 - 11751.
[129] Ostrand-Rosenberg S, Grusby MJ, Clements VK. Cutting edge: STAT6-deficient mice have enhanced tumor immunity to primary and metastatic mammary carcinoma. J Immunol, 2000, 165(11):6015 - 6019.
[130] Ishii M, Wen H, Corsa CA, et al. Epigenetic regulation of the alternatively activated macrophage phenotype. Blood, 2009, 114(15):3244 - 3254.
[131] Takaku S, Terabe M, Ambrosino E, et al. Blockade of TGF-beta enhances tumor vaccine efficacy mediated by CD8($^{+}$) T cells. Int J Cancer, 2010, 126(7):1666 - 1674.
[132] Roth F, De La Fuente AC, Vella JL, et al. Aptamer-mediated blockade of IL4R α triggers apoptosis of MDSCs and limits tumor progression. Cancer Res, 2012, 72(6): 1373–1383.
[133] Xin H, Zhang C, Herrmann A, et al. Sunitinib inhibition of STAT3 induces renal cell carcinoma tumor cell apoptosis and reduces immunosuppressive cells. Cancer Res, 2009, 69(6):2506 - 2513.
[134] Ko JS, Rayman P, Ireland J, et al. Direct and differential suppression of myeloid-derived suppressor cell subsets by sunitinib is compartmentally constrained. Cancer Res, 2009, 70(9):3526 - 3536.
[135] Cao M, Xu Y, Youn JI, et al. Kinase inhibitor Sorafenib modulates immunosuppressive cell populations in a murine liver cancer model. Lab Invest, 2011, 91(4):598 - 608.
[136] Larmonier N, Janikashvili N, LaCasse CJ, et al. Imatinib mesylate inhibits $CD4^{+}CD25^{+}$ regulatory T cell activity and enhances active immunotherapy against BCR-ABL-tumors. J Immunol, 2008, 181(10):6955 - 6963.
[137] Yang F, Jove V, Xin H, et al. Sunitinib induces apoptosis and growth arrest of medulloblastoma tumor cells by inhibiting STAT3 and AKT signaling pathways. Mol Cancer Res, 2008, 8(1):35 - 45.
[138] Burdelya L, Catlett-Falcone R, Levitzki A, et al. Combination therapy with AG-490 and interleukin 12 achieves greater antitumor effects than either agent alone. Mol Cancer Ther, 2002, 1(11):893 - 899.
[139] Hussain SF, Kong LY, Jordan J, et al. A novel small molecule inhibitor of signal transducers and activators of transcription 3 reverses immune tolerance in malignant glioma patients. Cancer Res, 2007, 67(20):9630 - 9636.
[140] Kong LY, Wu AS, Doucette T, et al. Intratumoral mediated immunosuppression is prognostic in genetically engineered murine models of glioma and correlates to immunotherapeutic responses. Clin Cancer Res, 2008, 16(23):5722 - 5733.
[141] Kong LY, Wei J, Sharma AK, et al. A novel phosphorylated STAT3 inhibitor enhances T cell cytotoxicity against melanoma through inhibition of regulatory T cells. Cancer Immunol Immunother, 2009, 58(7):1023 - 1032.
[142] Blaskovich MA, Sun J, Cantor A, et al. Discovery of JSI-124 (cucurbitacin I), a selective Janus kinase/signal transducer and activator of transcription 3 signaling pathway inhibitor with potent antitumor activity against human and murine cancer cells in mice. Cancer Res, 2003, 63(6):1270 - 1279.
[143] Fujita M, Zhu X, Sasaki K, et al. Inhibition of STAT3 promotes the efficacy of adoptive transfer therapy using type-1 CTLs by modulation of the immunological microenvironment in a murine intracranial glioma. J Immunol, 2008, 180(4):2089 - 2098.
[144] Molavi O, Ma Z, Hamdy S, et al. Synergistic antitumor effects of CpG oligodeoxynucleotide and STAT3 inhibitory agent JSI-124 in a mouse melanoma tumor model. Immunol Cell Biol, 2008, 86(6):506 - 514.
[145] Bharti AC, Donato N, Aggarwal BB. Curcumin (diferuloylmethane) inhibits constitutive and IL-6-inducible STAT3 phosphorylation in human multiple myeloma cells. J Immunol, 2003, 171(7):3863 - 3871.
[146] Friedman L, Lin L, Ball S, et al. Curcumin analogues exhibit enhanced growth suppressive activity in human pancreatic cancer cells. Anticancer Drugs, 2009, 20(6):444 - 449.
[147] Tu SP, Jin H, Shi JD, et al. Curcumin induces the differentiation of myeloid-derived suppressor cells and inhibits their interaction with cancer cells and related tumor growth. Cancer Prev Res, 2012, 5(2):205 - 215.
[148] Hedvat M, Huszar D, Herrmann A, et al. The JAK2 inhibitor AZD1480 potently blocks STAT3 signaling and oncogenesis in solid tumors. Cancer cell, 2009, 16(6):487 - 497.

[149] Xin H, Herrmann A, Reckamp K, et al. Antiangiogenic and antimetastatic activity of JAK inhibitor AZD1480. Cancer Res, 2011, 71(21):6601 - 6610.

[150] Herrmann A, Kortylewski M, Kujawski M, et al. Targeting STAT3 in the myeloid compartment drastically improves the in vivo antitumor functions of adoptively transferred T cells. Cancer Res, 2010, 70(19):7455 - 7464.

[151] Iwata-Kajihara T, Sumimoto H, Kawamura N, et al. Enhanced cancer immunotherapy using STAT3-depleted dendritic cells with high Th1-inducing ability and resistance to cancer cell-derived inhibitory factors. J Immunol, 2011, 187(1):27 - 36.

[152] Liao D, Liu Z, Wrasidlo WJ, et al. Targeted therapeutic remodeling of the tumor microenvironment improves an HER-2 DNA vaccine and prevents recurrence in a murine breast cancer model. Cancer Res, 2011, 71(17):5688 - 5696.

[153] Jahrsdorfer B, Weiner GJ. CpG oligodeoxynucleotides for immune stimulation in cancer immunotherapy. Curr Opin Investig Drugs, 2003, 4(6):686 - 690.

[154] Jahrsdorfer B, Weiner GJ. CpG oligodeoxynucleotides as immunotherapy in cancer. Cancer Ther, 2008, 3(1):27 - 32.

[155] Kortylewski M, Kujawski M, Herrmann A, et al. Toll-like receptor 9 activation of signal transducer and activator of transcription 3 constrains its agonist-based immunotherapy. Cancer Res, 2009, 69(6):2497 - 2505.

[156] Kortylewski M, Swiderski P, Herrmann A, et al. In vivo delivery of siRNA to immune cells by conjugation to a TLR9 agonist enhances antitumor immune responses. Nat Biotechnol, 2009, 27(10):925 - 932.

第二十七章 27

肿瘤生长和进展中的肿瘤相关巨噬细胞

Alberto Mantovani[1,2], Maria Rosaria Galdiero[1,3], Paola Allavena[1] and Antonio Sica[1,4]

1. Humanitas Clinical and Research Center, Rozzano, Milan, Italy
2. Department of Biotechnology and Translational Medicine, University of Milan, Rozzano, Milan, Italy
3. Division of Allergy and Clinical Immunology, University of Naples, Naples, Italy
4. DiSCAFF, University of Piemonte Orientale A. Avogadro, Novara, Italy

译者：王科明　王嘉

一、引言

在 19 世纪末，由于肿瘤常发生在慢性炎症部位以及在肿瘤活检样本中常存在炎症细胞的认识，人们首次提出了炎症和癌症之间存在着某种联系[12]。这个观点沉寂了一个多世纪，但最近又再度兴起。

流行病学研究表明，慢性炎症可诱发个体发生不同种类的癌症，如结肠癌、前列腺癌、肝癌，并且使用非甾体类消炎药可以预防各种肿瘤的发生。炎性因子存在于大多数肿瘤组织的微环境中。这也包括那些不能导致明显炎症过程的炎性因子。因此，诸多证据证明了一个已广为人知的观点：炎症和肿瘤之间存在着联系[14, 92]。

癌症相关的炎症特征包括白细胞浸润、可溶性介质（细胞因子和趋化因子）的出现、组织重塑和血管生成。

强有力的证据表明，癌症相关的炎症能促进肿瘤生长和进展[12, 14, 36, 91]。20 世纪 70 年代末人们证实肿瘤相关巨噬细胞（TAM）（一种在肿瘤中浸润的白细胞）能够促进肿瘤的生长[12, 14, 36, 88, 91]。因此，在众多但非所有的人类肿瘤中，频繁出现的浸润性 TAM 提示预后较差[120]。有趣的是，白细胞或巨噬细胞浸润相关的基因（例如，CD68）成为在淋巴瘤和乳腺癌中提示不良预后的分子标记物，这一病理发现已经重新出现在后基因组时代[110]。基因修饰小鼠和细胞转染技术为髓系细胞和其效应分子的促肿瘤功能提供了直接的证据。这些结果提出了一个有趣的可能性：癌症相关的骨髓单核细胞可以成为一种新的肿瘤治疗靶点。在这里，我们将回顾 TAM 的关键特性，重点介绍最近有关的遗传学证据和治疗干预的新靶点。

二、巨噬细胞极化

异质性和可塑性是单核巨噬细胞的特征 [53, 88-89, 146]。单核巨噬细胞种群的传统定义尚未明确，但在短的循环周期中的单核细胞亚群是以 FcγRⅢ受体（CD16）或趋化因子受体（CCR2、CX3CR1 和 CCR8）差异性表达和已被描述的不同功能特性为特征。在组织中一旦巨噬细胞获得组织指令，就会获得不同的形态和功能属性（如肺泡巨噬细胞）以及免疫微环境。

为响应来自微生物、受损组织或者活化的淋巴细胞的信号 [20]，单核细胞 / 巨噬细胞会进行重组，这将导致不同功能表型谱的出现。更详细地说，巨噬细胞经历了两种不同的极化状态，根据 Th1/Th2 的命名法可将其命名为：经典激活的 M1 型和选择性激活的 M2 型 [54, 88]。长期以来人们一直认为经典激活的 M1 型巨噬细胞是由 IFN-γ 单独或联合微生物刺激（如 LPS）或细胞因子（如 TNF 和 GM-CSF）诱导的。随后发现的 IL-4 和 IL-13 不单是巨噬细胞活化的抑制剂，还能诱导选择性激活的 M2 型巨噬细胞活化 [53]。目前已知有许多其他的细胞因子可以调控 M2 极化。IL-33 是与 Th2 和 M2 极化相关的 IL-1 家族中的一种细胞因子 [65, 78]。IL-33 增强 IL-13 诱导的肺泡巨噬细胞极化效应，使其极化为以 YM1、精氨酸 1、CCL24 和 CCL17 上调为特征的 M2 型，从而介导肺嗜酸性粒细胞增多和炎症发生 [78]。IL-21 是能驱使 M2 型巨噬细胞活化的另一种 Th2 相关性细胞因子 [113]。

巨噬细胞也可以极化为“类 M2 型”状态，该状态拥有部分但不是全部的 M2 型细胞特有的特征。事实上，各种刺激，如免疫抗体复合物连同 LPS 或 IL-1、糖皮质激素、转化生长因子 β（TGF-β）、IL-10，都能产生具有与 IL-4 或 IL-13 活化的巨噬细胞相同属性（如高表达甘露糖受体、IL-10 和血管生成因子）的类 M2 功能表型 [89]。类似的 M2 极化变化在体内也有发现（如在胎盘和胚胎中，以及在蠕虫感染、李斯特菌感染、肥胖病和癌症时）[9, 58, 109, 122-123]。M1 和 M2 或类 M2 型极化的巨噬细胞代表了一种持续极端的功能状态 [88, 20, 103]。

M1 型巨噬细胞通常具有高 IL-12、高 IL-23、低 IL-10 表达的表型；是效应分子（活性氧和氮的中间体）以及炎症细胞因子（IL-1β、IL-6、肿瘤坏死因子）有效的细胞来源；可作为诱导因子和效应细胞参与 Th1 极化反应，介导对细胞内寄生虫和肿瘤的抵御。与此相反，M2 型巨噬细胞具有低 IL-12、低 IL-23、高 IL-10 表达表型和依赖信号利用以产生炎性细胞因子的可变性。M2 细胞通常有高水平的清道夫、甘露糖和半乳糖型受体，且精氨酸代谢生成鸟氨酸和多胺。目前极化的巨噬细胞也呈现差异性调节 M2 细胞中 IL-1 的成分、低水平 IL-1β 和 Caspase Ⅰ，高水平 IL-1 受体拮抗剂和诱导Ⅱ型受体 [41]。

一般情况下，M2 细胞参与 Th2 极化反应、寄生虫清除 [108]、炎症抑制、组织重塑 [166]，血管生成、肿瘤进展和免疫调节功能 [20]。

未成熟的髓系抑制细胞有与 M2 细胞相关的功能特性及转录谱（transcriptional profile）[19]。此外，中性粒细胞功能的极化也有报道 [47, 155]。

M1 和 M2 型巨噬细胞有明显的趋化因子谱，M1 型巨噬细胞表达 Th1 型细胞吸引的趋化因子（如 CXCL9 和 CXCL10），而 M2 型巨噬细胞表达趋化因子 CCL17、CCL22 和 CCL24[91, 98]。趋化因子也可以影响巨噬细胞极化，CCL2 和 CXCL4 促使巨噬细胞成为类 M2 样表型[52, 127]。此外，就铁、叶酸和葡萄糖的代谢而言，M1 和 M2 型极化巨噬细胞具有不同的特征[118, 125, 128]。

最近有证据表明，在正常和病理的情况下，新陈代谢在应对组织微环境中不同的极化刺激而形成的巨噬细胞功能表型的过程中是重要的。在代谢和巨噬细胞之间有一种双向相互作用（bidirectional crosstalk）：巨噬细胞不仅发挥“外在”的效应来调节代谢（通过释放可溶性介质，如炎性细胞因子），而且也表现出“内在”的效应，即这些细胞的代谢状态改变它们自己的功能表型。确实，最近的数据表明，巨噬细胞具有明显的调节其功能性极化的代谢特性[21]。

首先，极化的巨噬细胞对葡萄糖代谢有明显的调控功能。巨噬细胞在应答 M1 刺激时代谢转向无氧糖酵解代谢通路，而当接触到 M2 刺激如 IL-4 时其影响显得较为微弱[128]。特定代谢途径的激活与不同的目的有关。M1 型激活的巨噬细胞常与急性感染有关：这些细胞需要快速触发抗菌活性并适应缺氧的组织微环境[107]。在这种情况下，厌氧过程如糖酵解是最适合的，能满足其迅速的能量需求。相反，M2 极化相关的功能，如组织重塑、修复和愈合需要持续的能量供应。这一需求通过葡萄糖氧化代谢（脂肪酸氧化）来实现，故认为其是 M2 型巨噬细胞代谢途径的选择[159]。

骨髓单核细胞的功能表型和氨基酸代谢紧密联系在一起。M1 型巨噬细胞的特征在于 NOS2 的表达和 NO 的产生，这是 M1 型巨噬细胞抗菌活性的重要工具[84]。与此相反，M2 型巨噬细胞不产生 NO，但高水平表达精氨酸 I，催化多胺的产生，这对胶原蛋白合成、细胞增殖、纤维化和组织重塑功能是必需的[114]。

此外，最近对小鼠以及人类巨噬细胞的研究表明 M1 和 M2 极性细胞之间的铁代谢有显著的差异[34, 125]。M1 型巨噬细胞对于贮存铁的蛋白质，如铁蛋白表达水平高；而对输出铁的铁转运蛋白表达水平低。与此相反，M2 型巨噬细胞呈现低水平的铁蛋白、高水平的铁转运蛋白表达。这种不同的铁代谢可能与清除功能相关联。M1 型巨噬细胞的螯合铁有抑菌效果（因为铁是支持生长必不可少的要素），从而让宿主防御感染。相反，从 M2 型巨噬细胞释放的铁与这些细胞的功能类型一致将有利于组织修复以及肿瘤生长。基于上述既定事实，在极化的巨噬细胞中不同的铁处理方式似乎是一个重要的代谢标志[28]。

总的来说，这些事实强调了代谢调节是巨噬细胞极化和功能多样性的一个基本组成部分。

除此之外，在过去的十年中，分析技术和遗传学的方法已经应用于测试并揭示 M1/M2 新视野的范例。转录谱提供了一个激活极化巨噬细胞遗传程序的全部画卷，导致新的极化相关基因的发现（如 Fizz 和 YM-1），检测了在特定疾病时体内的有效性[19, 38, 15]，并对某些假说的普遍性提出质疑。例如，精氨酸在人类 IL-4 诱导的 M2 型巨噬细胞中的表达并不那么高[142]。M2 型巨噬细胞中表达高水平的壳多糖酶样 YM-1。壳多糖酶反映抗寄生虫治疗的效果。现有证据表明，在巨噬细胞中 IL-13 诱导的酸性哺乳动物壳多糖酶是一个重要的Ⅱ型炎症介质[172]。

三、巨噬细胞在肿瘤部位的募集

自 Rudolf Virchow 首次指出癌症发生在慢性炎症的区域以来，人们已经研究了细胞募集、存活、增殖方面 TAM 的起源。TAM 来自循环的单核细胞，通过肿瘤分泌的单核细胞趋化因子在肿瘤部位被募集，最初被描述的这组肿瘤来源的单核细胞趋化因子[24]后来被鉴定为趋化因子 CCL2/MCP-1[99,169]（图 27.1）。

恶性肿瘤细胞和间质细胞产生的趋化因子有助于肿瘤相关白细胞表型的构成、血管生成以及成纤维细胞基质的产生[6,87,95]。CC 趋化因子，特别是 CCL2 和 CCL5，是吸引单核细胞和巨噬细胞前体进入肿瘤微环境的主要招募因子，并且其表达水平与髓系细胞浸润的程度有关[8, 120-121, 161]。

CCL2 可能是在肿瘤中最常见的 CC 趋化因子。大多数人类肿瘤产生 CCL2（表 27.1），其表达水平与巨噬细胞浸润数量的增加相关[13,33,88]。有趣的是，CCL2 也在 TAM 中被检测到，这表明其募集作用存在一个放大的回路[88]。然而，一旦这些趋化因子进入肿瘤的微环境就会增强 TAM 的存活[171]。其他与 CCL2 相关的 CC 趋化因子如 CCL7 和 CCL8 也由肿瘤产生，并且能够募集单核细胞[15]。

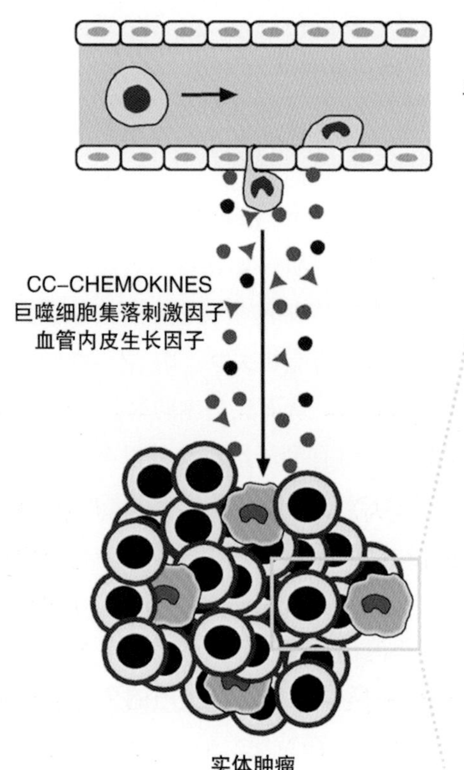

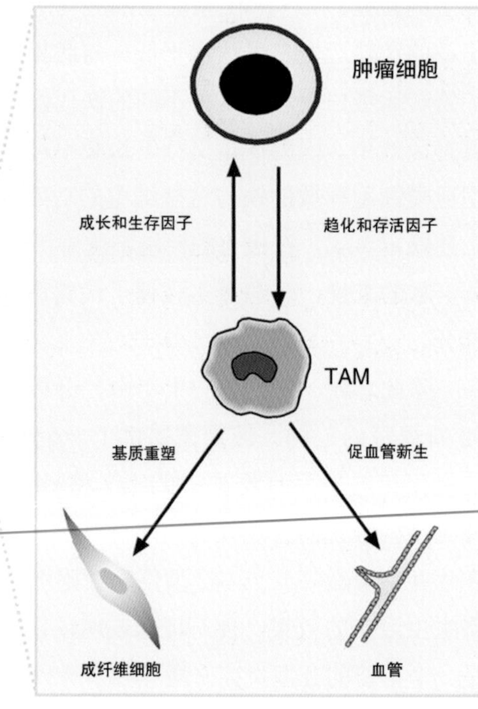

图 27.1 肿瘤来源的趋化因子（CC 趋化因子）

例如，CCL2、巨噬细胞集落刺激因子（M-CSF）和血管内皮生长因子（VEGF），在肿瘤部位积极募集循环血单核细胞。肿瘤微环境中的单核细胞分化为肿瘤相关巨噬细胞（TAM），这样便与肿瘤细胞建立了一种共生关系。上述肿瘤来源趋化因子正向调节 TAM 存活。TAM 自分泌生长因子，促进肿瘤细胞增殖和存活，调节基质沉积和重塑并激活新生血管的形成。（Modified from Sica et al. Eur J Cancer 2006.）

表 27.1　肿瘤和 / 或基质细胞产生的趋化因子

配体	产生的肿瘤
CXC 家族	
CXCL1/Groa	结肠癌 [80]
CXCL8/IL-8	黑色素瘤 [61]，乳腺癌 [11]
CXCL9/Mig	霍奇金病 [153]
CXCL/10/IP-10	霍奇金淋巴瘤和鼻咽癌 [152]
CXCL12/SDF-1	黑色素瘤 [136]，前列腺癌，乳腺癌，子宫癌 [130]；胰腺癌 [97]
CXCL13/BCA1	非霍奇金 B 细胞淋巴瘤 [149]
CC 家族	
CCL1/I-309	成人 T 细胞白血病 [131]
CCL2/MCP-1	胰腺癌 [132]，肉瘤，胶质瘤，肺癌，乳腺癌，宫颈癌，子宫癌，黑色素瘤 [87]
CCL3/MIP-1a	施万细胞瘤 [102]
CCL3LI/LD78b	胶质母细胞瘤 [75]
CCL5/RANTES	乳腺癌 [156]，黑色素瘤 [112]
CCL6	非小细胞肺癌 [168]
CCL7/MCP-3	骨肉瘤 [33]
CCL8/MCP-2	骨肉瘤 [33]
CCL11/eotaxin	T 细胞淋巴瘤 [72]
CCL17/TARC	淋巴细胞瘤 [160]
CCL18/PARC	子宫癌 [141]
CCL22/MDC	子宫癌 [133]
CCL28/MEC	霍奇金病 [64]

随着 TAM 促肿瘤功能理论的提出，人们认为局部产生的趋化因子以及 TAM 浸润的程度可影响肿瘤患者预后。例如，在人类乳腺癌和食道癌中，CCL2 水平与巨噬细胞浸润程度、淋巴结转移及临床侵袭性有关 [10，132]。在正常的黑色素瘤的实验模型中，低水平的 CCL2 与 TAM“生理性”的累积共同促进了肿瘤的形成；而高 CCL2 水平导致大量的巨噬细胞浸入肿瘤并致其破坏 [106]。胰腺癌患者中，增高的 CCL2 血清水平与较好的预后以及较低的肿瘤细胞的增殖指数 [101] 相关。CCL2 双相作用与“巨噬细胞平衡假说”一致 [86]，并强调了这一概念，即那些观察到的巨噬细胞浸润水平与在人类恶性病变中表现出的促癌活性相平衡 [18]。

人们在肿瘤组织中已经检测到了其他多种肿瘤细胞或间质产生的趋化因子（表 27.1）。

这些分子通过直接刺激肿瘤的生长、促进炎症反应以及诱导血管生成在肿瘤进展中发挥了重要的作用。尽管肿瘤细胞会产生中性粒细胞趋化蛋白，如CXCL8和相关趋化因子，中性粒细胞不是白细胞浸润的一个组成部分。然而，在癌症相关的炎症背景下，中性粒细胞作为炎症介质来源可以调节和促进肿瘤进程[93]。此外，肿瘤相关中性粒细胞也是恶性转化、肿瘤进展、血管生成和抗肿瘤免疫调节的关键因子[96]。除了趋化因子，其他分子也可以招募巨噬细胞。特别是与酪氨酸激酶受体相互作用的肿瘤来源的细胞因子，如血管内皮生长因子（VEGF）和巨噬细胞集落刺激因子（M-CSF）[43]，促进巨噬细胞的募集、存活和增殖，后者一般限于小鼠 TAM 中[43, 88]（图 27.1）。利用遗传学方法人们已证明 M－CSF 的消耗可以显著降低肿瘤部位的巨噬细胞浸润，这与肿瘤进展明显延迟密切相关。相比之下，肿瘤细胞 M-CSF 的过度表达能显著增加巨噬细胞的募集，这与肿瘤生长的加速相关[3]。M-CSF 的过度表达常见于生殖系统肿瘤，包括卵巢癌、子宫癌、乳腺癌和前列腺癌，并与不良预后相关[116]。此外，据报道胎盘源性生长因子（PGF）——一种在结构和受体使用方面与 VEGF 相关的分子，可以促进 TAM 的存活[2]。

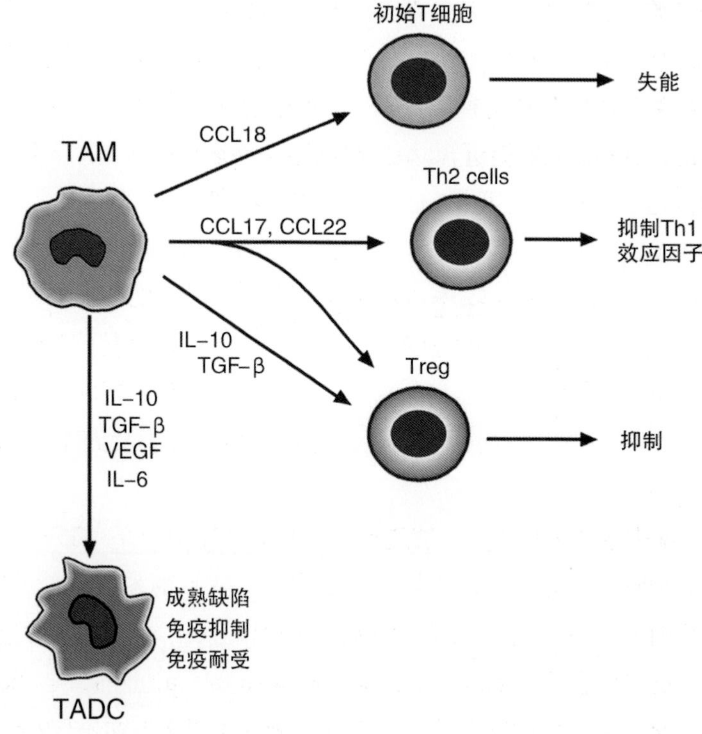

图 27.2　TAM 对获得性免疫的抑制

TAM 产生的细胞因子负性调节潜在抗肿瘤反应的产物。IL-10、IL-6、VEGF 和 TGF-β 抑制肿瘤相关性树突状细胞（TADC）的成熟和活化。IL-10、TGF-β 和特定的趋化因子作用于那些在抗肿瘤免疫和抑制抗肿瘤反应中无效的辅助性 T 细胞（Th2）、极化淋巴细胞和调节性 T 淋巴细胞。（Modified from Sica et al. Eur J Cancer 2006）

四、M2 型肿瘤相关巨噬细胞（TAM）的促瘤作用

癌症相关性炎症是以募集单核 - 巨噬细胞到肿瘤组织为特征[20, 92, 116]，同时为肿瘤改善转移前微环境、为肿瘤的第二次定殖创造条件[45, 70, 165]。

肿瘤相关巨噬细胞（TAM）一般表现为 M2 型，拥有低表达 IL-12、高表达 IL-10、低灭瘤活性、促进肿瘤细胞增殖、组织重塑和血管形成等作用。

大量的证据表明细胞外基质、IL-10、CSF-1、炎性趋化因子（如 CCL17、CXCL4）等肿瘤细胞产物能够使巨噬细胞活化并使之向有促癌作用的 M2 型转变[45, 52, 71, 76, 92, 127]。

癌细胞（卵巢癌）和 TAM 均能产生免疫抑制性细胞因子 IL-10、TGF-β[88]，其中 IL-10 能够促进单核细胞分化为成熟的巨噬细胞，并阻止其分化为树突状细胞（DC）[6]。因此，在不同的肿瘤组织显微解剖部位中，由于肿瘤分泌 IL-10 浓度的不同导致了向树突状细胞（DC）而不是巨噬细胞分化。在乳头状甲状腺癌中能发现这种现象，但是，与树突状细胞存在于外围组织不同，TAM 存在于整个组织[137]。有趣的是，在肿瘤细胞和不同的肿瘤浸润免疫细胞中 STAT3 的持续被激活，导致促炎细胞因子、炎症趋化因子生成减少以及抑制 DC 细胞成熟的某些因子的释放[74，164]。值得注意的是，在造血细胞中失活的 STAT3 能够触发抑制肿瘤生长和转移的内源性免疫监视系统[74]。

正如先前讨论的，IL-10 能够促进 M2 型巨噬细胞旁路途径的激活，导致 TAM 表达与 M2 相关的功能。实际上，在许多方面 TAM 通过 M2 型巨噬细胞实现不同的功能，包括炎症应答反应、获得性免疫反应、清除碎片、促进血管发生、组织重塑和修复。由癌细胞产生的 IL-10、TGF-β 和 PGE_2 和 TAM 能够抑制抗癌活性[88]（图 27.2）。

TAM 合成 NO 的能力较弱。在很小的肿瘤——卵巢原位癌中，少量的巨噬细胞位于诱导型一氧化氮合酶（iNOS）阳性的边缘区[73]，而且，与 M1 极化型巨噬细胞相反，已证明 TAM 合成活性氧中间体（ROIs）的能力较弱，符合 TAM 显示了 M2 细胞数量的不对称分布的假设[73]。

此外，据报道 TAM 表达低水平的炎性细胞因子，如 IL-12、IL-1β、TNF-α、IL-6[88]。NF-κB 的活化是多种促炎症反应基因转录的必要步骤。我们的前期研究[144]显示 TAM 在响应 M1 极化信号 LPS 中可不完全激活 NF-κB。同时，我们在研究对促炎细胞因子 TNF-α 和 IL-1β 的反应中也观察到同样的结果（Biswas et al., Blood 2006 和未公开发表的数据）。因此，无论在细胞毒性还是炎性细胞因子表达方面，TAM 与 M2 巨噬细胞相似。令人意外的是，TAM 能够高水平地激活 IRF-3/STAT-1，这或许是促进 TAM 介导的 T 细胞缺陷的部分分子事件[79]。

与 M2 细胞特点一样的是，TAM 也能够表达高水平的清道夫受体（SR-A）[19]和甘露糖受体（MR）[7a]。而且，TAM 是弱抗原呈递细胞[88]。

曾经有人提出，在卵巢癌中大量地表达[157]并显示出特殊抗炎作用的糖结合蛋白——半乳糖凝集素 1 能够调节 L- 精氨酸的经典通路，强烈抑制脂多糖活化型巨噬细胞合成 NO。

骨髓单核细胞几乎影响癌症发生和发展的所有步骤[92,117,147]，包括引起基因修饰和不稳定、调节衰老[126]、促进血管，淋巴管生成[30,81,105]、抑制获得性免疫[77]、干扰和重塑细胞外基质、促进侵袭和转移[81]。

在肿瘤生长和转移过程中，血管生成是一个关键步骤。在人类癌症的许多研究中，TAM 的积聚与血管形成和血管生长因子如血管内皮生长因子 A(VEGF-A) 和血小板源性内皮细胞生长因子有密切的联系[88]。M2 型巨噬细胞通过释放促血管生长因子如 IL-8、VEGF-A、VEGF-C 和 EGF 以促进血管发生和淋巴管生成[81,88,105,139]。巨噬细胞作为“桥细胞”或“细胞伴侣”使内皮上层细胞融合（血管吻合）和促进血管萌芽[46,139]。

在人类宫颈癌中，TAM 产生的血管内皮生长因子 C（VEGF-C）在瘤旁淋巴管形成和随后的淋巴转移、癌细胞扩散的过程中起着重要作用[140]。另外，TAM 通过产生血管生长因子胸苷酸磷酸化酶(TP)参加促血管形成的过程,体外研究显示 TP 能够促进内皮细胞迁移,其表达水平和肿瘤血管形成相关[66]。另外，TAM 也通过产生促血管生长因子和肿瘤源性炎性趋化因子（如 CCL2）来促进肿瘤发展[162]。而且，在这些细胞中，在肿瘤乏氧区积聚的 TAM 和缺氧能够触发促血管生长因子的生成（见下文）。因此，巨噬细胞的原位聚集间接反映了大量血管的扩增，与肿瘤细胞直接产生的血管生成分子一致。在抗血管生成方面，小鼠模型研究显示，来源于原发肿瘤的 GM-CSF 能够通过上调 TAM 起源的金属弹性蛋白酶和血管生长抑制因子来抑制肿瘤的转移生长[42]。

最后，TAM 表达影响肿瘤细胞增殖、血管发生和组织重塑的分子。这些分子包括表皮生长因子（EGF）、FGF 家族成员、TGF-βV 和炎性趋化因子。在肺癌中，TAM 通过释放血小板衍生生长因子（PDGF）与 TGF-β1 结合导致间质和血管的形成，从而促进肿瘤的进展[88]。巨噬细胞可产生酶和可以调节细胞外基质分解的抑制剂，如 MMPs、纤溶酶、尿激酶型纤维蛋白酶原激活剂（uPA）和 uPA 受体。这方面的直接证据是原发于宿主造血细胞的 MMP-9 能够促进皮肤癌的形成[35]。已经证明炎性趋化因子能够伴随着 uPA 受体导致各种 MMPs 基因的表达，尤其是 MMP-9[83]。现有证据显示除了影响基质降解，MMP-9 还有复杂的功能，如促进血管生成开关的切换和生长因子的释放[35]。

而且，与暴露于 IL-10、TGF-β 和肿瘤上清液中的细胞一样，IL-4 激活的巨噬细胞有选择地表达纤维连接蛋白亚型——迁移刺激因子（MSF）[150]。MSF 缺乏典型的精氨酸 - 甘氨酸 - 天冬氨酸（RGD）结构域并且是单核细胞的强力的运动因子，但是，其在个体发育和免疫病理学方面的作用仍未确定。

TAM 极化为 M2 的机制目前仍未完全确定，近期研究数据提示肿瘤（卵巢癌、胰腺癌）来源的信号能够促进单核巨噬细胞向 M2 型分化 (Marchesi 未发表数据)[59]。

五、肿瘤相关巨噬细胞调节适应性免疫

人们很早就知道 TAM 具有弱抗原呈递功能，能够抑制 T 细胞活化和增殖[88]。其产生的抑制介质包括前列腺素类、IL-10、TGF-β 和吲哚胺（IDO）代谢产物[89]。更重要的是即使在 IFN-γ 和脂多糖（LPS）的刺激下，TAM 也不能产生 IL-12[144]。在这个拥有 M2

型巨噬细胞特征的细胞因子的作用下，TAM 不能触发 Th1 极化的免疫反应，但能诱导调节性 T 细胞（图 27.2）。调节性 T 细胞拥有以下特征：无反应性表型、强烈抑制效应 T 淋巴细胞和其他炎性细胞（例如单核细胞）的活性。在肿瘤中浸润的调节性 T 细胞通过产生大量的免疫抑制因子（如 IL-10 和 TGF-β）来强烈影响肿瘤微环境[68]。

调节性 T 细胞抑制 T 细胞介导的抗肿瘤活性，促进肿瘤生长和降低存活率[133]。例如，晚期卵巢癌病人腹水中活化的调节性 T 细胞数目增多提示患者生存期较短[37]。M2 型巨噬细胞不仅能够主导 $CD25^+GITR^+Foxp3^+$ 调节性 T 细胞的分化[135]，而且能够通过释放 CCL22 调节它们的募集[37]。

某些肿瘤组织中未成熟的髓样抑制细胞能强烈抑制 T 细胞反应[25]，但未成熟髓样抑制细胞和 TAM 之间的关系仍未得到确认。

存在于肿瘤部位的炎性趋化因子的复杂网络在诱导获得性免疫方面起一定的作用。炎性趋化因子也能放大极化 T 细胞的应答反应（图 27.2)。一些炎性趋化因子能够增强宿主和特异性抗肿瘤免疫反应，但是另一方面，有些炎性趋化因子通过募集 Th2 和调节性 T 细胞帮助肿瘤细胞逃避免疫监视[89]。如上所述，TAM 除了作为炎性趋化因子的靶点外，还是 CCL2、CCL17、CCL18、CCL22 等介质的选择位点的源头。最近已鉴定出了大量存在于卵巢癌腹水中的 CCL18，但对其起源进行研究时，发现为卵巢癌细胞不能产生的 TAM[141]。CCL18 是一种由未成熟 DC 和 IL-4、IL-13、IL-10 诱导的巨噬细胞产生的 CC 类趋化因子。由于 IL-4 和 IL-13 在卵巢癌中没有大量地表达，像肿瘤细胞和巨噬细胞能够产生 IL-10 一样，这就能够解释 TAM 可能产生 CCL18。CCL18 是初始 T 细胞的诱导剂[1]。在周边微环境中，初始 T 细胞主要通过 M2 型巨噬细胞和未成熟 DC 导致 T 细胞失活。

在基因修饰小鼠中的研究显示 CCL2 能够诱导 Th2 特异性免疫。虽然这个作用的确切机制不明确，这可能与巨噬细胞促进 IL-10 分泌有关[56]。总之，TAM 来源的炎性趋化因子可募集效应 T 细胞而难以建立保护性的抗肿瘤免疫。TAM 也能产生炎性趋化因子特异地吸引具有免疫抑制作用的 T 细胞。

六、靶向肿瘤相关巨噬细胞的治疗

特异性巨噬细胞靶向治疗在临床领域迈出了第一步。然而，这种治疗方法最初并不是特别为巨噬细胞定制的，但结果发现会影响巨噬细胞的激活和极化。这个意外的发现为发展更具体而直接的治疗方法提供了启示和经验[146]。图 27.3 总结了选择性巨噬细胞特异性方法以及非靶向巨噬细胞改良治疗方法。

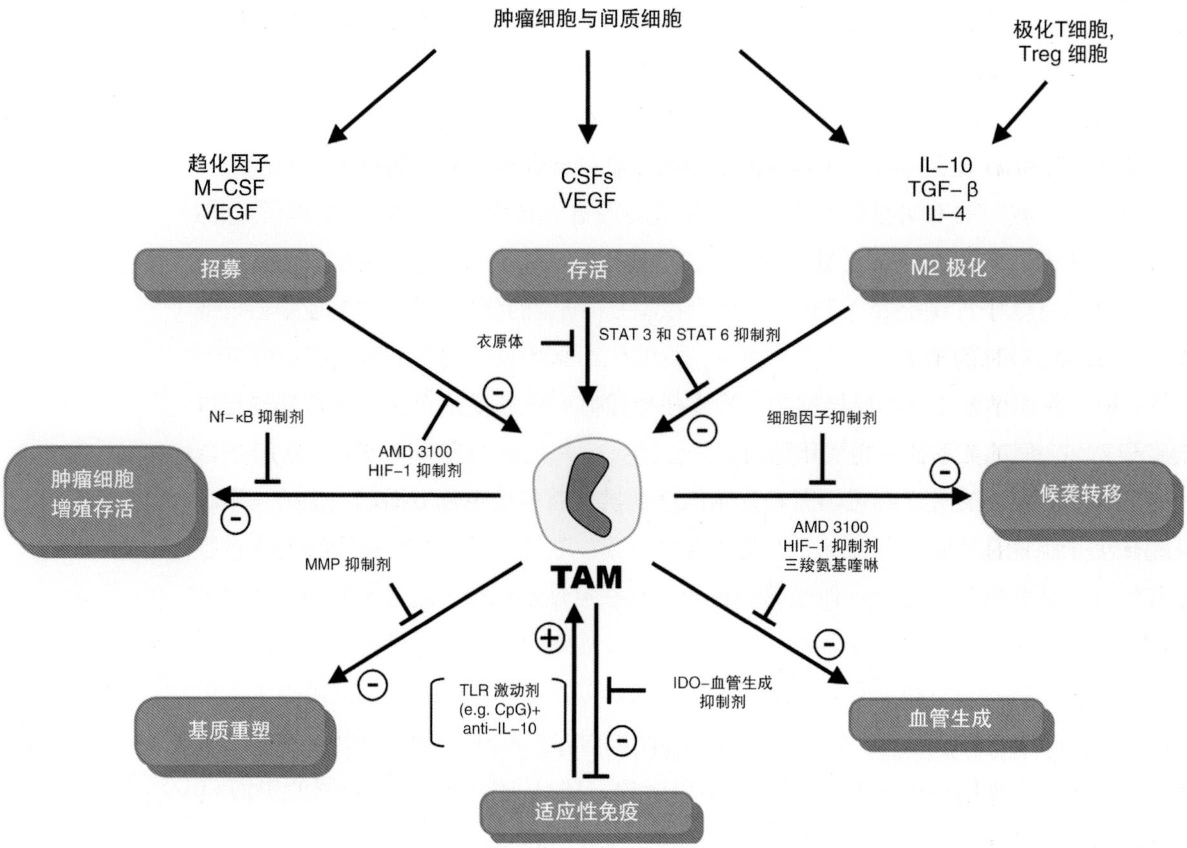

图 27.3　抑制促进肿瘤生长的 TAM 的多种治疗方法

TAM 通过促进血管生成、抑制获得性免疫、基质重塑、肿瘤的进展和转移来促进肿瘤的发展。这幅图总结了抑制 TAM 促肿瘤功能（⁻）或者恢复抗肿瘤活性（⁺）的治疗方法。细胞毒性药物（如曲贝替定）可能会降低 TAM 数量并抑制其促肿瘤生长的功能。通过限制 TAM 的募集（三羧氨基喹啉，HIF-1 抑制剂，AMD3100）可以得到类似的结果。M1 免疫力的恢复（STAT3 和 STAT6 抑制剂，抗 IL-10 加 CPG；IDO 抑制剂）会提供细胞毒活性并引起 Th1 细胞特异性抗肿瘤免疫的复活。促炎细胞因子和生长因子表达的抑制（NF-κB 抑制剂）可能会中断支持肿瘤的生长和发展的炎性循环。基质金属蛋白酶抑制剂可以防止癌细胞的扩散和转移。最后，TAM 介导的血管生成抑制剂（三羧氨基喹啉，HIF-1 抑制剂，AMD3100）会阻止制血液供应，抑制肿瘤的生长。M-CSF（巨噬细胞集落刺激因子）；VEGF（血管内皮生长因子）；CSFs（集落刺激因子）；IL（白细胞介素）；TGF-β（转化生长因子 -β）；IDO（吲哚胺 2,3- 二氧胶原酶）；MMP 抑制剂（基质金属蛋白酶抑制剂）；TLR 激动剂（Toll 样受体激动剂）；STAT（信号转导和转录激活子）；NF-κB（核转录因子 -κB）。

A. 激活

癌症模型实验中有证据表明，“再改造”有促肿瘤生长功能的 TAM 可以抑制肿瘤细胞 [17, 44, 60, 144]。在一个对卵巢癌患者的大型临床研究中，有理论依据和明确的临床证据表明 IFN-γ 可以激活 TAM[7]。在胰腺导管腺癌的一个模型中，CD40 抗体的使用产生了显著的抗肿瘤效应并诱导 M1 标记 (MHC Ⅱ类和 CD86)[17] 在巨噬细胞的高表达。

TAM 中 NF-κB 激活缺陷与 NF-κB 依赖性炎症功能的表达受损（如细胞毒性介质的表达，NO）以及包括肿瘤坏死因子（TNF-α）、IL-1 和 IL-12[88, 144, 154] 在内的细胞因子有关。因此，恢复 NF-κB 在 TAM 中的活性是修复 M1 炎性和肿瘤内细胞毒性的一个潜在的治疗方法。最近研究证据一致表明，恢复 TAM 中 M1 的表型可以提高荷瘤老鼠的疗效。特别是 CpG 和抗 IL-10 受体抗体的结合使浸润性巨噬细胞从 M2 向 M1 转换，以及在 16 个小时内触发固有免疫反应缩小肿瘤 [57]。通过 TAM 来恢复 NF-κB 的活性和炎性功能，这种治疗是有可能的。此外，STAT6$^{-/-}$荷瘤小鼠的 TAM 呈现一个有低水平精氨酸酶和高水平一氧化氮的 M1 表型。因此，这些小鼠的免疫功能可抑制自发性乳腺癌的发生[148]。SHIP1 磷酸酶在编码 M1 及 M2 型巨噬细胞的功能中发挥了关键性的作用。SHIP1 缺陷小鼠呈现了一个背离 M1 型巨噬细胞（具有高诱导型一氧化氮合酶水平，并产生一氧化氮），倾向 M2 型巨噬细胞（高精氨酸酶水平，并产生鸟氨酸）的表型[124]。最终，一些报道将存在于荷瘤宿主淋巴器官和外周组织中的髓系 M2 型细胞定义为骨髓抑制细胞（MSC），认为这种细胞有助于抑制免疫表型[26]。这些细胞在表型上有别于 TAM，它的特征在于 Gr-1 和 CD11b 标记物的表达。MSC 使用两种精氨酸代谢酶参与控制 T 细胞反应：诱导一氧化氮合酶和精氨酸酶 1；消耗精氨酸，导致亚硝酸盐产生，以及 CD3ζ 链表达缺乏和 T 细胞凋亡。在前列腺癌中，这两种酶的选择性拮抗剂都被证明有利于恢复 T 细胞介导的细胞毒性[27]。根据观察，持续激活的 STAT3 在人类恶性肿瘤中起着举足轻重的作用，这种选择性抑制剂的发现，为人类及小鼠体内的肿瘤细胞提供了一个有前景的抗肿瘤治疗方案[22]。

B. 募集

单核细胞诱导剂种类多样，包括趋化因子超家族成员，特别是 CCL2/MCP-1 以及与酪氨酸激酶受体相互作用的生长因子 CSF-1 和 VEGF[16, 121, 163]。详细地说，一些 CCL2/MCP-1 基因靶向小鼠的结果表明，这种趋化因子的确可以促进 HER2/neu 基因阳性自发性乳腺肿瘤模型中肿瘤的进展[33]。在前列腺癌中，人们已证明 CCL2 不仅对趋化促肿瘤生长的巨噬细胞发挥重要的作用，同时也促进它们的生存和 M2 极化[127]。针对 CCL2/CCR2 的抗体已经合成并被证明在前列腺癌和乳腺癌中具有活性[82, 121]，目前正在人类前列腺癌和卵巢癌中进行评估[48, 67]。CCL2 的抑制剂（bindarit）已被证明在癌症和血管病理学的临床前模型中具有活性，会抑制单核细胞的募集[49]。该抑制剂正在进行临床评估。因此，现有的资料表明，炎性趋化因子代表了一种有效的肿瘤靶向治疗。CSF-1 是乳腺肿瘤转移过程中的重要调节者，可以调节肿瘤细胞的浸润、存活和 TAM 的增殖。乳腺上皮细胞 CSF-1 的转基因表达可加速晚期肿瘤进展和增加肺转移，这表明针对 CSF-1/CSF-1R 活性的因子可能有重要的治疗效果[116, 3]。CSF-1 受体（c-fms）激酶抑制剂已经合成，并在急性髓性白血病和黑色素瘤模型中具有抗血管生成和抗转移活性的作用[85]。抗 CSF-1 抗体和反义寡核苷酸抑制巨噬细胞浸润和小鼠乳腺移植瘤的生长[4, 111]。

Goswami 等[55]观察到 TAM 通过 CSF-1/EGF 的旁分泌环路促进乳腺癌细胞侵袭。因此，无论是表皮生长因子受体或 CSF-1 受体信号阻滞旁分泌环路都代表了一种同时抑制巨噬细胞和肿瘤细胞迁移、侵袭的新的治疗策略。

此外，人们已经发现抗 M-CSF 抗体在不同的乳腺癌模型中干扰 TAM 的募集、恢复体内联合化疗的敏感性，这意味着 TAM 在肿瘤化疗耐药中发挥了一定的作用[111]。

wnt 家族基因在细胞增殖、迁移以及在胚胎发育过程中的组织模式化中发挥了至关重要的作用。最近有研究表明，与乳腺癌细胞共同培养的巨噬细胞中有 wnt5a 的激活，并通过 TNF-α 介导的 MMP-7 金属蛋白酶诱导剂诱导癌细胞浸润。这种新型的信号回路将调控癌细胞迁移的 wnt 通路和蛋白降解反应联系起来，这两种机制是成功抑制侵袭和 Wnt 拮抗剂（dickkopf-1）抑制肿瘤侵袭所不可缺少的[119]。

一些研究结果显示一个新亮点，就是把某些 TAM 趋化因子和导致癌症的遗传事件相互联系起来。CXCR4 受体位于林道氏综合征 / 缺氧诱导因子（HIF）轴的下游。活化的 RAS 转染宫颈癌 HeLa 细胞系后可诱导 IL-8/CXCL8 的产生，而 IL-8/CXCL8 可明显促进肿瘤血管生成和肿瘤进展。此外，早期频繁而充足的基因重排，导致甲状腺乳头状癌（RET-PTC）激活炎症遗传程序，包括人类原始的甲状腺细胞中的炎性趋化因子 CXCR4[23]。癌基因、炎性介质和趋化因子系统之间建立的新兴的直接联系为探索消炎治疗中的抗癌潜力提供了新思路。已进一步表明在非小细胞肺癌（NSCLC）中 PTEN 抑癌基因的突变，将导致 HIF-1 活性的上调，并最终引起 HIF-1 依赖性 CXCR4 基因转录，这为 CXCR4 表达的上调和促进转移形成提供了一个理论基础[115]。因此，似乎针对 HIF-1 活性的靶向治疗可能会干扰 HIF-1/CXCR4 途径，影响 TAM 的积累以及癌细胞的扩散和存活。HIF-1 诱导的血管内皮细胞生长因子(VEGF)通常是由肿瘤产生的,并引起单核细胞的迁移。

正如上面所提到的，有证据表明 VEGF 显著促进巨噬细胞在肿瘤的募集。和 CSF-1 一样，这种分子也促进巨噬细胞的存活和增殖。由于 TAM 位于肿瘤的乏氧区，只有在乏氧条件下才能被激活的治疗性基因（如 IFN-γ）通过病毒载体被转入巨噬细胞[29]。因此，以巨噬细胞为载体对肿瘤乏氧区域进行基因治疗是非常有前景的。

C. 血管生成

VEGF 不仅是一种强效血管生成因子，也是单核细胞诱导剂，促进 TAM 的募集。TAM 可促进血管生成。有证据表明抑制 TAM 的募集在抗血管生成中起着重要的作用。我们发现，由缺氧引发的血管生成过程，除了 VEGF，还可以依靠 TAM 和内皮细胞 CXCR4 表达的增加[138]。瘤内注射 CXCR4 拮抗剂，如双环拉胺类 AMD3100，可作为体内肿瘤血管生成抑制剂。一种抗血管生成剂三羧氨基喹啉，在鼠前列腺癌模型中通过抑制 TAM 对肿瘤血管生成的促进影响造成肿瘤体积显著减少[69]。由此可见，三羧氨基喹啉或其他抗血管生成药物，通过 TAM 影响促进和抗血管生成分子的表达，在抗癌治疗中是有价值的。

D. 存活

对单核细胞 - 巨噬细胞具有选择性细胞毒性的抗肿瘤剂，因其联合作用于肿瘤细胞和 TAM，可作为理想的治疗手段。我们报道了 Yondelis（曲贝替定），来自海洋生物红树海蛸叶片内的天然产物，具有强大的抗肿瘤活性[143]，特别是它可抑制巨噬细胞和 TAM 的细胞毒性，同时保留淋巴细胞亚群免受影响。这种化合物抑制 NF-Y，一个对于单核巨噬细胞分化具有十分重要意义的转录因子。此外，曲贝替定通过 TAM 和肿瘤细胞抑制 CCL2 和 IL-6 的合成[5]。曲贝替定的这些抗炎性质可能是其抗肿瘤活性的一个扩展机制。欧洲药物评审组织（EMEA）批准的抗肿瘤剂曲贝对小鼠及人体内外的单核巨噬细胞有显著的选择性细胞毒作用[50]。有证据表明，该化合物的抗肿瘤活性在很大程度上由巨噬细胞的耗竭介导[50a]。最后，浸润的白细胞表达的促炎细胞因子（如

IL-1 和 TNF），可以激活肿瘤细胞中的 NF-κB，并促进其增殖、存活和转移[12,14]，因此可作为潜在的抗癌治疗靶点。

E. 基质重塑

巨噬细胞是蛋白酶的主要来源，有趣的是人们已发现 MMP-9 在 M2 及 M1 细胞中优先表达[98]。

TAM 产生几种基质金属蛋白酶（如 MMP-2、MMP-9）。这些基质金属蛋白酶可降解细胞外基质的蛋白质，还能产生基质金属蛋白酶的活化剂，如趋化因子[39]。抑制这种分子可防止细胞外基质降解以及肿瘤细胞的侵袭和迁移。TAM 或中性粒细胞源性蛋白酶（MMP-9 或组织蛋白酶 B）可促进肿瘤的侵袭和转移[32,63,158]。

二磷酸盐唑来磷酸是一个典型的 MMP 抑制剂。在宫颈癌中，这种化合物通过抑制浸润巨噬细胞的 MMP-9 表达和抑制金属蛋白酶活性减少血管生成和宫颈癌的发生[51]。最近许多证据表明，它可以触发 TAM 表型从促肿瘤的 M2 型逆转为杀瘤的 M1 型[129]。该卤化双磷酸盐的衍生物氯磷酸二钠能消耗特定巨噬细胞群体的巨噬细胞毒素。该化合物及其类似试剂目前在临床上的使用是评估它们是否具有作为 TAM 毒素潜力的重要指标。包裹在脂质体中的氯磷酸二钠能有效地消耗小鼠畸胎瘤和人横纹肌肉瘤小鼠肿瘤模型中的 TAM，从而显著抑制肿瘤的生长[170]，也支持这一假说。

富含半胱氨酸的酸性分泌蛋白（SPARC）在肿瘤进展中起上调还是下调的作用引起人们浓厚的兴趣。巨噬细胞产生的 SPARC 出现在肿瘤间质，可以调节胶原浓度、白细胞和血管浸润[134]。

F. 效应分子

环氧化合酶（COX）是前列腺素的生物合成途径中的一个关键酶。激活的原癌基因（即 β 连环蛋白，MET）可促进 COX-2 的表达，在对肿瘤源性因素（如结肠癌中的黏蛋白）的反应中 TAM 也可合成 COX-2。COX-2 抑制剂作为非甾体抗炎药使用能降低多种肿瘤的风险（结直肠癌、食道癌、肺癌、胃癌和卵巢癌）。现在选择性 COX-2 抑制剂被认为是肿瘤联合治疗的一部分[31]。

SOCS-1 缺乏与 IFN-γ 依赖性自发发生的结直肠癌有关。研究人员观察到在这些条件下异常激活的 TAM 在肿瘤部位的积聚以及这些细胞占癌变相关酶（COX-2、iNOS）表达的比例[62]。

IFN-γ 诱导酶吲哚胺 2,3- 双加氧酶是一个众所周知的 T 细胞活化抑制剂。它催化色氨酸代谢的初始限速步骤，导致烟酰胺腺嘌呤二核苷酸的生物合成。通过消耗局部微环境中色氨酸，吲哚胺 2,3- 双加氧酶（IDO）阻止 T 淋巴细胞的活化。IDO 在肿瘤细胞中的异位表达能够抑制 T 细胞反应[100]。最近研究表明，IDO 的抑制剂可能对细胞毒性药物导致肿瘤的消退有协同作用并提高癌症免疫疗法的功效[104]。

根据流行病学和分子生物学的分析，前列腺癌与炎症有着紧密的联系[14]。TAM 在前列腺癌中通过阻遏核受体途径介导激素抵抗。在前列腺癌中 TAM 通过 IL-1 将选择性雄

激素受体拮抗剂 / 调制器转换成激动剂[173]。

TNF 通过 NF-κB 途径阻滞间皮细胞的凋亡以促进石棉的致癌作用[167]。图 27.3 总结了抑制 TAM 促肿瘤功能的治疗方法。

七、小结

炎症反应，特别是巨噬细胞的炎症反应，在肿瘤的生长和发展中发挥了双重作用[86]。虽然 TAM 的存在长期被认为是宿主对抗肿瘤生长的一个证据，TAM 可被肿瘤环境重新定向，并在肿瘤进展和侵袭的过程中发挥积极作用。由大量临床研究支持的分子生物学研究发现，巨噬细胞含量高的肿瘤与病人预后较差有显著的相关性。TAM 在基因表达和功能方面与极化的 M2 原型单核巨噬细胞群体有许多相似之处。一些证据表明，与 M2 型巨噬细胞群体已知的性能一样，激活 TAM 能够调节肿瘤生长、适应性免疫、间质形成和血管生成而促进肿瘤进展和转移。在这方面，代谢适应是巨噬细胞极化和其功能多样性的一个组成部分。介导这种表型机制的分析牵涉到 NF-κB 激活缺陷[144]，而 NF-κB 激活缺陷可能导致 TAM 不能引起有效的 M1 炎症反应[19,88]。人们对促进巨噬细胞极化的分子机制研究已经取得了很大的进展。然而，进一步阐明促进巨噬细胞功能向 M2 方向转移的机制将披露新的有价值的抗肿瘤治疗靶点。

一些研究结果阐明了促进 TAM 募集、激活以及 TAM 在小鼠纤维肉瘤中转录的关键分子和途径[19]。尽管如此，TAM 功能只在动物模型中具有显著的特征，而在人类癌症中其表型特征依然完全没有被揭示。而且，目前人们仍不清楚不同的肿瘤类型是否有不同的肿瘤微环境，是否会主导 TAM 不同的功能表型并有助于提高特异性的抗癌活性。最近有研究表明，Toll 样受体（TLR）作为新的炎症因子在肿瘤微环境中具有广泛的促肿瘤功能[90]。

在开发新抗癌治疗方法的过程中，TAM 的功能异质性应与 TAM 的募集、激活和极化机制一样，被更为深入地研究。

参考文献

[1] Adema GJ, Hartgers F, Verstraten R, et al. A dendritic-cell-derived C-C chemokine that preferentially attracts naive T cells. Nature, 1997, 387:713 - 717.

[2] Adini T, Kornaga F, Firoozbakht Benjamin LE.Placental growth factor is a survival factor for tumor endothelial cells and macrophages. Cancer Res, 2002, 62:2749 - 2752.

[3] Aharinejad S, Abraham D, Paulus P, et al. Colony-stimulating factor-1 antisense treatment suppresses growth of human tumor xenografts in mice. Cancer Res, 2002, 62:5317 - 5324.

[4] Aharinejad S, Paulus P, Sioud M, et al. Colony-stimulating factor-1 blockade by antisense oligonucleotides and small interfering RNAs suppresses growth of human mammary tumor xenografts in mice. Cancer Res, 2004, 64:5378 - 5384.

[5] Allavena P, Peccatori F, Maggioni D, et al. Intraperitoneal recombinant gamma-interferon in patients with recurrent ascitic ovarian carcinoma: modulation of cytotoxicity and cytokine production in tumor-associated effectors and of major histocompatibility antigen expression on tumor cells.Cancer Res, 1990, 50:7318 - 7323.

[6] Allavena P, Sica A, Vecchi A, et al. The chemokine receptor switch paradigm and dendritic cell migration: its significance in tumor tissues. Immunol Rev, 2000, 177:141 - 149.

[7] Allavena P, Signorelli M, Chieppa M, et al. Anti-iinflammatory properties of the novel antitumor agent Yondelis

(trabectedin) inhibition of macrophage differentiation and cytokine production. Cancer Res.2005, 65:2964 - 2971.

[7a] Allavena P, Chieppa M, Bianchi G, et al. Engagement of the mannose receptor by tumoral mucins activates an immune suppressive phenotype in human tumor–associated macrophages. Clin Dev Immunol.2010, 2010:547179.

[8] Allavena P, Germano G, Marchesi F, et al. Chemokines in cancer related inflammation. Exp Cell Res, 2011, 317:664 - 673.

[9] Auffray C, Fogg D, Garfa M, et al. Monitoring of blood vessels and tissues by a population of monocytes with patrolling behavior. Science, 2007, 317:666 - 670.

[10] Azenshtein E, Luboshits G, Shina S, et al. The CC chemokine RANTES in breast carcinoma progression: regulation of expression and potential mechanisms of promalignant activity. Cancer Res, 2002, 62:1093 - 1102.

[11] Azenshtein E, Meshel T, Shina S, et al. The angiogenic factors CXCL8 and VEGF in breast cancer: regulation by an array of pro–malignancy factors. Cancer Lett, 2005, 217:73 - 86.

[12] Balkwill F, Mantovani A. Inflammation and cancer: back to Virchow? Lancet, 2001, 357:539 - 545.

[13] Balkwill F. Cancer and the chemokine network. Nat Rev Cancer, 2004, 4:540 - 550.

[14] Balkwill F, Charles KA, Mantovani A. Smoldering and polarized inflammation in the initiation and promotion of malignant disease. Cancer Cell, 2005, 7:211 - 217.

[15] Balkwill FR. The chemokine system and cancer. J Pathol, 2012, 226:148 - 157.

[16] Barleon B, Sozzani S, Zhou D, et al. Migration of human monocytes in response to vascular endothelial growth factor (VEGF) is mediated via the VEGF receptor flt–1. Blood, 1996, 87:3336 - 3343.

[17] Beatty GL, Chiorean EG, Fishman MP, et al. CD40 agonists alter tumor stroma and show efficacy against pancreatic carcinoma in mice and humans. Science, 2011, 331:1612 - 1616.

[18] Bingle L, Brown NJ, Lewis CE. The role of tumor–associated macrophages in tumor progression: implications for new anticancer therapies. J Pathol, 2000, 196:254 - 265.

[19] Biswas SK, Gangi L, Paul S, et al. A distinct and unique transcriptional program expressed by tumor–associated macrophages (defective NF–kappaB and enhanced IRF–3/STAT1 activation). Blood, 2006, 107:2112 - 2122.

[20] Biswas SK, Mantovani A. Macrophage plasticity and interaction with lymphocyte subsets: cancer as a paradigm. Nat Immunol, 2010, 11:889 - 896.

[21] Biswas SK, Mantovani A. Orchestration of metabolism by macrophages. Cell Metab, 2012, 15:432 - 437.

[22] Blaskovich MA, Sun J, Cantor A, et al. Discovery of JSI–124 (cucurbitacin I), a selective Janus kinase/signal transducer and activator of transcription 3 signaling pathway inhibitor with potent antitumor activity against human and murine cancer cells in mice. Cancer Res, 2003, 63:1270 - 1279.

[23] Borrello MG, Alberti L, Fischer A, et al. Induction of a proinflammatory program in normal human thyrocytes by the RET/PTC1 oncogene. Proc Natl Acad Sci USA, 2005, 102:14825 - 14830.

[24] Bottazzi B, Polentarutti N, Acero R, et al. Regulation of the macrophage content of neoplasms by chemoattractants. Science. 1983, 220:210 - 212.

[25] Bronte V, Serafini P, Mazzoni A, Segal DM, Zanovello P. L–arginine metabolism in myeloid cells controls T–lymphocyte functions. Trends Immunol.2003, 24:302 - 306.

[26] Bronte V, Zanovello P. Regulation of immune responses by L–arginine metabolism. Nat Rev Immunol, 2005, 5:641 - 654.

[27] Bronte V, Kasic T, Gri G, et al. Boosting antitumor responses of T lymphocytes infiltrating human prostate cancers. J Exp Med, 2005, 201:1257 - 1268.

[28] Cairo G, Recalcati S, Mantovani A, et al. Iron trafficking and metabolism in macrophages:contribution to the polarized phenotype. Trends Immunol, 2011, 32:241 - 247.

[29] Carta L, Pastorino S, Melillo G, et al. Engineering of macrophages to produce IFN–gamma in response to hypoxia. J Immunol, 2001, 166:5374 - 5380.

[30] Clear AJ, Lee AM, Calaminici M, et al. Increased angiogenic sprouting in poor prognosis FL is associated with elevated numbers of $CD163^+$ macrophages within the immediate sprouting microenvironment. Blood, 2010, 115:5053 - 5056.

[31] Colombo MP, Mantovani A. Targeting myelomonocytic cells to revert inflammation–dependent cancer promotion. Cancer Res.2005, 65:9113 - 9116.

[32] Condeelis J, Pollard JW. Macrophages: obligate partners for tumor cell migration, invasion, and metastasis. Cell, 2006, 124:263 - 266.

[33] Conti I, Rollins BJ. CCL2 (monocyte chemoattractant protein–1) and cancer. Semin Cancer Biol, 2004, 14:149 - 154.

[34] Corna G, Campana L, Pignatti E, et al. Polarization dictates iron handling by inflammatory and alternatively activated macrophages. Haematologica, 2010, 95:1814 - 1822.
[35] Coussens LM, Tinkle CL, Hanahan D, et al. MMP-9 supplied by bone marrow-derived cells contributes to skin carcinogenesis. Cell, 2000, 103:481 - 490.
[36] Coussens LM, Werb Z. Inflammation and cancer. Nature, 2002, 420:860 - 867.
[37] Curiel TJ, Coukos G, Zou L, et al. Specific recruitment of regulatory T cells in ovarian carcinoma fosters immune privilege and predicts reduced survival. Nat Med, 2004, 10:942 - 949.
[38] Desnues : intestinal infiltrating cells exhibit a transc B, Lepidi H, Raoult D, Mege JL. Whipple diseaseriptional pattern of M2/alternatively activated macrophages. J Infect Dis, 2005, 192:1642 - 1646.
[39] de Visser KE, Eichten A, Coussens LM. Paradoxical roles of the immune system during cancer development. Nat Rev Cancer, 2006, 6:24 - 37.
[40] DiNapoli MR, Calderon CL, Lopez DM. The altered tumoricidal capacity of macrophages isolated from tumor-bearing mice is related to reduced expression of the inducible nitric oxide synthase gene. J Exp Med. 1996, 183:1323 - 1329.
[41] Dinarello CA. Blocking IL-1 in systemic inflammation. J Exp Med, 2005, 201:1355 - 1359.
[42] Dong Z, Yoneda J, Kumar R, Fidler IJ. Angiostatin-mediated suppression of cancer metastases by primary neoplasms engineered to produce granulocyte/macrophage colony-stimulating factor. J Exp Med. 1998, 188:755 - 763.
[43] Duyndam MC, Hilhorst MC, Schlü per HM, et al. Vascular endothelial growth factor-165 overexpression stimulates angiogenesis and induces cyst formation and macrophage infiltration in human ovarian cancer xenografts. Am J Pathol. 2002, 160:537 - 548.
[44] Duluc D, Corvaisier M, Blanchard S, et al. Interferon-gamma reverses the immunosuppressive and protumoral properties and prevents the generation of human tumor-associated macrophages. Int J Cancer, 2009, 125:367 - 373.
[45] Erler JT, Bennewith KL, Cox TR, et al. Hypoxia-induced lysyl oxidase is a critical mediator of bone marrow cell recruitment to form the premetastatic niche. Cancer Cell, 2009, 15:35 - 44.

[46] Fantin A, Vieira JM, Gestri G, et al. Tissue macrophages act as cellular chaperones for vascular anastomosis downstream of VEGF-mediated endothelial tip cell induction. Blood, 2010, 116:829 - 840.
[47] Fridlender ZG, Sun J, Kim S, et al. Polarization of tumor-associated neutrophil phenotype by TGF-beta: "N1" versus "N2" TAN. Cancer Cell, 2009, 16:183 - 194.
[48] Garber K. First results for agents targeting cancer-related inflammation. J Natl Cancer Inst.2009, 101:1110 - 1112.
[49] Gazzaniga S, Bravo AI, Guglielmotti A, et al. Targeting tumor-associated macrophages and inhibition of MCP-1 reduce angiogenesis and tumor growth in a human melanoma xenograft. J Invest Dermatol, 2007, 127:2031 - 2041.
[50] Germano G, Frapolli R, Simone M, et al. Antitumor and anti-inflammatory effects of trabectedin on human myxoid liposarcoma cells. Cancer Res.2010, 70:2235 - 2244.
[50a] Germano G, Frappolli R, Belgiovine C, et al. Role of macrophage targeting in the antitumor activity of trabectedin. Cancer Cell, 2013, 23:249 - 262.
[51] Giraudo E, Inoue M, Hanahan D. An amino-bisphosphonate targets MMP-9-expressing macrophages and angiogenesis to impair cervical carcinogenesis. J Clin Invest, 2004, 114:623 - 633.
[52] Gleissner CA, Shaked I, Little KM, Ley K. CXC chemokine ligand 4 induces a unique transcriptome in monocyte-derived macrophages. J Immunol, 2010, 184:4810 - 4818.
[53] Gordon S. Alternative activation of macrophages. Nat Rev Immunol, 2003, 3:23 - 35.
[54] Gordon S, Taylor PR. Monocyte and macrophage heterogeneity. Nat Rev Immunol, 2005, 5:953 - 964.
[55] Goswami S, Sahai E, Wyckoff JB, et al. Macrophages promote the invasion of breast carcinoma cells via a colony-stimulating factor-1/epidermal growth factor paracrine loop. Cancer Res, 2005, 65:5278 - 5283.
[56] Gu L, Tseng S, Horner RM, Tam C, Loda M, Rollins BJ. Control of Th2 polarization by the chemokine monocyte chemoattractant protein-1. Nature. 2000, 404:407 - 411.
[57] Guiducci C, Vicari AP, Sangaletti S, et al. Redirecting in vivo elicited tumor infiltrating macrophages and dendritic cells towards tumor rejection. Cancer Res, 2005, 65:3437 - 3446.
[58] Gustafsson C, Mjösberg J, Matussek A, et al. Geneexpression profiling of human decidual macrophages: evidence for immunosuppressive phenotype. PloS One, 2008, 3:e2078.
[59] Hagemann T, Wilson J, Burke F, et al. Ovarian cancer cells polarize macrophages toward a tumor-associated phenotype. J Immunol, 2006, 176:5023 - 5032.
[60] Hagemann T, Lawrence T, McNeish I, et al. Re-educating tumor-associated macrophages by targeting NF-kappaB. J Exp Med, 2008, 205:1261 - 1268.

[61] Haghnegahdar H, Du J, Wang D, et al. The tumorigenic and angiogenic effects of MGSA/GRO proteins in melanoma. J Leukoc Biol, 2000, 67:53 - 62.

[62] Hanada T, Kobayashi T, Chinen T, et al. IFNgamma-dependent, spontaneous development of colorectal carcinomas in SOCS1-deficient mice. J Exp Med, 2006, 203:1391 - 1397.

[63] Hanahan D, Weinberg RA. The hallmarks of cancer. Cell, 2000, 100:57 - 70.

[64] Hanamoto H, Nakayama T, Miyazato H, et al. Expression of CCL28 by Reed-Sternberg cells defines a major subtype of classical Hodgkin' s disease with frequent infiltration of eosinophils and/or plasma cells. Am J Pathol, 2004, 164:997 - 1006.

[65] Hazlett LD, McClellan SA, Barrett RP, et al. IL-33 shifts macrophage polarization, promoting resistance against Pseudomonas aeruginosa keratitis. Invest Ophthalmol Vis Sci, 2010, 51:1524 - 1532.

[66] Hotchkiss A, Ashton AW, Klein RS, et al. Mechanisms by which tumor cells and monocytes expressing the angiogenic factor thymidine phosphorylase mediate human endothelial cell migration. Cancer Res, 2003, 63:527 - 533.

[67] Izhak L, Wildbaum G, Weinberg U, et al. Predominant expression of CCL2 at the tumor site of prostate cancer patients directs a selective loss of immunological tolerance to CCL2 that could be amplified in a beneficial manner. J Immunol, 2010, 184:1092 - 1101.

[68] Jarnicki AG, Lysaght J, Todryk S, et al. Suppression of antitumor immunity by IL-10 and TGF-beta-producing T cells infiltrating the growing tumor: influence of tumor environment on the induction of $CD4^+$ and $CD8^+$ regulatory T cells. J Immunol, 2006, 177:896 - 904.

[69] Joseph IB, Isaacs JT. Macrophage role in the antiprostate cancer response to one class of antiangiogenic agents. J Natl Cancer Inst. 1998, 90:1648 - 1653.

[70] Kaplan RN, Riba RD, Zacharoulis S, et al. VEGFR1-positive haematopoietic bone marrow progenitors initiate the premetastatic niche. Nature, 2005, 438:820 - 827.

[71] Kim S, Takahashi H, Lin WW, et al. Carcinoma-produced factors activate myeloid cells through TLR2 to stimulate metastasis. Nature, 2009, 457:102 - 106.

[72] Kleinhans M, Tun-Kyi A, Gilliet M, et al. Functional expression of the eotaxin receptor CCR3 in $CD30^+$ cutaneous T-cell lymphoma. Blood, 2003, 101:1487 - 1493.

[73] Klimp AH, Hollema H, Kempinga C, et al. Expression of cyclooxygenase-2 and inducible nitric oxide synthase in human ovarian tumors and tumor-associated macrophages. Cancer Res, 2001, 61:7305 - 7309.

[74] Kortylewski M, Kujawski M, Wang T, et al. Inhibiting STAT3 signaling in the hematopoietic system elicits multicomponent antitumor immunity. Nat Med, 2005, 11:1314 - 1321.

[75] Kouno J, Nagai H, Nagahata T, et al. Up-regulation of CC chemokine, CCL3L1, and receptors, CCR3, CCR5 in human glioblastoma that promotes cell growth. J Neurooncol, 2004, 70:301 - 307.

[76] Kuang DM, Wu Y, Chen N, Cheng J, Zhuang SM, Zheng L. Tumor-derived hyaluronan induces formation of immunosuppressive macrophages through transient early activation of monocytes. Blood, 2007, 110:587 - 595.

[77] Kuang DM, Zhao Q, Peng C, et al. Activated monocytes in peritumoral stroma of hepatocellular carcinoma foster immune privilege and disease progression through PD-L1. J Exp Med, 2009, 206:1327 - 1337.

[78] Kurowska-Stolarska M, Stolarski B, Kewin P, et al. IL-33 amplifies the polarization of alternatively activated macrophages that contribute to airway inflammation. J Immunol, 2009, 183:6469 - 6477.

[79] Kusmartsev S, Gabrilovich DI. STAT1 signaling regulates tumor-associated macrophage-mediated T cell deletion. J Immunol, 2005, 174:4880 - 4891.

[80] Li A, Varney ML, Singh RK. Constitutive expression of growth regulated oncogene (gro) in human colon carcinoma cells with different metastatic potential and its role in regulating their metastatic phenotype. Clin Exp Metastasis, 2004, 21:571 - 579.

[81] Lin EY, Li JF, Gnatovskiy L, et al. Macrophages regulate the angiogenic switch in a mouse model of breast cancer. Cancer Res, 2006, 66:11238 - 11246.

[82] Loberg RD, Ying C, Craig M, et al. Targeting CCL2 with systemic delivery of neutralizing antibodies induces prostate cancer tumor regression in vivo. Cancer Res, 2007, 67:9417 - 9424.

[83] Locati M, Deuschle U, Massardi ML, et al. Analysis of the gene expression profile activated by the CC chemokine ligand 5/RANTES and by lipopolysaccharide in human monocytes. J Immunol, 2002, 168:3557 - 3562.

[84] MacMicking J, Xie QW, Nathan C. Nitric oxide and macrophage function. Annu Rev Immunol, 1997, 15:323 - 350.

[85] Manthey CL, Johnson DL, Illig CR, et al. JNJ-28312141, a novel orally active colony-stimulating factor-1 receptor/FMS-related receptor tyrosine kinase-3 receptor tyrosine kinase inhibitor with potential utility in solid tumors, bone metastases, and acute myeloid leukemia. Mol Cancer Ther, 2009, 8:3151 - 3161.

[86] Mantovani A, Bottazzi B, Colotta F, et al. The origin and function of tumor-associated macrophages. Immunol Today. 1992, 13:265 - 270.

[87] Mantovani A. The chemokine system: redundancy for robust outputs. Immunol Today. 1999, 20:254 - 257.

[88] Mantovani A, Sozzani S, Locati M, et al. Macrophage polarization: tumor-associated macrophages as a paradigm for polarized M2 mononuclear phagocytes. Trends Immunol.2002, 23:549 - 555.

[89] Mantovani A, Sica A, Sozzani S, et al. The chemokine system in diverse forms of macrophage activation and polarization. Trends Immunol, 2004, 25:677 - 686.

[90] Mantovani A, Garlanda C. Inflammation and multiple myeloma: the Toll connection. Leukemia.2006, 20:937 - 938.

[91] Mantovani A. From phagocyte diversity and activation to probiotics: back to Metchnikoff. Eur J Immunol, 2008, 38:3269 - 3273.

[92] Mantovani A, Allavena P, Sica A, et al. Cancerrelated inflammation. Nature, 2008, 454:436 - 444.

[93] Mantovani A. The yin-yang of tumor-associated neutrophils. Cancer Cell, 2009, 16:173 - 174.

[94] Mantovani A, Sica A. Macrophages, innate immunity and cancer: balance, tolerance, and diversity. Curr Opin Immunol, 2010, 22:231 - 237.

[95] Mantovani A, Savino B, Locati M, et al. The chemokine system in cancer biology and therapy. Cytokine Growth Factor Rev, 2010, 21:27 - 39.

[96] Mantovani A, Cassatella MA, Costantini C, et al. Neutrophils in the activation and regulation of innate and adaptive immunity. Nat Rev Immunol, 2011, 11:519 - 531.

[97] Marchesi F, Monti P, Leone BE, et al. Increased survival, proliferation, and migration in metastatic human pancreatic tumor cells expressing functional CXCR4. Cancer Res, 2004, 64:8420 - 8427.

[98] Martinez FO, Gordon S, Locati M, et al. Transcriptional profiling of the human monocyte-macrophage differentiation and polarization: new molecules and patterns of gene expression. J Immunol, 2006, 177:7303 - 7311.

[99] Matsushima K, Larsen CG, DuBois GC, et al. Purification and characterization of a novel monocyte chemotactic and activating factor produced by a human myelomonocytic cell line. J Exp Med. 1999, 169:1485 - 1490.

[100] Mellor AL, Keskin DB, Johnson T, et al. Cells expressing indoleamine 2,3-dioxygenase inhibit T cell responses. J Immunol, 2002, 168:3771 - 3776.

[101] Monti P, Leone BE, Marchesi F, et al. The CC chemokine MCP-1/CCL2 in pancreatic cancer progression: regulation of expression and potential mechanisms of antimalignant activity. Cancer Res, 2003, 63:7451 - 7461.

[102] Mori K, Chano T, Yamamoto K, Matsusue Y, Okabe H. Expression of macrophage inflammatory protein-1alpha in Schwann cell tumors. Neuropathology, 2004, 24:131 - 135.

[103] Mosser DM, Edwards JP. Exploring the full spectrum of macrophage activation. Nat Rev Immunol, 2008, 8:958 - 969.

[104] Muller AJ, DuHadaway JB, Donover PS, et al. Inhibition of indoleamine 2,3-dioxygenase, an immunoregulatory target of the cancer suppression gene Bin1, potentiates cancer chemotherapy. Nat Med, 2005, 11:312 - 319.

[105] Murdoch C, Muthana M, Coffelt SB, Lewis CE. The role of myeloid cells in the promotion of tumor angiogenesis. Nat Rev Cancer, 2008, 8:618 - 631.

[106] Nesbit M, Schaider H, Miller TH, Herlyn M. Low-level monocyte chemoattractant protein-1 stimulation of monocytes leads to tumor formation in nontumorigenic melanoma cells. J Immunol, 2001, 166:6483 - 6490.

[107] Nizet V, Johnson RS. Interdependence of hypoxic and innate immune responses. Nat Rev Immunol, 2009, 9:609 - 617.

[108] Noel W, Raes G, Hassanzadeh Ghassabeh G, et al. Alternatively activated macrophages during parasite infections. Trends Parasitol, 2004, 20:126 - 133.

[109] Odegaard JI, Ricardo-Gonzalez RR, Goforth MH, et al. Macrophage-specific PPARgamma controls alternative activation and improves insulin resistance. Nature, 2007, 447:1116 - 1120.

[110] Paik S, Shak S, Tang G, et al. A multigene assay to predict recurrence of tamoxifen-treated, node-negative breast cancer. N Engl J Med, 2004, 351:2817 - 2826.

[111] Paulus P, Stanley ER, Schafer R, et al. Colony-stimulating factor-1 antibody reverses chemoresistance in human MCF-7 breast cancer xenografts. Cancer Res, 2006, 66:4349 - 4356.

[112] Payne AS, Cornelius LA. The role of chemokines in melanoma tumor growth and metastasis. J Invest Dermatol, 2002, 118:915 - 922.

[113] Pesce J, Kaviratne M, Ramalingam TR, et al. The IL-21 receptor augments Th2 effector function and alternative macrophage activation. J Clin Invest, 2006, 116:2044 - 2055.

[114] Pesce JT, Ramalingam TR, Mentink-Kane MM, et al. Arginase-1-expressing macrophages suppress Th2 cytokine-driven inflammation and fibrosis. PLoS pathogens, 2009, 5:e1000371.

[115] Phillips RJ, Mestas J, Gharaee-Kermani M, et al. Epidermal growth factor and hypoxia-induced expression of CXC chemokine receptor 4 on nonsmall cell lung cancer cells is regulated by the phosphatidylinositol 3-kinase/PTEN/AKT/mammalian target of rapamycin signaling pathway and activation of hypoxia inducible factor-1alpha. J Biol Chem, 2005, 280:22473 - 22481.
[116] Pollard JW. Tumor-educated macrophages promote tumor progression and metastasis. Nat Rev Cancer.2004, 4:71 - 78.
[117] Pollard JW. Trophic macrophages in development and disease. Nat Rev Immunol, 2009, 9:259 - 270.
[118] Puig-Kröger A, Sierra-Filardi E, Domínguez-Soto A, et al. Folate receptor beta is expressed by tumor-associated macrophages and constitutes a marker for M2 anti-inflammatory/regulatory macrophages. Cancer Res, 2009, 69:9395 - 9403.
[119] P ukrop T, Klemm F, Hagemann T, et al. Wnt 5a signaling is critical for macrophage-induced invasion of breast cancer cell lines. Proc Natl Acad Sci USA, 2006, 103:5454 - 5459.
[120] Qian BZ, Pollard JW. Macrophage diversity enhances tumor progression and metastasis. Cell, 2010, 141:39 - 51.
[121] Qian BZ, Li J, Zhang H, et al. CCL2 recruits inflammatory monocytes to facilitate breast-tumor metastasis. Nature, 2011, 475:222 - 225.
[122] Rae F, Woods K, Sasmono T, et al. Characterisation and trophic functions of murine embryonic macrophages based upon the use of a Csf1r-EGFP transgene reporter. Dev Biol, 2007, 308:232 - 246.
[123] Raes G, Brys L, Dahal BK, et al. Macrophage galactose-type C-type lectins as novel markers for alternatively activated macrophages elicited by parasitic infections and allergic airway inflammation. J Leukoc Biol, 2005, 77:321 - 327.
[124] Rauh MJ, Sly LM, Kalesnikoff J, et al. The role of SHIP1 in macrophage programming and activation. Biochem Soc Trans, 2004, 32:785 - 788.
[125] Recalcati S, Locati M, Marini A, et al. Differential regulation of iron homeostasis during human macrophage polarized activation. Eur J Immunol, 2010, 40:824 - 835.
[126] Reimann M, Lee S, Loddenkemper C, et al. Tumor stroma-derived TGF-beta limits myc-driven lymphomagenesis via Suv39h1-dependent senescence. Cancer Cell, 2010, 17:262 - 272.
[127] Roca H, Varsos ZS, Sud S, Craig MJ, Ying C,Pienta KJ. CCL2 and interleukin-6 promote survival of human CD11b$^+$peripheral blood mononuclear cells and induce M2-type macrophage polarization. J Biol Chem, 2009, 284:34342 - 34354.
[128] Rodríguez-Prados JC, Través PG, Cuenca J, et al. Substrate fate in activated macrophages: a comparison between innate, classic, and alternative activation. J Immunol, 2010, 185:605 - 614.
[129] Rogers TL, Holen I. Tumor macrophages as potential targets of bisphosphonates. J Transl Med, 2011, 9:177.
[130] Rollins B. Chemokines and Cancer. Totowa, NJ:Humana Press, 1999.
[131] Ruckes T, Saul D, Van Snick J, et al. Autocrine antiapoptotic stimulation of cultured adult T-cell leukemia cells by overexpression of the chemokine I-309. Blood, 2001, 98:1150 - 1159.
[132] Saji H, Koike M, Yamori T, et al. Significant correlation of monocyte chemoattractant protein-1 expression with neovascularization and progression of breast carcinoma. Cancer, 2001, 92:1085 - 1091.
[133] Sakaguchi S. Naturally arising Foxp3-expressing CD25$^+$CD4$^+$regulatory T cells in immunological tolerance to self and non-self. Nat Immunol, 2005, 6:345 - 352.
[134] Sangaletti S, Stoppacciaro A, Guiducci C, Torrisi MR, Colombo MP. Leukocyte, rather than tumorproduced SPARC, determines stroma and collagen type Ⅳ deposition in mammary carcinoma. J Exp Med, 2003, 198:1475 - 1485.
[135] Savage ND, de Boer T, Walburg KV, et al. Human anti-inflammatory macrophages induce Foxp3$^+$GITR$^+$CD25$^+$ regulatory T cells, which suppress via membrane-bound TGFbeta-1. J Immunol, 2008, 181:2220 - 2226.
[136] Scala S, Ottaiano A, Ascierto PA, et al. Expression of CXCR4 predicts poor prognosis in patients with malignant melanoma. Clin Cancer Res, 2005, 11:1835 - 1841.
[137] Scarpino S, Stoppacciaro A, Ballerini F, et al. Papillary carcinoma of the thyroid: hepatocyte growth factor (HGF) stimulates tumor cells to release chemokines active in recruiting dendritic cells. Am J Pathol, 2000, 156:831 - 837.
[138] Schioppa T, Uranchimeg B, Saccani A, et al. Regulation of the chemokine receptor CXCR4 by hypoxia. J Exp Med, 2003, 198:1391 - 1402.
[139] Schmidt T, Carmeliet P. Blood-vessel formation:Bridges that guide and unite. Nature, 2010, 465:697 - 699.
[140] Schoppmann SF, Birner P, Stockl J, et al. Tumor-associated macrophages express lymphatic endothelial growth factors and are related to peritumoral lymphoangiogenesis. Am J Pathol, 2002, 161:947 - 956.
[141] Schutyser E, Struyf S, Proost P, et al. Identification of biologically active chemokine isoforms from ascitic fluid and elevated levels of CCL18/pulmonary and activation-regulated chemokine in ovarian carcinoma. J Biol Chem,

2002, 277:24584－24593.

[142] Scotton CJ, Martinez FO, Smelt MJ, et al. Transcriptional profiling reveals complex regulation of the monocyte IL–1 beta system by IL–13. J Immunol, 2005, 174:834－845.

[143] Sessa C, De Braud F, Perotti A, et al. Trabectedin for women with ovarian carcinoma after treatment with platinum and taxanes fails. J Clin Oncol, 2005, 23:1867－1874.

[144] Sica A, Saccani A, Bottazzi B, et al. Autocrine production of IL–10 mediates defective IL–12 production and NF–kappa B activation in tumor–associated macrophages. J Immunol, 2000, 164:762－767.

[145] Sica A, Schioppa T, Mantovani A, Allavena P.Tumor–associated macrophages are a distinct M2 polarised population promoting tumor progression: potential targets of anti–cancer therapy. Eur J Cancer.2006, 42:717－727.

[146] Sica A, Mantovani A. Macrophage plasticity and polarization: in vivo veritas. J Clin Invest, 2012, 122:787－795.

[147] Sierra JR, Corso S, Caione L, et al. Tumor angiogenesis and progression are enhanced by Sema4D produced by tumor–associated macrophages. J Exp Med, 2008, 205:1673－1685.

[148] Sinha P, Clements VK, Ostrand–Rosenberg S. Reduction of myeloid–derived suppressor cells and induction of M1 macrophages facilitate the rejection of established metastatic disease. J Immunol, 2005, 174:636－645.

[149] Smith JR, Braziel RM, Paoletti S, Lipp M, Uguccioni M, Rosenbaum JT. Expression of B–cell–attracting chemokine 1（CXCL13）by malignant lymphocytes and vascular endothelium in primary central nervous system lymphoma. Blood, 2003, 101:815－821.

[150] Solinas G, Schiarea S, Liguori M, et al. Tumor–conditioned macrophages secrete migration–stimulating factor: a new marker for M2–polarization,influencing tumor cell motility. J Immunol.2010, 185:642－652.

[151] Takahashi H, Tsuda Y, Takeuchi D, et al. Influence of systemic inflammatory response syndrome on host resistance against bacterial infections. Crit Care Med, 2004, 32:1879－1885.

[152] Teichmann M, Meyer B, Beck A, Niedobitek G. Expression of the interferon–inducible chemokine IP–10（CXCL10), a chemokine with proposed anti–neoplastic functions, in Hodgkin lymphoma and nasopharyngeal carcinoma. J Pathol, 2005, 20:68－75.

[153] Teruya–Feldstein J, Tosato G, Jaffe ES. The role of chemokines in Hodgkin’s disease. Leuk Lymphoma.2000, 38:363－371.

[154] Torroella–Kouri M, Ma X, Perry G, et al. Diminished expression of transcription factors nuclear factor kappaB and CCAAT/enhancer binding protein underlies a novel tumor evasion mechanism affecting macrophages of mammary tumor–bearing mice. Cancer Res, 2005, 65:10578－10584.

[155] Tsuda Y, Takahashi H, Kobayashi M, Hanafusa T, Herndon DN, Suzuki F. Three different neutrophil subsets exhibited in mice with different susceptibilities to infection by methicillin–resistant Staphylococcus aureus. Immunity, 2004, 21:215－226.

[156] Ueno T, Toi M, Saji H, et al. Significance of macrophage chemoattractant protein–1 in macrophage recruitment, angiogenesis, and survival in human breast cancer. Clin Cancer Res, 2000, 6:3282－3389.

[157] Van den Brule F, Califice S, Garnier F, Fernandez PL, Berchuck A, Castronovo V. Galectin–1 accumulation in the ovary carcinoma peritumoral stroma is induced by ovary carcinoma cells and affects both cancer cell proliferation and adhesion to laminin–1 and fibronectin. Lab Invest, 2003, 83:377－386.

[158] Vasiljeva O, Papazoglou A, Kruger A, et al. Tumor cell–derived and macrophage–derived cathepsin B promotes progression and lung metastasis of mammary cancer. Cancer Res, 2006, 66:5242－5250.

[159] Vats D, Mukundan L, Odegaard JI, et al. Oxidative metabolism and PGC–1beta attenuate macrophage–mediated inflammation. Cell Metab, 2006, 4:13－24.

[160] Vermeer MH, Dukers DF, ten Berge RL, et al. Differential expression of thymus and activation regulated chemokine and its receptor CCR4 in nodal and cutaneous anaplastic large–cell lymphomas and Hodgkin’s disease. Mod Pathol, 2002, 15:838－844.

[161] Vetrano S, Borroni EM, Sarukhan A, et al. The lymphatic system controls intestinal inflammation and inflammation–associated Colon Cancer through the chemokine decoy receptor D6. Gut, 2009, 59:197－206.

[162] Vicari AP, Caux C. Chemokines in cancer. Cytokine Growth Factor Rev, 2002, 13:143－154.

[163] Wang JM, Sherry B, Fivash MJ, et al. Human recombinant macrophage inflammatory protein–1 alpha and –beta and monocyte chemotactic and activating factor utilize common and unique receptors on human monocytes. J Immunol, 1993, 150:3022－3029.

[164] Wang T, Niu G, Kortylewski M, et al. Regulation of the innate and adaptive immune responses by Stat–3 signaling in tumor cells. Nat Med, 2004, 10:48－54.

[165] Wels J, Kaplan RN, Rafii S, et al. Migratory neighbors and distant invaders: tumor–associated niche cells. Genes Dev, 2008, 22:559－574.

[166] Wynn TA. Fibrotic disease and the T(H)1/T(H)2 paradigm. Nat Rev Immunol, 2004, 4:583－594.

[167] Yang H, Bocchetta M, Kroczynska B, et al. TNF–alpha inhibits asbestos–induced cytotoxicity via a NF–kappaB–dependent pathway, a possible mechanism for asbestos–induced oncogenesis. Proc Natl Acad Sci USA, 2006, 103:10397 - 10402.

[168] Yi F, Jaffe R, Prochownik EV. The CCL6 chemokine is differentially regulated by c–Myc and L–Myc, and promotes tumorigenesis and metastasis. Cancer Res, 2003, 63:2923 - 2932.

[169] Yoshimura T, Robinson EA, Tanaka S, et al. Purification and aminoacid analysis of two human glioma–derived monocyte chemoattractants. J Exp Med. 1989, 169:1449 - 1459.

[170] Zeisberger SM, Odermatt B, Marty C, et al. Clodronate–liposome–mediated depletion of tumor–associated macrophages: a new and highly effective antiangiogenic therapy approach. Br J Cancer.2006, 95:272 - 281.

[171] Zhang J, Patel L, Pienta KJ. CC chemokine ligand 2 (CCL2) promotes prostate cancer tumorigenesis and metastasis. Cytokine Growth Factor Rev, 2010, 21:41 - 48.

[172] Zhu Z, Zheng T, Homer RJ, et al. Acidic mammalian chitinase in asthmatic Th2 inflammation and IL–13 pathway activation. Science, 2004, 304:1678 - 1682.

[173] Zhu P, Baek SH, Bourk EM, et al. Macrophage/cancer cell interactions mediate hormone resistance by a nuclear receptor derepression pathway. Cell, 2006, 124:615 - 629.

第二十八章 28

肿瘤诱导的髓源性抑制细胞

Suzanne Ostrand-Rosenberg, Pratima Sinha, Daniel W. Beury, Olesya Chornoguz and Katherine H. Parker

Dept. Biological Sciences, University of Maryland Baltimore County (UMBC), Baltimore, MD USA

译者：王朝霞　陈芳

致谢

作者实验室的研究由 NIH R01CA115880、R01CA8432、R01GM021248 以及美国癌症协会基金 IRG-97-153-07 支持。Olesya Chornoguz 和 Daniel W. Beury 分别由美国国防部乳腺癌计划博士前奖学金 W81XWH-10-1-0027 和 W81XWH-11-1-0115 支持。Katherine H. Parker 由美国教育部基金 P200A090094-11 支持。

一、引言

A. 髓源性抑制细胞的早期历史

人们对起源于 19 世纪 90 年代早期以免疫为基础的癌症治疗的发展最初是非常乐观和激动的。由于晚期癌症患者往往呈免疫抑制，使此类方法时常受到考验。

19 世纪 80 年代中期“自然抑制”细胞首次发现于无瘤小鼠中，其以抗原和 MHC 非依赖的方式抑制 T 细胞的增殖和细胞毒性 T 淋巴细胞（cytotoxic T lymphocyte，CTL）[1]，并减少肿瘤细胞系的生长[2]。之前人们对这些抑制细胞的研究极少，直到 19 世纪 90 年代后期，研究人员在头颈部癌症患者中发现 $CD34^+$ 粒细胞 / 单核细胞的抑制细胞有分化为树突状细胞（dendritic cell，DC）的能力[3-5]。这些抑制细胞表型多样化，缺少成熟 T、B、NK 细胞及巨噬细胞的标志物，但表达单核细胞 - 髓系的标志物。在其他类型的肿瘤患者体内还发现了类似的抑制细胞。在肿瘤微环境[6]及体外研究分析[7]中，这些抑制细胞阻止了 T 淋巴细胞的活化，肿瘤产生的血管内皮生长因子（vascular endothelial growth factor，VEGF）对它具有趋化作用。

人们在移植瘤[8-10]或自发肿瘤[11]的小鼠中也观察到了抑制性的骨髓细胞。小鼠细胞表达粒细胞和巨噬细胞的标志物 Gr1 和 CD11b/Mac1，它们在体内和体外的聚集与肿瘤产生的粒细胞 - 巨噬细胞集落因子（granulocyte/monocyte-colony stimulating factor，GM-CSF）相关。这些细胞抑制 $CD8^+$T 细胞的抗原特异性活化，这需要细胞间的联系来介导它们的效应 [9-10,12]。

第一个有关这些细胞是怎样被抑制的线索来自患者 T 细胞产生细胞因子的减少与高水平粒细胞和 T 细胞受体（T-cell receptor，TCR）ζ 链表达降低相关的研究 [13]。细胞因子的产生可以通过加入过氧化氢酶恢复，过氧化氢酶可以清除过氧化氢，这提示活性氧（reactive oxygen species，ROS）如过氧化氢可以介导抑制作用 [14]。在早期的报告中，这些抑制细胞有多种名称，包括：未成熟髓样细胞（immature myeloid cell，ImC）、髓样抑制细胞（myeloid suppressor cell，MSC）、未成熟巨噬细胞（immature macrophage，iMac）等。因缺乏统一命名法产生了混乱，于是在 2007 年人们采用“髓源性抑制细胞”（myeloid-derived suppressor cell，MDSC）一词来描述 [15]。

B. MDSC 通过多种免疫和非免疫机制调节肿瘤进展

在小鼠体内的研究表明，MDSC 是一个关键的细胞群，它有利于原发肿瘤的进展和转移，减少 MDSC 数量联合应用 T 细胞过继输入或活性 T 细胞靶向免疫治疗会促进机体对原发肿瘤和转移灶的抑制作用 [11,16-22]。对癌症患者的研究显示循环中 MDSC 水平与临床癌症分期和转移性肿瘤负荷相关 [23]，并且是肿瘤进展的预后指标 [24]。使用药物减少患者体内的 MDSC。在体外对分离到的外周血单核细胞（PBMC）的研究表明：癌症患者的免疫抑制主要是源于 MDSC，清除或者灭活 MDSC 可以恢复患者的免疫能力 [25-28]。MDSC 通过抑制适应性和固有免疫细胞（$CD4^+$T、$CD8^+$T、NK、M1 型巨噬细胞和树突状细胞）损害抗肿瘤免疫力促进推动肿瘤进展细胞（M2 型巨噬细胞、调节 T 细胞）的形成（图 28.1）。

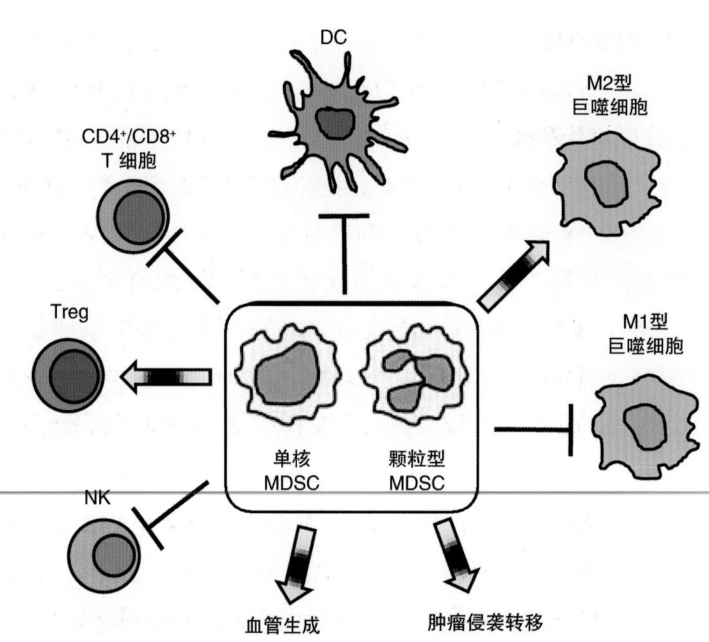

图 28.1 MDSC 通过多种机制促进肿瘤进展和转移

MDSC 可以抑制抗肿瘤免疫力，通过抑制树突状细胞的发展、阻滞 $CD4^+$ 和 $CD8^+$T 细胞的激活和运输、阻滞自然杀伤细胞的细胞毒性活性，使巨噬细胞由 M1 向 M2 表型转化，促进调节 T 细胞的发展，并促进血管生成和肿瘤的侵袭及转移。

MDSC 还通过非免疫机制促进肿瘤进展。其产生的基质金属蛋白酶 9（matrix metalloprotease-9，MMP-9）促进 VEGF 释放以及后续的肿瘤新生血管形成[29-31]，并促进肿瘤细胞的侵袭和转移[32]。MDSC 也可诱导上皮间质转化（epithelial mesenchymal transition，EMT）从而促进癌症散播[33]。由于可以通过多种机制促进肿瘤生长，MDSC 对于以活化 T 细胞为基础的癌症免疫疗法和发展适应性及固有抗肿瘤免疫力来说都是重大的障碍。

C. MDSC 也存在于非癌性环境

MDSC 在非癌性疾病环境中也可被诱导。感染能够提高败血症[34-35]、弓形虫病[36]、念珠菌病[37]、利什曼病[38]、克氏锥虫病[39]患者体内的 MDSC 水平。在压力大的人群[40-41]、老龄人口[42]及患有自身免疫性疾病如炎症性肠道疾病[43]、实验性自身免疫性脑脊髓炎（experimental autoimmune encephalomyelitis，EAE）小鼠模型[44]以及葡萄膜视网膜炎[45]的人群中，MDSC 也有聚积。由于可以抑制免疫力，MDSC 被用来治疗不良的自身免疫性疾病，例如保留异体移植的胰岛[46]、诱导 Tregs 来对抗 I 型糖尿病[47]，抑制移植物抗宿主病[48]和削弱多发性硬化患者的自身免疫力[49]。

本章主要讲述 MDSC 在癌症患者中介导免疫抑制的作用。其他章节讨论其他促肿瘤免疫细胞群的作用，包括 DC（见第 18 章）和肿瘤相关巨噬细胞（见第 27 章）等。

二、小鼠和人 MDSC 是未成熟髓系细胞的异质混合物

小鼠和人肿瘤诱导的 MDSC 是来自髓系祖细胞的异质细胞群。基于它们的表型和形态，MDSC 是处于髓细胞生成不同阶段的未成熟细胞。它的异质性体现在细胞表面标记物表达、抑制活性的分子反应、髓细胞生成的分化阶段、核形态上的差异等方面。MDSC 细胞群的变化部分是由于产生 MDSC 独特的体内微环境，这是不同肿瘤产生的驱动 MDSC 发展的不同因素联合作用的结果。MDSC 表型还可能随着肿瘤的生长动力学和不同分期发生变化，这是因为肿瘤在免疫编辑的过程中也产生相应的发展和变化[50-51]。由于有这种潜在的变化，小鼠和人 MDSC 被分为两个主要的亚群：单核细胞型（MO-MDSC）和粒细胞型（PMN-MDSC）MDSC。由于小鼠和人的 MDSC 表型不同，它们将被分开讲述。

A. 小鼠 MDSC 表型

由于表达特殊细胞表面标记物，研究人员在肝[52]、脾、血液及荷瘤小鼠的肿瘤部位中都能被检测到 MDSC（表 28.1）。所有小鼠 MDSC 都表达粒细胞表面标记物 Gr1 以及单核细胞 / 巨噬细胞表面标记物 CD11b。Gr1 包括 Ly6C 和部分 Ly6G，它们是用来区分 MO-MDSC 和 PMN-MDSC 的标记物，其中 PMN-MDSC 为 $Gr1^{hi/med}CD11b^{+}Ly6C^{-}Ly6G^{+}$，MO-MDSC 为 $Gr1^{med}$ $CD11b^{+}Ly6C^{+}Ly6G^{low/-}$。PMN-MDSC 是多核的，而 MO-MDSC 是单核的。MO-MDSC 是低侧散射（SSC^{low}），而 PMN-MDSC 是高侧散射（SSC^{hi}）。这两个亚群抑制 T 细胞活化的效应分子亦不同。PMN-MDSC 包含 Arg1 和 ROS，而 MO-MDSC 还包含 iNOS（NOS2）。

表 28.1 小鼠和人的 MDSC 表型

物种	MDSC 细胞群	标记物	参考文献
小鼠	所有 MDSC 细胞	$Gr1^{+}CD11b^{+}$	[9, 11–12, 16, 53–54, 189]
		$Arg1^{+}$	[16, 54, 93–94]
	单核细胞	$Ly6G^{-/low}$	[53, 190]
		$CD11b^{+}SSC^{low}$	
		$Ly6C^{high}$ $Ly6G^{-}$	[53–54]
		mononuclear	[53, 190]
		$iNOS^{+}$(NOS2)	[54]
		ROS^{+}	[54]
		$F4/80^{med/hi}$	[53–54, 166,191]
		$CD115^{med/hi}$	[53, 55]
		$CCR2^{med/hi}$	[53, 112]
		IL–4Rα^{+}(CD124)	[53, 57, 166, 191]
	粒细胞	$Ly6G^{+}CD11b^{+}SSC^{high}$	[53]
		$Ly6C^{low/-}Ly6G^{+}$	[53, 54]
		polymorphonuclear	[53, 190]
		$iNOS^{-}$(NOS2)	[54]
		ROS^{+}	[54]
		$F4/80^{low/-}$	[53–54, 166]
		$CD115^{-}$	[53]
		$CCR2^{low}$	[53]
		IL–4R$\alpha^{+/-}$(CD124)	[53, 166]
人	不与特定细胞群相关联	CD33	[7, 23, 25, 70, 192–194]
		$CD3^{-}$	[7]
		$CD16^{-}$	
		$CD19^{-}$	
		$CD20^{-}$	
		$CD56^{-}$	
		HLA–$DR^{low/-}$	[7, 23, 75, 192]
		$CD11b^{+}$	[23]
		Arg1	[72–73]
		S100A9	[155]
	单核细胞	$CD14^{+}$	[64, 75]
		$CD15^{low/-}$	[64]
		IL–4Rα^{+}	[76]
	粒细胞	$CD14^{-}$	[64, 73]
		$CD15^{+}$	[64, 73]

MO-MDSC 通常表达更高水平的 F4/80（巨噬细胞标记物）、CD115（c-fms，M-CSF/CSF-1 受体）和 CCR2（MCP-1 受体），虽然这些标记物并不是在所有肿瘤诱导的 MDSC 中都表达[53-57]。一小部分小鼠 MDSC 还表达共抑制分子程序性死亡配体 1（programmed death ligand-1，PD-L1），虽然 PD-L1 的表达并不影响 MDSC 的抑制作用[54]。当用 GM-CSF 培养时，MO-MDSC 可在体外发育成熟并且表达巨噬细胞（F4/80）和 DC（CD11c）的标记物，而 PMN-MDSC 则不行[54]。

上述表型描述的是对从荷瘤小鼠的脾脏或血液获得的 MDSC 而言。来自同一只荷瘤小鼠脾脏和血液的 MDSC 表型相似[56]。同一只荷瘤小鼠的肿瘤浸润 MDSC 也与来自血液或脾脏的 MDSC 表型相似，就单个 MDSC 而言，来自肿瘤的 MDSC 更具免疫抑制力[58]，很可能是因为当 MDSC 在肿瘤微环境中时 Arg1 和 NO 产生增加免疫抑制能力也增强[59]。在无瘤小鼠血液和脾脏中亦有低水平的 $Gr1^{+}CD11b^{+}$ 细胞，且与荷瘤小鼠 $Gr1^{+}CD11b^{+}$ 细胞表型相似[56]。

由于同 PMN-MSC 中性粒细胞一样也表现出多形核、并具有 $Gr1^{+}CD11b^{+}$ 表型，有人提出 MDSC 是否源于中性粒细胞的一个独特的细胞群。MDSC 不属于中性粒细胞，而是一种可以分化为中性粒细胞的祖细胞。与中性粒细胞不同的是，PMN-MDSC 不表达 CD224.1 或 M-CSF 受体。与 PMN-MDSC 相比，中性粒细胞的吞噬作用更强，并表达高水平的 TNF-α 及溶酶体蛋白。最重要的一点是，PMN-MDSC 可以抑制 T 细胞的活化，而中性粒细胞没有此功能[60]。

B. 人类 MDSC 表型

研究人员对大量实体瘤患者体内 MDSC 进行了广泛的研究。这些实体瘤患者体内 MDSC 的表达水平升高，与肿瘤临床分期及肿瘤转移程度直接相关[23]（在文献 [61-66] 有所叙述）。值得注意的是，现已证实 MDSC 在以下肿瘤患者中都有所表达：头颈部鳞状细胞癌[7,67-69]、乳腺癌[7,14,23,27]、非小细胞肺癌[7,23,28,67,70-71]、肾细胞癌[72-73]、黑色素瘤[23,74-77]、结肠及结直肠癌[14,23,27,76]、胃肠癌[78]、膀胱癌[79]、胰腺癌[14,23-24,80-81]、食管癌[24]、泌尿系癌[67]、前列腺癌[23,82]、胃癌[24]以及肉瘤、类癌、胆囊癌、肾上腺癌、甲状腺癌和肝细胞癌[23,83]。在血液系统恶性肿瘤，如多发性骨髓瘤[69,84]及非霍奇金淋巴瘤[85]患者血液中 MDSC 的水平也有升高。

人类 MDSC 细胞表面标记物的表达类型及水平有很大差异。因此，人类 MDSC 的表型不如小鼠 MDSC 表型（表 28.1）那么容易确定。小鼠 MDSC 上表达 Gr1，而人类 MDSC 上则缺乏有类似标记物的表达。早期研究中用于鉴别人类“自然抑制”细胞的标记物（CD34）已不再被广泛应用[4,6,86]。替代的标记物除了 IL-4Rα 及髓谱系标记物 CD33 外，还有单核 / 巨噬细胞标记物 CD11b、单核分化抗原 CD14 及成熟单核细胞标记物 CD15。人类 MDSC 也缺乏淋巴细胞及自然杀伤细胞所具有的 HLA-DR 及谱系标记物。这些生物标记物的表达差异性使我们很难确定人 MDSC 的表型。人 MDSC 的这种异质性，使得我们有必要开发出可以证实 MDSC 细胞群具有免疫抑制作用的有效方法。如果人们可以确定某些 MDSC 细胞亚群的特征，也许将来确定 MDSC 异质性表型这一难题会迎刃而解。

尽管人 MDSC 存在异质性，但根据其表达 CD14、CD15 的不同可将其分为 MO-MDSC 及 PMN-MDSC 两种亚型。人 MO-MDSC 表型为 $CD11b^+CD14^+CD15^-IL\text{-}4R\alpha^+$，而人 PMN-MDSC 则为 $CD11b^+CD14^-CD15^+$[64]。

近期，有研究者对人 MDSC 的标记物做了总结[61-65]。

三、MDSC 通过不同机制抑制抗癌免疫力

MDSC 可作用于多种靶细胞并通过多种不同机制来发挥抑制抗癌免疫力的作用。

A. 对 T 细胞活化的作用

对 T 细胞活化的抑制作用是小鼠及人类 MDSC 的共同特征。在体外小鼠 MDSC 通过同源多肽抑制抗 CD3/CD28 激活的 T 细胞及 TCR 转染 T 细胞的活化[16-17]。将 MDSC 植入无瘤小鼠体内可抑制抗原激活的 T 细胞活性[81,87]。通过在体外对癌症患者 PBMC 的研究证实，减少 MDSC 可以明显提高 T 细胞活性[28]。

小鼠 MDSC 均表达 MHC Ⅰ类抗原，且用抗体抑制 MHC Ⅰ类抗原的作用可以拮抗 MDSC 对 $CD8^+$T 细胞的抑制作用，因此人们认为 MDSC 对 $CD8^+$T 细胞的抑制作用具有抗原特异性（在文献 [88,89] 有所概述）。目前对于 MDSC 对 $CD4^+$T 细胞的抑制作用是否也具有抗原特异性尚存争议。大部分小鼠及人 MDSC 不表达 MHC Ⅱ类抗原或表达水平很低，因此其对 $CD4^+$T 细胞的抑制作用可能不涉及 MHC Ⅱ类抗原 / 多肽复合物。MHC Ⅱ类 MDSC 可以抑制同源及同种异体抗原激活的 TCR 转染 $CD4^+$T 细胞，这表明其对 $CD4^+$T 细胞的抑制作用是非抗原特异性的[16]。MHC Ⅱ类荷瘤小鼠的 MDSC 与野生型小鼠的 MDSC 具有相似的免疫抑制活性，这进一步说明 MHC Ⅱ类 MDSC 通过非特异性机制发挥抑制作用。最近对上述 MHC Ⅱ类小鼠的一项研究发现，若 MDSC 对 $CD4^+$T 细胞的抑制作用具有抗原特异性这些细胞则需要表达足够水平的 MHC Ⅱ类抗原[90]。然而，大部分 MDSC 不表达或表达很低水平的 MHC Ⅱ，因此 MDSC 对 $CD4^+$T 细胞的抑制作用很大程度上是非抗原特异性的。

体外研究证实，如果用半透膜将 MDSC 与 T 细胞隔离，MDSC 介导的抑制作用将大大减弱，这表明只有两种细胞直接接触或非常靠近时 MDSC 才能产生对 T 细胞的抑制作用。这些发现印证了 MDSC 对 T 细胞的抑制作用是通过其分泌产物 Arg1、NO、ROS 以及过氧亚硝基阴离子（$ONOO^-$）而实现的。由于 Arg1、NO 及 ROS 所发挥的抑制作用不依赖于特异性抗原，因此它们的分泌方式很可能是非抗原特异性的，一旦这些物质被分泌到体内，它们便会在自身周围作用于每个靶细胞。这些分子的扩散和转运速度非常迅速，因此它们的抑制作用可能只在被分泌后极短时间内有效，且这种作用仅局限于它们分泌的区域。最近已有人对 MDSC 的抑制作用做了综述[69,88,91-92]。

1. 精氨酸酶及 NO

Arg1 和诱生型一氧化氮合成酶（iNOS 或 NOS2）可分别降解 L- 精氨酸和产生 NO（图

28.2A）。人们通过对小鼠及人 MDSC 的研究发现，在存在 MDSC 的情况下，抑制 Arg1 可恢复 T 细胞的活性，这说明 Arg1 是介导 MDSC 发挥免疫抑制效应的一种重要分子[73,93-94]。Arg1 对 T 细胞的抑制作用是通过降解 T 细胞内的精氨酸实现的。精氨酸的降解抑制了 T 细胞活化所必需的 TCR 关联 ς 链。TCR 关联 ς 链可以激活细胞周期蛋白 D3 及细胞周期蛋白依赖性激酶 4，从而启动细胞增殖[96]。NO 通过降解 IL-2 mRNA 并阻止 JAK1、JAK3、STAT5、ERK 及 AKT 的磷酸化来发挥对 T 细胞的抑制作用。这些分子位于 IL-2 受体的下游，它们的激活及 IL-2 的合成是 T 细胞增殖所必需的[97]。在实体肿瘤内的缺氧微环境中，缺氧诱导因子 1α (HIF-1α) 的激活可提高 MDSC 的 Arg1、iNOS 分泌水平。在 HIF-1α 的作用下，肿瘤浸润 MDSC 可分化成巨噬细胞，这表明 MDSC 具有可塑性，且其所处微环境对其自身效应的产生有着重要影响[98]。MDSC 的精氨酸代谢过程及 Arg1、NO 的免疫抑制效应在第 34 章中有所叙述[97,99]。

2. 活性氧

抑制 ROS 活性可削弱鼠[100]及人 MDSC 的免疫抑制作用（图 28.2B）[68,101]，因此

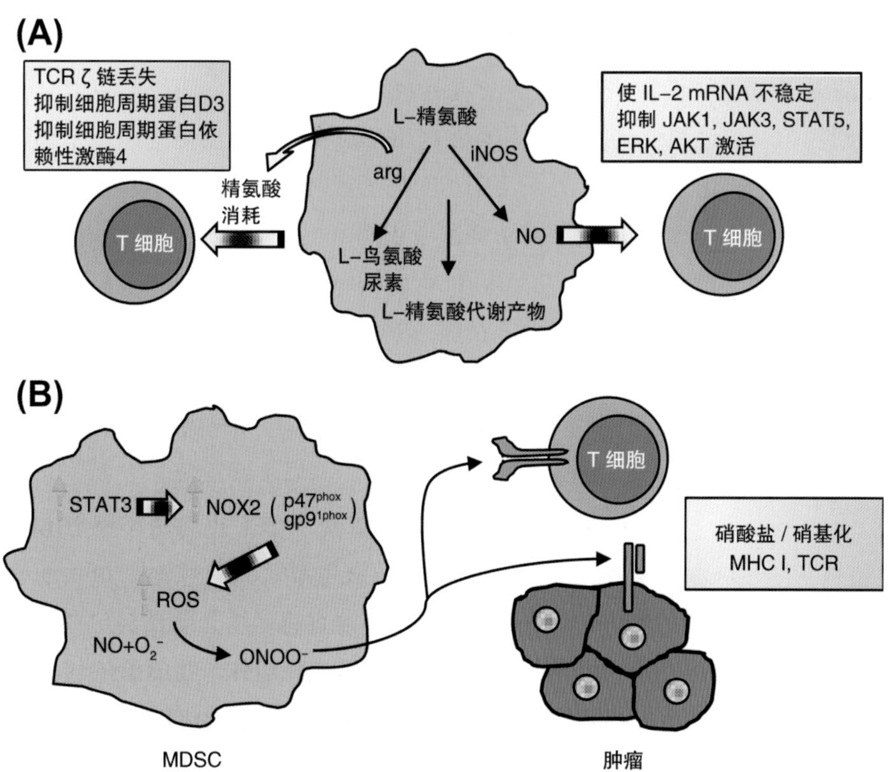

图 28.2　MDSC 通过分泌精氨酸酶、NO 及活性氧（ROS）抑制 T 细胞的激活

（A）精氨酸酶的抑制效应。L–精氨酸是精氨酸酶 1（arg）及诱生型 NO 合成酶（iNOS）的反应底物。这两种酶可把 L–精氨酸降解为尿素、鸟氨酸、NO 及其他精氨酸代谢产物。由 MDSC 分泌产生的精氨酸酶可以降解 T 细胞内的精氨酸，从而抑制 TCR 关联 ζ 链，并通过抑制细胞周期蛋白 D3 及细胞周期蛋白依赖性激酶 4 的活性来阻止 T 细胞的增殖。NO 通过降解 IL-2 mRNA 并阻止处于 IL-2 受体下游的转录因子 JAK1、JAK3、STAT5、ERK 及 AKT 发出信号来发挥对 T 细胞的抑制作用。（B）ROS 的抑制作用。肿瘤细胞产生因子（绿色箭头）激活 STAT3，STAT3 可激活异二聚体酶 NADPH 氧化酶（NOX2）。激活的 NOX2 提高了细胞内 NO 及超氧化物（O_2^-）等 ROS 的水平。NO + O_2^- 反应产生过氧亚硝基阴离子（$ONOO^-$），$ONOO^-$ 可通过硝基化与硝基酰化 $CD8^+$T 细胞的 TCR 及肿瘤细胞的 MHC Ⅰ型多肽复合物来抑制 T 细胞介导的杀伤功能。

ROS 是已得到确认的可抑制 T 细胞活性的 MDSC 产物。用氧化氢酶或尿酸处理可抑制 MDSC 的功能，这说明过氧化氢及过氧亚硝酸阴离子对 MDSC 的免疫抑制作用有一定影响。用精氨酸酶抑制剂处理 MDSC，其抑制效能可引起 ROS 浓度降低，这证明精氨酸代谢产物可能有助于 ROS 的产生 [100]。NADPH 氧化酶（NOX2）可降低细胞内的 ROS 浓度，此过程可通过 NADPH 的氧化及伴随的 O_2 消耗产生超氧化物（O_2^-）。NOX2 含有 6 个亚基，其中有 2 个亚基涉及 MDSC 的抑制作用：p47phox 和 $gp91^{phox}$。缺乏 $gp91^{phox}$ 的 MDSC 的免疫抑制功能有限，并可迅速分化成巨噬细胞及 DC，这表明 ROS 有助于 MDSC 发挥抑制功能 [68]。转录因子 STAT3 可降低 $p47^{phox}$ 和 $gp91^{phox}$ 亚基的表达水平。肿瘤细胞条件培养基能激活 JAK2/STAT3 通路从而诱发不成熟骨髓细胞的增殖，并阻止这些细胞转化为 DC。缺乏 STAT3 的祖细胞对条件培养基无反应，且 STAT3 抑制剂可抑制祖细胞增殖 [102]。STAT3 的激活也可调节 MDSC 分泌 VEGF 的水平及肿瘤血管的生成过程 [103]。因此，STAT3 的磷酸化对于促进 MDSC 的聚集、保持 MDSC 的未成熟特性、增强 MDSC 的免疫抑制作用以及促进 MDSC 介导的血管生成起着重要的调节作用。

过氧亚硝基阴离子是激活 STAT3 的最具活性的氧化剂之一，它来自 NO 与过氧化物及硝酸盐和硝酸化氨基酸的自然反应。MDSC 生成的过氧亚硝基阴离子可抵抗肿瘤反应性 T 细胞的作用，并可使肿瘤细胞免于 $CD8^+$T 细胞对其的溶解作用。T 细胞的 TCR 被过氧亚硝基阴离子硝酸化后可改变 TCR 的结构并阻止 T 细胞识别 MHC Ⅰ类 - 多肽复合物 [104]。过氧亚硝基阴离子同时对 MHC Ⅰ类分子进行硝酸化，并改变其结构，因此它们无法被 T 细胞所识别 [105]。也许是由于 ROS 极短的半衰期及其极快的扩散速度使得 MDSC 发挥抑制作用时需要与靶细胞紧密靠近。在肿瘤微环境中，MDSC、肿瘤细胞及 T 细胞密切相关，这些机制也许是影响 MDSC 介导的免疫抑制作用的主要因素。

3. 胱氨酸 / 半胱氨酸的剥夺

半胱氨酸是 T 细胞发挥作用所必需的氨基酸，MDSC 也可将半胱氨酸与 T 细胞隔绝（图 28.3）。绝大多数细胞将细胞外胱氨酸（氧化状态）摄入细胞内，在胞内的还原环境中将其还原成半胱氨酸，或通过将胞内蛋氨酸转化成胱氨酸来产生半胱氨酸。胞外胱氨酸的导入需要异二聚 X_C^- 转运体，蛋氨酸的转化需要胱硫醚酶。T 细胞缺乏胱硫醚酶及 X_C^- 转运体的 xcT 链，因此 T 细胞不能通过摄取胱氨酸或转化蛋氨酸来产生半胱氨酸 [106-108]。半胱氨酸是细胞增殖及蛋白质合成的必需氨基酸，因此 T 细胞必须通过外源性途径来获得半胱氨酸。正因如此，2-巯基乙醇成为体外 T 细胞研究的常用还原剂。在还原剂的作用下，体外胱氨酸被还原成自由半胱氨酸以供 T 细胞利用。在体内，当与抗原呈递细胞（APC，巨噬细胞或 DC）接触时，T 细胞会在抗原加工、呈递过程中获得半胱氨酸。T 细胞通过自身的中性氨基酸转运载体 ASC 摄入由 APC 释放的过剩半胱氨酸。APC 也可释放硫氧还蛋酶，后者可将胱氨酸还原成半胱氨酸从而产生额外的半胱氨酸供 T 细

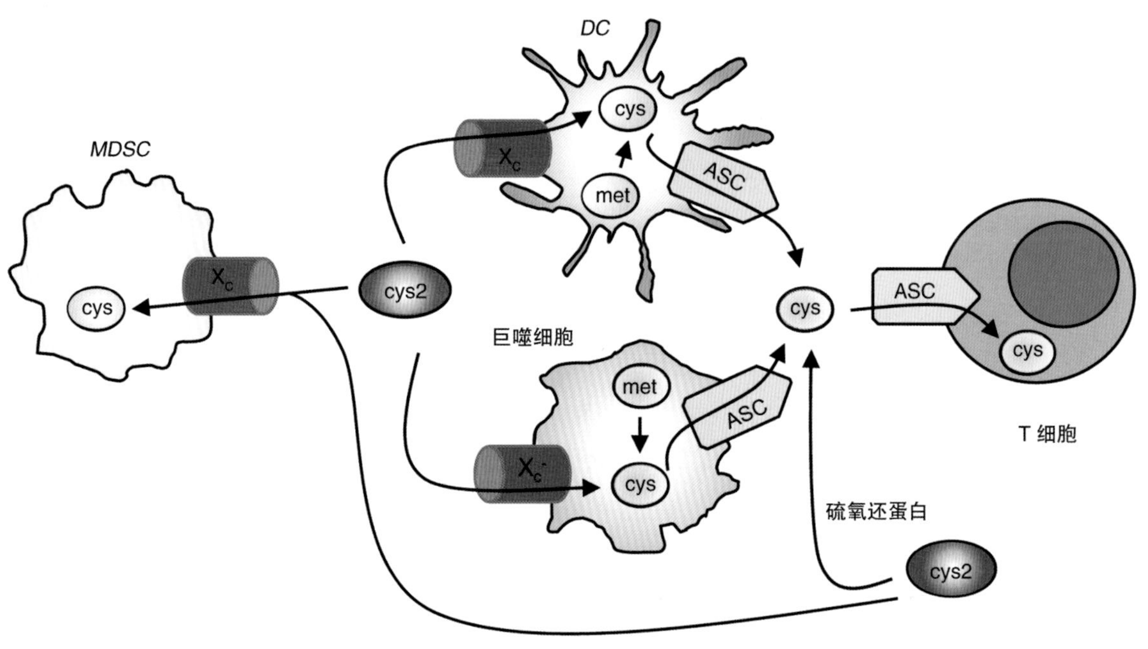

图 28.3 MDSC 通过隔离胱氨酸 / 半胱氨酸来抑制 T 细胞的活化

巨噬细胞和 DC 产生的半胱氨酸 (cys) 是在转运蛋白 X_C^-(xcT + 4F2 异二聚体) 协助下，内向运输胱氨酸 (cys2) 以及降低细胞内半胱氨酸 (cys)，或由胱硫醚酶介导的细胞内的蛋氨酸向半胱氨酸的转化。DC 和巨噬细胞通过 ASC 中性氨基酸转运体外向运输多余半胱氨酸。巨噬细胞和 DC 也可释放硫氧还蛋白，该蛋白可减少胞外的胱氨酸向半胱氨酸的转化。T 细胞并不产生胱硫醚酶或 xcT，因此当 T 细胞、巨噬细胞、DC 密切接触时，T 细胞需从巨噬细胞和 DC 抗原加工、呈递过程中获得半胱氨酸。MDSC 也不产生胱硫醚酶，因此 MDSC 仅通过 X_C^- 转运蛋白内向运输半胱氨酸来产生胱氨酸。MDSC 并不表达 ASC 转运蛋白，所以不能外向运输半胱氨酸。MDSC 与 DC 和巨噬细胞竞争性地运输半胱氨酸，且 MDSC 水平增高时可降低周围环境中的半胱氨酸。当胞外的半胱氨酸缺失时，硫氧还蛋白没有底物，且 DC 和巨噬细胞不能产生过多的半胱氨酸，这导致 T 细胞的活化和增殖受到抑制。

胞利用[109]。在细胞外环境中，半胱氨酸很快被氧化成胱氨酸，因此在抗原呈递过程中只有与抗原呈递细胞极为靠近时 T 细胞才能有效摄取外源性半胱氨酸[108]。

MDSC 由于缺乏胱硫醚酶，因此不能表达 ASC 转运蛋白，且不能向外运输半胱氨酸[108]。放射性摄取研究表明 MDSC 与巨噬细胞和 DC 竞争性地摄取胞外胱氨酸，且随着 MDSC 水平增加，胞外环境中的胱氨酸量减少。在荷瘤小鼠的血清中，MDSC 水平增高与胱氨酸水平下降呈相关性，说明 MDSC 可在体内降低胱氨酸水平。胞外胱氨酸供应的减少，提供给 T 细胞的可利用半胱氨酸也相应减少，这是因为：（1）硫氧还蛋白不能使胱氨酸的量相应减少；（2）APC 仅从甲硫氨酸产生半胱氨酸，因此，没有足够的半胱氨酸 T 细胞的活化也被阻止[108]。在体外，提供一种稳定形式的胞外半胱氨酸（N- 乙酰半胱氨酸）可恢复 T 细胞活化[108]，且可增强体内 T 细胞的活化 (Sivastava 和 Ostrand-Rosenberg，未发表结果）。

4. MDSC 促进调节性 T 细胞的发育

MDSC 也可动员翼状螺旋转录因子 P3$^+$（Foxp3$^+$)CD4$^+$ 调节性 T 细胞。在小鼠肿瘤系统中，调节性 T 细胞的诱导需要 IFN-γ 和 IL-10，不依赖 NO[55]、TGF-β 和 IL-13，但依赖 Arg1[110]。上述现象通过体外应用 Arg1 和 iNOS 抑制剂、IFN-γ 和 IL-10 抗体，体内 IL-10 受体缺乏的小鼠得到证实。CD40 缺失的 MO-MDSC 不能诱导调节性 T 细胞，证明小鼠 MDSC 诱导调节性 T 细胞需要 CD40 的参与[111]。源自肝细胞癌患者的单核细胞 MDSC（$CD14^{+}HLA\text{-}DR^{low/-}$）在与自体 PBMC 分离出的 T 细胞共培养条件下，也可诱导 $CD4^{+}CD25^{+}Foxp3^{+}$ 的调节性 T 细胞[83]。

B. MDSC 破坏 T 细胞转运

T 细胞活化和发挥效应需要将 T 细胞转运至淋巴结和肿瘤部位。这两个转运过程都可被 MDSC 破坏。来自分泌高水平 GM-CSF 荷瘤小鼠的 MDSC 被称作 MO-MDSC，MO-MDSC 可表达趋化因子受体 CCR2[112]。CCR2 的配体 CCL2 存在于肿瘤微环境中，是 $CCR2^{+}$MDSC 的一种趋化物[113]。分泌 GM-CSF 的肿瘤含有少量 $CD8^{+}$T 细胞。肿瘤内 $CCR2^{+}$MDSC 的耗竭会引起 $CD8^{+}$T 细胞在瘤内浸润，提高 T 细胞过继治疗的效果[112]。

L 选择蛋白（CD62L）是 T 细胞的一种归巢受体，且对诱导初始 T 细胞转移至淋巴结和炎症部位至关重要。在荷瘤小鼠体内，外周血 T 细胞表达 CD62L 的水平较低。CD62L 表达的减少是由 MDSC 通过下述机制实现的：（1）与初始 T 细胞共培养减少 T 细胞的 CD62L；（2）年老的无瘤小鼠 MDSC 水平提高，CD62L 水平降低；（3）用 MDSC 处理无瘤小鼠诱导介质——尿激酶型纤溶酶原激活剂时 T 细胞的 CD62L 表达减少。解聚素 - 金属蛋白酶 17（ADAM17）是一种可裂解细胞表面 CD62L 的酶，MDSC 通过将 ADAM17 从细胞液转移至胞质膜来下调 CD62L。

C. MDSC 通过与巨噬细胞相互作用促进肿瘤的发展

MDSC 也可抑制巨噬细胞；相反，巨噬细胞可提高 MDSC 的能力。肿瘤微环境中的巨噬细胞可通过多种免疫及非免疫机制促进肿瘤的侵袭和转移[115-118]，显示了对 M1 和 M2 表型极性的巨大可塑性。对于肿瘤细胞，M1 型巨噬细胞具有细胞毒性，可作为 APC 来激活肿瘤反应性细胞毒性 T 细胞进行 1 型免疫应答；也可通过产生 IL-12 激活自然杀伤（natural killer，NK）细胞（参考第 9 章[119]）。然而，肿瘤相关巨噬细胞（tumor associated macrophage，TAM）是 M2 型巨噬细胞（也被称作“替代性活化的巨噬细胞”）表现为 $IL\text{-}12^{low}IL\text{-}10^{high}$。IL-12 的降低和 IL-10 的增加可抑制 NK 的发展，且使免疫向促进肿瘤的 2 型表型发展。M2 型极化是由多种细胞驱使，包括 2 型 $CD4^{+}$T 细胞[120]、调节性 T 细胞[121]、B 细胞[122-123]、肿瘤细胞[124]以及 MDSC。MDSC 通过产生 IL-10 而极化，而 IL-10 可下调巨噬细胞产生 IL-12。反之，巨噬细胞可增加 MDSC 产生 IL-10，因此加剧 MDSC 自身极化。这个过程需要细胞与细胞间的接触，可能是为了维持局部高水平的 IL-10，且该过程通过炎症反应得以放大[125]。

D. MDSC 抑制 NK 和 NKT 介导的抗肿瘤免疫

MDSC 抑制 NK 的细胞毒性功能，且细胞接触通过依赖机制抑制 NK 产生 IFN-γ [126-128]。小鼠肝细胞癌诱导 MDSC 可通过质膜结合 TGF-β 介导该效应 [126]。MDSC 通过 NK 受体 NKp30 识别 NK 细胞 [129]，并降低 NKG2D 受体的表达 [126]。

在肿瘤微环境中，过强的炎症反应可诱导 $Ly6C^{low}$ 粒细胞性 MDSC 亚型，该亚型对抑制 NK 功能特别有效 [130]。

与 M1 和 M2 型巨噬细胞相似，I 型 NKT 细胞促进肿瘤抑制，而Ⅱ型 NKT 细胞促进肿瘤生长。在荷纤维肉瘤小鼠体内，Ⅱ型 NKT 细胞产生的 IL-13 可增加 MDSC 以 CD1d 特异性的形式聚集。这些 MDSC 可产生高水平的 TGF-β 从而削弱免疫监视，促进原发性纤维肉瘤的复发 [131]。

四、炎症反应促进 MDSC 的聚集和免疫抑制作用

在 140 多年前，有学者首先提出假设，慢性炎症与癌症风险增加之间存在因果关系 [132]。评估长期服用非甾体类抗炎药 (nonsteroidal anti-inflammatory drugs，NSAIDs) 的流行病学研究以及阻滞炎症反应的实验研究证实上述现象之间存在联系 [133-135]。慢性炎症通过非免疫及免疫机制促进肿瘤的发展，其中诱导 MDSC 是主要的免疫机制。促炎症反应介质在 MDSC 的聚集和诱导免疫抑制中发挥重要作用，慢性炎症可能通过诱导 MDSC 来抑制免疫监视及适应由 T 细胞介导的免疫以促进肿瘤进展 [133, 136-137]。炎症反应诱导 MDSC 发展的综述见文献 [133, 136] 并在下文叙述。图 28.4 描述了诱导 MDSC 发展的促炎症介质。

A. 前列腺素 E2 (Prostaglandin E2, PGE_2) 和环氧化酶 2 （ Cyclooxygenase 2，COX_2)

炎症性 PGE_2 是由花生四烯酸通过 COX_2 酶反应产生。PGE_2 通过 4 种前列腺素受体（EP-1、EP-2、EP-3、EP-4）发挥自身效应，许多小鼠和人类肿瘤细胞以及 MDSC 都可产生 PGE_2 和 COX_2。规律服用 NSAIDS，包括 COX_2 抑制剂可阻止高危人群的肿瘤发展、延缓肿瘤生长 [138]。PGE_2 和 COX_2 的促肿瘤效应是受它们的诱导物 MDSC 调控的，研究表明，用 COX_2 抑制剂或者 NSAIDS 治疗可延缓肿瘤发展，降低 MDSC 水平和 / 提高抗肿瘤免疫力 [139-143]。在体内或体外用 PGE_2 抗体或 EP-4 拮抗剂治疗荷瘤小鼠能减少 MDSC 表达 Arg1[140]，而用塞来昔布治疗荷瘤小鼠能降低肿瘤内 MDSC 趋化物 CCL2 的水平 [139]。EP-2 的缺乏可延缓肿瘤进展并降低 MDSC 水平 [141]。

PGE_2 通过扩增小鼠骨髓原始细胞以损失 DC 为代价诱导 MDSC 的增加 [141]，而 COX_2 抑制剂和 PGE_2 拮抗剂可阻止 MDSC 的分化 [141, 144]。PGE_2 可同样驱使人外周血原始细胞向 $CD11b^+CD33^+$ 细胞分化，该细胞可表达高水平的 NOS2、IL-10、Arg1 和 IL-4Rα [145]。

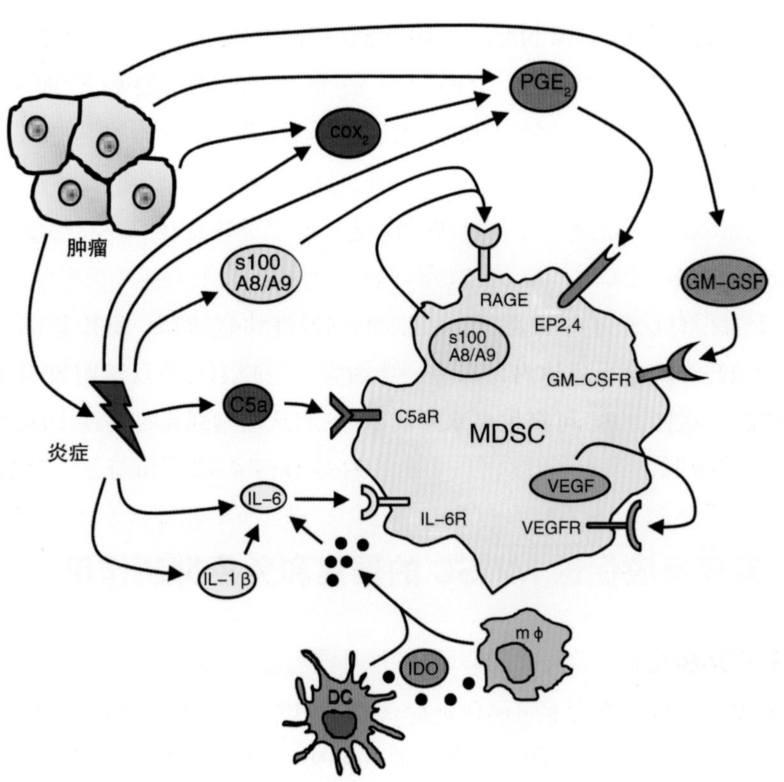

图 28.4 促炎症介质和生长因子驱使 MDSC 发展

慢性炎症反应包括产生促炎症介质，如 PGE_2、COX_2、IL-6、S100A8/A9 和 C5a 补体复合物。这些促炎症介质可结合在 MDSC 上特异性的受体，从而驱使 MDSC 的聚集。慢性炎症也可诱导 IL-1β 的产生。然而，MDSC 并不表达 IL-1 受体，所以 IL-1β 通过它的下游效应器 IL-6 间接地使 MDSC 聚集。许多肿瘤细胞也可产生 COX_2、PGE_2、IL-6 和 GM-CSM。巨噬细胞和 DC 的产物 IDO 通过上调 IL-6 从而驱使 MDSC 的聚集。MDSC 产生 S100A8/A9 和 VEGF 调节自分泌生长。

B. IL-1β 和 IL-6

IL-1β 是驱动 MDSC 聚集和免疫抑制的有效因子。小鼠乳腺癌或纤维肉瘤细胞在转染一种分泌形式的 IL-1β 后，能在肿瘤微环境形成强炎症反应，与不表达 IL-1β 的相应部位相比，更具侵袭性。转染 IL-1β 的肿瘤也可诱导高水平的 MDSC，对 T 细胞和 NK 细胞的抑制性更强[130, 146-147]。类似地，在转基因小鼠胃组织中过表达 IL-1β 可产生炎症反应和胃癌，并动员 MDSC[148]。IL-1 受体拮抗剂（IL-1 receptor antagonist ，IL-1Ra) 是 IL-1β 的天然抑制剂，缺乏这种抑制剂的小鼠可形成高水平的 MDSC，该 MDSC 具有极强的免疫抑制能力[149]。相反，用可溶的 IL-1Ra 处理 IL-1 受体缺乏的荷瘤小鼠[149] 和野生型小鼠后[147]，肿瘤生长变慢且 MDSC 的免疫抑制能力降低。IL-1β 通过增强 MDSC 对 Fas-FasL 介导凋亡的抵抗[150] 延长 MDSC 的半衰期[146]。

正如第三节 C 部分所描述，MDSC 产生的 IL-10 下调巨噬细胞 IL-12。IL-1β 的表达可提高 MDSC 产生 IL-10 从而驱使这个效应，IL-10 可减少巨噬细胞的产物 IL-12，使免疫极化向 2 型促瘤型应答转化。MDSC 表型的改变通过 TLR4 通路表达信号肽发生，也涉及 MDSC 增加 LPS 受体 CD14 的表达[151]。

转染 IL-6 的肿瘤细胞中 MDSC 水平亦有增加[149]。在体外，IL-6 结合 GM-CSF 可驱使小鼠骨髓原始细胞向 MDSC 分化。在给同源小鼠进行移植手术时，这些 MDSC 使 T 细胞产生耐受，进而维持同种异体胰岛移植物的存活。在体外，这种产生免疫耐受功能的 MDSC 以及肿瘤诱导的 MDSC 需要表达转录因子 C/EBPβ，该因子调节“紧急”情况下粒细胞的生成[87]。

MDSC 诱导 IL-6 可能有助于增加吲哚胺 2，3- 双加氧酶（IDO）的免疫耐受活力（见第 32 和 33 章对 IDO 的讨论）。IDO1 等位基因无效的小鼠对癌基因 Kras 诱导的肺癌形成和乳腺癌转移有抵抗性，且能减少上述两种肿瘤组织中的 IL-6 水平。与 IDO1 正常的小鼠所产生的 MDSC 相比，IDO1 缺乏的小鼠所产生的 MDSC 免疫抑制性较低，给予小鼠 IL-6 可恢复 MDSC 的功能，与 IDO1 可诱导 IL-6 生成从而增强 MDSC 能力的观点相一致[152]。

在炎症的级联反应过程中，IL-6 被认为是 IL-1β 的下游分子。研究发现，提供 IL-6 给 IL-1 受体缺乏的小鼠可恢复 MDSC 的水平。该研究证实了 IL-6 与 IL-1β 之间的顺序关系[149]，且表明 IL-1β 和 IL-6 通过共同诱导通路诱导 MDSC。

C. S100A8/A9

异二聚体 S100A8/A9 存在于多数炎症状态中，它能化学趋化白细胞，通过释放额外的炎症分子放大炎症反应。S100A9 缺陷小鼠免疫排斥移植瘤的效应可被过继性转移野生型肿瘤诱导 MDSC 而逆转。过表达 S100A9 的无瘤转基因小鼠中 DC 和巨噬细胞数量减少，有 MDSC 聚集。胚胎干细胞中过表达 S100A9 导致 DC 发育不全和 MDSC 过度分化[153]。S100A8/A9 也能通过结合包括晚期糖基化终末产物受体（receptor for advanced glycation endproducts，RAGEs）在内的 N- 聚糖标记的血浆细胞膜受体来化学趋化 MDSC。被结合后的受体通过 STAT3 和 NF-κB 启动信号通路[56, 153]。MDSC 自身合成 S100A8/A9，从而促进自分泌反馈通路，促进 MDSC 聚集[56, 154]。S100A9 近来被确定为 $CD14^+HLA\text{-}DR^-$ 人 MDSC 的一个标记物[155]。

D. 补体成分 C5a

C5a（又称过敏毒素），是经典补体途径和凝集素补体途径的促炎症反应产物，它能保护和促进确定的肿瘤生长。MDSC 表达 C5a 的受体，受体可被 C5a 化学趋化聚集在肿瘤脉管系统。除了募集 MDSC 到肿瘤微环境外，C5a 也正向调节活性氧、活性氮和 Arg1，从而放大 MDSC 的抑制作用[156-159]。

E. 血管内皮生长因子

早期研究证明，VEGF 除了在血管形成中发挥功能，还可通过干扰髓细胞的生成使 MDSC 聚集。高水平 VEGF 阻碍 DC 生长、减少 T 细胞活化并增加 $Gr1^+$ 细胞数目[160]，而经抗体处理的 VEGF 能改善 T 细胞为基础的免疫疗法，延缓肿瘤进展[161]。氧化应激是实体瘤的特征，它能增加 MDSC 上的 VEGF 受体表达[162]。VEGF 也是 MDSC 的趋化物[86, 163]，MDSC 也可合成 VEGF，因此它们能通过自分泌通路相互促进。除了增强 MDSC 免疫抑制功能，MDSC 产生的 VEGF 也支持肿瘤血管生成和新生血管形成[29]。

F. 粒细胞－巨噬细胞集落刺激因子（Granulocyte-Macrophage Colony Stimulating Factor, GM-CSF）和粒细胞集落刺激因子（Granulocyte Colony Stimulating Factor, G-CSF）

GM-CSF是DC分化的必需细胞因子，在小鼠肿瘤模型中给予的GM-CSF具有抗癌效应。临床上，GM-CSF曾被作为佐剂来扩大非体内DC及作为以细胞为基础的疫苗转染成分。然而，大剂量GM-CSF可引起小鼠MDSC在全身聚集[164-165]。通过RNA干扰敲除肿瘤产生的GM-CSF的研究表明，GM-CSF可扩大MDSC数量[166]。近期一项Ⅳ期转移性黑色素瘤病人的临床试验证明，GM-CSF为基础的疫苗引起的$CD14^{+}HLA\text{-}DR^{-/low}$ MDSC能通过产生TGF-β抑制机体免疫力[75]。因此，尽管GM-CSF可使DC成熟，但它也能诱导MDSC。病人体内一定剂量的GM-CSF能否在不诱导免疫抑制的条件下促进DC功能仍有待确定。

关于G-CSF是否诱导MDSC，有一些相反的观点。G-CSF主要诱导$Gr1^{high}$ $CD11b^{+}$MDSC，其相对于$Gr1^{int}$ $CD11b^{+}$细胞而言抑制能力较弱，说明G-CSF不能调节免疫抑制性髓系细胞生长[166]。在其他小鼠肿瘤系统中，G-CSF甚至在肿瘤细胞转移到肺之前就能扩大和化学趋化$CD11b^{+}Ly6G^{+}Ly6C^{+}$髓系细胞。$Ly6G^{+}Ly6C^{+}$细胞分泌Bv8，这是一种前体血管生成蛋白，是VEGF的内分泌类似物，也是血细胞生成的诱导剂[167]。这些结果提示G-CSF通过支持髓系细胞分化促进血管生成而不具备免疫抑制功能，而GM-CSF使MDSC聚集，从而抑制T细胞活化。然而，$CD11b^{+}Ly6G^{+}Ly6C^{+}$细胞并没有被检测到免疫抑制活性，而$Gr1^{high}$ $CD11b^{+}$细胞没有被检测到Bv8的生成，因此，要阐明G-CSF诱导的MDSC功能还需要更多的研究。

五、MDSC更新

与MDSC诱导作用相反，我们对MDSC半衰期的调节知之甚少。MDSC出现在肿瘤微环境中，其中一个亚型分化为巨噬细胞[98]；然而，对血液、脾脏和骨髓中MDSC的命运并不清楚。假定非肿瘤部位比肿瘤部位包含更多MDSC，而所有MDSC不太可能最终都移行至肿瘤部位且分化。研究者在体内用5-溴脱氧尿核苷标记小鼠，发现MDSC起源于骨髓。荷瘤小鼠的异种共生研究说明，在血液中循环的MDSC半衰期小于24小时[168]。MDSC在体内迅速更新与培养的MDSC生存时间短（24小时）相一致，说明多数MDSC不移行至肿瘤。由于IL-1β能增加MDSC的半衰期[146]，用质谱法分析部分屏蔽由IL-1β诱导的和由常规方法诱导的MDSC来鉴别调节MDSC生存期的蛋白和信号通路。这些研究鉴定出Fas-FasL凋亡通路和caspase 3、caspase 8蛋白是可能的候选分子[150]。流式细胞术、免疫印迹法、共聚焦显微镜和细胞活力检查说明Fas^{+}MDSC的半衰期受对Fas-FasL介导的凋亡易感性调节，而炎症能降低其对凋亡的易感性[58,150]。小鼠体内研究证实，无瘤小鼠体内MDSC水平由$FasL^{+}$T细胞通过Fas-FasL介导的凋亡作用来调节[58]。活化的$FasL^{+}$T细胞由于被周围抗原激活而在健康个体内持续存在。然而，晚期癌症患者体内T细胞往往对肿瘤细胞产生耐受／无应答。因此，尽管Fas-FasL介导的T细胞凋亡可能调节无瘤个体内的MDSC水平，但其调节MDSC高水平荷瘤个体MDSC半衰期的可能性不大。

六、削弱 MDSC 介导的免疫抑制的治疗方法

研究者们一直对明确可降低 MDSC 水平或限制 MDSC 抑制作用的治疗药物情有独衷。表 28.2 列举了这些治疗药物和治疗方案，并将在下文中进行论述。近期有研究者对此问题做过综述[169]。

全反式维甲酸（all-trans retinoic acid，ATRA）是降低 MDSC 水平的首选药物中的一种。ATRA 能通过诱导 MDSC 使 DC、巨噬细胞或粒细胞成熟，降低脾脏 $Gr1^+CD11b^+$ 细胞聚集治疗荷瘤小鼠[21]。对肾细胞癌患者的研究证实 ATRA 疗法可降低 MDSC 水平，这进一步说明 ATRA 通过单核细胞促进抗原呈递并可促进 T 细胞活化[25-26]。

正如前文讨论的一样，非甾体类抗炎药（nonsteroidal anti-inflammatory drugs，NSAIDs）和环氧化酶 2（COX_2）抑制剂如塞来昔布能显著降低乳腺癌风险[138, 170]，且已被证实是对结直肠癌有效的治疗和化学预防因子[171]。COX_2 抑制剂可降低荷瘤小鼠体内 MDSC 的聚集及抑制功能[172]，因此 COX_2 抑制剂的治疗功效可能部分基于它们对 MDSC 的作用。

一些抑制细胞增殖的化疗药被用于治疗癌症患者的同时，也能降低 MDSC 水平。DNA 合成抑制剂吉西他滨（gemcitabine，GEMZAR）可降低脾脏中 MDSC 水平，增加荷瘤小鼠 NK 细胞及 $CD8^+$T 细胞的肿瘤杀伤活性，而不影响其他免疫效应细胞[125, 128, 173-174]。DNA 合成抑制剂 5- 氟尿嘧啶也能诱导 MDSC 凋亡，且可能比吉西他滨更加有效[173]。多西他赛是一种抑制有丝分裂的抗微管因子，它同样可减少荷瘤小鼠的 MDSC，但通过使 MDSC 成熟为 M1 型巨噬细胞可调节它的效应[175]。化疗药紫杉醇，能干扰微管形成和有丝分裂，也能通过促进 MDSC 分化以限制 MDSC 聚集[176]。

其他化合物也能通过使 MDSC 成熟来减弱 MDSC 介导的免疫抑制。IL-12 不仅使 MDSC 成熟，也能使巨噬细胞和 DC 成熟来增强肿瘤抗原交叉呈递，从而促进抗肿瘤免疫力[177]。姜黄素是使香料姜黄根具有特别颜色和香味的天然苯酚，它能降低 MDSC 产生 IL-6、抑制 STAT3 和 NF-κB 活性从而将 MDSC 转化成 M1 型巨噬细胞[178]。MDSC 也能被近来发展起来的“非常小的蛋白脂质体”（very small-sized，proteoliposome，VSSP）纳米微球佐剂诱导成熟。VSSP 促进髓细胞生成、产生 MDSC，而 MDSC 能迅速形成有功能的抗原呈递细胞，从而促进抗肿瘤免疫力[179]。

氨基双磷酸盐化合物药物被用来治疗骨髓转移、抑制肿瘤间质细胞产生 MMP-9 和 VEGF。这些药物能降低转基因小鼠自发乳腺癌的 MDSC 水平，说明氨基双磷酸盐类是潜在的诱导 MDSC 减少因子[11]。

受体酪氨酸激酶抑制剂（RTKI）逐渐被应用在临床上，它通过干扰信号转导通路调控恶性细胞生长。舒尼替尼（索坦）是一种 RTKI，通过 VEGF、血小板源生长因子、干细胞因子（c-kit）、flt3 配体和集落刺激因子（colony-stimulating factor ，CSF-1）受体抑制信号肽发挥抑制作用。它被应用于肾细胞癌的治疗中。VEGF 和 CSF-1 促使 MDSC 聚集，通过 RNA 干扰抑制 c-kit 降低 MDSC 水平，促进 T 细胞活化[180]。基于这些观察，一些研究小组在评估舒尼替尼治疗的实验动物[181-183]和肾细胞癌病人[181-184]MDSC

表 28.2　MDSC 抑制治疗剂

药物	种属	机制 / 效应	参考文献
全反式维甲酸（ATRA）	小鼠 DA–3、C3、甲基 A 肿瘤；肾细胞癌患者	成熟 MDSC 变为抗原呈递细胞	[25–26, 195]
氨基双磷酸盐	BALB/c neuT 转基因小鼠	减低 MMP–9、VEGF、骨髓组织形成和肿瘤间质	[196]
COX_2/PGE_2 抑制剂	小鼠 4T1、3LL 间皮瘤，化学诱导肿瘤；DNA 注射诱导的胶质瘤；结直肠癌的化学预防和治疗	阻滞 PGE_2，减低 CCL2	[139–143, 171]
CpG	小鼠 CT26 肿瘤；CEA 转基因小鼠	与 MDSC 表达的 TLR9 结合使得 MDSC 成熟变为非抑制细胞	[185–186]
姜黄素	小鼠 CT26 肿瘤；人 MKN–45 肿瘤	使 MDSC 成熟变为 M1 型巨噬细胞；减少 MDSC 产生 IL–6；抑制 STAT3 和 NF–$_{\kappa}$B 激活	[178]
二甲基阿米洛利	小鼠 CT26、TS/AEL–4 肿瘤；乳腺癌，结肠癌，前列腺癌患者	阻滞肿瘤细胞释放外体	[187]
多西他赛	小鼠 4T1 肿瘤	使 MDSC 成熟变为 M1 型巨噬细胞	[175]
5– 氟尿嘧啶	小鼠 EL–4 肿瘤	减低 MDSC 水平	[173]
吉西他滨	小鼠 TC–1、AB12、AE–17、EL–4、3LL、4T1 肿瘤	减低 MDSC 水平	[125–126, 128, 173]
淫羊藿苷	小鼠 4T1 肿瘤	减低 MDSC 产生 ROS、NO、IL–6、IL–10 和 S100A8/A9	[188]
iL–12	小鼠 B16、S91 肿瘤	使髓样衍生细胞成熟变为促进交叉呈递肿瘤抗原的细胞	[177]
非甾体类消炎药，氮阿斯匹林	小鼠 MuLV 诱导的淋巴瘤；小鼠 CT26、MBL–2、P815 肿瘤	抑制 MDSC 中的 NOS2 和 ARG 1	[22]
紫杉醇	体外细胞因子诱导的骨髓祖细胞	使得 MDSC 成熟为 DC	[176]
磷酸二酯酶 5 抑制剂	小鼠 CT26、TS/A、MCA2–3、B16、4T1 肿瘤；多发性骨髓瘤，头颈部肿瘤患者	减低 MDSC 的 ARG 1 和 NOS2 水平	[69]
苏尼替尼（索坦）	小鼠 RENCA、CT26、MCA26、3LL 肿瘤；肾细胞癌患者	抑制 MDSC 中的 STAT3 激活	[181–184]
三萜类化合物 CDDO–Me（2– 氰基 –3,12– 二氧代齐墩果 –1,9– 二烯 –28– 酸甲酯）	小鼠 3LL、EL–4 肿瘤；肾细胞癌、肉瘤、胰腺癌患者	减低 MDSC 中的 ROS 水平	[81]
微小脂蛋白体	小鼠 MCA203、EG.7 肿瘤	使得 MDSC 成熟为 APC	[179]
维生素 –D3	小鼠 3LL 肿瘤	减低 $CD34^+$ 细胞水平	[18]
c–kit 阻滞剂	小鼠 MCA26 肿瘤	阻滞 MDSC 上的干细胞因子受体	[180]

水平时发现 MO-MDSC 和 PMN-MDSC 都显著减少。舒尼替尼至少是部分通过减少 STAT3 活化而发挥作用的[183]，然而，高水平 GM-CSF 会导致耐药性的产生[181]。

磷酸二酯酶 5(PDE5) 抑制剂，如西地那非 (Viagra) 能够下调 MDSC 中抑制 T 细胞活性的两种有效分子 Arg1 和 NOS2。除了对勃起功能障碍、原发性高血压和心脏肥大有治疗效果，PDE5 抑制剂也影响肿瘤生长。在小鼠肿瘤系统中，PDE5 抑制剂延迟肿瘤进展、增加瘤内 T 细胞活化和浸润。它们也能恢复多发性骨髓瘤和头颈部肿瘤患者体外 T 细胞活化，这可能是通过抑制 MO-MDSC 内 Arg1 和 NOS2 实现的[69]。

一些 Toll 样受体 (Toll-like receptor，TLR) 激动剂有望成为免疫佐剂。未甲基化 CpG 二核苷酸与 TLR9 结合后能诱导 DC 和 $CD4^+$Th1 细胞分化。它们也能通过使 MO-MDSC 和 $TLR9^+$PMN-MDSC 成熟为 M1 型巨噬细胞而减少前二者的数量[185]。在与 CpG 活化后的 $TLR9^+$浆细胞样树突状细胞释放的 IFN-α 发生反应时，小鼠 PMN-MDSC 也会丧失抑制活性[186]。

通过表达 Hsp-72，激活 MDSC 内 STAT3 和 ERK 信号转导通路，肿瘤来源的外泌体（tumor-derived exosome，TDE) 能促进 MDSC 的聚集及抑制活性。药物阿米洛利通过阻碍外泌体形成减少 TDE 效应[187]。

用抗炎症类三萜系化合物 2- 氰基 -3,12- 二氧代齐墩果 -1,9,- 二烯 -28- 酸甲酯 (C-28 methyl ester of 2-cyano-3,12-dioxooleana-1,9,-dien-28-oic Acid，CDDO-Me) 体外治疗可消除 MDSC 介导的对 T 细胞抑制作用，同时不影响 Arg1 或 NO 水平。用 CDDO-Me 治疗小鼠引起的对肿瘤生长的抑制作用源于抗肿瘤免疫力的改善及抑制力更弱的 MDSC 的发育，而并不改变 MDSC 在脾脏中的比例。用 CDDO-Me 联合吉西他滨治疗胰腺癌患者不影响血液中 MDSC 水平；然而，T 细胞对破伤风类毒素的反应增加，这与 CDDO-Me 通过抑制 MDSC 功能而恢复 T 细胞活性的概念一致[81]。

3,5,7- 三羟基 -4′- 甲氧基 -8-(3- 羟基 -3 甲基丁基)- 黄酮 [(3,5,7-trihydroxy-4′-methoxy-8-(3-hydroxy-3methylbutyl)-flavone)，ICT] 是淫羊藿苷衍生物，传统中药淫羊藿的主要成分也能抑制肿瘤生长。用 ICT 治疗荷瘤小鼠可减少脾脏 MDSC 数量、增加 DC 和巨噬细胞数量并促进 $CD8^+$T 细胞产生 IFN-γ。这些效应伴随着 MDSC 中 ROS 和 NO 水平降低，同时 IL-10 和 IL-6 水平下调，说明 ICT 的效应是由改变 MDSC 表型导致的[188]。

七、小结

近 10 年来，人们逐渐意识到肿瘤诱导的免疫抑制反应可削弱癌症免疫疗法的效果。MDSC 表达于多数癌症实验动物和患者中且具有免疫抑制能力，因此它们是被公认的免疫抑制的主要原因。促炎症介质被确认为 MDSC 诱导剂，揭示了预防 MDSC 聚集的新通路和靶点。这些发现将推动治疗性和预防性癌症药物的研发。理解和利用 MDSC 抑制固有和获得性免疫力机制的研究进展，人们揭示了受 MDSC 调节的信号转导通路，并且这些通路中的调节分子也可能成为潜在药物靶点。

尽管近 10 年来，人们对于 MDSC 生物学的理解已特别深入，但仍然有重大问题未被揭示。我们有必要进一步深入了解 MDSC 表型的调节机制及明确其更多的确切表型，以便于根据患者特异性 MDSC 表达情况制订出个体化治疗方案。MDSC 的异质性和多样性使这一目标格外具有挑战性。目前人们对于 MDSC 半衰期的调节机制了解甚少，这个领域的研究将揭示促进 MDSC 更新率的对策。MDSC 的很多抑制机制已明确；然而，被这些具有多种功能的细胞所利用的其他机制仍不确定。目前急需明确 MDSC 的所有抑制机制，这样才能评估出它们的潜在治疗效应。

参考文献

[1] Strober S. Natural suppressor (NS) cells, neonatal tolerance, and total lymphoid irradiation: exploring obscure relationships. Annu Rev Immunol, 1984, 2:219 - 237.

[2] Sugiura K, Inaba M, Ogata H, et al. Inhibition of tumor cell proliferation by natural suppressor cells present in murine bone marrow. Cancer Res, 1990, 50(9):2582 - 2586.

[3] Young MR, Wright MA, Lozano Y, et al. Increased recurrence and metastasis in patients whose primary head and neck squamous cell carcinomas secreted granulocyte-macrophage colony-stimulating factor and contained CD34$^+$natural suppressor cells. Int J Cancer, 1997, 74(1):69 - 74.

[4] Young MR, Wright MA, Lozano Y, et al. Mechanisms of immune suppression in patients with head and neck cancer: influence on the immune infiltrate of the cancer. Int J Cancer, 1996, 67(3):333 - 338.

[5] Garrity T, Pandit R, Wright MA, et al. Increased presence of CD34$^+$cells in the peripheral blood of head and neck cancer patients and their differentiation into dendritic cells. Int J Cancer, 1997, 73(5):663 - 669.

[6] Young MR, Petruzzelli GJ, Kolesiak K, et al. Human squamous cell carcinomas of the head and neck chemoattract immune suppressive CD34$^{(+)}$ progenitor cells. Hum Immunol, 2001, 62(4):332 - 341.

[7] Almand B, Clark JI, Nikitina E, et al. Increased production of immature myeloid cells in cancer patients: a mechanism of immunosuppression in cancer. J Immunol, 2001, 166(1):678 - 689.

[8] Bronte V, Wang M, Overwijk WW, et al. Apoptotic death of CD8$^+$T lymphocytes after immunization: induction of a suppressive population of Mac-1$^+$/Gr-1$^+$cells. J Immunol, 1998, 161(10):5313 - 5320.

[9] Bronte V, Chappell DB, Apolloni E, et al. Unopposed production of granulocyte-macrophage colony-stimulating factor by tumors inhibits CD8$^+$T cell responses by dysregulating antigen-presenting cell maturation. J Immunol, 1999, 162(10):5728 - 5737.

[10] Gabrilovich DI, Velders MP, Sotomayor EM, et al. Mechanism of immune dysfunction in cancer mediated by immature Gr-1$^+$myeloid cells. J Immunol, 2001, 166(9):5398 - 5406.

[11] Melani C, Chiodoni C, Forni G, et al. Myeloid cell expansion elicited by the progression of spontaneous mammary carcinomas in c-erbB-2 transgenic BALB/c mice suppresses immune reactivity. Blood, 2003, 102(6):2138 - 2145.

[12] Bronte V, Apolloni E, Cabrelle A, et al. Identification of a CD11b$^{(+)}$/Gr-1$^{(+)}$/CD31$^{(+)}$myeloid progenitor capable of activating or suppressing CD8$^{(+)}$T cells. Blood, 2000, 96(12):3838 - 3846.

[13] Ezernitchi AV, Vaknin I, Cohen-Daniel L, et al. TCR zeta down-regulation under chronic inflammation is mediated by myeloid suppressor cells differentially distributed between various lymphatic organs. J Immunol, 2006, 177(7):4763 - 4772.

[14] Schmielau J, Finn OJ. Activated granulocytes and granulocyte-derived hydrogen peroxide are the underlying mechanism of suppression of t-cell function in advanced cancer patients. Cancer Res, 2001, 61(12):4756 - 4760.

[15] Gabrilovich DI, Bronte V, Chen SH, et al. The terminology issue for myeloid-derived suppressor cells. Cancer Res, 2007, 67: 425 author reply 6.

[16] Sinha P, Clements VK, Ostrand-Rosenberg S. Reduction of myeloid-derived suppressor cells and induction of M1 macrophages facilitate the rejection of established metastatic disease. J Immunol, 2005, 174(2):636 - 645.

[17] Sinha P, Clements VK, Ostrand-Rosenberg S. Interleukin-13-regulated M2 macrophages in combination with myeloid suppressor cells block immune surveillance against metastasis. Cancer Res, 2005, 65(24):11743 - 11751.

[18] Wiers KM, Lathers DM, Wright MA, et al. Vitamin D3 treatment to diminish the levels of immune suppressive $CD34^+$ cells increases the effectiveness of adoptive immunotherapy. J Immunother, 2000, 23(1):115 - 124.

[19] Young MR, Ihm J, Lozano Y, et al. Treating tumor-bearing mice with vitamin D3 diminishes tumor-induced myelopoiesis and associated immunosuppression, and reduces tumor metastasis and recurrence. Cancer Immunol Immunother, 1995, 41(1):37 - 45.

[20] Li Q, Pan PY, Gu P, et al. Role of immature myeloid $Gr-1^+$ cells in the development of antitumor immunity. Cancer Res, 2004, 64(3):1130 - 1139.

[21] Kusmartsev S, Cheng F, Yu B, et al. All-trans-retinoic acid eliminates immature myeloid cells from tumor-bearing mice and improves the effect of vaccination. Cancer Res, 2003, 63(15):4441 - 4449.

[22] De Santo C, Serafini P, Marigo I, et al. Nitroaspirin corrects immune dysfunction in tumor-bearing hosts and promotes tumor eradication by cancer vaccination. Proc Natl Acad Sci USA, 2005, 102(11):4185 - 4190.

[23] Diaz-Montero CM, Salem ML, Nishimura MI, et al. Increased circulating myeloid-derived suppressor cells correlate with clinical cancer stage, metastatic tumor burden, and doxorubicin-cyclophosphamide chemotherapy. Cancer Immunol Immunother, 2008, 58(1): 49–59.

[24] Gabitass RF, Annels NE, Stocken DD, et al. Elevated myeloid-derived suppressor cells in pancreatic, esophageal and gastric cancer are an independent prognostic factor and are associated with significant elevation of the Th2 cytokine interleukin-13. Cancer Immunol Immunother, 2011, 60(10):1419 - 1430.

[25] Kusmartsev S, Su Z, Heiser A, et al. Reversal of myeloid cell-mediated immunosuppression in patients with metastatic renal cell carcinoma. Clin Cancer Res, 2008, 14(24):8270 - 8278.

[26] Mirza N, Fishman M, Fricke I, et al. All-trans-retinoic acid improves differentiation of myeloid cells and immune response in cancer patients. Cancer Res, 2006, 66(18):9299 - 9307.

[27] Solito S, Falisi E, Diaz-Montero CM, et al. A human promyelocytic-like population is responsible for the immune suppression mediated by myeloid-derived suppressor cells. Blood, 2011, 118(8):2254 - 2265.

[28] Srivastava MK, Bosch JJ, Wilson AL, et al. MHC Ⅱ lung cancer vaccines prime and boost tumor-specific $CD4^+$ T cells that cross-react with multiple histologic subtypes of nonsmall cell lung cancer cells. Int J Cancer, 2010, 127(11):2612 - 2621.

[29] Yang L, DeBusk LM, Fukuda K, et al. Expansion of myeloid immune suppressor Gr^+CD11b^+ cells in tumor-bearing host directly promotes tumor angiogenesis. Cancer Cell, 2004, 6(4):409 - 421.

[30] Shojaei F, Zhong C, Wu X, et al. Role of myeloid cells in tumor angiogenesis and growth. Trends Cell Biol, 2008, 18(8):372 - 378.

[31] Boelte KC, Gordy LE, Joyce S, et al. Rgs2 mediates pro-angiogenic function of myeloid derived suppressor cells in the tumor microenvironment via upregulation of MCP-1. PLoS One, 2011, 6(4):e18534.

[32] Yang L, Huang J, Ren X, et al. Abrogation of TGF beta signaling in mammary carcinomas recruits $Gr-1^+CD11b^+$ myeloid cells that promote metastasis. Cancer Cell, 2008, 13(1):23 - 35.

[33] Toh B, Wang X, Keeble J, et al. Mesenchymal transition and dissemination of cancer cells is driven by myeloid-derived suppressor cells infiltrating the primary tumor. PLoS Biol, 2011, 9(9):e1001162.

[34] Delano MJ, Scumpia PO, Weinstein JS, et al. MyD88-dependent expansion of an immature $GR-1^{(+)}CD11b^{(+)}$ population induces T cell suppression and Th2 polarization in sepsis. J Exp Med, 2007, 204(6):1463 - 1474.

[35] Sander LE, Sackett SD, Dierssen U, et al. Hepatic acute-phase proteins control innate immune responses during infection by promoting myeloid-derived suppressor cell function. J Exp Med, 2010, 207(7):1453 - 1464.

[36] Voisin MB, Buzoni-Gatel D, Bout D, et al. Both expansion of regulatory $GR1^+CD11b^+$ myeloid cells and anergy of T lymphocytes participate in hyporesponsiveness of the lung-associated immune system during acute toxoplasmosis. Infect Immun, 2004, 72(9):5487 - 5492.

[37] Mencacci A, Montagnoli C, Bacci A, et al. $CD80^+Gr-1^+$ myeloid cells inhibit development of antifungal Th1 immunity in mice with candidiasis. J Immunol, 2002, 169(6):3180 - 3190.

[38] Sunderkotter C, Nikolic T, Dillon MJ, et al. Subpopulations of mouse blood monocytes differ in maturation stage and inflammatory response. J Immunol, 2004, 172(7):4410 - 4417.

[39] Goni O, Alcaide P, Fresno M. Immunosuppression during acute Trypanosoma cruzi infection: involvement of Ly6G ($Gr1^{(+)}$)$CD11b^{(+)}$immature myeloid suppressor cells. Int Immunol, 2002, 14(10):1125 - 1134.

[40] Makarenkova VP, Bansal V, Matta BM, et al. $CD11b^+/Gr-1^+$ myeloid suppressor cells cause T cell dysfunction after traumatic stress. J Immunol, 2006, 176(4):2085 - 2094.

[41] Mundy-Bosse BL, Thornton LM, Yang HC, et al. Psychological stress is associated with altered levels of myeloid-derived suppressor cells in breast cancer patients. Cell Immunol, 2011, 270(1):80 - 87.

[42] Grizzle WE, Xu X, Zhang S, et al. Age-related increase of tumor susceptibility is associated with myeloid-derived suppressor cell mediated suppression of T cell cytotoxicity in recombinant inbred BXD12 mice. Mech Ageing Dev, 2007, 128(11-12):672 - 680.

[43] Haile LA, von Wasielewski R, Gamrekelashvili J, et al. Myeloid-derived suppressor cells in inflammatory bowel disease: a new immunoregulatory pathway. Gastroenterology, 2008, 135(3):871 - 881 81 e1 - 5.

[44] Zhu B, Bando Y, Xiao S, et al. CD11b^{+}Ly-6C$^{(hi)}$suppressive monocytes in experimental autoimmune encephalomyelitis. J Immunol, 2007, 179(8):5228 - 5237.

[45] Kerr EC, Raveney BJ, Copland DA, et al. Analysis of retinal cellular infiltrate in experimental autoimmune uveoretinitis reveals multiple regulatory cell populations. J Autoimmun, 2008, 31(4):354 - 361.

[46] Chou HS, Hsieh CC, Charles R, et al. Myeloid-derived suppressor cells protect islet transplants by b7-h1 mediated enhancement of Tregulatory cells. Transplantation, 2012, 93(3):272 - 282.

[47] Yin B, Ma G, Yen CY, et al. Myeloid-derived suppressor cells prevent type 1 diabetes in murine models. J Immunol, 2010, 185(10):5828 - 5834.

[48] Highfill SL, Rodriguez PC, Zhou Q, et al. Bone marrow myeloid-derived suppressor cells (MDSCs) inhibit graft-versus-host disease (GVHD) via an arginase-1-dependent mechanism that is up-regulated by interleukin-13. Blood, 2010, 116(25):5738 - 5747.

[49] Ioannou M, Alissafi T, Lazaridis I, et al. Crucial role of granulocytic myeloid-derived suppressor cells in the regulation of central nervous system autoimmune disease. J Immunol, 2012, 188(3):1136 - 1146.

[50] DuPage M, Mazumdar C, Schmidt LM, et al. Expression of tumour-specific antigens underlies cancer immunoediting. Nature, 2012, 482(7385):405 - 409.

[51] Matsushita H, Vesely MD, Koboldt DC, et al. Cancer exome analysis reveals a T-cell-dependent mechanism of cancer immunoediting. Nature.2012, 482(7385):400 - 404.

[52] Ilkovitch D, Lopez DM. The liver is a site for tumor-induced myeloid-derived suppressor cell accumulation and immunosuppression. Cancer Res, 2009, 69(13):5514 - 5521.

[53] Movahedi K, Guilliams M, Van den Bossche J, et al. Identification of discrete tumor-induced myeloid-derived suppressor cell subpopulations with distinct T cell-suppressive activity. Blood, 2008, 111(8):4233 - 4244.

[54] Youn JI, Nagaraj S, Collazo M, et al. Subsets of myeloid-derived suppressor cells in tumor-bearing mice. J Immunol, 2008, 181(8):5791 - 5802.

[55] Huang B, Pan PY, Li Q, et al. Gr-1^{+}CD115^{+}immature myeloid suppressor cells mediate the development of tumor-induced tregulatory cells and T-cell anergy in tumor-bearing host. Cancer Res, 2006, 66(2):1123 - 1131.

[56] Sinha P, Okoro C, Foell D, et al. Proinflammatory S100 proteins regulate the accumulation of myeloid-derived suppressor cells. J Immunol, 2008, 181(7):4666 - 4675.

[57] Gallina G, Dolcetti L, Serafini P, et al. Tumors induce a subset of inflammatory monocytes with immunosuppressive activity on CD8^{+}T cells. J Clin Invest, 2006, 116(10):2777 - 2790.

[58] Sinha P, Chornoguz O, Clements VK, et al. Myeloid-derived suppressor cells express the death receptor Fas and apoptose in response to T cell-expressed FasL. Blood, 2011, 117(20):5381 - 5390.

[59] Jia W, Jackson-Cook C, Graf MR. Tumor-infiltrating, myeloid-derived suppressor cells inhibit T cell activity by nitric oxide production in an intracranial rat glioma^{+} vaccination model. J Neuroimmunol, 2010, 223(1-2):20 - 30.

[60] Youn JI, Collazo M, Shalova IN, Biswas SK, Gabrilovich DI. Characterization of the nature of granulocytic myeloid-derived suppressor cells in tumor-bearing mice. J Leukoc Biol, 2012, 91(1):167 - 181.

[61] Chioda M, Peranzoni E, Desantis G, et al. Myeloid cell diversification and complexity: an old concept with new turns in oncology. Cancer Metastasis Rev, 2011, 30(1):27 - 43.

[62] Filipazzi P, Huber V, Rivoltini L. Phenotype, function and clinical implications of myeloid-derived suppressor cells in cancer patients. Cancer Immunol Immunother, 2012, 61(2):255 - 263.

[63] Greten TF, Manns MP, Korangy F. Myeloid derived suppressor cells in human diseases. Int Immunopharmacol, 2011, 11(7):802 - 807.

[64] Montero AJ, Diaz-Montero CM, Kyriakopoulos CE, et al. Myeloid-derived suppressor cells in cancer patients: A clinical perspective. J Immunother, 2012, 35(2):107 - 115.

[65] Peranzoni E, Zilio S, Marigo I, et al. Myeloid-derived suppressor cell heterogeneity and subset definition. Curr Opin Immunol, 2010, 22(2):238 - 244.

[66] Tadmor T, Attias D, Polliack A. Myeloid-derived suppressor cells - their role in haemato-oncological malignancies and other cancers and possible implications for therapy. Br J Haematol, 2011, 153(5):557 - 567.

[67] Brandau S, Trellakis S, Bruderek K, et al. Myeloid-derived suppressor cells in the peripheral blood of cancer patients contain a subset of immature neutrophils with impaired migratory properties. J Leukoc Biol, 2011, 89(2):311 - 317.

[68] Corzo CA, Cotter MJ, Cheng P, et al. Mechanism regulating reactive oxygen species in tumor-induced myeloid-derived suppressor cells. J Immunol, 2009, 182(9):5693 - 5701.

[69] Serafini P, Meckel K, Kelso M, et al. Phosphodiesterase-5 inhibition augments endogenous antitumor immunity by reducing myeloid-derived suppressor cell function. J Exp Med, 2006, 203(12):2691 - 2702.

[70] Srivastava MK, Bosch JJ, Thompson JA, et al. Lung cancer patients' $CD4^{(+)}$ T cells are activated in vitro by MHC Ⅱ cell-based vaccines despite the presence of myeloid-derived suppressor cells. Cancer Immunol Immunother, 2008, 57(10):1493 - 1504.

[71] Liu CY, Wang YM, Wang CL, et al. Population alterations of L-arginase-and inducible nitric oxide synthase-expressed $CD11b^+$/CD14/$CD15^+$/$CD33^+$ myeloid-derived suppressor cells and $CD8^+$T lymphocytes in patients with advanced-stage non-small cell lung cancer. J Cancer Res Clin Oncol, 2010, 136(1):35 - 45.

[72] Rodriguez PC, Ernstoff MS, Hernandez C, et al. Arginase I-producing myeloid-derived suppressor cells in renal cell carcinoma are a subpopulation of activated granulocytes. Cancer Res, 2009, 69(4):1553 - 1560.

[73] Zea AH, Rodriguez PC, Atkins MB, et al. Arginase-producing myeloid suppressor cells in renal cell carcinoma patients: a mechanism of tumor evasion. Cancer Res, 2005, 65(8):3044 - 3048.

[74] Daud AI, Mirza N, Lenox B, et al. Phenotypic and functional analysis of dendritic cells and clinical outcome in patients with high-risk melanoma treated with adjuvant granulocyte macrophage colony-stimulating factor. J Clin Oncol, 2008, 26(19):3235 - 3241.

[75] Filipazzi P, Valenti R, Huber V, et al. Identification of a new subset of myeloid suppressor cells in peripheral blood of melanoma patients with modulation by a granulocyte-macrophage colony-stimulation factor-based antitumor vaccine. J Clin Oncol, 2007, 25(18):2546 - 2553.

[76] Mandruzzato S, Solito S, Falisi E, et al. $IL4Ralpha^+$myeloid-derived suppressor cell expansion in cancer patients. J Immunol, 2009, 182(10):6562 - 6568.

[77] Poschke I, Mougiakakos D, Hansson J, et al. Immature immunosuppressive $CD14^+$HLA-$DR^{-/low}$ cells in melanoma patients are $STAT3^{hi}$ and overexpress CD80, CD83, and DC-sign. Cancer Res, 2010, 70(11):4335 - 4345.

[78] Choi J, Suh B, Ahn YO, et al. $CD15^+$/$CD16^{low}$ human granulocytes from terminal cancer patients: granulocytic myeloid-derived suppressor cells that have suppressive function. Tumour Biol, 2012, 33(1):121 - 129.

[79] Eruslanov E, Neuberger M, Daurkin I, et al. Circulating and tumor-infiltrating myeloid cell subsets in patients with bladder cancer. Int J Cancer, 2012, 130(5):1109 - 1119.

[80] Porembka MR, Mitchem JB, Belt BA, et al. Pancreatic adenocarcinoma induces bone marrow mobilization of myeloid-derived suppressor cells which promote primary tumor growth. Cancer Immunol Immunother, 2012, 61(9):1373-1385.

[81] Nagaraj S, Youn JI, Weber H, et al. Anti-inflammatory triterpenoid blocks immune suppressive function of MDSCs and improves immune response in cancer. Clin Cancer Res, 2010, 16(6):1812 - 1823.

[82] Vuk-Pavlovic S, Bulur PA, Lin Y, et al. Immunosuppressive $CD14^+$HLA-$DR^{low/-}$ monocytes in prostate cancer. Prostate, 2010, 70(4):443 - 455.

[83] Hoechst B, Ormandy LA, Ballmaier M, et al. A new population of myeloid-derived suppressor cells in hepatocellular carcinoma patients induces $CD4^{(+)}$ $CD25^{(+)}$ $Foxp3^{(+)}$T cells. Gastroenterology, 2008, 135(1):234 - 243.

[84] Brimnes MK, Vangsted AJ, Knudsen LM, et al. Increased level of both $CD4^+$$Foxp3^+$regulatory T cells and $CD14^+$HLA-$DR^{/low}$ myeloid-derived suppressor cells and decreased level of dendritic cells in patients with multiple myeloma. Scand J Immunol, 2010, 72(6):540 - 547.

[85] Lin Y, Gustafson MP, Bulur PA, et al. Immunosuppressive $CD14^+$HLA-$DR^{(low)/}$-monocytes in B-cell non-Hodgkin lymphoma. Blood, 2011, 117(3):872 - 881.

[86] Young MR, Kolesiak K, Wright MA, et al. Chemoattraction of femoral $CD34^+$progenitor cells by tumor-derived vascular endothelial cell growth factor. Clin Exp Metastasis, 1999, 17(10):881 - 888.

[87] Marigo I, Bosio E, Solito S, et al. Tumor-induced tolerance and immune suppression depend on the C/EBPbeta transcription factor. Immunity, 2010, 32(6):790 - 802.

[88] Gabrilovich DI, Nagaraj S. Myeloid-derived suppressor cells as regulators of the immune system. Nat Rev Immunol, 2009, 9(3):162 - 174.

[89] Solito S, Bronte V, Mandruzzato S. Antigen specificity of immune suppression by myeloid-derived suppressor cells. J Leukoc Biol, 2011, 90(1):31 - 36.

[90] Nagaraj S, Nelson A, Youn JI, et al. Antigen-specific $CD4^+$T cells regulate function of myeloid-derived suppressor cells in cancer via retrograde MHC Class II signaling. Cancer Res, 2012, 72(4):928 - 938.

[91] Condamine T, Gabrilovich DI. Molecular mechanisms regulating myeloid-derived suppressor cell differentiation and function. Trends Immunol, 2011, 32(1):19 - 25.

[92] Ostrand-Rosenberg S. Myeloid-derived suppressor cells: more mechanisms for inhibiting antitumor immunity. Cancer Immunol Immunother, 2010, 59(10):1593 - 1600.

[93] Bronte V, Serafini P, De Santo C, et al. IL-4-induced arginase 1 suppresses alloreactive T cells in tumor-bearing

mice. J Immunol, 2003, 170(1):270－278.

[94] Rodriguez PC, Quiceno DG, Zabaleta J, et al. Arginase I production in the tumor microenvironment by mature myeloid cells inhibits T-cell receptor expression and antigen-specific T-cell responses. Cancer Res, 2004, 64(16):5839－5849.

[95] Rodriguez PC, Zea AH, Culotta KS, et al. Regulation of T cell receptor CD3zeta chain expression by L-arginine. J Biol Chem, 2002, 277(24):21123－21129.

[96] Rodriguez PC, Quiceno DG, Ochoa AC. L-arginine availability regulates T-lymphocyte cell-cycle progression. Blood, 2007, 109(4):1568－1573.

[97] Bronte V, Zanovello P. Regulation of immune responses by L-arginine metabolism. Nat Rev Immunol, 2005, 5(8):641－654.

[98] Corzo CA, Condamine T, Lu L, et al. HIF-1alpha regulates function and differentiation of myeloid-derived suppressor cells in the tumor microenvironment. J Exp Med, 2010, 207(11):2439－2453.

[99] Rodriguez PC, Ochoa AC. Arginine regulation by myeloid derived suppressor cells and tolerance in cancer: mechanisms and therapeutic perspectives. Immunol Rev, 2008, 222:180－191.

[100] Kusmartsev S, Nefedova Y, Yoder D, et al. Antigen-specific inhibition of $CD8^+$T cell response by immature myeloid cells in cancer is mediated by reactive oxygen species. J Immunol, 2004, 172(2):989－999.

[101] Tacke RS, Lee HC, Goh C, et al. Myeloid suppressor cells induced by hepatitis C virus suppress T-cell responses through the production of reactive oxygen species. Hepatology, 2012, 55(2):343－353.

[102] Nefedova Y, Huang M, Kusmartsev S, et al. Hyperactivation of STAT3 is involved in abnormal differentiation of dendritic cells in cancer. J Immunol, 2004, 172(1):464－474.

[103] Kujawski M, Kortylewski M, Lee H, et al. STAT3 mediates myeloid cell-dependent tumor angiogenesis in mice. J Clin Invest, 2008, 118(10):3367－3377.

[104] Nagaraj S, Gupta K, Pisarev V, et al. Altered recognition of antigen is a mechanism of $CD8^+$T cell tolerance in cancer. Nat Med, 2007, 13(7):828－835.

[105] Lu T, Ramakrishnan R, Altiok S, et al. Tumor-infiltrating myeloid cells induce tumor cell resistance to cytotoxic T cells in mice. J Clin Invest, 2011, 121(10):4015－4029.

[106] Bannai S. Transport of cystine and cysteine in mammalian cells. Biochim Biophys Acta, 1984, 779(3):289－306.

[107] Gmunder H, Eck HP, Droge W. Low membrane transport activity for cystine in resting and mitogenically stimulated human lymphocyte preparations and human T cell clones. Eur J Biochem, 1991, 201(1):113－117.

[108] Srivastava MK, Sinha P, Clements VK, et al. Myeloid-derived suppressor cells inhibit T-cell activation by depleting cystine and cysteine. Cancer Res, 2010, 70(1):68－77.

[109] Angelini G, Gardella S, Ardy M, et al. Antigen-presenting dendritic cells provide the reducing extracellular microenvironment required for T lymphocyte activation. Proc Natl Acad Sci USA, 2002, 99(3):1491－1496.

[110] Serafini P, Mgebroff S, Noonan K, et al. Myeloid-derived suppressor cells promote cross-tolerance in B-cell lymphoma by expanding regulatory T cells. Cancer Res, 2008, 68(13):5439－5449.

[111] Pan PY, Ma G, Weber KJ, et al. Immune stimulatory receptor CD40 is required for T-cell suppression and Tregulatory cell activation mediated by myeloid-derived suppressor cells in cancer. Cancer Res, 2010, 70(1):99－108.

[112] Lesokhin AM, Hohl TM, Kitano S, et al. Monocytic $CCR2^+$myeloid-derived suppressor cells promote immune escape by limiting activated CD8 T- cell Infiltration into the Tumor Microenvironment. Cancer Res 2012.

[113] Huang B, Lei Z, Zhao J, et al. CCL2/CCR2 pathway mediates recruitment of myeloid suppressor cells to cancers. Cancer Lett, 2007, 252(1):86－92.

[114] Hanson EM, Clements VK, Sinha P, et al. Myeloid-derived suppressor cells down-regulate L-selectin expression on $CD4^+$and $CD8^+$T cells. J Immunol, 2009, 183(2):937－944.

[115] Mantovani A, Allavena P, Sica A, et al. Cancer-related inflammation. Nature, 2008, 454(7203):436－444.

[116] Mantovani A, Sica A. Macrophages, innate immunity and cancer: balance, tolerance, and diversity. Curr Opin Immunol, 2010, 22(2):231－237.

[117] Qian BZ, Pollard JW. Macrophage diversity enhances tumor progression and metastasis. Cell, 2010, 141(1):39－51.

[118] Gabrilovich D, Ostrand-Rosenberg S, Bronte V. Coordinated regulation of meyloid cells by tumours. Nat Rev Immunol, 2012, 12(4): 253-268.

[119] Biswas SK, Mantovani A. Macrophage plasticity and interaction with lymphocyte subsets: cancer as a paradigm. Nat Immunol, 2010, 11(10):889－896.

[120] DeNardo DG, Barreto JB, Andreu P, et al. $CD4^{(+)}$T cells regulate pulmonary metastasis of mammary carcinomas by enhancing protumor properties of macrophages. Cancer Cell, 2009, 16(2):91－102.

[121] Tiemessen MM, Jagger AL, Evans HG, et al. $CD4^+CD25^+Foxp3^+$regulatory T cells induce alternative activation of human monocytes/macrophages. Proc Natl Acad Sci USA, 2007, 104(49):19446－19451.

[122] de Visser KE, Korets LV, Coussens LM. De novo carcinogenesis promoted by chronic inflammation is B lymphocyte dependent. Cancer Cell, 2005, 7(5):411 - 423.
[123] Wong SC, Puaux AL, Chittezhath M, et al. Macrophage polarization to a unique phenotype driven by B cells. Eur J Immunol, 2010, 40(8):2296 - 2307.
[124] Hagemann T, Wilson J, Burke F, et al. Ovarian cancer cells polarize macrophages toward a tumor-associated phenotype. J Immunol, 2006, 176(8):5023 - 5032.
[125] Sinha P, Clements VK, Bunt SK, et al. Cross-talk between myeloid-derived suppressor cells and macrophages subverts tumor immunity toward a type 2 response. J Immunol, 2007, 179(2):977 - 983.
[126] Li H, Han Y, Guo Q, et al. Cancer-expanded myeloid-derived suppressor cells induce anergy of NK cells through membrane-bound TGF-beta 1. J Immunol, 2009, 182(1):240 - 249.
[127] Liu C, Yu S, Kappes J, et al. Expansion of spleen myeloid suppressor cells represses NK cell cytotoxicity in tumor-bearing host. Blood, 2007, 109(10):4336 - 4342.
[128] Suzuki E, Kapoor V, Jassar AS, et al. Gemcitabine selectively eliminates splenic Gr-1$^+$/CD11b$^+$myeloid suppressor cells in tumor-bearing animals and enhances antitumor immune activity. Clin Cancer Res, 2005, 11(18):6713 - 6721.
[129] Hoechst B, Voigtlaender T, Ormandy L, et al. Myeloid derived suppressor cells inhibit natural killer cells in patients with hepatocellular carcinoma via the NKp30 receptor. Hepatology, 2009, 50(3):799 - 807.
[130] Elkabets M, Ribeiro VS, Dinarello CA, et al. IL-1beta regulates a novel myeloid-derived suppressor cell subset that impairs NK cell development and function. Eur J Immunol, 2010, 40(12):3347 - 3357.
[131] Terabe M, Matsui S, Park JM, et al. Transforming growth factor-beta production and myeloid cells are an effector mechanism through which CD1d-restricted T cells block cytotoxic T lymphocyte-mediated tumor immunosurveillance: abrogation prevents tumor recurrence. J Exp Med, 2003, 198(11):1741 - 1752.
[132] Balkwill F, Mantovani A. Inflammation and cancer: back to Virchow? Lancet, 2001, 357(9255):539 - 545.
[133] Ostrand-Rosenberg S, Sinha P. Myeloid-derived suppressor cells: linking inflammation and cancer. J Immunol, 2009, 182(8):4499 - 4506.
[134] Baniyash M. Chronic inflammation, immunosuppression and cancer: new insights and outlook. Semin Cancer Biol, 2006, 16(1):80 - 88.
[135] Tan TT, Coussens LM. Humoral immunity, inflammation and cancer. Curr Opin Immunol, 2007, 19(2):209 - 216.
[136] Bronte V. Myeloid-derived suppressor cells in inflammation: uncovering cell subsets with enhanced immunosuppressive functions. Eur J Immunol, 2009, 39(10):2670 - 2672.
[137] Meyer C, Sevko A, Ramacher M, et al. Chronic inflammation promotes myeloid-derived suppressor cell activation blocking antitumor immunity in transgenic mouse melanoma model. Proc Natl Acad Sci USA, 2011, 108(41):17111 - 17116.
[138] Harris RE, Beebe-Donk J, Alshafie GA. Reduction in the risk of human breast cancer by selective cyclooxygenase-2 (COX-2) inhibitors. BMC Cancer, 2006, 6:27.
[139] Fujita M, Kohanbash G, Fellows-Mayle W, et al. COX-2 blockade suppresses gliomagenesis by inhibiting myeloid-derived suppressor cells. Cancer Res, 2011, 71(7):2664 - 2674.
[140] Rodriguez PC, Hernandez CP, Quiceno D, et al. Arginase I in myeloid suppressor cells is induced by COX-2 in lung carcinoma. J Exp Med, 2005, 202(7):931 - 939.
[141] Sinha P, Clements VK, Fulton AM, et al. Prostaglandin E2 promotes tumor progression by inducing myeloid-derived suppressor cells. Cancer Res, 2007, 67(9):4507 - 4513.
[142] Talmadge JE, Hood KC, Zobel LC, et al. Chemoprevention by cyclooxygenase-2 inhibition reduces immature myeloid suppressor cell expansion. Int Immunopharmacol, 2007, 7(2):140 - 151.
[143] Veltman JD, Lambers ME, van Nimwegen M, et al. COX-2 inhibition improves immunotherapy and is associated with decreased numbers of myeloid-derived suppressor cells in mesothelioma Celecoxib influences MDSC function. BMC Cancer, 2010, 10:464.
[144] Eruslanov E, Daurkin I, Ortiz J, et al. Pivotal advance: tumor-mediated induction of myeloid-derived suppressor cells and M2-polarized macrophages by altering intracellular PGE catabolism in myeloid cells. J Leukoc Biol, 2010, 88(5):839 - 848.
[145] Obermajer N, Muthuswamy R, Lesnock J, et al. Positive feedback between PGE_2 and COX_2 redirects the differentiation of human dendritic cells toward stable myeloid-derived suppressor cells. Blood, 2011, 118(20):5498 - 5505.
[146] Bunt SK, Sinha P, Clements VK, et al. inflammation induces myeloid-derived suppressor cells that facilitate tumor progression. J Immunol, 2006, 176(1):284 - 290.
[147] Song X, Krelin Y, Dvorkin T, et al. CD11b$^+$/Gr-1$^+$immature myeloid cells mediate suppression of T cells in mice bearing tumors of IL-1beta-secreting cells. J Immunol, 2005, 175(12):8200 - 8208.

[148] Tu S, Bhagat G, Cui G, et al. Overexpression of interleukin-1beta induces gastric inflammation and cancer and mobilizes myeloid-derived suppressor cells in mice. Cancer Cell, 2008, 14(5):408 - 419.

[149] Bunt SK, Yang L, Sinha P, et al. Reduced inflammation in the tumor microenvironment delays the accumulation of myeloid-derived suppressor cells and limits tumor progression. Cancer Res, 2007, 67(20):10019 - 10026.

[150] Chornoguz O, Grmai L, Sinha P, et al. Proteomic pathway analysis reveals inflammation increases myeloid-derived suppressor cell resistance to apoptosis. Molecular & cellular proteomics: MCP, 2011, 10(3): M110 002980.

[151] Bunt SK, Clements VK, Hanson EM, Sinha P, Ostrand-Rosenberg S. Inflammation enhances myeloid-derived suppressor cell cross-talk by signaling through Toll-like receptor 4. J Leukoc Biol, 2009, 85(6):996 - 1004.

[152] Smith C, Chang M, Parker K, et al. IDO is a nodal pathogenic driver of lung cancer and metastasis development. Cancer Dis, 2013, (31): 124.

[153] Cheng P, Corzo CA, Luetteke N, et al. Inhibition of dendritic cell differentiation and accumulation of myeloid-derived suppressor cells in cancer is regulated by S100A9 protein. J Exp Med, 2008, 205(10):2235 - 2249.

[154] Turovskaya O, Foell D, Sinha P, et al. RAGE, carboxylated glycans and S100A8/A9 play essential roles in colitis-associated carcinogenesis. Carcinogenesis, 2008, 29(10):2035 - 2043.

[155] Zhao F, Hoechst B, Duffy A, et al. S100A9 a new marker for monocytic human myeloid derived suppressor cells. Immunology, 2012, 136(2): 176-183.

[156] Markiewski MM, DeAngelis RA, Benencia F, et al. Modulation of the antitumor immune response by complement. Nat Immunol, 2008, 9(11):1225 - 1235.

[157] Markiewski MM, Lambris JD. Is complement good or bad for cancer patients? A new perspective on an old dilemma. Trends Immunol, 2009, 30(6):286 - 292.

[158] Markiewski MM, Lambris JD. Unwelcome complement. Cancer Res, 2009, 69(16):6367 - 6370.

[159] Ostrand-Rosenberg S. Cancer and complement. Nature Biotechnol, 2008, 26(12):1348 - 1349.

[160] Gabrilovich D, Ishida T, Oyama T, et al. Vascular endothelial growth factor inhibits the development of dendritic cells and dramatically affects the differentiation of multiple hematopoietic lineages in vivo. Blood, 1998, 92(11):4150 - 4166.

[161] Gabrilovich DI, Ishida T, Nadaf S, et al. Antibodies to vascular endothelial growth factor enhance the efficacy of cancer immunotherapy by improving endogenous dendritic cell function. Clin Cancer Res, 1999, 5(10):2963 - 2970.

[162] Kusmartsev S, Eruslanov E, Kubler H, et al. Oxidative stress regulates expression of VEGFR1 in myeloid cells: link to tumor-induced immune suppression in renal cell carcinoma. J Immunol, 2008, 181(1):346 - 353.

[163] Gabrilovich DI, Chen HL, Girgis KR, et al. Production of vascular endothelial growth factor by human tumors inhibits the functional maturation of dendritic cells. Nat Med, 1996, 2(10):1096 - 1103.

[164] Serafini P, Carbley R, Noonan KA, et al. High-dose granulocyte-macrophage colony-stimulating factor-producing vaccines impair the immune response through the recruitment of myeloid suppressor cells. Cancer Res, 2004, 64(17):6337 - 6343.

[165] Morales JK, Kmieciak M, Knutson KL, et al. GM-CSF is one of the main breast tumor-derived soluble factors involved in the differentiation of CD11b-Gr1-bone marrow progenitor cells into myeloid-derived suppressor cells. Breast Cancer Res Treat, 2010, 123(1):39 - 49.

[166] Dolcetti L, Peranzoni E, Ugel S, et al. Hierarchy of immunosuppressive strength among myeloid-derived suppressor cell subsets is determined by GM-CSF. Eur J Immunol, 2010, 40(1):22 - 35.

[167] Kowanetz M, Wu X, Lee J, et al. Granulocyte-colony stimulating factor promotes lung metastasis through mobilization of Ly6G$^+$Ly6C$^+$granulocytes. Proc Natl Acad Sci USA, 2010, 107(50):21248 - 21255.

[168] Sawanobori Y, Ueha S, Kurachi M, et al. Chemokine-mediated rapid turnover of myeloid-derived suppressor cells in tumor-bearing mice. Blood, 2008, 111(12):5457 - 5466.

[169] Ugel S, Delpozzo F, Desantis G, et al. Therapeutic targeting of myeloid-derived suppressor cells. Curr Opin Pharmacol, 2009, 9(4):470 - 481.

[170] Ashok V, Dash C, Rohan TE, et al. Selective cyclooxygenase-2 (COX-2) inhibitors and breast cancer risk. Breast, 2011, 20(1):66 - 70.

[171] Wang D, Dubois RN. The role of COX-2 in intestinal inflammation and colorectal cancer. Oncogene, 2010, 29(6):781 - 788.

[172] Sinha P, Clements VK, Miller S, et al. Tumor immunity: a balancing act between T cell activation, macrophage activation and tumor-induced immune suppression. Cancer Immunol Immunother, 2005, 54(11):1137 - 1142.

[173] Vincent J, Mignot G, Chalmin F, et al. 5-Fluorouracil selectively kills tumor-associated myeloid-derived suppressor cells resulting in enhanced T cell-dependent antitumor immunity. Cancer Res, 2010, 70(8):3052 - 3061.

Le HK, Graham L, Cha E, et al. Gemcitabine directly inhibits myeloid derived suppressor cells in BALB/

[174] c mice bearing 4T1 mammary carcinoma and augments expansion of T cells from tumor-bearing mice. Int Immunopharmacol, 2009, 9(7–8):900 - 909.

[175] Kodumudi KN, Woan K, Gilvary DL, Sahakian E, Wei S, Djeu JY. A novel chemoimmunomodulating property of docetaxel: suppression of myeloid-derived suppressor cells in tumor bearers. Clin Cancer Res, 2010, 16(18):4583 - 4594.

[176] Michels T, Shurin GV, Naiditch H, et al. Paclitaxel promotes differentiation of myeloid-derived suppressor cells into dendritic cells in vitro in a TLR4-independent manner. J Immunotoxicol, 2012, 9(3): 292.

[177] Kerkar SP, Goldszmid RS, Muranski P, et al. IL-12 triggers a programmatic change in dysfunctional myeloid-derived cells within mouse tumors. J Clin Invest, 2011, 121(12):4746 - 4757.

[178] Tu SP, Jin H, Shi JD, et al. Curcumin induces the differentiation of myeloid-derived suppressor cells and inhibits their interaction with cancer cells and related tumor growth. Cancer Prev Res (Phila), 2012, 5(2):205 - 215.

[179] Fernandez A, Mesa C, Marigo I, et al. Inhibition of tumor-induced myeloid-derived suppressor cell function by a nanoparticulated adjuvant. J Immunol, 2011, 186(1):264 - 274.

[180] Pan PY, Wang GX, Yin B, et al. Reversion of immune tolerance in advanced malignancy: modulation of myeloid-derived suppressor cell development by blockade of stem-cell factor function. Blood, 2008, 111(1):219 - 228.

[181] Ko JS, Rayman P, Ireland J, et al. Direct and differential suppression of myeloid-derived suppressor cell subsets by sunitinib is compartmentally constrained. Cancer Res, 2010, 70(9):3526 - 3536.

[182] Ozao-Choy J, Ma G, Kao J, et al. The novel role of tyrosine kinase inhibitor in the reversal of immune suppression and modulation of tumor microenvironment for immune-based cancer therapies. Cancer Res, 2009, 69(6):2514 - 2522.

[183] Xin H, Zhang C, Herrmann A, et al. Sunitinib inhibition of STAT3 induces renal cell carcinoma tumor cell apoptosis and reduces immunosuppressive cells. Cancer Res, 2009, 69(6):2506 - 2513.

[184] Ko JS, Zea AH, Rini BI, et al. Sunitinib mediates reversal of myeloid-derived suppressor cell accumulation in renal cell carcinoma patients. Clin Cancer Res, 2009, 15(6):2148 - 2157.

[185] Shirota Y, Shirota H, Klinman DM. Intratumoral injection of CpG oligonucleotides induces the differentiation and reduces the immunosuppressive activity of myeloid-derived suppressor cells. J Immunol, 2012, 188(4):1592 - 1599.

[186] Zoglmeier C, Bauer H, Norenberg D, et al. CpG blocks immuno-suppression by myeloid-derived suppressor cells in tumor-bearing mice. Clin Cancer Res, 2011, 17(7):1765 - 1775.

[187] Chalmin F, Ladoire S, Mignot G, et al. Membrane-associated Hsp72 from tumor-derived exosomes mediates STAT3-dependent immunosuppressive function of mouse and human myeloid-derived suppressor cells. J Clin Invest, 2010, 120(2):457 - 471.

[188] Zhou J, Wu J, Chen X, et al. Icariin and its derivative, ICT, exert anti-inflammatory, antitumor effects, and modulate myeloid derived suppressive cells (MDSCs) functions. Int Immunopharmacol, 2011, 11(7):890 - 898.

[189] Kusmartsev S, Gabrilovich DI. Immature myeloid cells and cancer-associated immune suppression. Cancer Immunol Immunother, 2002, 51(6):293 - 298.

[190] Greifenberg V, Ribechini E, Rossner S, et al. Myeloid-derived suppressor cell activation by combined LPS and IFN-gamma treatment impairs DC development. Eur J Immunol, 2009, 39(10):2865 - 2876.

[191] Umemura N, Saio M, Suwa T, et al. Tumor-infiltrating myeloid-derived suppressor cells are pleiotropic-inflamed monocytes/macrophages that bear M1- and M2-type characteristics. J Leukoc Biol, 2008, 83(5):1136 - 1144.

[192] Finke J, Ko J, Rini B, et al. MDSC as a mechanism of tumor escape from sunitinib mediated anti-angiogenic therapy. Int Immunopharmacol, 2011, 11(7):856 - 861.

[193] Lechner MG, Liebertz DJ, Epstein AL. Characterization of cytokine-induced myeloid-derived suppressor cells from normal human peripheral blood mononuclear cells. J Immunol, 2010, 185(4):2273 - 2284.

[194] Lechner MG, Megiel C, Russell SM, et al. Functional characterization of human $Cd33^+$ and $Cd11b^+$ myeloid-derived suppressor cell subsets induced from peripheral blood mononuclear cells co-cultured with a diverse set of human tumor cell lines. J Transl Med, 2011, 9:90.

[195] Kusmartsev S, Gabrilovich DI. Inhibition of myeloid cell differentiation in cancer: the role of reactive oxygen species. J Leukoc Biol, 2003, 74(2):186 - 196.

[196] Melani C, Sangaletti S, Barazzetta FM, et al. Amino-biphosphonate-mediated MMP-9 inhibition breaks the tumor-bone marrow axis responsible for myeloid-derived suppressor cell expansion and macrophage infiltration in tumor stroma. Cancer Res, 2007, 67(23):11438 - 11446.

第二十九章 29

超急性疫苗：新型的肿瘤免疫疗法

Gabriela R. Rossi, Nicholas N. Vahanian, W. Jay Ramsey, Charles J. Link

NewLink Genetic Corporation, Ames, Iowa USA

译者：王雪融，郭万华

致谢

在此我们要感谢 NEWLINK 遗传公司的众多同事，他们为各项研究的设计和实施做出了许多贡献。我们同时感谢众多的研究者和他们所属的研究机构，以及参与这些临床实验的患者，他们的贡献使得我们对肿瘤免疫疗法的认识更加深入。

一、背景和历史回顾

开发超急性癌症疫苗的灵感来自癌症基因治疗和异种移植领域的一些发现。第一个发现来自采用基因治疗复发卵巢癌和输卵管癌的临床试验。这个临床试验的最初目标是在肿瘤细胞中转入单纯疱疹病毒胸腺嘧啶脱氧核苷激酶（HSVtk）基因，再应用细胞毒前体药物 Gancyclovir（GCV）摧毁肿瘤。该治疗包括先在患者的腹膜腔中注射小鼠的逆转录病毒产生细胞（retroviral producer cells, VPCs），再给予 GCV 治疗两个步骤。用基因工程的方法将编码 HSVtk 的基因插入逆转录病毒载体中，VPCs 可生产出相应的病毒，从而诱导原位肿瘤细胞发生转化。一项有 10 名患者参加的 I 期临床实验正在进行，给患者腹腔注射 10^6 ～ 10^8 个 /kg 的小鼠空载体生成细胞，4 周以后，再给予 GCV 治疗 2 周。

活的 VPCs 可以从腹腔的冲洗液中获得，在注射后的第 3 天和 / 或第 7 天达到两个高峰，但是到第 14 天就检测不出来了。腹腔肿瘤活检定量 PCR 分析表明转基因效率＜ 1%，是不足以产生抗肿瘤效应的。然而，令人惊讶的是，尽管基因导入效率很低，4/10 名可评估患者有客观的抗肿瘤反应。一名患者效果明显，CT 检查发现肿瘤直径仅剩 2 cm，CA125 抗原降低了 70%。第二名患者有部分反应，第三名患者有轻微的反应，第四名患者表现出混合的反应，表现在 GCV 注射之前解决了恶性腹水的问题。有趣的是，这些患者在腹腔注射了异种移植物以后，外周血和腹腔的嗜酸性粒细胞增多。这与嗜酸性粒细胞在抗异种细胞（例如抗寄生虫）中作为重要的免疫效应细胞发挥作用是一致的[1-5]。

这些结果说明，肿瘤附近出现的 αGal(+) 的异种细胞可能触发了超急性排斥反应，其特征是补体活化和炎症反应导致的抗肿瘤免疫反应。与此假设一致，抽取这些患者治疗前和治疗后的血浆进行检测，其中抗 αGal 抗体的滴度明显增加。而且，患者的血浆还可以在体外引起补体介导的细胞破坏，即破坏注射到患者体内的小鼠 VPCs。这种抗异种移植细胞的超急性排斥反应过程涉及腹腔免疫生理学的变化，最终促使我们提出如下假说：以超急性反应为基础的免疫反应介导了这组患者中卵巢癌的破坏 [2]。

在异种器官移植中，当供体是低等哺乳动物而受体是东半球的灵长目动物的情况下，超急性排斥反应的现象很典型。典型的例子是供体器官的移植血管在暴露到宿主的循环系统中后，数分钟之内即可被破坏 [6]。该排斥反应的机制包括：宿主体内循环的高滴度抗 αGal 的抗体，可以识别细胞膜上表达有 αGal 表位的供体血管内皮细胞，并快速与之结合。由于这些抗体已经结合了补体，所以 αGal(+) 的异种细胞可被高效地迅速裂解。这种广泛而剧烈的反应彻底阻碍了异种移植的成功。超急性排斥反应主要发生在受体的天然抗体与移植组织上表达 αGal 异体抗原的内皮细胞结合之后，最终引起快速的补体活化，导致移植组织彻底破坏。另外，未结合补体的天然抗 αGal 抗体可诱导抗体依赖性细胞介导的细胞毒反应（ADCC），引起 NK 细胞介导的异体移植器官的组织破坏 [7-10]。

在各种非人类的哺乳动物中，αGal 表位是在高尔基体中，由 α 半乳糖基转移酶（α galactosyltransferase，αGT）按下式催化合成的：

Galα(1,4)GlcNAc-R+UDP-Gal → Galα(1-3)Galα(1,4)GlcNAc-R

αGT 在美洲大陆的猴子中是活化的，而在东半球的猴子和人类中是非活化的。有趣的是，在人类基因组中有 αGT 基因，但它不发生转录。而且，在人类编码该酶的外显子中有两个阅读框的移码突变（碱基缺失产生了过早终止的密码）[11]。所以，人类的糖蛋白和糖脂缺少 αGal 的表位，当暴露于自然界含有 αGal 的蛋白时就会产生抗体 [12-13]。在小肠和肺部的微生物群落里，含有 αGal 的碳水化合物的残基经常刺激人体产生这种天然的抗 αGal 抗体 [14]。这些抗体主要在婴儿出生后的 6 个月内形成，与婴儿转变到更加成人化的饮食及形成成人化的结肠微生物群落的时间同步。针对 αGal 表位的抗体是已知的人体所含的滴度最高的抗体之一，在全部循环抗体中的比例超过 1%[15]。

基于以上发现，有人猜测 αGal 抗原介导的超急性排斥反应可以作为一种治疗方法来治疗人类恶性肿瘤 [2, 16－18]，因此，一种新的免疫治疗方法诞生了。这种免疫疗法利用了人体对表达 αGal 异种抗原的接种细胞产生的超急性排斥反应。同种异体的人癌细胞株是天然 αGal(-) 的细胞株，可用基因工程的方法让它表达 αGal 的表位，使之成为具有部分异种性的超急性细胞，用来诱导免疫反应，与患者的肿瘤产生交叉免疫反应。本章揭示了这种新的免疫疗法的建立、特点和临床应用。以下分为临床前研究、免疫学机制和正在进行的人体临床试验几部分进行介绍。

二、超急性免疫治疗的临床前研究进展

A. 用人体细胞进行研究的体外实验

人们已经研发了多种表达小鼠 αGal 基因的病毒载体，用来诱导人 αGal$^{(-)}$的细胞。在离体实验中发现，有效的诱导可使人的细胞表达 αGal 表位（图 29.1A 和 B）。不论使用何种载体系统，通过基因修饰表达 αGal 的细胞可被含有补体的正常人血清快速裂解，而缺少 αGal 表达的对照细胞在相同的条件下却不被裂解（图 29.1C 和 D），与文献报道一致[19]。

典型的人肿瘤细胞株 CL1 不被人自身血清所裂解。在转入了 αGal 基因以后（成为超急性细胞），给予人血清和补体，可快速和几乎完全地破坏超急性细胞。

B. 在动物模型上进行的抗肿瘤作用研究

在经过基因修饰的小鼠动物模型上也证实了超急性疫苗诱导抗肿瘤免疫反应是有效的。用于该研究的小鼠缺少功能性的 αGT 基因，并带有极少量的（常常检测不到）抗 αGal 的抗体[20-21]。这些动物可以对 αGal$^{(+)}$的细胞如兔的红细胞发生免疫反应，而产生一定滴度的抗 αGal 抗体，与人血清中可以检测到的抗 αGal 抗体类似。小鼠黑色素瘤细胞株 B16F0，是 αGal$^{(-)}$的细胞株，因为肿瘤和宿主细胞都是 αGal$^{(-)}$，所以

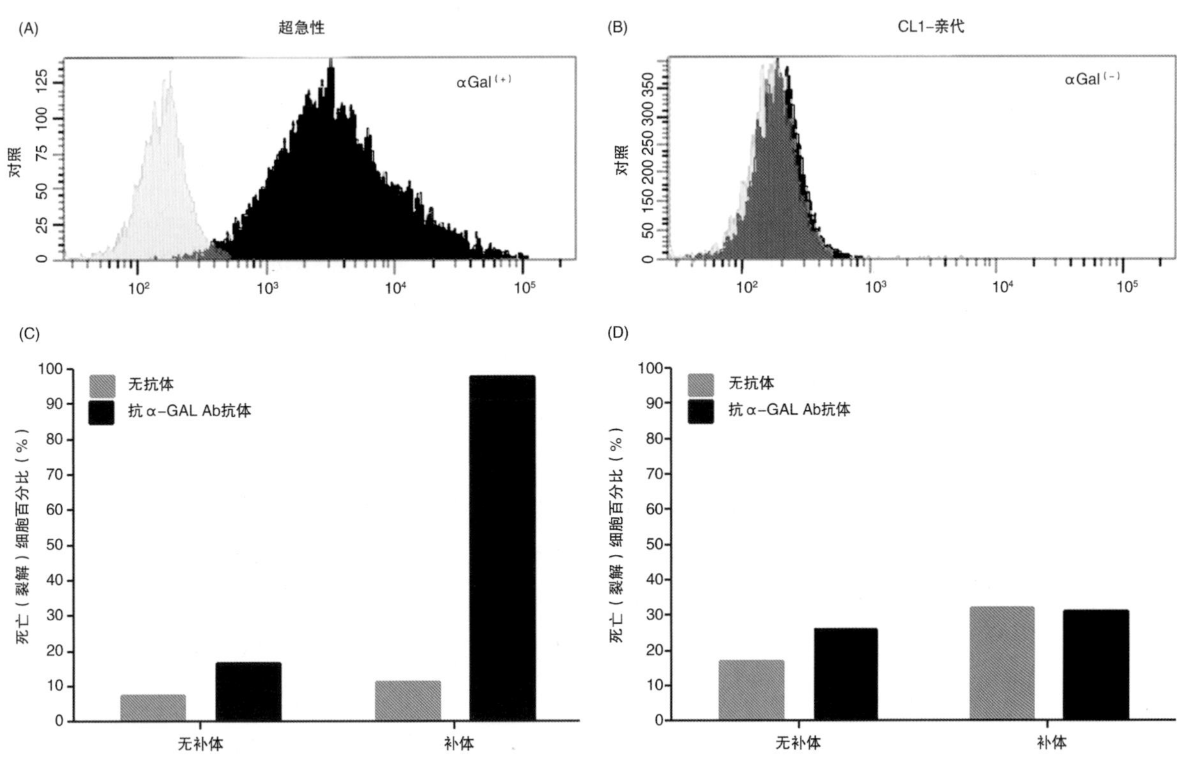

图 29.1 补体和抗 αGal 抗体介导的超急性细胞的裂解

（A）通过基因修饰表达 αGal 表位的人超急性细胞；（B）缺少 αGal 表位表达的对照细胞株；（C）补体和抗 αGal 抗体介导的超急性细胞的裂解；（D）对照细胞未见细胞裂解。

它是一个很好的模拟人体情况的动物模型。

1. αGal(+) 小鼠黑色素瘤细胞的致瘤性降低

实验提供的第一个证据是：表达 αGal 表位的肿瘤细胞在体内对抗 αGal 抗体介导的补体依赖性的细胞裂解是否敏感，以及致瘤性是否降低。为了验证上述理论，首先用基因修饰的方法建立表达 αGal 表位的B16 黑色素瘤细胞，再刺激 αGT 基因缺陷的小鼠。以下一系列实验提供的数据显示了 αGal 表达对 αGT 基因缺陷的小鼠（αGT KO）肿瘤细胞的作用。

（1）抗 αGal 抗体的产生对于 αGal(+) 肿瘤细胞的致瘤性降低是必要的。αGal(+) 肿瘤在野生型的小鼠（对 αGal 免疫耐受）体内生长，说明致瘤性没有降低。

（2）给 αGT KO 的小鼠不论是皮下注射还是静脉注射 αGal(+) 肿瘤细胞，αGal(+) 肿瘤细胞在体内都受到了排斥，大约一半的小鼠肿瘤的生长受到了抑制。

（3）在 αGT KO 的小鼠体内生长的 αGal(+) 肿瘤与 αGal(-) 肿瘤相比较小。

（4）肿瘤生长的动力学显示，这种免疫反应的机制阻碍了表达 αGal 的肿瘤的生长。

（5）接种了 αGal(+) 黑色素瘤细胞的小鼠其生存时间较长，而接种了 αGal(-) 肿瘤的小鼠没有长期生存的幸存者。

（6）接种了 αGal(+) 黑色素瘤细胞后幸存的小鼠，如果再接种 αGal(-) 黑色素瘤细胞，小鼠受到保护。

总之，这些结果提示接受了 αGal(+) 肿瘤细胞刺激的小鼠可以产生针对 αGal(-) 肿瘤细胞的免疫反应，说明 αGal(+) 细胞可以作为疫苗用来免疫那些已经存在 αGal(-) 肿瘤的小鼠[17，22-23]。

2. αGal(+) 小鼠黑色素瘤疫苗细胞的抗肿瘤作用

后续的研究目的是证实经过基因修饰和辐射产生的 αGal(+) 的小鼠黑色素瘤细胞，包括同系的或者同种异体的疫苗，是否能够诱导后续接种 αGal(-) 黑色素瘤的小鼠发生抗肿瘤免疫反应。下面总结了一系列我们观察到的实验结果：

（1）用同系的或者同种的 αGal(+) 黑色素瘤细胞疫苗（超急性疫苗）接种治疗皮下肿瘤或者肺肿瘤获得成功。

（2）超急性疫苗可诱导产生针对 αGal(-) 黑色素瘤细胞的特异性 T 细胞。

（3）接受超急性疫苗的小鼠产生了 T 细胞依赖的强烈免疫反应，该免疫组织移植到已经建立的肺转移性黑色素瘤小鼠上，可抑制肿瘤的生长。

（4）在接受超急性疫苗的小鼠的皮下肿瘤中可见典型的单核细胞浸润，提示有黑色素瘤特异性 T 细胞的迁移。

（5）在接受超急性疫苗的小鼠的皮下肿瘤的内部可见非典型的细胞浸润。有趣的是，在肿瘤内部还见到了肥大细胞、嗜酸性细胞、血浆 B 细胞和其他淋巴细胞，说明有广泛的免疫反应。

6）未见同系或者同种的超急性疫苗引起毒性反应。

上述实验结果说明，应用同种的超急性黑色素瘤疫苗，可以诱导针对 αGal(-) 黑色素瘤的强烈的细胞免疫反应，排斥在小鼠模型上已经建立的肿瘤[23-25]。这些发现强烈提示用超急性技术治疗人恶性肿瘤是有应用潜力的。

图 29.2-29.4 显示了支持该理论的临床前研究数据中最相关的几个例子。

超急性同种疫苗有效地抑制了已经存在的 B16 肿瘤的生长，使接种致死量 B16 黑色素瘤动物的生存率显著提高（图 29.2，生存率为 55% 与 5%，$P < 0.001$）。因为有大约 50% 的小鼠存活，而且一直没有产生肿瘤，所以超急性疫苗的治疗是有效的。

超急性同种疫苗也可以有效地抑制已经存在的脱离原位的肿瘤，例如下面肺转移模型的实验结果（图 29.3）。

在过继性转移的实验中，将接受超急性同种疫苗免疫接种的小鼠身上提取的 T 细胞，接种到已经建立的肺转移性黑色素瘤小鼠体内，可显著减少肺黑色素瘤。而接种从对照组小鼠，也就是给予 αGal(-) S91M3 疫苗的小鼠身上提取的 T 细胞，则不能减少肺黑色素瘤转移。因此，给予超急性同种疫苗与给予 αGal(-) 疫苗相比，前者可产生强烈的保护性 T 细胞介导的抗肿瘤免疫反应（图 29.4）。

C. 提出的免疫学机制

上述实验结果提示 αGal(+) 的同种异体或者自体的疫苗对于局部的以及离开原位的肿瘤都表现出有效的抗肿瘤作用。这种抗肿瘤反应需要有抗 αGal 抗体的产生。而且，疫苗还可引起可转移的 T 细胞介导的效应细胞浸润到内源性 αGal(-) 肿瘤中去。另外，在注射超急性疫苗的肿瘤中还发现了非经典的细胞如嗜酸性细胞的浸润。

图 29.5 说明了我们提出的生物学机制的假说：基于 αGal 介导的超急性排斥反应的疫苗。根据我们的模型，在同种异体的肿瘤疫苗细胞表面表达 αGal 的表位[1]，对

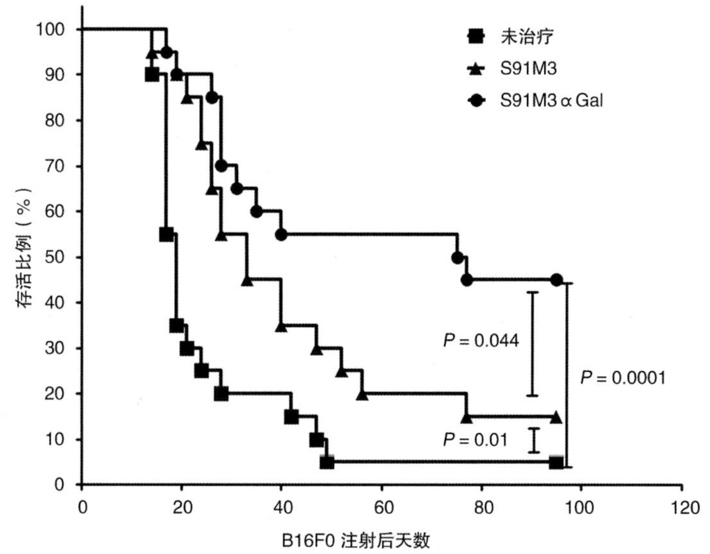

图 29.2 超急性细胞对已经存在的皮下黑色素瘤的治疗

小鼠皮下接种 B16F0 细胞。在第 5、12 和 19 天接受对照疫苗 S91M3（αGal(-)）或者 S91M3 αGal（超急性）疫苗。用 Log-rank 检验分析存活率。平均存活率的差异见图。

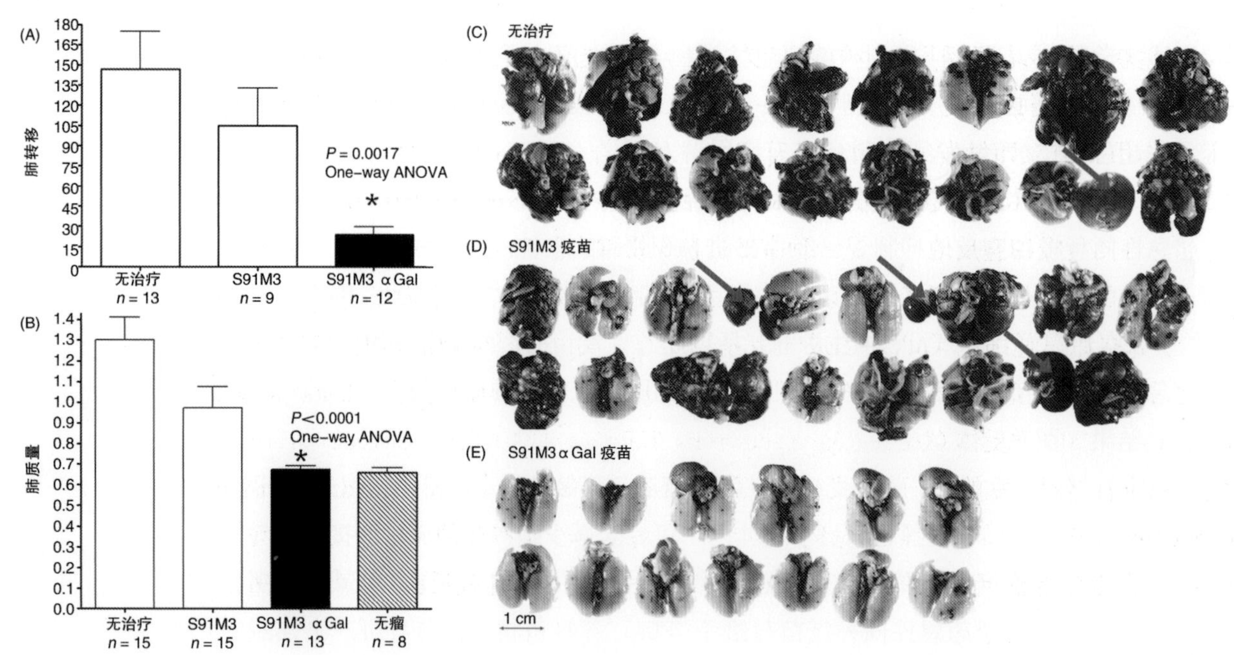

图 29.3　超急性疫苗对已经存在的肺黑色素瘤的治疗

小鼠静脉注射 B16F0 细胞建立肺转移模型。小鼠在接种肿瘤细胞后的第 4、12 和 19 天接受对照疫苗 S91M3（αGal$^{(-)}$）或者 S91M3αGal（超急性）疫苗的处理，或者不做处理。在肿瘤接种后的第 28 天，小鼠处以安乐死，收集肺。采用盲法计数肺肿瘤。图中是两次实验的结果，显示了每组肿瘤的均数，误差用标准误 SEM（A，B）表示。每组的动物数如图所示。无瘤动物的肺质量也如图所示。C、D、E 图显示的分别是 B 图中没有给予疫苗治疗（C），给予对照疫苗 S91M3（αGal$^{(-)}$）治疗（D），以及给予 S91M3αGal（超急性）疫苗治疗（E）的动物肺的照片。箭头表示对照组动物在远处（腹腔和肝脏）转移的肿瘤。

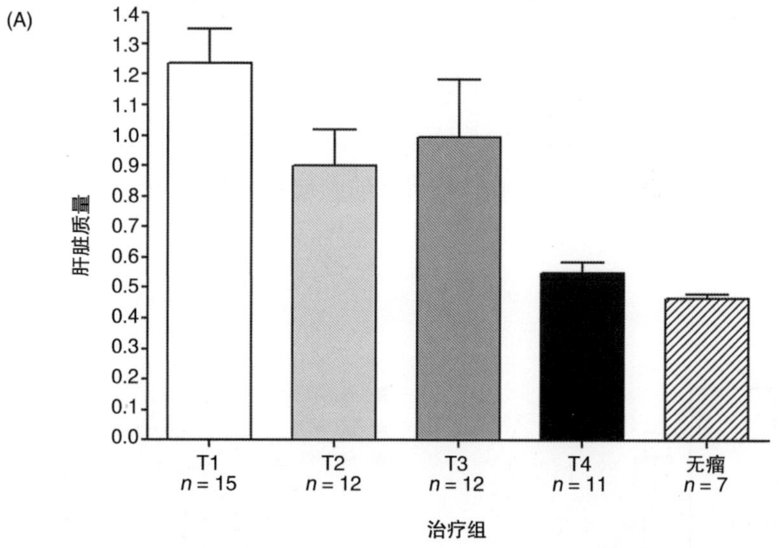

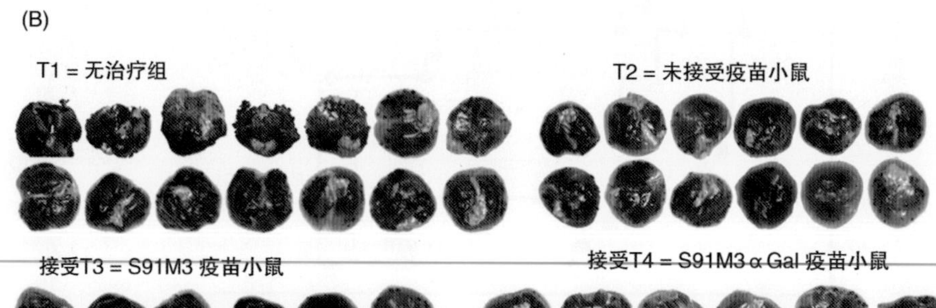

图 29.4　超急性疫苗诱导的黑色素瘤特异性 T 细胞过继性转移的作用

（A）供体小鼠接受每周 1 次，共 3 次的全细胞疫苗（S91M3 或 S91M3αGal）处理。接受完最后一次疫苗注射 2 周后，将小鼠安乐死，收集脾脏。用磁性细胞分离法回收 CD8$^+$T 细胞。给受体小鼠静脉注射 B16F0 细胞。8 天后随机分成四组，进行以下治疗：第一组不接受 T 细胞治疗（T1）；第二组静脉给予从没有接受疫苗的小鼠中纯化的 CD8$^+$T 细胞（T2）；第三组给予从 S91M3 细胞疫苗处理的小鼠中纯化的 CD8$^+$T 细胞（T3）；第四组给予从 S91M3αGal 细胞疫苗处理的小鼠中纯化的 CD8$^+$T 细胞（T4）。另有年龄匹配，无肿瘤的小鼠作为对照。肿瘤接种后 4 周，将小鼠安乐死，收集肺。称量肺质量并作图。图中显示了平均肺质量值。误差线为 SEM。单向方差分析 P = 0.0004。如排除无肿瘤的动物，单向方差分析 P = 0.0045。（B）显示了每组接受治疗的小鼠肺照片（除了无瘤动物）。

具有天然获得的或者经诱导产生的高滴度的抗 αGal 抗体（依次为人或动物模型）的宿主进行皮内注射或者皮下注射。注射后抗 αGal 抗体介导的针对 αGal[(+)] 疫苗细胞的调理作用就会立即触发抗肿瘤免疫反应[3]。通过若干个机制触发了细胞破坏和抗原呈递。首先，αGal 表位引起的抗体的调理作用能促进补体介导的细胞裂解[4]和 FcγR 介导的巨噬细胞反应[5]，是一种有效的抗原摄取和加工机制。抗 αGal 的抗体与 αGal 表位的相互作用激活了补体系统，产生了有趋化作用的补体断裂肽，例如 C3a 和 C5a，引起抗原呈递细胞（APC）的进一步募集[26-27]。另外，补体激活和细胞裂解触发了前炎症反应的“危险信号”的产生[28]，细胞碎片通过释放热休克蛋白（heat shock proteins）、Toll 样受体（Toll-like receptors, TLRs）、钙网织蛋白（calreticulin），以及其他损害相关的分子模式的分子（damage associated molecular pattern molecules, DAMPs），发挥辅助免疫作用[29-30]。这些分子是有效的 APC 激活剂，可以作为有效的 T 细胞激活剂，在非感染性炎症反应中触发和维持免疫反应[31－35]。此外，

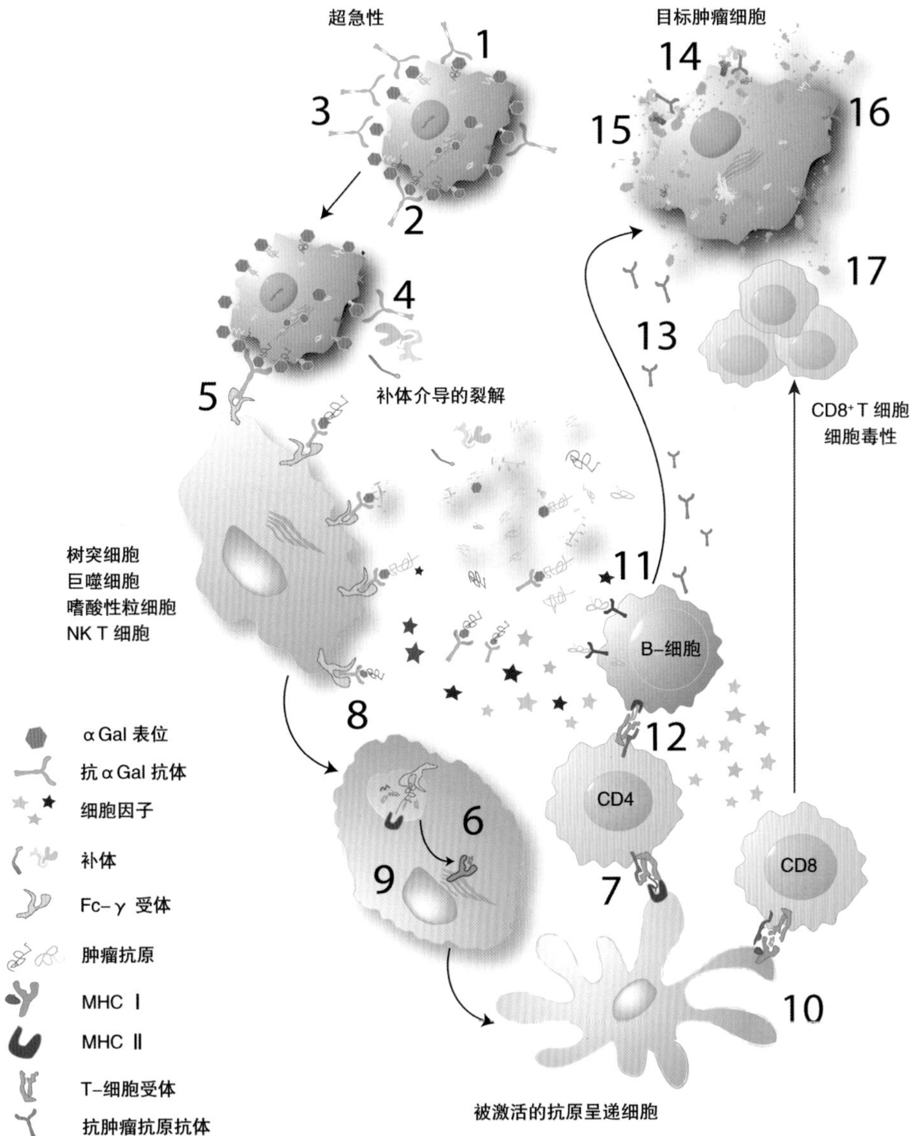

图 29.5 超急性免疫治疗中诱导细胞介导的抗肿瘤免疫的模型

NKT 细胞通过识别 αGal 糖脂和释放大量的细胞因子也参与诱导了抗肿瘤免疫反应。

不同的抗原摄取和加工通路控制抗原肽的表达，包括从 MHC Ⅰ类分子到细胞毒性 T 细胞的通路（内源性通路），或从 MHC Ⅱ类分子到辅助性（$CD4^+$）T 细胞的通路（外源性通路）[36]。为了呈递外源性抗原到内源性通路和促进细胞毒性（$CD8^+$）T 细胞反应，FcγR 受体介导从免疫复合体中摄取抗原起了重要的作用，因为它刺激了交叉呈递通路[37]。事实上，也有几项研究提示，除了经典的辅助 T 细胞触发路径以外，通过 DC 细胞的内吞作用引起的 T 细胞效应的免疫反应也可获得抗原[37-38]。其他被 FcγR 介导的、可能募集到免疫反应部位的靶细胞还包括中性粒细胞、嗜酸性细胞和 NK 细胞。

以上三种抗原摄取的机制都参与了超急性疫苗的反应。首先，通过吞噬 / 胞饮作用将外源性通路中的抗原转移到胞内体 / 溶酶体的内源性通路，引起辅助性 T 细胞的激活和增殖[6-7]。其次，通过抗 αGal 抗体的作用，由 FcγR 介导，从免疫复合物中摄取的抗原[8]促进了交叉呈递通路[9]，优先引起细胞毒性 T 细胞的活化[10]。第三，肿瘤特异性的抗原分子与初始 B 细胞膜上的相应抗体结合可导致 B 细胞活化和分化，也引起 MHC Ⅱ类抗原的表达，后者进一步刺激能识别这些抗原的记忆性（$CD4^+$）T 细胞的增殖[12]。B 细胞活化和受到刺激以后发生增殖、分化，并产生细胞表面抗肿瘤抗体[13]，可能通过促进补体介导的细胞裂解作用[14]、抗体依赖的细胞毒效应[14]，以及 FcγR 依赖的吞噬作用[16]杀死肿瘤靶细胞。另外，分化的树突状细胞和辅助性 $CD4^+$T 细胞激活的具有细胞毒作用的 $CD8^+$T 细胞也可导致靶细胞的破坏[17]。

总之，超急性疫苗可在应用后的几分钟之内即产生有效的细胞破坏作用并进行抗原加工。说明在免疫部位的强初始免疫反应不仅诱导有效的抗肿瘤反应，也产生大量的长久记忆细胞。

1. αGal 表位的表达和抗 αGal 抗体的产生对于引起强效抗肿瘤作用是必需的

野生型动物对 αGal 表位是免疫耐受的，因此证实了抗 αGal 的抗体是抗肿瘤作用所必需的。αGT KO 的动物产生了高滴度的抗 αGal 抗体，因此对致死性的 B16αGal 细胞产生排斥反应；而野生型的动物与之相比，不对 B16αGal 细胞产生排斥反应[23]。

疫苗细胞上 αGal 表位的表达也是诱导有效的抗肿瘤免疫所必需的。不论是同系的还是同种的疫苗，只要缺少 αGal 表位的表达就不能治疗已经建立的肿瘤（图 29.2、图 29.3[24-25, 41]）。

而且，在野生型 αGal(+) 的动物中，表达 αGal 的疫苗也不起作用（图 29.7D）。野生型 C57Bl/6 小鼠对 αGal 表位是免疫耐受的，他们不产生抗 αGal 的抗体。这些小鼠对接种 B16 细胞和 B16αGal 疫苗细胞的治疗均没有反应。证实了抗 αGal 抗体的产生对于疫苗治疗是必需的。

图 29.6 显示在超急性疫苗细胞的表面预先给予抗 αGal 抗体可在体内促进引流淋巴结和非引流淋巴结中淋巴细胞的增殖，说明抗 αGal 抗体结合到超急性细胞在诱导抗肿瘤反应中是必需的步骤。Abdel-Motal 等学者的研究结果与此相似[42]。在体内，疫苗细胞与抗 αGal 抗体形成免疫复合物，再通过 Fc/FcγR 的相互作用，可使 APC 产生

有效的中和反应，引起疫苗特异性 CD4$^+$和 CD8$^+$T 细胞的活化以及高水平的细胞和体液免疫反应[42]。

2. 抗 αGal 的抗体与 αGal 表位的结合诱导 APC、中性粒细胞、NK 和嗜酸性粒细胞的募集和活化，在抗肿瘤免疫中发挥重要的作用

αGal$^{(+)}$脂质体在伤口愈合实验中，促进了 αGT KO 小鼠中巨噬细胞和中性粒细胞的募集和活化，加速了伤口的愈合[43]。同样，在肿瘤内接种糖脂，诱导了 APC 的募集和抗肿瘤免疫反应[44]。在缺乏 αGal 表位和 CD1 限制性 T 细胞的双基因敲除动物（αGTCD1 DKO 动物）中评价了 αGal 表达糖脂的作用和 NKT 细胞的作用。NKT 细胞是第一个发生应答的 T 细胞，作为天然免疫和获得性免疫系统的桥梁，在非典型 MHC Ⅰ类分子 CD1d 存在的情况下，识别脂质和糖脂抗原。根据 NKT 细胞分泌的细胞因子的不同，它可发挥抑制作用，因此可参与感染性疾病，诱发过敏反应，或在某些自身免疫性疾病中起保护性作用。在癌症中，它们可以起到截然相反的作用，既可促进也可抑制抗肿瘤免疫反应[45-48]。我们的实验表明，在皮下模型和转移性肺肿瘤模型中，NKT 细胞的破坏可摧毁 αGal 表达疫苗的有效性（图 29.7、图 29.8）。这些结果表明，NKT 细胞在超急性疫苗诱导的抗肿瘤免疫中发挥重要的作用。而且，在一项超急性疫苗对胰腺癌作用的研究中，有许多患者的外周血嗜酸性粒细胞数增加（图 29.9）。因此，与以前在卵巢癌临床试验中的结果一致，嗜酸性粒细胞的活性增加可能与超急性免疫治疗的生物活性有关。

3. 细胞的完整性对于超急性免疫治疗的效果非常重要

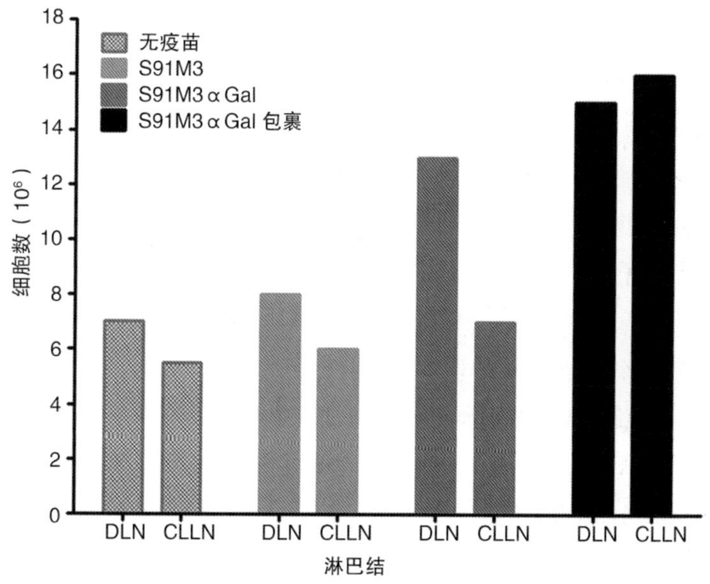

图 29.6 超急性疫苗预处理能促进体内引流和非引流淋巴结内的淋巴细胞增殖
对小鼠不加处理，或使用 S91M3、S91M3αGal 直接免疫，或用多克隆鼠抗 αGal Ab 抗体预处理后的 S91M3αGal 免疫小鼠，免疫后一天收集引流和非引流淋巴结，提取组织中的细胞并计数。

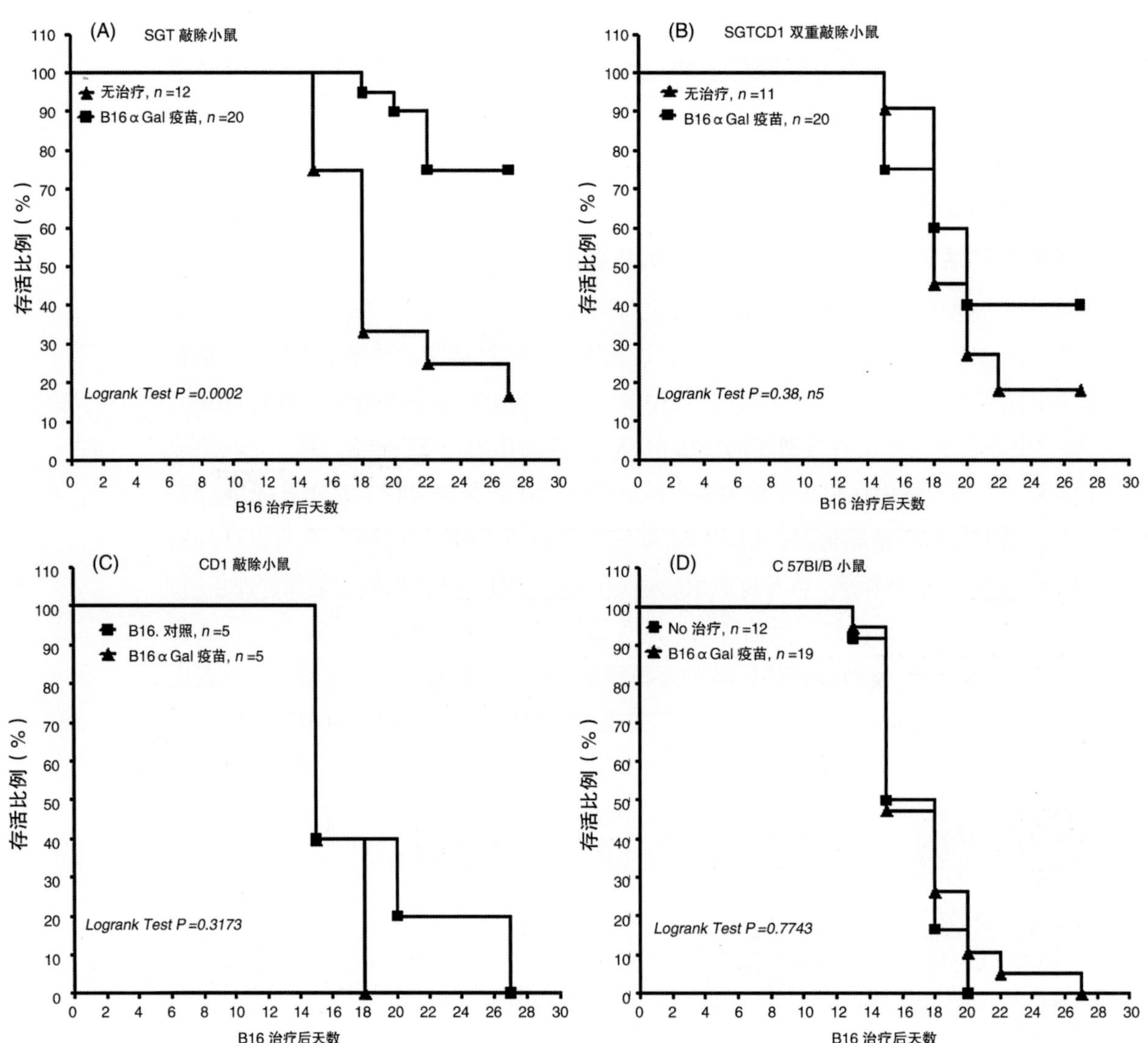

图 29.7 在皮下肿瘤模型中，NKT 细胞是超急性疫苗发挥疗效所必需的机制

在以下 4 种品系的小鼠中，比较超急性疫苗的疗效：（A）αGT 基因敲除（KO）的动物；（B）αGTCD1 双基因敲除（DKO）的动物；（C）CD1 KO 动物；（D）野生型 C57l/6 小鼠。每个组的动物数量和治疗措施如图所示。小鼠在注射 B16F0 细胞 4 天后，开始接受 3 个剂量的 B16αGal$^{(+)}$超急性疫苗的治疗或不治疗。（A）αGT KO 小鼠接受超急性疫苗后，生存率显著提高。缺乏 NKT 细胞的 αGTCD1 DKO 小鼠（B），与表达 αGT 的 CD1 KO 小鼠和野生型小鼠（依次为 C 和 D）一样，超急性疫苗均未见明显作用。Log-rank 检验的 *P* 值如图所示。

超急性疫苗是经过照射的整个肿瘤细胞疫苗。在动物模型上的评估说明了细胞的完整性对疫苗疗效的重要性。传统的疫苗是通过迅速解冻冷冻保存和辐射的疫苗细胞制备的，即疫苗进行分装以后，利用液氮进行两次快速的冻融来裂解细胞。通过流式细胞仪检测证实，这种方法可以使 100% 的细胞发生裂解（失去了细胞的完整性）。将这两种制剂等体积混合，就可以得到 50%裂解的疫苗。

用于三次注射治疗的 B16 黑色素瘤疫苗制剂，每一次的制剂都可用流式细胞仪检测证实。图 29.10 显示了细胞的完整性对于疫苗的有效性（效价）是非常重要的，因为含有全细胞成分的完全裂解液可破坏抗肿瘤作用。如前所述，给予传统的 S91M3αGal 全细胞疫苗治疗可显著抑制肿瘤生长[25]。然而，100% 失去细胞完整性的（100%裂解液）

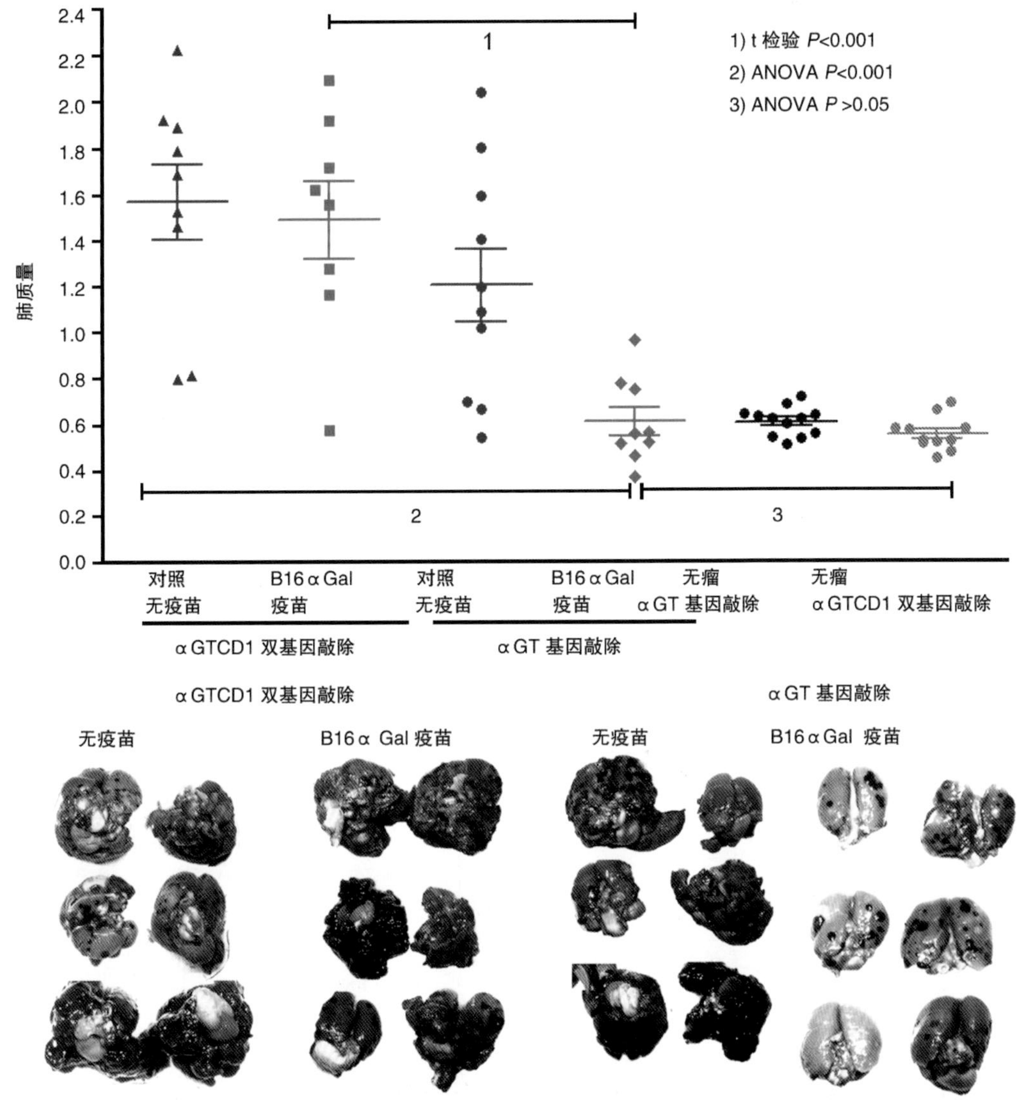

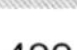

图 29.8　在转移性肺肿瘤模型中，NKT 细胞是超急性疫苗发挥疗效所必需的机制

在 αGT 基因敲除（KO）动物和 αGTCD1 双基因敲除（DKO）动物中，比较超急性疫苗的疗效。小鼠静脉注射 B16F0 细胞造模，随后接受 B16αGal[+] 的超急性疫苗治疗或不治疗。4 周后测定肺部肿瘤。方差分析和 t 检验的 P 值如图所示。

疫苗则失去了阻滞肿瘤生长的作用，50% 裂解的疫苗阻滞肿瘤生长的作用与传统的全细胞疫苗的作用相似［图 29.10(A)］。失去细胞完整性的疫苗（100%裂解液）也不能增加黑色素瘤动物的生存率。相反，只含有 50%完整细胞的疫苗与传统的全细胞疫苗类似，能使动物的生存率增加［图 29.10(B)］。总之，这些结果说明超急性疫苗制剂的抗肿瘤疗效依赖于细胞的完整性。

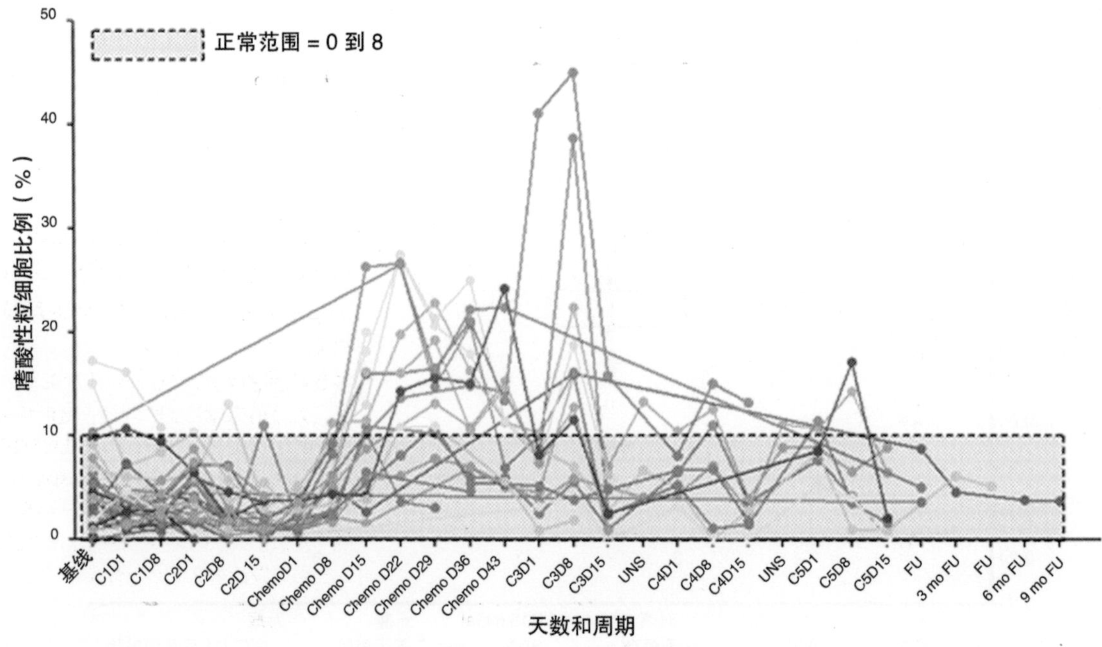

图 29.9　接受超急性－胰腺癌（Algenpantucel-L）疫苗治疗的患者，嗜酸性粒细胞增多

参加超急性－胰腺癌（Algenpantucel-L）临床试验的患者嗜酸性粒细胞的计数。正常范围如图所示。

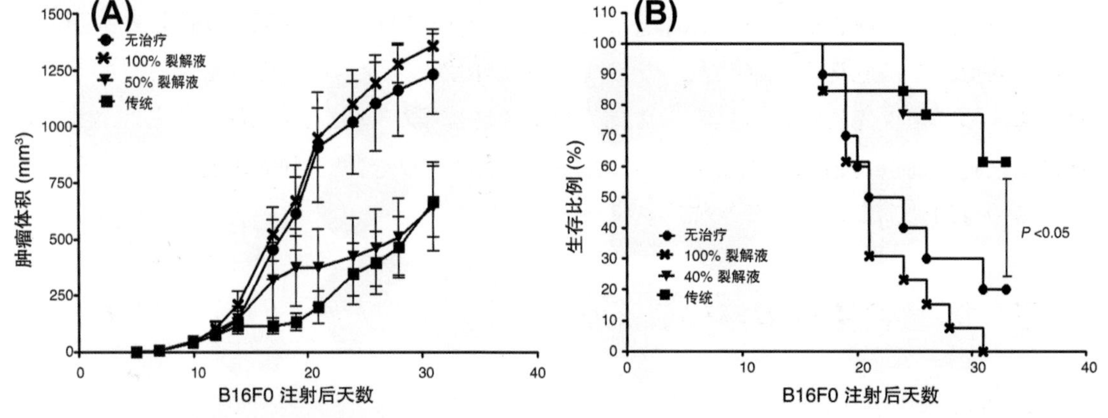

图 29.10　细胞的完整性是超急性疫苗发挥疗效所必需的

小鼠接受 B16F0 细胞单次皮下注射，随后接受传统的超急性 S91M3 α Gal 疫苗，或含有 40%～50%或 100%裂解液的疫苗制剂。（A）各组肿瘤动力学；（B）Kaplan-Meir 生存分析。Lon-rank 检验 *P* 值如图所示。

4. 非小细胞肺癌患者中，超急性疫苗诱导的具有抗肿瘤活性的 T 细胞的扩增

接受 α Gal$^{(+)}$细胞免疫的B16 黑色素瘤小鼠与接受 α Gal$^{(-)}$细胞免疫的小鼠相比，表现为T 细胞增殖增强，对黑色素瘤肽的反应性增强（细胞内 TNF-α 染色证明），对细胞毒性 T 淋巴细胞（通过 IFN-γ 释放和 T 细胞转移实验检测）的反应性增强。这些特征由这些动物提取的 T 细胞转移所得，并能够介导抗肿瘤反应[24-25]。

基于这些临床前研究的发现，我们开展了超急性疫苗治疗肺癌的临床试验。在超急性－肺癌临床研究中，用 ELISPOT 的方法检测了 18 名纳入研究的患者外周血淋巴细胞中干扰素 γ（IFN-γ）的含量。值得注意的是，18 名患者中有 11 名在免疫后 IFN-γ 的含量增加了 10 倍。而且，IFN－γ 升高的患者总生存率显著增加（图 29.11）。

该研究中使用的产生超急性肺疫苗的人肺癌细胞株是未经修饰的亲本（野生型）细

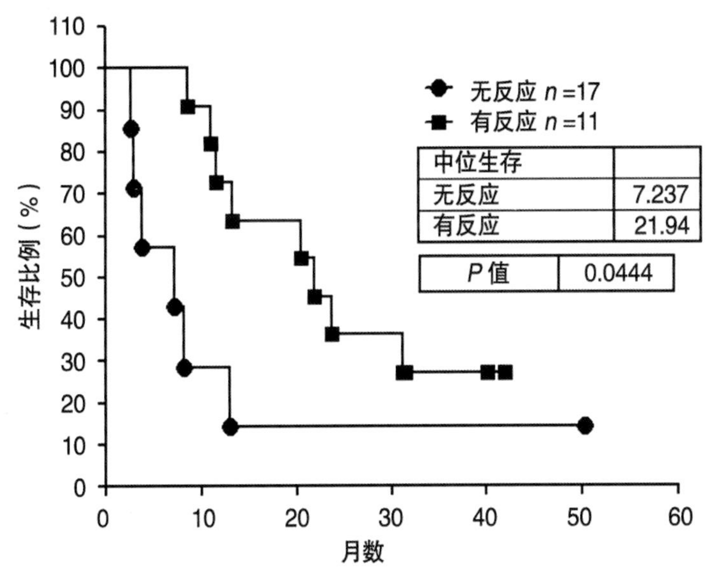

图 29.11 在超急性—肺的临床研究中，采用疫苗治疗的患者外周血淋巴细胞中 IFN-γ 的产生量与总生存率较好相关，IFN-γ 的产量用 ELISPOT 法检测

将负载肿瘤的自体 DC 与患者的效应 PBMC 共培养，再用照射过的亲本细胞株致敏，检测免疫前后患者效应性 PBMC 的反应性。在 IFN-γ ELISPOT 分析中，有应答和无应答患者的总生存率通过 Kaplan-Meier 曲线表示。有应答者是指那些疫苗接种后一半受检测的细胞株都产生 10 倍以上的 IFN-γ 的患者。有应答和无应答者之间的差异有统计学意义（$P<0.0444$）。

胞株。然而，在检测对这种疫苗的反应性的时候，我们还检测了对人肺腺癌细胞株的反应性，这种肺腺癌细胞株不是用于患者免疫接种的照射的全细胞超急性肺疫苗的组成成分。有趣的是，高应答的患者对这种非疫苗成分的细胞株也产生了反应，说明这些疫苗能够对其他肺癌细胞株产生交叉反应。这个结果是非常令人鼓舞的，因为它支持这样一种观念，即超急性免疫治疗可以诱导对患者自身的肿瘤细胞的交叉反应性。总之，这些研究结果有力地说明超急性免疫治疗能以激活淋巴细胞的方式消灭肿瘤细胞，充分有效地提高患者的生存率，有显著的临床意义。

三、超急性免疫治疗的临床研究进展

A. 介绍

超急性免疫治疗是由经照射的同种异体的完整的人肿瘤细胞株的混合物组成的，这些细胞株是用转基因修饰的方法在细胞表面的脂质和蛋白质上添加 αGal 的残基。这种制剂构成一个可直接利用的免疫疗法，用于治疗癌症。经照射的全细胞疫苗内的 αGal 表位作为分子佐剂，利用了异种移植超急性排斥反应的机制。αGal 引起的免疫刺激机制打破了免疫耐受，使抗肿瘤效果的持续时间延长，同时避免了由某些其他免疫调节剂（如 GM-CSF）引起的免疫抑制反应。

目前，有多个Ⅱ期临床试验正在检测超急性免疫疗法的效果，包括进展期的非小细胞肺癌（Ⅰ～Ⅱ期临床试验，$n=54$）、Ⅲ/Ⅳ期黑色素瘤（Ⅰ～Ⅱ期临床试验，$n=31$）、前列腺癌（Ⅰ期临床试验，$n=8$）、胰腺癌（Ⅰ～Ⅱ期临床试验，$n=86$）。目前，在手术后胰腺癌的患者中，正进行 1∶1 随机分组的Ⅲ期临床试验，检测超急性胰腺免疫治疗的效果。在这些研究中，我们观察到了更广泛的反应，包括从局部到全身性的皮肤反应、目标肿瘤反应和免疫学反应。下面是对一个已经报道的包括适应证、安全性和有效性数据的超急性临床试验的简短描述。

B. 组成和适应证

超急性癌症免疫治疗是使用转基因表达 αGal 抗原的人肿瘤细胞株，经基因改造后的细胞利用荧光进行分选，选出有 αGal 抗原表达的细胞。生长一段时间后，超急性细胞接受照射，并重新分散于药理学上可接受的载体中，以便在冷冻保存过程中保持细胞的完整性。用来制备针对特定癌症的疫苗所用的肿瘤细胞株来自相同组织类型的癌症，并根据其细胞表面的肿瘤相关抗原的表达谱来进行选择。

超急性免疫治疗是作为一种全细胞产品应用于人类患者的。因为所用的细胞在被冷冻前已经接受过了致死量的照射，故无须具体的安全防范措施。每一支疫苗细胞株的冻存管被小心地解冻，在每一个疗程中，用于免疫治疗的每种细胞株都分几个注射位点，等量地对患者进行皮内注射。剂量递增研究有助于我们确定用于治疗固体肿瘤的最佳剂量和治疗方案。

C. 安全性数据

人们从四项临床试验（包括一项治疗肺癌的剂量递增研究）中收集到的安全性数据，表明超急性免疫治疗具有良好的安全性。没有剂量限制性毒性的报道，一直未达到最大耐受剂量[49-51]。最常见的不良反应是注射部位的反应。大多数患者都发生了注射局部的皮肤反应，但是可以自愈。这些皮肤反应表现各异，包括注射后数分钟至数小时内发生的急性过敏反应，以及注射后几天到数周内发生的迟发型免疫反应（图 29.12）。皮肤有发红、肿胀、硬结和瘙痒是常见的超急性免疫治疗的不良反应。

有趣的是，疫苗注射局部可在完全随机的情况下“爆发”皮肤反应。例如，免疫反应完成长达一年后，即使一次普通的感冒也可以引发皮肤反应。而且，后来的接种也可在先前的接种部位产生爆发性皮肤反应，常常在对侧肢体。这些现象很有趣，因为它强烈提示免疫效应细胞的留存并在初始免疫接种的部位被唤醒[52-56]。此外，这些反应表明超急性免疫治疗可以诱发免疫记忆。据报道，在非淋巴组织如皮肤中的记忆 T 细胞，可以在感染过程中增强局部和全身的免疫反应[52]。因此，重新诱导了永久性的抗肿瘤

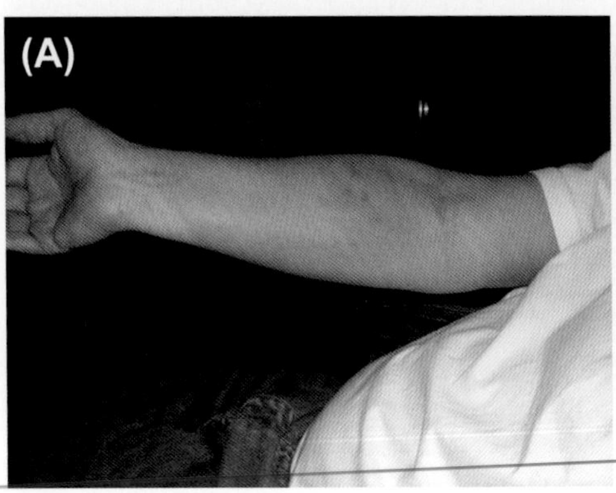

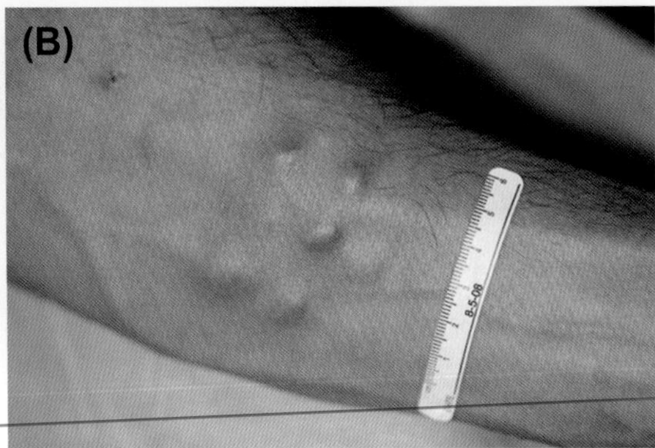

图 29.12　超急性免疫治疗常见的皮肤反应

（A）显示了常见的在免疫接种部位出现的快速急性过敏反应。（B）显示了在免疫接种后数天至数周内出现的迟发型超敏反应样反应。对大多数患者而言，这些皮肤的反应可不进行处理而自愈。

记忆细胞，这也许可以解释接受超急性免疫治疗患者初始注射部位的爆发反应。值得注意的是，一些发生这些反应的患者表现出良好的临床疗效。正在进行的临床试验可能会进一步提供关于这些有趣的现象的信息。

D. 临床反应

1. 超急性—胰腺（NLG0205）

I 期安全试验结束以后，一项单组、标签公开的 II 期多中心临床研究就开始了，纳入病例的标准是近 6 周内进行肿瘤切除手术的新诊断的 I 或 II 期胰腺癌患者（NCT00569387）。患者接受吉西他滨加放化疗方案，再加上多达 14 次的皮内注射的超急性—胰腺（algenpantucel-L）免疫疗法。

II 期临床研究的主要目的是评价无病生存率（disease-free survival，DFS），把开始治疗一年后的 DFS 作为主要终点。由于符合条件的患者纳入研究的时候是没有疾病的，所以出现新的病灶就说明疾病进展了。用研究开始后 12 个月内没有疾病的患者比例计算一年的无病生存率。这项研究纳入了 73 名患者，其中 69 例是最终可评估的患者。

这项试验是在 5-FU 化放疗联合吉西他滨的标准治疗方案 RTOG 9704[57] 基础上加上超急性—胰腺免疫治疗作为辅助治疗。它同时分析了隔周一次的方法注射细胞，注射 1 亿或 3 亿个超急性—胰腺细胞的两种不同剂量的效果。截至 2010 年 9 月 1 日，69 个可评估患者中，所有的患者都已接受了至少 20 个月的注射，中位时间为 26.6 个月。

与目前用来确定标准治疗方案的 RTOG 97-04 试验相比，根据 Kaplan-Meier 法评估，本次 II 期临床试验被称为 NLG0205，它的总生存率好于前者。

在 NLG0205 试验中，69 名可评估的患者手术后 12 个月的总生存率是 86%。根据纪念 Sloan Kettering 癌症中心的诺模图计算出的参与 NLG0205 试验者的一年总生存率是 63%，因此，在 NLG0205 试验中接受两种不同剂量治疗的患者的总生存率均优于诺模图计算出的结果[58]。而且，接受吉西他滨联合 5-FU 为基础放化疗的 RTOG 97-04 研究的 221 例患者的一年总生存率是 69%，因此，在 NLG0205 试验中两种不同剂量治疗患者的总生存率也均优于 RTOG 97-04 试验结果[57]（表 29.1）。

表 29.1 进行一年的超急性—胰腺 NLG0205 试验与其他试验结果的对比

	无病生存率	总生存率
2005 年，Brennan 等的诺模图[58]	无	63%
RTOG 97-04 （221 例）[57]	<50%	69%
NLG0205 1 亿细胞剂量组	52%	80%
NLG0205 3 亿细胞剂量组	81%	96%

对于在 NLG0205 试验中接受联合治疗的患者，按 Kaplan-Meier 法统计的中位总生存期是 24.4 个月，优于根据纪念 Sloan Kettering 癌症中心诺模图预测的中位总生存期 16.6 个月[58]，而后者是基于 NLG0205 试验开始时患者的状况，及以参考参与 RTOG 97-04 试验（接受吉西他滨联合 5－FU 的标准放化疗方案）的 221 例患者的中位总生存期 18.8 个月而得出的。

这些令人鼓舞的数据促进了多中心的Ⅲ期临床试验的开展，目前正在招募患者（NCT01072981）。

2. 超急性—肺（NLG0101）

该研究是一项单组、标签公开的临床试验，治疗难治性、复发或转移性非小细胞肺癌（NSCLC，NCT00073398），在美国国家癌症研究所进行。其主要的试验终点，除了安全性外，是在给予超急性－肺治疗后，评估肿瘤反应率；次要的终点是评估总生存率。在该临床试验的第一阶段，除了安全性以外，阳性反应的指标是纳入研究时疾病已经有进展的患者，经治疗后病情稳定超过 16 周。在第一阶段共 17 例患者，在第二阶段共 37 例患者接受了超急性—肺的免疫治疗。第二阶段的 37 例患者中，仅有 28 例出现了临床反应。在第一阶段，四组患者分别接受了 300 万、1 000 万、3 000 万、1 亿个细胞的注射，每四个星期一次，共治疗 4 次；还有一组仅包括 3 名患者，接受初始剂量为 5 亿个细胞，随后 3 亿个细胞，每两周一次的治疗，共治疗 7 次。在第二阶段，这 28 例患者接受了 3 亿个细胞，每两周一次，共 8 次的治疗。

这项临床试验第一阶段的结果证明该治疗的安全性良好，五个递增的剂量均未见出现剂量限制性毒性反应。没有关于超急性肺引起的Ⅳ级不良反应的报道。超急性－肺最常见的与治疗相关的不良反应为注射局部的反应[49]。

超急性－肺Ⅱ期临床试验的中期结果很令人鼓舞。截至 2011 年，参与Ⅱ期临床试验的 28 例患者，中位总生存期为 11.3 个月，一年生存率为 46%。

之前的一项Ⅲ期临床试验的研究表明，难治性、复发或转移性非小细胞肺癌患者（接受二线治疗者）中，接受最佳支持治疗的患者，其中位总生存期为 4.6 个月；接受培美曲塞或多西他赛（泰索帝）治疗的患者，其中位总生存期约为 8 个月[59-60]。本次Ⅱ期临床试验的结果提示，超急性－肺免疫治疗与现行标准的细胞毒化疗相比，毫不逊色。表 29.2 总结对比了培美曲塞、多西他赛和超急性－肺作为二线治疗在晚期非小细胞肺癌中的效果，包括安全性的数据。在本项Ⅱ期临床试验中，超急性－肺免疫治疗的结果令人鼓舞，患者的中位总生存期达到 11.3 个月，具有良好的安全性，因此促进了评估另一项非小细胞肺癌治疗方案的Ⅱ B/ Ⅲ期临床试验的开展。

表 29.2　超急性 – 肺治疗非小细胞肺癌效果的比较

治疗方案	总生存期（月）	12 个月生存率	因治疗造成的严重不良反应（OTO Ⅲ或Ⅳ级）			
			恶心	疲倦	贫血	中性粒细胞减少
最佳支持治疗 [59]	4.6	11%	–	–	–	–
多西他赛 [59]	7.5	37%	1.80%	5.40%	4.30%	40.20%
培美曲塞 [60]	8.3	30%	2.60%	5.30%	4.20%	5.30%
超急性 – 肺	11.3	46%	0%	0%	0%	0%

3. 与佩乐能（PEG–intron，聚乙二醇—干扰素 α–2b）联用的超急性—黑色素瘤

超急性 - 黑色素瘤的免疫治疗，是与其他研究者合作进行的一项治疗晚期恶性黑色素瘤的Ⅱ期临床试验。该研究每周注射一次超急性—黑色素瘤，连续 12 周，在第 5 ～ 12 周时，给予佩乐能联合治疗。这是超急性免疫产品与其他获批准的免疫调节剂（佩乐能）联合应用的第一个实例。本次临床试验的主要目的，是通过对患者肿瘤和外周血样本的相关科学研究，评价我们观察到的抗肿瘤作用的机制，包括固有的和细胞介导的针对联用超急性免疫治疗和佩乐能的宿主免疫反应。共 25 名患者接受了治疗。

超急性 - 黑色素瘤表现出良好的耐受性和良好的安全性，研究者根据反应特点没有发现可能是由于注射疫苗引起的全身性的、严重的药物相关的不良反应。报道的最常见的非严重的不良反应是注射局部的反应，如前所述 [51]。

超急性—黑色素瘤产生的免疫效应增强了临床疗效。白癜风是一种自身免疫性疾病，在用其他的免疫制剂治疗黑色素瘤患者时，治疗效果好的患者有时会伴发自身免疫性的白癜风 [61-63]。有趣的是，25 名患者中有 4 人发生了白癜风（16%），与临床治疗反应相关。而且，所有患者都产生了自身免疫性抗体。在本项临床试验中观察到了持续的临床反应，鼓励我们进一步优化临床试验设计，评价超急性—黑色素瘤单独或联合其他治疗的新方案的疗效。

E. 免疫治疗临床试验中免疫反应的评价

与其他高知名度的免疫治疗研究一样，如果按照实体肿瘤的反应评价标准（Response Evaluation Criteria in Solid Tumors， RECIST）进行评价，多个患者出现了肿瘤反应延迟，或进展期疾病稳定了较长的时间，在超急性 - 前列腺的研究中，按照 RECIST 的标准，有 1 名患者被判定为无反应，但是他的骨转移较稳定，存活超过了 70 个月以上。同样，在超急性 - 肺、黑色素瘤、胰腺的临床研究中也有类似的发现。

最近，在大型的免疫治疗试验中，已经提出了四种不同的反应模式：（1）原发病灶的缩小，无新病灶产生；（2）持久稳定的病情（在某些患者中肿瘤总量缓慢稳步减少）；（3）在一个初始的肿瘤负荷增加后，出现治疗反应；（4）在出现新的病灶时，显示治疗反应。所有这些模式都与良好的生存情况相关 [64-65]。总体而言，在超急性免疫治疗

临床试验中观察到的免疫反应的模式，与免疫相关反应标准的系统性标准一样，作为不同的方法来衡量临床反应的有效性时，是一致的 [64, 66-67]。

免疫学的实验室参数也试图被作为指标用来评价这些临床试验的疗效。下文简要介绍了一部分研究结果，这些研究似乎表明，免疫学参数可能与延迟出现的和复杂的临床肿瘤反应一样，能更准确地确定免疫治疗的疗效。

F. 超急性免疫治疗的免疫学反应概述

超急性免疫治疗对参与临床试验患者的免疫学指标的影响是使用一系列体外实验进行检测的。疫苗接种后免疫反应的检测，可分析免疫原性与最终的临床疗效的相关性。理想的情况下，某些检测可能用于监测免疫治疗，并支持或替代免疫治疗临床试验中有效治疗终点的指标。

超急性免疫治疗肺癌、前列腺癌、黑色素瘤、胰腺癌的临床试验中，患者免疫学应答的分析如下：

（1）抗 αGal 的 IgG 抗体的基础水平变异性相当大。绝大多数受试患者在免疫接种后，抗 αGal 的 IgG 抗体水平升高（2 到 100 倍以上），显示了超急性免疫治疗的生物效应。

（2）超急性免疫治疗可以诱导抗肿瘤抗体（Ab）的产生，通过诱导抗体（IgG）识别来自前列腺癌细胞中过度表达的若干蛋白肽，而克服免疫耐受。

（3）在超急性胰腺研究中，抗间皮素抗体和抗 CEA 抗体的水平在免疫接种后增加。

（4）在超急性黑色素瘤（抗酪氨酸酶抗体）和超急性肺（抗 CEA 抗体）试验中，检测到抗肿瘤抗体的产生（分别为抗酪氨酸酶抗体和抗 CEA 抗体）。

（5）重要的是，在超急性肺研究中发现，接受免疫治疗的患者 T 细胞产生的 γ 干扰素的量与较好的生存率相关。

（6）在接受超急性肺免疫治疗的患者中，对非相关的肺癌细胞株有交叉敏化的作用。

（7）用 ELISPOT（酶联免疫斑点实验）法检测发现，大部分受试患者在免疫注射后出现了 IL-5 的升高，说明这种细胞因子可能在超急性免疫治疗的生物学反应中发挥了作用。

（8）在超急性胰腺研究中，有相当数量的患者出现了嗜酸性粒细胞增多，说明这些细胞可能在免疫治疗中发挥作用。

总之，超急性免疫治疗是一种新的方法，有迹象显示，在一些临床试验和疾病情况下，具有临床疗效和免疫激活作用。超急性免疫治疗的免疫学表现是多方面的，例如引起的皮肤反应和激活免疫系统的细胞和体液免疫。未来的临床试验和联合试验将有助于进一步阐明这种新的免疫疗法。

四、小结

异种移植的超急性排斥反应具有由补体介导，依赖 αGal 抗原决定簇的抗体免疫反应的特点。基于这些免疫学反应的特点，我们推测，可以利用超急性排斥反应的机制改变对抗原的加工，形成一种新的治疗方法来治疗人类恶性肿瘤。在动物模型中，用基因工程的方法在同种异体的肿瘤细胞上表达 α Gal 表位，制成的疫苗可以引起很强的 T 细胞依赖性的抗肿瘤免疫反应。在恶性肿瘤患者的临床研究中，超急性免疫治疗的免疫学表现是多方面的，包括细胞和体液免疫的激活。正在进行的研究旨在确认这一类的药物临床疗效，以及通过实验室研究发现其作用机制和能显示疗效的检测指标。这种创新的免疫治疗方法旨在打破肿瘤的免疫耐受，刺激有效的抗肿瘤免疫反应。正在进行的临床研究数据显示，超急性免疫治疗可以使用一种简单的基因工程方法，产生强有力的、高性价比的“现成的”人类癌症疫苗，且机体对其毒性高度耐受。提示我们要继续和扩展临床研究，包括扩展到治疗新的疾病以及与现有治疗方式的组合治疗。

参考文献

[1] Lee JJ, Jacobsen EA, McGarry MP, et al. Eosinophils in health and disease: the LIAR hypothesis. Clin Exp Allergy, 2010, 40(4):563–575.

[2] Link Jr CJ, Seregina T, Atchison R, et al. Eliciting hyperacute xenograft response to treat human cancer: alpha(1,3) galactosyltransferase gene therapy. Anticancer Res, 1998, 18(4A):2301–2308.

[3] Link Jr CJ, Seregina T, Levy JP, et al. Murine retroviral vector producer cells survival and toxicity in the dog liver. In Vivo, 2000, 14(5):643 - 649.

[4] Link CJ, Seregina T, Traynor A, et al. Cellular suicide therapy of malignant disease. Stem Cells, 2000, 18(3):220 - 226.

[5] Link Jr CJ, Moorman D, Seregina T, et al. A phase I trial of in vivo gene therapy with the herpes simplex thymidine kinase/ganciclovir system for the treatment of refractory or recurrent ovarian cancer. Hum Gene Ther, 1996, 7(9):1161 - 1179.

[6] Joziasse DH, Oriol R. Xenotransplantation: the importance of the Galalpha1,3Gal epitope in hyperacute vascular rejection. Biochim Biophys Acta, 1999, 1455(2–3):403 - 418.

[7] Baumann BC, Forte P, Hawley RJ, et al. Lack of galactose–alpha–1,3–galactose expression on porcine endothelial cells prevents complement–induced lysis but not direct xenogeneic NK cytotoxicity. J Immunol, 2004, 172(10):6460 - 6467.

[8] Schaapherder AF, Daha MR, te Bulte MT, et al. Antibody–dependent cell–mediated cytotoxicity against porcine endothelium induced by a majority of human sera. Transplantation, 1994, 57(9):1376 - 1382.

[9] Watier H, Guillaumin JM, Vallee I, et al. Human NK cell–mediated direct and IgG–dependent cytotoxicity against xenogeneic porcine endothelial cells. Transpl Immunol, 1996, 4(4):293 - 299.

[10] Watier H, Guillaumin JM, Piller F, et al. Removal of terminal alpha–galactosyl residues from xenogeneic porcine endothelial cells Decrease in complement–mediated cytotoxicity but persistence of IgG1–mediated antibody–dependent cell–mediated cytotoxicity. Transplantation, 1996, 62(1):105 - 113.

[11] Joziasse DH, Shaper JH, Jabs EW, et al. Characterization of an alpha 1, 3–galactosyltransferase homologue on human chromosome 12 that is organized as a processed pseudogene. J Biol Chem, 1991, 266(11):6991–6998.

[12] Larsen RD, Rivera–Marrero CA, Ernst LK, et al. Frameshift and nonsense mutations in a human genomic sequence homologous to a murine UDP–Gal:beta–D–Gal(1,4)–D–GlcNAc alpha(1,3)–galactosyltransferase cDNA. J Biol Chem, 1990, 265(12):7055 - 7061.

[13] Galili U, Shohet SB, Kobrin E, et al. Man, apes, and Old World monkeys differ from other mammals in the expression of alpha–galactosyl epitopes on nucleated cells. J Biol Chem, 1988, 263(33):17755 - 17762.

[14] Posekany KJ, Pittman HK, Bradfield JF, et al. Induction of cytolytic anti-Gal antibodies in alpha-1,3-galactosyltransferase gene knockout mice by oral inoculation with Escherichia coli O86:B7 bacteria. Infect Immun, 2002, 70(11):6215 - 6222.

[15] Galili U, Anaraki F, Thall A, et al. One percent of human circulating B lymphocytes are capable of producing the natural anti-Gal antibody. Blood, 1993, 82(8):2485 - 2493.

[16] Galili U, LaTemple DC. Natural anti-Gal antibody as a universal augmenter of autologous tumor vaccine immunogenicity. Immunol Today, 1997, 18(6):281 - 285.

[17] Posekany KJ, Pittman HK, Swanson MS, et al. Suppression of Lewis lung tumor development in alpha 1,3 galactosyltransferase knockout mice. Anticancer Res, 2004, 24(2B):605 - 612.

[18] Galili U. Autologous tumor vaccines processed to express alpha-gal epitopes: a practical approach to immunotherapy in cancer. Cancer Immunol Immunother, 2004, 53(11):935 - 945.

[19] Jager U, Takeuchi Y, Porter C. Induction of complement attack on human cells by Gal(alpha1,3)Gal xenoantigen expression as a gene therapy approach to cancer. Gene Ther, 1999, 6(6):1073 - 1083.

[20] Thall AD, Maly P, Lowe JB. Oocyte Gal alpha 1,3Gal epitopes implicated in sperm adhesion to the zona pellucida glycoprotein ZP3 are not required for fertilization in the mouse. J Biol Chem, 1995, 270(37):21437 - 21440.

[21] Thall AD, Murphy HS, Lowe JB. Alpha 1,3-Galactosyltransferase-deficient mice produce naturally occurring cytotoxic antiGal anti-bodies. Transplant Proc, 1996, 28(2):556 - 557.

[22] Unfer RC, Hellrung D, Link Jr CJ. Immunity to the alpha(1,3)galactosyl epitope provides protection in mice challenged with colon cancer cells expressing alpha(1,3)galactosyl-transferase: a novel suicide gene for cancer gene therapy. Cancer Res, 2003, 63(5):987 - 993.

[23] Rossi GR, Unfer RC, Seregina T, et al. Complete protection against melanoma in absence of autoimmune depigmentation after rejection of melanoma cells expressing alpha(1,3)galactosyl epitopes. Cancer Immunol Immunother, 2005, 54:999 - 1009.

[24] Rossi GR, Mautino MR, Unfer RC, et al. Effective treatment of preexisting melanoma with whole cell vaccines expressing A(1,3)-galactosyl epitopes. Cancer Res, 2005, 65(22):10555 - 10561 2005.

[25] Rossi G, Mautino MR, Awwad D, et al. Allogeneic melanoma vaccine expressing aGal epitopes induces antitumor immunity to autologous antigens in mice without signs of toxicity. J Immunother, 2008, 31(6):545 - 554.

[26] Stager S, Alexander J, Kirby AC, et al. Natural antibodies and complement are endogenous adjuvants for vaccine-induced CD8$^+$T-cell responses. Nat Med, 2003, 9(10):1287 - 1292.

[27] Galili U, Wigglesworth K, Abdel-Motal UM. Accelerated healing of skin burns by anti-Gal/alpha-gal liposomes interaction. Burns, 2009, 36(2):239 - 251.

[28] Matzinger P. The danger model: a renewed sense of self. Science, 2002, 296(5566):301 - 305.

[29] Foell D, Wittkowski H, Vogl T, et al. S100 proteins expressed in phagocytes: a novel group of damage-associated molecular pattern molecules. J Leukoc Biol, 2007, 81(1):28 - 37.

[30] Bianchi ME. DAMPs, PAMPs and alarmins: all we need to know about danger. J Leukoc Biol, 2007, 81(1):1 - 5.

[31] Takeda K, Kaisho T, Akira S. Toll-like receptors. Annu Rev Immunol, 2003, 21:335 - 376.

[32] Akira S, Takeda K, Kaisho T. Toll-like receptors: critical proteins linking innate and acquired immunity. Nat Immunol, 2001, 2(8):675 - 680.

[33] Lotze MT, Zeh HJ, Rubartelli A, et al. The grateful dead: damage-associated molecular pattern molecules and reduction/oxidation regulate immunity. Immunol Rev, 2007, 220:60 - 81.

[34] Ellerman JE, Brown CK, de Vera M, et al. Masquerader: high mobility group box-1 and cancer. Clin Cancer Res, 2007, 13(10):2836 - 2848.

[35] Lotze MT, Deisseroth A, Rubartelli A. Damage associated molecular pattern molecules. Clin Immunol, 2007, 124(1):1 - 4.

[36] Honey K, Rudensky AY. Lysosomal cysteine proteases regulate antigen presentation. Nat Rev Immunol, 2003, 3(6):472 - 482.

[37] Schuurhuis DH, Ioan-Facsinay A, Nagelkerken B, et al. Antigen-antibody immune complexes empower dendritic cells to efficiently prime specific CD8$^+$CTL responses in vivo. J Immunol, 2002, 168(5):2240 - 2246.

[38] Heath WR, Carbone FR. Crosspresentation, dendritic cells, tolerance and immunity. Annu Rev Immunol, 2001, 19:47 - 64.

[39] Li M, Davey GM, Sutherland RM, et al. Cell-associated ovalbumin is cross-presented much more efficiently than soluble ovalbumin in vivo. J Immunol, 2001, 166(10):6099 - 6103.

[40] Rafiq K, Bergtold A, Clynes R. Immune complex-mediated antigen presentation induces tumor immunity. J Clin Invest, 2002, 110(1):71 - 79.

[41] LaTemple DC, Abrams JT, Zhang SY, et al. Increased immunogenicity of tumor vaccines complexed with anti-Gal: studies in knockout mice for alpha1,3galactosyltransferase. Cancer Res, 1999, 59(14):3417－3423.

[42] Abdel-Motal UM, Wigglesworth K, Galili U. Mechanism for increased immunogenicity of vaccines that form in vivo immune complexes with the natural anti-Gal antibody. Vaccine, 2009, 27(23):3072–3082.

[43] Wigglesworth KM, Racki WJ, Mishra R, et al. Rapid recruitment and activation of macrophages by anti-Gal/alpha-Gal liposome interaction accelerates wound healing. J Immunol, 2011, 186(7):4422–4432.

[44] Galili U, Wigglesworth K, Abdel-Motal UM. Intratumoral injection of alpha-gal glycolipids induces xenograft-like destruction and conversion of lesions into endogenous vaccines. J Immunol, 2007 Apr 1, 178(7):4676－4687.

[45] Kinjo Y, Ueno K. iNKT cells in microbial immunity: recognition of microbial glycolipids. Microbiol Immunol, 2011, 55(7):472－482.

[46] Terabe M, Berzofsky JA. The role of NKT cells in tumor immunity. Adv Cancer Res, 2008, 101:277－348.

[47] Berzofsky JA, Terabe M. A novel immunoregulatory axis of NKT cell subsets regulating tumor immunity. Cancer Immunol Immunother, 2008, 57(11):1679－1683.

[48] Berzofsky JA, Terabe M. The contrasting roles of NKT cells in tumor immunity. Curr Mol Med, 2009, 9(6):667－672.

[49] Morris JC, Rossi GR, Vahanian NN, et al. Phase I/II study of antitumor vaccination using lung cancer cells expressing murine α(1,3)galactosyltransferase (αGT) in non-small cell lung cancer (NSCLC). Cancer Res, 2011, 7018 Suppl: 2423.

[50] Hardacre JM, Mulcahy MF, Talamoni M, et al. Effect of hyperacute immunotherapy in addition to standard adjuvant therapy for resected pancreatic cancer on disease-free and overall survival: Preliminary analysis of phase II data. J Clin Oncol, 2010, Suppl: 4059 Abstract.

[51] Riker AI, Alsfeld M, Harrison D, et al. A phase II clinical trial of a novel combinatorial antitumor immunotherapy for patients with high-risk resected stage III and metastatic melanoma. J Clin Oncol, 2010, Suppl. 4059 Abstract.

[52] Gebhardt T, Wakim LM, Eidsmo L, et al. Memory T cells in nonlymphoid tissue that provide enhanced local immunity during infection with herpes simplex virus. Nat Immunol, 2009, 10(5):524－530.

[53] Wakim LM, Gebhardt T, Heath WR, et al. Cutting edge: local recall responses by memory T cells newly recruited to peripheral nonlymphoid tissues. J Immunol, 2008, 181(9):5837－5841.

[54] Wakim LM, Waithman J, van Rooijen N, Heath WR, Carbone FR. Dendritic cell-induced memory T cell activation in nonlymphoid tissues. Science, 2008, 319(5860):198－202.

[55] Obar JJ, Jellison ER, Sheridan BS, et al. Pathogen-induced inflammatory environment controls effector and memory $CD8^+$T cell differentiation. J Immunol, 2011, 187(10):4967－4978.

[56] Sheridan BS, Lefrancois L. Regional and mucosal memory T cells. Nat Immunol, 2011, 12(6):485－491.

[57] Regine WF, Winter KA, Abrams RA, et al. Fluorouracil vs gemcitabine chemotherapy before and after fluorouracil-based chemoradiation following resection of pancreatic adenocarcinoma: a randomized controlled trial. JAMA, 2008, 299(9):1019－1026.

[58] Brennan MF, Kattan MW, Klimstra D, et al. Prognostic nomogram for patients undergoing resection for adenocarcinoma of the pancreas. Ann Surg, 2004, 240(2):293－298.

[59] Shepherd FA, Dancey J, Ramlau R, et al. Prospective randomized trial of docetaxel versus best supportive care in patients with non-small-cell lung cancer previously treated with platinum-based chemotherapy. J Clin Oncol, 2000, 18(10):2095－2103.

[60] Hanna N, Shepherd FA, Fossella FV, et al. Randomized phase III trial of pemetrexed versus docetaxel in patients with non-small-cell lung cancer previously treated with chemotherapy. J Clin Oncol, 2004, 22(9):1589－1597.

[61] Byrne KT, Cote AL, Zhang P, et al. Autoimmune melanocyte destruction is required for robust $CD8^+$memory T cell responses to mouse melanoma. J Clin Invest, 2011, 121(5):1797－1809.

[62] Quaglino P, Marenco F, Osella-Abate S, et al. Vitiligo is an independent favourable prognostic factor in stage III and Ⅳ metastatic melanoma patients: results from a single-institution hospital-based observational cohort study. Ann Oncol, 2009, 21(2):409－414.

[63] Gogas H, Ioannovich J, Dafni U, et al. Prognostic significance of autoimmunity during treatment of melanoma with interferon. N Engl J Med, 2006, 354(7):709－718.

[64] Wolchok JD, Hoos A, O' Day S, et al. Guidelines for the evaluation of immune therapy activity in solid tumors: immune-related response criteria. Clin Cancer Res, 2009, 15(23):7412－7420.

[65] Small EJ, Schellhammer PF, Higano CS, et al. Placebo–controlled phase III trial of immunologic therapy with sipuleucel–T（APC8015）in patients with metastatic, asymptomatic hormone refractory prostate cancer. J Clin Oncol, 2006, 24(19):3089－3094.

[66] Hoos A, Eggermont AM, Janetzki S, et al. Improved endpoints for cancer immunotherapy trials. J Natl Cancer Inst, 2010, 102(18):1388－1397.

[67] FDA, S. USDHH. Guidance for industry. Clinical Considerations for Therapeutic Cancer Vaccines, 2009.

第三十章 30

肿瘤外泌体对肿瘤演进和肿瘤免疫的影响

Veronica Huber, Paola Filipazzi and Licia Rivoltini

Unit of Immunotherapy of Human Tumors, Fondazione IRCCS Istituto Nazionale dei Tumori, Milan, Italy

译者：张丽珍　梁秀彬

一、引言

肿瘤免疫发生于肿瘤形成的初始阶段，并能影响疾病的进程和病人的预后。然而，由于肿瘤细胞或促炎相关环境介导的复杂网络调节机制可逐步抑制免疫反应，最终导致机体未能激活对肿瘤的获得性免疫反应。这一现象已被证明不仅发生于原发肿瘤部位，也存在于局部或远隔免疫部位，如引流淋巴结或骨髓中。这些现象提示免疫调节因子存在于全身。近年来，越来越多的人开始关注肿瘤外泌体（exosomes），它可以将原发肿瘤部位的一些信号传递到远处器官，是一条病理生理相关的传递途径。事实上，这些纳米级的囊泡样的细胞器可能是肿瘤细胞无需细胞 - 细胞直接接触而影响宿主反应的有效工具。

在本章中，我们将概述肿瘤外泌体的主要特性以及它们在肿瘤患者机体内的潜在功能，包括一些对具有与肿瘤外泌体相似特性的纳米级的细胞器的研究。除此之外，因为外泌体的生物合成和组成研究主要是利用非肿瘤细胞模型，本章也涵盖了外泌体合成和组成相关的通路，以期为读者在外泌体的生物学本质和功能方面提供更广阔的视野。

二、外泌体的发现和定义

外泌体是非胞质膜来源的小囊泡，首次发现于转铁蛋白受体的研究中，它们是在网织红细胞成熟的过程中“脱落”出来的[1,3]。随后，人们在不同类型的细胞中研究了这些囊泡结构样物质，发现它们在大小、内体起源[4]、释放机制和构成等方面都具有一些共同特征。然而，蛋白质组学研究显示，由于囊泡内在的蛋白质含量是不一样的，具有细胞特异性[5]。

电子显微镜显示，根据成像过程不同，外泌体可呈“杯形”或圆形，直径约为 50 ～ 100 nm 的膜泡结构[6]，但大小存在异质性，在相同的制备过程中常观察到较小的囊泡。

目前对于外泌体的分类依据包括：基于标准化可视设备的如荧光或透射显微镜、密度梯度离心和对分离的各组分行纯度分析，以及内体标记物的检测，如 CD63、 CD81 和其他外泌体相关的四旋蛋白 [7-8]。这些成果极大地提升了外泌体研究的可靠性。

人们在血浆 [9]、支气管肺泡灌洗液 [10]、尿液 [11]、精液 [12]、羊水 [13]、唾液 [14] 和胆汁 [15] 等体液中也检测到了外泌体，这表明外泌体的释放是正常细胞在生理条件下的共同特征。从几种不同的体外培养细胞中均可纯化得到这些纳米囊泡，包括血液细胞（如网织红细胞、肥大细胞、树突状细胞、血小板、B 和 T 淋巴细胞）、神经系统细胞 [16] 以及成纤维细胞 [17]、角质细胞 [18]、上皮细胞 [19]、血管内皮细胞和间充质干细胞 [20] 等。

三、外泌体在正常细胞和肿瘤细胞中的生物起源和构成

外泌体是在晚期内吞体——多泡体（multivesicular body，MVB）内产生的。MVB 在细胞膜逐渐内陷的过程中形成，通过与细胞膜融合释放到细胞外环境。通过这种通路，插入外泌体膜的分子维持在与其表达在整个细胞中相同的方向（即保持胞外结构域暴露在外部环境中），从而保留其结合同源配体的能力。20 世纪 80 年代后期研究者对外泌体的生物合成进行了初步研究，首先报道了在红细胞中存在外泌体 [2]。在最初的研究中，他们使用免疫电镜观察成熟中的网织红细胞向外转运转铁蛋白受体（TFR），并描述了 TFR 如何被包裹在包含内体的小囊泡中（“腔内囊泡”，现在被定义为 MVB），然后与细胞膜融合被释放到细胞外。尽管在肿瘤细胞中对该过程的特异性研究仍然缺乏，如今这一过程被认为是内体在正常和病理性细胞中合成和释放的主要途径（图 30.1）。有趣的是，研究者们大多认为与正常细胞相比，外泌体在恶性转化的细胞中的释放更丰富，但其相关的分子机制仍然未知。然而，至少在体外实验中，外泌体的产生是可以通过改变微环境来调节的 [21]，如温度和氧化应激反应 [22]、pH 值的变化 [23]、抗肿瘤治疗 [24] 或细胞脱落 [25]。

尽管外泌体体积小，但其中包含的蛋白质、脂质和遗传物质丰富而复杂。对于蛋白质而言，最全面的信息来自对细胞上清液或体液进行全面的蛋白质组学研究，如 SDS-PAGE 或 LC-MS/MS。最初的分析来自对非肿瘤细胞，如 DCs、人小肠上皮细胞和 EBV 转化的 B 淋巴细胞的研究，这些研究揭示了外泌体是普遍存在的，且具有细胞特异性，来自产生细胞的膜和胞内组分 [26-30]。外泌体中常见的蛋白质成分多为内体标记物（包括 tetraspan 家族分子，如 CD63、CD9、CD81 和 CD82）和 MHC 分子样跨膜蛋白、黏附分子（ICAM1，EpCAM）、整合素、表面肽（CD13 和 CD26）以及 GPI 锚定分子（CD55 和 CD59）[31-32]。有些蛋白基序是来自其他囊泡结构的，包括囊泡膜内侧结合的分子（网格蛋白、膜联蛋白、Rab 家族中的 GTP 酶和筏蛋白如 flotillin-1），以及各种细胞内的分子［包括热休克蛋白家族成员（如 HSP60 和 70）、细胞骨架蛋白、信号转导分子（蛋白激酶）和酶］[33]。

目前已知，大部分免疫细胞亚群，如 DC 和淋巴细胞等均存在有外泌体。人们在对这些细胞中进行研究后发现，外泌体与细胞的抗原呈递及活化的特性有关。MHC Ⅱ类分

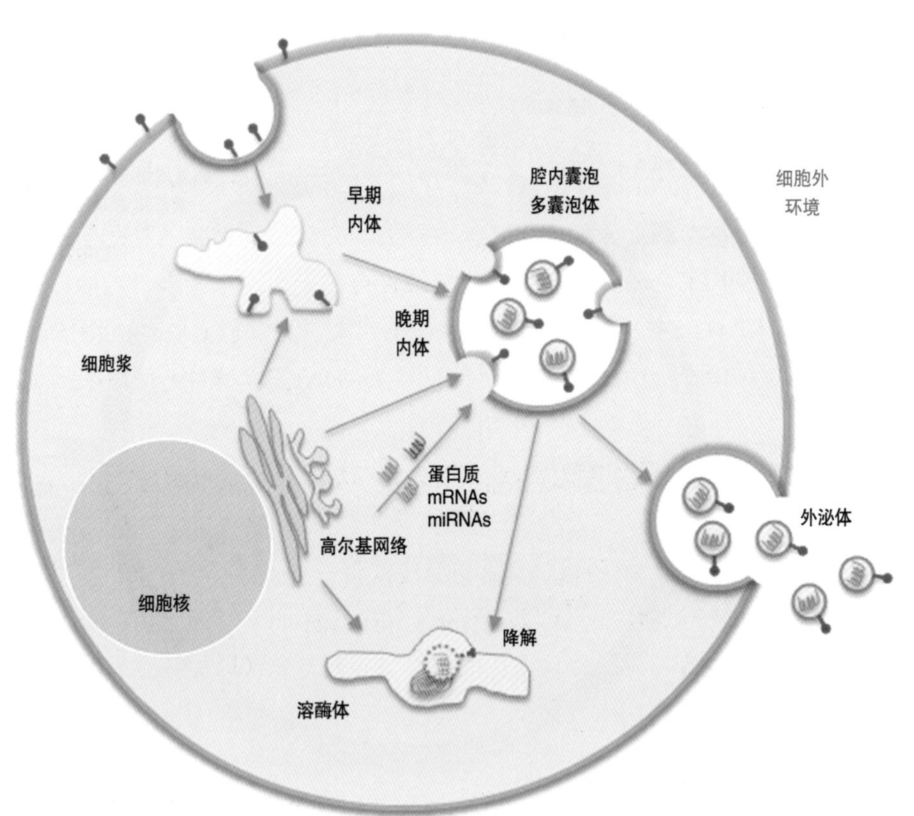

图 30.1　外泌体的生物合成
晚期外泌体是内体小室的组成部分，它能够摄取和处理来自外部环境和质膜的大分子，出芽并形成腔内囊泡（形成的结构也被称为多泡体，MVB）。MVB 可以与溶酶体融合而被降解，或与细胞膜融合导致内囊泡成分被释放到胞外空间。

子，CD86 和 ICAM-1 就属于外泌体蛋白 [30, 34]。在这些细胞亚群中，外泌体的组成会随来源细胞的不同活化状态而改变，这意味着外泌体中含有的蛋白质可能是被动态调控的，是免疫细胞功能性组分的一部分。肿瘤外泌体中的蛋白组分被发现与来源细胞的蛋白质构成相似，包括肿瘤相关的分子，如肿瘤抗原（如黑色素瘤细胞外泌体中含有 MelanA/Mart-1 和 gp100[35-36]，结直肠癌细胞外泌体中含有 CEA[37]）、前列腺癌细胞外泌体中含有 PSA[38]，前体凋亡分子（如 FasL 和 TRAIL）[6, 37, 39]、生长因子受体（EGF-R，HER2）[21, 40]、促炎性和免疫抑制细胞因子（TNFα 和 TGF-β）[17, 41] 以及肿瘤相关信号转导通路的蛋白（如 β-catenin 和 Notch 配体）[42-43]。有趣的是，这些分子大多数功能活跃，使得肿瘤外泌体在荷瘤宿主体内一系列潜在的功能，我们将在下文对其进行叙述。

精确的蛋白分类是引导特定蛋白进入外泌体的机制。在这一过程中囊泡 ESCRT 复合物起到了非常重要的作用。这可以通过来自免疫细胞外泌体蛋白的存在来证实，而这些蛋白参与泛素化过程和内部 MVB 囊泡的形成，如 Alix/AIP1 和 TSG101[44]。研究发现肿瘤细胞中 ESCRT 起到介导外泌体释放的作用 [45-46]，其他的一些分散的数据显示 ESCRT 还参与其他的一些途径，如胞内高尔基体网络的回收和重利用 [47]。

分泌型外泌体上富含特定脂质，它们大多具有细胞特异性，有些脂质的结构与蛋白质相似，在外泌体上普遍存在。相对于细胞膜，外泌体包膜富含鞘磷脂、胆固醇和 GM3 糖脂。这些脂质的存在与筏蛋白（如 flottilin、stomatin、caveolin 和 Lyn）相关 [48]，提示脂筏的积累可能参与了这些外泌体微结构域在细胞信号的转导过程 [27, 49]。有趣的是与细胞膜相比，外泌体的磷脂跨膜运动（“触发器”过程）更活跃 [50]，这可能有助于外泌体与其他膜成分融合并保持其在循环流动过程中的稳定性。

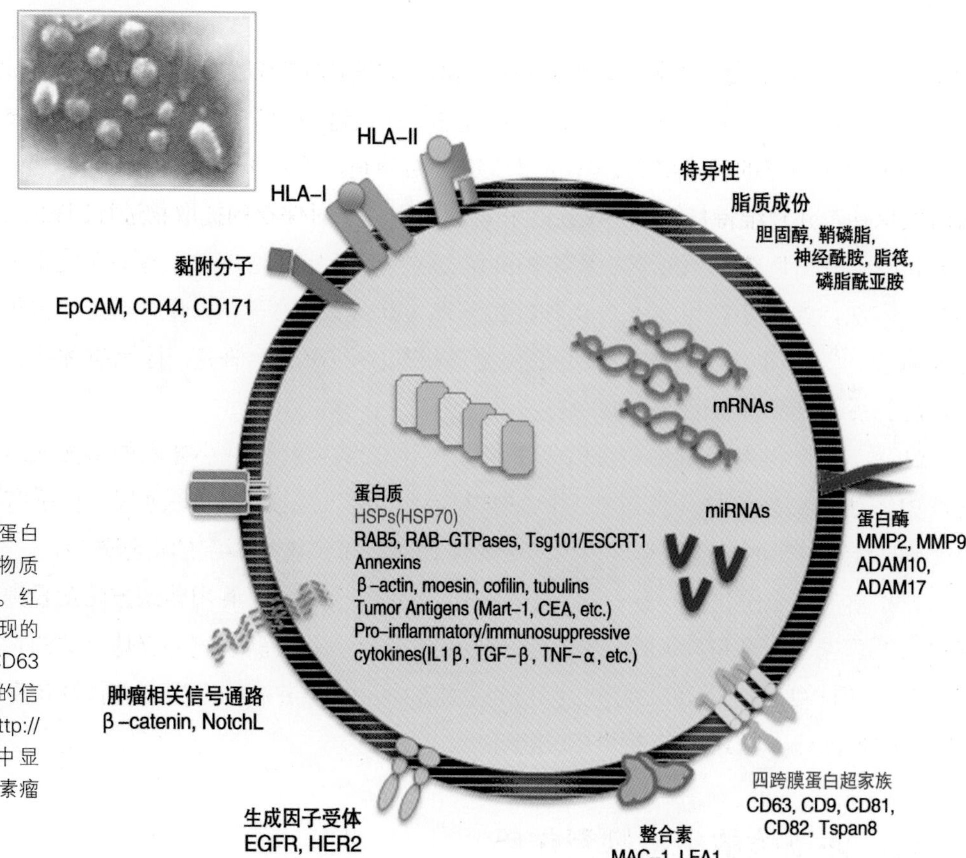

图 30.2 肿瘤外泌体的组成
迄今为止，肿瘤外泌体中发现的蛋白质、包膜上脂质成分和遗传学物质（mRNA 和 miRNA）的示意图。红色显示的是蛋白质组学研究中发现的外泌体中含量最丰富的蛋白（CD63 和热休克蛋白）。如需更详细的信息，请参阅 ExoCarta 数据库 http://exocarta.org/index.html。方框中显示的是由扫描电镜检测到的黑色素瘤细胞上清液中的外泌体。

值得注意的是，外泌体同时也携带功能性 mRNA 和 miRNA。Valadi 及其合作作者首次提供了该证据，他们证实来自肥大细胞外泌体的 RNAs 是可转移的，并且一旦进入靶细胞即可翻译[51]。小 RNA 在肿瘤中的作用已有报道（如 let-7、miR-15、miR-16、miR-375）。然而，外泌体中 miRNA 的成分还没有定论。此外，目前还不清楚是全部的 miRNA 还是仅被选择的 miRNA 序列被分拣入外泌体。尽管如此，肿瘤细胞外泌体中 miRNA 还是极其丰富的[52-53]。目前人们关注血清中外泌体内的 miRNA 表达谱，以期作为新型的诊断 / 预后工具，下面我们将详细讨论。

图 30.2 显示的是外泌体组成的示意图。在以下网址中可以找到外泌体中蛋白质、脂质、RNA 成分更为详细、完整和最新的资料：http://exocarta.org/vesiclepedia[54] 和 http://evpedia.info/repositories 。

四、外泌体的分离和处理

虽然观测外泌体的方法不断改进（例如即时纳米粒子跟踪分析技术，NTA）[55]，这些纳米囊泡的精确形态只能通过电子显微镜观察。由于存在这一限制，实时检测外泌体的组成几乎是不可能的，并且通过常规方法很难清除可能存在的污染性囊泡。因此，必须使用可靠的实验方法，从细胞上清液或体液中分离外泌体，以重复获得并相对纯净的物质。事实上，其他囊泡结构（如凋亡小泡、微泡和细胞内的细胞器如线粒体、高尔基体、内质网的囊泡）的污染仍是一个待研究的问题，并且这些污染会影响人们准确解释外泌体相关表型和功能的研究结果。在这里值得提出的是，外泌体提取物可在 -80℃环境中长时间保存，并且维持良好的囊泡结构和功能，有助于对保存的提取物进行回顾性分析。提取物经蔗糖密度梯度超速离心后，外泌体可漂浮于特定的密度层。有些研究小组使用不同的方法，如大小排除气相色谱法，然后通过超速离心法 [56-57] 分离或由抗体包被的磁珠捕获 [58]。然而，这些方法获得的外泌体不能用于功能学研究，因为抗体捕获的外泌体洗脱后，外泌体被表面的结构会发生改变。

最近，一个称为 ExoQuick 的新商品化化合物被认为能够从小体积的体液或培养上清液中快速分离外泌体。该方法可以减少材料损耗和避免超速离心过程，似乎有利于 miRNA 的研究。然而，还没有确定的数据显示使用该试剂捕获囊泡的实际效果。

另外一个还未解决的问题是合适的外泌体定量方法。除了利用传统方法测量纯化外泌体中的总蛋白质含量，人们还研发了基于酶联免疫吸附实验检测外泌体相关的标记物（如 CD63 或小窝蛋白）[59]。不过，通过检测表面表达的肿瘤标志物来选择性定量肿瘤外泌体的标准化方法还有待进一步探索。

五、外泌体的免疫抑制作用

肿瘤细胞可以通过细胞 - 细胞接触和释放抑制性可溶分子重塑其微环境，从而影响免疫系统的功能 [60]。最近，外泌体被认为是一种重要的新机制，通过该机制肿瘤能够在局部和整体水平改变微环境 [61-62]。事实上，在具有不同肿瘤组织的患者的外周血和恶性胸腔积液中发现可能是肿瘤来源的外泌体 [37, 63-64]，且通常与疾病分级和肿瘤负荷相关。这一证据支持了这些囊泡在肿瘤进程中的作用 [66]。

尽管在外泌体中表达丰富的肿瘤抗原可作为潜在的非细胞的肿瘤疫苗 [64, 67-70]，但是越来越多的研究表明肿瘤来源的外泌体所具有的病理生理作用可能更倾向于免疫抑制和促进肿瘤生长。

目前，几乎所有亚型的免疫细胞都在体外和体内被检测其对来源于不同组织的肿瘤细胞外泌体的应答情况。我们把这方面的主要研究结果总结如下（图 30.3A）。

A. 对效应 T 细胞的作用

最早的数据显示，肿瘤外泌体可能至少会使肿瘤特异性 T 细胞在活化状态的某一阶段丧失功能，而这一证据来自有关 FasL 表达的研究。事实上，在表达 Fas 的 T 细胞，经 Fas/FasL 相互作用引发 T 细胞凋亡以限制过度的免疫反应是维持 T 细胞稳态的主要途径 [71-74]。几年前，人们发现肿瘤细胞特别是黑色素瘤和大肠癌细胞可表达具有生物活性的 FasL，是一条新的免疫逃逸途径 [75-76]。2002 年，我们发现黑色素瘤细胞培养上清液中存在 FasL 并与小囊泡相关，最初我们将之命名为微泡，它们与外泌体在大小（50 ～ 100 nm）、表达特定标记物（如 CD63）和黑色素细胞相关蛋白（如 gp100 和

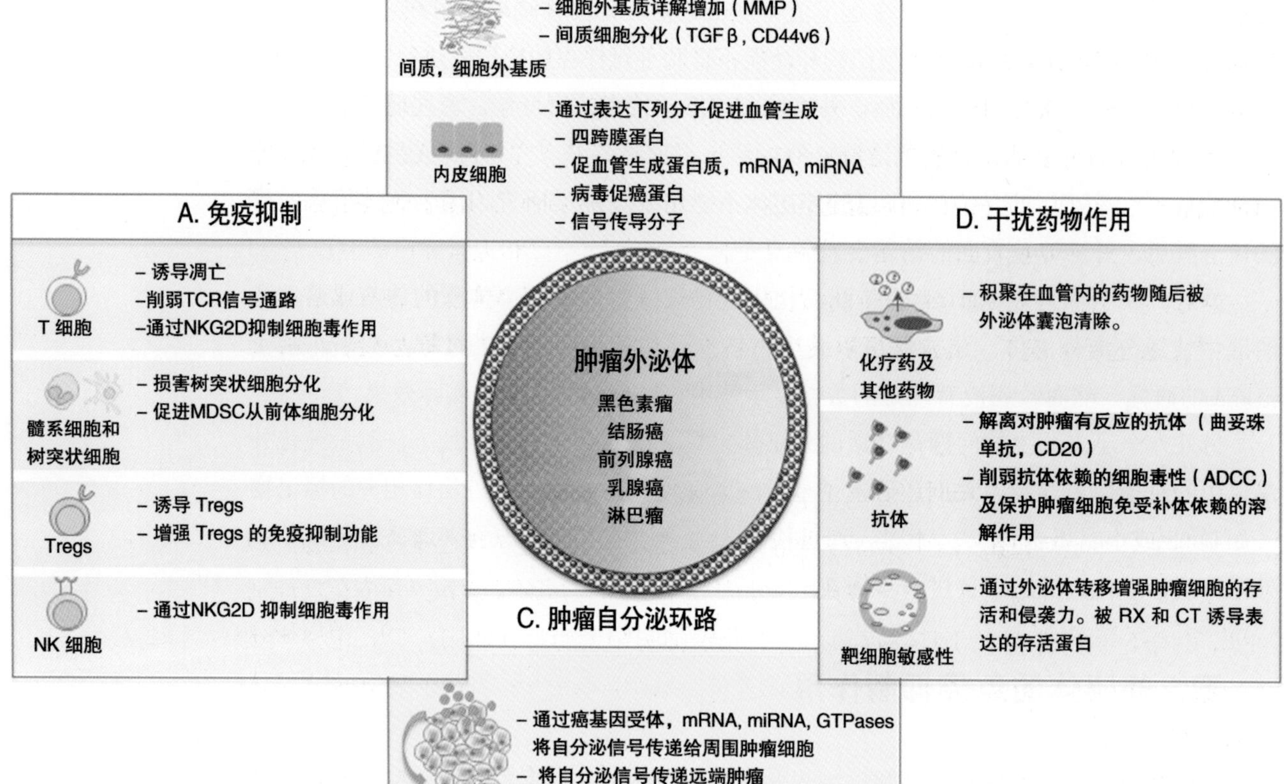

图 30.3　肿瘤外泌体参与肿瘤发生发展的可能途径

数据来源于不同类型肿瘤分泌的外泌体，包括黑色素瘤、结直肠癌、前列腺癌、乳腺癌和淋巴瘤。如图所示，一些证据显示这些纳米囊泡通过不同的途径抑制抗肿瘤免疫，有助于基质重塑和血管生成，并促进自分泌以干扰抗肿瘤治疗的效果。

MART-1）方面有共同性[36]。在随后的几年中，许多不同的肿瘤细胞株，包括前列腺癌[77]、头颈部肿瘤[39,80]、黑色素瘤[78]、结直肠癌[37]和胃癌[79]，都被报道可释放携带 FasL 和 TRAIL 的促凋亡外泌体。综上所述，这些发现描述了肿瘤释放的具有功能的囊泡通过简单的配体 - 受体结合方式清除活化的 T 细胞。值得注意的是，从体液（如血浆和腹水）中分离的外泌体也具有该功能[37,57,81]，这一机制可能与癌症患者具有相关性。这些发现为一系列探索肿瘤外泌体对效应 T 细胞的其他有害影响的研究奠定了基础[79-81]。在卵巢癌患者中，FasL 可下调 CD3-ζ 链的表达并继而导致 TCR 信号通路障碍[82]。最近，T 细胞凋亡在 EB 病毒感染的鼻咽癌中被报道，其外泌体可通过 Galectin-9 与同源膜受体 Tim-3 结合清除 EB 病毒特异性 $CD4^+$ T 淋巴细胞，这表明外泌体具有在肿瘤和全身水平上抑制 Th1 应答的作用[83]。Clayton 及其同事揭示了外泌体参与免疫调节的另一个重要途径：他们报道了肿瘤外泌体通过功能性的 CD39 和 CD73 对外源性 ATP 和 5′AMP 产生去磷酸化作用，上调肿瘤微环境中腺苷水平，从而对局部免疫应答产生负调节[84]。

B. 对 NK 细胞的抑制作用

肿瘤外泌体还可以干扰 NK 细胞以促进肿瘤免疫逃逸。来自于人类乳腺癌和间皮瘤细胞系的外泌体携带 NKG2D 配体，可直接与 NK 细胞作用导致 NKG2D 的表达显著减少，进而导致 NK 细胞功能缺陷[22, 85-86]。此外，有报道称使用含 MICA*008 分子的外泌体作用于 NK 细胞可下调 NKG2D 的表达，显著减弱 NK 细胞的细胞毒作用[87]，人乳腺癌和黑色素瘤细胞来源的外泌体可抑制 NK 细胞的增殖[88]。小鼠模型研究显示，TS/A 或 4T.1 小鼠的乳腺癌细胞产生的外泌体可以通过阻滞 IL-2 介导的 NK 细胞活化和抑制穿孔素 / 颗粒酶 B 介导的效应功能促进移植的肿瘤细胞在同系 BALB/c 小鼠和裸鼠体内的生长[88]。这些途径通过从急性粒细胞性白血病病人血清中分离出的外泌体类似的微泡而被进一步证实[89]。在这种情况下，外泌体通过表达 TGF-β 在体外下调 NKG2D 的表达和抑制 NK 细胞活性。

C. 对骨髓来源的抑制性和调节性 T 细胞的影响

肿瘤外泌体也可以影响固有免疫的功能。事实上，我们报道了黑色素瘤和结肠癌细胞来源的外泌体可干扰 $CD14^+$ 单核细胞分化为树突状细胞，反而促使其分化为免疫抑制细胞，这群细胞非常类似于已被深入理解的免疫抑制髓细胞群（MDSC）[90]。这种体外诱导的新 MDSC 的表型是 $CD11b^+CD14^+HLA\text{-}DR^{-/lo}$，与 TGF-β 介导的对 T 细胞增殖和功能的抑制作用有关[91]。

有趣的是，人们在晚期黑色素瘤患者的外周血中可检测到具有该表型的细胞可分泌 TGF-β，并与 $CD8^+$T 细胞介导的对肿瘤疫苗免疫应答能力减弱有关[92]。这些发现引出了这样的假设：黑色素瘤外泌体可选择性地在骨髓细胞生成部位（如骨髓）聚集而促进 MDSC 的扩增，这也影响了免疫抑制型细胞亚群的生成[93]。具有 $CD14^+HLA\text{-}DR^{-/lo}$ 表型的 MDSC 也在其他类型的癌症患者的外周血中被发现，包括肝癌[94]、膀胱癌[95]和多发性骨髓瘤[96]。在近期的研究中，肿瘤外泌体和单核细胞来源的 MDSC 之间的直接联系还尚未被报道。尽管如此，研究人员推测肿瘤细胞分泌的外泌体可能参与了 MDSC 形成的过程。

肿瘤外泌体也可促进调节性 T 细胞（Treg）的扩增和活力。在最近的一项研究中，Szajnik 等人报道了肿瘤病人腹水和血液中的微泡可通过促进 Smad 2/3 和 STAT3 磷酸化诱导 $CD4^+CD25^-$ 向 $CD4^+CD25^+$ T 细胞 $Foxp3^+$ 调节性 T 细胞转化，之后通过 TGF-β 和 IL-10 依赖机制增强它们的抑制功能和对凋亡的抵抗[97]。同样，从人类恶性胸腔积液分离的表达 TGF-β 的外泌体在体外实验中可促进调节性 T 细胞的增殖和功能[98]。相似的是，Clayton 等发现来源于不同肿瘤细胞系的外泌体因表面表达 TGF-β，从而有助于 IL-2 介导的调节性 T 细胞增殖[41]。值得注意的是，$TGF\text{-}\beta^+$ 外泌体也参与了生理性的免疫稳态及免疫耐受的维持，最近的研究显示外周组织（如肺和肝脏）$Foxp3^+$ 调节性 T 细胞的产生需要表达 TGF-β 的胸腺外泌体的参与[99]。

人们已在小鼠模型中开展相关研究，以证实肿瘤外泌体确实通过 Treg 促进免疫调节性细胞组分的扩增这条途径来影响免疫抑制和肿瘤进展，这一类研究的一个主要障碍是如何追踪外源性注入的外泌体的结局，这个问题仍未深入研究。

然而，在 TS/A 乳腺肿瘤的小鼠模型中研究人员已观察到由过继转移肿瘤外泌体产生的免疫抑制途径，而在这一模型中注入的纳米囊泡可在骨髓中与 CD11b$^+$粒系前体细胞发生相互作用并通过诱导产生 IL-6 和 STAT3 磷酸化[100]来阻滞 BMDC 分化。同样，在乳腺癌模型中，肿瘤外泌体被证明可通过前列腺素 E2 和 TGF-β 介导的通路促使 BMDC 向 MDSC 分化[101]。最近的数据也表明，C57BL/6j(B6) 小鼠肿瘤外泌体诱导的 MDSC 累积和向肺部转移需要 MyD88 的参与[102]。与之类似的是，Chalmin 等人[103]在小鼠和人类中均发现结肠癌来源的外泌体表面表达的 HSP72 可通过 TLR2/MyD88/STAT3 依赖的途径诱导 MDSC 释放 IL-6，但 TLR2 在这一过程中的作用仍不清楚[104-105]。

六、肿瘤源性外泌体在癌症进展中的作用

肿瘤外泌体不仅促进免疫逃逸，还可通过自分泌刺激血管生成、调节间质细胞和细胞外基质重塑，促使肿瘤进展[106]。事实上，由于蛋白质和遗传物质的不断被发现，肿瘤外泌体可承载的“货物”不断增加，它们发挥各种各样的功能以促进肿瘤的生长（图 30.3B）。

A. 肿瘤外泌体作为蛋白质和遗传物质的信使

Hood 等[107]在对黑色素瘤来源外泌体的研究中发现外泌体具有促血管生成的潜力，并以剂量依赖的方式迅速刺激内皮细胞形成球状体和出芽。随后，他们的研究小组报道了黑色素瘤来源的外泌体可以使前哨淋巴结成为有利于黑色素瘤细胞沉积、生长、合成细胞外基质和血管增殖等能力的微环境[108]。有一类被认为促使外泌体获得促血管生成活性的分子是四跨膜蛋白超家族[109-110]。最近的研究显示它们可在肿瘤和无瘤组织中诱导全身性的血管生成[43]。尤其是在大鼠腺癌模型中，四跨膜蛋白超家族成员 Tspan8 可以有选择地募集蛋白质和 mRNA 进入外泌体。CD106 和 CD49d，这两个蛋白被证实具有帮助内皮细胞结合和内化外泌体的作用。Nazarenko 等人发现，外泌体一旦内化包含 Tspan8-CD49d 复合体，一些与血管生成相关的基因（血管性血友病因子 von Willebrand factor、Tspan8、血管内皮生长因子 VEGF、趋化因子 CXCL5 和 MIF、趋化因子受体 CCR1 和血管内皮生长因子受体 2 VEGFR2）就被诱导表达。此外，内皮细胞（EC）摄取含 Tspan8-CD49d 的外泌体会增强内皮细胞的增殖、迁移、出芽和 EC 前体细胞成熟等功能[111]。还有证据表明，含有 Notch 配体 Delta-like 4(Dll4) 的肿瘤外泌体可参与血管生成。这些含 Dll4 的外泌体可赋予内皮细胞顶端细胞的表型，导致 Dll4/Notch- 受体比例增高，Notch 信号传导减弱和丝状伪足的形成。在体外实验中这种逆转的表型可以增加血管密度，在体内实验中显示可促进血管产生分支[43]。Skog 等[52]在人类胶质母细胞瘤中，证明了大脑微血管内皮细胞可摄取含有促血管生成蛋白质的外泌体。这些蛋白质包括血管生成素 angiogenin、FGF α 、IL-6、IL-8、TIMP-1、VEGF、TIMP-2 以及相关 mRNA 和 miRNA，从而刺激其他神经胶质瘤细胞的内皮管道形成或胶质瘤细胞增殖。

外泌体也可通过其他途径调节肿瘤微环境以影响邻近细胞生长。例如，EBV 感染的肿瘤细胞可通过外泌体向多种细胞传递病毒癌蛋白、信号转导分子和病毒编码的 miRNA[112]，这一现象在被 EBV 潜伏感染的鼻咽癌细胞中已有报道。最近的数据已经证明，肿瘤微环境中其他细胞来源的外泌体也可以促进肿瘤进展。事实上，巨噬细胞来源的外泌体能够在处于肿瘤微环境中的相邻细胞间穿梭传递蛋白或 miRNA。尤其是杨等人的体外研究显示被转染到 IL-4 活化的 M2 型巨噬细胞后外源性的 miRNA（miR-223）能被共培养的乳腺癌细胞摄取，促进乳腺癌细胞在体外的侵袭能力[113]。

B. 对间质和细胞外基质的调控

不同肿瘤细胞（包括间皮瘤、膀胱癌、乳腺癌和结直肠癌细胞）来源外泌体的另外一个相似特征是调控间质细胞分化。有结果显示，肿瘤外泌体表面表达的 TGF-β 跨膜蛋白多糖 -β 聚糖复合物能够引起依赖 Smad 信号通路的成纤维细胞向肌纤维母细胞表型分化，导致间质改变、肿瘤生长、血管生成和转移[114]。同样，乳腺癌外泌体也可通过 TGF-β 介导的过程和活化 Smad 相关的通路，诱导脂肪组织来源的间充质干细胞分化成肌成纤维细胞样细胞[115]。近来发现，妇科肿瘤来源的外泌体含有基质金属蛋白酶，促进细胞外基质降解和肿瘤侵袭到基质中[116]。值得注意的是，大鼠腺癌模型显示肿瘤来源的外泌体与可溶性因子有助于转移后微环境的形成。该过程依赖 CD44v6 介导的可溶性基质形成，同时与外泌体一起促进白细胞、基质和内皮细胞在潜在转移器官中的活化[117]。

C. 肿瘤外泌体的自分泌作用

肿瘤分泌可溶性因子，如生长因子、细胞因子和趋化因子，以维持其不断增长[118-121]。随后外泌体的发现提出了一个问题：它们对于分泌性肿瘤细胞是否有益（图 30.3C）。人们发现，涉及自分泌生长循环的分泌途径也能转导分子并结合到外泌体上。一个关于外泌体信号通路的重要研究显示，肿瘤外泌体可在细胞间为缺乏 EGFRvⅢ的神经胶质瘤细胞传递该受体，从而导致细胞形态恶性转化和非锚定依赖性生长[66]。最近的另一项研究报道了一种表皮细胞生长因子受体的配体 amphiphiregulin（AREG）在人大肠癌和乳腺癌细胞侵袭中的作用。该研究显示，携带全长 AREG 的肿瘤外泌体与加入等量重组 AREG 的对照组相比，可使肿瘤细胞侵袭能力增加 5 倍[122]。

像所有的外泌体一样，肿瘤外泌体也表达丰富的标准外泌体标记物，包括跨膜蛋白中 tetraspan 家族成员（CD9、CD81 和 CD63）和小 Rab GTPases 蛋白，它是囊泡运输的主要调节者。后者中，Rab27 的两个异构体被证明在 HeLa 宫颈癌细胞中起着控制外泌体分泌的功能[58]。在乳腺癌细胞中，Rab27B 是肿瘤浸润性生长的关键因素。Hendrix 等提出这个特殊的 GTP 酶介导囊泡胞吐和随后的 HSP90α 释放到微环境的过程，从而促进生长因子与其受体结合，最终导致细胞周期从生长因子敏感的 G1-S 期发生转变[123]。

七、与靶细胞的相互作用机理

如果说揭示外泌体与靶细胞之间相互作用的功能仅是开始，那么外泌体对靶细胞的选择性和特异性则尚未明确。分析不同类型的细胞调节作用的研究显示外泌体通过不同的模式与靶细胞相互作用：吞噬作用、受体 - 配体相互作用、融合和附着到细胞膜[124]。这类相互作用似乎依赖于受体细胞类型（吞噬细胞和非吞噬细胞），以及表达于外泌体和细胞表面上的分子。

研究者发现，APC 来源的外泌体膜表面存在功能性 MHC Ⅰ类和Ⅱ类分子、共刺激分子和细胞黏附分子后，外泌体作为同型和异型细胞间相互作用工具这一角色首次变得清晰[125]。这一证据揭示了外泌体可能是 APC 免疫刺激结构中的一部分，参与募集 T 辅助细胞和促进 B 淋巴细胞的同型转换和分化。近年来外泌体内遗传物质的发现为交互作用研究提供了新的视角。如前所述，Valadi 等人用精确的研究证明了肥大细胞释放的外泌体可以携带 RNA 进入细胞外环境。外泌体对接收细胞的靶向作用似乎起着基础性的作用，因为肥大细胞来源的携带 RNA 的外泌体仅可以被其他的肥大细胞摄取而不能被 T 细胞接收[51]，由此可见细胞摄取外泌体的过程并不全是无条件的。冯等人评价了来源于 K562 人类红白血病细胞系的外泌体和来源于 MT4 HTLV 转化的 T 细胞白血病细胞系的外泌体与来自人类和非人类的多种不同细胞系间的相互作用，这些细胞系包括单核细胞、巨噬细胞、T 细胞和成纤维细胞。结果表明，所有的吞噬细胞均可以内化外泌体，而且该吞噬作用没有物种特异性。另一方面，外泌体能通过受体 - 配体相互作用黏附到非吞噬性细胞表面，继而触发细胞内信号通路活化[36, 124]。在此情况下，外泌体或受体细胞表达整合素和黏附分子（如 LFA1 和 ICAM1）是根本前提[31, 111]。

外泌体广泛表达脂质成分，如磷脂酰丝氨酸，它们的作用最近已被报道[126]。活细胞显微镜研究显示 PC12 大鼠嗜铬细胞瘤细胞分泌的外泌体由同一细胞通过内吞作用被内化在囊泡内并被运输到核周区域。在这一部位，外泌体蛋白质被靶向运输到内体和溶酶体中，而脂质成分被循环运输回细胞膜，这一现象显示了外泌体可以作为细胞间的转运体[127]。而黑色素瘤外泌体被报道通过融合内化的方式被黑色素瘤细胞摄取并且该过程在低 pH 值时会被增强[23]。最后值得提出的是，最近一项在正常细胞中进行的非常精密的研究显示，B、T 和 DC 来源的外泌体含有不同于 B、T 细胞及 DC 自身所具有的 microRNA。基于外泌体表达的 CD63-GFP 融合蛋白，这些研究者发现外泌体可在同源免疫反应的免疫突触微环境中高效单向传递调节性遗传信息，主要是外泌体的 microRNA。这种遗传信息的传递被抗原驱动，并与免疫突触的形成有关[128]。

八、肿瘤源性外泌体和抗肿瘤治疗

研究人员发现，肿瘤外泌体似乎也是肿瘤细胞对抗肿瘤治疗药物产生耐受的机制之一（图 30.3D）。Luciani 和他的同事进行了[129]开创性研究，随后被其他研究小组证实[130]。他们的研究在几年前就提出黑色素瘤、腺癌和淋巴瘤细胞的胞内囊泡可能会抑制细胞毒性药物的作用，如顺铂、5- 氟尿嘧啶、长春花碱，从而降低了化疗的效力。同样，Safei 等人的研究表明，泼尼松耐药的卵巢癌患者能够通过增强外泌体的释放来抵抗该化疗药物，这些外泌体表达高水平的泼尼松排出转运体如 MRP2、ATP7A 和 ATP7B。在这些肿瘤细胞中，对泼尼松的耐受伴随着高水平的基因表达，基因表达的产物具有膜融合和囊泡运输的功能，使其中含有浓缩泼尼松的溶酶体减少，还伴随泼尼松通过外泌体的异常输出[131]。在卵巢癌细胞中，对泼尼松的耐受还与 Annexin A3 的表达增加有关，并且也发现该耐药与表达 Annexin A3 的外泌体增加相关，为外泌体介导的抗泼尼松细胞毒性提供了额外的证据[130]。

人们针对肿瘤外泌体对放射线治疗过的肿瘤细胞的潜在影响也进行了研究，在前列腺癌中，放疗可引起细胞早衰并导致大部分的肿瘤细胞死亡。在这种情况下，治疗诱导的衰老细胞通过 p53 依赖的途径增加外泌体分泌[132-133]。因此，外泌体可能是一个重要的先前未知的细胞早衰的特征[134]。有趣的是，Khan 等人的研究显示，肿瘤细胞被辐射后会导致外泌体成分的改变而并不改变其分泌速度，受辐射细胞外泌体中促生存物质的含量增加[135]。

肿瘤外泌体也参与拮抗抗体介导的抗肿瘤治疗，尤其是在 HER2 抗体曲妥珠单抗治疗乳腺癌的过程中。从乳腺癌患者血清中可分离出表达 HER-2 的外泌体。这些外泌体可结合 HER2 抗体和自体的泌体，从而抑制曲妥珠单抗对 SKBR3 增殖的作用[21]。通过结合肿瘤反应性抗体，乳腺癌细胞外泌体被认为可以减少免疫效应细胞的抗体依赖性细胞毒性（ADCC）作用，而这是免疫系统最基本的抗肿瘤免疫应答反应[136]。同样地，在侵袭性 B 细胞淋巴瘤的体外模型中，表达 CD20 的肿瘤外泌体能够消耗补体和保护靶细胞免受抗体攻击，从而导致其免受补体依赖的细胞溶解（CDC）和 ADCC 的影响[137]。

虽然外泌体的绝大多数性质被证实具有促进肿瘤进展的作用，但它们的一些性质仍然可能用于抗肿瘤治疗。事实上，由于其具有高水平的抗原性蛋白（如 MART-1、GP100、TRP-1、HER2 和 CEA）和 MHC- 肽复合物，肿瘤外泌体可能作为 T 细胞交互激活的一种有效工具[64, 138-139]。有研究报道称，可以通过用来自同一患者腹水的外泌体冲击 DC 的方法来有效地大量扩增黑色素瘤特异性 T 淋巴细胞[64]。此外，肿瘤外泌体表达 Hsp70/Bag-4 可促进 NK 细胞活性[140]以及巨噬细胞活化[141]。Dai 等人证明了来自热应激肿瘤细胞的外泌体在诱导抗肿瘤免疫方面的效应，他们曾分离来自热休克 CEA 阳性肿瘤细胞的外泌体，并且证明该外泌体具有诱导 DC 成熟和 T 细胞活化的能力[142]。有趣的是，最近的一项研究表明在体外利用白血病细胞来源的外泌体孵育 DC 后，可诱导产生肿瘤特异性 CTL 并发挥免疫保护作用[143]。一些小鼠模型的研究显示，肿瘤外泌体可以作为抗原输送的途径并促进抗肿瘤免疫反应[40, 45, 138]，而最近用于人临床试验的，达到临床 GMP 标准的外泌体产生和纯化方法已被研发[28, 68, 144]。在这方面，Dai 等人报道了在 I 期临床试验中，联合使用晚期大肠癌（CRC）患者（HLA-A0201$^+$ CEA$^+$）腹水来源的外泌体和粒细胞 - 巨噬细胞集落刺激因子（GM-CSF）可在体内诱导肿瘤特异性 CTL 反应[67]。其他 I 期临床试验是运用外泌体对已建立的肿瘤诱导免疫反应，发现自体 DC 来源的具有功能性 MHC/ 肽并装载肿瘤抗原的外泌体在未来有较好的临床应用前景。这些研究还显示 DC 来源的外泌体（Dex）可诱导非 MHC 限制性的抗肿瘤免疫应答并在体内实验中促进肿瘤消退[145-147]。

九、肿瘤外泌体作为诊断工具

研究人员最近在体液中通过电子显微镜发现肿瘤外泌体得到了极大的关注。血液、唾液、鼻腔分泌物和尿液易于获得并且不需要通过侵袭性手段收集。因此，体液来源的外泌体可以在许多病理条件（如癌症）下发挥生物标志物的功能。所以，血液和恶性积液中存在的肿瘤外泌体可以作为肿瘤标记物供进一步阐明其特性，并在术后和各种治疗后的病人随访期间供监测[5, 148-149]。然而，任何研究肿瘤外泌体的前提是在体液如血浆中识别肿瘤来源的外泌体以及健康人血液循环中正常存在的外泌体[150-151]。肿瘤外泌体表达的肿瘤抗原可用于检测和定量研究，这推动在小量样本中快速检测肿瘤外泌体技术的发展[152-153]。大样本的研究显示肿瘤外泌体的数量与疾病分期和预后有关[154]，这大大提高了人们研究来源于不同癌症（如前列腺癌组织）体液的外泌体的兴趣[38]。

最近在循环肿瘤外泌体（血清或血浆来源）中发现的 microRNA 表达谱有望作为生物样本表达谱研究中的替代诊断标志物，并可能用于无症状人群的筛查[155]。

十、小结和未来的需求

肿瘤外泌体因其在细胞间通讯中的作用越来越受到重视。如今，该领域的先进技术以及研究者们对外泌体标准化分离纯化方法逐渐统一，使得外泌体在肿瘤病人中的生物学特性及治疗相关的应用研究得以飞速进展。近年来这些囊泡暗藏的许多秘密已得到逐步揭示，但仍有很多尚待解决。正如本章中所概述的，肿瘤外泌体具有的特性和介导功能融合成一个共同的、涉及多方面的主题。例如，不同的研究小组在不同的肿瘤类型中均发现含 TGF-β 的外泌体可介导凋亡分子诱导的对活化 T 细胞的消除，这表明在不同层面上研究外泌体促肿瘤生长和进展的重要性。综上所述，我们想强调的是肿瘤外泌体在调节免疫抑制和肿瘤进展方面有巨大的潜力。在肿瘤生成的前期阶段深入研究这些通路有助于我们进一步了解外泌体，以确立新的抗肿瘤治疗靶标。

参考文献

[1] Harding C, Heuser J, Stahl P. Endocytosis and intracellular processing of transferrin and colloidal gold-transferrin in rat reticulocytes: demonstration of a pathway for receptor shedding. Eur J Cell Biol, 1984, 35(2):256 - 263.

[2] Pan BT, Teng K, Wu C, et al. Electron microscopic evidence for externalization of the transferrin receptor in vesicular form in sheep reticulocytes. J Cell Biol, 1985, 101(3):942 - 948.

[3] Johnstone RM, Adam M, Hammond JR, et al. Vesicle formation during reticulocyte maturation association of plasma membrane activities with released vesicles (exosomes). J Biol Chem, 1987, 262(19):9412 - 9420.

[4] Huotari J, Helenius A. Endosome maturation. EMBO J, 2011, 30(17):3481 - 3500.

[5] Simpson RJ, Lim JW, Moritz RL, et al. Exosomes: proteomic insights and diagnostic potential. Expert Rev Proteomics, 2009, 6(3):267 - 283.

[6] Fevrier B, Raposo G. Exosomes: endosomal-derived vesicles shipping extracellular messages. Curr Opin Cell Biol, 2004, 16(4):415 - 421.

[7] Bobrie A, Colombo M, Raposo G, et al. Exosome secretion: molecular mechanisms and roles in immune responses. Traffic, 2011, 12(12):1659 - 1668.

[8] Thery C, Amigorena S, Raposo G, et al. Isolation and characterization of exosomes from cell culture supernatants and biological fluids. Curr Protoc Cell Biol 2006, Chapter 3: Unit 3.22.

[9] Caby MP, Lankar D, Vincendeau-Scherrer C, et al. Exosomal-like vesicles are present in human blood plasma. Int Immunol, 2005, 17(7):879 - 887.

[10] Admyre C, Grunewald J, Thyberg J, et al. Exosomes with major histocompatibility complex class II and co-stimulatory molecules are present in human BAL fluid. Eur Respir J, 2003, 22(4):578 - 583.

[11] Pisitkun T, Shen RF, Knepper MA. Identification and proteomic profiling of exosomes in human urine. Proc Natl Acad Sci USA, 2004, 101(36):13368 - 13373.

[12] Poliakov A, Spilman M, Dokland T, et al. Structural heterogeneity and protein composition of exosome-like vesicles (prostasomes) in human semen. Prostate, 2009, 69(2):159 - 167.

[13] Asea A, Jean-Pierre C, Kaur P, et al. Heat shock protein-containing exosomes in mid-trimester amniotic fluids. J Reprod Immunol, 2008, 79(1):12 - 17.

[14] Gonzalez-Begne M, Lu B, Han X, et al. Proteomic analysis of human parotid gland exosomes by multidimensional protein identification technology (MudPIT). J Proteome Res, 2009, 8(3):1304 - 1314.

[15] Masyuk AI, Huang BQ, Ward CJ, et al. Biliary exosomes influence cholangiocyte regulatory mechanisms and proliferation through interaction with primary cilia. Am J Physiol Gastrointest Liver Physiol, 2010, 299(4):G990 - G999.

[16] Potolicchio I, Carven GJ, Xu X, et al. Proteomic analysis of microglia-derived exosomes: metabolic role of the aminopeptidase CD13 in neuropeptide catabolism. J Immunol, 2005, 175(4):2237 - 2243.

[17] Zhang HG, Liu C, Su K, et al. A membrane form of TNF-alpha presented by exosomes delays T cell activation-induced cell death. J Immunol, 2006, 176(12):7385 - 7393.

[18] Chavez-Munoz C, Morse J, Kilani R, et al. Primary human keratinocytes externalize stratifin protein via exosomes. J Cell Biochem, 2008, 104(6):2165 - 2173.

[19] Kesimer M, Scull M, Brighton B, et al. Characterization of exosome-like vesicles released from human tracheobronchial ciliated epithelium: a possible role in innate defense. FASEB J, 2009, 23(6):1858 - 1868.

[20] Lai RC, Arslan F, Lee MM, et al. Exosome secreted by MSC reduces myocardial ischemia/reperfusion injury. Stem Cell Res, 2010, 4(3):214 - 222.

[21] Ciravolo V, Huber V, Ghedini GC, et al. Potential role of HER2-overexpressing exosomes in countering trastuzumab-based therapy. J Cell Physiol, 2012, 227(2):658 - 667.

[22] Hedlund M, Nagaeva O, Kargl D, et al. Thermal-and oxidative stress causes enhanced release of NKG2D ligand-bearing immunosuppressive exosomes in leukemia/lymphoma T and B cells. PLoS One, 2011, 6(2):e16899.

[23] Parolini I, Federici C, Raggi C, et al. Microenvironmental pH is a key factor for exosome traffic in tumor cells. J Biol Chem, 2009, 284(49):34211 - 34222.

[24] Lv LH, Wan YL, Lin Y, et al. Anticancer drugs cause release of exosomes with heat shock proteins from human hepatocellular carcinoma cells that elicit effective natural killer cell ant-itumor responses in vitro. J Biol Chem, 2012, 287(19): 15874-15875.

[25] Koumangoye RB, Sakwe AM, Goodwin JS, et al. Detachment of breast tumor cells induces rapid secretion of exosomes which subsequently mediate cellular adhesion and spreading. PLoS One, 2011, 6(9):e24234.

[26] van Niel G, Raposo G, Candalh C, et al. Intestinal epithelial cells secrete exosome-like vesicles. Gastroenterology, 2001, 121(2):337 - 349.

[27] Wubbolts R, Leckie RS, Veenhuizen PT, et al. Proteomic and biochemical analyses of human B cell-derived exosomes potential implications for their function and multivesicular body formation. J Biol Chem, 2003, 278(13):10963 - 10972.

[28] Lamparski HG, Metha-Damani A, Yao JY, et al. Production and characterization of clinical grade exosomes derived from dendritic cells. J Immunol Methods, 2002, 270(2):211 - 226.

[29] Thery C, Regnault A, Garin J, et al. Molecular characterization of dendritic cell-derived exosomes selective accumulation of the heat shock protein hsc73. J Cell Biol, 1999, 147(3):599 - 610.

[30] Van Niel G, Mallegol J, Bevilacqua C, et al. Intestinal epithelial exosomes carry MHC class II/peptides able to inform the immune system in mice. Gut, 2003, 52(12):1690 - 1697.

[31] Clayton A, Turkes A, Dewitt S, et al. Adhesion and signaling by B cell-derived exosomes: the role of integrins. FASEB J, 2004, 18(9):977 - 979.

[32] McLellan AD. Exosome release by primary B cells. Crit Rev Immunol, 2009, 29(3):203 - 217.

[33] Ludwig AK, Giebel B. Exosomes: small vesicles participating in intercellular communication. Int J Biochem Cell Biol, 2012, 44(1):11 - 15.

[34] Segura E, Nicco C, Lombard B, et al. ICAM-1 on exosomes from mature dendritic cells is critical for efficient naive T-cell priming. Blood, 2005, 106(1):216 - 223.

[35] Mears R, Craven RA, Hanrahan S, et al. Proteomic analysis of melanoma-derived exosomes by two-dimensional polyacrylamide gel electrophoresis and mass spectrometry. Proteomics, 2004, 4(12):4019 - 4031.

[36] Andreola G, Rivoltini L, Castelli C, et al. Induction of lymphocyte apoptosis by tumor cell secretion of FasL-bearing microvesicles. J Exp Med, 2002, 195(10):1303 - 1316.

[37] Huber V, Fais S, Iero M, et al. Human colorectal cancer cells induce T-cell death through release of proapoptotic microvesicles: role in immune escape. Gastroenterology, 2005, 128(7):1796 - 1804.

[38] Mitchell PJ, Welton J, Staffurth J, et al. Can urinary exosomes act as treatment response markers in prostate cancer? J Transl Med, 2009, 7:4.

[39] Bergmann C, Strauss L, Wieckowski E, et al. Tumor-derived microvesicles in sera of patients with head and neck cancer and their role in tumor progression. Head Neck, 2009, 31(3):371 - 380.

[40] Graner MW, Alzate O, Dechkovskaia AM, et al. Proteomic and immunologic analyses of brain tumor exosomes. FASEB J, 2009, 23(5):1541 - 1557.

[41] Clayton A, Mitchell JP, Court J, et al. Human tumor-derived exosomes selectively impair lymphocyte responses to interleukin-2. Cancer Res, 2007, 67(15):7458 - 7466.

[42] Chairoungdua A, Smith DL, Pochard P, et al. Exosome release of beta-catenin: a novel mechanism that antagonizes Wnt signaling. J Cell Biol, 2010, 190(6):1079 - 1091.

[43] Sheldon H, Heikamp E, Turley H, et al. New mechanism for Notch signaling to endothelium at a distance by Delta-like 4 incorporation into exosomes. Blood, 2010, 116(13):2385 - 2394.

[44] Geminard C, De Gassart A, Blanc L, et al. Degradation of AP2 during reticulocyte maturation enhances binding of hsc70 and Alix to a common site on TFR for sorting into exosomes. Traffic, 2004, 5(3):181 - 193.

[45] Chaput N, Thery C. Exosomes: immune properties and potential clinical implementations. Semin I mmunopathol, 2011, 33(5):419 - 440.

[46] Choi DS, Yang JS, Choi EJ, et al. The protein interaction network of extracellular vesicles derived from human colorectal cancer cells. J Proteome Res, 2012, 11(2):1144 - 1151.

[47] De Gassart A, Trentin B, Martin M, et al. Exosomal sorting of the cytoplasmic domain of bovine leukemia virus TM Env protein. Cell Biol Int, 2009, 33(1):36 - 48.

[48] de Gassart A, Geminard C, Fevrier B, et al. Lipid raft-associated protein sorting in exosomes. Blood, 2003, 102(13):4336 - 4344.

[49] Staubach S, Razawi H, Hanisch FG. Proteomics of MUC1-containing lipid rafts from plasma membranes and exosomes of human breast carcinoma cells MCF-7. Proteomics, 2009, 9(10):2820 - 2835.

[50] Laulagnier K, Motta C, Hamdi S, et al. Mast cell- and dendritic cell-derived exosomes display a specific lipid composition and an unusual membrane organization. Biochem J, 2004, 380(Pt 1):161 - 171.

[51] Valadi H, Ekstrom K, Bossios A, et al. Exosome-mediated transfer of mRNAs and microRNAs is a novel mechanism of genetic exchange between cells. Nat Cell Biol, 2007, 9(6):654 - 659.

[52] Skog J, Wurdinger T, van Rijn S, et al. Glioblastoma microvesicles transport RNA and proteins that promote tumour growth and provide diagnostic biomarkers. Nat Cell Biol, 2008, 10(12):1470 - 1476.

[53] Pegtel DM, Cosmopoulos K, Thorley-Lawson DA, et al. Functional delivery of viral miRNAs via exosomes. Proc Natl Acad Sci USA, 2010, 107(14):6328 - 6333.

[54] Mathivanan S, Fahner CJ, Reid GE, et al. ExoCarta 2012: database of exosomal proteins, RNA and lipids. Nucleic Acids Res, 2012, 40(Database issue):D1241 - D1244.

[55] Dragovic RA, Gardiner C, Brooks AS, et al. Sizing and phenotyping of cellular vesicles using Nanoparticle Tracking Analysis. Nanomedicine, 2011, 7(6):780 - 788.

[56] Kim JW, Wieckowski E, Taylor DD, et al. Fas ligand-positive membranous vesicles isolated from sera of patients with oral cancer induce apoptosis of activated T lymphocytes. Clin Cancer Res, 2005, 11(3):1010 - 1020.

[57] Taylor DD, Gercel-Taylor C, Lyons KS, et al. T-cell apoptosis and suppression of T-cell receptor/CD3-zeta by Fas ligand-containing membrane vesicles shed from ovarian tumors. Clin Cancer Res, 2003, 9(14):5113 - 5119.

[58] Ostrowski M, Carmo NB, Krumeich S, et al. Rab27a and Rab27b control different steps of the exosome secretion pathway. Nat Cell Biol, 2010, 12(1):1 - 13 19, 30sup.

[59] Logozzi M, De Milito A, Lugini L, et al. High levels of exosomes expressing CD63 and caveolin-1 in plasma of melanoma patients. PLoS One, 2009, 4(4):e5219.

[60] Gajewski TF, Meng Y, Blank C, et al. Immune resistance orchestrated by the tumor microenvironment. Immunol Rev, 2006, 213:131 - 145.

[61] van Niel G, Porto-Carreiro I, Simoes S, et al. Exosomes: a common pathway for a specialized function. J Biochem, 2006, 140(1):13 - 21.

[62] Iero M, Valenti R, Huber V, et al. Tumour-released exosomes and their implications in cancer immunity. Cell Death Differ, 2008, 15(1):80 - 88.

[63] Rupp AK, Rupp C, Keller S, et al. Loss of EpCAM expression in breast cancer derived serum exosomes: role of proteolytic cleavage. Gynecol Oncol, 2011, 122(2):437 - 446.

[64] Andre F, Schartz NE, Movassagh M, et al. Malignant effusions and immunogenic tumour-derived exosomes. Lancet, 2002, 360(9329):295 - 305.

[65] Taylor DD, Gercel-Taylor C. MicroRNA signatures of tumor-derived exosomes as diagnostic biomarkers of ovarian cancer. Gynecol Oncol, 2008, 110(1):13 - 21.

[66] Al-Nedawi K, Meehan B, Micallef J, et al. Intercellular transfer of the oncogenic receptor EGFRvIII by microvesicles derived from tumour cells. Nat Cell Biol, 2008, 10(5):619 - 624.

[67] Dai S, Wei D, Wu Z, et al. Phase I clinical trial of autologous ascites-derived exosomes combined with GM-CSF for colorectal cancer. Mol Ther, 2008, 16(4):782 - 790.

[68] Navabi H, Croston D, Hobot J, et al. Preparation of human ovarian cancer ascites-derived exosomes for a clinical trial. Blood Cells Mol Dis, 2005, 35(2):149 - 152.

[69] André F, Schartz NE, Chaput N, et al. Tumor-derived exosomes: a new source of tumor rejection antigens. Vaccine, 2002, 20(Suppl 4):A28 - A31.

[70] Zhang Y, Luo CL, He BC, et al. Exosomes derived from IL-12-anchored renal cancer cells increase induction of specific antitumor response in vitro: a novel vaccine for renal cell carcinoma. Int J Oncol, 2010, 36(1):133 - 140.

[71] Van Parijs L, Abbas AK. Role of Fas-mediated cell death in the regulation of immune responses. Curr Opin Immunol, 1996, 8(3):355 - 361.

[72] Osborne BA. Apoptosis and the maintenance of homoeostasis in the immune system. Curr Opin Immunol, 1996, 8(2):245 - 254.

[73] Alderson MR, Tough TW, Davis-Smith T, et al. Fas ligand mediates activation-induced cell death in human T lymphocytes. J Exp Med, 1995, 181(1):71 - 77.

[74] Suda T, Okazaki T, Naito Y, et al. Expression of the Fas ligand in cells of T cell lineage. J Immunol, 1995, 154(8):3806 - 3813.

[75] O' Connell J, O' Sullivan GC, Collins JK, et al. The Fas counterattack: Fas-mediated T cell killing by colon cancer cells expressing Fas ligand. J Exp Med, 1996, 184(3):1075 - 1082.

[76] Hahne M, Rimoldi D, Schroter M, et al. Melanoma cell expression of Fas(Apo-1/CD95) ligand: implications for tumor immune escape. Science, 1996, 274(5291):1363 - 1366.

[77] Abusamra AJ, Zhong Z, Zheng X, et al. Tumor exosomes expressing Fas ligand mediate CD8$^+$T-cell apoptosis. Blood Cells Mol Dis, 2005, 35(2):169 - 173.

[78] Martinez-Lorenzo MJ, Anel A, Alava MA, et al. The human melanoma cell line MelJuSo secretes bioactive FasL and APO2L/TRAIL on the surface of microvesicles possible contribution to tumor counterattack. Exp Cell Res, 2004, 295(2):315 - 329.

[79] Qu JL, Qu XJ, Qu JL, et al. The role of cbl family of ubiquitin ligases in gastric cancer exosome-induced apoptosis of Jurkat T cells. Acta Oncol, 2009, 48(8):1173 - 1180.

[80] Wieckowski EU, Visus C, Szajnik M, Szczepanski MJ, et al. Tumor-derived microvesicles promote regulatory T cell expansion and induce apoptosis in tumor-reactive activated CD8$^+$T lymphocytes. J Immunol, 2009, 183(6):3720 - 3730.

[81] Peng P, Yan Y, Keng S. Exosomes in the ascites of ovarian cancer patients: origin and effects on antitumor immunity. Oncol Rep, 2011, 25(3):749 - 762.

[82] Taylor DD, Gercel-Taylor C. Tumour-derived exosomes and their role in cancer-associated T-cell signalling defects. Br J Cancer, 2005, 92(2):305 - 311.

[83] Klibi J, Niki T, Riedel A, et al. Blood diffusion and Th1-suppressive effects of galectin-9-containing exosomes released by Epstein-Barr virus-infected nasopharyngeal carcinoma cells. Blood, 2009, 113(9):1957 - 1966.

[84] Clayton A, Al-Taei S, Webber J, et al. Cancer exosomes express CD39 and CD73, which suppress T cells through adenosine production. J Immunol, 2011, 187(2):676 - 683.

[85] Clayton A, Mitchell JP, Court J, et al. Human tumor-derived exosomes down-modulate NKG2D expression. J Immunol, 2008, 180(11):7249 - 7258.

[86] Clayton A, Tabi Z. Exosomes and the MICA-NKG2D system in cancer. Blood Cells Mol Dis, 2005, 34(3):206 - 213.

[87] Ashiru O, Boutet P, Fernandez-Messina L, et al. Natural killer cell cytotoxicity is suppressed by exposure to the human NKG2D ligand MICA 008 that is shed by tumor cells in exosomes. Cancer Res, 2010, 70(2):481 - 489.

[88] Liu C, Yu S, Zinn K, et al. Murine mammary carcinoma exosomes promote tumor growth by suppression of NK cell function. J Immunol, 2006, 176(3):1375 - 1385.

[89] Szczepanski MJ, Szajnik M, Welsh A, et al. Blast-derived microvesicles in sera from patients with acute myeloid leukemia suppress natural killer cell function via membrane-associated transforming growth factor-beta1. Haematologica, 2011, 96(9):1302 - 1309.

[90] Gabrilovich DI, Nagaraj S. Myeloid-derived suppressor cells as regulators of the immune system. Nat Rev Immunol, 2009, 9(3):162 - 174.

[91] Valenti R, Huber V, Filipazzi P, et al. Human tumor-released microvesicles promote the differentiation of myeloid cells with transforming growth factor-beta-mediated suppressive activity on T lymphocytes. Cancer Res, 2006, 66(18):9290 - 9298.

[92] Filipazzi P, Valenti R, Huber V, et al. Identification of a new subset of myeloid suppressor cells in peripheral blood of melanoma patients with modulation by a granulocyte-macrophage colony-stimulation factor-based antitumor vaccine. J Clin Oncol, 2007, 25(18):2546 - 2553.

[93] Filipazzi P, Huber V, Rivoltini L. Phenotype, function and clinical implications of myeloid-derived suppressor cells in cancer patients. Cancer Immunol Immunother, 2012, 61(2):255 - 263.

[94] Hoechst B, Ormandy LA, Ballmaier M, et al. A new population of myeloid-derived suppressor cells in hepatocellular carcinoma patients induces CD4$^{(+)}$ CD25$^{(+)}$ Foxp3$^{(+)}$ T cells. Gastroenterology, 2008, 135(1):234 - 243.

[95] Yuan XK, Zhao XK, Xia YC, et al. Increased circulating immunosuppressive CD14$^{(+)}$ HLA-DR$^{(-/low)}$ cells correlate with clinical cancer stage and pathological grade in patients with bladder carcinoma. J Int Med Res, 2011, 39(4):1381 - 1391.

[96] Brimnes MK, Vangsted AJ, Knudsen LM, et al. Increased level of both CD4^{+}Foxp3^{+} regulatory T cells and CD14^{+}HLA-DR$^{(/low)}$ myeloid-derived suppressor cells and decreased level of dendritic cells in patients with multiple myeloma. Scand J Immunol, 2010, 72(6):540 - 547.

[97] Szajnik M, Czystowska M, Szczepanski MJ, et al. Tumor-derived microvesicles induce, expand and up-regulate biological activities of human regulatory T cells (Treg). PLoS One, 2010, 5(7):e11469.

[98] Wada J, Onishi H, Suzuki H, et al. Surface-bound TGF-beta1 on effusion-derived exosomes participates in maintenance of number and suppressive function of regulatory T-cells in malignant effusions. Anticancer Res, 2010, 30(9):3747 - 3757.

[99] Wang GJ, Liu Y, Qin A, et al. Thymus exosomes-like particles induce regulatory T cells. J Immunol, 2008, 181(8):5242 - 5248.

[100] Yu S, Liu C, Su K, et al. Tumor exosomes inhibit differentiation of bone marrow dendritic cells. J Immunol, 2007, 178(11):6867 - 6875.

[101] Xiang X, Liu Y, Zhuang X, et al. TLR2-mediated expansion of MDSCs is dependent on the source of tumor exosomes. Am J Pathol, 2010, 177(4):1606 - 1610.

[102] Liu Y, Xiang X, Zhuang X, et al. Contribution of MyD88 to the tumor exosome-mediated induction of myeloid derived suppressor cells. Am J Pathol, 2010, 176(5):2490 - 2499.

[103] Chalmin F, Ladoire S, Mignot G, et al. Membrane-associated Hsp72 from tumor-derived exosomes mediates STAT3-dependent immunosuppressive function of mouse and human myeloid-derived suppressor cells. J Clin Invest, 2010, 120(2):457 - 471.

[104] Xiang X, Liu Y, Zhuang X, et al. TLR2-mediated expansion of MDSCs is dependent on the source of tumor exosomes. Am J Pathol, 2010, 177(4):1606 - 1610.

[105] Mignot G, Chalmin F, Ladoire S, et al. Tumor exosome-mediated MDSC activation. Am J Pathol, 2011, 178(3):1403-1405.

[106] Muralidharan-Chari V, Clancy JW, Sedgwick A, et al. Microvesicles: mediators of extracellular communication during cancer progression. J Cell Sci, 2010, 123(Pt 10):1603 - 1611.

[107] Hood JL, Pan H, Lanza GM, et al. Consortium for translational research in advanced imaging and nanomedicine (C-TRAIN) paracrine induction of endothelium by tumor exosomes. Lab Invest, 2009, 89(11):1317 - 1328.

[108] Hood JL, San RS, Wickline SA. Exosomes released by melanoma cells prepare sentinel lymph nodes for tumor metastasis. Cancer Res, 2011, 71(11):3792 - 3801.

[109] Richardson MM, Jennings LK, Zhang XA. Tetraspanins and tumor progression. Clin Exp Metastasis, 2011, 28(3):261 - 270.

[110] Gesierich S, Berezovskiy I, Ryschich E, et al. Systemic induction of the angiogenesis switch by the tetraspanin D6.1A/CO-029. Cancer Res, 2006, 66(14):7083 - 7094.

[111] Nazarenko I, Rana S, Baumann A, et al. Cell surface tetraspanin Tspan8 contributes to molecular pathways of exosome-induced endothelial cell activation. Cancer Res, 2010, 70(4):1668 - 1678.

[112] Meckes Jr DG, Shair KH, Marquitz AR, et al. Human tumor virus utilizes exosomes for intercellular communication. Proc Natl Acad Sci USA, 2010, 107(47):20370 - 20375.

[113] Yang M, Chen J, Su F, et al. Microvesicles secreted by macrophages shuttle invasion-potentiating microRNAs into breast cancer cells. Mol Cancer, 2011, 10:117.

[114] Webber J, Steadman R, Mason MD, et al. Cancer exosomes trigger fibroblast to myofibroblast differentiation. Cancer Res, 2010, 70(23):9621 - 9630.

[115] Cho JA, Park H, Lim EH, et al. Exosomes from breast cancer cells can convert adipose tissue-derived mesenchymal stem cells into myofibroblast-like cells. Int J Oncol, 2012, 40(1):130 - 138.

[116] Nieuwland R, van der Post JA, Lok CA, et al. Microparticles and exosomes in gynecologic neoplasias. Semin Thromb Hemost, 2010, 36(8):925 - 929.

[117] Jung T, Castellana D, Klingbeil P, et al. CD44v6 dependence of premetastatic niche preparation by exosomes. Neoplasia, 2009, 11(10):1093 - 1105.

[118] Raman D, Baugher PJ, Thu YM, et al. Role of chemokines in tumor growth. Cancer Lett, 2007, 256(2):137 - 165.

[119] Lu T, Sathe SS, Swiatkowski SM, et al. Secretion of cytokines and growth factors as a general cause of constitutive NFkappaB activation in cancer. Oncogene, 2004, 23(12):2138 - 2145.

[120] Daughaday WH, Deuel TF. Tumor secretion of growth factors. Endocrinol Metab Clin North Am, 1991, 20(3):539 - 563.

[121] Goustin AS, Leof EB, Shipley GD, et al. Growth factors and cancer. Cancer Res, 1986, 46(3):1015 - 1029.

[122] Higginbotham JN, Demory Beckler M, Gephart JD, et al. Amphiregulin exosomes increase cancer cell invasion. Curr Biol, 2011, 21(9):779 - 786.

[123] Hendrix A, Westbroek W, Bracke M, et al. An ex(o)citing machinery for invasive tumor growth. Cancer Res, 2010, 70(23):9533 - 9537.

[124] Feng D, Zhao WL, Ye YY, et al. Cellular internalization of exosomes occurs through phagocytosis. Traffic, 2010, 11(5):675 - 687.

[125] Raposo G, Nijman HW, Stoorvogel W, et al. B lymphocytes secrete antigen-presenting vesicles. J Exp Med, 1996, 183(3):1161 - 1172.

[126] Miyanishi M, Tada K, Koike M, et al. Identification of Tim4 as a phosphatidylserine receptor. Nature, 2007, 450(7168):435 - 439.

[127] Tian T, Wang Y, Wang H, et al. Visualizing of the cellular uptake and intracellular trafficking of exosomes by live-cell microscopy. J Cell Biochem, 2010, 111(2):488 - 496.

[128] Mittelbrunn M, Gutierrez-Vazquez C, Villarroya-Beltri C, et al. Unidirectional transfer of microRNA-loaded exosomes from T cells to antigen-presenting cells. Nat Commun, 2011, 2:282.

[129] Luciani F, Spada M, De Milito A, et al. Effect of proton pump inhibitor pretreatment on resistance of solid tumors to cytotoxic drugs. J Natl Cancer Inst, 2004, 96(22):1702 - 1713.

[130] Yin J, Yan X, Yao X, et al. Secretion of annexin A3 from ovarian cancer cells and its association with platinum resistance in ovarian cancer patients. J Cell Mol Med, 2012, 16:337 - 348.

[131] Safaei R, Larson BJ, Cheng TC, et al. Abnormal lysosomal trafficking and enhanced exosomal export of cisplatin in drug-resistant human ovarian carcinoma cells. Mol Cancer Ther, 2005, 4(10):1595 - 1604.

[132] Lehmann BD, McCubrey JA, Jefferson HS, et al. A dominant role for p53-dependent cellular senescence in radiosensitization of human prostate cancer cells. Cell Cycle, 2007, 6(5):595 - 605.

[133] Yu X, Harris SL, Levine AJ. The regulation of exosome secretion: a novel function of the p53 protein. Cancer Res, 2006, 66(9):4795 - 4801.

[134] Lehmann BD, Paine MS, Brooks AM, et al. Senescence-associated exosome release from human prostate cancer cells. Cancer Res, 2008, 68(19):7864 - 7871.

[135] Khan S, Jutzy JM, Aspe JR, et al. Survivin is released from cancer cells via exosomes. Apoptosis, 2011, 16(1):1 - 12.

[136] Battke C, Ruiss R, Welsch U, et al. Tumour exosomes inhibit binding of tumour-reactive antibodies to tumour cells and reduce ADCC. Cancer Immunol Immunother, 2011, 60(5):639 - 648.

[137] Aung T, Chapuy B, Vogel D, et al. Exosomal evasion of humoral immunotherapy in aggressive B-cell lymphoma modulated by ATP-binding cassette transporter A3. Proc Natl Acad Sci USA, 2011, 108(37):15336 - 15341.

[138] Wolfers J, Lozier A, Raposo G, et al. Tumor-derived exosomes are a source of shared tumor rejection antigens for CTL cross-priming. Nat Med, 2001, 7(3):297 - 303.

[139] Napoletano C, Rughetti A, Landi R, et al. Immunogenicity of allo-vesicle carrying ERBB2 tumor antigen for dendritic cell-based anti-tumor immunotherapy. Int J I mmunopathol Pharmacol, 2009, 22(3):647 - 658.

[140] Gastpar R, Gehrmann M, Bausero MA, et al. Heat shock protein 70 surface-positive tumor exosomes stimulate migratory and cytolytic activity of natural killer cells. Cancer Res, 2005, 65(12):5238 - 5247.

[141] Vega VL, Rodriguez-Silva M, Frey T, et al. Hsp70 translocates into the plasma membrane after stress and is released into the extracellular environment in a membrane-associated form that activates macrophages. J Immunol, 2008, 180(6):4299 - 4307.

[142] Dai S, Wan T, Wang B, et al. More efficient induction of HLA-A*0201-restricted and carcinoembryonic antigen (CEA)-specific CTL response by immunization with exosomes prepared from heat-stressed CEA-positive tumor cells. Clin Cancer Res, 2005, 11(20):7554 - 7563.

[143] Shen C, Hao SG, Zhao CX, et al. Antileukaemia immunity: effect of exosomes against NB4 acute promyelocytic leukaemia cells. J Int Med Res, 2011, 39(3):740 - 747.

[144] Viaud S, Ploix S, Lapierre V, et al. Updated technology to produce highly immunogenic dendritic cell-derived exosomes of clinical grade: a critical role of interferon-γ. J Immunother, 2011, 34(1):65 - 75.

[145] Escudier B, Dorval T, Chaput N, et al. Vaccination of metastatic melanoma patients with autologous dendritic cell (DC) derived-exosomes: results of the first phase I clinical trial. J Transl Med, 2005, 3(1):10.

[146] Viaud S, Terme M, Flament C, et al. Dendritic cell-derived exosomes promote natural killer cell activation and proliferation: a role for NKG2D ligands and IL-15Ralpha. PLoS One, 2009, 4(3):e4942.

[147] Morse MA, Garst J, Osada T, et al. A phase I study of dexosome immunotherapy in patients with advanced non-small cell lung cancer. J Transl Med, 2005, 3(1):9.

[148] Bard MP, Hegmans JP, Hemmes A, et al. Proteomic analysis of exosomes isolated from human malignant pleural effusions. Am J Respir Cell Mol Biol, 2004, 31(1):114 - 121.

[149] Runz S, Keller S, Rupp C, et al. Malignant ascites-derived exosomes of ovarian carcinoma patients contain CD24 and EpCAM. Gynecol Oncol, 2007, 107(3):563 - 571.

[150] Hunter MP, Ismail N, Zhang X, et al. Detection of microRNA expression in human peripheral blood microvesicles. PLoS One, 2008, 3(11):e3694.

[151] Keller S, Ridinger J, Rupp AK, et al. Body fluid derived exosomes as a novel template for clinical diagnostics. J Transl Med, 2011, 9:86.

[152] Hoen EN, van der Vlist EJ, Aalberts M, et al. Quantitative and qualitative flow cytometric analysis of nanosized cell-derived membrane vesicles. Nanomedicine, 2011, 9(1): 86.

[153] Grant R, Ansa-Addo E, Stratton D, et al. A filtration-based protocol to isolate human plasma membrane-derived vesicles and exosomes from blood plasma. J Immunol Methods, 2011, 371(1 - 2):143 - 151.

[154] Silva J, Garcia V, Rodriguez M, et al. Analysis of exosome release and its prognostic value in human colorectal cancer. Genes Chromosomes Cancer, 2012, 51(4):409 - 418.

[155] Kosaka N, Iguchi H, Ochiya T. Circulating microRNA in body fluid: a new potential biomarker for cancer diagnosis and prognosis. Cancer Sci, 2010, 101(10):2087 - 2092.

第三十一章 31

半乳糖凝集素在肿瘤微环境中的关键作用

Victoria Sundblad[1], Veronique Mathieu[2], Robert Kiss[2,]* and Gabriel A. Rabinovich[1,3,*]

1. Laboratorio de Inmunopatología, Instituto de Biologíay Medicina Experimental (IBYME), Consejo Nacional de Investigaciones Científicasy Técnicas (CONICET), Buenos Aires, Argentina
2. Laboratory of Toxicology, Faculty of Pharmacy, Université Libre de Bruxelles, Brussels, Belgium
3. Laboratorio de Glicómica Estructuraly Funcional, IQUIBICEN–CONICET, Departamento de Química Biológica, Facultad de Ciencias Exactas y Naturales, Universidad de Buenos Aires, Ciudad de Buenos Aires, Argentina,

*R.K. and G.A.R. contributed equally to this chapter

译者：黄曙 周洪

致谢

作者特别感谢 Diego Croci 在图形设计方面给予的帮助。G.A.R. 实验室的工作由 Agencia Nacional de Promoción Científica y Tecnológica Argentina （ANPCyT; 2010-870), Mizutani Foundation for Glycoscience (Japan), National Multiple Sclerosis Society (USA), Prostate Action (UK), Fundación Sales (Argentina), University of Buenos Aires (Argentina), and Consejo Nacional de Investigaciones Científicas y Técnicas(CONICET) 基金资助。R.K. 实验室的工作由 the Fonds National de la Recherche Scientifique (FRS-FNRS; Belgium) 基金资助。

一、半乳糖凝集素的定义、结构与功能

半乳糖凝集素（galectin）是一类进化保守的对 β- 半乳糖苷具有亲和力的糖结合蛋白家族[1-2]。这类凝集素在其糖识别域（carbohydrate recognition domain,CRD）具有近 130 个氨基酸的共同序列，从而能够识别 N- 聚糖和 O- 聚糖的双糖 N- 乙酰乳糖胺(Galβ(1-4)-GlcNAc; LacNAc)[3]。目前，在哺乳动物中，galectin 家族已有 15 位成员，分为三组：(1) 原型（prototype galectins)，具有一个 CRD，并且能够二聚化，成员包括 galectin-1、galectin-2、galectin-5、galectin-7、galectin-10、galectin-11、galectin-13、galectin-14 和 galectin-15；(2) 串联重复型（tandem repeat galectins)，在一条多肽单链的串联区具有两个同源 CRD，成员包括 galectin-4、galectin-6、galectin-8、galectin-9 和 galectin-12；(3) 嵌合型（chimera galectins)，目前发现的家族成员仅包括 galectin-3，其结构中含有一个 CRD，与负责低聚化反应的 nonlectin N-末端区域相连。galectin 各组家族成员如图 31.1 所示。

几十年来，galectin 被认为仅有的功能是在细胞外环境中通过其 CRD 与细胞表面及细胞外基质中的糖蛋白和糖脂相互作用。然而，近年来的研究已发现了 galectin 在细胞内的多种功能，包括对信号转导、剪切机制、细胞存活和增殖的调节。尤其是这一凝集素家族的大部分细胞内功能包含蛋白 - 蛋白相互作用而非蛋白 - 多糖的相互作用[4]。最近，已有综述总结了肿瘤微环境中 galectin 控制的细胞内信号转导通路[5]。

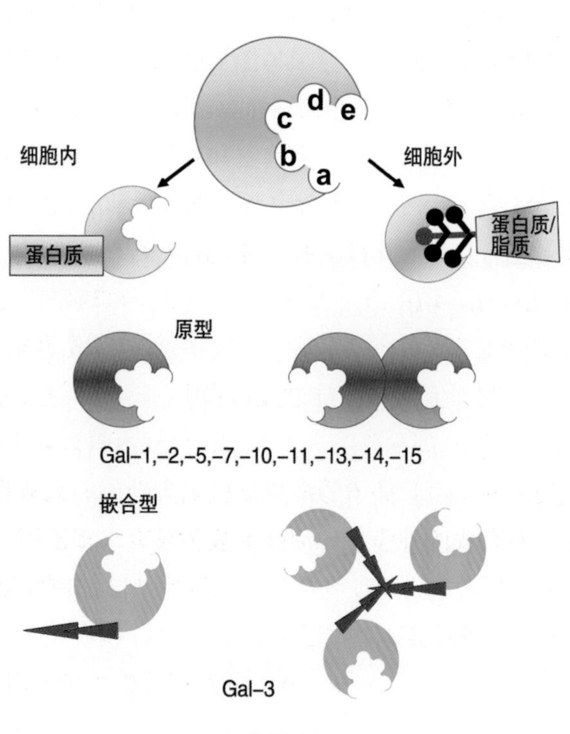

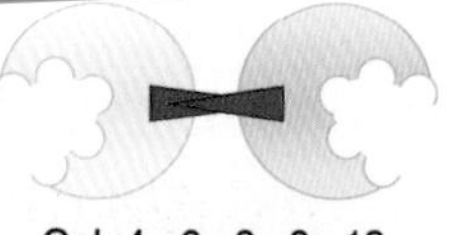

图 31.1 Galectins 结构

Galectin 家族分为 3 组：包含一个 CRD 并且能够形成二聚体的原型 galectin、串联区（与多达 70 个氨基酸组成的连接体相连）内包含两个不同 CRD 的串联重复型 galectin 以及唯一的嵌合型 galectin-3。galectin-3 由融合到 CRD 上的富含脯氨酸和甘氨酸的短链形成的独特串联重复序列组成。

由于具备细胞内与细胞外的双重功能，galectin 被认为在正常的生理过程以及肿瘤形成中均扮演了主要角色。其在肿瘤微环境中表达的升高和降低有助于选择这一蛋白家族的不同成员用于癌症的靶向治疗。事实上，越来越多的研究探讨了 galectind 不同类型的肿瘤中的表达模式[6]，揭示了这些多糖结合蛋白在肿瘤形成和转移中的多种功能[1,7]。另外，当 galectin 在不同的炎症和免疫细胞中表达并且调节这些细胞的功能时[8]，galectin 完全有可能影响肿瘤微环境中的炎症和免疫反应。本章节中，我们将回顾并讨论 galectin 对肿瘤微环境中免疫细胞网络的调节作用。另外，我们也将讨论 galectin 的其他非免疫学功能，这些功能可能会导致肿瘤的发生、生长与转移。对 galectin 免疫相关与非相关功能平衡的了解有助于我们预测这类内源性凝集素在肿瘤生物学中的整体功能。

二、半乳糖凝集素 – 多糖 (Galectin–Glycan) 的相互作用在肿瘤免疫中扮演的关键角色

在过去的十年中，研究发现免疫系统抗肿瘤的最大障碍在于肿瘤针对自身肿瘤抗原所建立的 T 细胞耐受。体内实验研究结果表明，在肿瘤生长过程中更容易发生对抗原特异性的 $CD4^+$T 细胞的耐受，然而在体内确实存在抗原特异性 T 细胞对肿瘤抗原的识别，因此肿瘤宿主中这一矛盾的结果就是 T 细胞失能[9]。尽管最初认为整个肿瘤特异性 T 细胞群是失能的，但是更多的研究表明在体内与肿瘤细胞相互作用产生异质性 T 细胞群，这些细胞群由抗原刺激 T 细胞（包括失能 T 细胞）、初始 T 细胞以及具有免疫抑制活性的抗原特异性调节 T（Treg）细胞组成[10]。此后，大量的研究致力于阐述不同的效应与调节细胞群是怎样被诱导的，以及影响这些肿瘤特异性 T 细胞混合体最终成分的分子与细胞机制。此种情况下，树突状细胞（DC）被认为在决定体内最终是产生 T 细胞耐受还是 T 细胞攻击时起到至关重要的作用。这一决定极大程度上受 DC 遭遇抗原时的环境因素的影响。当 DC 在炎症环境中遭遇抗原，导致它们向能够产生强大免疫反应的表型分化成熟；然而 DC 在非炎症环境中俘获抗原，将不能产生有效的 T 细胞反应，反而导致 T 细胞耐受的发生[11]。有趣的是，在肿瘤进展过程中，其微环境不仅不能提供合适且能有效激活 DC 的炎症信号，反而抑制免疫，如 IL-10[12] 和血管内皮生长因子 (VEGF)[13] 抑制这些细胞活性和免疫原性。尽管关于肿瘤免疫机制方面的研究取得了重要进展，但是将机制研究成功地转化为有效的肿瘤免疫治疗手段仍还有许多阻碍。这些阻碍包括肿瘤具有产生多种免疫抑制机制的能力，以达到避免免疫识别以及使效应 T 细胞失能的目的[14-16]，包括抗原呈递机制中的组分改变、近端 TCR 信号的缺陷、免疫抑制或促凋亡因素的分泌、抑制分子的表达（PD-L1、CTLA-4、IDO）以及调节性 T 细胞群的特异性募集[14, 17-18]。这些肿瘤所表现出的逃避免疫反应的多重免疫抑制机制已于另处详尽讨论[19]。此处，我们将整合目前以及前沿的有关 galectin-glycan 相互作用在形成抗肿瘤免疫反应中至关重要作用的研究发现。这些结果总结于图 31.2。这些令人眼花缭乱的分子间联合作用是仅仅被肿瘤利用还是由肿瘤诱导作为补偿策略以阻挠免疫反应仍有待确定。

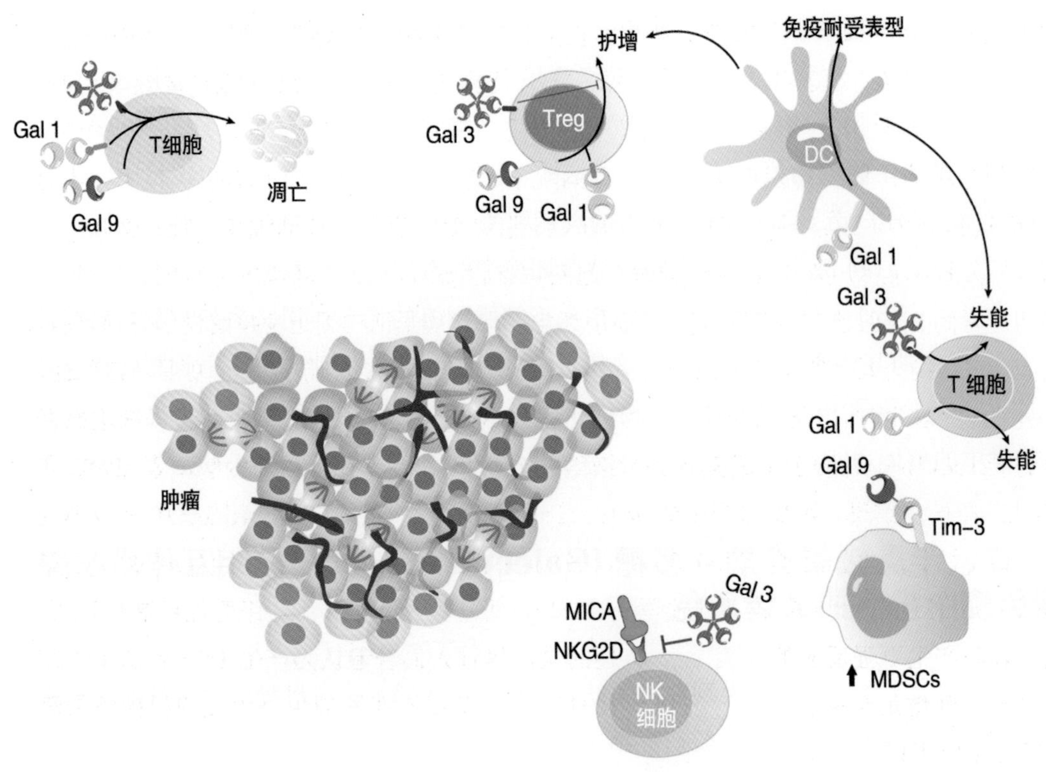

图 31.2　Galectin 在肿瘤免疫中的作用

恶性转化与转移总是与肿瘤糖基化及肿瘤相关炎症细胞的改变有关。Galectin，包括 Gal-1、Gal-3 和 Gal-9，由肿瘤或基质细胞分泌，通过靶向效应性细胞毒 T 淋巴细胞（CTLs)、Th1 和 Th17 细胞的存活，使平衡向 Th2 细胞因子方面倾斜及诱导调节性 T 细胞（Treg) 的分化和扩增，从而调节肿瘤免疫逃逸。此外，在失能的浸润性 CTL 中，Gal-3 通过使 T 细胞受体 (TCR) 远离其共受体 CD8 从而诱导 T 细胞功能异常，导致肿瘤微环境中的 T 细胞耐受。另一方面，Gal-9-Tim-3 间的相互作用驱使髓源抑制性细胞 (MDSCs) 分化，并且 Gal-3 通过降低重度 O-糖基化的肿瘤源性 MICA 和活化受体 NKG2D 之间的相互作用强度而损害自然杀伤细胞（NK）的功能。

A. Galectin-Glycan 相互作用对树突状细胞生理功能的影响

DC 对于精确的抗肿瘤免疫反应是至关重要的 [20]。肿瘤细胞表达能够被宿主免疫系统所识别的大量抗原。DC 摄取、加工、呈递肿瘤抗原从而激活肿瘤特异性 T 细胞反应。然而，肿瘤并没有被根除，反而进展、转移并杀死宿主。值得一提的是，肿瘤通过分泌大量的肿瘤源性因子，包括白介素（IL-6、IL-10）、粒细胞巨噬细胞集落刺激因子(GM-CSF)、巨噬细胞集落刺激因子（M-CSF)、转化生长因子（TGF-β）或是血管内皮生长因子（VEGF)，改变 DC 的分化，促进其扩增以及未成熟的和调节性 DC 的蓄积 [19]。另外，正如上述，DC 遭遇抗原的环境强烈影响着是产生 T 细胞耐受还是 T 细胞攻击的结果，其中对这些细胞产生影响的激活和抑制通路间的微妙平衡确实起着至关重要的作用 [19]。

在这种情况下，半乳糖凝集素 - 多糖（galectin-glycan）的相互作用对决定炎症性或是致耐受性的 APC 程序类型或强度起着至关重要的作用 [8]。有趣的是，对 DC 成熟过程中糖基化特征的检测显示，多糖表达谱发生显著的变化，包括 LacNAc 的上调、core-2 亚型 O- 聚糖的唾液酸化结构与表达的下调 [21]。除此之外，经重组 galectin-1 处理的 DC 会获得成熟的表型并且通过细胞外基质的迁移能力增强 [22]，这一效应由 CD43 与 CD45 的共簇以及 Syk 和蛋白其激酶 C（PKC）信号通路所介导 [23]。此外，在体内应用重组 galectin-1 有利于具有调节性细胞表型的 DC 募集到子宫黏膜组织[24]。另外，过表达 galectin-1 的 DC 还可诱导活性 T 细胞凋亡[25]。通过与 $CD43^+$DC 所表达的包含 poly-LacNAc 的多糖结合，galectin-1 促发免疫耐受性循环，其中包括产生 IL-27 的树突状细胞的分化，这样又转而促进产生 IL-10 的调节性 1 型（Tr1）T 细胞的扩增[25]。当这些 DC 转移到体内时，促进 IL-10 介导的 T 细胞耐受，削弱 T 辅助细胞（Th1 和 Th17）的反应，抑制自身免疫性炎症。同时，这些在富含 galectin-1 环境中分化的 DC 不仅不能诱导有效的 T 细胞抗肿瘤反应，反而使细胞因子间的平衡向促进免疫耐受的方向倾斜，从而导致肿瘤生长[26]。缺乏 galectin-1 或 galectin-3 的 DC 比野生型 DC 更具免疫原性，有利于向 Th1 和 Th17 方面极化[26-27]。近年来，Soldati 和其同事发现神经母细胞瘤释放的 galectin-1 有助于未成熟树突状细胞的产生[28]。不仅如此，作为解离素 ADAM9 和 ADAM17 的作用结果，肺腺癌产生的 galectin-1 诱导肿瘤相关的 DC 分泌 IL-10 和成熟的肝素结合性表皮生长因子（HB-EGF）[29]。另外，纯化自 galectin-3 缺陷（$Lgals3^{-/-}$）小鼠的 $CD11c^+$DC 比野生型 DC 产生更多量的 IL-12，可能有助于解释 Th1 细胞能对这些 DC 的抗原刺激产生更强反应的原因[30]。有趣的是，尽管人们普遍认为产生 IFN-γ 的 Th1 细胞对根除肿瘤是至关重要的，但产生 IL-17 的 Th17 细胞在肿瘤免疫中发挥积极还是消极的作用仍未可知。

另一方面，已有研究证明 galectin-9 促进 DC 成熟的水平与脂多糖相似[31]。Galectin-9 促进成熟的 DC 分泌 IL-12，但不分泌 IL-10；并且通过异源 $CD4^+$T 细胞选择性地诱导 Th1 细胞因子（IL-2 和 IFN-γ）的产生。这一效应似乎与这一蛋白所具有的凝集素特性有关，因为其仅被乳糖轻度抑制，而且缺乏 β-半乳糖苷结合位点的凝集素突变保留了其免疫刺激特性[31]。这一“串连重复型”galectin 已被确认是 T 细胞免疫球蛋白和黏蛋白结构域分子 3（Tim-3）重要的结合成分[32]。Galectin-9 与 Tim-3 的连接诱导了针对 APC 和 T 细胞的不同功能，导致 Th1 依赖的免疫反应的激活或终止[32]。这些相反的效应近来已在分子水平上被深入研究，结果表明 galectin-9 C- 末端结构域具有强大的诱导 T 细胞死亡的功能，而其 N- 末端结构域在激活 DC 方面更加有效[33]。因此，galectin 家族的不同成员调节 DC 的分化、成熟、迁移和免疫原性活性等的机制并不完全相同。

B. Galectin–Glycan 相互作用对单核细胞和巨噬细胞生理功能的影响

肿瘤相关性巨噬细胞（TAM）对于肿瘤的进展至关重要。TAM 的促癌特性来源于产生有利于恶性细胞存活和侵袭的可溶性介质、直接和间接地抑制细胞毒 T 细胞活性以及对血管的生成调节。TAM 这些不同的活性与其极性有关。调节 TAM 极性的分子靶向药物用于抗肿瘤治疗很具前景[34]。尽管在肿瘤生物学方面还没有研究，但是 galectin-1 已被证实能够通过许多不同的机制影响单核细胞和巨噬细胞的生理功能[35-37]。总体来讲，已有观点提出 galectin-1 作为调节性信号使炎症性巨噬细胞失活[36]。与其抗炎功能相一致的是，这一凝集素抑制干扰素 IFN-γ 诱导的、Fcγ 受体 1 型依赖的吞噬作用和组织相容性抗原复合物 MHC Ⅱ依赖的 T 细胞活化[36]。另外，galectin-1 还抑制花生四烯酸的释放[38]，阻滞一氧化氮的合成，增强精氨酸酶的活性[35]，从而调节单核－巨噬细胞系细胞的替代激活。尽管如此，galectin-1 与单核细胞间的相互作用并不总是导致抗炎效应。实际上，最近的一项研究表明 galectin-1 以剂量依赖和糖类依赖的方式刺激单核细胞的迁移，其机制包括丝裂原活化蛋白激酶（MAPK）通路[37]。

有趣的是，galectin-3 促进 T 细胞与树突状细胞或巨噬细胞间的黏附作用[39]，并且诱导 CD13 介导的单核细胞同型聚集[40]。另外，galectin-3 也能够促进人类单核－巨噬细胞的迁移[41]，诱导人单核细胞产生 IL-1[42]。相较于来源于野生型小鼠的巨噬细胞，缺乏 galectin-3 的巨噬细胞在吞噬调理素化红细胞和凋亡胸腺细胞的作用中存在缺陷[43]，并且在凋亡刺激物的处理后也更易凋亡[44]。另一方面，研究表明 galectin-9 以碳水化合物依赖的机制诱导单核（THP-1）和髓系（HL-60）细胞的凋亡[45]。galectin-9 在人单核细胞内诱导促炎细胞因子 IL-1α、IL-1β 和 IFN-γ 的转录，而外源性应用 galectin-9 并不能促进这些细胞因子的合成[46]。有趣的是，尽管 galectin-1、galectin-3 和 galectin-9 均有利于非经典激活的巨噬细胞（alternatively activated macrophages）的分化[36, 47-48]，但 poly-LacNAc 缺陷的巨噬细胞对激动剂诱导的活化高度敏感[49]。综上所述，这些结果支持了凝集素－多糖结构在调整 APC 功能进而适应获得性免疫的方面发挥必不可少的作用。这一相互作用在肿瘤微环境中是否能够调节 TAM 的比例和功能进而平衡炎性／调节性巨噬细胞仍有待进一步阐述。

C. Galectin-Glycan 的相互作用对髓源抑制性细胞生理功能的影响

肿瘤抑制 APC 功能的机制复杂，肿瘤源性因素刺激了髓源抑制性细胞（MDSC）的产生，后者通过产生活性氧（ROS）和细胞间的直接接触诱导抗原特异性 T 细胞耐受[19, 50]。MDSC 是由未成熟的巨噬细胞、粒细胞、DC 以及其他处于分化早期阶段的髓系细胞组成的异质性髓系细胞群。在健康小鼠中，MDSC 存在于骨髓和脾脏中，并且分化为成熟的髓系细胞（粒细胞、巨噬细胞和 DC），而在荷瘤小鼠中这些细胞却聚积于脾脏和部分淋巴结中[51]。MDSC 通过细胞表面的抗原表位诱导抗原特异性 T 细胞失能[50]。另外，MDSC 不仅抑制 $CD8^+$ T 细胞产生 IFN-γ[52]，而且能够在体外抑制 T 细胞的增殖，在体内诱导 $Foxp3^+$ Treg 细胞的产生[53]。有趣的是，已有研究报道了 galectin-9 与 Tim-3 间的相互作用能够调节粒系 MDSC 的比例[54]。Galectin-9 的过表达可导致 DMSC 数量的增加和肿瘤特异性免疫反应的抑制，而 Tim-3 的缺失使 MDSC 的水平和免疫反应恢复正常。因此，由 Tim-3/galectin-9 通路介导的对 MDSC 的促进作用代表了抗肿瘤免疫反应调节中的新机制。

D. Galectin 在 B 细胞群形成中的作用

尽管已有令人信服的证据证明了半乳糖凝集素－糖类的相互作用在调控 T 细胞和 DC 生理功能中的作用，但是仍不清楚这些蛋白如何调节 B 细胞群。有研究表明 galectin-1 能够通过影响 B 细胞的生长、分化和存活调节 B 细胞的功能。骨髓中，galectin-1 在前 B 细胞周围的基质中高表达，并与前 B 细胞受体（pre-BCR）结合，导致前 B 细胞和基质细胞间的突触形成[55]，影响 pre-BCR 的信号和活性[56]。实际上，galectin-1 缺陷（*Lgals1*$^{-/-}$）的小鼠的 B 细胞发育停滞于前 B Ⅱ阶段[57]。一旦进入外周，血液循环 galectin-1 的表达被一些活性信号上调，使激活的 B 细胞分化成为分泌抗体的浆细胞[59]。尽管如此，galectin-1 也显示出对 B 细胞增殖和 BCR 介导的信号转导具有负性调节作用[60]。另外，近来的研究显示 galectin-1 的过表达能够促进记忆性 B 细胞的死亡[61]，从而证实了这一蛋白在促浆细胞表型方面的作用。

另外，内源性 galectin-3 有利于 B 细胞的存活，介导由 IL-4 诱导的向记忆性 B 细胞表型分化的过程[62]。而且，近来的研究表明 *Lgals1* 与 *Lgals3* 基因在失能 B 细胞中的表达高于普通 B 细胞[63]，提示这些凝集素在调节 B 细胞免疫耐受方面发挥作用。考虑到 B 细胞在调节肿瘤进展方面新的功能和调节性 B 细胞的出现[64]，人们需要进一步研究这些蛋白在肿瘤发生过程中对调节 B 细胞依赖性的炎症和免疫耐受中的作用。

E. Galectin–Glycan 相互作用对 T 细胞效应功能的调节

如上所述，体内抗原特异性 T 细胞识别肿瘤抗原的后果是 T 细胞失能而不是活化[9]。实际上，由抗原刺激 T 细胞（其中包括失能 T 细胞）、初始 T 细胞和肿瘤特异性 Treg 细胞组成的肿瘤特异性 T 细胞异质混合体是这一相互作用的最终结果[10]。Galectin-glycan 相互作用可能是影响这些肿瘤特异性 T 细胞混合体最终组成的不同分子和细胞机制中的一种。除了通过影响 DC 的分化和功能从而间接地削弱 T 细胞反应之外，galectin 还能够直接影响 T 细胞的生理功能。越来越多的证据表明，galectin 通过沉默或调节 T 细胞反应参与免疫调节过程。实际上，这些内源性凝集素能够通过调节 T 细胞存活、浸润出到肿瘤生长部位以及平衡促炎与抗炎细胞因子来调节 T 细胞的效应功能。另外，galectin 能够通过与特异性的糖基化受体相互作用显著地影响 TCR 的信号阈值[65]。

1. 控制 T 细胞的存活

Galectin 通过在细胞外和细胞内的作用进而控制细胞死亡的能力非常独特。在细胞外，galectin 与主要参与组合的糖基化受体交联，信号转导的结果是直接导致 T 细胞凋亡。在细胞内，galectin 能够干扰信号通路从而影响细胞存活。因此，T 细胞对细胞外 galectin 促凋亡效应的易感性受选择性糖蛋白受体（如 CD45 和 CD43）谱以及选择性糖基化转移酶的时空表达所调节[8, 65]。

已有研究表明，galectin-1 通过与特异性糖受体交联能诱导活化的 T 细胞而非静息的 T 细胞凋亡，促进其隔离进入膜微小结构域，选择性地触发促凋亡信号通路[66]。毫无疑问，文献中一个比较一致的研究结果是 galectin-1 具有削弱 Th1 和 Th17 介导的免疫反应以及促使平衡向 Th2 优势性细胞因子谱方面倾斜的能力。在体外，将活性 T 细胞暴露于重组 galectin-1，导致 Th1 型细胞因子的选择性抑制，表现为 IFN-γ、TNF 和 IL-2，以及增强 Th2 细胞因子的分泌，后者包括 IL-4、IL-5、IL-10 和 IL-13[67-71]。为了寻找能够解释这一 Th1/Th17 特异性免疫调节效应的潜在机制，我们揭示了存在于辅助 T 细胞的糖基化差异、对 galectin-1 诱导细胞死亡的易感性和炎症反应终止之间的联系[72]。当分化的 Th1 和 Th17 细胞表达能与 galectin-1 结合，并对细胞死亡至关重要的多种不同的细胞表面多糖谱时，Th2 通过细胞表面糖蛋白的差异 α2-6 唾液酸化部分覆盖半乳糖基，从而抑制 galectin-1 的作用。对 galectin-1 的相关生理学研究表明，galectin-1 缺陷（*Lgals1*$^{-/-}$）小鼠显示出增强的 T 细胞反应[72-73]。另外，研究还表明 galectin-1 能够通过结合 CD45、CD43 和 CD7 直接杀死活性 T 细胞[74]，尽管 galectin-1 也能够使 T 细胞对经典 Fas/caspase-8 通路变得敏感[75]。对 galectin-1 在肿瘤微环境中负性调节 T 细胞存活的广泛研究表明其在肿瘤细胞逃避 T 细胞反应方面起着关键作用[8]。

此外，galectin 家族的其他成员也影响着 T 细胞的存活和活性。Galectin-2 通过结合细胞表面的 β-integrins、激活 caspase-3 和 caspase-9、释放细胞色素 C、破坏线粒体膜电位以及增加 Bax/Bcl-2 比例等机制促进 T 细胞的凋亡[76]。另一方面，嵌合型 galectin-3 具有双重功能，galectin-3 是保护 T 细胞免于凋亡还是促进 T 细胞死亡取决于其在细胞内是发挥作用还是做为外源性被 galectin-3 加入到 T 细胞培养体系中[74, 77-78]。T 细胞通过转染高表达的 galectin-3 而免于各种凋亡诱导剂如 Fas 配体和 staurosporine 等诱导的凋亡[77]。相反，通过结合 CD45、CD7174 和 CD2978，细胞外 galectin-3 显示出诱导 T 细胞凋亡的作用[74]，其中机制包括 caspase-3 而非 caspase-8 的激活[78]。缺乏 galectin-3 的小鼠常常表现出减弱的 T 细胞反应[79-80]，这似乎显示了内源性 galectin-3 的抗凋亡和促炎的活性。有趣的是，galectin-3 在细胞内的表达能够抑制 galectin-1 诱导的细胞死亡[81]。许多肿瘤模型研究探讨了肿瘤微环境中 galectin-3 的病理生理学功能。Peng 与其同事[82]利用小鼠肿瘤模型，发现在接受了肿瘤反应性 CD8$^+$T 细胞的小鼠中，应用大剂量 galectin-3 能抑制肿瘤反应性 T 细胞并促进肿瘤生长，表明这一凝集素可能发挥免疫调节因子的功能，抑制 T 细胞免疫反应和促进肿瘤生长。另外，Demotte 与其同事[83]发现 galectin-3 配体能纠正人 CD4$^+$和 CD8$^+$肿瘤浸润淋巴细胞的受损功能，利于小鼠对肿瘤的排斥。最近，人们确定在神经母细胞瘤微环境中，一条上调 IL-6 的 galectin-3 依赖性的通路 84]。

Galectin-9 可促进外周完全活化的 CD4$^+$和 CD8$^+$T 细胞死亡，其机制包括 caspase-1 而非 caspase-8、caspase-9 和 caspase-10 的激活[45]。在一项有关线虫的研究中，Zhu 等人发现 galectin-9 作为 Tim-3 的结合伴侣诱导 Th1 细胞选择性凋亡[85]。这一效应与自身免疫性炎症反应的减弱以及与异体移植物存活时间延长间的关系[86]证明了这些发现之间的病理生理相关性。有趣的是，一项比较研究提示，在触发 T 细胞死亡方面串联重复型 galectin（如 galectin-9），比原型 galectin（如 galectin-1）效应更强。这一效应与不同的糖结合特异性无关，但是反映了串联重复型 galectin 的连接结构域可使分子内 CRD 相互作用的能力，形成更高阶的多聚体[87]。有趣的是，Nagahara 与其同事[88]发现 galectin-9 剂量依赖性和时间依赖性地延长荷瘤小鼠的生存。尽管 galectin-9 本身并不延长荷瘤裸鼠的生存，但是过继转移的幼稚脾细胞能够在裸鼠体内恢复 galectin-9 诱导的延长生存效应，表明在 galectin-9 介导的抗肿瘤活性中可能包括 T 细胞介导的免疫反应。虽然 galectin-9 可以诱导 CD4$^+$T 细胞凋亡，但使用 galectin-9 也能够增加分泌 IFN-γ 的 Tim-3$^+$CD8$^+$T 细胞的数量，并且伴随 granzyme B 和穿孔素的表达增加。

Galectin 相关生理学功能仍有待进一步研究，其他家族成员如 galectin-4 和 galectin-8 在体外研究中也显示出促凋亡效应[89-91]，表明 galectin 可能像细胞因子一样以自分泌或旁分泌的方式调节免疫细胞的生存阈值。另外，galectin 的一些家族成员（galectin-1、galectin-3、galectin-4 和 galectin-8）虽不触发完整的凋亡程序，但是可促进可逆的磷脂酰丝氨酸的暴露，从而为白细胞的吞噬清除做准备[92]。

2. T 细胞的信号调节，活化与失能

T 细胞的活化需要与 APC 稳定接触以便形成免疫突触。许多分子接触，包括那些凝集素和糖所引起的突触，有助于确定 APC - T 细胞间相互作用的性质和强度以及免疫细胞的反应性和耐受性间的平衡[93]。在这方面，内源性凝集素和糖基化受体间的多价相互作用通过降低受体运输率、与其他糖蛋白建立相互结合、限制受体聚簇和阻止受体内吞作用等极大地影响信号阈值[8]。实际上，T 细胞受体（TCR）被糖基转移酶 N- 乙酰氨基葡萄糖转移酶 5（GnT5）产生的 β1,6 N- 聚糖的支链结构所修饰。在线虫中的研究表明 galectin-3 能够调节 T 细胞的活性和信号。通过与 TCR 上的 N- 聚糖形成多价复合物，galectin-3 能够限制 TCR 复合物的侧向运动，提高配体依赖的受体成簇和信号转导的阈值，从而防止 T 细胞过度的活化[94]。因此，GnT5 的缺陷通过使 TCR 能够成簇和发送信号降低 T 细胞的活化阈值，从而导致增强的 Th1 细胞反应以及对自身免疫性疾病更加易感[94-95]。

进一步的机制研究显示，在 T 细胞活化和信号转导过程中 N- 聚糖支链协同自身平衡设置点调节 TCR 成簇[96]。还有一些旨在解析这一效应机制基础的研究显示，galectin - glycan 结构和肌动蛋白微丝作用于细胞膜两侧从而调节受体的分布和信号转导[97]。在缺乏 TCR 识别的情况下，galectin 结合 N- 聚糖阻止 TCR、CD4 和蛋白酪氨酸激酶 Lck 以丝状肌动蛋白依赖方式靶定到富含 GM1 的质膜微区[97]。而且，galectin - glycan 结构通过在这些质膜区特异性地保留 CD45 磷酸酶引起 Lck 失活，从而阻止缺乏特异性配体情况下 TCR 自发性活化[97]。此外，galectin-1 通过调节 T 细胞受体（TCR）/ 共刺激分子依赖的成簇和信号转导调节 T 细胞的命运[98]。通过在 TCR 接触部位限制所需蛋白质的分离与脂筏重组，galectin-1 阻止进行性和持续的 TCR 信号转导，并且建立适当的 T 细胞活化阈值以执行不同的功能反应。因此，细胞表面的糖蛋白受体能够根据 GlcNAc 的分支程度结合 galectin，形成控制 T 细胞信号阈值的功能结构。进一步加强这种可能性的是，细胞表面的 galectin - 糖蛋白结构也能够在控制抗肿瘤细胞毒 T 淋巴细胞（CTLs）的效应活性方面起到不可或缺的作用。抗原刺激后数天，CTLs 处于失能状态，失去 TCR 和糖蛋白 CD8 的共定位。Demotte 与其同事发现，在小鼠模型和人肿瘤浸润淋巴细胞中，细胞外的 galcctin-3 通过结合于 TCR N- 聚糖并且使 TCR 与 CD8 分子隔离，在诱导 T 细胞失能状态中起关键性作用[99]。

有趣的是，最近的研究发现除了形成细胞外结构，galectin-3 也可以通过与调节性的 / 胞吞作用的蛋白相互作用在免疫突触部位下调 TCR 从而在细胞内发挥作用[100]。同

样地，抗原刺激 $CD8^+$T 细胞产生的 galectin-1 能够发挥自分泌调节功能，可以负性调控 TCR 信号[101]。这些结果支持了 galectin-glycan 相互作用在识别 TCR 信号阈值、调节 T 细胞命运从而调节肿瘤特异性 T 细胞活化或失能方面发挥必要的作用。

F. Galectin-Glycan 的相互作用对调节性 T 细胞的调控作用

人们已经注意到，肿瘤可能通过促进 Treg 细胞的扩增、募集和活化破坏肿瘤免疫[102-103]。Treg 细胞也确实在抑制抗肿瘤免疫方面起着关键作用[103]。实际上，在肺癌、胰腺癌、乳腺癌、卵巢癌和皮肤癌患者的血液循环和肿瘤内中，存在许多 $CD4^+CD25^+Foxp3^+$ 细胞[104]。Curiel 与其同事[104]的研究为证明 $CD4^+CD25^+Foxp3^+$ 细胞在促进肿瘤免疫豁免方面起至关重要的作用提供了证据。不仅是天然存在的 $CD4^+CD25^+Foxp3^+$Treg 细胞，其他调节细胞群也可能削弱肿瘤监视。在这方面，IL-10 的 Tr1 细胞已引起了很大关注[105-106]。DC 暴露于骨髓瘤细胞裂解物产生 IL-10 的量分泌，有利于 Tr1 细胞的扩增[107]。由于具有抑制 T 细胞反应的能力，不同的调节性细胞群被募集到肿瘤生长部位并被活化，从而削弱 T 细胞的效应机制，削弱抗肿瘤免疫。重要的是，至少 Treg 细胞的部分免疫抑制功能是由 galectin-1 介导的。这一凝集素在 Treg 细胞中的表达高于效应 T 细胞中[108]。更为显著的是，小鼠和人的 $CD4^+CD25^+Foxp3^+$Treg 细胞的抑制活性在抑制 galectin-1 的情况下被显著地减弱[108]。另外，在体外将 T 细胞暴露于 galectin-1 可引起 $CD4^+CD25^{high}$ Treg 细胞扩增，上调 Foxp3 这些细胞特征性的转录因子的表达[109]。在应激诱发妊娠失败的模型中，加入 galectin-1 能够促进子宫调节性 DC 和分泌 IL-10 的 Treg 细胞的分化，进而恢复免疫耐受性并减轻炎症反应。这些免疫耐受效应不同程度地受孕酮的调节，并在 Treg 细胞枯竭或 IL-10 缺乏的小鼠体内被终止，表明在免疫耐受的诱导中存在激素 - 凝集素的协同作用[24]。

有趣的是，尽管 galectin-1[110] 和 galectin-9[111] 在体内能够致 Treg 细胞扩增，但 galectin-3 却似乎能够拮抗这一效应[112]。在自身免疫性关节炎的实验模型中，galectin-9 抑制 Th17 细胞的发育，增加 Treg 细胞的频率[111]。缺乏 galectin-9 的小鼠体内的 $Foxp3^+$Treg 细胞数量的降低，伴随自身免疫病变的恶化[111]，而 galectin-3 缺陷小鼠表现出 Treg 细胞数量的增加和病情的缓解[112]。

Kubach 等人的研究发现细胞内的 galectin-10 在控制 Treg 细胞功能方面具有至关重要的作用[113]。尽管在静息和活化的 $CD4^+$T 细胞中几乎不表达这一凝集素，但在人 $CD4^+CD25^+Foxp3^+$Treg 细胞中却发现 galectin-10 有基础表达，且仅表达于细胞内。特别是，在 Treg 细胞中，siRNA 敲除内源性 galectin-10 可显著地恢复了细胞增殖能力，并且去除了免疫抑制活性。因此，Treg 细胞可能通过合成大量的 galectin-1 和 galectin-10 使肿瘤逃避免疫豁免能力，打击在肿瘤微环境中拮抗效应性 T 细胞的杀伤效应。

G. 自然杀伤细胞：Galectin 抑制免疫活性的新目标

如上所述，不同的固有性和获得性免疫细胞群是 galectin 实施免疫抑制活性的靶细胞。近来，新发现一条糖基化依赖途径有利于肿瘤细胞逃逸自然杀伤（NK）细胞的免疫。这一机制出现在通过过表达核 2 β-6-N- 乙酰氨基葡萄糖转移酶（C2GnT1）而表达核 20-聚糖（O-glycan）的肿瘤中[114]。在膀胱癌中，galectin-3 与修饰肿瘤相关 MHC Ⅰ类分子链相关基因 A（MICA）的 poly-LacNAc-branched core-2 O-glycans 相互作用，降低 MICA 激活 NK 细胞受体 NKG2D 的亲和力，从而削弱 NK 细胞的活性和抗肿瘤能力[114]。因此，galectin-glycan 的相互作用也可能通过抑制 NK 细胞的效应功能而利于肿瘤的免疫逃逸。

H. Galectin 免疫调节功能综述

如前所述，不同的 galectin 家族成员能够正向或负向调节固有和获得性免疫细胞的命运和功能。作为与糖基化或非糖基化结合伴侣间特异性相互作用的结果，galectin 有利于产生复杂的肿瘤微环境，影响肿瘤的生长和转移。这一微环境由可溶性组分（细胞因子、化学趋化因子）和细胞网络组成，但却不能为 DC 的有效活化提供炎性信号，反而提供免疫抑制性介质，抑制 DC 的成熟和功能[12-13]。研究人员正在不断发现有助于这一耐受微环境形成的肿瘤源性免疫抑制因素，galectin-1 是其中之一。因此，在富含 galectin-1 的微环境中分化的 DC 获得一种调节表型，并且触发免疫耐受循环，反过来又促进 Tr1 细胞的扩增[26, 28-29]。特别是，肿瘤分泌的 galectin-1 不仅能通过对 DC 分化和功能的间接效应，而且还能通过对 T 细胞命运的直接效应来调节 T 细胞的有效应答。通过与效应 T 细胞表面 N- 和 O- 聚糖的特定部分相互作用，galectin-1 可差异性地调节不同 T 细胞群的活力，削弱 Th1 和 Th17 介导的反应，使平衡向 Th2 优势性细胞因子谱方面倾斜[72]。作为这些直接和间接抑制机制的结果，galectin-1 有助于肿瘤免疫逃逸。实际上，我们发现阻滞 galectin-1 能够拮抗恶性黑色素瘤细胞的免疫抑制活性，增强有效的抗肿瘤反应[115]。这些发现已进一步在头颈部鳞癌[116]、霍奇金淋巴瘤[109, 117]、胰腺腺癌[118]、神经母细胞瘤[28]和肺腺癌[29, 119]中得到证实。因此，在肿瘤诱导免疫抑制的复杂机制中，galectin-1 代表了其中一重要类型。

正如上述，galectin-1 通过调节 T 细胞凋亡[82]、促进 T 细胞失能[99]、在免疫突触部位干扰 TCR 信号[94, 100]以及削弱 NK 细胞效应功能[114]促进肿瘤免疫逃逸。另一方面，galectin-9 通过促进 MDSC 的分化[54]和 M2 型抗炎巨噬细胞的扩增[48]促进肿瘤免疫抑制。因此，galectin-glycan 相互作用通过调节不同的免疫细胞组分在肿瘤免疫编辑中发挥重要作用。

三、肿瘤微环境中半乳糖凝集素的非免疫相关功能

除了在肿瘤免疫逃逸中的功能，galectin 也有利于肿瘤微环境中的其他生物学行为，包括同质和异质细胞黏附、迁移、侵袭、血管形成以及肿瘤化疗耐药[1, 120]。当评价这些多糖结合蛋白的整体效应时考虑这些非免疫学的功能有利于预测肿瘤微环境中调节 galectin 基因表达的最终结果，从而为 galectin 相关性合理治疗方案的制订提供线索。虽然大多数 galectin 在各种人类正常组织中广泛表达，这些多糖结合蛋白在肿瘤

组织中却要么是无变化要么是上调的。已有大量的研究报道了 galectin 在癌症中的作用，其中大部分结果都显示了这些凝集素在转化的组织和癌症相关基质中的表达改变。这一异常表达反应了 galectin 在肿瘤生长和进展的关键阶段，包括肿瘤转化、凋亡、细胞周期进展中等发挥确切作用；同样，这些凝集素也在肿瘤转移的关键步骤包括肿瘤细胞黏附、迁移和血管形成中发挥作用[1,121]。在以下内容中，我们将对这些过程中与 galectin 有关的一些重要信息进行总结。由于本章主要关注 galectin 的免疫学功能，我们将仅提供一些事例说明这一家族个体成员的非免疫相关活性，最终目的是确认在肿瘤微环境中沉默或刺激这些蛋白表达与活性会带来哪些整体效应。

A. Galectin-3

毫无疑问，galectin 家族研究最清楚的成员是嵌合型 galectin-3，它是一种具有多种生物学功能且分布广泛的蛋白质[122]。在 galectin 研究领域的现有文献中约有 60% 是关于此家族成员的。实际上，越来越多的证据表明 galectin-3 的作用存在于肿瘤细胞发展的每一步，包括细胞转化、增殖、黏附、迁移、侵袭和血管形成。

有直接证据表明，galectin-3 的表达对于肿瘤转化表型的发生必不可少。抑制 galectin-3 的表达，乳腺癌细胞和甲状腺滤泡状癌细胞在细胞培养过程中会丢失其特征性转化表型[123-124]；反之，正常甲状腺滤泡细胞系中 galectin-3 的异常表达能诱导转化表型[125]。研究表明 galectin-3 能够结合癌基因 Ras 蛋白，尤其是 K-RAS，因此可能在 RAS 介导的细胞转化中发挥重要作用[126]。另外，galectin-3 在暴露于不同凋亡信号刺激下的多种类型肿瘤细胞中显示出抗凋亡的活性[4]。研究显示，随着凋亡刺激的暴露，galectin-3 从细胞浆或细胞核转位到线粒体[127]，与其他凋亡调节因子相互作用，从而阻止凋亡[128]。实际上，galectin-3 可能会通过结合到 BCL2 或介导 BCL2 转位到线粒体发挥其抗凋亡效应[129]。现有证据表明 galectin-3 抑制凋亡的机制复杂，与 galectin-3 在亚细胞区的定位有关。具体而言，定位于细胞浆的 galectin-3 保护细胞免受凋亡，而定位于细胞核的 galectin-3 却具有相反的效应[130]。

Galectin-3 调节肿瘤生长的功能已在数个研究组中得以探索[131]，且大部分研究得出的结论是 galectin-3 是正向生长调节因子。然而，也出现了一些相反的研究报道。体内和体外的研究均发现转染了 galectin-3 的前列腺癌细胞系 LNCaP 比对照组生长更慢[132]。内源性 galectin-3 对肿瘤生长的作用可能也依赖于蛋白的亚细胞定位[130]。最终，galectin-3 可能通过控制细胞周期的进程调控肿瘤发生。在乳腺癌细胞中，galectin-3 影响已知的细胞周期调节因子，包括下调 cyclin E 和 cyclin A，这两者均参与细胞周期进程，上调细胞周期抑制因子 p21（WAF1）和 p27（KIP1）以及诱导 cyclin D1（在 G1 早期表达的细胞周期蛋白）的表达[133]。

如上所述，有研究表明一些 galectin 成员有利于肿瘤转移相关过程。galectin-3 在同质细胞黏附中发挥作用，这一结论最初来源于癌细胞聚集体的染色，结果显示这一凝集素在细胞与细胞接触部成簇[134]。另外，相较于非转移性人乳腺癌细胞，高转移性细胞高表达 galectin-3，并且在体外对内皮细胞单层的黏附显著增加[135]。有趣的是，上述 galectin-3 对细胞黏附的效应可能是通过其与整合素 α1β1 的结合实现的[136]。

另外，galectin-3 能够上调肿瘤细胞整合素的表达，从而影响其黏附特性[137]。而且 galectin-3 能够影响肿瘤细胞的侵袭和迁移[138-140]。有趣的是，galectin-3 也是第一个被发现在体外具有促血管生成活性的 galectin[141]。在移植入免疫缺陷小鼠后，相较于对照组，高表达 galectin-3 的人乳腺癌细胞显示出肿瘤周围血管密度的增加[141]。相似的结果在表达转基因 galectin-3 的 LNCaP 细胞中也已报道[130]。值得注意的是，有证据表明 galectin-3 能被基质金属蛋白酶所分解，在转移进程的各个步骤中其生物活性似乎是由这些酶所控制[142]。

与 galectin-3 在肿瘤转移不同步骤中的作用一致，大量的研究报道了这一凝集素在转化组织和肿瘤相关基质中的异常表达[143-144]。实际上，在许多类型肿瘤的疾病进展中，galectin-3 的表达已经成为一个潜在的诊断 / 预后的标志[145]。另外，已有文献报道 galectin-3 的表达作为某些类型肿瘤淋巴结转移的有用标志[146]。特别是在有关 galectin-3 的差异表达及潜在诊断与预后价值方面，甲状腺癌是研究最多的肿瘤类型代表。在最近的一篇综述中，Chiu 和同事们提出这一内源性凝集素的表达可作为甲状腺癌诊断和预后判断的一个很有前景的标志[147]。有趣的是，不仅是 galectin-3 的表达强度，而且其亚细胞定位也被发现在各种类型肿瘤中亦有不同。线虫中的研究表明 galectin-3 的核定位与其抗肿瘤效应有关，而其细胞浆定位与恶性肿瘤的进展有关[130, 148-152]。因此，阻滞 galectin-3 后的结果可能依赖于此蛋白的亚细胞定位。

除了肿瘤微环境中 galectin-3 的表达外，血清中 galectin-3 的水平也在某些肿瘤类型中得以研究，结果显示了其在人类不同类型肿瘤中对监测肿瘤进展和治疗反应性方面的潜在诊断和预后价值[153-157]。因此，除了其免疫调节功能（诱导 CTL 失能、调整 TCR 信号、调节细胞因子产生和促进 T 细胞凋亡），galectin-3 也在肿瘤转化、血管生成、微环境中的细胞黏附和迁移中发挥关键作用。

B. Galectin-1

近来，基因和蛋白表达谱的研究使人们和以研究了 galectin 家族原型组成员 galectin-1，galectin-1 在原发肿瘤和转移性病变中的表达显著上调[2]。鉴于其在肿瘤免疫逃逸中的重要功能，这一多糖结合蛋白已被认为是一种新的、多功能的抗肿瘤靶标[158]。实际上，目前的证据显示这一凝集素在癌症进展的几个关键步骤中发挥重要作用。Galectin-1 于广泛存在不同病理类型的肿瘤中[159]，包括黑色素瘤和神经胶质瘤，调节癌细胞的侵袭和预后[5, 160]。

与 galectin-3 相似，galectin-1 对于肿瘤转化表型的发生是必需的已通过细胞形态学确认。阻滞 galectin-1 的表达能抑制人胶质瘤细胞的转化表型[161]。尽管人们对于 galectin 参与细胞转化的机制仍不完全清楚，已有研究表明 galectin-1 与癌基因 Ras 相互作用[162, 126]，肿瘤细胞中过表达 galectin-1 可促进其与癌基因 Ras 在细胞膜上相互作用以及细胞的转化[162]。

Galectin-1 也可作为自分泌的细胞生长抑制因子[163]。外源性加入 galectin-1 能抑制神经母细胞瘤细胞的生长[164]。在人胶质瘤细胞中靶向 galectin-1 的表达抑制了细胞的非贴附性生长（anchorage-independent growth）[161]，但未检测到凋亡，表明这一 galectin 可以作为肿瘤细胞生长抑制因子发挥作用。

肿瘤细胞黏附、迁移、运动和侵袭，以及血管形成均是肿瘤转移中的关键因素。galectin-1 通过在细胞间或细胞与细胞外基质间形成桥接，增强细胞的黏附。这一内源性凝集素可使卵巢癌和前列腺癌细胞系细胞黏附到细胞外基质中[152]。而且，最近的研究表明 galectin-1 在调节肝细胞癌的细胞黏附、极化以及体内肿瘤生长方面均发挥作用[165]。另外，Thijssen 和同事的研究[166]发现 galectin-1 对血管形成也是必要的，血管形成对于肿瘤生长、侵袭和转移不仅至关重要，而且是必需的。值得注意的是，肿瘤分泌的 galectin-1 增强内皮细胞的活性[167]。另外，肿瘤组织缺氧能够诱导 galectin-1 的表达，并且启动多种信号通路，包括 galectin-1 能通过氧调节蛋白 ORP150[168] 和脑表达 X 连锁基因 BEX2[169] 介导血管内皮生长因子（VEGF）的成熟。因此，除了通过调节 T 细胞和 DC 的生理功能促进肿瘤免疫逃逸的作用外，galectin-1 也控制肿瘤细胞的转化、黏附、迁移以及血管形成，表明这一内源性凝集素在肿瘤微环境中具有多种功能性。

C. Galectin–9

作为第一个被克隆的 T 细胞衍生嗜酸性粒细胞趋化蛋白[170]，galectin-9 也在肿瘤微环境中表达，但人们对其在肿瘤进展中的作用仍不如 galectin-1 和 galectin-3 清楚。这一内源性凝集素能够调节细胞黏附和增殖。Nobumoto 与其同事[171]报告了 galectin-9 抑制肿瘤细胞结合到细胞外基质，抑制肿瘤细胞迁移。Galectin-9 能抑制透明质酸与 B16-F10 黑色素瘤和 Colon-26 细胞表面的 CD44 结合，也抑制血管细胞黏附分子 1（VCAM-1）与 B16-F10 细胞表面的迟现抗原 4（VLA-4）结合[171]。相反，Kasamatsu 与其同事[172]报道了在高表达 galectin-9 的口腔鳞癌细胞 Ca9-22 中，纤维连接蛋白和 I 型胶原上的细胞黏附是增加的。另外，galectin-9 能够通过降低某些细胞周期蛋白、细胞周期相关蛋白和 c-Myc 的表达水平抑制癌细胞的增殖[173]。

从临床的角度来看，galectin-9 在乳腺癌中具有抗转移的潜能，同时也被认为是一个独立的预后因素[174-175]。galectin-9 的表达降低与宫颈鳞癌的恶性潜能有关[176]，原发性黑色素瘤病变中 galectin-9 表达上调与更好的预后有关[177]。这些研究发现与肿瘤侵袭和 galectin-1 或 galectin-3 表达间的正性相关关系截然不同。因此，除了作为免疫调节分子 Tim-3 的配体和调节 Th1 和 Th17 依赖的免疫功能外，galectin-9 还能够在肿瘤微环境中介导其他过程，如肿瘤细胞的黏附和增殖。

D. Galectin–4

Galectin-4 除了主要在发育过程中的胃肠道和成年个体的正常组织中表达外，它在某些肿瘤组织包括乳腺和肝脏中呈强表达[178]。实际上，在大量的肿瘤类型中都能检测到这一凝集素的表达，包括黏液性卵巢上皮癌[179]、类癌[180]、胃肠胰腺神经内分泌肿瘤[181]以及鼻腔鼻窦腺癌[182]。然而，研究发现 galectin-4 mRNA 表达降低是结肠癌变的早期事件，提示这一凝集素可能在结肠癌的生物学过程中发挥重要作用[183]。与这些发现相一致的是，在杜氏 A 期和 B 期结肠癌中，galectin-1、galectin-3 和 galectin-4 具有显著的预后判断价值，因此推测这三种 galectin 可能参与了人类结肠癌变的早期阶段[184]。最近，有研究表明 galectin-4 可能在人类结肠癌中通过下调 Wnt 信号通路的靶基因发挥肿瘤抑制因子的功能[185]。另外，血浆中 galectin-4 水平被推测可作为肿瘤标志物用于结肠癌患者的随访，作为已有标志物 (CEA/CA19-9) 的补充[186]。实际上，术后循环中的 galectin-4 水平显著降低，低于大部分患者的临界值，但当肿瘤生长进展时其水平显著升高[186]。尽管 galectin-4 在肿瘤免疫中的作用还未被研究，但是显然这一凝集素能够在肿瘤的不同生理事件中发挥作用。

E. Galectin-7

Galectin-7 为另一“原型”galectin，与复层上皮分化和发育相关的不同事件，和上皮细胞的迁移有关。另外，通过 JNK 的活化和线粒体细胞色素 C 的释放，galectin-7 调节细胞凋亡[187-188]。尽管 galectin-7 在肿瘤免疫中的作用还未被研究，但是已有研究发现 galectin-7 可能通过在细胞内发挥作用调节肿瘤细胞的凋亡。过表达 galectin-7 的肿瘤细胞在凋亡刺激物的诱导下相较于对照组细胞更易于凋亡[189-190]。Galectin-7 也能够通过独立于其促凋亡活性的机制调控细胞生长，外源性加入的 galectin-7 抑制神经母细胞瘤细胞的生长[164, 191]。此外，表达转基因 galectin-7 的结肠癌细胞系相较于对照组生长更慢，未检测到凋亡[192]；而且在小鼠中，起源于表达 galectin-7 细胞的肿瘤相较于对照组表现出显著降低的生长率[192]，这可能是 galectin-7 促凋亡和生长抑制效应共同作用的结果。

与其他 galectin 相似，galectin-7 在肿瘤发展究竟作为正性或负性调节因子可能依赖于肿瘤的组织学类型[187]。尽管结肠癌异种移植物中的 galectin-7 表达导致 galectin-7 对体内肿瘤生长更强的抑制效应，但是在两个临床前的小鼠模型研究中，乳腺癌细胞中 galectin-7 的高水平表达显著增加了其转移到肺和骨的能力[193]。在人类乳腺组织中，galectin-7 的高表达仅限于高级别乳腺癌，并且在 $HER2^+$ 的病例中，galectin-7 的表达与腋窝淋巴结的转移有关[193]。在鳞状细胞癌中，galectin-7 的高表达水平与预后差相关[194-196]。

Galectin-7 与淋巴瘤的生物学相关。鼠淋巴瘤细胞中 galectin-7 的表达上调与向侵袭性表型方向的进展有关[197]。在小鼠中，阻滞 galectin-7 的表达显著抑制淋巴瘤细胞向外周器官的侵袭和播散[198]。有趣的是，淋巴瘤细胞中 galectin-7 的异常表达并不依赖于 p53，反而与 DNA 低甲基化有关[199]。值得注意的是，galectin-7 也可以通过控制转移相关基因如 MMP-9 的表达调控淋巴瘤细胞的侵袭行为[200]。

F. Galectin-8

迄今为止，一些研究报道了 galectin-8 与肿瘤发展的相关性[201]。galectin-8 在多种肿瘤类型中均有表达并且调节其行为，包括喉鳞状细胞癌[202]、甲状腺肿瘤[203]

和结肠癌[184,204]。尽管galectin-1、galectin-3和galectin-4可能参与结肠癌形成的早期阶段，但galectin-8则可能参与肿瘤进展的晚期阶段[184]。在结肠癌[204]和膀胱尿路上皮癌[205]中，随着疾病的进展galectin-8表达降低，表明galectin-8可能为一肿瘤抑制基因。

Delgado与其同事的研究结果[206]首次证实了galectin-8在调节血管生成中的必要作用，功能分析表明galectin-8在调节毛细血管形成和EC迁移方面发挥至关重要的作用，galectin-8具有促血管生成的特性。有趣的是，galectin-8以糖类依赖的方式识别β1整合素，触发整合素介导的信号级联反应，导致细胞骨架的变化和细胞扩展[207-208]，从而调节细胞黏附和存活[209]。Galectin-8也可通过上调p21调控细胞生长，这一过程包括Jun激酶（JNK）的激活，增加p21的合成，还包括蛋白激酶（PK）B的激活以及抑制p21的降解[210]。因此，除了在T细胞凋亡中的作用，肿瘤中galectin-8还调节细胞周期进程、细胞黏附、迁移、信号转导和血管生成。

G. Galectin-2

尽管galectin-2与galectin-1有43%氨基酸序列一致，但二者在细胞内的定位并不同，且仅部分功能相似[211]。实际上，越来越多的研究表明这两个galectin家族成员在肿瘤细胞生物学中发挥不同的功能。虽然尿路移行细胞癌的分级与galectin-1、galectin-2和galectin-8的免疫活性有关，但是疾病相关的死亡率与galectin-2和galectin-8的表达相关[212]。尽管在神经胶质瘤细胞生物学中galectin-1发挥重要作用，但人galectin-2的转录却少见[213]；在肿瘤相关内皮细胞中同样如此[214]。相反，galectin-2却参与了胃癌的侵袭[215]。血清中galectin-2（同样galectin-4和galectin-8）的水平在结肠癌和乳腺癌患者中明显增加，促进癌细胞黏附到血管内皮[216]。尽管在肿瘤免疫方面还没有相关研究，但是考虑到galectin-2在心肌梗死过程中的促炎作用[217]，或许我们可以推测galectin-2能够促进炎症诱导的肿瘤生长。

四、半乳糖凝集素在肿瘤化疗耐药中的作用

除了上述提到的特性外，近来的研究表明galectin是肿瘤化疗耐药新的调节因子。在甲状腺乳头状癌细胞中，galectin-3具有抗凋亡作用并且有利于化疗耐药的产生，这些效应可通过抑制PI3K-Akt信号通路被部分地逆转[218]。值得注意的是，表达galectin-3的甲状腺未分化癌（ATC）对凋亡高度抵抗。ATC细胞在顺铂处理后，出现galectin-3表达增加；反之，干扰galectin-3的表达则促进ATC细胞对化疗敏感[219]。细胞内galectin-3的水平可能有助于胆管癌细胞的抗凋亡活性和化疗耐药[220]。为了明确各类型肿瘤中galectin-3诱导耐药的机制，Fukumori及其同事对此进行了研究[221]，结果表明galectin-3中存在的Bcl-2家族NWGR抗死亡模序（anti-death motif）可能是导致其对化疗药物（如顺铂和依托泊甙）耐药的原因。另外，应用化疗药物后，磷酸化的galectin-3核输出也可能调节其抗凋亡活性[221]。因此，靶向galectin-3的治疗

可能提高数种类型肿瘤的化疗疗效。

Galectin-1 也参与了肿瘤耐药，包括黑色素瘤和胶质瘤。在小鼠转移性黑色素瘤体内研究模型中抑制 galectin-1 的表达增加其对促自噬烷化剂替莫唑胺的敏感性；galectin-1 的表达降低诱导热休克蛋白 70 介导的溶酶体膜通透性的增加，这一过程与组织蛋白酶 B 释放入细胞质有关，有人推测这一过程能提高黑色素瘤细胞对替莫唑胺的促自噬效应的敏感程度[222]。在关于神经胶质瘤的体内与体外实验中，降低 galectin-1 的表达也增强了替莫唑胺的治疗效应[223]。胶质瘤细胞中 galectin-1 表达的降低并不诱导凋亡或自噬，反而降低与肿瘤耐药有关的系列基因的表达水平，如 ORP150、HERP、GRP78/Bip、TRA1、BNIPL3、GADD45B 和 CYR61[223]。

最近的研究报道了其他 galectin 成员在肿瘤耐药中的作用。例如，在慢性粒细胞性白血病中，通过 galectin-9 靶向转录激活因子 3（ATF3）能够诱导细胞凋亡，并且克服多种类型的耐药[224]。另一方面，已有关于尿路上皮癌中 galectin-7 作为顺铂（CDDP）化疗敏感性预测候选标志物的研究报道，并且认为靶向 galectin-7 的表达能够克服尿路上皮癌的化疗耐药[225]。

五、半乳糖凝集素抑制剂是潜在的抗肿瘤药物

Galectin 已成为癌症治疗中非常有前途的分子靶点，galectin 抑制剂有望成为抗肿瘤和抗转移的药物[1, 145, 226]。自从 Raz 和 Lotan 的创新性研究[227]揭示了肿瘤细胞中半乳糖苷特异性结合凝集素（galectin）的存在，越来越多的实验证据表明不同的抑制剂能够阻滞这些凝集素的表达并拮抗其作用。实际上，在人乳腺癌的小鼠模型中，galectin-3 的 C- 端结构域片段显著地抑制肿瘤的生长和转移[228]。另外，针对 galectin-3 CRD 的多肽能显著地抑制人乳腺癌细胞系在体外对内皮细胞的黏附[1,228]；应用抗 galectin-3 抗体能显著地抑制腺癌细胞系的肝转移[229]。未来的挑战将是应用更有效和更具选择性的 galectin 小分子抑制剂。实际上，具有这些特性的分子已在研发中。已有前期研究报告了两种合成的低分子量葡萄糖胺类似物（Fru-D-Leu 与 Lac-L-Leu）对生长在小鼠乳腺脂肪垫内的人乳腺癌移植瘤转移的影响[230]。每日注射合成的葡萄糖胺连续 17 周，动物无明显的毒性反应。然而，这一抗转移效应的机制仍不清楚。另有其他研究[231]探讨了修饰柑橘果胶（一种可特异性抑制 galectin-3 的来源于柑橘类水果的水溶性多糖纤维）在肿瘤生长和转移中的效应。有趣的是，作者发现口服柑橘果胶通过干扰 galectin-3 与其特异性糖类配体间的相互作用以抑制糖类介导的肿瘤生长、血管形成以及转移[231]。GCS-100 是一种修饰柑橘果胶糖类，其应用于实体瘤患者的临床试验业已开展[232]。

另外，已有研究发现利用 3,5- 二（2- 氨基乙氧基）苯甲酸作为分支单元能够将其与二、四、八个乳糖基结合合成楔状的糖树状聚合物[233]。在固相竞争试验中用乳糖最大簇以及各种 N- 聚糖分支谱（最大簇）检测这些化合物，结果显示成功地抑制了 galectin-1 与这一糖基化基质的结合，其相对抑制效能为 150（相对于无乳糖组）[233]。此外，在过

去的几年中，Nilsson 与其同事设计了多种有效、稳定并且高亲和力的 galectin 抑制剂，包括 galectin-3 的低微摩尔级抑制剂，这是基于 N-acetyllactosamine 的 3′- 衍生，其抑制能力优于 N- 乙酰半乳糖胺[234]、O- 半乳糖醛肟[235]以及一系列 D- 吡喃半乳糖 B -D- 硫代吡喃半乳糖苷的衍生物[236-237] 50 倍。在这一方面，合成的乳果糖胺（SLA）的产生成功地抑制了 galectin-1 和 galectin-3 介导的同型细胞聚集、肿瘤细胞凋亡和内皮细胞的形态发生，而这三方面对肿瘤转移至关重要。近年来，对于此方面，Oberg 与其同事[238]综述了通过单糖主要是半乳糖苷的衍生开发高效且具选择性的小分子 galectin 抑制剂的不同方法。

Galectin 抑制剂开发的成功事例是法尼基硫代水杨酸（FTS）。这一分子由 Kloog 研究组发现，其研究显示 FTS 扰乱 H-Ras/galectin-1 的相互作用，从而干扰 Ras 的膜结合和癌基因功能，支持了 Ras 依赖 galectin-1 锚定到膜上的观点[162]。FTS（salirasib）已转化应用到胰腺癌的临床试验阶段[239]，并且目前研究人员也正在对含 K-Ras 的肺腺癌患者进行Ⅱ期临床试验[240]。在移植后淋巴组织增生性疾病中，galectin-1 特异性中和单克隆抗体选择性地抑制由 galectin-1 介导的肿瘤特异性 $CD8^+$ T 细胞的凋亡[241]，提示其在对抗 galectin-1 免疫抑制活性中有潜在的治疗价值。因此，靶向 galectin-glycan 的相互作用可能成为一种新的免疫治疗方法，单独应用或与其他化疗或免疫疗法联合治疗表达 galectin 的肿瘤。然而，对于那些在某些肿瘤中表达下调或与肿瘤消退相关的 galectin，治疗方法将是上调其表达或激发其功能。

六、小结

过去 10 年内，对肿瘤抗原耐受的细胞和分子机制的探讨为癌症免疫治疗策略的研发提供了基础。在此复杂情况下，galectin 已成为癌症治疗中有价值的分子靶点，并且在肿瘤微环境中 galectin 表达上调的肿瘤中，galectin 抑制剂具有成为抗肿瘤和抗转移制剂的潜能。在本章第一节中，我们概述了 galectin 在肿瘤免疫不同过程中的作用；第二节中，我们汇总了这些多糖结合蛋白的免疫调节特性和非免疫方面的作用，以全面地了解其在肿瘤微环境中的多种功能活性。越来越多的研究资料给予未来的肿瘤治疗以希望，其中，选择性阻滞 galectin 家族成员方法的单独应用或与其他治疗方法联用，将通过抑制肿瘤细胞黏附、迁移、侵袭、增殖、血管生成和肿瘤免疫逃逸等阻止肿瘤的进展。

参考文献

[1] Liu FT, Rabinovich GA. Galectins as modulators of tumour progression. Nat Rev Cancer, 2005, 5:29 - 41.

[2] Camby I, Le Mercier M, Lefranc F, et al. Galectin-1: a small protein with major functions. Glycobiology, 2006, 16:137R-157R.

[3] Barondes SH, Castronovo V, Cooper DN, et al. Galectins: a family of animal beta-galactoside-binding lectins. Cell, 1994, 76:597 - 598.

[4] Liu FT, Patterson RJ, Wang JL. Intracellular functions of galectins. Biochim Biophys Acta, 2002, 1572:263 - 273.

[5] Lefranc F, Mathieu V, Kiss R. Galectin-1-mediated biochemical controls of melanoma and glioma aggressive behavior. World J Biol Chem, 2011, 2:193 - 201.

[6] Hassan SS, Ashraf GM, Banu N. Galectins-potencial targets for cancer therapy. Cancer Lett, 2007, 253:25 - 33.

[7] Salatino M, Rabinovich GA. Fine-tuning antitumor responses through the control of galectin-glycan interactions: an overview. Methods Mol Biol, 2011, 677:355 - 374.

[8] Rabinovich GA, Croci DO. Regulatory circuits mediated by lectin-glycan interactions in autoimmunity and cancer. Immunity, 2012, 36:322 - 335.

[9] Staveley-O' Carroll K, Sotomayor E, Montgomery J, et al. Induction of antigen-specific T cell anergy: an early event in the course of tumor progression. Proc Natl Acad Sci USA, 1998, 95:1178 - 1183.

[10] Zhou G, Drake CG, Levitsky HI. Amplification of tumor-specific regulatory T cells following therapeutic cancer vaccines. Blood, 2006, 107:628 - 636.

[11] Steinman RM, Hawiger D, Nussenzweig MC. Tolerogenic dendritic cells. Annu Rev Immunol, 2003, 21:685 - 711.

[12] Gerlini G, Tun-Kyi A, Dudli C, et al. Metastatic melanoma secreted IL-10 downregulates CD1 molecules on dendritic cells in metastatic tumor lesions. Am J Pathol, 2004, 165:1853 - 1863.

[13] Gabrilovich DI, Chen HL, Girgis KR, et al. Production of vascular endothelial growth factor by human tumors inhibits the functional maturation of dendritic cells. Nat Med, 1996, 2:1096 - 1103.

[14] Drake CG, Jaffee E, Pardoll DM. Mechanisms of immune evasion by tumors. Adv Immunol, 2006, 90:51 - 81.

[15] Igney FH, Krammer PH. Immune escape of tumors: apoptosis resistance and tumor counterattack. J Leukoc Biol, 2002, 71:907 - 920.

[16] Whiteside TL. Immune suppression in cancer: effects on immune cells, mechanisms and future therapeutic intervention. Sem Cancer Biol, 2006, 16:3 - 15.

[17] Khong HT, Restifo NP. Natural selection of tumor variants in the generation of "tumor escape" phenotypes. Nat Immunol, 2002, 3:999 - 1005.

[18] Blank C, Gajewski TF, Mackensen A. Interaction of PD-L1 on tumor cells with PD-1 on tumor-specific T cells as a mechanism of immune evasion: implications for tumor immunotherapy. Cancer Immunol Immunother, 2005, 54:307 - 314.

[19] Rabinovich GA, Gabrilovich D, Sotomayor EM. Immunosuppressive strategies that are mediated by tumor cells. Annu Rev Immunol, 2007, 25:267 - 296.

[20] Guermonprez P, Valladeau J, Zitvogel L, et al. Antigen presentation and T cell stimulation by dendritic cells. Annu Rev Immunol, 2002, 20:621 - 667.

[21] Bax M, Garcia-Vallejo JJ, Jang-Lee J, et al. Dendritic cell maturation results in pronounced changes in glycan expression affecting recognition by siglecs and galectins. J Immunol, 2007, 179:8216 - 8224.

[22] Fulcher JA, Hashimi ST, Levroney EL, et al. Galectin-1-matured human monocyte-derived dendritic cells have enhanced migration through extracellular matrix. J Immunol, 2006, 177:216 - 226.

[23] Fulcher JA, Chang MH, Wang S, et al. Galectin-1 co-clusters CD43/CD45 on dendritic cells and induces cell activation and migration through Syk and protein kinase C signaling. J Biol Chem, 2009, 284:26860 - 26870.

[24] Blois SM, Ilarregui JM, Tometten M, et al. A pivotal role for galectin-1 in fetomaternal tolerance. Nat Med, 2007, 13:1450 - 1457.

[25] Perone MJ, Bertera S, Tawadrous ZS, et al. Dendritic cells expressing transgenic galectin-1 delay onset of autoimmune diabetes in mice. J Immunol, 2006, 177:5278 - 5289.

[26] Ilarregui JM, Croci DO, Bianco GA, et al. Tolerogenic signals delivered by dendritic cells to T cells through a galectin-1-driven immunoregulatory circuit involving interleukin 27 and interleukin 10. Nat Immunol, 2009, 10:981 - 991.

[27] Mobergslien A, Sioud M. Galectin-1 and -3 gene silencing in immature and mature dendritic cells enhances T cell activation and interferon-gamma production. J Leukoc Biol, 2012, 91:461 - 467.

[28] Soldati R, Berger E, Zenclussen AC, et al. Neuroblastoma triggers an immunoevasive program involving galectin-1-dependent modulation of T cell and dendritic cell compartments. Int J Cancer, 2012, 131:1131-1141.

[29] Kuo PL, Huang MS, Cheng DE, et al. Lung cancer-derived galectin-1 enhances tumorigenic potentiation of tumor-associated dendritic cells by expressing heparin-binding EGF-like growth factor. J Biol Chem, 2012, 287:9753 - 9764.

[30] Bernardes ES, Silva NM, Ruas LP, et al. Toxoplasma gondii infection reveals a novel regulatory role for galectin-3 in the interface of innate and adaptive immunity. Am J Pathol, 2006, 168:1910 - 1920.

[31] Dai SY, Nakagawa R, Itoh A, et al. Galectin-9 induces maturation of human monocyte-derived dendritic cells. J Immunol, 2005, 175:2974 - 2981.

[32] Anderson AC, Anderson DE, Bregoli L, et al. Promotion of tissue inflammation by the immune receptor Tim-3 expressed on innate immune cells. Science, 2007, 318:1141 - 1143.

[33] Li Y, Feng J, Geng S, et al. The N-and C-terminal carbohydrate recognition domains of galectin-9 contribute differently to its multiple functions in innate immunity and adaptive immunity. Mol Immunol, 2011, 48:670 - 677.

[34] Ruffell B, Affara NI, Coussens LM. Differential macrophage programming in the tumor microenvironment. Trends Immunol, 2012, 33:119 - 126.

[35] Correa SG, Sotomayor CE, Aoki MP, et al. Opposite effects of galectin-1 on alternative metabolic pathways of L-arginine in resident, inflammatory, and activated macrophages. Glycobiology, 2003, 13:119 - 128.

[36] Barrionuevo P, Beigier-Bompadre M, Ilarregui JM, et al. A novel function for galectin-1 a the crossroad of innate and a adaptive immunity: galectin-1 regulates monocyte/macrophage physiology through a nonapoptotic ERK-dependent pathway. J Immunol, 2007, 178:436 - 445.

[37] Malik RK, Ghurye RR, Lawrence-Watt DJ, et al. Galectin-1 stimulates monocyte chemotaxis via the p44/42 MAP kinase pathway and a pertussis toxin-sensitive pathway. Glycobiology, 2009, 19:1402 - 1407.

[38] Rabinovich GA, Sotomayor CE, Riera CM, et al. Evidence of a role for galectin-1 in acute inflammation. Eur J Immunol, 2000, 30:1331 - 1339.

[39] Swarte VV, Mebius RE, Joziasse DH, et al. Lymphocyte triggering via L-selectin leads to enhanced galectin-3-mediated binding to dendritic cells. Eur J Immunol, 1998, 28:2864 - 2871.

[40] Mina-Osorio P, Soto-Cruz I, Ortega E. A role for galectin-3 in CD13-mediated homotypic aggregation of monocytes. Biochem Biophys Res Commun, 2007, 353:605 - 610.

[41] Sano H, Hsu DK, Yu L, et al. Human galectin-3 is a novel chemoattractant for monocytes and macrophages. J Immunol, 2000, 165:2156 - 2164.

[42] Liu FT, Hsu DK, Zuberi RI, et al. Expression and function of galectin-3, a beta-galactoside-binding lectin, in human monocytes and macrophages. Am J Pathol, 1995, 147:1016 - 1028.

[43] Sano H, Hsu DK, Apgar JR, et al. Critical role of galectin-3 in phagocytosis by macrophages. J Clin Invest, 2003, 112:389 - 397.

[44] Hsu DK, Yang RY, Pan Z, et al. Targeted disruption of the galectin-3 gene results in attenuated peritoneal inflammatory responses. Am J Pathol, 2000, 156:1073 - 1083.

[45] Kashio Y, Nakamura K, Abedin MJ, et al. Galectin-9 induces apoptosis through the calcium-calpain-caspase-1 pathway. J Immunol, 2003, 170:3631 - 3636.

[46] Matsuura A, Tsukada J, Mizobe T, et al. Intracellular galectin-9 activates inflammatory cytokines in monocytes. Genes Cells, 2009, 14:511 - 521.

[47] MacKinnon AC, Farnworth SL, Hodkinson PS, et al. Regulation of alternative macrophage activation by galectin-3. J Immunol, 2008, 180:2650 - 2658.

[48] Arikawa T, Saita N, Oomizu S, et al. Galectin-9 expands immunosuppressive macrophages to ameliorate T-cell-mediated lung inflammation. Eur J Immunol, 2010, 40:548 - 558.

[49] Togayachi A, Kozono Y, Ishida H, et al. Polylactosamine on glycoproteins influences basal levels of lymphocyte and macrophage activation. Proc Natl Acad Sci USA, 2007, 104:15829 - 15834.

[50] Kusmartsev S, Nefedova Y, Yoder D, et al. Antigen-specific inhibition of $CD8^+$ T cell response by immature myeloid cells in cancer is mediated by reactive oxygen species. J Immunol, 2004, 172:989 - 999.

[51] Youn JI, Gabrilovich DI. The biology of myeloid-derived suppressor cells: the blessing and the curse of morphological and functional heterogeneity. Eur J Immunol, 2010, 40:2969 - 2975.

[52] Gabrilovich DI, Velders M, Sotomayor E, et al. Mechanism of immune dysfunction in cancer mediated by immature $Gr\text{-}1^+$ myeloid cells. J Immunol, 2001, 166:5398 - 5406.

[53] Huang B, Pan PY, Li Q, et al. $Gr\text{-}1^+CD115^+$ immature myeloid suppressor cells mediate the development of tumor-induced Tregulatory cells and T-cell anergy in tumor-bearing host. Cancer Res, 2006, 66:1123 - 1131.

[54] Dardalhon V, Anderson AC, Karman J, et al. Tim-3/galectin-9 pathway: regulation of Th1 immunity through promotion of $CD11b^+Ly\text{-}6G^+$ myeloid cells. J Immunol, 2010, 185:1383 - 1392.

[55] Gauthier L, Rossi B, Roux F, et al. Galectin-1 is a stromal cell ligand of the pre-B cell receptor (BCR) implicated in synapse formation between pre-B and stromal cells and in pre-BCR triggering. Proc Natl Acad Sci

USA, 2002, 99:13014 - 13019.

[56] Rossi B, Espeli M, Schiff C, et al. Clustering of pre-B cell integrins induces galectin-1-dependent pre-B cell receptor relocalization and activation. J Immunol, 2006, 177:796 - 803.

[57] Espeli M, Mancini SJ, Breton C, et al. Impaired B-cell development at the pre-BII-cell stage in galectin-1-deficient mice due to inefficient pre-BII/stromal cell interactions. Blood, 2009, 113:5878 - 5886.

[58] Zuniga E, Rabinovich GA, Iglesias MM, et al. Regulated expression of galectin-1 during B-cell activation and implications for T-cell apoptosis. J Leukoc Biol, 2001, 70:73 - 79.

[59] Tsai CM, Chiu YK, Hsu TL, et al. Galectin-1 promotes immunoglobulin production during plasma cell differentiation. J Immunol, 2008, 181:4570 - 4579.

[60] Yu X, Siegel R, Roeder RG. Interaction of the B cell-specific transcriptional coactivator OCA-B and galectin-1 and a possible role in regulating BCR-mediated B cell proliferation. J Biol Chem, 2006, 281:15505 - 15516.

[61] Tabrizi SJ, Niiro H, Masui M, et al. T cell leukemia/lymphoma 1 and galectin-1 regulate survival/cell death pathways in human naive and IgM$^+$ memory B cells through altering balances in Bcl-2 family proteins. J Immunol, 2009, 182:1490 - 1499.

[62] Acosta-Rodriguez EV, Montes CL, Motran CC, et al. Galectin-3 mediates IL-4-induced survival and differentiation of B cells: functional cross-talk and implications during Trypanosoma cruzi infection. J Immunol, 2004, 172:493 - 502.

[63] Clark AG, Chen S, Zhang H, et al. Multifunctional regulators of cell growth are differentially expressed in anergic murine B cells. Mol Immunol, 2007, 44:1274 - 1285.

[64] DiLillo DJ, Matsushita T, Tedder TF. B10 cells and regulatory B cells balance immune responses during inflammation, autoimmunity, and cancer. Ann NY Acad Sci, 2010, 1183:38 - 57.

[65] Rabinovich GA, Toscano M. Turning "sweet" on immunity: galectin-glycan interactions in immune tolerance and inflammation. Nat Rev Immunol, 2009, 9:338 - 352.

[66] Hernandez JD, Baum LG. Ah, sweet mystery of death! Galectins and control of cell fate. Glycobiology, 2002, 12:127R - 136R.

[67] Rabinovich GA, Ramhorst RE, Rubinstein N, et al. Induction of allogenic T-cell hyporesponsiveness by galectin-1-mediated apoptotic and non-apoptotic mechanisms. Cell Death Differ, 2002, 9:661 - 670.

[68] Stowell SR, Qian Y, Karmakar S, et al. Differential roles of galectin-1 and galectin-3 in regulating leukocyte viability and cytokine secretion. J Immunol, 2008, 180:3091 - 3102.

[69] Rabinovich GA, Ariel A, Hershkoviz R, et al. Specific inhibition of T-cell adhesion to extracellular matrix and proinflammatory cytokine secretion by human recombinant galectin-1. Immunology, 1999, 97:100 - 106.

[70] van der Leij J, van den Berg A, Harms G, et al. Strongly enhanced IL-10 production using stable galectin-1 homodimers. Mol Immunol, 2007, 44:506 - 513.

[71] Motran CC, Molinder KM, Liu SD, et al. Galectin-1 functions as a Th2 cytokine that selectively induces Th1 apoptosis and promotes Th2 function. Eur J Immunol, 2008, 38:3015 - 3027.

[72] Toscano M, Bianco GA, Ilarregui JM, et al. Differential glycosylation of TH1, Th2 and TH-17 effector cells selectively regulates susceptibility to cell death. Nat Immunol, 2007, 8:825 - 834.

[73] Norling LV, Sampaio AL, Cooper D, et al. Inhibitory control of endothelial galectin-1 on in vitro and in vivo lymphocyte trafficking. FASEB J, 2008, 22:682 - 690.

[74] Stillman BN, Hsu DK, Pang M, et al. Galectin-3 and galectin-1 bind distinct cell surface glycoprotein receptors to induce T cell death. J Immunol, 2006, 176:778 - 789.

[75] Matarrese P, Tinari A, Mormone E, et al. Galectin-1 sensitizes resting human T lymphocytes to Fas (CD95)-mediated cell death via mitochondrial hyperpolarization, budding, and fission. J Biol Chem, 2005, 280:6969 - 6985.

[76] Sturm A, Lensch M, Andre S, et al. Human galectin-2: novel inducer of T cell apoptosis with distinct profile of caspase activation. J Immunol, 2004, 173:3825 - 3837.

[77] Yang RY, Hsu DK, Liu FT. Expression of galectin-3 modulates T-cell growth and apoptosis. Proc Natl Acad Sci USA, 1996, 93:6737 - 6742.

[78] Fukumori T, Takenaka Y, Yoshii T, et al. CD29 and CD7 mediate galectin-3-induced type II T-cell apoptosis. Cancer Res, 2003, 63:8302 - 8311.

[79] Hsu DK, Chernyavsky AI, Chen HY, et al. Endogenous galectin-3 is localized in membrane lipid rafts and regulates migration of dendritic cells. J Invest Dermatol, 2009, 129:573 - 583.

[80] Hsu DK, Chen HY, Liu FT. Galectin-3 regulates T-cell functions. Immunol Rev, 2009, 230:114 - 127.

[81] Hahn HP, Pang M, He J, et al. Galectin-1 induces nuclear translocation of endonuclease G in caspase- and cytochrome c-independent T cell death. Cell Death Differ, 2004, 11:1277 - 1286.

[82] Peng W, Wang HY, Miyahara Y, et al. Tumor-associated galectin-3 modulates the function of tumor-reactive T cells. Cancer Res, 2008, 68:7228 - 7236.

[83] Demotte N, Wieers G, Van Der Smissen P, et al. A galectin-3 ligand corrects the impaired function of human CD4 and CD8 tumor-infiltrating lymphocytes and favors tumor rejection in mice. Cancer Res, 2010, 70:7476 - 7488.

[84] Silverman AM, Nakata R, Shimada H, et al. A galectin-3-dependent pathway upregulates interleukin-6 in the microenvironment of human neuroblastoma. Cancer Res, 2012, 72:2228 - 2238.

[85] Zhu C, Anderson AC, Schubart A, et al. The Tim-3 ligand galectin-9 negatively regulates T helper type 1 immunity. Nat Immunol, 2005, 6:1245 - 1252.

[86] Wang F, He W, Yuan J, et al. Activation of Tim-3-Galectin-9 pathway improves survival of fully allogeneic skin grafts. Transpl Immunol, 2008, 19:12 - 19.

[87] Earl LA, Bi S, Baum LG. Galectin multimerization and lattice formation are regulated by linker region structure. Glycobiology, 2011, 21:6 - 12.

[88] Nagahara K, Arikawa T, Oomizu S, et al. Galectin-9 increases Tim-3^+ dendritic cells and $CD8^+$ T cells and enhances antitumor immunity via galectin-9-Tim-3 interactions. J Immunol, 2008, 181:7660 - 7669.

[89] Paclik D, Danese S, Berndt U, et al. Galectin-4 controls intestinal inflammation by selective regulation of peripheral and mucosal T cell apoptosis and cell cycle. PLoS One, 2008, 3:e2629.

[90] Tribulatti MV, Mucci J, Cattaneo V, et al. Galectin-8 induces apoptosis in the $CD4^{(high)}$ $CD8^{(high)}$ thymocyte subpopulation. Glycobiology, 2007, 17:1404 - 1412.

[91] Norambuena A, Metz C, Vicuna L, et al. Galectin-8 induces apoptosis in Jurkat T cells by phosphatidic acid-mediated ERK1/2 activation supported by protein kinase A down-regulation. J Biol Chem, 2009, 284:12670 - 12679.

[92] Stowell SR, Karmakar S, Arthur CM, et al. Galectin-1 induces reversible phosphatidylserine exposure at the plasma membrane. Mol Biol Cell, 2009, 20:1408 - 1418.

[93] Dustin ML. T-cell activation through immunological synapses and kinapses. Immunol Rev, 2008, 221:77 - 89.

[94] Demetriou M, Granovsky M, Quaggin S, et al. Negative regulation of T-cell activation and autoimmunity by Mgat5 N-glycosylation. Nature, 2001, 409:733 - 739.

[95] Morgan R, Gao G, Pawling J, et al. (Mgat5)-mediated N-glycosylation negatively regulates Th1 cytokine production by T cells. J Immunol, 2004, 173:7200 - 7208.

[96] Grigorian A, Lee SU, Tian W, et al. Control of T Cell-mediated autoimmunity by metabolite flux to N-glycan biosynthesis. J Biol Chem, 2007, 282:20027 - 20035.

[97] Chen IJ, Chen HL, Demetriou M. Lateral compartmentalization of T cell receptor versus CD45 by galectin-N-glycan binding and microfilaments coordinate basal and activation signaling. J Biol Chem, 2007, 282:35361 - 35372.

[98] Chung CD, Patel VP, Moran M, et al. Galectin-1 induces partial TCR zeta-chain phosphorylation and antagonizes processive TCR signal transduction. J Immunol, 2000, 165:3722 - 3729.

[99] Demotte N, Stroobant V, Courtoy PJ, et al. Restoring the association of the T cell receptor with CD8 reverses anergy in human tumor-infiltrating lymphocytes. Immunity, 2008, 28:414 - 424.

[100] Chen HY, Fermin A, Vardhana S, et al. Galectin-3 negatively regulates TCR-mediated $CD4^+$ T-cell activation at the immunological synapse. Proc Natl Acad Sci USA, 2009, 106:14496 - 14501.

[101] Liu SD, Tomassian T, Bruhn KW, et al. Galectin-1 tunes TCR binding and signal transduction to regulate CD8 burst size. J Immunol, 2009, 182:5283 - 5295.

[102] Sakaguchi S. Naturally arising $CD4^+$ regulatory T cells for immunologic self-tolerance and negative control of immune responses. Annu Rev Immunol, 2004, 22:531 - 562.

[103] Zou W. Immunosuppressive networks in the tumour environment and their therapeutic relevance. Nat Rev Cancer, 2005, 5:263 - 274.

[104] Curiel TJ, Coukos G, Zou L, et al. Specific recruitment of regulatory T cells in ovarian carcinoma fosters immune privilege and predicts reduced survival. Nature Med, 2004, 10:942 - 949.

[105] O' Garra A, Vieira PL, Vieira P, et al. IL-10-producing and naturally occurring $CD4^+$ Tregs: limiting collateral damage. J Clin Invest, 2004, 114:1372 - 1378.

[106] Taams LS, Palmer DB, Akbar AN, et al. Regulatory T cells in human disease and their potential for therapeutic manipulation. Immunology, 2006, 118:1 - 9.

[107] Fiore F, Nuschak B, Peola S, et al. Exposure to myeloma cell lysates affects the immune competence of dendritic cells and favors the induction of Tr1-like regulatory T cells. Eur J Immunol, 2005, 35:1155 - 1163.

[108] Garin MI, Chu CC, Golshayan D, et al. Galectin-1: a key effector of regulation mediated by $CD4^+CD25^+$ T cells. Blood, 2007, 109:2058 - 2065.

[109] Juszczynski P, Ouyang J, Monti S, et al. The AP1-dependent secretion of galectin-1 by reed Sternberg cells

fosters immune privilege in classical Hodgkin lymphoma. Proc Natl Acad Sci USA, 2007, 104:13134 - 13139.

[110] Toscano M, Commodaro AG, Ilarregui JM, et al. Galectin-1 suppresses autoimmune retinal disease by promoting concomitant Th2- and Tregulatory-mediated anti-inflammatory responses. J Immunol, 2006, 176:6323 - 6332.

[111] Seki M, Oomizu S, Sakata KM, et al. Galectin-9 suppresses the generation of Th17, promotes the induction of regulatory T cells, and regulates experimental autoimmune arthritis. Clin Immunol, 2008, 127:78 - 88.

[112] Jiang HR, Al Rasebi Z, Mensah-Brown E, et al. Galectin-3 deficiency reduces the severity of experimental autoimmune encephalomyelitis. J Immunol, 2009, 182:1167 - 1173.

[113] Kubach J, Lutter P, Bopp T, et al. Human CD4+CD25+ regulatory T cells: proteome analysis identifies galectin-10 as a novel marker essential for their anergy and suppressive function. Blood, 2007, 110:1550 - 1558.

[114] Tsuboi S, Sutoh M, Hatakeyama S, et al. A novel strategy for evasion of NK cell immunity by tumours expressing core2 O-glycans. EMBO J, 2011, 30:3173 - 3185.

[115] Rubinstein N, Alvarez M, Zwirner NW, et al. Targeted inhibition of galectin-1 gene expression in tumor cells results in heightened T cell-mediated rejection, a potential mechanism of tumor-immune privilege. Cancer Cell, 2004, 5:241 - 251.

[116] Le QT, Shi G, Cao H, et al. Galectin-1: a link between tumor hypoxia and tumor immune privilege. J Clin Oncol, 2005, 23:8932 - 8941.

[117] Gandhi MK, Moll G, Smith C, et al. Galectin-1 mediated suppression of Epstein-Barr virus specific T-cell immunity in classic Hodgkin lymphoma. Blood, 2007, 110:1326 - 1329.

[118] Tang D, Yuan Z, Xue X, et al. High expression of Galectin-1 in pancreatic stellate cells plays a role in the development and maintenance of an immunosuppressive microenvironment in pancreatic cancer. Int J Cancer, 2012, 130:2337 - 2348.

[119] Banh A, Zhang J, Cao H, et al. Tumor galectin-1 mediates tumor growth and metastasis through regulation of T-cell apoptosis. Cancer Res, 2011, 71:4423 - 4431.

[120] Ingrassia L, Camby I, Lefranc F, et al. Anti-galectin compounds as potential anticancer drugs. Curr Med Chem, 2006, 13:3513 - 3527.

[121] van den Brule F, Califice S, Castronovo V. Expression of galectins in cancer: a critical review. Glycoconj J, 2004, 19:537 - 542.

[122] Sundblad V, Croci DO, Rabinovich GA. Regulated expression of galectin-3, a multifunctional glycan-binding protein, in haematopoietic and non-haematopoietic tissues. Histol Histopathol, 2011, 26:247 - 265.

[123] Honjo Y, Nangia-Makker P, Inohara H, et al. Down-regulation of galectin-3 suppresses tumorigenicity of human breast carcinoma cells. Clin Cancer Res, 2001, 7:661 - 668.

[124] Yoshii T, Inohara H, Takenaka Y, et al. Galectin-3 maintains the transformed phenotype of thyroid papillary carcinoma cells. Int J Oncol, 2001, 18:787 - 792.

[125] Takenaka Y, Inohara H, Yoshii T, et al. Malignant transformation of thyroid follicular cells by galectin-3. Cancer Lett, 2003, 195:111 - 119.

[126] Elad-Sfadia G, Haklai R, Balan E, et al. Galectin-3 augments K-Ras activation and triggers a Ras signal that attenuates ERK but not phosphoinositide 3-kinase activity. J Biol Chem, 2004, 279:34922 - 34930.

[127] Yu F, Finley Jr RL, Raz A, et al. Galectin-3 translocates to the perinuclear membranes and inhibits cytochrome c release from the mitochondria A role for synexin in galectin-3 translocation. J Biol Chem, 2002, 277:15819 - 15827.

[128] Matarrese P, Tinari N, Semeraro ML, et al. Galectin-3 overexpression protects from cell damage and death by influencing mitochondrial homeostasis. FEBS Lett, 2000, 473:311 - 315.

[129] Akahani S, Nangia-Makker P, Inohara H, et al. Galectin-3: a novel antiapoptotic molecule with a functional BH1 (NWGR) domain of Bcl-2 family. Cancer Res, 1997, 57:5272 - 5276.

[130] Califice S, Castronovo V, Bracke M, et al. Dual activities of galectin-3 in human prostate cancer: tumor suppression of nuclear galectin-3 vs tumor promotion of cytoplasmic galectin-3. Oncogene, 2004, 23:7527 - 7536.

[131] Yang RY, Liu FT. Galectins in cell growth and apoptosis. Cell Mol Life Sci, 2003, 60:267 - 276.

[132] Ellerhorst JA, Stephens LC, Nguyen T, et al. Effects of galectin-3 expression on growth and tumorigenicity of the prostate cancer cell line LNCaP. Prostate, 2002, 50:64 - 70.

[133] Kim HR, Lin HM, Biliran H, et al. Cell cycle arrest and inhibition of anoikis by galectin-3 in human breast epithelial cells. Cancer Res, 1999, 59:4148 - 4154.

[134] Glinsky VV, Glinsky GV, Glinskii OV, et al. Intravascular metastatic cancer cell homotypic aggregation at the sites of primary attachment to the endothelium. Cancer Res, 2003, 63:3805 - 3811.

[135] Khaldoyanidi SK, Glinsky VV, Sikora L, et al. MDA-MB-435 human breast carcinoma cell homo- and heterotypic adhesion under flow conditions is mediated in part by Thomsen-Friedenreich antigen-galectin-3 interactions. J Biol Chem, 2003, 278:4127 - 4134.

[136] Ochieng J, Leite-Browning ML, Warfield P. Regulation of cellular adhesion to extracellular matrix proteins by galectin-3. Biochem Biophys Res Commun, 1998, 246:788 - 791.

[137] Matarrese P, Fusco O, Tinari N, et al. Galectin-3 overexpression protects from apoptosis by improving cell adhesion properties. Int J Cancer, 2000, 85:545 - 554.

[138] Le Marer N, Hughes RC. Effects of the carbohydrate-binding protein galectin-3 on the invasiveness of human breast carcinoma cells. J Cell Physiol, 1996, 168:51 - 58.

[139] Hittelet A, Legendre H, Nagy N, et al. Upregulation of galectins-1 and -3 in human colon cancer and their role in regulating cell migration. Int J Cancer, 2003, 103:370 - 379.

[140] O' Driscoll L, Linehan R, Liang YH, et al. Galectin-3 expression alters adhesion, motility and invasion in a lung cell line (DLKP), in vitro. Anticancer Res, 2002, 22:3117 - 3125.

[141] Nangia-Makker P, Honjo Y, Sarvis R, et al. Galectin-3 induces endothelial cell morphogenesis and angiogenesis. Am J Pathol, 2000, 156:899 - 909.

[142] Ochieng J, Green B, Evans S, et al. Modulation of the biological functions of galectin-3 by matrix metalloproteinases. Biochim Biophys Acta, 1998, 1379:97 - 106.

[143] Califice S, Castronovo V. Van Den Brule F Galectin-3 and cancer (Review). Int J Oncol, 2004, 25:983 - 992.

[144] Newlaczyl AU, Yu LG. Galectin-3—a jack-of-all-trades in cancer. Cancer Lett, 2011, 313:123 - 128.

[145] Danguy A, Camby I, Kiss R. Galectins and cancer. Biochim Biophys Acta, 2002, 1572:285 - 293.

[146] Takenaka Y, Fukumori T, Raz A. Galectin-3 and metastasis. Glycoconj J, 2004, 19:543 - 549.

[147] Chiu CG, Strugnell SS, Griffith OL, et al. Diagnostic utility of galectin-3 in thyroid cancer. Am J Pathol, 2010, 176:2067 - 2081.

[148] Honjo Y, Inohara H, Akahani S, et al. Expression of cytoplasmic galectin-3 as a prognostic marker in tongue carcinoma. Clin Cancer Res, 2000, 6:4635 - 4640.

[149] Lotz MM, Andrews Jr CW, Korzelius CA, et al. Decreased expression of Mac-2 (carbohydrate binding protein 35) and loss of its nuclear localization are associated with the neoplastic progression of colon carcinoma. Proc Natl Acad Sci USA, 1993, 90:3466 - 3470.

[150] Puglisi F, Minisini AM, Barbone F, et al. Galectin-3 expression in non-small cell lung carcinoma. Cancer Lett, 2004, 212:233 - 239.

[151] Sanjuan X, Fernandez PL, Castells A, et al. Differential expression of galectin 3 and galectin 1 in colorectal cancer progression. Gastroenterology, 1997, 113:1906 - 1915.

[152] van den Brule F, Califice S, Garnier F, et al. Galectin-1 accumulation in the ovary carcinoma peritumoral stroma is induced by ovary carcinoma cells and affects both cancer cell proliferation and adhesion to laminin-1 and fibronectin. Lab Invest, 2003, 83:377 - 386.

[153] Kim SJ, Lee SJ, Sung HJ, et al. Increased serum 90K and galectin-3 expression are associated with advanced stage and a worse prognosis in diffuse large B-cell lymphomas. Acta Haematol, 2008, 120:211 - 216.

[154] Sakaki M, Oka N, Nakanishi R, et al. Serum level of galectin-3 in human bladder cancer. J Med Invest, 2008, 55:127 - 132.

[155] Iacovazzi PA, Notarnicola M, Caruso MG, et al. Serum levels of galectin-3 and its ligand 90k/mac-2bp in colorectal cancer patients. I mmunopharmacol I mmunotoxicol, 2010, 32:160 - 164.

[156] Saussez S, Lorfevre F, Lequeux T, et al. The determination of the levels of circulating galectin-1 and -3 in HNSCC patients could be used to monitor tumor progression and/or responses to therapy. Oral Oncol, 2008, 44:86 - 93.

[157] Vereecken P, Awada A, Suciu S, et al. Evaluation of the prognostic significance of serum galectin-3 in American Joint Committee on Cancer stage III and stage Ⅳ melanoma patients. Melanoma Res, 2009, 19:316 - 320.

[158] Rabinovich GA. Galectin-1 as a potential cancer target. Br J Cancer, 2005, 92:1188 - 1192.

[159] Demydenko D, Berest I. Expression of galectin-1 in malignant tumors. Exp Oncol, 2009, 31:74 - 79.

[160] Verschuere T, De Vleeschouwer S, Lefranc F, et al. Galectin-1 and immunotherapy for brain cancer. Expert Rev Neurother, 2011, 11:533 - 543.

[161] Yamaoka K, Mishima K, Nagashima Y, et al. Expression of galectin-1 mRNA correlates with the malignant potential of human gliomas and expression of antisense galectin-1 inhibits the growth of 9 glioma cells. J Neurosci Res, 2000, 59:722 - 730.

[162] Paz A, Haklai R, Elad-Sfadia G, et al. Galectin-1 binds oncogenic H-Ras to mediate Ras membrane anchorage and cell transformation. Oncogene, 2001, 20:7486 - 7493.

[163] Wells V, Davies D, Mallucci L. Cell cycle arrest and induction of apoptosis by beta galactoside binding protein (beta GBP) in human mammary cancer cells A potential new approach to cancer control. Eur J Cancer, 1999,

35:978 - 983.
[164] Kopitz J, von Reitzenstein C, Andre S, et al. Negative regulation of neuroblastoma cell growth by carbohydrate-dependent surface binding of galectin-1 and functional divergence from galectin-3. J Biol Chem, 2001, 276:35917 - 35923.
[165] Espelt MV, Croci DO, Bacigalupo ML, et al. Novel roles of galectin-1 in hepatocellular carcinoma cell adhesion, polarization, and in vivo tumor growth. Hepatology, 2011, 53:2097 - 2106.
[166] Thijssen VL, Postel R, Brandwijk RJ, et al. Galectin-1 is essential in tumor angiogenesis and is a target for antiangiogenesis therapy. Proc Natl Acad Sci USA 103:15975 - 15980, 2006.
[167] Thijssen VL, Barkan B, Shoji H, et al. Tumor cells secrete galectin-1 to enhance endothelial cell activity. Cancer Res, 2010, 70:6216 - 6224.
[168] Le Mercier M, Mathieu V, Haibe-Kains B, et al. Knocking down galectin 1 in human hs683 glioblastoma cells impairs both angiogenesis and endoplasmic reticulum stress responses. J Neuropathol Exp Neurol, 2008, 67:456 - 469.
[169] Le Mercier M, Fortin S, Mathieu V, et al. Galectin-1 proangiogenic and promigratory effects in the Hs683 oligodendroglioma model are partly mediated through the control of BEX2 expression. Neoplasia, 2009, 11:485 - 496.
[170] Hirashima M, Kashio Y, Nishi N, et al. Galectin-9 in physiological and pathological conditions. Glycoconj J, 2004, 19:593 - 600.
[171] Nobumoto A, Nagahara K, Oomizu S, et al. Galectin-9 suppresses tumor metastasis by blocking adhesion to endothelium and extracellular matrices. Glycobiology, 2008, 18:735 - 744.
[172] Kasamatsu A, Uzawa K, Nakashima D, et al. Galectin-9 as a regulator of cellular adhesion in human oral squamous cell carcinoma cell lines. Int J Mol Med, 2005, 16:269 - 273.
[173] Makishi S, Okudaira T, Ishikawa C, et al. A modified version of galectin-9 induces cell cycle arrest and apoptosis of Burkitt and Hodgkin lymphoma cells. Br J Haematol, 2008, 142:583 - 594.
[174] Irie A, Yamauchi A, Kontani K, et al. Galectin-9 as a prognostic factor with antimetastatic potential in breast cancer. Clin Cancer Res, 2005, 11:2962 - 2968.
[175] Yamauchi A, Kontani K, Kihara M, et al. Galectin-9, a novel prognostic factor with antimetastatic potential in breast cancer. Breast J, 2006, 12:S196 - 200.
[176] Liang M, Ueno M, Oomizu S, et al. Galectin-9 expression links to malignant potential of cervical squamous cell carcinoma. J Cancer Res Clin Oncol, 2008, 134:899 - 907.
[177] Kageshita T, Kashio Y, Yamauchi A, et al. Possible role of galectin-9 in cell aggregation and apoptosis of human melanoma cell lines and its clinical significance. Int J Cancer, 2002, 99:809 - 816.
[178] Huflejt ME, Leffler H. Galectin-4 in normal tissues and cancer. Glycoconj J, 2004, 20:247 - 255.
[179] Heinzelmann-Schwarz VA, Gardiner-Garden M, Henshall SM, et al. A distinct molecular profile associated with mucinous epithelial ovarian cancer. Br J Cancer, 2006, 94:904 - 913.
[180] Rumilla KM, Erickson LA, Erickson AK, et al. Galectin-4 expression in carcinoid tumors. Endocr Pathol, 2006, 17:243 - 249.
[181] Duerr EM, Mizukami Y, Ng A, et al. Defining molecular classifications and targets in gastroenteropancreatic neuroendocrine tumors through DNA microarray analysis. Endocr Relat Cancer, 2008, 15:243 - 256.
[182] Tripodi D, Quemener S, Renaudin K, et al. Gene expression profiling in sinonasal adenocarcinoma. BMC Med Genomics, 2009, 2:65.
[183] Rechreche H, Mallo GV, Montalto G, et al. Cloning and expression of the mRNA of human galectin-4, an S-type lectin downregulated in colorectal cancer. Eur J Biochem, 1997, 248:225 - 230.
[184] Nagy N, Legendre H, Engels O, et al. Refined prognostic evaluation in colon carcinoma using immunohistochemical galectin fingerprinting. Cancer, 2003, 97:1849 - 1858.
[185] Satelli A, Rao PS, Thirumala S, et al. Galectin-4 functions as a tumor suppressor of human colorectal cancer. Int J Cancer, 2011, 129:799 - 809.
[186] Watanabe M, Takemasa I, Kaneko N, et al. Clinical significance of circulating galectins as colorectal cancer markers. Oncol Rep, 2011, 25:1217 - 1226.
[187] Saussez S, Kiss R. Galectin-7. Cell Mol Life Sci, 2006, 63:686 - 697.
[188] St-Pierre Y, Campion CG, Grosset AA. A distinctive role for galectin-7 in cancer? Front Biosci, 2012, 17:438 - 450.
[189] Bernerd F, Sarasin A, Magnaldo T. Galectin-7 overexpression is associated with the apoptotic process in UVB induced sunburn keratinocytes. Proc Natl Acad Sci USA, 1999, 96:11329 - 11334.
[190] Kuwabara I, Kuwabara Y, Yang RY, et al. Galectin-7 (PIG1) exhibits pro-apoptotic function through JNK activation

and mitochondrial cytochrome c release. J Biol Chem, 2002, 277:3487 - 3497.

[191] Kopitz J, Andre S, von Reitzenstein C, et al. Homodimeric galectin-7 (p53-induced gene 1) is a negative growth regulator for human neuroblastoma cells. Oncogene, 2003, 22:6277 - 6288.

[192] Ueda S, Kuwabara I, Liu FT. Suppression of tumor growth by galectin-7 gene transfer. Cancer Res, 2004, 64:5672 - 5676.

[193] Demers M, Rose AA, Grosset AA, et al. Overexpression of galectin-7, a myoepithelial cell marker, enhances spontaneous metastasis of breast cancer cells. Am J Pathol, 2010, 176:3023 - 3031.

[194] Saussez S, Cucu DR, Decaestecker C, et al. Galectin 7 (p53-induced gene 1): a new prognostic predictor of recurrence and survival in stage Ⅳ hypopharyngeal cancer. Ann Surg Oncol, 2006, 13:999 - 1009.

[195] Zhu X, Ding M, Yu ML, et al. Identification of galectin-7 as a potential biomarker for esophageal squamous cell carcinoma by proteomic analysis. BMC Cancer, 2010, 10:290.

[196] Alves PM, Godoy GP, Gomes DQ, et al. Significance of galectins-1,-3,-4 and -7 in the progression of squamous cell carcinoma of the tongue. Pathol Res Pract, 2011, 207:236 - 240.

[197] Moisan S, Demers M, Mercier J, et al. Upregulation of galectin-7 in murine lymphoma cells is associated with progression toward an aggressive phenotype. Leukemia, 2003, 17:751 - 759.

[198] Demers M, Biron-Pain K, Hebert J, Lamarre A, Magnaldo T, St-Pierre Y. Galectin-7 in lymphoma: elevated expression in human lymphoid malignancies and decreased lymphoma dissemination by antisense strategies in experimental model. Cancer Res, 2007, 67:2824 - 2829.

[199] Demers M, Couillard J, Giglia-Mari G, et al. Increased galectin-7 gene expression in lymphoma cells is under the control of DNA methylation. Biochem Biophys Res Commun, 2009, 387:425 - 429.

[200] Demers M, Magnaldo T, St-Pierre Y. A novel function for galectin-7: promoting tumorigenesis by up-regulating MMP-9 gene expression. Cancer Res, 2005, 65:5205 - 5210.

[201] Bidon-Wagner N, Le Pennec JP. Human galectin-8 isoforms and cancer. Glycoconj J, 2004, 19:557 - 563.

[202] Dong GW, Kim J, Park JH, et al. Galectin-8 expression in laryngeal squamous cell carcinoma. Clin Exp Otorhinolaryngol, 2009, 2:13 - 19.

[203] Savin S, Cvejic D, Jankovic M, et al. Evaluation of galectin-8 expression in thyroid tumors. Med Oncol, 2009, 26:314 - 318.

[204] Nagy N, Bronckart Y, Camby I, et al. Galectin-8 expression decreases in cancer compared with normal and dysplastic human colon tissue and acts significantly on human colon cancer cell migration as a suppressor. Gut, 2002, 50:392 - 401.

[205] Kramer MW, Waalkes S, Serth J, et al. Decreased galectin-8 is a strong marker for recurrence in urothelial carcinoma of the bladder. Urol Int, 2011, 87:143 - 150.

[206] Delgado VM, Nugnes LG, Colombo LL, et al. Modulation of endothelial cell migration and angiogenesis: a novel function for the "tandem-repeat" lectin galectin-8. FASEB J, 2011, 25:242 - 254.

[207] Levy Y, Arbel-Goren R, Hadari YR, et al. Galectin-8 functions as a matricellular modulator of cell adhesion. J Biol Chem, 2001, 276:31285 - 31295.

[208] Carcamo C, Pardo E, Oyanadel C, et al. Galectin-8 binds specific beta1 integrins and induces polarized spreading highlighted by asymmetric lamellipodia in Jurkat T cells. Exp Cell Res, 2006, 312:374 - 386.

[209] Hadari YR, Arbel-Goren R, Levy Y, et al. Galectin-8 binding to integrins inhibits cell adhesion and induces apoptosis. J Cell Sci, 2000, 113(Pt 13):2385 - 2397.

[210] Arbel-Goren R, Levy Y, Ronen D, Zick Y. Cyclin-dependent kinase inhibitors and JNK act as molecular switches, regulating the choice between growth arrest and apoptosis induced by galectin-8. J Biol Chem, 2005, 280:19105 - 19114.

[211] Dvorankova B, Lacina L, Smetana Jr K, et al. Human galectin-2: nuclear presence in vitro and its modulation by quiescence/stress factors. Histol Histopathol, 2008, 23:167 - 178.

[212] Langbein S, Brade J, Badawi JK, et al. Gene-expression signature of adhesion/growth-regulatory tissue lectins (galectins) in transitional cell cancer and its prognostic relevance. Histopathology, 2007, 51:681 - 690.

[213] Camby I, Belot N, Rorive S, et al. Galectins are differentially expressed in supratentorial pilocytic astrocytomas, astrocytomas, anaplastic astrocytomas and glioblastomas, and significantly modulate tumor astrocyte migration. Brain Pathol, 2001, 11:12 - 26.

[214] Thijssen VL, Hulsmans S, Griffioen AW. The galectin profile of the endothelium: altered expression and localization in activated and tumor endothelial cells. Am J Pathol, 2008, 172:545 - 553.

[215] Jung JH, Kim HJ, Yeom J, et al. Lowered expression of galectin-2 is associated with lymph node metastasis in gastric cancer. J Gastroenterol, 2012, 47:37 - 48.

[216] Barrow H, Guo X, Wandall HH, et al. Serum galectin-2,-4, and -8 are greatly increased in colon and breast cancer patients and promote cancer cell adhesion to blood vascular endothelium. Clin Cancer Res, 2011, 17:7035 - 7046.

[217] Ozaki K, Inoue K, Sato H, et al. Functional variation in LGALS2 confers risk of myocardial infarction and regulates lymphotoxin-alpha secretion in vitro. Nature, 2004, 429:72 - 75.

[218] Lin CI, Whang EE, Donner DB, et al. Galectin-3 targeted therapy with a small molecule inhibitor activates apoptosis and enhances both chemosensitivity and radiosensitivity in papillary thyroid cancer. Mol Cancer Res, 2009, 7:1655 - 1662.

[219] Lavra L, Ulivieri A, Rinaldo C, et al. Gal-3 is stimulated by gain-of-function p53 mutations and modulates chemoresistance in anaplastic thyroid carcinomas. J Pathol, 2009, 218:66 - 75.

[220] Wongkham S, Junking M, Wongkham C, et al. Suppression of galectin-3 expression enhances apoptosis and chemosensitivity in liver fluke-associated cholangiocarcinoma. Cancer Sci, 2009, 100:2077 - 2084.

[221] Fukumori T, Kanayama HO, Raz A. The role of galectin-3 in cancer drug resistance. Drug Resist Update, 2007, 10:101 - 108.

[222] Mathieu V, Le Mercier M, De Neve N, et al. Galectin-1 knockdown increases sensitivity to temozolomide in a B16F10 mouse metastatic melanoma model. J Invest Dermatol, 2007, 127:2399 - 2410.

[223] Le Mercier M, Lefranc F, Mijatovic T, et al. Evidence of galectin-1 involvement in glioma chemoresistance. Toxicol Appl Pharmacol, 2008, 229:172 - 183.

[224] Kuroda J, Yamamoto M, Nagoshi H, et al. Targeting activating transcription factor 3 by galectin-9 induces apoptosis and overcomes various types of treatment resistance in chronic myelogenous leukemia. Mol Cancer Res, 2010, 8:994 - 1001.

[225] Matsui Y, Ueda S, Watanabe J, et al. Sensitizing effect of galectin-7 in urothelial cancer to cisplatin through the accumulation of intracellular reactive oxygen species. Cancer Res, 2007, 67:1212 - 1220.

[226] Lahm H, Andre S, Hoeflich A, et al. Tumor galectinology: insights into the complex network of a family of endogenous lectins. Glycoconj J, 2004, 20:227 - 238.

[227] Raz A, Lotan R. Lectin-like activities associated with human and murine neoplastic cells. Cancer Res, 1981, 41:3642 - 3647.

[228] John CM, Leffler H, Kahl-Knutsson B, et al. Truncated galectin-3 inhibits tumor growth and metastasis in orthotopic nude mouse model of human breast cancer. Clin Cancer Res, 2003, 9:2374 - 2383.

[229] Inufusa H, Nakamura M, Adachi T, et al. Role of galectin-3 in adenocarcinoma liver metastasis. Int J Oncol, 2001, 19:913 - 919.

[230] Glinsky GV, Price JE, Glinsky VV, et al. Inhibition of human breast cancer metastasis in nude mice by synthetic glycoamines. Cancer Res, 1996, 56:5319 - 5324.

[231] Nangia-Makker P, Hogan V, Honjo Y, et al. Inhibition of human cancer cell growth and metastasis in nude mice by oral intake of modified citrus pectin. J Natl Cancer Inst, 2002, 94:1854 - 1862.

[232] Streetly MJ, Maharaj L, Joel S, et al. GCS-100, a novel galectin-3 antagonist, modulates MCL-1, NOXA, and cell cycle to induce myeloma cell death. Blood, 2010, 115:3939 - 3948.

[233] Andre S, Pieters RJ, Vrasidas I, et al. Wedgelike glycodendrimers as inhibitors of binding of mammalian galectins to glycoproteins, lactose maxiclusters, and cell surface glycoconjugates. Chembiochem, 2001, 2:822 - 830.

[234] Sorme P, Qian Y, Nyholm PG, et al. Low micromolar inhibitors of galectin-3 based on 3'-derivatization of N-acetyllactosamine. Chembiochem, 2002, 3:183 - 189.

[235] Tejler J, Leffler H, Nilsson UJ. Synthesis of O-galactosyl aldoximes as potent LacNAc-mimetic galectin-3 inhibitors. Bioorg Med Chem Lett, 2005, 15:2343 - 2345.

[236] Cumpstey I, Sundin A, Leffler H, et al. C2-symmetrical thiodigalactoside bis-benzamido derivatives as high-affinity inhibitors of galectin-3: efficient lectin inhibition through double arginine-arene interactions. Angew Chem Int Ed Engl, 2005, 44:5110 - 5112.

[237] Salameh BA, Leffler H, Nilsson UJ. 3-(1,2,3-Triazol-1-yl)-1-thio-galactosides as small, efficient, and hydrolytically stable inhibitors of galectin-3. Bioorg Med Chem Lett, 2005, 15:3344 - 3346.

[238] Oberg CT, Leffler H, Nilsson UJ. Inhibition of galectins with small molecules. Chimia (Aarau), 2011, 65:18 - 23.

[239] Bustinza-Linares E, Kurzrock R, Tsimberidou AM. Salirasib in the treatment of pancreatic cancer. Future Oncol, 2010, 6:885 - 891.

[240] Riely GJ, Johnson ML, Medina C, et al. A phase II trial of Salirasib in patients with lung adenocarcinomas with KRAS mutations. J Thorac Oncol, 2011, 6:1435 - 1437.

[241] Ouyang J, Juszczynski P, Rodig SJ, et al. Viral induction and targeted inhibition of galectin-1 in EBV^{+} posttransplant lymphoproliferative disorders. Blood, 2011, 117:4315 - 4322.

第三十二章 32

IDO 和免疫逃避：调控和肿瘤抑制作用

Alexander J. Muller[1], Courtney Smith[1], Richard Metz[2], George C. Prendergast[1,3*]

1. Lankenau Institute for Medical Research, Wynnewood, PA USA
2. NewLink Genetics Corporation, Wynnewood, PA USA
3. Department of Pathology, Anatomy & Cell Biology, Jefferson Medical School, Thomas Jefferson University, Philadelphia, PA USA

译者：范志宁，刘云

致谢

作者在实验室中的工作得到了苏珊·科门乳腺癌防治基金会、A.J.M. 基金会和 G.C.P. 科学基金的大力支持，同时也受到了 NewLink 遗传学公司、Sharpe-Strumia 基金会、Lankenau 医学中心基金会和主流卫生系统的特别支持。C.S. 是从国防部乳腺癌的研究项目拿到的博士后奖学金。作者申明存在竞争性的财务权益，GCP 科学基金和 A.J.M. 基金会为重要股东，GCP 科学基金是 NewLink 遗传学公司科学顾问委员会成员，作者已将 IDO 的各项专利的知识产权分别以 7 705 022 美元、7 714 139 美元、8 008 281 美元的专利费授予这家生物科学公司。

一、引言

晚期转移性癌症的治疗仍然是临床面临的主要挑战。目前，化疗和其他一些系统的治疗方案只能为发达国家中不到一半的、在初诊时就已经是晚期病例的肿瘤患者提供有限的帮助。同样地，这些方案如果最终失败则会使患者在接受治疗之后出现复发及全身广泛转移。长期以来，人们认识到肿瘤虽然表达具有免疫性的肿瘤抗原，但是仍可通过逃避、破坏和重塑机体的免疫系统使其免受免疫系统的打击。这种免疫逃逸现象是肿瘤细胞得以生存的关键。人们目前对免疫逃逸的原理仍然知之甚少，部分原因是，直到最近免疫逃逸在肿瘤中的重要作用才完全被肿瘤遗传学家所接受[1]。

虽然适当激活免疫系统可以根除癌症，但当肿瘤进展和扩散时机体出现自发性抗肿瘤免疫反应的情况还是罕见的。因此，临床上为了激活患者的免疫反应开发了大量基于多肽和细胞的免疫治疗方法，其中包括注射细胞因子、肿瘤相关抗原肽疫苗、树突状细胞（DC）疫苗以及从患者体内分离、在体外扩增后又过继回输给患者的肿瘤抗原特异性效应 T 细胞 [2-8]。与注射抗体的被动免疫治疗方法不同，主动免疫疗法从概念上讲是通过刺激宿主免疫系统中的相关成分引发有效的免疫反应。如果正如大家所认为的那样，免疫逃逸是肿瘤患者免疫系统的主要特征，上述的这些免疫治疗方法也许并不足以完全解决肿瘤免疫逃逸的问题 [9]。有些肿瘤之所以发生免疫逃逸，很大程度上与其诱导的免疫耐受有关，而削弱这些免疫抑制机制是达到理想治疗效果的先决条件。简而言之，要想给具有肿瘤清除功能的免疫系统“加油”，就必须对肿瘤相关的免疫抑制机制“踩刹车”。

近年来，人们对肿瘤如何逃避免疫系统有了更深入的了解 [10-11]。有趣的是，许多免疫逃逸机制都被认为是通过肿瘤或者肿瘤相关的基质细胞所激活的免疫抑制机制而实现的，同时也意味着免疫抑制机制的持续激活是必需的。这一点非常令人兴奋，因为它意味着如果削弱这些免疫抑制机制就会激活免疫系统，促使它攻击肿瘤。对于这一机制的深入理解可以为小分子药物用于肿瘤治疗提供特别有吸引力的靶点 [12]。比起目前已经用于免疫治疗的生物类药物，小分子化合物具有天然的优势。在迄今为止不断被报道的相关分子机制当中，色氨酸分解代谢化酶（IDO）具有良好的临床实用价值 [13]。

二、IDO 介导的色氨酸分解代谢：一个历史性的难题

虽然大多数关于 IDO 的早期研究与癌症无关，但实际上这种酶最早是在癌症患者体内发现的。在 20 世纪 50 年代人们首次报道色氨酸分解代谢的水平在膀胱癌患者中升高。到了 60 年代，通过尿液检查不断发现色氨酸分解代谢亢进的现象也在白血病、霍奇金氏病、前列腺癌和乳腺癌等恶性肿瘤患者中被报道 [15-20]。肝脏的色氨酸双加氧酶（tryptophan dioxygenase，TDO2；EC 1.13.11.11）是第一个被分离的、可诱导性哺乳动物酶。早在 20 世纪 30 年代人们就知道该酶能启动膳食中色氨酸的代谢 [21-22]。但是，在那些伴有色氨酸分解代谢升高的癌症患者体内并未检测出 TDO2 活性的增加 [23]，这意味着可能还有其他的酶参与了色氨酸在肿瘤患者体内的代谢。

在 1963 年，人们首先分离并报道了被称为吲哚胺 2，3- 双加氧酶（indoleamine 2,3-dioxygenase，IDO;EC 1.13.11.42; 最初也被称为 D- 色氨酸吡咯酶，D-tryptophan pyrrolase）的肝外色氨酸分解代谢酶 [24-25]。值得注意的是，虽然肝脏相关的 TDO2 和 IDO 都可以催化色氨酸转化为 N- 甲酰犬尿氨酸（N-formyl-kynurenine），但二者之间在很多方面存在明显差异 [26]。被激活的 TDO2 是一个 320 kD 的同源四聚体，而 IDO 则是一个 41 kD 酶的单体。因此，从免疫原性上讲 IDO 有别于 TDO2[27]，且在氨基酸序列上也有很大不同。另外，IDO 对于底物的“要求”并不严格，可以对大量含有吲哚的化合物进行剪切。但是这些底物却不能被肝脏的酶类所识别。最后一点是，尽管这两种酶都含有血红素，但在色氨酸降解反应中 IDO 需要利用超氧阴离子增加反应活性，而 TDO2 无需利用超氧化物为酶促反应提供氧原子。

相关的蛋白质结构和酶学研究已经揭示了一些关于 IDO 的有趣特性。有关酶学的研究表明，在体外实验中亚甲蓝等离子供体对于保持 IDO 的酶活性至关重要；而在体内环境中 IDO 酶活性的保持应该依赖于四氢生物蝶呤（tetrahydrobiopterin）或黄素辅助因子（flavin cofactors）。辅助因子和 IDO 的结合位点与底物和 IDO 结合的部位并不相同[28]。这提示我们，除了经典的底物竞争性抑制剂以外，我们还可以根据 IDO 的这一特性对其进行变构改造，开发出非竞争性的酶抑制剂。蛋白晶体学研究揭示，人类 IDO 的结构是由两个 α－双螺旋结构域以及中间穿插的亚铁血红素所构成[29]。值得注意的是，这些发现表明 IDO 对于催化部位的形状有严格的要求，这并不是为了让底物与之结合，而是为了在反应的第一步中用已经与铁原子结合的二价氧从底物中将质子置换出来[29]。阐明这个反应机理的细节十分重要，它说明 IDO 与细胞色素 P450 等其他单氧酶的作用机制并不相同，填补了血红素化学领域的一个空白。就开发相应的小分子抑制剂而言，识别 IDO 与 *IDO2* 以及其他单氧酶在生化方面的差异很有意义，因为它们提高了我们在未来筛选出 IDO 特异性抑制剂的可能性。

哺乳动物的基因组不仅包括编码 IDO 的 *IDO1*（之前命名为 *INDO*），还包括一种新确定的基因，被称为 *IDO2*（之前命名为 *INDOL1*）[30-31]。人类的 *IDO1* 位于 8p12-11，包含 10 个 15 kb 大小的外显子，负责编码产生 41 kD 大小的含有 403 氨基酸的多肽。小鼠的 *IDO1* 的基因结构和所处的染色体位置与人类相似，然而在初级序列水平下小鼠 *IDO1* 与人类 *IDO1* 只有 63% 的相似性。人们在人类基因组 *IDO1* 下游很近的位置又发现了另一个相关基因 *IDO2*[31]。在当时，那个区域的基因组数据库被错误地命名为 *LOC169355*，用于标记一组与 *IDO1* 不完全相关的基因序列。经过反复的外显子搜索，人们最终纠正了这一命名上的错误。*IDO2* 具有一个 420 氨基酸组成的开放阅读框，在初级序列水平与 IDO 有 44% 的相似性。*IDO2* ORF 编码产生的蛋白质保存了 IDO 所有的残基，这些残基是与色氨酸结合并介导后者分解代谢的关键结构[29]。与 IDO 蛋白相比，鼠类和人类的 *IDO2* 蛋白更具保守性，在初级序列水平中有 73% 的相似性。*IDO1* 和 *IDO2* 编码产生的两个 IDO 相关蛋白的基因在结构上非常相近，也许是源于进化过程中基因复制的结果。系统发育学的研究成果表明，*IDO2* 可能就是其中的始祖基因（ancestral gene）[34]。与人类基因组相似，小鼠 *IDO2* 基因直接位于 *IDO1* 的下游；而表达 *IDO2* 信息 RNA 的组织相对于表达 *IDO1* 的组织较少[31]。在细胞水平上，NCBI 的 SAGEmap 数据库提示，*IDO2* 在骨髓源性 DCs 上表达最高[31]。有趣的是，IDO 的活性对于 DCs 的免疫原性有重要的影响。

自发现之后，人们在 IDO 的生化特性和基因结构方面迅速积累了大量的知识，而对其生理功能的准确理解仍然十分模糊。这是因为哺乳动物并不是通过合成 NAD 来满足其代谢的需要。为什么 IDO 在哺乳动物的进化过程中如此保守呢？在 20 世纪 70 年代末，Hayaishi 和他的团队首次报道了有关 IDO 功能的最初线索：在病毒感染或暴露于细菌脂多糖（LPS）或 γ 干扰素（IFN-γ）时，IDO 在小鼠肺部的表达被强烈上调[35]。人们推测在炎症部位，由 IDO 介导的色氨酸分解代谢增强可能有利于提高病变部位的抗菌能力。由于 IFN-γ 具有抗肿瘤的特性，人们也将 IDO 的功能推广到抑制肿瘤方面，即 IFN-γ 可以通过加强色氨酸的代谢将快速增长的肿瘤细胞“饿死”[36]。

直到 20 世纪 90 年代末，Munn，Mellor 和其团队发现 T 细胞对色氨酸缺乏十分敏感，由此推测 IDO 可能借此发挥免疫抑制功能。他们的这一发现颠覆了相关的传统认识。在此基础上，人们才重新认识到被激活的 IDO 可导致肿瘤微环境中色氨酸水平的降低，进而抑制了抗原依赖的 T 细胞的激活 [37-38]。IDO 可以促进机体对“异体”抗原产生免疫耐受。研究人员发现，给予小鼠 IDO 特异性抑制剂 1- 甲基 - 色氨酸（1-methyl-tryptophan，1MT）[39] 可以引起 MHC 限制性 T 细胞介导的同种异体小鼠之间对植入孕体（conceptus）的排斥 [40-41]。就肿瘤而言，上述发现意味着 IDO 通过削弱机体免疫系统对肿瘤这一“异体”抗原的清除能力来达到促癌的作用。

在过去的几年里，许多实验室在敲除色氨酸和增加下游代谢产物的情况下研究了 IDO 的调节功能，逐步确定了色氨酸代谢对 T 细胞免疫的调节作用。“专业”的抗原呈递细胞——树突状细胞（DCs）中表达的 IDO 所表现出来的免疫调节作用更是成为人们关注的焦点。IDO 仅在一小部分树突状细胞群中表达。这些 DCs 通过抗原呈递环节抑制 T 细胞的激活 [42-43]。色氨酸耗竭可以通过整合应激反应激酶 GCN2 信号系统促进 T 细胞的失能。GCN2 信号系统在 IDO 诱导的 $CD4^+$ T 细胞向 Treg 分化过程中也发挥着重要作用 [44]。同样，色氨酸分解代谢产物可以阻止 T 细胞活化、触发 T 细胞凋亡，同时还通过 TGF-β 依赖机制促进 Treg 的发生。同时，色氨酸的耗竭和色氨酸分解代谢产物的增加具有协同作用 [45]。

大多数有关 IDO 蛋白质家族的信号传递和相关机制的研究主要来自对 IDO 的探索，而不是来自于最近发现的 *IDO2*。相对于 IDO 而言，表达 *IDO2* 的组织相对较少。据推测，这两个分子在功能上并不重叠。这两个分子在整合应激反应通路（integrated stress response pathway）上所涉及的信号分子并不相同，这也说明 IDO 和 *IDO2* 具有不同的功能。IDO 引起的局部色氨酸的耗竭往往会激活这一信号通路，上调 LIP 的表达 [31]。LIP 是转录因子 NF-IL6/CEBPβ 的截断体。后者可以改变 IL-6、TGF-β 和 IL-10 等关键免疫调节因子的表达。耗竭后额外补充色氨酸则可以迅速消除由 IDO 而不是 *IDO2* 诱导的 LIP 反应 [31]。因此，在 *IDO2* 诱导后，LIP 的表达并不受到色氨酸的影响，说明 *IDO2* 对于色氨酸分解代谢信号通路而言具有独特的稳定效应。这种区别的意义有待于在在体实验中进行评估。也许与 IDO 不同，*IDO2* 能够传递稳定免疫系统的调节信号。由于 *IDO2* 引起的 LIP 介导的细胞内信号可以在色氨酸含量正常的微环境中持续存在，*IDO2* 可以改变局部的免疫力。另外，*IDO2* 还可能产生稳定的细胞分化信号。

IDO2 另一个独特方面是在不同个体之间存在相当大的遗传变异。这些变异会影响这个有活性的酶的表达。由于这些变异的存在，*IDO2* 基因会出现两个最常见的、非同义置换的单核苷酸多态性。该基因多态性的出现会导致 *IDO2* 丧失其酶活性 [31]。事实上，多达 50% 的欧洲或亚洲后裔、25% 的非洲后裔都带有功能性 *IDO2* 等位基因的缺失 [31]。在人群中该基因变异的发生如此频繁，提示削弱 *IDO2* 的活性也许在某些方面有利于人类的进化。可能的解释是，在竞争性选择的压力下，当人类处于感染、自身免疫性疾病和恶性肿瘤等不良状态时，需要建立一个最佳的免疫适应能力。现有的一个临床研究的证据支持了上述推测，在患有晚期胰腺癌的年轻患者体内 *IDO2* 等位基因被激活 [46]。

A. 免疫调节因素对 IDO 的复杂控制

人们最初发现细胞因子 IFN-γ 可以强烈刺激 IDO 的表达和活性，由此建立了 IDO 与炎症之间的联系[47]。IFN-γ 现在被认为是巨噬细胞、DCs 等抗原呈递细胞中诱导 IDO 表达的主要因素[48-51]。IFN-γ 对 *IDO1* 基因的转录调控主要是由 JAK/STAT 通路，特别是 JAK1 和 STAT1α 实现的[52]。STAT1α 对 *IDO1* 基因的转录调控主要有两种方式：一方面，可以直接结合到 *IDO1* 启动子上的 GAS 位点；另一方面，STAT1α 通过诱导 IRF-1 的表达，后者再与 *IDO1* 启动子上两个 ISRE 结合，实现对 IDO1 基因表达的间接调控[52-56]。引起抗原呈递细胞中 IDO 表达上调的 IFN-γ 主要来自活化的 T 细胞，提示 IDO 可能参与了对 T 细胞活化的负反馈调节。

在炎症反应过程中具有非常重要的调节作用的转录因子 NF-κB 也是调控 IDO 表达的主要因素。NF-κB 调控 *IDO1* 表达的精确机制尚未完全阐明，可能是有赖于不同的实验条件下通过重要的经典和非经典信号通路实现[57-59]。IRF-1 可能是介导 STAT1α 与 NF-κB 对 *IDO1* 调控的共同元素。IFN-γ 和 TNF-α（信号通过 NF-κB）通过 IRF-1 基因启动子上的 STAT1α 和 NF-κB 复合结合位点（被称为 GAS/κB 反应元件）协同诱导 IRF-1 的表达。GAS/κB 反应元件其实就是 GAS 元件和 NF-κB 的结合位点的重叠部分[60]。

在 DCs 中，干扰素（1 型和 2 型）是 IDO 与其他炎症和免疫成分发生相互作用的重要调节因子。CpG 等 TLR9 配体通过 1 型干扰素依赖机制诱导 IDO 在 DC 亚群里的表达[61]。对 IDO 的调节也涉及与免疫细胞的相互作用。首先应该提及的相互作用是抑制性 T 细胞受体 CTLA-4 的反向信号转导机制。CTLA-4 持续表达在调节性 T 细胞（Treg）上。通过与 DCs 上的 B7 配体（CD80 和 CD86）结合，CTLA-4 可诱导 IDO 以 IFN-γ 依赖的方式表达[62]。刺激性 T 细胞共同受体 CD28 同样也可以与 B7 配体结合，但却不能诱导 IDO 的表达。由于 IFN-γ 可以诱导 IL-6 的表达，而后者又通过上调 SOCS3 的表达干扰由 IFN-γ 激活的 STAT 信号通路[63]。CD40、CD200 和 GITR 等其他一些细胞表面蛋白已被证明通过类似的反向信号转导机制诱导 IDO 的表达，而这些通路和非经典的 NF-κB 通路均有交集[64]。

在肿瘤进展中由于环氧化酶 2（cyclooxygenase-2，COX-2）的激活，具有促炎作用的前列腺素 PGE-2 往往出现升高。PGE-2 是 IDO 活性的重要诱导因子。由于阿司匹林、消炎痛、保泰松等 COX-2 抑制剂在体外能够抑制 IDO 的活性，人们认为 IDO 是 COX-2 的下游分子。抗炎药物由于不影响前列腺素的表达，故对 IDO 的活性没有影响[65]。相关的信号转导机制也与上游调控因子的生物活性有关。例如，肝细胞生长因子 HGF 在提高 COX-2 活性的同时，也能提高单核细胞衍生的 DC 中 IDO 的活性[66]。PGE-2 和 IDO 之间的关系显然是复杂的，IDO 活性也会对前列腺素的合成造成影响[67]。有趣的是，PGE-2 已被广泛用在体外实验中以促进树突状细胞的成熟。用 PGE-2 刺激树突状细胞可以使 IDO 的表达量提升 100 倍以上[68]。尽管诱导 IDO 的酶活性需要额外的信号（即暴露于 TNF 或 TLRs 激动剂），但当我们用 PGE-2 制备肿瘤 DCs 疫苗时可能会抑制所希望看到的 DC 的免疫刺激功能。

最近，由于芳香烃受体（aryl hydrocarbon receptor，AhR）对机体免疫功能尤其是黏膜免疫功能的调节作用，人们对 IDO 和具有致癌潜力的芳香烃受体之间的相互关系产生了特别的兴趣[69]。AhR 在体外被 2,3,7,8- 四氯二苯并 -*p*- 二恶英(2,3,7,8-tetrachlorodibenzo-*p*-dioxin，TCCD）活化后可诱导 IDO1 和 IDO2 的表达[70]。此外，TCDD 处理可上调小鼠脾脏 T 细胞中 Foxp3 的表达水平，而在 AhR 敲除小鼠中则观察不到这样的效果。这提示我们，AhR 可能是通过 IDO 诱导调节性 T 细胞激活的[70]。相反，犬尿氨酸 (kynurenine) 等色氨酸分解代谢产物已被认为是 *AhR* 生理性的配体[71-72]。犬尿氨酸在 IDO 或 TDO 介导色氨酸的分解代谢后，由芳基甲酰胺酶 (arylformamidase) 诱导产生。DiNatale 等人的研究发现了进一步的相关生物学线索：另一个色氨酸分解代谢的下游产物犬尿喹啉酸（kynurenic acid）可以通过 AhR 介导 IL-6 的表达[73]，后者是一个重要的促进肿瘤进展的炎性细胞因子。有趣的是，在 IDO1 无效等位基因(nullizygous)小鼠的肺癌原发灶和转移灶中，IL-6 的表达水平相对较低，提示与其能够耐受肿瘤发生有关[74]。正如本节前文所述，IL-6 已被证明可以拮抗 IDO 的表达。在肿瘤发生发展的过程中，这一重要的负反馈调节回路可能出现了差错。

除了 IL-6 之外，人们还发现了其他一些对 IDO 有负向调节作用的重要因子。有关 DC 的研究结果表明，诱导型一氧化氮合酶（inducible nitric oxide synthase, iNOS）和 IDO 之间有拮抗作用[75-77]。由 iNOS 产生的一氧化氮通过直接干扰 IDO 的酶活性[78-80]和促进其经蛋白酶体降解[81]从而抑制由 IFN-γ 诱导的 IDO 表达[78]。NO 通过与血红素铁结合直接使 IDO 失活，在低 pH 值的条件下，NO 通过与血红素铁的结合使铁 - 组蛋白之间的共价键发生断裂，形成一个由 5 个碳原子与 NO 结合的衍生物，改变了其蛋白构象，促进其泛素化修饰和蛋白酶体对其的降解[82]。人们在 NOD 糖尿病小鼠模型体内发现，NO 和超氧化物合成的硝酸盐通过硝化 IFN-γ 信号通路下游的转录因子 STAT1 降低该信号通路的活性。而 CTLA-4-Ig 抗体则通过增加 PTEN 的活性削弱磷酸化 Akt 对 FoxO3a 介导的超氧化物歧化酶（SOD2）转录表达的抑制作用，促进了 SOD2 对过氧硝酸盐的降解[83]。通过这一系列复杂的机制，细胞可以去除对 IDO 基因表达的抑制作用。这一抑制作用是由 iNOS 通过过氧硝酸盐介导的 STAT1 硝化作用实现的。阐明该机制的意义在于以下两个方面：第一，NO 激动剂通过调整癌症患者体内 DC 功能逆转免疫抑制机制，以利于免疫治疗；第二，已经研发用于肿瘤治疗的 Akt 小分子抑制剂可能会通过 CTLA-4-Ig 发挥对 IDO 表达的调控作用，反而加剧了机体对肿瘤细胞的免疫耐受。还有研究结果表明，抑制 Akt 也可能会增加癌细胞的侵袭能力[84]。因此，当 Akt 抑制剂用于癌症治疗时，要综合考虑其有利的一面，即促进细胞凋亡的作用；同时也要注意其不利的一面，即可能会引起免疫抑制和促进肿瘤侵袭。

最初有人报道，成纤维细胞中的 TGF-β 可拮抗由 IFN-g 介导的 IDO 表达[85]。这些实验似乎与此前报道的 TGF-β 具有免疫抑制活性的理论背道而驰，但却与拮抗 IFN-γ 的作用相一致。最近有人发现 DC 中的 IDO 和 TGF-β 之间存在反向相关关系，提示 TGF-β 对 IDO 表达的调节作用可能比较复杂，同时也与研究的对象有关。在这些实验中，自分泌 TGF-β 可持续激活致免疫耐受的 $CD8^+$ DCs 中 IDO 的活性；而外源性 TGF-β 通过诱导 IDO 的表达能将免疫原性 $CD8^-$ DCs 转变为免疫耐受细胞[86]。在这种情况下，即使是没有 IDO 表达的 DCs 也会因为暴露于表达 IDO 细胞产生的色氨酸代谢产物中而获得免疫耐受[87]。这也借鉴了"感染耐受理论"中由 IDO 诱导的免疫耐受的概念[88]。

三、肿瘤形成过程中 IDO 的调节异常

一些流行病学研究表明，IDO 的过度表达与多种不同癌症的不良预后相关[89]。对小鼠移植肿瘤的研究也发现，在免疫系统激活的情况下，IDO 的表达增高与肿瘤的生长相关[58,90-91]。人们发现，肿瘤细胞之所以能够在 IDO1 表达失调的情况下激活 IDO 的活性，很可能与肿瘤抑制基因 *Bin1* 的缺失有关[58]。这种机制总结于图 32.1。靶向敲除小鼠细胞中 *Bin1* 基因会强烈上调由 IFN-γ 诱导的 IDO 表达。把致癌基因 *c-myc*+*Ras* 转染 *Bin1* 基因敲除和 *Bin1* 转基因小鼠的胚胎角质形成细胞后，所产生的细胞系具有相似特征。但是，当研究人员把这些细胞植入到同系动物体内后，不表达 *Bin1* 的细胞形成了体积较大的肿瘤，而表达 *Bin1* 的细胞只形成一些小结节。这反映出机体对这些细胞所产生的免疫反应不同。将表达 *Bin1* 的细胞植入 T 细胞缺陷小鼠则会迅速生成肿瘤。IDO 抑制剂 1MT 可以抑制 *Bin1* 敲除细胞在同系小鼠中形成肿瘤。但是 1MT 在 T 细胞敲除小鼠中则不具备这一作用。上述这些结果表明，*Bin1* 缺失会导致机体对 IDO 的表达丧失调控作用，而后者引起的免疫逃逸则会促进肿瘤的发生。在肿瘤细胞中，人们经常观察到 *Bin1* 表达的降低、IDO 表达的相应升高，因此将来进一步探讨这两个事件之间的关系非常重要。

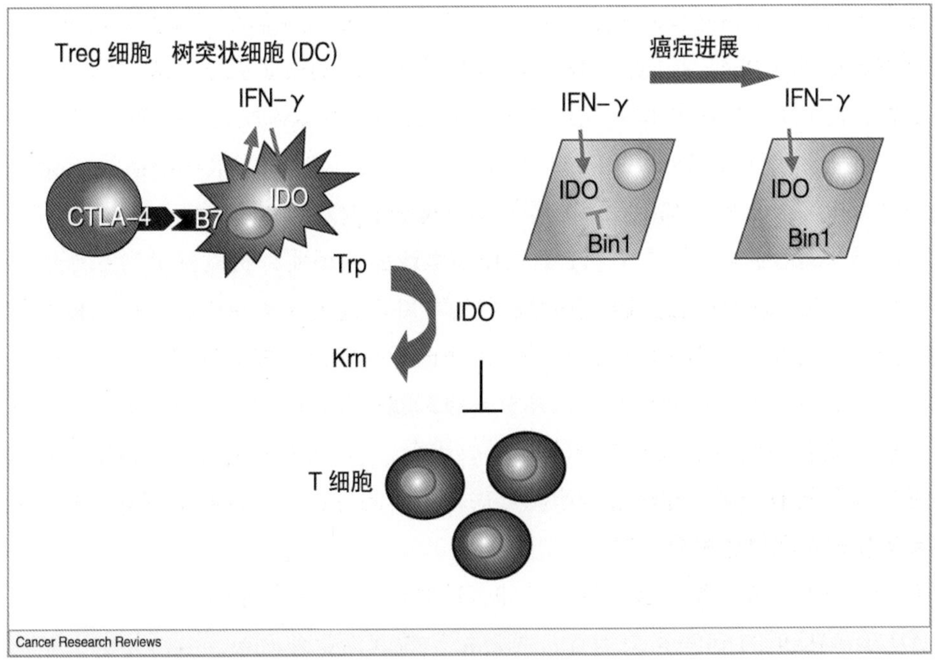

图 32.1 IDO 导致肿瘤免疫逃逸的机制

局部免疫间质细胞或肿瘤细胞中表达的 IDO 已经被认为会促进免疫耐受的发生。CTLA-4/B7 依赖的细胞 - 细胞信号通路被调节性 T 细胞激活后可促进树突状细胞（DC）以自分泌形式释放 IFN-γ，进而上调 IDO 的表达。局部色氨酸代谢产物抑制了 T 细胞的增殖和存活，使其不能被 DC 上表达的肿瘤抗原所激活。这一免疫抑制的过程可能发生在肿瘤引流淋巴结中。在肿瘤细胞中抑病基因 *Bin1* 的表达下降可强烈上调 IFN-γ 诱导的 IDO 表达，直接抑制 T 细胞在肿瘤局部环境中的激活。利用全身给药的方式，通过小分子抑制剂(例如，1-methyl-tryptophan，1- 甲基 - 色氨酸）阻滞 IDO 活性则可逆转由于色氨酸分解代谢导致的 T 细胞抑制。摘自 Muller and Prendergast(2005), Cancer Res. 65: 8065-8068.

不同于传统的原癌基因，IDO 在癌症中的作用主要是创造一个对恶性细胞更为“友好”的生长环境而不是提高恶性肿瘤细胞本身的恶性潜能。在肿瘤之外，正常细胞也是 IDO 表达的来源。例如，研究人员将并不表达 IDO 的黑色素瘤细胞移植到小鼠皮下后，发现在其近端淋巴结中有一群具有 B 细胞特征的 DC 细胞[92]出现了 IDO 的过度表达[93]。在癌症患者的肿瘤引流淋巴结中也经常会发现 IDO 表达水平的升高[93]。在经典的 DMBA/TPA 二阶段诱导皮肤癌研究中，如小鼠的 *IDO1* 等位基因发生完全缺失（*IDO1* nullizygous）则不会发生肿瘤[94]。在这个模型中，研究人员先是使用致癌物质 7，12-二甲基苯并蒽（DMBA），随后又将小鼠多次暴露于促炎化合物 12- 邻十四烷酰佛波醇 -13-乙酸酯（TPA；又名佛波酯 -12- 肉豆蔻酸酯 -13- 乙酸酯或 PMA）中，通过诱发慢性炎症状态进而促进皮肤肿瘤的生长。这些研究提供了第一个直接的遗传证据，证明 IDO 是肿瘤自发形成过程中一个重要的效应因子，因为在上述的实验条件下，肿瘤的进展并不依赖于恶性细胞内 IDO 的表达。相反，在肿瘤局部引流淋巴结中有一个对 DC 有抑制作用的 T 细胞亚群，IDO 在这群细胞中也有较高表达[93-94]。这些研究结果表明，IDO 在生物系统中的作用非常复杂；肿瘤细胞本身以及其他细胞都是 IDO 表达的来源；IDO 对免疫系统的影响是按照非细胞自主方式实现的。

关于 IDO 在癌症免疫调节中的作用，最近的研究结果给出了一个更为复杂和细致的解释，深入阐明了色氨酸高代谢对于肿瘤发展的影响。恶性病变的发展往往伴随着对细胞正常生理功能的破坏。这个过程一方面涉及细胞内在特质的变化，包括永生化、过分增长、对生长抑制信号不敏感和抵抗凋亡等；另一方面也涉及细胞外信号系统的变化，包括新生血管的形成、恶性细胞侵袭力、转移能力和免疫逃逸能力的增强等。在这种情况下，肿瘤细胞所利用的免疫逃逸机制，如诱导 IDO 表达，已被认为是进入了免疫编辑过程（即免疫清除、均衡和逃逸）中最后一个阶段[95]。但是也有不同观点认为，肿瘤免疫逃逸并不是由于机体免疫系统选择性压力所造成的，且仅发生在肿瘤形成后期，而是肿瘤发展过程中的早期事件[96]。DMBA/TPA 多阶段致癌模型为我们提供了一个独特的机会来研究在肿瘤自发形成的过程中 IDO 究竟发挥了什么样的作用。按照免疫编辑理论人们往往推测，IDO 的诱导表达至少需要一些新生肿瘤的存在。然而，在本实验模型中以 TPA 单独处理小鼠就足以在肿瘤近端淋巴结中诱导 IDO 的表达[94]。由于仅以 TPA 单独处理小鼠不能够启动肿瘤的发生，且这些小鼠尚没有暴露于 DMBA，体内也没有肿瘤的发生，人们得出结论认为 IDO 在没有发生癌症时表达也会升高。这一结果表明，IDO 的表达升高是由 TPA 所诱发的炎症引起的，是肿瘤发生过程中的早期事件，而不是通过免疫选择驱动的肿瘤发生过程中的晚期事件。

按照传统的认识，IDO 是一种抑制免疫的酶，因此 *IDO1* 敲除的纯合子小鼠由于丧失了免疫抑制机制，其炎症表型应该非常严重。然而，当用 TPA 处理 *IDO1* 敲除小鼠时，其诱发的炎症程度并不比用 TPA 处理后的野生型小鼠严重[97]。由此看来，IDO 并不是简单地在平衡炎症反应中发挥免疫抑制作用；上述实验的结果表明，IDO 作为炎症反应的组成部分，通过发挥促癌作用促进肿瘤的形成。我们最近的研究结果进一步阐明 IDO 如何通过改变炎性环境促进肿瘤的发展。*IDO1* 敲除已被证明显著降低了肺腺癌和乳腺癌肺转移模型小鼠肺部的肿瘤负荷；同时敲除 *IDO1* 的上述两种模型小鼠的生存期也明显延长[74]。这些结果对于肺转移的重要性已经在小鼠的转移模型中进行了深入研究。在上述两个癌症模型中，$IDO1^{-/-}$ 小鼠中 IL-6 表达水平的下降会削弱髓源性抑制细胞（myeloid-derived suppressor cell，MDSC）对 T 细胞的抑制作用。研究人员随后又在小鼠肿瘤转移模型中验证了上述这些发现的重要性。如在这些转移灶中恢复 IL-6 的表达，则会恢复 MDSC 的功能，并使肿瘤转移的速度恢复到与 $IDO1^{+/+}$ 小鼠一样的水平[74]。在临床上，肿瘤复发的患者往往伴有 IL-6 水平的升高，提示 IL-6 作为 IDO 下游涉及肿瘤生长的关键调节因子有望成为重要的治疗靶标[98]。

现在人们已经从概念上意识到，IDO 作为炎症的一个重要组成部分，在很大程度上介导了炎症促进肿瘤发生发展的过程。这些发现又促使我们探究，除了肿瘤之外 IDO 是否也涉及其他一些与慢性炎症相关的病理学过程。事实上，在类风湿性关节炎和系统性红斑狼疮的患者中，色氨酸降解水平的升高与疾病活跃程度呈相关关系，提示 IDO 活性增高可能在激活人类自身免疫反应中发挥了重要作用[99-100]。对此，人们在 KxB/N 自发性关节炎小鼠模型中获得了确凿的直接证据[101]。在关节炎的发病初期就会出现 IDO 活性的升高；使用 IDO 小分子抑制剂 1MT 处理该模式动物，可使关节炎症状明显减轻，滑膜的膨胀减轻以及炎症细胞在病变部位的浸润减少[102]。1MT 治疗对动物体内 Treg 的比例或 Th1/Th2/Th17 细胞因子的水平并没有明显的影响，但却大大降低了自身反应性 B 细胞的免疫反应。这些结果提出了 IDO 新的作用机制，即通过激活自身免疫性 B 细胞参与自身免疫性疾病的发病过程。结合 IDO 在癌症模型中的有关研究结果，人们有理由相信 IDO 在慢性炎症中的作用非常复杂，绝非仅仅是抑制免疫功能的“刹车”。相反，在上述这些模式动物中，IDO 通过改变炎症的发病过程促进了癌症模型中肿瘤的发生发展，加剧了 K/BxN 小鼠模型中自身免疫性关节炎的严重程度。

四、1MT 作为肿瘤治疗的范例

一些研究结果已经表明，1MT 以及一些其他的 IDO 小分子抑制剂具有良好的抗癌效果。在 2002 年人们第一次报道 IDO 抑制剂 1MT 能够部分延缓植入同系小鼠体内的肺癌细胞的生长[90]。在大多数人类肿瘤中都会出现 IDO 的过度表达。研究人员在体外建立了 IDO 过表达的肿瘤细胞系，并将其植入对肿瘤特异抗原具有免疫力的小鼠体内后也能形成肿瘤；而在同一模型中，1MT 能够部分抑制这些肿瘤的自然生长。在 MMTV-neu/HER2 转基因自发乳腺癌的小鼠模型中，我们发现 1MT 同样能够延缓肿瘤的生长，但却不能使已经形成的肿瘤发生消退[58]。此前的研究结果已经表明，作为单一治疗方法时 1MT 的抗癌效力十分有限。

与之相反，当把 1MT 与其他一些经典的细胞毒性化疗药物联合给予模式动物后，可引起已建立的 MMTV-neu/HER2 肿瘤的缩小。而这些肿瘤往往对单一的细胞毒性药物治疗没有反应[58]。在此研究中，抗癌功效的增加并没有增加化疗药物相关的副作用（如紫杉醇引起的神经损伤作用会使实验小鼠出现后肢运动障碍）。因此，人们有理由相信联合用药后抗癌效果的提高并非是通过药物之间相互作用实现的；也就是说 1MT 并没有提高化疗药物的细胞毒性。如果在治疗之前就清除实验小鼠体内的 $CD4^+$ 或者 $CD8^+$ 细胞，人们就观察不到由于使用上述组合药物所带来的叠加的抗肿瘤效应。这进一步验证了 1MT 是通过激活 T 细胞的免疫反应而间接发挥抗癌作用的。我们还观察到以口服方式给予 1MT（400 mg/kg，一日 2 次）也完全可以达到联合用药所能实现的抗癌效果，同时也不会出现相关的副作用[103]。在过去，人们很难理解将传统化疗药物与抗肿瘤免疫逃逸的方法联合用于临床治疗。但是，现在看来这一综合治疗手段显著提高了肿瘤治疗的效力，开创了肿瘤治疗的新概念[104-105]。目前，1MT 已经位列美国国立癌症研究院筛选出的 12 个最有可能用于癌症治疗的免疫治疗药物之一[106]。早在 2008 年人们就已经启动了有关 1MT 的早期临床试验，现在这些试验还在进行中。

选择性抑制剂的筛选与研发

IDO 的很多特性都决定了它可以成为一个非常有希望的药物研发靶点。第一，不像许多已经被提及的癌症治疗靶点，IDO 在生物化学结构上是一个非常明确的单链催化酶。针对 IDO 的小分子抑制剂的研发应该相对容易。第二，TDO2 是犬尿氨酸酶通路上另一个已知的促进色氨酸分解代谢的酶。它在结构上不同于 IDO，对于表达方式和底物的选择上更加严格，因此“脱靶效应”相对更轻微。第三，目前已经开发出来的具有生物活性和口服生物活性的相关抑制剂为开展相关的临床研究提供了重要的工具。第四，鉴于 *IDO1* 基因“敲除”小鼠可以健康出生和存活[107]，人们推测 IDO 抑制剂也不会产生无法控制的毒性反应[108]。第五，可以通过检测 IDO 代谢底物色氨酸及代谢产物犬尿氨酸在血清中的表达水平对 IDO 抑制剂进行药代动力学的评估。最后，就调节 T 细胞免疫而言，IDO 小分子抑制剂相比于生物类药物或细胞疗法在物流和成本上更占优势。

鉴于 1MT 相关的早期临床试验目前已经全面展开，人们很自然就想到开发对于 IDO 酶有超级抑制作用的化合物。为了合理地设计和开发新的抑制药物，人们需要深入理解 IDO 的活性部位和催化机理，对于活性部位的筛选是建立在机制研究的基础上的[109]。已有研究报道了 IDO 与一简单抑制剂形成的络合物的 X 线晶体结构，以及对其有抑制作用的化合物[29]。另外，研究人员在筛选新的抑制化合物时也许会发现新的 IDO 结构。按照这种技术路径，我们小组初步确定天然产物芸薹宁（brassinin）是 IDO 的抑制物，并在体外对芸薹宁衍生物的药效及其对细胞的影响进行了评估[110]。芸薹宁是十字花科蔬菜中存在的一种植物抗毒素类化合物，在啮齿类动物模型中对乳腺癌和结肠癌具有化学预防的作用[111-112]。为了探索抑制剂和活性部位之间的关系，即进行所谓的构效关系(structure-activity relationship，SAR) 分析，我们根据芸薹宁的核心结构合成了一系列的衍生物[110]。我们现在得出的结论是，IDO 的活性部位非常复杂，吲哚核心并不是抑制其酶活性的关键结构[39]。据此我们拓宽了抑制 IDO 活性的潜在化合物的范围。另外，我们发现芸薹宁的二硫代氨基甲酸段（dithiocarbamate segment）是其发挥 IDO 抑制作用的最佳结构，这与血红素铁在酶活性部位的螯合作用有关。对于大量经过评估的相关衍生物而言，最大的效力仅有 1 μM 左右。这表明，仅仅改造这个简单的基本结构很难改善药物的抑制效能。

对化合物库进行高通量筛选仍是发现新药物的有效手段。我们用一个独特的酵母筛选的技术来甄别具有不同结构的 IDO 抑制化合物 [113]，其中还包括一些有强大的 IDO 抑制活性的天然成分 [114-115]。在多个不同的 IDO 抑制化合物中，我们都发现萘醌（naphthoquininone）是其发挥抑制作用的核心结构。这促使我们从 SAR 的角度对一系列以萘醌为核心结构的潜在 IDO 抑制物进行了评估，其中一些化合物的抑制常数已经达到 100 nM[116]。与此同时，我们还对带有苯乙醛（phenylamidazole）药效基团的一系列 IDO 抑制化合物进行了研究，大多没有发现像吡喃萘醌（pyranonapthoquinones）这样的抑制效力 [117]。

在 2010 年，INCB024360 作为一个新的 IDO 抑制剂进入 I 期临床试验用于治疗晚期恶性肿瘤。INCB024360 可以竞争性抑制 IDO 将色氨酸降解成犬尿氨酸；IC_{50} 接近 72 nM[118]。口服给药后，实验小鼠和狗的血浆、肿瘤和肿瘤引流淋巴液中犬尿氨酸的水平均会降低。人们发现 INCB024360 可以减缓肿瘤在野生型小鼠体内的生长，但不能减缓其在裸鼠和 *IDO1*$^{-/-}$ 小鼠中的生长。这说明这种药物不仅靶向 IDO1，同时也通过免疫系统来实现抗肿瘤的效应 [118, 119]。体内和体外实验的结果表明，INCB024360 不能抑制 *IDO2* 和 IDO2 的活性 [118]。INCB024360 一个重要的作用机制是促进 DCs 的生存，减少其凋亡。这个药物有望通过增加功能性 DCs 的数量，从而使 T 细胞对肿瘤细胞抗原产生更有效的免疫反应 [118]。

还有一些阻滞 IDO 作用的治疗策略包括抑制 IDO 的表达（上游）或抑制通过 IDO 激活的信号通路（下游）。正如前面提到的，一些非甾体抗炎药已被证明可以通过抑制 COX-2 间接抑制 IDO 的活性 [65]。抗炎药物丙酮酸乙酯（ethyl pyruvate）最初被发现能抑制 NF-κB 的活性。近来在小鼠模型中发现，该药物可以有效抑制 IDO 的表达，并产生强大的依赖 T 细胞和 IDO 的抗肿瘤反应 [59]。还有一些药物能够对 IDO 发挥非特异性的阻滞作用，并在临床上产生了良好的效果。最近人们在用格列卫 Gleevec 治疗胃肠间质瘤（GIST）时发现，其可抑制致癌的 Kit 信号通路，通过干扰 IDO 的表达增强抗肿瘤的 T 细胞反应 [120]。IDO 下游分子、整合应激反应激酶 GCN2 也被发现参与了色氨酸对 T 细胞反应的调节作用 [121]，从而使其成为一个潜在的药物研发靶标。最近人们也开始注意到，芳香烃受体（AhR）介导了色氨酸分解代谢生成产物犬尿氨酸和犬尿喹啉酸的反应 [71, 73]。肝酶 *IDO2* 作为氧化酶，与 IDO 催化相同的反应。最近的报道表明，*IDO2* 在某些癌症中的表达上升可能是引起免疫逃逸的另外一种机制 [72, 122]。因此，阻滞 IDO 信号通路虽然已经被确立为一种有吸引力的癌症治疗方法，但如何将相关的研究成果转化为造福患者的临床治疗方案，尚有待研究。

五、小结

在相对较短的时间内，IDO 就被确定为主要的免疫系统调控因子。从病理生理学的角度看，IDO 对于肿瘤免疫耐受和免疫逃逸有着非常重要的影响，它在肿瘤细胞和相关的免疫调节细胞中均有过度表达。IDO 有很多特性使它成为非常有吸引力的抗癌药物的靶标。已经得到的临床前研究的结果提示，联合使用 IDO 抑制剂与细胞毒性药物有望获得令人兴奋的临床疗效；其对 TLR 配体等其他免疫治疗药物或肿瘤疫苗的增效作用也不容忽视。随着在临床前研究中不断获得大量的有关 IDO 靶向抑制药物和 IDO 信号通路的重要结果，人们对将这些研究成果应用于肿瘤治疗的兴趣也会愈发浓厚。

推荐资源

网址

1. Science Signal Transduction Virtual Journal (STKE), Munn DH, Sharma MD, et al. Potential regulatoryfunction of human dendritic cell expressingindoleamine 2, 3-dioxygenase.

http://stke.sciencemag.org/cgi/content/abstract/sci;297/5588/1867.

2. Human Protein Reference Database. Indoleamine 2, 3-dioxygenase. In: http://www.hprd.org/protein/00935.

3. SwissProt: In silico analysis of proteins. Indoleamine 2, 3-dioxygenase. http://ca.expasy.org/uniprot/P14902

进一步阅读

1. Fallarino F, Puccetti P. Toll-like receptor 9-mediated induction of the immunosuppressive pathway of tryptophan catabolism. Eur J Immunol. 2006;36:8 - 11.

*探讨 CpG 寡核苷酸激发的 TLR9 信号如何活化 IDO 并发挥免疫抑制作用。这篇综述着重说明了由 CpG 寡核苷酸诱导的 IDO 如何限制 CpG 成为肿瘤治疗剂和疫苗佐剂。

2. Gajewski TF. Identifying and overcoming immuneresistance mechanisms in the melanoma tumor microenvironment. Clin Cancer Res. 2006;12:2326s - 2330s.

*将黑色素瘤作为一个实例来说明免疫抑制剂如何通过 T 细胞抗原，CD25$^+$ 调节性 T 细胞以及免疫抑制基因比如 PD-L1 和 IDO 的过表达来抑制肿瘤抗原特异性 T 细胞的活性。

3. Kim, R., Emi, M., Tanabe, K., and Arihiro, K. Tumor-driven evolution of immunosuppression networks during malignant progression. Cancer Res. 66, 5527 - 5536

*本文与 Zou(2005) 提供的补充信息相结合，对肿瘤的免疫抑制机制作了出色的总结概括。

4. Liu X, Newton RC, Friedman SM, Scherle PA. Indoleamine 2, 3-dioxygenase, an emerging target foranticancer therapy. Curr Cancer Drug Targets. 2009;9:938 - 952.

*伴随 Malachowski 等（2005），本文对 IDO 抑制化合物作为潜在的药物的药物化学发展现状。

5. Malachowski WB, Metz R, Prendergast GC, Muller AJ. A new cancer immunosuppression target: indoleamine 2, 3-dioxygenase (IDO) A review of theIDO

mechanism, inhibition, and therapeuticapplications. Drugs Fut. 2005;30:897 - 905.

＊伴随 Liu 等（2009），本文对在推荐的催化机制的情况下作为潜在的药物，IDO 抑制化合物的发展

6. Muller AJ, Scherle PA. Targeting the mechanisms of tumoral immune tolerance with small-molecule inhibitors. Nature Rev Cancer. 2006;6:613 - 625.

*IDO 小分子抑制剂的整体看法和其他靶向抑制剂克服肿瘤免疫耐受的治疗好处。

7. Munn DH. Indoleamine 2,3-dioxygenase, tumor-induced tolerance and counter-regulation. Curr Opin Immunol. 2006;18:220 - 225.

＊讨论肿瘤中核间质细胞内 IDO 表达的可能结果，以及 IDO 如何对抗抗炎信号比如 IFN-γ, IFN-α, CpG 寡核苷酸, 和 4 - 1BB 结扎.

8. Prendergast GC, Metz R, Muller AJ. Towards agenetic definition of cancer-associated inflammation:role of the IDO pathway. Am J Pathol. 2010;176:2082 - 2087.

＊基于 IDO 在促进癌症发展的作用的遗传证据，讨论免疫逃避的遗传途径可能是肿瘤促进炎症的定义。

9. Schrocksnadel K, Wirleitner B, Winkler C, Fuchs D. Monitoring tryptophan metabolism in chronic immune activation. Clin Chim Acta. 2006;364:82 - 90.

＊探讨 IDO 在癌症和其他慢性免疫抑制激活状态，通过降低血清色氨酸，也影响 5-羟色胺的生物合成，从而促进生活质量受损和抑制状态。

10. Zou W. Immunosuppressive networks in the tumour environment and their therapeutic relevance. Nature Rev Cancer. 2005;5:263 - 274.

＊由 Kim 等（2006）提供的额外信息，本文提供肿瘤免疫抑制机制的整体极好看法。

参考文献

[1] Prendergast GC, Jaffee EM. Cancer immunologists and cancer biologists: why we didn' t talk then but need to now. Cancer Res, 2007, 67(8):3500 - 3504.

[2] Melief CJ, Toes RE, Medema JP, et al. Strategies for immunotherapy of cancer. Adv Immunol.2000, 75:235 - 282.

[3] Finn OJ. Cancer vaccines: between the idea and the reality. Nat Rev Immunol, 2003, 3(8):630 - 641.

[4] Gilboa E. The promise of cancer vaccines. Nat Rev Cancer, 2004, 4(5):401 - 411.

[5] O' Neill DW, Adams S, Bhardwaj N. Manipulating dendritic cell biology for the active immunotherapy of cancer. Blood, 2004, 104(8):2235 - 2246.

[6] Figdor CG, de Vries IJ, Lesterhuis WJ, et al. Dendritic cell immunotherapy: mapping the way. Nat Med, 2004, 10(5):475 - 480.

[7] Rosenberg SA, Packard BS, Aebersold PM, et al. Use of tumor-infiltrating lymphocytes and interleukin-2 in the immunotherapy of patients with metastatic melanoma A preliminary report. N Engl J Med, 1988, 319(25):1676 - 1680.

[8] Dudley ME, Wunderlich JR, Robbins PF, et al. Cancer regression and autoimmunity in patients after clonal repopulation with antitumor lymphocytes. Science, 2002, 298(5594):850 - 854.

[9] Zou X, Rudchenko S, Wong K, et al. Induction of c-myc transcription by the v-Abl tyrosine kinase requires Ras, Raf1, and cyclin-dependent kinases.Genes and Development, 1997, 11:654 - 662.

[10] Zou W. Immunosuppressive networks in the tumour environment and their therapeutic relevance. Nat Rev Cancer, 2005, 5(4):263 - 274.

[11] Kim R, Emi M, Tanabe K, et al. Tumor-driven evolution of immunosuppressive networks during malignant progression. Cancer Res.2006, 66(11):5527 - 5536.

[12] Muller AJ, Scherle PA. Targeting the mechanisms of tumoral immune tolerance with small-molecule inhibitors. Nat Rev Cancer, 2006, 6(8):613 - 625.

[13] Muller AJ, Prendergast GC. Marrying immunotherapy with chemotherapy: why say IDO? Cancer Res, 2005, 65(18):8065 - 8068.

[14] Boyland E, Williams DC. The metabolism of tryptophan 2. The metabolism of tryptophan in patients suffering from cancer of the bladder. Biochem J, 1956, 64(3):578 - 582.

[15] Ivanova VD. Studies on tryptophan metabolites in the blood and urine of patients with leukemia. Probl Gematol Pereliv Krovi, 1959, 4:18 - 21.

[16] Ivanova VD. Disorders of tryptophan metabolism in leukaemia. Acta Unio Int Contra Cancrum, 1964, 20:1085 - 1086.

[17] Ambanelli U, Rubino A. Some aspects of tryptophan - nicotinic acid chain in Hodgkin' s disease. Relative roles of tryptophan loading and vitamin supplementation on urinary excretion of metabolites. Haematol Lat, 1962, 5:49 - 73.

[18] Chabner BA, DeVita VT, Livingston DM, et al. Abnormalities of tryptophan metabolism and plasma pyridoxal phosphate in Hodgkin' s disease. N Engl J Med, 1970, 282(15):838 - 843.

[19] Wolf H, Madsen PO, Price JM. Studies on the metabolism of tryptophan in patients with benignprostatic hypertrophy or cancer of the prostate. J Urol, 1968, 100(4):537 - 543.

[20] Rose DP. Tryptophan metabolism in carcinoma of the breast. Lancet, 1967, 1(7484):239 - 241.

[21] Kotake Y, Masayama T. Uber den mechanismus der kynurenine-bildung aus tryptophan. Hoppe-Seyler' s Z Physiol Chem, 1937, 243:237 - 244.

[22] Taylor MW, Feng GS. Relationship between interferon-gamma, indoleamine 2,3-dioxygenase, and tryptophan catabolism. FASEB J, 1991, 5(11):2516 - 2522.

[23] Gailani S, Murphy G, Kenny G, et al. Studies on tryptophen metabolism in patients with bladder cancer. Cancer Res, 1973, 33(5):1071 - 1077.

[24] Higuchi K, Kuno S, Hayaishi O. Enzymatic formation of D-kynurenine. Federation Proc, 1963, 22:243 (abstr.).

[25] Higuchi K, Hayaishi O. Enzymic formation of D-kynurenine from D-tryptophan. Arch Biochem Biophys, 1967, 120(2):397 - 403.

[26] Shimizu T, Nomiyama S, Hirata F, et al. Indoleamine 2,3-dioxygenase purification and some properties. J Biol Chem, 1978, 253(13):4700 - 4706.

[27] Watanabe Y, Yoshida R, Sono M, et al. Immunohistochemical localization of indoleamine 2,3-dioxygenase in the argyrophilic cells of rabbit duodenum and thyroid gland. J Histochem Cytochem, 1981, 29(5):623 - 632.

[28] Sono M. Enzyme kinetic and spectroscopic studies of inhibitor and effector interactions with indoleamine 2,3-dioxygenase. 2. Evidence for the existence of another binding site in the enzyme for indole derivative effectors. Biochemistry, 1989, 28(13):5400 - 5407.

[29] Sugimoto H, Oda SI, Otsuki T, et al. Crystal structure of human indoleamine 2,3-dioxygenase: catalytic mechanism of O_2 incorporation by a heme-containing dioxygenase. Proc Natl Acad Sci USA, 2006, 103:2311 - 2316.

[30] Ball HJ, Sanchez-Perez A, Weiser S, et al.Characterization of an indoleamine 2,3-dioxygenase-like protein found in humans and mice. Gene, 2007, 396(1):203 - 213.

[31] Metz R, Duhadaway JB, Kamasani U, et al. Novel tryptophan catabolic enzyme IDO2 is the preferred biochemical target of the antitumor indoleamine 2,3-dioxygenase inhibitory compound D-1-methyl-tryptophan. Cancer Res, 2007, 67(15):7082 - 7087.

[32] Kadoya A, Tone S, Maeda H, et al. Gene structure of human indoleamine 2,3-dioxygenase. Biochem Biophys Res Commun.1992, 189(1):530 - 536.

[33] Najfeld V, Menninger J, Muhleman D, et al. Localization of indoleamine 2,3-dioxygenase gene (INDO) to chromosome $8p12^{(-)} \rightarrow$ p11 by fluorescent in situ hybridization. Cytogenet Cell Genet, 1993, 64(3-4):231 - 232.

[34] Yuasa HJ, Ball HJ, Ho YF, et al. Characterization and evolution of vertebrate indoleamine 2, 3-dioxygenases IDOs from monotremes and marsupials. Comp Biochem Physiol B Biochem Mol Biol.2009, 153(2):137 - 144.

[35] Hayaishi O, Ryotaro Y, Takikawa O, et al. Indoleamine-dioxygenase—a possible biological function. In: progress in Tryptophan and Serotonin Research. Berlin: Walter De Gruyter and Co, 1984, 33 - 42.

[36] Ozaki Y, Edelstein MP, Duch DS. Induction of indoleamine 2,3-dioxygenase: a mechanism of the antitumor activity of interferon gamma. Proc Natl Acad Sci USA, 1988, 85(4):1242 - 1246.

[37] Mellor AL, Munn DH. Tryptophan catabolism and T-cell tolerance: immunosuppression by starvation? Immunol Today, 1999, 20:469 - 473.

[38] Munn DH, Shafizadeh E, Attwood JT, et al. Inhibition of T cell proliferation by macrophage tryptophan catabolism. J Exp Med.1999, 189:1363 - 1372.

[39] Cady SG, Sono M, 1-methyl-DL-tryptophan, beta-(3-benzofuranyl)-DL-alanine (the oxygen analog of tryptophan), and beta-[3-benzo(b)thienyl]-DL-alanine (the sulfur analog of tryptophan) are competitive inhibitors for indoleamine 2,3-dioxygenase. Arch Biochem Biophys, 1991, 291:326 - 333.

[40] Munn DH, Zhou M, Attwood JT, et al. Prevention of allogeneic fetal rejection by tryptophan catabolism. Science, 1998, 281:1191 - 1193.

[41] Mellor AL, Sivakumar J, Chandler P, et al.Prevention of T cell-driven complement activation and inflammation by tryptophan catabolism during pregnancy. Nat Immunol, 2001, 2:64 - 68.

[42] Grohmann U, Fallarino F, Puccetti P. Tolerance, DCs and tryptophan: much ado about IDO. Trends Immunol, 2003, 24(5):242 - 248.

[43] Mellor AL, Munn DH. IDO expression by dendritic cells: tolerance and tryptophan catabolism. Nat Rev Immunol, 2004, 4(10):762 - 774.

[44] Munn DH, Mellor AL. Indoleamine 2,3-dioxygenase and tumor-induced tolerance. J Clin Invest, 2007, 117(5):1147 - 1154.

[45] Fallarino F, Grohmann U, You S, et al. The combined effects of tryptophan starvation and tryptophan catabolites down-regulate T cell receptor zeta-chain and induce a regulatory phenotype in naive T cells. J Immunol, 2006, 176(11):6752 - 6761.

[46] Witkiewicz AK, Costantino CL, Metz R, et al. Genotyping and expression analysis of IDO2 in human pancreatic cancer: a novel, active target. J Am Coll Surg, 2009, 208(5):781 - 787 discussion 7 - 9.

[47] Yoshida R, Imanishi J, Oku T, et al. Induction of pulmonary indoleamine 2,3-dioxygenase by interferon. Proc Natl Acad Sci USA, 1981, 78(1):129 - 132.

[48] Carlin JM, Borden EC, Sondel PM, et al. Biologic-response-modifier-induced indoleamine 2,3-dioxygenase activity in human peripheral blood mononuclear cell cultures. J Immunol, 1987, 139(7):2414 - 2418.

[49] Carlin JM, Borden EC, Sondel PM, et al. Interferon-induced indoleamine 2,3-dioxygenase activity in human mononuclear phagocytes. J Leukoc Biol, 1989, 45(1):29 - 34.

[50] Takikawa O, Tagawa Y, Iwakura Y, et al. Interferon-gamma-dependent/independent expression of indoleamine 2,3-dioxygenase Studies with interferon-gamma-knockout mice. Adv Exp Med Biol, 1999, 467:553 - 557.

[51] Hwu P, Du MX, Lapointe R, et al. Indoleamine 2,3-dioxygenase production by human dendritic cells results in the inhibition of Tcell proliferation. J Immunol, 2000, 164(7):3596 - 3599.

[52] Du MX, Sotero-Esteva WD, Taylor MW. Analysis of transcription factors regulating induction of indoleamine 2,3-dioxygenase by IFN-gamma. J Interferon Cytokine Res, 2000, 20(2):133 - 142.

[53] Chon SY, Hassanain HH, Pine R, et al. Involvement of two regulatory elements in interferon-gamma-regulated expression of human indoleamine 2,3-dioxygenase gene. J Interferon Cytokine Res, 1995, 15(6):517 - 526.

[54] Chon SY, Hassanain HH, Gupta SL. Cooperative role of interferon regulatory factor 1 and p91 (STAT1) response elements in interferon-gamma-inducible expression of human indoleamine 2,3-dioxygenase gene. J Biol Chem, 1996, 271(29):17247 - 17252.

[55] Konan KV, Taylor MW. Importance of the two interferon-stimulated response element (ISRE) sequences in the regulation of the human indoleamine 2,3-dioxygenase gene. J Biol Chem, 1996, 271(32):19140 - 19145.

[56] Robinson CM, Hale PT, Carlin JM. The role of IFNgamma and TNF-alpha-responsive regulatory elements in the synergistic induction of indoleamine dioxygenase. J Interferon Cytokine Res, 2005, 25(1):20 - 30.

[57] Grohmann U, Volpi C, Fallarino F, et al. Reverse signaling through GITR ligand enables dexamethasone to activate IDO in allergy. Nat Med, 2007, 13(5):579 - 586.

[58] Muller AJ, DuHadaway JB, Donover PS, et al. Inhibition of indoleamine 2,3-dioxygenase, an immunoregulatory target of the cancer suppression genc Bin1, potentiates cancer chemotherapy. Nat Med, 2005, 11(3):312 - 319.

[59] Muller AJ, DuHadaway JB, Jaller D, et al. Immunotherapeutic suppression of indoleamine 2,3-dioxygenase and tumor growth with ethyl pyruvate. Cancer Res, 2010, 70(5):1845 - 1853.

[60] Pine R. Convergence of TNFalpha and IFNgamma signalling pathways through synergistic induction of IRF-1/ ISGF-2 is mediated by a composite GAS/kappaB promoter element. Nucleic Acids Res.1997, 25(21):4346 - 4354.

[61] Mellor AL, Baban B, Chandler PR, et al. Cutting edge: CpG oligonucleotides induce splenic CD19⁺dendritic cells to acquire potent indoleamine 2,3-dioxygenase-dependent T cell regulatory functions via IFN Type 1 signaling. J Immunol, 2005, 175(9):5601 - 5605.

[62] Grohmann U, Orabona C, Fallarino F, et al. CTLA-4-Ig regulates tryptophan catabolism in vivo. Nat Immunol, 2002, 3(11):1097 - 1101.

[63] Orabona C, Belladonna ML, Vacca C, et al. Cutting edge: silencing suppressor of cytokine signaling 3 expression in dendritic cells turns CD28-Ig from immune adjuvant to suppressant. J Immunol, 2005, 174(11):6582 - 6586.

[64] Puccetti P, Grohmann U. IDO and regulatory T cells: a role for reverse signalling and non-canonical NF-kappaB activation. Nat Rev Immunol, 2007, 7(10):817 - 823.

[65] Sayama S, Yoshida R, Oku T, et al. Inhibition of interferon-mediated induction of indoleamine 2,3-dioxygenase in mouse lung by inhibitors of prostaglandin biosynthesis. Proc Natl Acad Sci USA, 1981, 78(12):7327 - 7330.

[66] Rutella S, Bonanno G, Procoli A, et al. Hepatocyte growth factor favors monocyte differentiation into regulatory interleukin (IL)-10^{++}IL-$12^{low/neg}$ accessory cells with dendritic-cell features. Blood, 2006, 108(1):218 - 227.

[67] Marshall B, Keskin DB, Mellor AL. Regulation of prostaglandin synthesis and cell adhesion by a tryptophan catabolizing enzyme. BMC Biochem.2001, 2:5.

[68] Braun D, Longman RS, Albert ML. A two-step induction of indoleamine 2,3 dioxygenase (IDO) activity during dendritic-cell maturation. Blood.2005, 106(7):2375 - 2381.

[69] Lawrence BP, Sherr DH. You AhR what you eat? Nat Immunol, 2012, 13(2):117 - 119.

[70] Vogel CF, Goth SR, Dong B, et al. Aryl hydrocarbon receptor signaling mediates expression of indoleamine 2,3-dioxygenase. Biochem Biophys Res Commun, 2008, 375(3):331 - 335.

[71] Mezrich JD, Fechner JH, Zhang X, et al. An interaction between kynurenine and the aryl hydrocarbon receptor can generate regulatory T cells. J Immunol, 2010, 185(6):3190 - 3198.

[72] Opitz CA, Litzenburger UM, Sahm F, et al. An endogenous tumour-promoting ligand of the human aryl hydrocarbon receptor. Nature, 2011, 478(7368):197 - 203.

[73] DiNatale BC, Murray IA, Schroeder JC, et al. Kynurenic acid is a potent endogenous aryl hydrocarbon receptor ligand that synergistically induces interleukin-6 in the presence of inflammatorysignaling. Toxicol Sci, 2010, 115(1):89 - 97.

[74] Smith C, Chang MY, Parker KH, et al. IDO is a nodal pathogenic driver of lung cancer and metastasis development . 2012, 2159 - 8290 Cancer Discovery, 2012, 3(1): 124.

[75] Fujigaki S, Saito K, Takemura M, et al. L-tryptophan-L-kynurenine pathway metabolism accelerated by Toxoplasma gondii infection is abolished in gamma interferon-gene-deficient mice: cross-regulation between inducible nitric oxide synthase and indoleamine-2,3-dioxygenase. Infect Immun, 2002, 70(2):779 - 786.

[76] Fujigaki H, Saito K, Lin F, et al. Nitration and inactivation of IDO by peroxynitrite. J Immunol, 2006, 176(1):372 - 379.

[77] Chiarugi A, Rovida E, Dello Sbarba P, et al. Tryptophan availability selectively limits NO-synthase induction in macrophages. J Leukoc Biol, 2003, 73(1):172 - 177.

[78] Alberati-Giani D, Malherbe P, Ricciardi-Castagnoli P, et al. Differential regulation of indoleamine 2,3-dioxygenase expression by nitric oxide and inflammatory mediators in IFN-gamma-activated murine macrophages and microglial cells. J Immunol, 1997, 159(1):419 - 426.

[79] Daubener W, Posdziech V, Hadding U, et al. Inducible anti-parasitic effector mechanisms in human uroepithelial cells: tryptophan degradation vs NO production. Med Microbiol Immunol (Berl), 1999, 187(3):143 - 147.

[80] Thomas SR, Mohr D, Stocker R. Nitric oxide inhibits indoleamine 2,3-dioxygenase activity in interferon-gamma primed mononuclear phagocytes. J Biol Chem, 1994, 269(20):14457 - 14464.

[81] Hucke C, MacKenzie CR, Adjogble KD, et al. Nitric oxide-mediated regulation of gamma interferon-induced bacteriostasis: inhibition and degradation of human indoleamine 2,3-dioxygenase. Infect Immun, 2004, 72(5):2723 - 2730.

[82] Samelson-Jones BJ, Yeh SR. Interactions between nitric oxide and indoleamine 2,3-dioxygenase. Biochemistry, 2006, 45(28):8527 - 8538.

[83] Fallarino F, Bianchi R, Orabona C, et al. CTLA-4-Ig activates forkhead transcription factors and protects dendritic cells from oxidative stress in nonobese diabetic mice. J Exp Med, 2004, 200(8):1051 - 1062.

[84] Yoeli-Lerner M, Toker A. Akt/PKB signaling in cancer: a function in cell motility and invasion. Cell Cycle, 2006, 5(6):603 - 605.

[85] Yuan W, Collado-Hidalgo A, Yufit T, et al. Modulation of cellular tryptophan metabolism in human fibroblasts by transforming growth factor-beta: selective inhibition of indoleamine 2,3-dioxygenase and tryptophanyl-tRNA synthetase gene expression. J Cell Physiol, 1998, 177(1):174 - 186.

[86] Belladonna ML, Volpi C, Bianchi R, et al. Cutting edge: Autocrine TGF-beta sustains default tolerogenesis by IDO-competent dendritic cells. J Immunol, 2008, 181(8):5194 - 5198.

[87] Belladonna ML, Grohmann U, Guidetti P, et al. Kynurenine pathway enzymes in dendritic cells initiate tolerogenesis in the absence of functional IDO. J Immunol, 2006, 177(1):130 - 137.

[88] Belladonna ML, Orabona C, Grohmann U, et al. TGF-beta and kynurenines as the key to infectious tolerance. Trends Mol Med, 2009, 15(2):41 - 49.

[89] Liu X, Newton RC, Friedman SM, et al. Indoleamine 2,3-dioxygenase, an emerging target for anticancer therapy. Curr Cancer Drug Targets.2009, 9(8):938 - 952.

[90] Friberg M, Jennings R, Alsarraj M, et al. Indoleamine2,3-dioxygenase contributes to tumor cell evasion of T cell-mediated rejection. Int J Cancer. 2002, 101(2):151 - 155.

[91] Uyttenhove C, Pilotte L, Theate I, et al. Evidence for a tumoral immune resistance mechanism based on tryptophan degradation by indoleamine 2,3-dioxygenase. Nat Med, 2003, 9(10):1269 - 1274.

[92] Johnson 3rd BA, Kahler DJ, Baban B, et al. B-lymphoid cells with attributes of dendritic cells regulate T cells via indoleamine 2,3-dioxygenase. Proc Natl Acad Sci USA, 2010, 107(23):10644 - 10648.

[93] Munn DH, Sharma MD, Hou D, et al. Expression of indoleamine 2,3-dioxygenase by plasmacytoid dendritic cells in tumor-draining lymph nodes. J Clin Invest, 2004, 114(2):280 - 290.

[94] Muller AJ, Sharma MD, Chandler PR, et al. Chronic inflammation that facilitates tumor progression creates local immune suppression by inducing indoleamine 2,3 dioxygenase. Proc Natl Acad Sci USA, 2008, 105(44):17073 - 17078.

[95] Dunn GP, Old LJ, Schreiber RD. The immunobiology of cancer immunosurveillance and immunoediting. Immunity, 2004, 21(2):137 - 148.

[96] Willimsky G, Czeh M, Loddenkemper C, et al.Immunogenicity of premalignant lesions is the primary cause of general cytotoxic T lymphocyte unresponsiveness. J Exp Med, 2008, 205(7):1687 - 1700.

[97] Muller AJ, Duhadaway JB, Chang MY, et al. Non-hematopoietic expression of IDO is integrally required for inflammatory tumor promotion. Cancer Immunol Immunother, 2010, 59(11):1655 - 1663.

[98] Kita H, Shiraishi Y, Watanabe K, et al. Does postoperative serum interleukin-6 influence early recurrence after curative pulmonary resection of lung cancer? Ann Thorac Cardiovasc Surg, 2011, 17(5):454 - 460.

[99] Pertovaara M, Hasan T, Raitala A, et al. Indoleamine 2,3-dioxygenase activity is increased in patients with systemic lupus erythematosus and predicts disease activation in the sunny season. Clin Exp Immunol, 2007, 150(2):274 - 278.

[100] Schroecksnadel K, Winkler C, Duftner C, et al. Tryptophan degradation increases with stage in patients with rheumatoid arthritis. Clin Rheumatol, 2006, 25(3):334 - 337.

[101] Mandik-Nayak L, Allen PM. Initiation of an autoimmune response: insights from a transgenic model of rheumatoid arthritis. Immunol Res, 2005, 32(1-3):5 - 13.

[102] Scott GN, DuHadaway J, Pigott E, et al. The immunoregulatory enzyme IDO paradoxically drives B cell-mediated autoimmunity. J Immunol, 2009, 182(12):7509 - 7517.

[103] Hou DY, Muller AJ, Sharma MD, et al. Inhibition of indoleamine 2,3-dioxygenase in dendritic cells by stereoisomers of 1-methyl-tryptophan correlates with antitumor responses. Cancer Res, 2007, 67(2):792 - 801.

[104] Peggs KS, Segal NH, Allison JP. Targeting immunosupportive cancer therapies: accentuate the positive, eliminate the negative. Cancer Cell, 2007, 12(3):192 - 199.

[105] Ramakrishnan R, Antonia S, Gabrilovich DI. Combined modality immunotherapy and chemotherapy: a new perspective. Cancer Immunol Immunother, 2008, 57(10):1523 - 1529.

[106] Cheever MA. Twelve immunotherapy drugs that could cure cancers. Immunol Rev, 2008, 222:357 - 368.

[107] Baban B, Chandler P, McCool D, et al. Indoleamine 2,3-dioxygenase expression is restricted to fetal trophoblast giant cells during murine gestation and is maternal genome specific. J Reprod Immunol, 2004, 61(2):67 - 77.

[108] Chang MY, Smith C, Duhadaway JB, et al. Cardiac and gastrointestinal liabilities caused by deficiency in the immune modulatory enzyme indoleamine 2,3-dioxygenase. Cancer Biol Ther, 2011, 12.

[109] Malachowski WP, Metz R, Prendergast GC, Muller AJ. A new cancer immunosuppression target: indoleamine 2,3-dioxygenase (IDO) A review of the IDO mechanism, inhibition, and therapeutic applications. Drugs Fut, 2005, 30 897 - 813.

[110] Gaspari P, Banerjee T, Malachowski WP, et al. Structure-activity study of brassinin derivatives as indoleamine 2,3-dioxygenase inhibitors. J Med Chem, 2006, 49(2):684 - 692.

[111] Mehta RG, Liu J, Constantinou A, et al. Cancer chemopreventive activity of brassinin, a phytoalexin from cabbage. Carcinogenesis, 1995, 16(2):399 - 404.

[112] Park EJ, Pezzuto JM. Botanicals in cancer chemoprevention. Cancer Metastasis Rev, 2002, 21(3-4):231 - 255.

[113] Vottero E, Balgi A, Woods K, et al. Inhibitors of human indoleamine 2,3-dioxygenase identified with a target-based screen in yeast. Biotech J, 2006, 1:282 - 288.

[114] Brastianos HC, Vottero E, Patrick BO, et al. Exiguamine A, an indoleamine-2, 3-dioxygenase (IDO) inhibitor isolated from the marine sponge Neopetrosia exigua. J Am Chem Soc, 2006, 128(50):16046 - 16047.

[115] Pereira A, Vottero E, Roberge M, et al. Indoleamine 2,3-dioxygenase inhibitors from the Northeastern Pacific Marine Hydroid Garveia annulata. J Nat Prod, 2006, 69(10):1496 - 1499.

[116] Kumar S, Malachowski WP, Duhadaway JB, et al. Indoleamine 2,3-dioxygenase is the anticancer target for a novel series of potent naphthoquinone-based inhibitors. J Med Chem, 2008, 51(6):1706 - 1718.

[117] Kumar S, Jaller D, Patel B, et al. Structure based development of phenylimidazole-derived inhibitors of indoleamine 2,3-dioxygenase. J Med Chem, 2008, 51(16):4968 - 4977.

[118] Liu X, Shin N, Koblish HK, et al. Selective inhibition of IDO1 effectively regulates mediators of antitumor immunity. Blood, 2010, 115(17):3520 - 3530.

[119] Koblish HK, Hansbury MJ, et al. Hydroxyamidine inhibitors of indoleamine-2,3-dioxygenase potently suppress systemic tryptophan catabolism and the growth of IDO-expressing tumors. Mol Cancer Ther, 2010, 9(2):489 - 498.

[120] Balachandran VP, Cavnar MJ, Zeng S, et al.Imatinib potentiates anti-tumor T cell responses in gastrointestinal stromal tumor through the inhibition of Ido. Nat Med, 2011, 17(9):1094 - 1100.

[121] Munn DH, Sharma MD, Baban B, et al. GCN2 kinase in T cells mediates proliferative arrest and anergy induction in response to indoleamine 2,3-dioxygenase. Immunity, 2005, 22(5):633 - 642.

[122] Pilotte L, Larrieu P, Stroobant V, et al. Reversal of tumoral immune resistance by inhibition of tryptophan 2,3-dioxygenase. Proc Natl Acad Sci USA, 2012, 109(7):2497 - 2502.

IDO 途径对 Foxp3$^+$ Tregs 和肿瘤的影响

David H. Munn[1] and Andrew L. Mellor[2]

1. Cancer Immunotherapy Program and Department of Pediatrics, Medical College of Georgia, Georgia Health Sciences University, Augusta, GA USA
2. Immunotherapy Center and Department of Medicine, Medical College of Georgia, Georgia Health Sciences University, Augusta, GA USA

译者：范志宁，刘悦芳

一、引言

肿瘤在发生过程中需要大量潜在的抗原突变[1]。在恶性细胞出现的时候，免疫系统对监测和消灭这些细胞起到了重要的监控作用。这意味着肿瘤为了生长，必须逃避宿主的免疫应答[2]。本质上来说，宿主的免疫系统必须功能性地耐受肿瘤相关抗原。像系统耐受这样复杂的现象，不可能简单地依靠肿瘤细胞偶然的遗传突变来阐明；更准确地说，肿瘤必须参与免疫系统中宿主调控途径的自然过程，它们的共同选择创造了免疫系统对肿瘤的耐受性。

在这些天然的引起免疫耐受机制里，最有潜力且范围最广的就是 Foxp3$^+$ 的调节性 T 细胞（Tregs）系统[3]。Tregs 是自身耐受的基本要素，因为已证实了当它被人工去除后，迅速出现了自身免疫性疾病。因此，不出所料，肿瘤确实能够在进展的部位招募 Tregs[4]，并活化这些 Tregs 来发挥其抑制功能[5]，利用 Tregs 使肿瘤免受免疫攻击[6]。然而，Tregs 并不单独发挥作用，它们依靠免疫系统的其他调控信号来指导静息 Tregs 何时产生抑制性及抑制性的强度，甚至（在 Tregs 可诱导的情况下）决定初始 CD4$^+$T 细胞是否需要分化成新的 Tregs。因此，为了理解肿瘤如何利用 Tregs 系统，领会肿瘤如何参与和调节这些控制 Tregs 功能的上游途径是十分必要的。本章节主要讲述作为 Tregs 功能调节器的吲哚胺 2,3- 双加氧酶（IDO）途径，以及 IDO 在肿瘤微环境中如何与其他调节途径相互作用。

二、IDO 是一种外周耐受的自然机制

IDO 是存在于固有免疫系统中的一种分子机制，能够在一些重要的环境里促成免

疫调节[7]。IDO 途径包括两个密切相关的基因——IDO1 和 IDO2[8-9]。在犬尿氨酸途径中，两者都催化了色氨酸的降解。（在此章节中，我们将用“IDO”这个名词代表这两个基因，除非有其他详细说明）。IDO 催化色氨酸降解，激活了 GCN2 激酶途径[10]，这是一个对氨基酸降解十分敏感的应激反应路径。GCN2 的激活抑制了效应细胞的增殖和分化，并诱导初始 $CD4^+$ T 细胞向 Treg 分化[10-11]。由 IDO 催化而得的犬尿氨酸的代谢产物与芳香烃受体（AhR）结合[12]，这能够促进 Tregs 的分化[12]和免疫抑制性树突状细胞（DCs）的生成[13]。

IDO 途径的主要功能并不是调节自身耐受的形成；相反，作为一个可选择的途径，它有助于局部炎症的控制，参与获得性外周耐受的形成。因此，例如，在妊娠过程中 IDO 在胎盘里表达，用 IDO 抑制剂处理过的小鼠自发地排斥遗传学上不同种的胎儿（例如，它们不能耐受胎儿的同种异体抗原）[14-16]。在获得性外周耐受的实验模型中，用药物或者基因去除 IDO 就能阻止诱导黏膜耐受[17-18]、通过 CTLA-4-Ig 或 CD40 阻滞形成的耐受[19-22]，和其他形式诱导的外周耐受[23-24]。经设计改造的 IDO 基因过表达的同种异体组织在不添加免疫抑制剂的情况下，可通过单倍型完全错配的 MHC 屏障而被接受[22,25-26]。因此，IDO 途径能够在某些环境中产生耐受，而且作为一种下游抑制机制参与其他一些机制的耐受过程。

反过来说，阻滞或者去除内源性 IDO 使得自身免疫性疾病和炎症显著恶化。在移植物抗宿主病的小鼠模型中，去除 IDO 增加了致死率[27-28]。相似地，在自身免疫性疾病[29-32]或者慢性感染[33-34]的模型中去除或者阻滞 IDO 显著增强了炎症反应，使疾病恶化。最后，阻滞脾边缘区中巨噬细胞内的 IDO，能够阻止免疫系统通过细胞凋亡对自身抗原产生耐受，导致致命的狼疮样自身免疫性疾病的发展[35]。所以综合考虑，这些研究都证明了 IDO 可作为获得性外周耐受的重要自然机制。因此，不出所料的是，许多类型的肿瘤在宿主细胞中诱导出 IDO 途径。

三、IDO 在人类肿瘤和肿瘤 - 引流淋巴结中的表达

在肿瘤患者体内，IDO 要么直接由肿瘤细胞自身直接表达，要么由肿瘤诱导宿主细胞表达而来。在之前的报道中，IDO 被证实在恶性黑色素瘤[36-37]、胰腺癌[38-39]、卵巢癌[40-41]、急性髓性白血病[42-44]、结直肠癌[45-46]、前列腺癌[47]和其他肿瘤[48-51]中表达。在大量这样的报告中，肿瘤表达 IDO 与显著恶化的临床结果相关。这种可关性的机制尚未得知，但是吸引我们的是可推测出这种效应机制至少部分是免疫学的（附加说明：尽管如此，仍有可能是因为肿瘤自分泌促进 IDO 的作用，比如由内源性犬尿氨酸的生成[52]）。

IDO 同样能被肿瘤相关的宿主免疫系统的细胞表达。在人类恶性黑色素瘤的前哨引流淋巴结中经常见到表达 IDO 的、形态类似浆细胞的细胞[53-54]，而且这些 IDO^+ 的细胞已被发现表达 BDCA2，这是一种人类类浆细胞树突状细胞的标志物[55]。在其他研究中，在人类肿瘤相关的巨噬细胞[56]和肿瘤相关的 DCs 中发现了 IDO[41,57]。在没有肿瘤的地方，IDO 不能正常地被 DCs 或者巨噬细胞表达，所以肿瘤的出现似乎能够积极诱导或者招募

表达 IDO 的抗原呈递细胞。尽管这种诱导或者招募机制尚未可知，但是可能与小鼠肿瘤模型中相似的招募机制相关[4]。

如果肿瘤诱导宿主的抗原呈递细胞（APCs）表达 IDO，那么就提出了一个问题：是否这些细胞在功能上参与了肿瘤耐受性的发生。宿主 APCs（树突状细胞）是肿瘤免疫反应重要的调节者，因为静息 T 细胞与肿瘤抗原初次相遇首先是通过宿主 DCs 交叉呈递的[58-59]。因此这种交叉呈递是致免疫的还是致耐受的变得十分关键。在其他文章中，表达 IDO 的 DCs 已被证实有致耐受的作用[17]，从小鼠肿瘤引流淋巴结中分离出的 IDO^+ DCs 在体外抑制 T 细胞的增殖，而在体内产生抗原特异性失能[10, 54]。因此，这样推断是合理的：在肿瘤患者体内，IDO 可能促进 DCs 的致耐受活性。人们推测 IDO 如何产生局部的免疫抑制相当简单，但是没有解决的关键问题是 IDO 能否促进全身耐受性。

四、 IDO 和 Tregs

A. Tregs 和癌症

IDO 可以促成全身耐受的一个机制是通过 Tregs 系统的激活[17,60]。癌症中，Tregs 是肿瘤诱导的免疫抑制作用中有力的手段（因而成为免疫治疗成功的主要障碍）。在出现肿瘤的几天里发现肿瘤激活了局部的 Tregs，造成免疫抑制[5]。生长中的肿瘤 4 ～ 5 天时间就对免疫治疗产生很强的耐药性，这大部分归因于 Tregs 介导的免疫抑制[6]。在已建立肿瘤的宿主中，除非 Tregs 首先衰竭，否则抗肿瘤的 $CD8^+$T 细胞的应答可变得微弱或不存在[61]。这些都是从小鼠模型的基础上观察到的，但是在人类身上也发现类似的现象[62]。所以，如果表达 IDO 的抗原呈递细胞（APCs）增多或者激活肿瘤相关的 Tregs，就可能成为恶性肿瘤有效的免疫抑制途径。

B. IDO 驱动可诱导的 Tregs

IDO 能够改变初始 $CD4^+$T 细胞，使之分化成为新的（“可诱导的”）$Foxp3^+$ 的 Tregs。这首先被 Fallarino 和其同事用小鼠 $CD4^+$T 细胞在存在表达 IDO 的 DCs 的环境中能够被激活所证明[11]。IDO^+DCs 的作用可被含有少量色氨酸和大量的下游犬尿氨酸代谢产物（为了模仿 IDO 的生物作用）的培养环境所代替。小鼠 $CD4^+$T 细胞在存在肿瘤引流淋巴结内 IDO^+DCs 的培养环境中被激活，这也可见其相似的作用[63]。在活体消化道内，初始 $CD4^+$T 细胞在转化为 Tregs 的过程中需要消化道中 $CD103^+$DCs 的 IDO 表达[17]。在人类免疫系统中，当类浆细胞 DCs（从外周血液中分拣出）被 CpG 寡核苷酸激活[64]或者 HIV 感染后[65]，它们在体外能够上调 IDO 表达。在这两个模型中，IDO^+pDCs 诱导了 $CD4^+$细胞分化成为 $Foxp3^+$Treg 样细胞。目前已报道了人类单核细胞衍生的 DCs 有类似的作用[66-67]。因此，IDO 能够驱动初始 $CD4^+$T 细胞向可诱导的 Tregs 分化。

尽管如此，人们对肿瘤中可诱导 Tregs 的作用仍有几分争议。在小鼠中可能是肿瘤驱使初始 $CD4^+$细胞向 Tregs 转变[68-71]，并推测这是 Tregs 对独特的肿瘤特异的新抗原发生免疫反应的机制[72]。然而，仍不清楚肿瘤募集 Tregs 的途径主要是从头产生

Tregs，还是大多数肿瘤相关的 Tregs 是从固有的 Tregs 库所募集而被肿瘤所激活（或被扩增）。这需要更多的研究来阐明肿瘤相关的 Tregs 的抗原特异性和起源[73-74]。但是，最近一项研究对于此焦点问题的认识可能非常重要：遇到同源抗原后，胸腺衍生的（自然的）Tregs 也能在外周被广泛激活并进行扩增[75-76]。

根据近来的发现引出了一个重要的观点。虽然 Tregs 谱系中原始型可能出现在胸腺中，但实际上 Tregs 的功能特性可能是由外周组织的局部环境（比如由肿瘤微环境）所调控的。

C. IDO 激活预存的成熟 Tregs

Tregs 功能性激活的步骤可能就是其能被肿瘤调控的关键。最终激活的步骤不如初始的 Tregs 分化过程研究得深入[77]，但是比较明确的是有些诸如类似的激活步骤是很必要的，因为静息（未激活的）Tregs 并不是自然抑制的。在体外，从非炎症组织中分离出来的静息的 Tregs 在获得抑制能力之前特别需要某些形式的激活信号，这种信号可能是 TCR 交联、人造分裂素或者同源抗原[78]。在体内，激活 Tregs 的生理信号不甚清楚，但是激活自身反应性 Tregs 的可能是组织中的同源抗原[75-76, 79-80]。另外的激活信号可能是由固有的炎症反应传递给 Tregs 的，因为在一个模型中，Tregs 需要迁移至炎症组织中以获得全面的效应功能[81]。在分子水平上，抑制功能的成熟可能涉及转录因子，比如 Blimp-1 和 IRF4[82]，目前这仍然是一个被积极研究的课题。

肿瘤如何激活静息 Tregs 的抑制功能目前尚未完全清楚。尽管如此，已经明确在生长的肿瘤中会出现高活性的 Tregs[5]。从小鼠肿瘤引流淋巴结中分离出来的 Tregs 不需要任何另外的激活信号，在活体外抑制试验中基本上可被预活化[63]。相似的 Tregs 激活作用也出现在人类肿瘤中[83]。因此，肿瘤通过某种机制激活了 Tregs 的功能。

我们之前展示过从肿瘤引流淋巴结中分离出的类浆细胞 DCs，以 IDO 依赖的形式，能有效地激活静息 Tregs 的抑制功能[63]。这是一种直接的激活作用，在数小时内发生，影响着预先存在的 Tregs 的成熟（涉及细胞分裂和新 Tregs 分化的非长期过程）。由此产生的可由 IDO 激活的 Tregs 是很有潜力的，非常低量的 Tregs 显示出效应细胞的抑制作用：有效比值＜ 1:100。在机制方面，由 IDO 引发的抑制形式是在以效应期严格的 PD1/PD 配体结合为基础，而不依赖 IL-10 和 TGF-β 为特征的[63]，这使 IDO 诱导的 Tregs 活化与其他形式的 Tregs 介导抑制作用相区别。

在体内，从小鼠肿瘤引流淋巴结中分离到的 Tregs 显示出相似的能力——构成性抑制活性。与这些引流淋巴结呈现出高水平的 IDO 一致的是，大部分肿瘤激活的 Tregs 产生的抑制活性是通过以 PD-1 为基础的特征性效应机制进行的（例如，体外由 IDO 引发的相同特征性机制）[63]。这种 IDO 诱导的 / 依赖 PD-1 的 Tregs 激活元件在 IDO1-KO 小鼠或者经 IDO 途径抑制药物 D-1MT 处理后的小鼠中选择性地丧失（其他形式的 Tregs 介导的抑制过程仍然需要 IL-10 和 TGF-β 的存在，但是 IDO 诱导的 Tregs 活化却不需要）。这种特征性的 IDO 诱导的 Tregs 活化并不只限于肿瘤系统，因为在小鼠体内用诱导 IDO 产生的配体处理后，能引发具有相同特征的被 IDO 活化的 Tregs[60]。在 IDO1-KO 小鼠或者经 D-1MT 处理后的小鼠中，和在肿瘤中一样，由 IDO 诱导的 Tregs 活化被选择性丢失。因此，IDO 可直接激活预先存在的 Tregs 的成熟。虽然 IDO 仅仅是激活 Tregs 的途径之一，但是这种独特的由 IDO 诱导 Tregs 活化的形式非常有效，并且模型研究显示，这种诱导活化形式是 Tregs 活化促进肿瘤生长的一个重要组成部分。

D. IDO 能稳定 Tregs 的抑制表型并进行程序重排

IDO 除了增强 Tregs 的抑制功能，还能稳定 Tregs 的表型，使它们不致在炎症环境中失去抑制活性（此种现象术语叫做可塑性或者“程序重排”）。关于 Tregs 能改变它们的表型并变成促炎症反应的效应细胞的程度在文献中仍有一些争论。两个看似矛盾的研究观测已被描述。其中一个研究数据提示 Tregs 可能比先前认为的更具可塑性[84]。比如，当 Tregs 被传输至淋巴细胞减少的宿主中，相当一部分 Tregs 可能会失去它们的抑制表型，而获得一个促炎症的“助手样”表型或者变成致病的效应细胞[85-86]；在活体内一些不同的促炎症反应的刺激被证明能驱使 Tregs 程序重排[87-89]。但是，这些模型被检测出异常或者致病状态（淋巴细胞减少症、脓毒症、自身免疫性疾病），而且被重排程序的 Tregs 已经失去 Foxp3 的表达。与这些研究相对照，一些基因示踪学研究已经提示真实的谱系定型的 Tregs 几乎不会失去 Foxp3 的表达[90-91]，而且这些研究的作者总结认为明显消失的 Foxp3 可能代表未定型的（非 Treg）细胞暂时的 Foxp3 异位表达，而不是已定型的 Tregs 程序重排[91]。目前仍不能确定对 Tregs 研究结果的差异在多大程度上与研究条件相关[92]。

为了帮助解决这些明显的矛盾之处，我们提出 Tregs 是否经历着功能属性的变化（失去抑制，获得促炎症反应的功能）而并不是失去任何 Foxp3 的表达。在体外模型中，我们发现许多暴露于抗原激活的效应 T 细胞和 TLR 激活的 DCs 组成的促炎症环境中的 Tregs 出现炎症（辅助 T 细胞）分子（CD40L、IL-2、IL17 和 TNF-α）表达上调[93]。活化的效应细胞和活化的 DCs 共同作用是 Tregs 转化所必需的，Tregs 转化依赖于 DCs 生成的 IL-6。重要的是，尽管 Tregs 的表型和功能存在显著的改变，Tregs 表达 Foxp3 的特性能保持不变。相似的炎症诱导的 Tregs 的转化在活体疫苗接种中也可见到[94]，而且 Foxp3 同样没有消失。在功能方面，这些转化的（程序重排的）Tregs 不但失去了调控的属性，而且为未经感染的宿主开启新的抗原交叉呈递提供必要的辅助细胞活性[94]。因此，根据获得的生物学重要的结果，Tregs 表型的改变可在促炎症反应的环境中发生，比如在疫苗引流淋巴结中。

在患有肿瘤的小鼠中研究这种 Tregs 程序重排途径时，肿瘤引流淋巴结中的 Tregs 被证明在疫苗接种后有很强的转化抗性，而且保持着它们的抑制表型[94]。这种 Tregs 程序重排的缺失导致了持久的抑制状态和 CD40L 介导的辅助细胞活性的不足，以及对接种和对内源性肿瘤抗原的反应较弱。当已接种的宿主体内用 IDO 抑制剂处理时，Tregs 的程序重排可被恢复[94]。IDO 在 Tregs 活化过程中能抑制 Tregs 程序重排的能力在体外培养系统中已被证实。在其他实验性系统中（在体实验中利用通过 IDO 诱导的机制，而非通过肿瘤），可见到 IDO 在 Tregs 程序重排上产生相似的作用：例如，当 IDO 具有活性时，

Tregs 快速获取 T 辅助表型而对 TLR9 配体产生的应答被阻滞[60]。在机制上，IDO 发挥它对 Tregs 程序重排的作用时，至少有部分在对抗 DCs 生成的 IL-6[60, 93]。IL-6 被认为能驱动促炎症反应的 Th17 细胞分化，而且同样能在体外驱动 $Foxp3^+$Tregs 程序重排为表达 IL-17 的细胞[95-96]，也许在体内亦如此[97-98]。IDO 已在体内外都显示出抑制 IL-6 的产生的能力[33, 60, 93]。IDO 抑制 IL-6 的机制目前还不能完全清楚，可能包括对转录因子 NF-IL6(CEBP-β) 的作用。[8, 93]。

五、IDO 通路的下游机制

A. IDO 通过 GCN2 激酶介导而发挥功能

IDO 降解了色氨酸，因而夺走了表达 IDO 的细胞（和任何有密切接触的邻近的细胞）的必需营养素。细胞具有检测出任何氨基酸缺乏的感应机制，使它们地短暂能中止非关键蛋白质的合成，以使细胞能获得以损伤中恢复的机会。其中一个感应氨基酸机制是 GCN2 激酶[99]。GCN2 包含一个可结合未装载氨基酸的转运 RNA（tRNA）的调节区（当相关氨基酸的水平不足而无法被装载至 tRNA 时也同样可与 GCN2 结合）。当 GCN2 与未装载氨基酸的 tRNA 结合时，就激活了 GCN2 激酶区，这使得核糖体的起动因子 eIF2α 磷酸化[100]。在它的磷酸化构象中，p-eIF2α 阻碍了大多数种类 mRNA 的翻译；尽管如此，它选择性地增加了包含特征性内部核糖体进入位点(IRES)序列的小部分 mRNA 的翻译[101]。这些定向的 mRNA 包含转录因子比如 ATF4，以及其他参与刺激应激代偿反应的基因[100]。这些转录子的选择性翻译可使获得对营养缺乏或者其他应激的保护性和恢复性的细胞反应[102]。由 IDO 造成的色氨酸匮乏激活了受累细胞中 GCN2 介导的应激反应信号通路。

在 T 细胞中，GCN2 是介导对 IDO 反应的一种信号途径。$CD8^+$T 细胞对 IDO 诱导的 GCN2 活化高度敏感[103]，IDO 诱导的 GCN2 活化在这些细胞中会引起细胞周期停滞和诱导细胞失能[10, 104-105]。缺乏 GCN2 的 $CD8^+$T 细胞对许多(尽管不是全部的)IDO 的作用产生抗性。通过 GCN2 抑制 T 细胞活化的能力并不仅出现在 IDO/ 色氨酸途径中：当 T 细胞被表达精氨酸酶的细胞（比如肿瘤相关的巨噬细胞和骨髓衍生的抑制性细胞）剥夺了精氨酸，就会出现相似的 GCN2 介导反应[106]。在免疫系统中，GCN2 的作用具有细胞类型特异性。虽然 GCN2 在 $CD8^+$T 细胞中会造成细胞周期停滞和细胞失能，但在 $CD4^+$T 细胞中它主要影响分化[107]。因而，用药物溴氯哌喹酮药理性激活 GCN2 可阻滞初始 T 细胞向 Th17 细胞分化[108]，但是在 $CD4^+$ 分化中 GCN2 的活化上调了 Foxp3 表达并促使 $CD4^+$T 细胞向 Tregs 转化[11]。在成熟的 Tregs 中，IDO 启动增强免疫抑制活性的能力在 GCN2 缺乏的 Tregs 中丧失，这说明 GCN2 介导的信号对于 IDO 诱导的 Tregs 功能性激活也很重要[63]。

因而，IDO 途径是通过一个有选择性的信号机制发挥作用，而不是一个普通的针对营养素“饥饿”的应答。人们仍需解释的是 GCN2 途径是否对某些特定的氨基酸，比如色氨酸和精氨酸反应更敏感（或产生不同的反应）。例如，激活的 T 细胞在缺乏异亮氨酸 / 亮氨酸的培养基中最终停止进入 S 期，而在缺乏色氨酸的培养基中活化的 T 细胞完全不能进入 S 期[104]，这说明特定的氨基酸通路可能是 T 细胞进入 S 期的必要的检查点。

迄今为止，关于由 IDO 造成的氨基酸减少的研究都以 GCN2 途径为焦点。然而，氨基酸缺乏可能同样也会通过 mTOR 途径影响信号转导。mTOR 是包括 Tregs 应答在内的免疫应答的重要调控者[109-111]。目前仍不清楚 IDO 对 mTOR 途径的作用（如果存在作用的话）。尽管如此，这个领域仍值得研究，因为 IDO、精氨酸酶和其他降解氨基酸的酶可能会像影响 GCN2 一样影响 mTOR[112]。

B. 犬尿氨酸介导的 IDO 的作用

除了能够减少色氨酸的数量，IDO 在犬尿氨酸途径中生成一系列具有生物活性的下游代谢产物。在多种实验模型中犬尿氨酸的代谢产物具有抑制炎症和免疫应答的作用[33,113-114]。以前人们对这些化合物的细胞受体不了解，但是最近的证据显示其与芳香烃受体（AhR）有关。AhR 是一种配体激活的转录因子，除了应对外源性化学毒物如二噁英[115-117]，还对一些天然内源和外源性的有潜在生物免疫功能的配体有反应。AhR 介导信号对于正常的免疫发展和功能是很重要的[118-119]。基于配体和环境，AhR 信号能促进 Tregs 分化[120]或 Th17 发育[121]。犬尿氨酸是一种天然的 AhR 配体，而且在 T 细胞中，犬尿氨酸和 AhR 的结合推动了 Foxp3 的表达上调及诱导 Tregs 的分化[12]。这和众所周知的犬尿氨酸途径的代谢产物在体内外都有辅助推动 Tregs 分化作用的认识相一致[11,31]。AhR 在 DCs 中也有表达[13]，而且犬尿氨酸的代谢产物可驱动免疫抑制 / 致耐受的 DCs 表型[122]。生物学上，色氨酸 / 犬尿氨酸的代谢产物在许多环境如 HIV[114]、结核[113]和自身免疫性疾病[31]中都是重要的免疫调节途径。现在这种途径也涉及肿瘤的免疫生物学[52]。我们需要更多的研究来解释在肿瘤患者体内，犬尿氨酸 /AhR 途径在 Tregs 分化和激活上起到的特殊作用。

C. 抗原呈递细胞（APCs）中 IDO 对细胞的内在效应

最后，一个非常重要但是容易被忽视的途径就是 IDO 对表达 IDO 的 APCs 本身产生的细胞（自分泌）效应。逻辑上，几乎暴露在低色氨酸和高犬尿氨酸里的细胞都能表达 IDO，所以可以想象它应具有自分泌作用。在体外用 IDO 抑制剂短暂（过夜）处理小鼠 DCs 能长期改变它们在活体内继发的免疫原性（比如，在过继性输入人体之后把它们的致耐受性转化为致免疫性），这项观察结果提示细胞存在自分泌作用[123]。IDO 对人类 DCs 表型的作用已被报道过[124]。这种自分泌 / 旁分泌作用可能是通过 GCN2 或者犬尿氨酸代谢产物（或者两者）介导的，因为 DCs 是受两种途径共同影响的[13,125]。另外，最近研究显示，DCs 中 IDO 分子本身可以直接与细胞内调节分子比如 SHP1 和 SOCS3 结合，因此它可作为信号复合物中的一部分来保持由 TGF-β 诱导的 DCs 耐受性表型[126]。当 IDO 和 Tregs 相互作用时，IDO 似乎会影响 IDO+ APC 的特性，IDO 不同的自分泌效应如何改变 IDO+ APC 的特性，目前仍不清楚。

六、Tregs 诱导的 IDO

这一章前面的几节着重阐述 IDO 通过何种路径激活 Tregs。但是其逆向路径同样具有重要的免疫调节作用：Tregs 能激活 IDO。Fallarino 和他的同事们首先描述这个结果，他们发现当 Tregs 表达的 CTLA-4 分子结合了 DCs 上的 B7 分子（CD80/CD86）会在 DCs 中传导了一种上调 IDO 表达的信号[127]。相似的细胞内信号可以利用重组的 CTLA-4-Ig 人为交联 DC 上的 B7 分子来产生[20, 128-129]。在一些模型中，这种通过反向信号诱导 IDO 的作用是引起移植中 CTLA-4-Ig 的免疫耐受特性的重要机制[19]。在分子水平上，这种 CTLA-4 → B7 的反向信号可能通过 DCs 中 Fox03 转录因子的活化和易位介导[130-131]。Tregs（通过细胞表面的 CTLA-4 的表达）上调 APCs 中 IDO 表达的能力被认为是 Tregs 产生免疫抑制的下游分子机制[132]。的确，表达 IDO 可以是一种更普遍的“致耐受 DC 表型”的一部分，这种表型在 DCs 中 Fox03 被激活时才被诱导[133]。与此相符的是，最近一项研究认为在人类和小鼠肿瘤中，Fox03 的活化（以及 Fox03 诱导的 IDO 活化）是促成 DCs 免疫抑制表型的重要因素[57]。Fox03 和 IDO 如何准确地在这些肿瘤中被诱导出来仍然未知，但仍可以设想其中可能存在的一种机制是通过肿瘤中浸润的 Tregs 表达的 CTLA-4 完成的。用 mAb 阻断对 CTLA-4 或 PD-1/PD-L 途径都会阻滞经 TLR9 配体处理后的 DCs 中对 IDO 的诱导[134]，这说明从 Tregs 表达的 CTLA-4 或者 PD-1 发出的信号可能对于维持 DCs 表达 IDO 的能力非常重要。

七、IDO 通路抑制剂可作为减弱 Tregs 介导的抑制作用的潜在策略

抑制 IDO 途径的药物目前在临床试验中或者是作为肿瘤免疫治疗的免疫佐剂进入临床前的研究。这样的药物包括 1- 甲基 -D- 色氨酸[135-136]、INCB024360[137]，还有仍在研究中的其他化合物。从概念上来说，这些抑制药物通常被认为对肿瘤微环境有靶向作用，如消除肿瘤中由 IDO 诱导的局部免疫抑制作用[48]。然而，除了这种局部机制，IDO 途径的抑制剂同样可以在肿瘤引流淋巴结中或者全身免疫系统中通过减少肿瘤诱导的 Tregs 活化来帮助减弱全身性免疫抑制反应。

目前仍不清楚关于人类 IDO/Tregs 相互作用与临床相关性。尽管如此，减少肿瘤中 Tregs 诱导的抑制作用显然是免疫治疗成功的关键[138]。肿瘤无疑拥有许多激活 Tregs 的方式，所以认为单独阻滞 IDO 可以消除所有 Tregs 诱导的免疫抑制作用的想法是不现实的。然而，肿瘤可能存在非常依赖 IDO 的特殊时期。比如，当肿瘤经过化疗后，它们维持的全身免疫抑制作用短期内就可能变得更微弱[139-140]。在化疗后窗口期，存在一场令人期待的免疫激活作用和肿瘤的免疫抑制及耐受性重建之间的赛跑。我们推测这可能是肿瘤依赖 IDO 来帮助它们激活 Tregs 和重建免疫抑制的时期。我们已经知道，IDO 抑制剂常与化疗药物发挥协同作用，而且这是一种免疫介导的过程[15, 135]，需要其他的临床前研究来回答当 IDO 被阻滞时这种作用能否减少 Tregs 的活化。未来的研究可能也能如愿探究出抗肿瘤疫苗或者其他形式的有效免疫治疗是否能通过阻滞 IDO 来减少 Tregs 的

活化（而且甚至可能允许 Tregs 通过炎症诱导转化为非抑制状态）。鉴于 IDO 途径对于某些形式的获得性免疫耐受性的潜在影响，在早期临床试验中研究人员大多使用相对无毒的、天然的 IDO 途径的抑制药物来探索上述科学假设。

利益冲突说明

本作者在运用 IDO 和 IDO 抑制剂的治疗上，拥有知识产权从而接受了 NewLink Genetics 公司的顾问收入和研究支持，该公司拥有研发临床试验技术的许可证。

参考文献

[1] Schreiber H, Rowley DA. Cancer Quo vadis, specificity? Science, 2008, 319:164 - 165.

[2] Schreiber RD, Old LJ, Smyth MJ. Cancer immunoediting: integrating immunity' s roles in cancer suppression and promotion. Science, 2011, 331:1565 - 1570.

[3] Wing K, Sakaguchi S. Regulatory T cells exert checks and balances on self tolerance and autoimmunity. Nat Immunol, 2010, 11:7 - 13.

[4] Shields JD, Kourtis IC, Tomei AA, et al. Induction of lymphoidlike stroma and immune escape by tumors that express the chemokine CCL21. Science, 2010, 328:749 - 752.

[5] Darrasse-Jeze G, Bergot AS, Durgeau A, et al. Tumor emergence is sensed by self-specific $CD44^{hi}$ memory Tregs that create a dominant tolerogenic environment for tumors in mice. J Clin Invest, 2009, 119: 2648-2662.

[6] Quezada SA, Peggs KS, Simpson TR, et al. Limited tumor infiltration by activated T effector cells restricts the therapeutic activity of regulatory T cell depletion against established melanoma. J Exp Med, 2008, 205:2125 - 2138.

[7] Mellor AL, Munn DH. Creating immune privilege: active local suppression that benefits friends, but protects foes. Nat Rev Immunol, 2008, 8:74 - 80.

[8] Metz R, Duhadaway JB, Kamasani U, et al. Novel tryptophan catabolic enzyme IDO2 is the preferred biochemical target of the antitumor indoleamine 2,3-dioxygenase inhibitory compound D-1-methyl-tryptophan. Cancer Res, 2007, 67:7082 - 7087.

[9] Ball HJ, Yuasa HJ, Austin CJ, Weiser S, Hunt NH. Indoleamine 2,3-dioxygenase-2, a new enzyme in the kynurenine pathway. Int J Biochem Cell Biol, 2009, 41:467 - 471.

[10] Munn DH, Sharma MD, Baban B, et al. GCN2 kinase in T cells mediates proliferative arrest and anergy induction in response to indoleamine 2,3-dioxygenase. Immunity, 2005, 22:633 - 642.

[11] Fallarino F, Grohmann U, You S, et al. The combined effects of tryptophan starvation and tryptophan catabolites down-regulate T cell receptor zeta-chain and induce a regulatory phenotype in naïve T cells. J Immunol, 2006, 176(11):6752 - 6761.

[12] Mezrich JD, Fechner JH, Zhang X, et al. An interaction between kynurenine and the aryl hydrocarbon receptor can generate regulatory T cells. J Immunol, 2010, 185:3190 - 3198.

[13] Quintana FJ, Murugaiyan G, Farez MF, et al. An endogenous aryl hydrocarbon receptor ligand acts on dendritic cells and T cells to suppress experimental autoimmune encephalomyelitis. Proc Natl Acad Sci USA, 2010, 107:20768 - 20773.

[14] Munn DH, Zhou M, Attwood JT, et al. Prevention of allogeneic fetal rejection by tryptophan catabolism. Science. 1998, 281:1191 - 1193.

[15] Muller AJ, Duhadaway JB, Donover PS, et al. Inhibition of indoleamine 2,3-dioxygenase, an immunoregulatory target of the cancer suppression gene Bin1, potentiates cancer chemotherapy. Nat Med, 2005, 11:312 - 319.

[16] Mellor AL, Sivakumar J, Chandler P, et al. Prevention of T cell-driven complement activation and inflammation by tryptophan catabolism during pregnancy. Nat Immunol, 2001, 2:64 - 68.

[17] Matteoli G, Mazzini E, Iliev ID, et al. Gut $CD103^{+}$ dendritic cells express indoleamine 2,3-dioxygenase which influences Tregulatory/T effector cell balance and oral tolerance induction. Gut, 2010, 59:595 - 604.

[18] van der Marel AP, Samsom JN, Greuter M, et al. Blockade of IDO inhibits nasal tolerance induction. J Immunol,

2007, 179:894 - 900.

[19] Sucher R, Fischler K, Oberhuber R, et al. IDO and regulatory T cell support are critical for cytotoxic T lymphocyte-associated Ag-4 Ig-mediated long-term solid organ allograft survival. J Immunol, 2012, 188:37 - 46.

[20] Grohmann U, Orabona C, Fallarino F, et al. CTLA-4-Ig regulates tryptophan catabolism in vivo. Nat Immunol, 2002, 3:1097 - 1101.

[21] Mellor AL, Baban B, Chandler P, et al. Cutting edge: induced indoleamine 2,3 dioxygenase expression in dendritic cell subsets suppresses T cell clonal expansion. J Immunol, 2003, 171:1652 - 1655.

[22] Guillonneau C, Hill M, Hubert FX, et al. CD40Ig treatment results in allograft acceptance mediated by CD8CD45RC T cells, IFN-gamma, and indoleamine 2,3-dioxygenase. J Clin Invest, 2007, 117:1096 - 1106.

[23] Tsai S, Shameli A, Yamanouchi J, et al. Reversal of autoimmunity by boosting memory-like autoregulatory T cells. Immunity, 2010, 32:568 - 580.

[24] Lan Z, Ge W, Arp J, et al. Induction of kidney allograft tolerance by soluble CD83 associated with prevalence of tolerogenic dendritic cells and indoleamine 2,3-dioxygenase. Transplant, 2010, 90:1286 - 1293.

[25] Swanson KA, Zheng Y, Heidler KM, et al. CDllc⁺cells modulate pulmonary immune responses by production of indoleamine 2,3-dioxygenase. Am J Respir Cell Mol Biol, 2004, 30:311 - 318.

[26] Liu H, Liu L, Fletcher BS, et al. Novel action of indoleamine 2,3-dioxygenase attenuating acute lung allograft injury. Am J Respir Crit Care Med, 2006, 173:566 - 572.

[27] Jasperson LK, Bucher C, Panoskaltsis-Mortari A, et al. Indoleamine 2,3-dioxygenase is a critical regulator of acute GVHD lethality. Blood, 2008, 111:3257 - 3265.

[28] Lu Y, Giver CR, Sharma A, et al. IFN-gamma and indoleamine 2,3-dioxygenase signaling between donor dendritic cells and T cells regulates graft versus host and graft versus leukemia activity. Blood, 2012, 119:1075 - 1085.

[29] Gurtner GJ, Newberry RD, Schloemann SR, et al. Inhibition of indoleamine 2,3-dioxygenase augments trinitrobenzene sulfonic acid colitis in mice. Gastroenterology, 2003, 125:1762 - 1773.

[30] Szanto S, Koreny T, Mikecz K, et al. Inhibition of indoleamine 2,3-dioxygenase-mediated tryptophan catabolism accelerates collageninduced arthritis in mice. Arthritis Res Ther, 2007, 9:R50.

[31] Yan Y, Zhang GX, Gran B, et al. IDO upregulates regulatory T cells via tryptophan catabolite and suppresses encephalitogenic T cell responses in experimental autoimmune encephalomyelitis. J Immunol, 2010, 185:5953 - 5961.

[32] Fallarino F, Volpi C, Zelante T, et al. IDO mediates TLR9-driven protection from experimental autoimmune diabetes. J Immunol, 2009, 183:6303 - 6312.

[33] Romani L, Fallarino F, De Luca A, et al. Defective tryptophan catabolism underlies inflammation in mouse chronic granulomatous disease. Nature, 2008, 451:211 - 215.

[34] Grohmann U, Volpi C, Fallarino F, et al. Reverse signaling through GITR ligand enables dexamethasone to activate IDO in allergy. Nat Med, 2007, 13:579 - 586.

[35] Ravishankar B, Liu H, Shinde R, et al. Tolerance to apoptotic cells is regulated by indoleamine 2,3-dioxygenase. Proc Natl Acad Sci USA, 2012, 109:3909 - 3914.

[36] Brody JR, Costantino CL, Berger AC, et al. Expression of indoleamine 2,3-dioxygenase in metastatic malignant melanoma recruits regulatory T cells to avoid immune detection and affects survival. Cell Cycle, 2009, 8:1930 - 1934.

[37] Polak ME, Borthwick NJ, Gabriel FG, et al. Mechanisms of local immunosuppression in cutaneous melanoma. Br J Cancer, 2007, 96:1879 - 1887.

[38] Witkiewicz A, Williams TK, Cozzitorto J, et al. Expression of indoleamine 2,3-dioxygenase in metastatic pancreatic ductal adenocarcinoma recruits regulatory T cells to avoid immune detection. J Am Coll Surg, 2008, 206:849 - 854 discussion 54 - 6.

[39] Witkiewicz AK, Costantino CL, Metz R, et al. Genotyping and expression analysis of IDO2 in human pancreatic cancer: a novel, active target. J Am Coll Surg, 2009, 208:781 - 787 discussion 7 - 9.

[40] Okamoto A, Nikaido T, Ochiai K, et al. Indoleamine 2,3-dioxygenase serves as a marker of poor prognosis in gene expression profiles of serous ovarian cancer cells. Clin Cancer Res, 2005, 11(16):6030 - 6039.

[41] Qian F, Villella J, Wallace PK, et al. Efficacy of levo-1-methyl tryptophan and dextro-1-methyl tryptophan in reversing indoleamine-2,3-dioxygenase-mediated arrest of T-cell proliferation in human epithelial ovarian cancer. Cancer Res, 2009, 69:5498 - 5504.

[42] Curti A, Pandolfi S, Valzasina B, et al. Modulation of tryptophan catabolism by human leukemic cells results in the conversion of CD25- into CD25⁺Tregulatory cells. Blood, 2007, 109:2871 - 2877.

[43] Chamuleau ME, van de Loosdrecht AA, Hess CJ, et al. High INDO (indoleamine 2,3-dioxygenase) mRNA level in blasts of acute myeloid leukemic patients predicts poor clinical outcome. Haematologica, 2008, 93:1894 - 1898.

[44] Corm S, Berthon C, Imbenotte M, et al. Indoleamine 2,3-dioxygenase activity of acute myeloid leukemia cells can

be measured from patients' sera by HPLC and is inducible by IFN–gamma. Leuk Res, 2009, 33:490－494.

[45] Brandacher G, Perathoner A, Ladurner R, et al. Prognostic value of indoleamine 2,3–dioxygenase expression in colorectal cancer: effect on tumorinfiltrating T cells. Clin Cancer Res, 2006, 12(4):1144－1151.

[46] Huang A, Fuchs D, Widner B, et al. Serum tryptophan decrease correlates with immune activation and impaired quality of life in colorectal cancer. Br J Cancer, 2002, 86(11):1691－1696.

[47] Feder–Mengus C, Wyler S, Hudolin T, et al. High expression of indoleamine 2,3–dioxygenase gene in prostate cancer. Eur J Cancer, 2008, 44:2266－2275.

[48] Uyttenhove C, Pilotte L, Theate I, et al. Evidence for a tumoral immune resistance mechanism based on tryptophan degradation by indoleamine 2,3–dioxygenase. Nat Med, 2003, 9:1269－1274.

[49] Ino K, Yoshida N, Kajiyama H, et al. Indoleamine 2,3–dioxygenase is a novel prognostic indicator for endometrial cancer. Br J Cancer, 2006, 95:1555－1561.

[50] Ino K, Yamamoto E, Shibata K, et al. Inverse correlation between tumoral indoleamine 2,3–dioxygenase expression and tumor–infiltrating lymphocytes in endometrial cancer: its association with disease progression and survival. Clin Cancer Res, 2008, 14: 2310－2317.

[51] Balachandran VP, Cavnar MJ, Zeng S, et al. Imatinib potentiates antitumor T cell responses in gastrointestinal stromal tumor through the inhibition of Ido. Nat Med, 2011, 17:1094－1100.

[52] Opitz CA, Litzenburger UM, Sahm F, et al. An endogenous tumour–promoting ligand of the human aryl hydrocarbon receptor. Nature, 2011, 478:197－203.

[53] Lee JR, Dalton RR, Messina JL, et al. Pattern of recruitment of immunoregulatory antigen presenting cells in malignant melanoma. Lab Invest, 2003, 83:1457－1466.

[54] Munn DH, Sharma MD, Hou D, et al. Expression of indoleamine 2,3–dioxygenase by plasmacytoid dendritic cells in tumor–draining lymph nodes. J Clin Invest, 2004, 114:280－290.

[55] Gerlini G, Di Gennaro P, Mariotti G, et al. Indoleamine 2,3–dioxygenase+ cells correspond to the BDCA2+ plasmacytoid dendritic cells in human melanoma sentinel nodes. J Invest Dermatol, 2010, 130:898－901.

[56] Duluc D, Delneste Y, Tan F, et al. Tumor–associated leukemia inhibitory factor and IL–6 skew monocyte differentiation into tumor–associated–macrophage–like cells. Blood, 2007, 110:4319－4330.

[57] Watkins SK, Zhu Z, Riboldi E, et al. FOXO3 programs tumor–associated DCs to become tolerogenic in human and murine prostate cancer. J Clin Invest, 2011, 121:1361－1372.

[58] Sotomayor EM, Borrello I, Rattis FM, et al. Cross–presentation of tumor antigens by bone marrow–derived antigen–presenting cells is the dominant mechanism in the induction of T–cell tolerance during B–cell lymphoma progression. Blood, 2001, 98(4):1070－1077.

[59] Hildner K, Edelson BT, Purtha WE, et al. Batf3 deficiency reveals a critical role for CD8alpha+ dendritic cells in cytotoxic T cell immunity. Science, 2008 Nov 14, 322:1097－1100.

[60] Baban B, Chandler PR, Sharma MD, et al. IDO activates regulatory T cells and blocks their conversion into Th17–like T cells. J Immunol, 2009, 183:2475－2483.

[61] Ercolini AM, Ladle BH, Manning EA, et al. Recruitment of latent pools of high–avidity CD8(+) T cells to the antitumor immune response. J Exp Med, 2005, 201(10):1591－1602.

[62] Curiel TJ. Regulatory T cells and treatment of cancer. Curr Opin Immunol, 2008, 20:241－246.

[63] Sharma MD, Baban B, Chandler P, et al. Plasmacytoid dendritic cells from mouse tumor–draining lymph nodes directly activate mature Tregs via indoleamine 2,3–dioxygenase. J Clin Invest, 2007, 117:2570－2582.

[64] Chen W, Liang X, Peterson AJ, et al. The indoleamine 2,3–dioxygenase pathway is essential for human plasmacytoid dendritic cell–induced adaptive Tregulatory cell generation. J Immunol, 2008, 181:5396－5404.

[65] Manches O, Munn D, Fallahi A, et al. HIV–activated human plasmacytoid DCs induce Tregs through an indoleamine 2,3–dioxygenase–dependent mechanism. J Clin Invest, 2008, 118:3431－3439.

[66] Chung DJ, Rossi M, Romano E, et al. Indoleamine 2,3–dioxygenase–expressing mature human monocyte–derived dendritic cells expand potent autologous regulatory T cells. Blood, 2009, 114:555－563.

[67] Jurgens B, Hainz U, Fuchs D, et al. Interferon–gamma–triggered indoleamine 2,3–dioxygenase competence in human monocyte–derived dendritic cells induces regulatory activity in allogeneic T cells. Blood, 2009, 114:3235－3243.

[68] Valzasina B, Piconese S, Guiducci C, et al. Tumor–induced expansion of regulatory T cells by conversion of CD4+CD25− lymphocytes is thymus and proliferation independent. Cancer Res, 2006, 66(8):4488－4495.

[69] Wang L, Pino–Lagos K, de Vries VC, et al. Programmed death 1 ligand signaling regulates the generation of adaptive Foxp3+CD4+ regulatory T cells. Proc Natl Acad Sci USA, 2008, 105:9331－9336.

[70] Zhou G, Levitsky HI. Natural regulatory T cells and de novo–induced regulatory T cells contribute independently to tumor–specific tolerance. J Immunol, 2007, 178:2155－2162.

[71] Olkhanud PB, Damdinsuren B, Bodogai M, et al. Tumor–evoked regulatory B cells promote breast cancer metastasis by converting resting CD4 T cells to T–regulatory cells. Cancer Res, 2011, 71:3505 - 3515.

[72] Wang HY, Peng G, Guo Z, et al. Recognition of a new ARTC1 peptide ligand uniquely expressed in tumor cells by antigen–specific CD4⁺regulatory T cells. J Immunol, 2005, 174(5):2661 - 2670.

[73] Hindley JP, Ferreira C, Jones E, et al. Analysis of the T–cell receptor repertoires of tumor–infiltrating conventional and regulatory T cells reveals no evidence for conversion in carcinogen–induced tumors. Cancer Res, 2011, 71:736 - 746.

[74] Kuczma M, Kopij M, Pawlikowska I, et al. Intratumoral convergence of the TCR repertoires of effector and Foxp3⁺CD4⁺T cells. PLoS ONE, 2010, 5:e13623.

[75] Rosenblum MD, Gratz IK, Paw JS, et al. Response to self antigen imprints regulatory memory in tissues. Nature, 2011, 480:538 - 542.

[76] Thompson LJ, Valladao AC, Ziegler SF. Cutting edge: de novo induction of functional Foxp3⁺regulatory CD4 T cells in response to tissue–restricted self antigen. J Immunol, 2011, 186:4551 - 4555.

[77] Campbell DJ, Koch MA. Phenotypical and functional specialization of Foxp3⁺regulatory T cells. Nat Rev Immunol, 2011, 11:119 - 130.

[78] Thornton AM, Piccirillo CA, Shevach EM. Activation requirements for the induction of CD4⁺CD25⁺T cell suppressor function. Eur J Immunol, 2004, 34:366 - 376.

[79] Samy ET, Parker LA, Sharp CP, et al. Continuous control of autoimmune disease by antigen–dependent polyclonal CD4⁺CD25⁺regulatory T cells in the regional lymph node. J Exp Med, 2005, 202(6):771 - 781.

[80] Setiady YY, Ohno K, Samy ET, et al. Physiologic self antigens rapidly capacitate autoimmune diseasespecific polyclonal CD4⁺CD25⁺regulatory T cells. Blood, 2006, 107(3):1056 - 1062.

[81] Zhang N, Schroppel B, Lal G, et al. Regulatory T cells sequentially migrate from inflamed tissues to draining lymph nodes to suppress the alloimmune response. Immunity, 2009, 30:458 - 469.

[82] Cretney E, Xin A, Shi W, et al. The transcription factors Blimp–1 and IRF4 jointly control the differentiation and function of effector regulatory T cells. Nat Immunol, 2011, 12:304 - 311.

[83] Menetrier–Caux C, Gobert M, Caux C. Differences in tumor regulatory T–cell localization and activation status impact patient outcome. Cancer Res, 2009, 69:7895 - 7898.

[84] O' Shea JJ, Paul WE. Mechanisms underlying lineage commitment and plasticity of helper CD4⁺T cells. Science, 2010, 327:1098 - 1102.

[85] Duarte JH, Zelenay S, Bergman ML, et al. Natural Treg cells spontaneously differentiate into pathogenic helper cells in lymphopenic conditions. Eur J Immunol, 2009, 39:948 - 955.

[86] Komatsu N, Mariotti–Ferrandiz ME, Wang Y, et al. Heterogeneity of natural Foxp3⁺T cells: a committed regulatory T–cell lineage and an uncommitted minor population retaining plasticity. Proc Natl Acad Sci USA, 2009, 106:1903 - 1908.

[87] Osorio F, LeibundGut–Landmann S, Lochner M, et al. DC activated via dectin–1 convert Treg into IL–17 producers. Eur J Immunol, 2008, 38:3274 - 3281.

[88] Oldenhove G, Bouladoux N, Wohlfert EA, et al. Decrease of Foxp3⁺Treg cell number and acquisition of effector cell phenotype during lethal infection. Immunity, 2009, 31:772 - 786.

[89] Zhou X, Bailey–Bucktrout SL, Jeker LT, et al. Instability of the transcription factor Foxp3 leads to the generation of pathogenic memory T cells in vivo. Nat Immunol, 2009, 10:1000 - 1007.

[90] Rubtsov YP, Niec RE, Josefowicz S, et al. Stability of the regulatory T cell lineage in vivo. Science, 2010, 329:1667 - 1671.

[91] Miyao T, Floess S, Setoguchi R, et al. Plasticity of Foxp3⁽⁺⁾T cells reflects promiscuous foxp3 expression in conventional T cells but not reprogramming of regulatory T cells. Immunity, 2012, 36(2): 262–275.

[92] Sakaguchi S. Immunology: Conditional stability of T cells. Nature, 2010, 468:41 - 42.

[93] Sharma MD, Hou DY, Liu Y, et al. Indoleamine 2,3–dioxygenase controls conversion of Foxp3⁺Tregs to Th17–like cells in tumor–draining lymph nodes. Blood, 2009, 113:6102 - 6111.

[94] Sharma MD, Hou DY, Baban B, et al. Reprogrammed Foxp3⁽⁺⁾regulatory T cells provide essential help to support cross–presentation and CD8⁽⁺⁾T cell priming in naive mice. Immunity, 2010, 33:942 - 954.

[95] Zhou X, Kong N, Wang J, et al. Cutting edge: all–trans retinoic acid sustains the stability and function of natural regulatory T cells in an inflammatory milieu. J Immunol, 2010, 185:2675 - 2679.

[96] Yang XO, Nurieva R, Martinez GJ, et al. Molecular antagonism and plasticity of regulatory and inflammatory T cell programs. Immunity, 2008 Jul, 29:44 - 56.

[97] Vokaer B, Van Rompaey N, Lemaitre PH, et al. Critical role of regulatory T cells in Th17–mediated minor antigen–disparate rejection. J Immunol, 2010, 185:3417 - 3425.

[98] Addey C, White M, Dou L, et al. Functional plasticity of antigen-specific regulatory T cells in context of tumor. J Immunol, 2011, 186:4557－4564.

[99] Kilberg MS, Shan J, Su N. ATF4-dependent transcription mediates signaling of amino acid limitation. Trends in endocrinology and metabolism: TEM, 2009, 20:436－443.

[100] Wek RC, Jiang HY, Anthony TG. Coping with stress: eIF2 kinases and translational control. Biochem Soc Trans, 2006, 34:7－11.

[101] Harding HP, Novoa I, Zhang Y, et al. Regulated translation initiation controls stress-induced gene expression in mammalian cells. Mol Cell, 2000, 6(5):1099－1108.

[102] Peng W, Robertson L, Gallinetti J, et al. Surgical stress resistance induced by single amino acid deprivation requires Gcn2 in mice. Sci Transl Med, 2012, 4 118ra11.

[103] Jalili RB, Forouzandeh F, Moeenrezakhanlou A, et al. Mouse pancreatic islets are resistant to indoleamine 2,3 dioxygenase-induced general control nonderepressible-2 kinase stress pathway and maintain normal viability and function. Am J Pathol, 2009, 174:196－205.

[104] Lee GK, Park HJ, Macleod M, et al. Tryptophan deprivation sensitizes activated T cells to apoptosis prior to cell division. Immunol, 2002, 107:1－9.

[105] Forouzandeh F, Jalili RB, Germain M, et al. Differential immunosuppressive effect of indoleamine 2,3-dioxygenase (IDO) on primary human CD4^{+}and CD8^{+}T cells. Mol Cell Biochem, 2008, 309:1－7.

[106] Rodriguez PC, Quiceno DG, Ochoa AC. L-arginine availability regulates T-lymphocyte cell-cycle progression. Blood, 2007, 109:1568－1573.

[107] Blander JM, Amsen Immunology D. Amino acid addiction. Science, 2009, 324:1282－1283.

[108] Sundrud MS, Koralov SB, Feuerer M, et al. Halofuginone inhibits Th17 cell differentiation by activating the amino acid starvation response. Science, 2009, 324:1334－1338.

[109] Powell JD, Pollizzi KN, Heikamp EB, et al. Regulation of Immune Responses by mTOR. Ann Rev Immunol, 2012, 30:39－68.

[110] Delgoffe GM, Kole TP, Zheng Y, et al. The mTOR kinase differentially regulates effector and regulatory T cell lineage commitment. Immunity, 2009, 30:832－844.

[111] Procaccini C, Galgani M, De Rosa V, et al. Intracellular metabolic pathways control immune tolerance. Trends Immunol, 2012, 33:1－7.

[112] Cobbold SP, Adams E, Farquhar CA, et al. Infectious tolerance via the consumption of essential amino acids and mTOR signaling. Proc Natl Acad Sci USA, 2009, 106:12055－12060.

[113] Desvignes L, Ernst JD. Interferon-gammaresponsive nonhematopoietic cells regulate the immune response to Mycobacterium tuberculosis. Immunity, 2009, 31:974－985.

[114] Favre D, Mold J, Hunt PW, et al. Tryptophan catabolism by indoleamine 2,3-dioxygenase 1 alters the balance of Th17 to regulatory T cells in H Ⅳ disease. Sci Transl Med, 2010, 2(32): ra6.

[115] Barouki R, Coumoul X, Fernandez-Salguero PM. The aryl hydrocarbon receptor, more than a xenobiotic-interacting protein. FEBS Let, 2007, 581: 3608－3615.

[116] Kiss EA, Vonarbourg C, Kopfmann S, et al. Natural aryl hydrocarbon receptor ligands control organogenesis of intestinal lymphoid follicles. Science, 2011, 334:1561－1565.

[117] Li Y, Innocentin S, Withers DR, et al. Exogenous stimuli maintain intraepithelial lymphocytes via aryl hydrocarbon receptor activation. Cell, 2011, 147: 629－640.

[118] Stockinger B, Hirota K, Duarte J, et al. External influences on the immune system via activation of the aryl hydrocarbon receptor. Sem Immunol, 2011, 23:99－105.

[119] Korn T. How T cells take developmental decisions by using the aryl hydrocarbon receptor to sense the environment. Proc Natl Acad Sci USA, 2010, 107:20597－20598.

[120] Singh NP, Singh UP, Singh B, et al. Activation of aryl hydrocarbon receptor (AhR) leads to reciprocal epigenetic regulation of Foxp3 and IL-17 expression and amelioration of experimental colitis. PLoS ONE, 2011, 6:e23522.

[121] Quintana FJ, Basso AS, Iglesias AH, et al. Control of T(reg) and T(H)17 cell differentiation by the aryl hydrocarbon receptor. Nature, 2008, 453:65－71.

[122] Nguyen NT, Kimura A, Nakahama T, et al. Aryl hydrocarbon receptor negatively regulates dendritic cell immunogenicity via a kynurenine-dependent mechanism. Proc Natl Acad Sci USA, 2010, 107:19961－19966.

[123] Grohmann U, Fallarino F, Bianchi R, et al. IL-6 inhibits the tolerogenic function of CD8alpha$^{(+)}$ dendritic cells expressing indoleamine 2,3-dioxygenase. J Immunol, 2001, 167(2):708－714.

[124] Brenk M, Scheler M, Koch S, et al. Tryptophan deprivation induces inhibitory receptors ILT3 and ILT4 on dendritic cells favoring the induction of human CD4^{+}CD25^{+}Foxp3^{+}Tregulatory cells. J Immunol, 2009, 183:145－154.

[125] Manlapat AK, Kahler DJ, Chandler PR, et al. Cell-autonomous control of interferon type I expression by indoleamine 2,3-dioxygenase in regulatory CD19$^{(+)}$dendritic cells. Eur J Immunol, 2007, 37:1064－1071.

[126] Pallotta MT, Orabona C, Volpi C, et al. Indoleamine 2,3–dioxygenase is a signaling protein in long–term tolerance by dendritic cells. Nat Immunol, 2011, 12:870 - 878.

[127] Fallarino F, Grohmann U, Hwang KW, et al. Modulation of tryptophan catabolism by regulatory T cells. Nat Immunol, 2003, 4:1206 - 1212.

[128] Mellor AL, Chandler P, Baban B, et al. Specific subsets of murine dendritic cells acquire potent T cell regulatory functions following CTLA4–mediated induction of indoleamine 2,3 dioxygenase. Int Immunol, 2004, 16:1391 - 1401.

[129] Munn DH, Sharma MD, Mellor AL. Ligation of B7–1/B7–2 by human $CD4^+$ T cells triggers indoleamine 2,3–dioxygenase activity in dendritic cells. J Immunol, 2004, 172:4100 - 4110.

[130] Fallarino F, Bianchi R, Orabona C, et al. CTLA–4–Ig activates forkhead transcription factors and protects dendritic cells from oxidative stress in nonobese diabetic mice. J Exp Med, 2004, 200:1051 - 1062.

[131] Dejean AS, Beisner DR, Ch' en IL, et al. Transcription factor Foxo3 controls the magnitude of T cell immune responses by modulating the function of dendritic cells. Nat Immunol, 2009, 10:504 - 513.

[132] Wing K, Yamaguchi T, Sakaguchi S. Cellautonomous and –non–autonomous roles of CTLA–4 in immune regulation. Trends Immunol, 2011, 32:428 - 433.

[133] Kerdiles YM, Stone EL, Beisner DL, et al. Foxo transcription factors control regulatory T cell development and function. Immunity, 2010, 33: 890 - 904.

[134] Baban B, Chandler PR, Johnson 3rd BA, et al. Physiologic control of IDO competence in splenic dendritic cells. J Immunol, 2011, 187: 2329 - 2335.

[135] Hou DY, Muller AJ, Sharma MD, et al. Inhibition of IDO in dendritic cells by stereoisomers of 1–methyl–tryptophan correlates with anti–tumor responses. Cancer Res, 2007, 67:792 - 801.

[136] Soliman HH, Antonia SJ, Sullivan D, et al. Overcoming tumor antigen anergy in human malignancies using the novel indeolamine 2,3–dioxygenase (IDO) enzyme inhibitor, 1–methyl–Dtryptophan (1MT). J Clin Oncol, 2009, 27:3004 (meeting abstract).

[137] Liu X, Shin N, Koblish HK, et al. Selective inhibition of indoleamine 2,3–dioxygenase (IDO1) effectively regulates mediators of antitumor immunity, Blood, 2010: blood–2009–09–246124.

[138] Jacobs JF, Nierkens S, Figdor CG, et al. Regulatory T cells in melanoma: the final hurdle towards effective immunotherapy? The lancet oncology, 2012, 13:e32 - e42.

[139] McDonnell AM, Nowak AK, Lake RA. Contribution of the immune system to the chemotherapeutic response. Seminars in immunopathology, 2011, 33:353 - 367.

[140] Sistigu A, Viaud S, Chaput N, et al. Immunomodulatory effects of cyclophosphamide and implementations for vaccine design. Seminars in immunopathology, 2011, 33:369 - 383.

第 34 章 34

精氨酸酶、一氧化氮合酶和新型 L 型精氨酸代谢抑制剂在免疫调节中的作用

Mariacristina Chioda[1], Ilaria Marigo[2], Susanna Mandruzzato[3], Simone Mocellin[4] and Vincenzo Bronte[5]

1. Istituto Oncologico Veneto, Padova, Italy,
2. Stem Cell Biology, Department of Medicine, Division of Experimental Medicine, Hammersmith Hospital, London, UK,
3. Department of Surgery, Oncology and Gastroenterology, Oncology and Immunology Section, University of Padova, Padova, Italy,
4. Department of Surgery, Oncology and Gastroenterology, Surgery Section, University of Padova, Padova, Italy,
5. University Hospital and Department of Pathology, Immunology Section, Verona, Italy

译者：郭万华　梁秀彬　刘悦芳

致谢

本书工作得到了意大利卫生部、意大利教育部、大学、研究机构、意大利癌症研究协会(AIRC)、维罗纳储蓄银行慈善基金，维琴察、贝卢诺、安科纳安科纳和意大利癌症研究协会（AIRC 资助 6599）的资助支持。

一、引言

当不同的有害因素对机体造成损害时，细胞固有免疫与适应性免疫系统之间需要相互协调发挥作用才能使免疫系统成功地保护机体免受伤害。尽管表达针对特定抗原受体的 T 淋巴细胞对于清除入侵机体的有害物质十分重要，但免疫系统中还需要其他一些细胞帮助清除抗原、破坏细胞内病原体、触发血管和炎性反应、促进胶原增生和组织重塑。这些“辅助细胞”对于诱导淋巴细胞活化非常重要。从这个角度看，这些“辅助细胞”的功能又在于两个方面：一方面，这类细胞发挥类似于免疫系统的“看门人（gatekeepers）”的功能，决定机体是否需要激活免疫系统、初始 T 淋巴细胞是否需要被抗原活化；同时这类辅助细胞还要确保活化的 T 细胞在完成其职能后能及时失活以避免造成自身免疫性损伤，并防止无活性免疫细胞的聚集，发挥类似免疫系统“监管者

（caretakers）”的职责。树突状细胞（DCs）不仅专司抗原呈递，同时还通过表达一系列分子协助激活初始 T 淋巴细胞。另一方面，树突状细胞必要时通过吲哚胺 2,3- 脱氧酶（indoleamine 2,3-deoxygenase, IDO）介导 L 型色氨酸（L-tryptophan, L-Trp）的代谢抑制 T 淋巴细胞的活化，使得其产生免疫耐受而非活化。因此树突状细胞堪称是免疫系统最完美的看门人。另一方面，骨髓单核细胞系统具备免疫系统监管者的能力。骨髓单核细胞系的细胞大多从血循环储备池及造血器官中按照一定比例被释放至损害部位，既能高效杀伤侵入的病原体，同时也能使活化的 T 细胞失能。在不同的病理条件下，骨髓、二级淋巴器官及血液中的单核细胞均可发生病理性扩增。这些病理情况包括机体针对病原体产生的急、慢性免疫应答，或在机体受到超抗原或某些寄生虫产物的侵扰、由于放射线照射、移植物抗宿主反应或化疗改变造血系统功能，自身免疫性疾病，以及肿瘤的生长 / 发展时免疫应激导致的 T 淋巴细胞广泛活化等病理状态。这些被激活的细胞被称为骨髓来源的抑制细胞（myeloid-derived suppressor cells, MDSCs），它们可抑制 T 淋巴细胞功能或限制 T 淋巴细胞向感染部位迁移 [85, 224, 271, 272]。

氨基酸降解是机体维持氮平衡和必需氨基酸水平的关键机制。从高等生物到低级微生物病原体，氨基酸分解代谢通路的进化相当保守，这使得氨基酸成为宿主和微生物必争的资源。宿主和微生物对氨基酸的占有程度在很大程度上决定疾病是否爆发、免疫应答是否被成功激活。基于同样的机理，肿瘤组织可通过骨髓单核细胞利用 L 型精氨酸（L-Arg）抑制淋巴细胞的活性 [131]；而一氧化氮合酶（nitric oxide synthase, NOS）和精氨酸酶 （arginase, ARG）通过促进 L-Arg 的代谢而抑制了其功能。NOS 和 ARG 的活性可分别被控制细胞免疫及体液免疫应答的 Th1 和 Th2 型细胞因子所诱导。到目前为止，人们尚未发现另外两种分解 L-Arg、精氨酸的酶——甘氨酸氨基转移酶和精氨酸脱羧酶具有免疫调节的特性。L-Arg 不是成年哺乳动物的必需氨基酸，但是在应激、罹患肿瘤、肝移植术后以及严重的创伤等特定条件下，机体对其需求可超出内源性合成量 [16, 99]。最新研究结果表明，骨髓细胞中 L-Arg 的代谢可抑制淋巴细胞针对抗原产生免疫反应。此外，肿瘤细胞本身可通过改变其微环境中 L-Arg 代谢促进自身的生长。

二、一氧化氮合酶（NOS）：基因、调节和活性

众所周知，一氧化氮由 NOS 介导合成 [4, 26, 34, 230, 265, 329]，因此在本章中我们将讨论在癌症发生过程中与 NOS 介导免疫调节活性的相关基础知识。含血红素酶催化 L-Arg 合成 NO。这些 NO 合成酶有四个亚型，即神经元型（nNOS/NOS1）、可诱导型（iNOS/NOS2）、内皮型（eNOS/NOS3），以及线粒体特异性同工型（mtNOS），其在线粒体的能量代谢中扮演了重要角色。所有 NOS 亚型的主要区别在于其结构中的两大主要区域：N 末端的加氧酶结构域和 C 末端的还原酶结构域。由 NADPH 转移至 NADP 的电子通过电子载体 FAD 和 FMN 的氧化还原链转移到加氧酶结构域。加氧酶利用亚铁血红素和四氢生物蝶呤催化氧气和 L-Arg 之间的化学反应产生瓜氨酸和一氧化氮。这些 NOS 亚型只有 50% 的相似序列，在调节机制上也有所不同，从而具有特异性的催化活性。NOS1 和 NOS3 仅在神经和内皮细

胞等细胞类型中表达；其酶活性依赖于钙 / 钙调蛋白的调节，并在数秒 / 数分钟内诱导合成皮摩尔到纳摩尔数量级的 NO[141]。这些酶可被不同的磷酸化蛋白激酶活化和或抑制。比如，NOS3 的活化是通过 Akt 通路 C 端丝氨酸残基的磷酸化实现的，而 Akt 信号通路在恶性细胞中有较高活性。

NOS2 在所有细胞类型中均有表达，其表达也与细胞内的钙离子浓度无关。NOS2 对钙调蛋白有很高的亲和力；在生理钙浓度时，*NOS2* 和钙调蛋白结合紧密，因此 NOS2 对钙信号不敏感[189]。结合钙调蛋白的出现是为了保证细胞内离子流[4]。NOS2 主要被干扰素（IFN）、白介素 1（IL-1）、白介素 2 和肿瘤坏死因子（TNF）等促炎因子所诱导[139]。一旦表达，NOS2 可在原位诱导产生大量的 NO。*NOS2* 的活性可持续数小时至数天，直到被降解[139, 165]。

NOS2 表达的调控主要是发生在转录水平，而不像 NOS1 和 NOS3 一样是通过调节其酶活性来实现的。NOS2 的启动子序列包含了 AP-1、C/EBP、CREB、HIF、IRF-1、NF-κB、Oct-1、PARP-1、p53、STAT-1α 等转录因子的结合位点。这些结合位点主要调节细胞的增殖、凋亡和分化[230]。然而，NF-κB 可能是 *NOS2* 活化和抑制的核心分子：NF-κB 通过 LPS/IL-1β、TNF-α、INF-γ、病原体相关分子模式 (pathogen associated molecular patterns, PAMPs) 或氧化应激来调节 *NOS2* 在不同类型细胞中的表达[26, 45, 130]。所有哺乳动物细胞中 NOS2 启动子均包含干扰素调节因子 1(IRF-1) 和信号转导及转录活化因子 1（STAT1）的结合位点[230]。INF-α、INF-β、INF-γ 通过激活 IRF-1 介导 *NOS2* 的活化。生理状态下，NF-κB 和 IRF-1 的相互作用可最大程度诱导 *NOS2* 基因的表达。LPS 能通过激活有丝分裂活性蛋白激酶（MAPK）通路诱导 *NOS2* 的表达[332]。由于 *NOS2* 启动子中存在缺氧反应元件 (hypoxiaresponsive enhancer, HRE) 增强子，组织缺氧也可诱导 *NOS2* 的转录表达[185]。HMG-Y（I）等骨架蛋白和 CBP 等转录激活因子均可上调 *NOS2* 的转录[233]。类固醇激素[278]、TGF-β 和 IL-10 等抗炎因子[46, 326]、p53[7] 和 NO[114] 本身均可下调 *NOS2* 的转录。

同时，NOS2 的 mRNA 和蛋白的稳定性也会影响其转录表达。比如，mRNA 稳定蛋白 HuR 的缺乏会引起 NOS2 表达的下降[250]；Src 介导的酪氨酸磷酸化则能延长 NOS2 的半衰期[107]。

NOS2 是否形成二聚体以及其对特异性底物 L-Arg 的生物利用度均可影响 NOS2 的酶活性。NOS2 与 NOS 相关蛋白 110 kDa（NAP 110）的相互作用可干扰 NOS2 形成同型二聚体并抑制其功能[247]。对 L-Arg 的利用程度是调节 NOS2 表达的特别重要的因素，L-Arg 影响 NOS2 的催化活性及 NOS2 mRNA 的翻译。在一定程度上，NOS1 和 NOS3 也存在转录调控机制，但是它们更主要依靠钙离子结合和钙 / 钙调蛋白轴来调节其酶活性 [83, 192]。最近的一些证据表明，反义 RNA（asRNA）和微小 RNA（miRNA）等非编码 RNA（ncRNA）也参与了对 NOS2 的表达调控[314]。L-Arg 的生物利用度也受到精氨酸酶（ARG）等其他类型酶对其代谢活性的影响。我们将在后续章节对这些免疫调节机制之间的相互作用进行讨论。

尽管中性粒细胞、肝细胞、心肌细胞等细胞均表达 NOS2，然而小鼠巨噬细胞是这种酶的典型来源[26]。NOS2 的激活被认为是巨噬细胞被经典途径活化的重要标志。这里提到的被激活的巨噬细胞是指介导迟发型超敏反应并具备抗肿瘤特性的巨噬细胞，而不是那些经替代途径活化的巨噬细胞[92, 240]。人和小鼠细胞之间的 *NOS2* 活性存在差异。尽管存在许多相同的转录因子结合位点，人类 *NOS2* 与小鼠 *NOS2* 的启动子存在很大差异；人 *NOS2* 的启动子从转录起始位点（TSS）上游 16Kb 处即含有调节序列，可增强 LPS/ 细胞因子对下游靶基因的诱导。这与小鼠 *NOS2* 的启动子形成了明显的对比，小鼠 *NOS2* 启动子调控元件主要位于 5′ URT 端 1 Kb 内，并显著诱导细胞因子介导的转录活性[230]。LPS+INF-γ 是啮齿目动物巨噬细胞特有的激活方式。人类巨噬细胞对此刺激不甚敏感，却易被 INF-α、趋化因子或 CD23+IL-4 联合激活[274, 309, 311]。从这一点上看，由于不同种属动物 *NOS2* 的启动因子的组成不同导致了其对各种刺激的敏感性不同[230]。同时，人血液中单核细胞和中性粒细胞在不同条件下也表达 *NOS2* mRNA 和（或）蛋白[26]。

人们成功构建了 NOS2 敲除 ($NOS2^{-/-}$) 小鼠。这些小鼠可繁殖传代，不伴有组织病理学的异常，但是易被寄生虫（主要是利什曼原虫）感染。然而，它们可产生较野生型小鼠更强的 Th1 型免疫应答反应。此外，$NOS2^{-/-}$ 小鼠对脂多糖诱导的死亡有更好的耐受性[315]。

重要的是，尽管基因多态性与癌症的发展之间的相关性并不十分明确，有研究提示 *NOS2* 和 *NOS3* 启动子区域的多态性与癌症发生的风险、肿瘤的侵袭性以及患者的生存期短有关[184, 230, 293]。

三、精氨酸酶（ARG）：基因、调节和活性

ARG 是一种锰金属酶，催化 L-Arg 水解形成 L- 鸟氨酸和尿素。L- 鸟氨酸通过鸟氨酸转移酶（OAT）进一步加工形成 L- 脯氨酸，通过鸟氨酸脱羧酶（ODC）通路生成多胺[26, 329]。在哺乳动物中，ARG 存在两种与遗传相关的同工酶，其在组织及亚细胞水平分布存在差异。精氨酸酶 I（ARG1，也称肝细胞型）主要存在于肝细胞胞浆内催化尿素循环。精氨酸酶Ⅱ（ARG2，也被称为肾型）广泛分布于肾脏、小肠、大脑、骨骼肌和肝脏中。ARG2 位于细胞的线粒体基质中，并不参与尿素循环[9]。人类 I 型和Ⅱ型精氨酸酶的基因有 58% 的序列是一致的。人类 *ARG1* 基因可通过不同的剪切产生 12 种不同的转录产物，推定可编码 11 种不同的蛋白亚型；而 *ARG2* 基因通过不同的剪切产生 4 种不同转录产物，进而编码 4 种不同蛋白亚型。但是这些蛋白亚型的功能和不同变异体之间的相关性尚未阐明。

精氨酸酶家族的基因在不同物种之间高度保守。精氨酸酶被病原体激活后可干扰宿主 L-Arg 的代谢。比如，幽门螺旋杆菌通过 *rocF* 基因编码产生有活性的 ARG 消耗培养基中的 L-Arg，并抑制巨噬细胞中由 NOS2 诱导生成 NO，以利于细菌的生长[90]。事实上，野生型幽门螺旋杆菌能耐受巨噬细胞来源的 NO，而缺乏 *rocF* 基因表达的幽门螺旋杆菌能被活化的巨噬细胞有效杀伤并被清除。另一方面，被利什曼原虫感染的 BALB/c 巨噬细胞在 Th2 型细胞因子刺激下表达 ARG（类似 ARG1），这有利于寄生虫在细胞内的生长；

当加入 ARG 抑制剂 NOHA 时，可逆转这个现象[122]。

ARG1 主要在哺乳动物的固有免疫细胞内表达，人们推测在进化过程中 ARG1 可能承担了重要的生物学功能。ARG1 在小鼠肝细胞内持续表达。啮齿类动物巨噬细胞在静息状态下检测不到 *Arg1* mRNA、蛋白的表达和其酶促反应活性；但在 IL-4、IL-13 等细胞因子激活转录因子 STAT5 和 CEBP-β 信号通路时，可使其表达上调若干个数量级[191, 208, 209]。小鼠 *Arg1* 基因 5′端的侧翼区域是 IL-4、cAMP、TGF-β、地塞米松和 LPS 介导其转录调控的主要位点[202]。在 *Arg1* 启动子上有一个长度约为 3 kb 的增强子元件。它是由 STAT6、PU.1、CEBP-β 转录因子以及一些未知蛋白等组成的多聚复合体。其中的未知蛋白是由 STAT6 被激活后生成的[229]。特别是在小鼠巨噬细胞中 STAT6 与启动子的结合需要处于临近位置的 CEBP-β 来介导 IL-4 的刺激[96]。在大鼠肝细胞中 CEBP-β 也介导了糖皮质激素和葡聚糖对 ARG1 表达的调控[93]，同时也介导了 cAMP、LPS 及缺氧对 ARG1 表达的影响[2]。

尽管 STAT6 被认为是 ARG1 表达的主要调控因子，但最近的资料表明在感染了弓形虫和结核分枝杆菌等寄生虫的小鼠巨噬细胞中，TLR 和髓系分化因子 88（myeloid differentiation factor 88, MyD88）也可不依赖 STAT6 而独立介导 ARG1 的表达。虽然，ARG1 的表达也可以 STAT6 非依赖的方式被激活，但其表达强度高度依赖 CEBP-β[73]。人们观察到巨噬细胞中 LPS 诱导的 ARG2 的表达依赖于 CEBP-β 的存在，说明无论是在 STAT6 依赖或非依赖的信号通路中 CEBP-β 对于激活 ARG2 的表达都是必需的[286]。

有证据表明，LPS、脂蛋白[86, 202]、不同的炎症刺激[116] 均可上调巨噬细胞中 ARG1 的表达，而过氧化氢（H_2O_2）也可刺激 ARG1 在大鼠肺泡巨噬细胞中的表达[181]。这充分说明，巨噬细胞 ARG1 在感染中发挥了重要作用。

第三个诱导 ARG1 表达的信号通路是经 STAT6 非依赖的方式，通过巨噬细胞刺激蛋白（MSP）和 RON 激酶与 ARG1 转录起始位点上游 433 bp 处的 AP-1 的结合位点结合而实现的[275]。由于 *RON* 基因只在组织中定植的巨噬细胞中有特异性表达，通过这个信号通路诱导表达的 ARG1 只能在这群细胞中发挥作用。*Arg1* 启动子区还包含其他一些功能性 AP-1 的结合位点，主要介导凝血酶等诱导 *Arg1* 在内皮细胞中的转录调控和表达[336]。上述这些观察结果表明，不同因素的综合发挥作用才能最终实现对 *Arg1* 的调节。目前，ARG1 激活被认为是小鼠巨噬细胞活化的标志性特征。这些被激活的巨噬细胞参与了机体的过敏反应、对寄生虫感染的控制、创伤修复及纤维化的过程。研究发现，这些表达 ARG1 的活化巨噬细胞可浸润在肿瘤组织中，并与肿瘤的进展有关[92, 172, 240]。巨噬细胞中 ARG1 表达的抑制依赖于含有肌醇 -5′-磷酸酶 1（Src-homology 2 (SH2)-containing inositol-5′-phosphatase 1, SHIP1）的 Src 同源体 2（SH2）；STAT6 依赖的 SH2 降解对于 IL-4 介导的 ARG1 活化非常关键[321]。肿瘤浸润巨噬细胞的特性已在 27 章讨论。

TGF β、作用于 RON 受体的巨噬细胞刺激蛋白（MSP）[203]、GM-CSF[128] 等其他细胞因子也可在不同固有免疫系统细胞中诱导 ARG1 的酶活性。磷酸二酯酶（phosphodiesterase, PDE）抑制剂也可通过发散效应（divergent effect）调节 ARG1 的表达。PDE4 是在巨噬细胞中表达最高的磷酸二酯酶。在 IL-4 或 TGF-β 的刺激下，PDE4 抑制剂通过上调 cAMP

水平诱导 ARG1 在 RAW264.7 细胞和人类肺泡巨噬细胞中的活化[76]。与之相反，西地那非（sildenafil）、伐地那非（vardenafil）和他达拉非（tadalafil）等 PDE5 抑制剂可通过增加细胞内的 cGMP 的浓度，下调 ARG1 在肿瘤浸润 CD11b$^+$ MDSCs 中的活性及表达[87]。LPS、地塞米松和组织缺氧等均可在不同类型的细胞中诱导不同同工型 ARG(ARG1、ARG2) 的表达[202]。在鼠类细胞中 cAMP 诱导的 ARG1 表达是由蛋白激酶 A Ⅰ型（protein kinase A type Ⅰ, PKAI）介导的，其机制是在需要组蛋白去乙酰化修饰的启动子序列区域诱导染色体的解聚[104]。

由于 IL-4 和 IL-13 未能在从健康志愿者体内分离的单核细胞中诱导 ARG1 的表达，在人类巨噬细胞中，IL-4 和 IL-13 是否能对 ARG1 表达发挥调控作用一直存在争议[243]。然而，人肺泡巨噬细胞在 cAMP 水平增加时却能对 IL-4 产生反应[76]。这提示我们 ARG1 表达的差异并非源于人类和小鼠归于不同的种属，而在于解剖结构上或对刺激物易感性上的差异。这和我们观察到的 NO 的生成情况极为类似（见上文）。在罹患不同类型肿瘤的病人中，仅在一些表达不同细胞表面标志物的细胞亚型上观察到 ARG1 的活性[251, 334]。在新鲜分离的骨髓细胞中，ARG1 也在其中特有的 CD11b$^{low/neg}$ CD16^{neg} 早幼细胞样群中表达，这类细胞对 T 淋巴细胞功能具有很强的抑制作用[285]。

ARG1 在不同种属动物的组织细胞中的分布确实存在很大差异：ARG1 已经被证明存在于人粒细胞中[210]。而小鼠粒细胞样 MDSCs 仅有少量 *Arg1* mRNA 的表达，*Arg2* mRNA 的表达则相对较高。此外，这群细胞在体外实验中对 T 淋巴细胞有明显的抑制作用。体内实验结果证明，这个亚型细胞的免疫抑制活性也不如单核细胞样的 MDSCs 强[67]。尽管在人和小鼠中刺激 ARG1 表达的因素不同，表达 ARG1 的细胞群可能也存在差异，ARG1 活性对免疫系统的调节机制基本相同。

ARG2，最初称为肾型。因紧靠 OAT 并位于线粒体内与 L- 脯氨酸的合成有关，ARG2 过去一直被认为是一种在不同类型细胞中持续表达的线粒体酶。最新的研究成果纠正了过去的一些错误认识，人们现在已经清楚 ARG1 和 ARG2 调节多胺的合成，并且在固有免疫细胞中有基础表达和可诱导表达。ARG2 在被幽门螺旋杆菌感染的巨噬细胞中可被激活，通过降低细胞中对病原清除很关键的 NOS2 活性抑制宿主的免疫反应。其可能机制是由于细胞内 L-Arg 的耗竭，削弱了 *NOS2* mRNA 的翻译能力，造成 NO 水平的降低[157]。通过Ⅰ型 INF 非依赖的机制，ARG2 在白血病细胞和感染了仙台病毒的巨噬细胞中也被诱导表达，这一过程受到干扰素调节因子 3（IRF3）的控制[94]。有人提出，ARG2 被激活后产生的精胺可以抑制病毒复制，诱导被感染细胞的凋亡。但是这种机制与已知的多胺促进、而不是抑制细胞增殖的理论不符。然而，一项最新的研究表明，幽门螺旋杆菌可通过上调其自身的精氨酸酶，同时诱导宿主巨噬细胞 ARG2 和 ODC 的表达，抑制由 NOS2 介导的 NO 生成。ODC 催化生成的精胺抑制 NOS2 的翻译表达和 NO 介导的对幽门螺旋杆菌的杀伤作用。精胺氧化酶（spermine oxidase, SMO）通过氧化精胺产生的 H_2O_2，引起氧化应激诱导巨噬细胞凋亡。在胃黏膜上皮细胞中，幽门螺旋杆菌引起的氧化应激依赖于 SMO 的表达，导致 DNA 损伤和细胞凋亡[44]。

ARG1 可能是 L-Arg 膜运输分子功能单位的一部分。事实上，在不同的反应中，ARG1

和 L-Arg 可被共同的信号和刺激物所调节。作为完整的细胞膜蛋白，小鼠碱性氨基酸转运载体（mouse cationic amino acid transporters, mCATs）可将 L- 精氨酸、L- 赖氨酸和 L- 鸟氨酸从细胞外转移至细胞内环境中。这一转运过程不依赖 pH 值、对刺激敏感并能被含有碱性氨基酸的血浆饱和。在同一家族的四种相关蛋白中，CAT-2A、CAT-2B、CAT-3 和 CAT-4 在不同哺乳动物中均有表达。CAT-2A 在肝细胞中表达水平最高，而 CAT-2B 通常在感染的情况下在 T 淋巴细胞、巨噬细胞、肺及睾丸等不同的细胞和组织中表达 [170]。

ARG1 敲除小鼠携带一个无功能的 *ARG1* 基因，缺乏肝脏精氨酸酶活性并在出生后 10 至 14 天死于高血氨血症 [124]。因此，人们培育出了可以特异性在某一组织或细胞中敲除 *ARG1* 基因的条件敲除小鼠。人们敲除小鼠巨噬细胞中的 ARG1 后发现，ARG1 在这些细胞中通过控制 *NOS2* 活性而影响 NO 水平 [73]。另一方面，敲除 *ARG2* 基因的纯合子小鼠貌似正常，但是其血浆 L-Arg 水平升高，提示这种酶在 L-Arg 平衡中发挥了作用 [276]。

四、ARG 和 NOS 的免疫调节活性

在处于不同免疫应答状态的局部组织、小鼠的遗传背景、Th1/Th2 的平衡状态以及疾病状况下，L-Arg 的代谢产物既可以对组织产生保护作用也可以产生损伤作用，同时也可以调节固有免疫及特异性免疫。这种调节作用在很大程度上影响传染性及感染性疾病、自身免疫紊乱以及癌症的预后。从这个意义上讲，NOS 和 ARG 能在免疫调节环路中独立发挥作用，但是在有癌症生长的情况下也可互相协调。上述两种酶究竟哪个在免疫调节中占主导地位取决于不同的肿瘤类型和小鼠的遗传背景，这同时也决定了是 Th1 还是 Th2 在机体免疫反应中处于优势。一般而言，两种酶中的其中一种被激活，可造成 T 淋巴细胞的细胞周期阻滞；而在同一环境中两种酶同时激活可导致 T 淋巴细胞凋亡。同时，L-Arg 代谢对免疫系统调节作用没有抗原特异性，但是其免疫调节作用主要作用于被 TCR 活化的 T 细胞，因为只有这些被激活的 T 细胞才对 ARG 和 NOS 的免疫抑制活性敏感。对此也有特例，我们将在下面的内容中讨论。

有趣的是，L-Arg 代谢过程中产生的 NO、NG- 羟基 -L- 精氨酸（NG-hydroxy-L-arginine, NOHA）、L- 鸟氨酸、多胺、L-NMMA，甚至 ARG 酶本身可被释放到细胞外，它们作为信使或者生物反应调节剂影响周围细胞的功能 [329]。在炎症状态下，具有较高 *NOS2* 酶活性的巨噬细胞可释放 NOHA [109]，并抑制周围细胞中的 ARG 酶，促进其产生 NO。NO 在临近细胞中合成的过程可能涉及其中的 NOS [37] 或过氧化物酶、细胞色素 p450 [329] 等。NO 引起 ODC 活性位置的半胱氨酸 S- 亚硝基化 [19] 降低其酶活性，抑制多胺的生成以及多胺诱导的细胞增殖 [37]。而 ODC 诱导产生的多胺是 NOS 的抑制剂。L- 鸟氨酸和嗜酸细胞分泌的阳离子蛋白能阻碍 CAT2B 依赖性的 L-Arg 运输，导致哮喘病人中 NO 生成减少 [188]。

五、NOS 依赖的免疫调节机制

NO 是一种带有一个不成对电子的无电荷的分子，这决定了 NO 可与氧分子、过氧化物、

DNA 和蛋白质等有机和无机分子之间发生相互作用，这也说明为什么 NO 的水平可能影响几乎所有的细胞事件[156]。高浓度 NO 与其他氧化剂发生化学反应产生活性氮（RNS），RNS 通过损伤 DNA 和蛋白质直接引起细胞凋亡或者突变。NO 与氧气或过氧化物间通过相互作用形成的中间介质可分别诱导半胱氨酸残基发生 S- 亚硝基化，以及酪氨酸或色氨酸残基等芳香族氨基酸发生硝基化[282]。*NOS2* 也能通过对不同靶分子进行翻译后修饰调控其活性。比如，NOS2 能通过 S- 亚硝基化直接修饰 ARG1 而增强后者的活性，进而消耗 L-Arg 而负反馈抑制 NOS2[70]。尽管目前仅在大鼠内皮细胞中发现这种现象，但这提示我们机体内存在一个负反馈调节环路，以防止在细胞内产生过多的 NO 造成细胞内结构的损伤[70]。细胞内的 GSH/GSSG 氧化还原系统可使 S- 亚硝基化蛋白迅速减少，将该蛋白在细胞内保持一个较低的水平。在这一过程中，GSH 通过 S- 亚硝基化转变为亚硝基化谷胱甘肽（GSNO），GSNO 通过转硝基可有效地将 NO 转移至其他巯基上[323]。

在发生感染的时候，免疫细胞通过 NOS2 诱导产生的 NO 对机体发挥保护作用，但在发生自身免疫反应时，免疫细胞生成的 NO 则会造成机体的损伤。除杀灭病原体、造成组织损伤外，NO 还通过调节细胞因子的产生、白细胞的趋化反应、细胞寿命及胸腺训育等功能，在不同的免疫应答中发挥关键作用[26, 28, 165]。这个具有多功能的分子也参与感染性疾病的发病、慢性疾病的退化以及肿瘤的生长过程[85, 192, 282]。

NOS2 驱动产生的 NO（此处提到的 NO 包括其所有的中间产物）通过同时发挥保护作用及毒性效应在免疫反应中扮演双重角色。人们最早发现的 NO 所具备的免疫调节作用是削弱 T 淋巴细胞的增殖能力。多年来，巨噬细胞产生的 NO 被认为可以抑制由抗原及促细胞分裂剂所诱导的 T 淋巴细胞的增殖[165, 318]。这种机制至少部分解释了为什么在发生特定感染疾病、恶性肿瘤和移植物抗宿主反应时机体容易处于免疫抑制状态；同时，这一机制也有助于机体控制炎症过程或清除可能引起自身免疫反应的 T 淋巴细胞[25, 142, 144]。

高浓度的 NO 能直接促进 T 淋巴细胞凋亡，这对调节 T 淋巴细胞在胸腺中成熟及其在外周循环中的增殖很重要[144]。NO 通过 p53 的累积、Fas 或 TNF 受体信号通路的活化，以及 caspase 非依赖通路等不同的机制诱导 T 淋巴细胞的死亡[113, 166, 171]。

研究人员通过使用 NG- 单甲基 -L- 精氨酸一乙酸酯（L-NMMA）等 NOS 抑制剂或 NOS2 基因敲除小鼠进一步揭示 NO 的免疫调节作用。这些实验提示 NOS2 也能在 T 淋巴细胞中表达，其在 T 淋巴细胞活化后营养信号撤除死亡（trophic signal withdrawal death, TSWD）中起主要作用。其结果是，在抗原刺激后，*NOS2*$^{-/-}$ 小鼠体内出现更多的记忆 T 细胞。由于大量记忆 T 淋巴细胞的存在使得效应性 T 淋巴细不易发生凋亡。由于从 NOS$^{-/-}$T 淋巴细胞培养液中撤除 IL-2 后加入来源于野生型小鼠的抗原呈递细胞未能减少这些活化 T 淋巴细胞的凋亡，人们推测 NOS2 可以不依赖抗原呈递细胞而引起 TSWD。由于 *NOS2*$^{-/-}$T 细胞在撤除 IL-2 后抗凋亡蛋白 Bcl-2 的表达并未降低，这避免了活化的 T 细胞发生 TSWD[308]。Bcl 2 涉及线粒体死亡途径，这与激发巨噬细胞及骨髓细胞产生 NO 的机制不同，后者需要 TNF、p53 和 CD95 的参与。

NOS2 在小鼠 T 淋巴细胞，白血病细胞和植入免疫缺陷小鼠体内的、有人类 T 淋巴细胞浸润的移植物中均有表达[143, 171, 308]。在许多有关人类的研究中所使用的细胞大多为肿瘤细胞，人们由此提出了疑问：这些细胞合成 NO 是否与其恶性表型有关？这个常见的问题可能将在下文中进行讨论。事实上，人类 T 淋巴细胞和外周淋巴细胞只有在感染了人类 T 淋巴细胞白血病毒时才表达 *NOS2* mRNA[200]。但是，由于人类 T 淋巴细胞也可通过 TCR 促进钙离子释放及磷酸肌醇 3 激酶的激活后经 NOS3 合成 NO，所以这个结论还具有争议[120]。有趣的是，NOS3 的过度表达可增加 ERK 的磷酸化，改变 CD3 在免疫突触（immunological synapse）中的分布，并刺激 INF-γ 的释放而抑制 IL-2 的生成[120]。尽管在人和小鼠两个物种间 NO 对 T 淋巴细胞生物学的最终影响是保守的，但从 *NOS2*$^{-/-}$ 小鼠得到的数据也提示，人类 NO 对于 T 淋巴细胞的作用可归于在免疫细胞中 NOS 酶表达的差异性。

人们进一步证明，NO 不仅破坏 T 淋巴细胞的生存，还通过干扰 IL-2 受体（IL-2R）与其下游信号通路相偶联削弱 IL-2 的活性。IL-2 信号通路活性可能依赖于半胱氨酸残基的 S- 亚硝基化或可溶性鸟甘酸环化酶（sGC）和 cGMP 依赖的蛋白激酶（cGK）的活性[23, 69, 81]。NO 通过抑制 IL-2R 通路中的重要的成分（如 JAK1、JAK3、STAT5、Erk 和 Akt）的磷酸化和活性最终削弱 T 淋巴细胞的功能[23, 182]。NO 也能影响 IL-2 mRNA 的稳定性及从活化的人 T 淋巴细胞中 IL-2 的释放[81, 166]，这也提示 NO 对于 T 淋巴的抗增殖作用是可逆的。

MDSCs 分泌的 NO 对于募集免疫调节性 T 细胞（NO-Treg）也非常重要。这类细胞是以特异性表面标志物（$CD25^+$ $CD27^+$ $FoxP3^-$ $GITR^+$ $T\text{-}bet^{low}$ $GATA3^{high}$）为特征，在功能上类似于自然调节性 T 淋巴细胞[78]。最近，一项研究结果表明抗原诱导的调节性 T 细胞亚群可能是对 T 淋巴细胞具有抑制作用的 NO 的来源之一[45]。因此，对于调节性 T 细胞功能而言，NO 在一些细胞亚群中可能起到诱导和抑制双重功能。

尽管巨噬细胞是 NOS2/NO 的主要来源，但 NO 也可通过细胞膜释放，对其他不同类型的免疫细胞造成影响，比如 B 淋巴细胞中的 NO 抑制了其免疫球蛋白的表达[26, 127]；在 NK 细胞中，IFN-γ 介导的细胞毒性需要有 NO 的参与[64]。

NO 的第三种免疫调节特性是调节不同类型细胞合成 INF-γ 等炎性细胞因子的能力[27]。然而，有关 NO 与不同细胞因子的合成以及可能的信号通路的研究结论都相互矛盾，有待于进一步证明。尽管不同的研究结果已经表明外源性 NO 选择性地激活 Th1 细胞使之合成细胞因子，但 NO 如何影响 Th1/Th2 的平衡仍然存在争议。低浓度的 NO 主要通过干扰 IL-2 依赖的信号通路控制 Th1 淋巴细胞的增殖 / 功能[18, 218]。在感染发生过程中，INF-γ 介导生成的 NO 能抑制 Th1 淋巴细胞与内皮细胞的黏附。这个过程被认为是一个负反馈机制以防止 Th1 细胞在感染部位过度聚集[219]。在同样条件下，NO 也能通过上调 IL-4 的表达促进 Th2 细胞的功能。由于 NOS2 和 ARG1 的活性之间相互调节，很难明确 NO 对 Th1/Th2 平衡的影响。这就类似中国道家的阴阳系统[70]。

在急性细菌感染或寄生虫感染时，宿主通过产生 NO 对抗病原体的侵袭。锥虫属、衣原体、日本血吸虫或利什曼原虫等寄生虫的持续性感染都会上调 ARG 的表达，同时伴随 IL-4、IL-10 和 TGF-β 的持续合成[310]。另一方面，人们在白丝假酵母菌和锥虫属感染的动物模型中证明，在急性感染阶段，定植于脾脏中的髓样细胞可经 INF-γ 诱导产生 NO 抑制免疫功能[91,186,295]。

尽管研究数据存在明显不同，人们还是认为高浓度的 NO 可能与其他 NO 和 O_2 代谢产物一起同时影响 Th1 和 Th2 淋巴细胞并诱导它们的凋亡，这将在下一节进行讨论。

六、ARG 依赖的免疫调节机制

ARG 具有抑制免疫反应的功能是个意外的发现。尽管近年来这个领域的研究获得了大量经验性证据，人们首次观察到精氨酸酶在特定的条件下能抑制免疫应答则可追溯到 1977 年[147]。从那时起，人们不断验证 ARG 诱导抑制 T 淋巴细胞的机制[31,99]。

目前所积累的大多数证据提示，ARG 对免疫系统的调节作用主要依赖消耗细胞内外的 L-Arg 而实现，而不是通过下游代谢通路中合成的 ODC 和 OAT 的代谢产物。在体鼠巨噬细胞经 IL-4/IL-13 刺激后，可上调 ARG1 和 CAT2B 转运体的表达和活性增强细胞外 L-Arg 的消耗[254,256]。伤口中、肝移植患者及肿瘤中 L-Arg 水平的减少已经证实了这一发现[255]。ARG1 在肿瘤浸润的 $CD11b^+$、$Gr-1^-$、$CD16/32^+$ 和 $F4/80^-$ 骨髓细胞中被活化，同时表达高水平的 CAT2B 转运体，在抗原刺激下消耗 L-Arg 并抑制 T 细胞中 CD3ζ 链的再表达，抑制了其增殖[254,256]。CD3ζ 链是 TCR 的主要信号转化元件，是受体复合体正确组装所必需的[15]。事实上通过 ARG 活化，大多数患有癌症、慢性感染、肝脏移植和创伤的患者的血液中出现 L-Arg 的减少，同时伴有特征性的外周血循环中淋巴细胞 CD3ζ 链的缺失[15,255]。T 淋巴细胞中 CD3ζ 链表达水平的变化是肿瘤在体内逃避免疫打击的重要机制。

在肾细胞癌患者和鼠的肺癌模型中，ARG1 在免疫抑制性粒细胞中表达增高[33]，ARG 抑制剂 N- 羟基 - 去甲 -L 精氨酸（Nor-NOHA）则以剂量依赖的方式延缓肺癌的生长[254]。通过基因改造或药理学的方法抑制环氧合酶 2（COX-2）的活性则会抑制肿瘤浸润 T 淋巴细胞中 ARG1 的活性，而阻断 COX-1 则不具备这样的效应。COX-2 在肺癌细胞中有表达，诱导 PGE_2 生成，最终通过 PGE_2 受体诱导 ARG1 在髓样细胞中表达。类似于 Nor-NOHA，COX-2 抑制剂可增强淋巴细胞介导的抗癌反应[252]。

人粒细胞能将 ARG1 释放在细胞外环境中[210]抑制 T 淋巴细胞增殖和细胞因子的合成[211]。有趣的是在生理 pH 值下，人粒细胞从明胶酶颗粒中释放的 ARG1 本身是无活性的，但可被储存在嗜苯胺蓝颗粒中的相关因子所激活。而 ARG1 通过胞吐作用被释放到细胞外需要 TNF-α 或伊诺霉素（ionomycin）的参与，后者可以介导明胶酶颗粒和嗜苯胺蓝颗粒的同时释放，导致细胞外的 ARG 酶在生理 pH 下被活化并抑制 T 淋巴细胞的活性[261]。因此，ARG1 在鼠类和人类固有免疫细胞中的分布程度不同，其免疫调节特性在进化的过程中相对保守。

与肿瘤类似，寄生虫也可通过改变 L-Arg 的生物代谢而逃避 T 淋巴细胞的识别。感染幽门螺旋杆菌的病人在缺乏免疫系统保护时可发展为慢性胃炎。以幽门螺旋杆菌的粗提取物刺激人 T 淋巴细胞能抑制其增殖能力，这与 T 淋巴细胞 CD3ζ 链表达的降低有关[333]。有趣的是，当提取物是来自于精氨酸酶基因缺失的幽门螺旋杆菌株 rocF(-)时，则不会造成 T 淋巴细胞的改变，提示幽门螺旋杆菌诱导的淋巴细胞机能障碍和幽门螺旋杆菌精氨酸酶关系密切[333]。

人们尚缺乏足够的生物化学理论将 T 淋巴细胞增殖停滞、CD3ζ 链的缺失以及 L-Arg 缺乏联系起来。哺乳动物细胞中的信号元件 GCN2 激酶和 mTOR 具有氨基酸传感器的功能，提示它们可能会影响 T 淋巴细胞中 CD3ζ 链等关键分子的 mRNA 的稳定性[31]。人们在脑胶质细胞中发现，抑制 L-Arg 能促进 GCN2 激酶的磷酸化。这个过程与 IDO 通过抑制 L-色氨酸，进而活化 GCN2 激酶，阻断 T 细胞增殖和活化的过程类似[155,212]。T 淋巴细胞的增殖周期可因在培养过程中缺乏 L-Arg 刺激而阻断在 G0—G1 期。由 ARG1 造成肿瘤环境中的巨噬细胞内 L-Arg 的耗竭可以造成 GCN2 激酶依赖的细胞周期阻断，停留在 G0—G1 期，并下调抗原反应性 T 淋巴细胞 TCR/CD3 复合物中 ζ 链的表达[253,254]。T 淋巴细胞的失能状态与细胞周期蛋白 D3 功能受损、细胞周期蛋白依赖性激酶 4（cyclin-dependent kinase 4）的表达上调、视网膜母细胞瘤（retinoblastoma）蛋白磷酸化降低和 E2F1 分子的表达下降有关。这些发现可能有助于我们理解为什么 GCN2 能控制 T 淋巴细胞的增殖。然而，到今天为止，人们还没有建立 GCN2 通路和 mTOR 通路中 L- 精氨酸缺乏和 CD3ζ 链表达下调之间的直接联系。

长期 L-Arg 缺乏可对 B 淋巴细胞造成严重影响。通过基因改造使小鼠肠上皮细胞过度表达 ARG1 后，小鼠血清中 L-Arg 水平降低 30% ～ 35%，毛发及肌肉生长停滞，伴有淋巴组织不规则增生。虽然 T 细胞的数目未受影响，B 细胞则在骨髓中不能由祖 B 细胞转变为前 B 细胞，限制了其成熟[59]。因此，在外周淋巴器官和小肠中 B 淋巴细胞的数量减少、血清 IgM 水平降低等对淋巴器官的结构，尤其是派伊尔氏淋巴结（Peyer's patche）的破坏比较明显。研究人员尚不清楚，为何 ARG1 会选择性地阻断 B 淋巴细胞的成熟过程。同时，人们还需要在其他免疫细胞上改变 ARG1 的表达，借此观察更多局部 L- 精氨酸消耗所产生的效应。

七、ARG 和 NOS 在免疫调节中的协同作用：一个最新的概念

ARG 和 NOS 可以通过调节活性氮和活性氧（分别为 RNS 和 ROS）的产生协同抑制荷瘤宿主的 T 淋巴细胞功能。同时表达 ARG 和 NOS 可能是 MDSCs 的一种特性，或至少是肿瘤诱导产生的这群细胞中某些亚群的特性。这两个酶之间的协同增效作用的分子机制至今尚不完全清楚。尽管在同一个细胞中 ARG 和 NOS 能否被同时激活还存在争议，但人们都观察到经典活化（$NOS2^+$）和选择性活化（$ARG1^+$）的巨噬细胞同时存在于肿瘤微环境中。此外，肿瘤病灶中的缺氧微环境可通过稳定 HIF1α 诱导这两个酶的活性。这提示 MDSCs 可能通过共同活化 NOS2 和 ARG1 有效抑制 T 淋巴细胞的功能，促进肿瘤的生长。

另一方面，当一个酶活化时机体往往通过许多相互交叉的调节环路限制另一个酶的活化。例如，在 NOS 合成 NO 过程中的中间产物——NOHA，是 ARG 的一种生理抑制剂。尽管存在很多的调节通路，但目前还没有确切的结论表明诱导 ARG 的活性可限制 L-Arg

作为NOS的底物，减少NO的产生。经过IL-13预处理的小鼠腹腔巨噬细胞经INF-γ和LPS刺激下调NOS2蛋白的表达（而其mRNA不受影响），这一过程依赖于IL-13诱导的ARG1消耗L-Arg而完成。细胞外L-Arg浓度过低、ARG1过表达或降低L-Arg的摄取均可减少细胞内L-Arg的浓度，从而抑制*NOS2* mRNA的翻译，这一现象称为精氨酸悖论（arginine paradox）。然而，在巨噬细胞上完成的其他研究结果表明，通过ARG1诱导或降低胞浆内L-Arg的含量并不影响NO的生成。

乍一看，这些证据可能显得自相矛盾。这些矛盾之处可简单地归因于这些实验是分别在特定的细胞微环境中完成的，由此可对ARG1/NOS2代谢途径造成明显影响。

八、过氧亚硝酸盐的产生

实际上，ARG和NOS2的共表达可能具有重要补充作用，即可在NOS2还原酶结构域产生过氧化物（O_2^-）。在局部精氨酸浓度较低时，NOS2活性从主要产生NO产物转变为更利于产生O_2^-[33, 330-331]。ARG1可能通过激活调节性T淋巴细胞的微环境中L-Arg的含量控制NOS2的活性，这一假说在许多啮齿类动物和人的肿瘤模型中已经被证实[31-32, 60, 254, 256, 335]。O_2^-一旦产生，立即与残余的NO发生化学反应产生过氧亚硝酸盐（peroxynitrite，$ONOO^-$），它是一种具有高度活性的氧化剂，可以损伤不同的生物靶点[242, 267]。由于可以通过细胞膜扩散并通过硝基化蛋白相关的酪氨酸参与蛋白质的翻译后修饰，过氧亚硝酸盐不再被简单地认为是一种毒性副产物，而被普遍认为是一种细胞内和细胞间的信使[242, 267]。过氧亚硝酸盐根据其浓度不同可发挥刺激或抑制酪氨酸磷酸化的功能：当其处于急性低剂量时，其主要抑制磷酸酶功能；而长时间、高剂量的过氧亚硝酸盐刺激可引起蛋白、受体的广泛修饰和蛋白酪氨酸激酶的抑制[145]。

在体外用过氧亚硝酸盐处理人T淋巴细胞可损伤T淋巴细胞的功能。过氧亚硝酸盐通过TCR非依赖性的方式诱导TCR蛋白复合体CD3ζ链中的酪氨酸酶磷酸化，并释放储存在细胞内的钙离子。然而，长期暴露于这种RNS使T淋巴细胞通过下调CD4、CD8和趋化因子受体等膜蛋白的表达对刺激产生耐受[131]。重要的是，至少在体外，这种RNS介导的T淋巴细胞失能是不可逆转的。RNS介导的氧化应激通过抑制相关信号通路的活性直接下调共同受体的功能。人们在凋亡的胸腺细胞中也发现了硝基化酪氨酸，提示过氧亚硝酸盐参与了胸腺依赖的T淋巴细胞在胸腺中的发育过程[206]。过氧亚硝酸盐也在肺癌和结肠癌[30]患者手术切除的增生淋巴结及人类前列腺腺癌[31]组织中被发现。最近发现，癌细胞和肿瘤浸润MDSCs产生的RNS抑制了$CD8^+$T细胞在肿瘤组织中的浸润，可能的机制是由于局部的CCL2的硝基化/亚硝基化造成的。CCL2是一种炎症趋化因子，促进CTL和骨髓细胞向肿瘤组织募集。存在于人前列腺和结肠癌中的硝基化/亚硝基化CCL2（N-CCL2）浓度与T淋巴细胞在肿瘤外周的浸润程度相关。此外，在存在N-CCL2的情况下，髓系细胞仍然被招募到肿瘤内部。这可能是因为RNS诱导的翻译后修饰改变了招募因子和其相应受体CCR2的结合能力：其在T淋巴细胞及MDSCs中的表达不同。因此，相对于招募T细胞而言，N-CCL2仍然更易于吸引表达高水平CCR2的MDSCs在组织局部浸润[197]。

与静息的 T 淋巴细胞相比，活化的 T 淋巴细胞更易被 $ONOO^-$ 诱导死亡。由 PHA 或者抗 CD3（而不是佛波醇酯）激活过氧亚硝酸盐后诱导的 T 淋巴细胞的凋亡可能是由于酪氨酸残基硝基化，进而抑制了蛋白质中酪氨酸的磷酸化[30]。高剂量的过氧亚硝酸盐能直接通过电子依赖性通道蛋白的硝基化引起细胞死亡。这种通道蛋白参与构成了线粒体通透性转换孔[10, 35]。然而，过氧亚硝酸盐对 T 淋巴细胞的抑制并不总是诱导其凋亡。人前列腺癌（而非正常前列腺上皮）细胞中有 ARG2 和 NOS1 的过度表达。如果向前列腺细胞培养液中添加该酶的特异性抑制剂，足够减少肿瘤浸润淋巴细胞（TILs）中的硝基化酪氨酸的含量，并恢复其对局部各种刺激的反应[33]。这对开发旨在恢复荷瘤宿主中淋巴细胞功能的治疗手段非常重要。

九、过氧亚硝酸盐和自身免疫

奇怪的是，非肥胖糖尿病（NOD）小鼠中的研究结果提示硝基化酪氨酸的过量生成与自身免疫性疾病相关。NOD 小鼠发展为晚期自身免疫性糖尿病的过程和人类发生这一疾病的过程相似。在 4 周龄时，NOD 小鼠体内的单核细胞开始浸润胰岛（胰岛炎）引起分泌胰岛素的 β 细胞进行性破坏，这最终导致小鼠在 12 周龄时出现糖尿病症状。巨噬细胞是最初散在于胰腺内的细胞之一，它和自身免疫性 T 淋巴细胞一起触发最初的自身免疫损伤。在 NOD 小鼠体内会发生各种功能异常，一些可能与 L-Arg 和 L-Trp 代谢相关，包括在对 GM-CSF 刺激产生反应时 NOD 鼠骨髓倾向于产生 $CD11b^+/Gr\text{-}1^+$ 而不是 DCs[201]、胰岛炎时 ARG 的过度表达、浸润在胰腺中的髓系细胞产生过多的过氧亚硝酸盐等等[100, 289]。这些异常与病理过程有直接联系。在 5 周龄的时候通过胍甲基二硫（GED）清除过氧亚硝酸盐，NOD 小鼠糖尿病的发生率从 80% 降至 17%[288]。从 4 周龄小鼠骨髓中分离的 $CD8^+$DCs 在 INF-γ 刺激下可产生过氧亚硝酸盐，但从 8 周龄小鼠骨髓中分离的 $CD8^+$DCs 则没有这种功能[101]。$CD8^+$DCs 是一群具有神奇调节功能的细胞，可利用 L-Trp 代谢来诱导 T 淋巴细胞产生耐受。在正常小鼠中，INF-γ 通过 STAT1 依赖的通路激活 $CD8^+$DCs 中的酶 IDO[98, 102]。而在 NOD 小鼠中 STAT1 被过氧亚硝酸盐硝基化，不能在 INF-γ 刺激下激发 IDO 的表达。过氧亚硝酸盐抑制剂 GED，而非 NOS2 抑制剂 L-NMMA，可使正常的生物学路径得以恢复，由此提出了“过氧亚硝酸盐产物究竟是通过哪个信号通路产生”的问题。由于 L-NMMA 不能抑制由 NOS2 还原酶产生的 O_2^-，只有通过增加 L-Arg 浓度才可获得这种效果[330, 331]，在 NOD 小鼠模型中由 ARG 诱导的 L-Arg 消耗也许发挥着重要作用。然而，很显然的是 4 周龄是 NOD 小鼠“塑造”自身反应性 T 淋巴细胞能力的关键时刻，在这个时期 DCs 通过活化 IDO 依赖信号通路引起免疫耐受的能力被削弱。

这些发现提示由于存在交叉抑制环路，L-Arg 和 L-Trp 的代谢不能在同一细胞中进行。IDO 被 NO 和过氧亚硝酸盐——L-Arg 代谢产生的终止效应分子所抑制；而在巨噬细胞中 IDO 去除胞液中的 L-Trp，阻断 INF-γ 依赖的 NOS2 的表达[47, 100, 117]。这些发现可能有助于解释癌症和自身免疫性副癌综合征之间的关系。副癌综合征是由于髓系细胞（或者肿瘤本身）产生的大量过氧亚硝酸盐抑制了免疫耐受通路，并释放自身反应性淋巴细胞引起的。

十、过氧化氢的产生

从植入纤维肉瘤的小鼠脾脏中分离的 MDSCs 产生过氧化氢的能力（H_2O_2）与 ARG 的活性有关。在这个模型中，MDSCs 暴露直接针对 $CD8^+$ T 淋巴细胞的Ⅰ级限制性位点，并通过接触产生的 H_2O_2 抑制 $CD8^+$ T 淋巴细胞中 INF-γ 的释放 [151]。尽管分子机制仍然处于深入研究中，但 ARG1 和 H_2O_2 之间的关系已经在其他肿瘤模型中得到确认 [150, 283]。ARG1 活性与不同亚型的 NOS 同时表达之间可能的联系是：尽管在 NADPH 依赖的氧化动力学上存在差异，但当缺乏 L-Arg 时 NOS2、NOS1 和 NOS3 产生 O_2^-。在低浓度 L-Arg 环境中，NOS2 能产生 NO 和 O_2^-；而 NOS1 产生 O_2^- 和 H_2O_2。相对于 NOS1 和 NOS3（粒细胞样），NOS2（单核细胞样）MDSCs 亚群 [67] 中的酶活性及表达谱存在差异，TAMs 或癌细胞中产生的 ARG1 消耗 L-Arg 可能会影响 NOS2 亚型细胞发挥免疫抑制的结果。分离于 $CD11b^+/Gr-1^+$ 细胞中的 ROS 可改变小鼠 [225] 和晚期癌症患者 CD3ζ 链的表达和功能。在这些晚期癌症患者体内，H_2O_2 从扩增的一群循环中的低密度粒细胞中产生 [266]。这些粒细胞也产生 ARG1 [168, 169]。H_2O_2 由超氧化物与质子在水中接触后按照简单的化学反应式 $2O_2^- + 2H^+ \longleftrightarrow H_2O_2 + O^2$ 转变而来 [248]。一旦氧化依赖和氧化非依赖的通路产生超氧化物，这个自发性反应就可启动。H_2O_2 含中性电荷、性质相对稳定并可通过细胞膜，因此被认为是另一种潜在的细胞内及细胞间的信使 [248]。类似于过氧亚硝酸盐，H_2O_2 通过下调细胞内 Bcl-2 的表达，以通过 NF-κB 增加细胞膜上 Fas-L 的表达水平等不同机制诱导被抗原活化的 T 淋巴细胞的凋亡 [111]。与初始 T 淋巴细胞相比，人类中枢记忆 T 细胞和效应记忆 T 细胞（分别是 $CD45RA^-CCR7^+$ 和 $CD45RA^-CCR7^-$）对 H_2O_2 更为敏感；在缺乏刺激时，较低浓度的氧化分子也可引起这两类细胞通过线粒体途径和 caspase 途径发生凋亡 [229]。就如前文所提及的，癌细胞和浸润在肿瘤中的 TAMs、活化的粒细胞以及 MDSCs 可产生大量的 ROS 和 NO 来诱导 T 淋巴细胞和 NK 细胞的凋亡 [158, 167, 266]。与之相反的是，调节性 T 淋巴细胞（Tregs）和 NK（$CD56^{bright}$）细胞的数目在肿瘤病变过程中较高。肿瘤能够通过分泌 NO、COX-2/PGE_2 或 IL-10 等细胞因子诱导微环境中的 Tregs [21, 217]。与其他相应的效应细胞相比，Treg 和 NK $CD56^{bright}$ 对 H_2O_2 诱导产生的氧化反应较弱，主要是因为这些细胞的质膜内有更高浓度巯基，细胞间也存在较强的抗氧化物质，可有效防止由 ROS 引起的氧化反应 [106, 205, 302]。Tregs 表达并分泌高水平的巯氧还蛋白有助于中和 H_2O_2 的作用 [204]。

在发生微生物感染时，DCs 也利用相似的策略保护 T 淋巴细胞免于由氧化应激引起的过早失活和凋亡。在与抗原特异性淋巴细胞发生相互作用时，髓系 DCs 通过在细胞膜上维持高水平的巯基以及通过释放大量的巯氧还蛋白中和 H_2O_2 [8]。同时，在体外共培养髓系 DCs 和 T 淋巴细胞可增加淋巴细胞膜中的巯基浓度 [301]。尽管这种现象背后的机制尚不清楚，但可以确定的是在不利的氧化环境中免疫细胞的生存能力将激发免疫排斥或激活免疫耐受。

在这种情况下，ARG1 和 H_2O_2 组成的正反馈环路能选择性消除肿瘤微环境中的效应细胞，同时逐步积累调控因子。MDSCs 产生的 ROS 分别通过下调 CD3 ζ 链[80,179] 和 CD16 ζ 链[106] 的表达抑制 T 淋巴细胞和 NK 细胞的反应性，并促进其凋亡[238]。用 H_2O_2 处理猪冠状动脉可上调 ARG1 的表达，而这一调控作用需要有 H_2O_2 形成的羟自由基参与，故 H_2O_2 和 ARG1 之间的关系需要进一步研究[297]。不过这个发现提示我们，ARG1 活化可能发生在 H_2O_2 产生之后而非之前。

十一、L-Arg 代谢对免疫功能的控制是否具有生理学意义?

上文所讨论的许多数据是在病理条件下获得的。然而，ROS 和 RNS 对于 T 淋巴细胞针对抗原产生正常的免疫反应可能非常重要。一些证据提示，在正常免疫应答中，ROS 和 RNS 可特异性引起 $CD8^+T$ 细胞数量的减少。病原体被抗原呈递细胞呈递给初始 $CD8^+T$ 细胞之后，会被后者捕获、加工，$CD8^+T$ 细胞开始进入大量克隆扩增期。大量克隆扩增期之后紧随的是T细胞克隆的缩减期(contraction phase)。在抗原驱动的活化的过程中，在数周内休眠的 T 淋巴细胞转变为能够分泌细胞因子并具备清除被感染宿主细胞能力的效应性 T 淋巴细胞。在 T 细胞克隆的缩减期，接下来的 2 ～ 3 周中，大部分抗原特异性的效应细胞通过细胞凋亡而消失，仅有少数细胞（5% ～ 10%）存活并成为长寿命的记忆细胞群。

由于可与自稳性细胞因子 IL-7 相结合并产生反应，记忆性 T 淋巴细胞与初始 T 淋巴细胞相比具有更强的体内存活能力[264]。IL-7Rα 在效应性 $CD8^+T$ 细胞上的选择性表达识别记忆细胞前体。目前人们已经了解了引起记忆细胞长寿的分子基础，但对引起 $CD8^+$ 效应 T 细胞减少的因素仍然不清楚。并非像人们直接推测的那样，T 细胞克隆的缩减期并不依赖于抗原的清除，这个事件似乎在感染的最初阶段就已经编排好了[11-12]。在 INF-γ 或其受体缺乏的小鼠中似乎没有明显的 T 细胞克隆的缩减期。T 细胞克隆的缩减需要具有免疫抑制功能的 $CD11b^+$ 细胞的参与，后者对 $CD8^+T$ 细胞具有拮抗作用[11-12,273]。人们目前尚不清楚 INF-γ 相关的 $CD11b^+$ 细胞如何促进 T 细胞克隆的缩减，但是许多研究结果提示 $CD11b^+$ 细胞分泌的 RNS 和 ROS 最终介导了这一调节作用。在 NOS2 缺失小鼠中，在克隆缩减阶段 T 淋巴细胞的死亡受到抑制，而形成免疫记忆 T 细胞的频率更高[49,86,308]。同时，被 INF-γ 活化的 $CD11b^+/Gr-1^+$MDSCs 产生活性物质，促进由超抗原诱导的 T 淋巴细胞的凋亡[39]。在由卵清蛋白抗原致敏或以淋巴细胞性脉络丛脑膜炎病毒（lymphocytic choriomeningitis virus）感染的小鼠模型中，在 ROS/RNS 引起免疫记忆的同时，过氧亚硝酸盐清除剂 Mn（Ⅲ）四（4- 苯甲酸）卟啉氯化物 [Mn(Ⅲ) tetrakis (4-benzoic acid)porphyrin chloride，MnTBAP] 通过减少被激活的 T 淋巴细胞的死亡、减少 $CD8^+T$ 细胞的克隆缩减增强免疫记忆反应[153,308]。 胎盘和孕妇的外周血中均有较强的精氨酸酶活性。ARG 介导的 T 淋巴细胞损伤也与抑制产妇对胎儿的免疫排斥反应有关[146]。同时，胎盘中 ARG 可能是多胺的重要来源。分叶核白细胞中的 ARG 可消耗局部的 L-Arg，并促进 T 淋巴细胞失能[146]。

然而必须指出的是，在同一类相似的 T 淋巴细胞被激活后也促进其产生活性物质（H_2O_2、NO 和 O_2^-）[63、113]。在克隆缩减阶段，T 淋巴细胞产生的 ROS 通过调节 Bcl-2 和 Fas-L 以减少其自身的凋亡[112]。有趣的是，其中的一个研究结果表明 MnTABP 可减少 T 淋巴细胞的凋亡[113]。因此 ROS/RNS 的产物可能是调节适应性免疫应答的主要“变阻器（rheostat）”。人们还没有完全清楚，T 淋巴细胞（内部变阻器）或髓系细胞（外部变阻器）中哪一群是 ROS/RNS 最主要的来源。因此，使用 MnTABP 等 T 淋巴细胞和髓系细胞的共同抑制剂当然不能帮助解决这个问题。

十一、癌症中的 NOS

许多研究者已经报道，恶性肿瘤细胞或肿瘤微环境中有 NOS2mRNA 和蛋白的表达。乳腺癌的前期研究表明，在低分化乳腺癌组织中 NOS2 的活性较高[300]，并主要在肿瘤浸润巨噬细胞中表达。其后，其他研究结果也证实，NOS2 也在乳腺癌细胞中表达并与肿瘤分期及肿瘤组织中微小血管密度相关[159, 160, 249, 305]。

除了乳腺癌，NOS2 的表达在 60% 的人结肠腺癌和 20% ～ 25% 的结肠癌中显著升高，而在周围正常组织中表达低或者不表达[7, 220]。相似的是，在人卵巢癌和黑色素瘤中，NOS2 的激活局限在肿瘤细胞中，而不在正常卵巢组织和正常黑色素细胞中表达[177, 298]。在头颈部肿瘤[227]、食管癌[325]、肺癌[6]、膀胱[291]和胰腺癌[105]、脑肿瘤[53]、卡波氏肉瘤[322]、间皮瘤[176]、前列腺癌[31, 140]和血液恶性肿瘤[187, 257]中也有 NOS2 的表达。而针对另外两种 NOS 同工酶而言，54 例乳腺癌患者中，NOS3 在 33 例中表达（61%），其表达程度与 NOS2 的表达程度具有很强的相关性[160]。在另外一个系列病例中（$n = 80$），NOS2 和 NOS3 在肿瘤周围基质和肿瘤实质细胞中均有表达[305]，而 NOS1 则在一些少突神经胶质瘤和成神经细胞瘤细胞系中有表达[53]。

综合上述观察结果，NOS（特别是 NOS2）的表达水平与黑色素瘤[71]、乳腺癌[159]、卵巢癌[246]、头颈部肿瘤[88]和结直肠癌[221]等不同类型癌症病人的不良临床预后有关。一些研究者认为，NO 是肿瘤发生 / 发展的一种潜在的介质。事实上，不同的 RNS 通过不同的机制损伤 DNA[77, 175, 326]。N_2O_3 是一种强硝化剂。它通过促进 NO^+ 与细胞核的亲和力以及 DNA 碱基脱氨基的能力（举例来说，胞嘧啶脱氨基生成尿嘧啶，鸟嘌呤脱氨基生成黄嘌呤），最终引起不同位点的突变。N_2O_3 也能与仲胺发生化学反应生成致癌物 N- 亚硝胺类，通过烷作用引起 DNA 损伤。先前讨论的过氧亚硝酸盐是高活性的硝化物，可直接诱导 DNA 突变和单链断裂[175, 262]。因为在感染相关性致癌作用中鸟嘌呤会转变为 8- 硝基化鸟嘌呤和 8- 氧化鸟嘌呤，这也证明 RNS 可介导 DNA 的损伤。幽门螺旋杆菌感染被认为是引起人类胃淋巴瘤和胃癌的一个主要病因。幽门螺旋杆菌感染与尿液[327]和胃黏膜[163]中含有高水平的 8- 氧化鸟嘌呤相关。此外，8- 氧化鸟嘌呤在胃癌组织中的水平高于其在正常周围组织中的含量[43]。免疫组织化学分析发现，患有不同感染性疾病的肿瘤患者和暴露于石棉的小鼠体内均有 8- 硝基化鸟嘌呤水平的增高[115]。硝基化酪氨酸是过氧亚硝酸盐介导硝基化的印记。在幽门螺旋杆菌性胃炎[129]和胆管癌[126]、胰腺癌[307]、前列腺癌[31]、食管癌[133]、乳腺癌[137]、头颈部癌[20]、间皮瘤[137]和黑色素瘤[97]等人类癌症中均发现有硝基化酪氨酸。与此一致，肺癌病人相较于对照组不仅仅呼出更多的 NO，也具有更高的血浆硝基化蛋白水平[138, 234]。

肿瘤微环境中的 NO 可以刺激血管再生，促进肿瘤的生长[22, 199]。这一过程受到由恶性细胞、基质成纤维细胞和 TAMs 产生的血管生成因子［如血管内皮生长因子（VEGF）、整合素、碱性成纤维细胞生长因子（b-FGF）和缺氧诱导因子 1（HIF-1）］等的多步骤释放调节。而 VEGF 促进血管再生需要激活 NO/cGMP 信号通路[88, 337]。因此，在体外实验中抑制 NOS 的活性会减少内皮细胞的增殖[194]，而 L-Arg 的耗竭抑制内皮细胞管状结构以及毛细血管的形成[228]。NO 通过稳定 mRNA，上调 VEGF 的表达[48]，进而促进异种移植瘤中的血管生成[6]。此外，在人结肠癌和胃癌中，*NOS2* 表达与 VEGF 的 mRNA 水平及其在微血管中的浓度相关[51, 121]。同时，在裸鼠移植肿瘤模型中，给人类癌细胞转染小鼠 *NOS2* cDNA 则会促进肿瘤的生长及新生血管的形成[229]。

NO 影响血管再生能力的另外一个机制是调节前列腺素的产生。NO 能活化 COX-2[50, 176, 196, 228]，通过产生前列腺素促进血管生成及抑制内皮细胞的凋亡[303]。HIF-1 是一种氧调节转录因子，在肿瘤血管生成中起到了重要作用。众所周知，它调节 *NOS2* 等许多血管生成相关基因的表达[270]。NO 能通过正反馈调节环路活化 HIF-1，增强 *NOS2* 的转录[136]。由于 NO 在非缺氧条件下促进 HIF-1 的表达[132]，可以推测肿瘤微环境中高水平的 NO 也同样能在缺氧条件下诱导血管生成[269]。在巨噬细胞中，缺氧通过活化 HIF-1α 直接上调 *NOS2* 和 *ARG* 的转录[3, 279]，并在肿瘤微环境中促进 MDSC 分化为 TAMs。这些 TAMs 的特征是可以表达高水平的 ARG1 和 NO，但不表达 ROS。与脾脏 MDSCs 相比，其对抗原特异性 T 细胞功能的抑制能力较强，该抑制作用与是否接触抗原无关[56, 279]。

NO 促进肿瘤进展的第三个机制是增强癌组织的侵袭能力[152]。相关的机制研究发现，NOS2 抑制剂或者敲低 NOS2 的表达可减少肿瘤和内皮细胞的迁移[125, 161, 280]。RNS 参与由 NO 介导的金属蛋白酶激活 / 过表达过程[123, 223]，而后者则是反映肿瘤侵袭力的一个重要的特征。尽管一些基因敲除动物模型支持这些发现，但其他证据表明巨噬细胞产生的 NO 能控制肿瘤的生长；NO 引起肿瘤的发生而不能促进肿瘤进展（表 34.1）。这些自相矛盾的结果表明，NOS2 在肿瘤发生中的作用相当复杂，迄今尚无定论。可能由于在肿瘤微环境局部的浓度不同，NO 可发挥促进或抑制肿瘤的作用。NO 在低浓度时可具有促癌的效果，在较高浓度时可转变为潜在的抗癌剂[282]。

十三、癌症中的 ARG

比起 ROS，ARG 在鼠模型和人类临床标本中受到了更多的关注。人们发现，ARG1 和 ARG2 在肿瘤微环境中均有表达，但是分布区域不同。通过查阅现有文献我们发现，ARG1 主要在肿瘤浸润的髓系细胞中表达[251, 260]，而 ARG2 主要在肿瘤细胞中表达[287]。但是这些区别不是绝对的，现在 ARG1 也作为比如肝癌[183]和前列腺癌[89]等肿瘤的标志物，而

表 34.1 一氧化氮和癌症：基因敲除模型 *

基因	实验模型	发现	解释说明	参考文献
NOS2	小鼠 (C57BL) B16 黑色素瘤，M5076 卵巢癌（同源）	$NOS2^{-/-}$: 肿瘤退缩（黑色素瘤）或进展（肉瘤），降低 VEGF，降低血管生成（黑色素瘤） $NOS2^{+/+}$: 巨噬细胞杀死肉瘤细胞而非黑色素瘤细胞 肉瘤细胞（而非黑色素瘤）细胞产生 NO	NOS2 在巨噬细胞介导杀死敏感肿瘤（肉瘤）和耐药性肿瘤（黑色素瘤）的进展中起着重要作用	[277, 313]
NOS2	小鼠 (B6/129P) 乌拉坦诱导肺癌	$NOS2^{-/-}$: 减慢肿瘤发展，减低 VEGF 和血管生成； COX 表达：未受 NOS2 影响	NOS2 对促进肺癌发生和通过 VEGF（而非 COX）过表达促进肿瘤血管生成非常重要	[138]
NOS2	$APC^{MIN/+}$（易感息肉病）小鼠 结肠腺瘤（结肠癌癌前病变）	$NOS2^{-/-}$: 减慢肿瘤发展 $NOS2^{+/+}$ 用 NOS2 抑制剂（氨基胍）处理，减慢肿瘤发展	NOS2 促进结肠肿瘤发生	[1]
NOS2	$APC^{MIN/+}$（易感息肉病）小鼠 结肠腺瘤（结肠癌癌前病变）	$NOS2^{-/-}$: 促进肿瘤发展 COX 表达：未受 NOS2 影响	NOS2 对结肠癌的发生有保护作用	[268]
NOS2	小鼠（C57BL） $NOS2^{-/-}$MDA 诱导的纤维肉瘤细胞株皮下和静脉注射	$NOS2^{-/-}$: 促进肿瘤进展 $NOS2^{+/+}$: 肿瘤结节的间质细胞表达 NOS2	NOS2 在宿主细胞（主要是巨噬细胞）的生理表达能抑制肿瘤生长和转移	[315]
NOS2	小鼠（C57BL） 多瘤病毒中间 T 抗原介导的乳腺癌生成	$NOS2^{-/-}$: 减慢肿瘤发展，对肿瘤进展（血管生成，转移）无影响	NOS2 在乳腺癌发生过程中仅在早期起重要作用	[75]
NOS2	小鼠（C57BL） IFN-β 转染的 H7 胰腺癌（同源）	$NOS2^{-/-}$: 促进肿瘤进展	IFN-β 的抗肿瘤效应依赖 NO	[313]
NOS2,p53	小鼠（C57BL） 自发形成淋巴瘤 ($p53^{-/-}$) 和肉瘤 ($p53^{+/-}$)	$NOS2^{-/-}$: 促进肿瘤发展，上调 p21/waf1（增殖减少），上调 TRAIL 和 FAS-L（凋亡增加） $p53^{+/+}$: 降低 NOS2（NOS2 的转录被 p53 抑制）	NOS2 的功能是保护细胞以免肿瘤发生 p53 敲除小鼠是癌倾向性 Li-Fraumeni 综合征的动物模型	[119]
NOS2,p53	小鼠（C57BL） 自发形成胸腺和非胸腺淋巴瘤	$NOS2^{-/-}$: 减慢胸腺淋巴瘤发展，促进非胸腺淋巴瘤发展	微环境极大地影响 NO 和淋巴瘤发生之间的关系	[294]
eNOS	小鼠（C57BL） B16F1 黑色素瘤（同源）	$eNOS^{-/-}$（一氧化氮合酶抑制剂 L-NAME 处理）：减少肺转移	内皮细胞在调控肿瘤转移中起作用	[241]
eNOS	小鼠（C57BL） Lewis 肺癌	$eNOS^{-/-}$: 降低凯绰琳的抗肿瘤活性（抗血管生成）	凯绰琳的抗肿瘤作用依赖于对 eNOS 的抑制	[95]
p53	裸鼠 $p53^{-/-}$ 人结肠癌细胞转染 NOS2	$p53^{-/-}$: 减低放疗的抗肿瘤活性	NO 和离子辐射对诱导 p53 依赖的凋亡有协同作用	[55]
IFN-γ	小鼠（C57BL） H7 胰腺癌（同源）	$IFN\text{-}\gamma^{-/-}$: 加快肿瘤进展，降低 NOS2 表达	宿主细胞分泌的 IFN-γ 通过表达 NOS2 介导肿瘤细胞杀伤	[313]

* 改编自参考文献 [192]。

ARG2 也被发现在小鼠巨噬细胞中表达[17, 44]。癌症组织中频繁发现 ARG，表明其在肿瘤生物学和肿瘤发生中发挥重要作用。ARG 对肿瘤的促进作用包括促进血管生成、抑制淋巴细胞功能、刺激肿瘤细胞增殖及基质重建。所有的这些功能都是由肿瘤相关巨噬细胞完成的。这些巨噬细胞具有替代激活的表型（alternative activation profile）[13, 172]。从多个临床前肿瘤模型和临床研究中得到的结果都支持 ARG 的多能性[178]。

在肿瘤中被诱导的 ARG 可通过抑制 TIL 应答并为癌细胞提供多胺来帮助肿瘤生长。精氨酸酶产生的 L- 鸟氨酸被 ODC 用来合成多胺，后者是哺乳动物细胞增殖和分化所必需的营养。在小鼠模型中，转染大鼠 *ARG1* 基因的巨噬细胞可增强与其共培养的肿瘤细胞的增殖能力[42]；巨噬细胞内由 ARG 驱动合成的多胺可促进肿瘤内血管的形成[58]。通过基因组分析发现，*ARG1* 基因在两个具有高度肺转移潜能的小鼠细胞系中均有过度表达；在两个不同的小鼠肺转移肿瘤模型中，且该基因在肺转移灶中的表达高于其在原发肿瘤中的表达，提示 *ARG1* 可能对于肿瘤发生肺转移非常重要[173]。Zea 等人的研究结果也表明，肾细胞癌病人外周血单核细胞内的 ARG 活性明显升高；ARG1 在肿瘤病人中具有免疫抑制功能。此外，他们的结果也提示，ARG 活性的升高仅限于具有特异性中性粒细胞形态和表型的细胞亚群[335]。

近年来，研究人员已经多次证明精氨酸酶与人类癌症的发生发展关系密切。由于快速分裂的细胞和组织需要多胺，ARG 催化的生化反应满足了这些细胞的代谢需求。事实上，在人细胞系[37, 281]、人乳腺癌[236]和胃癌[328]组织中均发现有 ARG2 活性增强的现象。在胃癌、结肠癌、乳腺癌、前列腺癌和肺癌等患者的血清及肿瘤组织中也发现有 ARG 活性的增高。在这些研究中，ARG 活性的测定是不分酶亚型的，因此 ARG 活性的增强究竟是 ARG1 还是 ARG2 活性的增强尚属未知。血清中 ARG 活性的增加与结肠癌和乳腺癌的进展相关。此外，ARG 活性也被建议作为诊断工具来筛查结肠癌[40，62, 134, 190, 235-237, 290]。

不出预料，人们对 ARG2 的作用更不清楚。使用基因组分析的方法，研究人员发现 ARG2 在滤泡性甲状腺癌（FTC）和良性滤泡性甲状腺瘤中表达具有差异，其表达在所有被测试的 FTC 中升高五倍以上[41]。此外，在这个研究中，ARG2 是对 FTC 具有统计学意义的四个标志性基因之一。有趣的是，用 siRNA 的方法敲除滤泡状甲状腺癌细胞系中的 ARG2 基因可抑制肿瘤细胞产生一氧化氮和 ROS 的能力，并促进其凋亡[287]。

除了肿瘤之外，ARG 在其他一些病理情况下也会出现表达和活性的异常。有趣的是，在不同的细胞因子，尤其是源于 Th2 细胞的细胞因子刺激下，在许多不同组织和细胞中 L-Arg 的稳态与 ARG 的表达和活性增加有关。近来，研究人员在感染、哮喘、关节炎、高氧肺损伤、牛皮癣和自身免疫性疾病等不同炎性环境中均观察到 ARG 活性增加的现象[188, 207, 231]。在 GVHD 小鼠模型中使用聚乙 = 醇化人 ARG1 和体外获得的 MDSCs 可消耗 L-Arg，并降低疾病的严重程度[110]。

十四、ARG 和 NOS 抑制剂：一种新型的免疫佐剂

尽管对癌症发生过程并不完全清楚，人们认为慢性炎症有利于促进肿瘤的发生[5, 14, 52, 57, 118, 148]。许多在体外模型上完成的实验证明，由表达髓过氧化物酶、嗜酸粒细胞过氧化物酶和 NOS2 的巨噬细胞、中性粒细胞、嗜酸性粒细胞等活化免疫细胞生成的 ROS 和 RNS 具有明确的致畸和致癌作用[222]。炎症性疾病（如慢性胃炎、炎症性肠病、间质性肺炎）和胃肠道肿瘤或肺癌之间的流行病学关系进一步支持了这种发病假说[149, 164]。与这些发现相一致，研究人员发现非甾体类消炎药（NSAID）可预防结肠癌的发生[263]。这些证据提示我们，那些能够产生高水平 ROS 和 RNS 的代谢通路可能参与了炎症和癌变的过程[118]。由于 NOS2 的过度表达和 NO 产物的蓄积是炎症组织最重要的特征[54, 103, 154, 162]。这些观察结果表明，NO 可能在慢性炎症相关的癌症发生的起始阶段发挥了十分重要的作用，抗 NO 药物也许可以作为抗肿瘤药物来使用[244]。最近 ARG 也被怀疑具有相似的作用，但是由于缺乏 *ARG1*$^{-/-}$ 小鼠，这种作用还未得到证明。然而，选择性敲除机体髓系细胞中的 *ARG1* 可能会解决这一问题[78]。

在体外实验中，使用选择性 NOS 和 ARG 抑制剂或通过分子干预 NOS/ARG 共同作用中 RNS/ROS 的生成有利于控制由髓系细胞引起的免疫抑制状态[32, 60, 149, 254, 283]。然而，有几个因素使得人们对联合使用两种或多种抑制剂表现出更多的兴趣。许多抑制剂不具备选择性，当应用于人体时往往带来严重的副作用，难以应用于临床。再者，我们不能确定仅抑制 L-Arg 的代谢能否在所有肿瘤中达到足够的治疗效果。此外，在过去的几年里，在不同组织和细胞中同时合成的 NO 和前列腺素（PGs）也受到了很大的关注，这些通路的代谢产物可能参与了包括癌症在内的慢性炎症性疾病的病理生理学过程。事实上，越来越多的证据表明，NO 和 PG 生物合成环路中具有充分的相互交叉，涉及 NO、PGs 和其他环核苷酸等反应终产物介导的正反馈和负反馈环路。后来，人们进一步证实 NOS2 可与 COX-2 发生特异性结合并被关键半胱氨酸残基 S- 亚硝酸化所激活，这些证据更加证明二者之间的联系[135]。总之，这些结果表明使用药物抑制 NOS2-COX_2 活性和（或）阻断二者之间互相作用的结构域可能比使用抑制剂单独阻断 NOS2 或 COX-2 的疗效更好。

为了减少阿司匹林的副作用，人们曾经将阿司匹林与能够促进 NO 生成的化合物组合在一起使用[312]。在一定药物浓度下，能够生成 NO 的阿司匹林能够抑制结肠癌细胞系增殖，并具备杀灭肿瘤细胞的功效[296]。在体内，能够产生 NO 的阿司匹林也能降低转基因 Min 小鼠胃肠道肿瘤的发生率、大鼠化学诱导结肠癌的发生率以及仓鼠胰腺癌的发生率[226, 245, 324]。有趣的是，研究人员在体内外实验中发现，能够产生 NO 的阿司匹林能够抑制 NOS 和 ARG 活性、抑制肿瘤部位 RNS/ROS 的生成以及削弱髓系细胞诱导的免疫抑制作用。在部分小鼠肿瘤模型中，产生 NO 的阿司匹林没有展现出任何抗肿瘤活性，但是通过与肿瘤疫苗合用可预防肿瘤的发生甚至可以清除已经存在于动物体内的肿瘤[61]。能够释放 NO 的药物可能通过消除免疫抑制机制，促进影响荷瘤宿主 T 淋巴细胞的杀伤功能，相当于一种新型有效的免疫佐剂。

前列腺癌成为产生 NO 药物的治疗靶点有很多原因。前列腺炎症和前列腺癌的发生相

互关联[216]；此外，鉴定出的前列腺特异性抗原可能会成为免疫疗法合适的靶点。但是不巧的是，尽管在肿瘤组织中有 ARG1 和 NOS2 的共同表达，但肿瘤浸润 T 淋巴细胞并未对前列腺癌产生免疫反应[34]。事实上，在很多肿瘤细胞包括前列腺癌细胞中均有 ARG1 和 NOS2 的过度表达。这种免疫抑制机制在体外可被抑制 ARG1 和 NOS2 的药物所纠正，并恢复 T 细胞抗前列腺癌细胞的细胞毒作用[31]。初步研究结果表明，能产生 NO 的阿司匹林和其衍生物能在人前列腺癌培养中发挥相同作用（V. B.，未发表的数据）。

人们尚未清楚能产生 NO 的阿司匹林如何调节 ARG1 和 NOS2 的活性。NO- 阿司匹林产生的 NO 通过负反馈抑制 NOS2 的酶活性和表达[174]；而在其他治疗中由于去除了连接分子上的硝酸酯基团，去硝基化后的衍生物则不能传递 NO 分子，失去了这一负反馈调节机制。另一方面，ARG1 的抑制还可归因于阿司匹林对芳香化酶的抑制作用。在体外试验中，NO- 阿司匹林抑制 ARG1 酶活性，但是其 IC_{50} 比在荷瘤小鼠上所使用的剂量要高 10 倍以上。这种剂量的差异可能缘于 NO- 阿司匹林的水杨酸部分在体内的活性可直接作用于 ARG 酶。或许更有可能的是，水杨酸盐通过抑制由 IL-4 和 IL-13 等精氨酸诱导剂对细胞内 STAT6 信号通路的激活而发挥作用[232]。我们也证明了 IL-4Rα 的表达及其与 IL-13 的相互结合，对于诱导 ARG 活性和脾脏及肿瘤浸润 MDSCs 的免疫抑制活性非常关键[87]。

正如上文讨论的，缺氧和环氧合酶活性能够维持 ARG 的酶活性，故在肿瘤局部 ARG 的调节机制可能非常复杂。ARG 在肿瘤浸润髓系细胞中的表达和功能受 COX-2 的控制，而 COX-2 在不同的人和鼠肿瘤细胞中均有过度表达。在小鼠的肺癌模型中，肿瘤浸润髓系细胞中的 PGE_2 受体信号通路对于诱导 ARG、使用 COX-2 抑制剂从药理学角度下调 ARG 的活性及激活淋巴细胞产生抗肿瘤反应都是非常重要的[252]。用 COX-2 抑制剂处理乳腺癌 4T1 荷瘤小鼠可减少 MDSCs 的聚集并借此延缓肿瘤的生长速度[284]。

通过减少 MDSCs 的数量扩增，COX-2 酶活性选择性抑制剂在致癌物诱导和基因改造的肿瘤动物模型及临床上均表现出对结肠癌的抑制作用[292]。使用 COX-2 抑制剂塞来昔布联合树突状细胞疫苗治疗通过降低小鼠间皮瘤中 ROS 和 NO 的水平，减少 MDSCs 的数量和功能，提高荷瘤动物的生存率[306]。

经由受体 CSF1R(CD115, c-fms) 的 CSF-1 信号通路是单核细胞及巨噬细胞生存、分化和增殖的关键调节因子。最近，在 MDSCs 中也发现有 CSF1R 的表达。应用选择性 CSF1R 激酶抑制剂 GW2580 进行的研究发现，CSF1R 信号通路对于将 TAMs 和单核 MDSCs 招募到肺脏、黑色素瘤和前列腺癌组织中也是非常重要的。阻断这条通路不仅减少这些细胞的聚集，还可通过调节 VEGF-A、MMP-9 和 ARG1 的表达减少肿瘤中血管的生成及逆转肿瘤微环境中的免疫抑制状态[239]。

鉴于 PDE5 抑制剂（西地那非、他达拉非和伐地那非）能够抑制 MDSCs 中 ARG1 和 NOS2 的活性，这些复合物已经被用作免疫治疗的佐剂。抑制 PED5 可以逆转由肿瘤引起的免疫抑制状态，恢复小鼠的免疫监视功能，并促进小鼠自发产生明显的抗肿瘤免疫应答。这些免疫应答即便在未进行任何免疫治疗时也能显著延缓肿瘤的进展。此外，PED5 抑制剂通过削弱 MDSCs 诱导的免疫抑制状态，能增强肿瘤细胞内 T 细胞浸润和活性，改善过继性 T 细胞治疗的效果。在体外实验中，西地那非（sildenafil）增强了从多发性骨髓瘤及头颈部肿瘤病人体内分离的外周血单核细胞中 T 细胞的增殖能力[271]。由于 PDE5 抑制剂在临床上是安全、有效的药物，这些研究结果有潜在的临床转化可能。

RNS/ROS 抑制剂也可以削弱荷瘤小鼠 MDSCs 介导的免疫抑制功能。硝基化阿司匹林的效果与抑制脾脏中 MDSCs 的 ARG1 及 NOS2 活性有关。联合使用针对内源性肿瘤抗原的疫苗和硝基化阿司匹林可抑制MDSCs的功能并增加特异性抗肿瘤T细胞的数目和功能[60]。除了这些阳性结果之外，硝基化阿司匹林过去对于过继免疫细胞疗法（V.Bronte，未发表的数据）并非是有效的佐剂。然而，人们在体内实验中发现基于氧化呋喃（furoxan）分子的新型 NO 载体 AT38 可调节肿瘤微环境中 RNS 的生成。通过去除肿瘤细胞建立的化学屏障，AT38 可以促进过继免疫治疗中具有低亲和力的抗原特异性 CTLs 在肿瘤组织中的浸润[197]。

三萜类化合物具有消炎效果的事实也提示我们，削弱 MDSCs 的免疫抑制功能也是增强癌症免疫治疗效果的替代手段。这些复合物是 NRF2[nuclear factor (erythroid-derived 2)-like 2] 转录因子的激活剂。NRF2 通过上调抗氧化分子 NAD(P)H——醌氧化还原剂 1、过氧化物酶、过氧化物歧化酶和血红素加氧酶等的表达，抑制 MDSCs 细胞内 ROS 的合成。合成的三萜类化合物 2- 氰基 -3，12 二二氧代齐墩果 -1，9- 二烯 -28 酸甲酯（C-28 methyl ester of 2-cyano-3,12-dioxooleana-1,9-dien-28-oic acid）治疗荷瘤小鼠不影响其体内 MDSCs 亚群的分布，但完全消除它们的免疫抑制活性继而减缓肿瘤的生长[214]。此外，合成的三萜类化合物在人体有较好的耐受性。在与吉西他滨联合治疗胰腺癌病人的 I 期临床试验已经证明：治疗 2 周后，患者对肿瘤的免疫应答显著提高，而外周血的 MDSC 数量不变[214]。

必须指出的是，免疫治疗中使用的一些佐剂本身可能会造成伴有免疫抑制功能的髓系细胞在荷瘤小鼠及癌症患者中的聚集。使用这些药物不仅对肿瘤生长产生即刻效应，它们对免疫效应和免疫调节功能也会产生长期效应。人们非常有必要完全阐明这些物质的免疫调节机制。研究人员将脑膜炎奈瑟菌的外膜囊泡（OMPs）和 GM3 神经节苷脂联合应用，构建了极低密度脂蛋白体（very small size proteoliposome，VSSP）佐剂。目前，这个产物正作为癌症疫苗进行研究[38,84,304]。VSSP 佐剂能将 MDSCs 招募到无瘤小鼠脾脏中；但与肿瘤诱导的 MDSCs 相比，这些细胞对抗原特异性 CTLs 的抑制作用明显较低。VSSP 对 MDSCs 的抑制能力更依赖于 NOS 而不是 ARG 的活性。此外，由 VSSP 募集的 MDSCs 中 NOS3 的表达量明显高于 NOS1 或 NOS2 的表达量；而肿瘤招募的 MDSCs 则以 NOS2 的表达为主，提示两种类型 MDSCs 的作用机制可能不同。由于 NOS2 比 NOS3 更有效地诱导 NO 的产生，这可能解释了为什么 VSSP-MDSCs 对 T 淋巴细胞功能的抑制较弱。同时，接受 VSSP 治疗荷瘤小鼠也会在脾脏产生免疫抑制活性较弱的 MDSCs 细胞群。作为佐剂，VSSP 的另一种有用的特性是能促进肿瘤诱导的 MDSCs 分化为成熟的 APCs[79]。事实上，VSSP 可能是一个双刃剑，其在调节 AGR/NOS 表达水平的同时，还诱导 MDSCs 细胞群中的未成熟 DCs 分化。VSSP 通过上述两个机制削弱 MDSCs 对 T 淋巴细胞的免疫抑制作用。

目前在制订癌症治疗策略时，人们通过联合采用不同的免疫治疗药物来增强抗肿瘤效果，这会改变肿瘤内部 ARG 和 NOS 之间的平衡。在肾细胞癌原位移植小鼠模型中，联合应用 IL-2 和抗 CD40 抗体可使肿瘤消退，并通过 INF-γ 和 IL-12 减少肺转移的机会。这些抗肿瘤效应可能与浸润在肿瘤微环境中的巨噬细胞向 M1 表型转变、具有免疫抑制功能的 Tregs 和 MDSCs 数量的减少、TAMs 中 ARG1 的表达显著降低有关[213, 319]。与之相反，IL-2/抗 CD40 抗体则上调 NOS2 在 TAMs 中的表达。治疗中被激活的 $CD8^+$ 效应 T 淋巴细胞则可促进肿瘤微环境中巨噬细胞在 INF-γ 刺激下 NOS2 的表达。有趣的是，NO 与联合免疫治疗控制原发性肿瘤的效果无关，而与减少肺转移和控制肿瘤转移性播散密切相关[320]。

十五、结论与展望

正如上文不同章节所讨论的，虽然人们已经发现 L-Arg 代谢酶具有多种免疫调节作用，但其在荷瘤宿主中造成免疫紊乱的机制仍需进一步阐明。事实上，最近也有人构建了不同细胞和组织 ARG1 特异性敲除的小鼠模型[73]。人们希望利用这些工具最终证实小分子抑制剂通过细胞内信号通路对免疫系统造成影响。然而，在本章中所讨论的初步观察结果有助于阐明精氨酸代谢对癌症患者的潜在的治疗价值。使用新型佐剂被认为是癌症免疫治疗领域的一个重要进步。由于不断获得肿瘤特异性抗原的信息，在过去的几年里，主动和被动免疫治疗越来越多地受到关注。大量的临床试验结果表明，固体肿瘤和血液肿瘤病人体内的 T 淋巴细胞和 B 淋巴细胞对肿瘤的识别作用在体内外均可被激活。不过，其客观的临床反应不尽人意[193, 195, 258]。

经典意义上的免疫治疗佐剂是指影响初始免疫应答的分子，其更为广泛的意义是指所有能够增强免疫能力的物质及治疗。开发这些佐剂都是为了增强抗肿瘤免疫反应。影响 L-Arg 或 L-Trp 氨基酸代谢的分子也属于这类佐剂。在不久的将来，研究人员就可以在临床试验中观察其疗效。由于先前在小鼠模型中联合使用 ACT 和 AT38 获得了良好的结果，人们乐观地预见联合使用新型佐剂和免疫治疗也会得到显著的临床效果[197]。另外一个例子是在清除骨髓之后过继输入肿瘤特异性 T 淋巴细胞，有 50% 的黑色素瘤患者出现了临床治疗反应，这可能与清除了 Treg 淋巴细胞和（或）纠正了 T 淋巴细胞的负性调节信号有关[68]。这些发现为逆转癌症中的免疫抑制状态提供了理论基础。

词汇表

活性氧自由基（Reactive oxygen species，ROS）： 需氧细胞产生能量必须经过氧化还原反应。这个过程（尤其是通过线粒体电子转递链的还原反应）中也会产生超氧阴离子（O_2^-）、过氧化氢（H_2O_2）及羟自由基（OH·）等副产物。这些基团和与脂质相互作用（脂质过氧化反应）产生的不稳定的中间体通常被称为活性氧自由基（ROS）。ROS 能够影响疾病状态下机体的化学反应和损伤细胞内的关键分子，包括 DNA、碳水化合物及蛋白。

活性氮自由基（Reactive nitrogen species，RNS 或 RNOS）： NO 是一种具有复杂反应活性的气体，能产生不同活性氮自由基（RNS）包括一氧化氮基团（NO）、过氧亚硝酸盐（$ONOO^-$）、二氧化氮自由基（NO_2）和其他氮氧化合物及当 NO 与 O_2^-、RO 及 RO_2

反应所生成的产物。调节分子自由基的关键因素是细胞产生 NO 的量。在低浓度时，NO 直接与金属和自由基反应，而在高浓度时 NO 则主要发挥间接作用。这些当中，特别确切的是氧化或硝酸化与 O_2 反应能产生高活性自由基，有时也称为活性氮氧自由基（RNOS）。NO 和相关的 RNS/RNOS 是有效的抗菌剂和信号转换分子。

选择的互联网地址

网上 ARG：

http://www.hprd.org/protein/01947

http://www.godatabase.org/cgi-bin/amigo/go.cgi?action=query&view=query&query=arginase&search_constraint

http://www.brenda.uni-koeln.de/php/result_flat.php4?ecno=3.5.3.1

http://www.ncbi.nlm.nih.gov/IEB/Research/Acembly/av.cgi?db=35g&c=Gene&l=ARG1

http://www.ncbi.nlm.nih.gov/IEB/Research/Acembly/av.cgi?exdb=AceView&db=35g&term=ARG2&submit=Go

ARG 抑制剂：

http://cgmp.blauplanet.com/tool/arginase.html

精氨酸代谢：

KEGG 通路：http://www.ergo-light.com/ERGO/CGI/show_kegg_map.cgi?request=PAINT_MAP_WITH_ECS&user=&map=map00330&

KEGG 通路网站：

http://www.genome.ad.jp/kegg/metabolism.html

网上 NOS：

http://metallo.scripps.edu/PROMISE/NOS.html

http://www.wxumac.demon.co.uk/

http://www.ihop-net.org/UniPub/iHOP/

http://www.godatabase.org/cgi-bin/amigo/go.cgi?action=query&view=query&query=nitric+oxide+synthase&search_co

http://www.ncbi.nlm.nih.gov/Structure/mmdb/mmdbsrv.cgi?form=6&db=t&Dopt=s&uid=12498

NOS 敲除小鼠：

http://www.bioscience.org/knockout/inos.htm

http://www.jax.org/

http://sageke.sciencemag.org/resources/experimental/transgen

基因和基因表达谱：

http://www.nslij-genetics.org/search_omim.html

http://www.ncbi.nlm.nih.gov/entrez/query.fcgi?db=geo

http://www.ihop-net.org/UniPub/iHOP/

硝基化阿司匹林：

http://ctd.mdibl.org/voc.go;jsessionid=7DC23382D6A5FF4CA8C0Avoc=chem&acc=C102148

免责声明

作者在文中所表达的观点不一定反应过去和作者合作过的公司的意见。商标名的使用只为识别作用，不代表作者及作者所属机构认可该商标。作者宣称没有利益冲突。

参考文献

[1] Ahn B, Ohshima H. Suppression of Intestinal Polyposis in Apc(Min/+) Mice by Inhibiting Nitric Oxide Production. Cancer Res, 2001, 61:8357 - 8360.

[2] Albina JE, Mahoney EJ, Daley JM, Wesche DE, Morris Jr SM, Reichner JS. Macrophage Arginase Regulation by CCAAT/Enhancer-Binding Protein Beta. Shock, 2005, 23:168 - 172.

[3] Albina JE, Reichner JS. Oxygen and the Regulation ofGene Expression in Wounds. Wound Repair Regen, 2003, 11:445 - 451.

[4] Alderton WK, Cooper CE, Knowles RG. Nitric Oxide Synthases: Structure, Function and Inhibition. Biochem J, 2001, 357:593 - 615.

[5] Allavena P, Mantovani A. Immunology in the Clinic eview Series, Focus on Cancer: Tumour-Associated Macrophages: Undisputed Stars of the Inflammatory Tumour Microenvironment. Clin Exp Immunol, 2012, 167:195 - 205.

[6] Ambs S, Bennett WP, Merriam WG, et al. Vascular Endothelial Growth Factor and Nitric Oxide Synthase Expression in Human Lung Cancer and the Relation to p53. Br J Cancer, 1998, 78:233 - 239.

[7] Ambs S, Merriam WG, Bennett WP, et al. Frequent Nitric Oxide Synthase-2 Expression in Human Colon Adenomas: Implication for Tumor Angiogenesis and Colon Cancer Progression. Cancer Res, 1998, 58:334 - 341.

[8] Angelini G, Gardella S, Ardy M, et al. Antigen-Presenting Dendritic Cells Provide the Reducing Extracellular Microenvironment Required for T Lymphocyte Activation. Proc Natl Acad Sci USA, 2002, 99:1491 - 1496.

[9] Ash DE. Structure and Function of Arginases. J Nutr, 2004, 134:2760S - 2764S Discussion 5S-7S.

[10] Aulak KS, Miyagi M, Yan L, et al. Proteomic Method Identifies Proteins Nitrated in vivo During Inflammatory Challenge. Proc Natl Acad Sci USA, 2001, 98:12056 - 12061.

[11] Badovinac VP, Porter BB, Harty JT. Programmed Contraction of $CD8^{(+)}$ T Cells after Infection. Nat Immunol, 2002, 3:619 - 626.

[12] Badovinac VP, Porter BB, Harty JT. $CD8^{+}$ T Cell Contraction Is Controlled by Early Inflammation. Nat Immunol, 2004, 5:809 - 817.

[13] Balkwill F, Charles KA, Mantovani A. Smoldering and Polarized Inflammation in the Initiation and Promotion of Malignant Disease. Cancer Cell, 2005, 7:211 - 217.

[14] Balkwill F, Mantovani A. Inflammation and Cancer: Back to Virchow? Lancet, 2001, 357:539 - 545.

[15] Baniyash M. Tcr Zeta-Chain Downregulation: Curtailing an Excessive Inflammatory Immune Response. Nat Rev Immunol, 2004, 4:675 - 687.

[16] Barbul A, Lazarou SA, Efron DT, et al. Arginine Enhances Wound Healing and Lymphocyte Immune Responses in Humans. Surgery, 1990, 108:331 - 336 Discussion 6 - 7.

[17] Barra V, Kuhn AM, von Knethen A, et al. Apoptotic Cell-Derived Factors Induce Arginase II Expression in Murine Macrophages by Activating Erk5/Creb. Cell Mol Life Sci, 2011, 68:1815 - 1827.

[18] Bauer H, Jung T, Tsikas D, et al. Nitric Oxide Inhibits the Secretion of T-Helper 1-and T-Helper 2-Associated Cytokines in Activated Human T Cells. Immunology, 1997, 90:205 - 211.

[19] Bauer PM, Fukuto JM, Buga GM, et al. Nitric Oxide Inhibits Ornithine Decarboxylase by S-Nitrosylation. Biochem Biophys Res Commun, 1999, 262:355 - 358.

[20] Bentz BG, Haines 3rd GK, Radosevich JA. Increased Protein Nitrosylation in Head and Neck Squamous Cell Carcinogenesis. Head Neck, 2000, 22:64 - 70.

[21] Bergmann C, Strauss L, Zeidler R, et al. Expansion of Human Tregulatory Type 1 Cells in the Microenvironment of Cyclooxygenase 2 Overexpressing Head and Neck Squamous Cell Carcinoma. Cancer Res, 2007, 67:8865 - 8873.

[22] Bing RJ, Miyataka M, Rich KA, et al. Nitric Oxide, Prostanoids, Cyclooxygenase, and Angiogenesis in Colon and Breast Cancer. Clin Cancer Res, 2001, 7:3385 - 3392.

[23] Bingisser R, Tilbrook P, Holt P, et al. Macrophage-Derived Nitric Oxide Regulates T-Cell Activation Via Reversible Disruption of the Jak3/Stat5 Signaling Pathway. J Immunol, 1998, 160:5729 - 5734.

[24] Blachier F, Mignon A, Soubrane O. Polyamines Inhibit Lipopolysaccharide-Induced Nitric Oxide Synthase Activity in Rat Liver Cytosol. Nitric Oxide, 1997, 1:268 - 272.

[25] Bobe P, Benihoud K, Grandjon D, Opolon P, Pritchard LL, Huchet R. Nitric Oxide Mediation of Active Immunosuppression Associated with Graft-Versus-Host Reaction. Blood, 1999, 94:1028 - 1037.

[26] Bogdan C. Nitric Oxide and the Immune Response. Nat Immunol, 2001, 2:907 - 916.

[27] Bogdan C, Rollinghoff M, Diefenbach A. Reactive Oxygen and Reactive Nitrogen Intermediates in Innate and Specific Immunity. Curr Opin Immunol, 2000, 12:64 - 76.

[28] Bogdan C, Rollinghoff M, Diefenbach A. The Role of Nitric Oxide in Innate Immunity. Immunol Rev, 2000, 173:17 - 26.

[29] Boutard V, Havouis R, Fouqueray B, et al. Transforming Growth Factor-Beta Stimulates Arginase Activity in Macrophages Implications for the Regulation of Macrophage Cytotoxicity. J Immunol, 1995, 155:2077 - 2084.

[30] Brito C, Naviliat M, Tiscornia AC, et al. Peroxynitrite Inhibits T Lymphocyte Activation and Proliferation by Promoting Impairment of Tyrosine Phosphorylation and Peroxynitrite-Driven Apoptotic Death. J Immunol, 1999, 162:3356 - 3366.

[31] Bronte V, Kasic T, Gri G, et al. Boosting Antitumor Responses of T Lymphocytes Infiltrating Human Prostate Cancers. J Exp Med, 2005, 201:1257 - 1268.

[32] Bronte V, Serafini P, De Santo C, et al. IL-4-Induced Arginase 1 Suppresses Alloreactive T Cells in Tumor-Bearing Mice. J Immunol, 2003, 170:270 - 278.

[33] Bronte V, Serafini P, Mazzoni A, et al. L-Arginine Metabolism in Myeloid Cells Controls T-Lymphocyte Functions. Trends Immunol, 2003, 24:302 - 306.

[34] Bronte V, Zanovello P. Regulation of Immune Responses by L-Arginine Metabolism. Nat Rev Immunol, 2005, 5:641 - 654.

[35] Brookes PS, Salinas EP, Darley-Usmar K, et al. Concentration-Dependent Effects of Nitric Oxide on Mitochondrial Permeability Transition and Cytochrome C. Release J Biol Chem, 2000, 275:20474 - 20479.

[36] Brune B, Zhou J. The Role of Nitric Oxide (NO) in Stability Regulation of Hypoxia Inducible Factor-1alpha (HIF-1alpha). Curr Med Chem, 2003, 10:845 - 855.

[37] Buga GM, Wei LH, Bauer PM, et al. Ng-Hydroxy-L-Arginine and Nitric Oxide Inhibit Caco-2 Tumor Cell Proliferation by Distinct Mechanisms. Am J Physiol, 1998, 275:R1256 - R1264.

[38] Carr A, Rodriguez E, Arango Mdel C, et al. Immunotherapy of Advanced Breast Cancer with a Heterophilic Ganglioside (Neugcgm3) Cancer Vaccine. J Clin Oncol, 2003, 21:1015 - 1021.

[39] Cauley L, Miller E, Yen M, et al. Superantigen-Induced CD4 T Cell Tolerance Mediated by Myeloid Cells and Ifn-Gamma. J Immunol, 2000, 165:6056.

[40] Cederbaum SD, Yu H, Grody WW, et al. Arginases I and II: Do Their Functions Overlap? Mol Genet Metab, 2004, 81(Suppl. 1):S38 - S44.

[41] Cerutti JM, Latini FR, Nakabashi C, et al. Diagnosis of Suspicious Thyroid Nodules Using Four Protein Biomarkers. Clin Cancer Res, 2006, 12:3311 - 3318.

[42] Chang CI, Liao JC, Kuo L. Macrophage Arginase Promotes Tumor Cell Growth and Suppresses Nitric Oxide-Mediated Tumor Cytotoxicity. Cancer Res, 2001, 61:1100 - 1106.

[43] Chang CS, Chen WN, Lin HH, et al. Increased Oxidative DNA Damage, Inducible Nitric Oxide Synthase, Nuclear Factor KappaB Expression and Enhanced Antiapoptosis-Related Proteins in Helicobacter Pylori-Infected Non-Cardiac Gastric Adenocarcinoma. World J Gastroenterol, 2004, 10:2232 - 2240.

[44] Chaturvedi R, de Sablet T, Coburn LA, et al. Arginine and Polyamines in Helicobacter Pylori-Induced Immune Dysregulation and Gastric Carcinogenesis. Amino Acids, 2012, 42:627 - 640.

[45] Chen C, Liu CP. Regulatory Function of a Novel Population of Mouse Autoantigen-Specific Foxp3 Regulatory T Cells Depends on IFN-Gamma, NO, and Contact with Target Cells. PLoS One, 2009, 4:e7863.

[46] Chen YH, Layne MD, Chung SW, et al. Elk-3 Is a Transcriptional Repressor of Nitric-Oxide Synthase 2. J Biol Chem, 2003, 278:39572 - 39577.

[47] Chiarugi A, Rovida E, Dello Sbarba P, et al. Tryptophan Availability Selectively Limits No-Synthase Induction in Macrophages. J Leukoc Biol, 2003, 73:172 - 177.

[48] Chin K, Kurashima Y, Ogura T, et al. Induction of Vascular Endothelial Growth Factor by Nitric Oxide in Human Glioblastoma and Hepatocellular Carcinoma Cells. Oncogene, 1997, 15:437 - 442.

[49] Choy JC, Wang Y, Tellides G, et al. Induction of Inducible No Synthase in Bystander Human T Cells Increases Allogeneic Responses in the Vasculature. Proc Natl Acad Sci USA, 2007, 104:1313 - 1318.

[50] Cianchi F, Cortesini C, Fantappie O, et al. Cyclooxygenase-2 Activation Mediates the Proangiogenic Effect of Nitric Oxide in Colorectal Cancer. Clin Cancer Res, 2004, 10:2694 - 2704.

[51] Cianchi F, Cortesini C, Fantappie O, et al. Inducible Nitric Oxide Synthase Expression in Human Colorectal Cancer: Correlation with Tumor Angiogenesis. Am J Pathol, 2003, 162:793 - 801.

[52] Clevers H. At the Crossroads of Inflammation and Cancer. Cell, 2004, 118:671 - 674.

[53] Cobbs CS, Brenman JE, Aldape KD, et al. Expression of Nitric Oxide Synthase in Human Central Nervous System Tumors. Cancer Res, 1995, 55:727 - 730.

[54] Coleman JW. Nitric Oxide in Immunity and Inflammation. Int Immunopharmacol, 2001, 1:1397 - 1406.

[55] Cook T, Wang Z, Alber S, et al. Nitric Oxide and Ionizing Radiation Synergistically Promote Apoptosis and Growth Inhibition of Cancer by Activating P53. Cancer Res, 2004, 64:8015 - 8021.

[56] Corzo CA, Condamine T, Lu L, et al. Hif-1alpha Regulates Function and Differentiation of Myeloid-Derived Suppressor Cells in the Tumor Microenvironment. J Exp Med, 2010, 207:2439 - 2453.

[57] Coussens LM, Werb Z. Inflammation and Cancer. Nature, 2002, 420:860 - 867.

[58] Davel LE, Jasnis MA, de la Torre E, et al. Sacerdote de Lustig E and Sales ME Arginine Metabolic Pathways Involved in the Modulation of Tumor-Induced Angiogenesis by Macrophages. FEBS Lett, 2002, 532:216 - 220.

[59] de Jonge WJ, Kwikkers KL, te Velde AA, et al. Arginine Deficiency Affects Early B Cell Maturation and Lymphoid Organ Development in Transgenic Mice. J Clin Invest, 2002, 110:1539 - 1548.

[60] De Santo C, Serafini P, Marigo I, et al. Nitroaspirin Corrects Immune Dysfunction in Tumor-Bearing Hosts and Promotes Tumor Eradication by Cancer Vaccination. Proc Natl Acad Sci USA, 2005, 102:4185 - 4190.

[61] De Santo C, Serafini P, Marigo I, et al. Nitroaspirin Corrects Immune Dysfunction in Tumor-Bearing Hosts and Promotes Tumor Eradication by Cancer Vaccination. Proc Natl Acad Sci USA, 2005, 102:4185 - 4190.

[62] del Ara RM, Gonzalez-Polo RA, Caro A, et al. Diagnostic Performance of Arginase Activity in Colorectal Cancer. Clin Exp Med, 2002, 2:53 - 57.

[63] Devadas S, Zaritskaya L, Rhee SG, et al. Discrete Generation of Superoxide and Hydrogen Peroxide by T Cell Receptor Stimulation: Selective Regulation of Mitogen-Activated Protein Kinase Activation and Fas Ligand Expression. J Exp Med, 2002, 195:59 - 70.

[64] Diefenbach A, Schindler H, Rollinghoff M, et al. Bogdan C. Requirement for Type 2 NO Synthase for IL-12 Signaling in Innate Immunity. Science, 1999, 284:951 - 955.

[65] Dimmeler S, Fleming I, Fisslthaler B, et al. Activation of Nitric Oxide Synthase in Endothelial Cells by Akt-Dependent Phosphorylation. Nature, 1999, 399:601 - 605.

[66] Dimmeler S, Zeiher AM. Nitric Oxide—an EndothelialCell Survival Factor. Cell Death Differ, 1999, 6:964 - 968.

[67] Dolcetti L, Peranzoni E, Ugel S, et al. Hierarchy of Immunosuppressive Strength among Myeloid-Derived Suppressor Cell Subsets Is Determined by GM-CSF Eur J Immunol, 2010, 40:22 - 35.

[68] Dudley ME, Wunderlich JR, Yang JC, et al. Adoptive Cell Transfer Therapy Following Non-Myeloablative but Lymphodepleting Chemotherapy for the Treatment of Patients with Refractory Metastatic Melanoma. J Clin Oncol, 2005, 23:2346 - 2357.

[69] Duhe RJ, Evans GA, Erwin RA, Kirken RA, et al. Nitric Oxide and Thiol Redox Regulation of Janus Kinase Activity. Proc Natl Acad Sci USA, 1998, 95:126 - 131.

[70] Dunn J, Gutbrod S, Webb A, et al. S-Nitrosation of Arginase 1 Requires Direct Interaction with Inducible Nitric Oxide Synthase. Mol Cell Biochem. 2011, 355:83 - 89.

[71] Ekmekcioglu S, Ellerhorst J, Smid CM, et al. Inducible Nitric Oxide Synthase and Nitrotyrosine in Human Metastatic Melanoma Tumors Correlate with Poor Survival. Clin Cancer Res, 2000, 6:4768 - 4775.

[72] El-Gayar S, Thuring-Nahler H, Pfeilschifter J, et al. Translational Control of Inducible Nitric Oxide Synthase by IL-13 and Arginine Availability in Inflammatory Macrophages. J Immunol, 2003, 171:4561 - 4568.

[73] El Kasmi KC, Qualls JE, Pesce JT, et al. Toll-Like Receptor-Induced Arginase 1 in Macrophages Thwarts Effective Immunity against Intracellular Pathogens. Nat Immunol, 2008, 9:1399 - 1406.

[74] Elfering SL, Sarkela TM, Giulivi C. Biochemistry of Mitochondrial Nitric-Oxide Synthase. J Biol Chem, 2002, 277:38079 - 38086.

[75] Ellies LG, Fishman M, Hardison J, et al. Mammary Tumor Latency Is Increased in Mice Lacking the Inducible Nitric Oxide Synthase. Int J Cancer, 2003, 106:1 - 7.

[76] Erdely A, Kepka-Lenhart D, Clark M, et al. Inhibition of Phosphodiesterase 4 Amplifies Cytokine-Dependent Induction of Arginase in Macrophages. Am J Physiol Lung Cell Mol Physiol, 2006, 290:L534 - L539.

[77] Felley-Bosco E. Role of Nitric Oxide in Genotoxicity: Implication for Carcinogenesis. Cancer Metastasis Rev, 1998, 17:25 - 37.

[78] Feng G, Gao W, Strom TB, et al. Exogenous Ifn-Gamma ex Vivo Shapes the Alloreactive T-Cell Repertoire by Inhibition of Th17 Responses and Generation of Functional $FoxP3^+$ Regulatory T Cells. Eur J Immunol, 2008, 38:2512 - 2527.

[79] Fernandez A, Mesa C, Marigo I, et al. Inhibition of Tumor-Induced Myeloid-Derived Suppressor Cell Function by a Nanoparticulated Adjuvant. J Immunol, 2011, 186:264 - 274.

[80] Finke JH, Zea AH, Stanley J, et al. Loss of T-Cell Receptor Zeta Chain and P56lck in T-Cells Infiltrating Human Renal Cell Carcinoma. Cancer Res, 1993, 53:5613 - 5616.

[81] Fischer TA, Palmetshofer A, Gambaryan S, et al. Activation of Cgmp-Dependent Protein Kinase Ibeta Inhibits Interleukin 2 Release and Proliferation of T Cell Receptor-Stimulated Human Peripheral T Cells. J Biol Chem, 2001, 276:5967 - 5974.

[82] Fligger J, Blum J, Jungi TW. Induction of Intracellular Arginase Activity Does Not Diminish the Capacity of Macrophages to Produce Nitric Oxide in vitro. Immunobiology, 1999, 200:169 - 186.

[83] Forstermann U, Boissel JP, Kleinert H. Expressional Control of the Constitutive Isoforms of Nitric Oxide Synthase (Nos I and Nos III). FASEB J, 1998, 12:773 - 790.

[84] Gabri MR, Mazorra Z, Ripoll GV, et al. Complete Antitumor Protection by Perioperative Immunization with GM3/VSSP Vaccine in a Preclinical Mouse Melanoma Model. Clin Cancer Res, 2006, 12:7092 - 7098.

[85] Gabrilovich DI, Ostrand-Rosenberg S, Bronte V. Coordinated Regulation of Myeloid Cells by Tumours. Nat Rev Immunol, 2012, 12:253 - 268.

[86] Gallardo-Soler A, Gomez-Nieto C, Campo ML, et al. Arginase I Induction by Modified Lipoproteins in Macrophages: A Peroxisome Proliferator-Activated Receptor-Gamma/Delta-Mediated Effect That Links Lipid Metabolism and Immunity. Mol Endocrinol, 2008, 22:1394 - 1402.

[87] Gallina G, Dolcetti L, Serafini P, et al. Tumors Induce a Subset of Inflammatory Monocytes with Immunosuppressive Activity on $CD8^+$ T Cells. J Clin Invest, 2006, 116:2777 - 2790.

[88] Gallo O, Masini E, Morbidelli L, et al. Role of Nitric Oxide in Angiogenesis and Tumor Progression in Head and Neck Cancer. J Natl Cancer Inst, 1998, 90:587 - 596.

[89] Gannon PO, Godin-Ethier J, Hassler M, et al. Androgen-Regulated Expression of Arginase 1, Arginase 2 and Interleukin-8 in Human Prostate Cancer. PLoS One, 2010, 5:e12107.

[90] Gobert AP, McGee DJ, Akhtar M, et al. Helicobacter Pylori Arginase Inhibits Nitric Oxide Production by Eukaryotic Cells: A Strategy for Bacterial Survival. Proc Natl Acad Sci USA, 2001, 98:13844 - 13849.

[91] Goni O, Alcaide P, Fresno M. Immunosuppression During Acute Trypanosoma Cruzi Infection: Involvement of Ly6G $(Gr1^{(+)})Cd11b^{(+)}$ Immature Myeloid Suppressor Cells. Int Immunol, 2002, 14:1125 - 1134.

[92] Gordon S. Alternative Activation of Macrophages. Nat Rev Immunol, 2003, 3:23 - 35.

[93] Gotoh T, Chowdhury S, Takiguchi M, et al. The Glucocorticoid-Responsive Gene Cascade Activation of the Rat Arginase Gene through Induction of C/EBPbeta. J Biol Chem, 1997, 272:3694 - 3698.

[94] Grandvaux N, Gaboriau F, Harris J, et al. Regulation of Arginase Ii by Interferon Regulatory Factor 3 and the Involvement of Polyamines in the Antiviral Response. FEBS J, 2005, 272:3120 - 3131.

[95] Gratton JP, Lin MI, Yu J, et al. Selective Inhibition of Tumor Microvascular Permeability by Cavtratin Blocks Tumor Progression in Mice. Cancer Cell, 2003, 4:31 - 39.

[96] Gray MJ, Poljakovic M, Kepka-Lenhart D, et al. Induction of Arginase I Transcription by IL-4 Requires a

Composite DNA Response Element for STAT6 and C/Ebpbeta. Gene, 2005, 353:98 - 106.
[97] Grimm EA, Ellerhorst J, Tang C-H, et al. Constitutive Intracellular Production of Inos and No in Human Melanoma: Possible Role in Regulation of Growth and Resistance to Apoptosis. Nitric Oxide, 2008, 19:133 - 137.
[98] Grohmann U, Bianchi R, Belladonna ML, et al. Ifn-Gamma Inhibits Presentation of a Tumor/Self Peptide by CD8 Alpha-Dendritic Cells Via Potentiation of the CD8 Alpha+ Subset. J Immunol, 2000, 165:1357 - 1363.
[99] Grohmann U, Bronte V. Control of Immune Response by Amino Acid Metabolism. Immunol Rev, 2010, 236:243 - 264.
[100] Grohmann U, Fallarino F, Bianchi R, et al. Defect in Tryptophan Catabolism Impairs Tolerance in Nonobese Diabetic Mice. J Exp Med, 2003, 198:153 - 160.
[101] Grohmann U, Fallarino F, Bianchi R, et al. Tryptophan Catabolism in Nonobese Diabetic Mice. Adv Exp Med Biol, 2003, 527:47 - 54.
[102] Grohmann U, Orabona C, Fallarino F, et al. CTLA-4-Ig Regulates Tryptophan Catabolism in vivo. Nat Immunol, 2002, 3:1097 - 1101.
[103] Guzik TJ, Korbut R, Adamek-Guzik T. Nitric Oxide and Superoxide in Inflammation and Immune Regulation. J Physiol Pharmacol, 2003, 54:469 - 487.
[104] Haffner I, Teupser D, Holdt LM, et al. Regulation of Arginase-1 Expression in Macrophages by a Protein Kinase a Type I and Histone Deacetylase Dependent Pathway. J Cell Biochem, 2008, 103:520 - 527.
[105] Hajri A, Metzger E, Vallat F, et al. Role of Nitric Oxide in Pancreatic Tumour Growth: In vivo and in vitro Studies. Br J Cancer, 1998, 78:841 - 849.
[106] Harlin H, Hanson M, Johansson CC, et al. The CD16- CD56(Bright) NK Cell Subset Is Resistant to Reactive Oxygen Species Produced by Activated Granulocytes and Has Higher Anti-oxidative Capacity Than the CD16+ CD56(Dim) Subset. J Immunol, 2007, 179:4513 - 4519.
[107] Hausel P, Latado H, Courjault-Gautier F,et al. Src-Mediated Phosphorylation Regulates Subcellular Distribution and Activity of Human Inducible Nitric Oxide Synthase. Oncogene, 2006, 25:198 - 206.
[108] Haverkamp JM, Crist SA, Elzey BD, et al. Vivo Suppressive Function of Myeloid-Derived Suppressor Cells Is Limited to the Inflammatory Site. Eur J Immunol, 2011, 41:749 - 759.
[109] Hecker M, Nematollahi H, Hey C, et al. Inhibition of Arginase by Ng-Hydroxy-L-Arginine in Alveolar Macrophages: Implications for the Utilization of L-Arginine for Nitric Oxide Synthesis. FEBS Lett, 1995, 359:251 - 254.
[110] Highfill SL, Rodriguez PC, Zhou Q, et al. Bone Marrow Myeloid-Derived Suppressor Cells (MDSCs) Inhibit Graft-Versus-Host Disease (GVHD) via an Arginase-1-Dependent Mechanism That Is upRegulated by Interleukin-13. Blood, 2010, 116:5738 - 5747.
[111] Hildeman DA, Mitchell T, Aronow B, et al. Control of Bcl-2 Expression by Reactive Oxygen Species. Proc Natl Acad Sci USA, 2003, 100:15035 - 15040.
[112] Hildeman DA, Mitchell T, Kappler J, et al. Cell Apoptosis and Reactive Oxygen Species. J Clin Invest, 2003, 111:575 - 581.
[113] Hildeman DA, Mitchell T, Teague TK, et al. Reactive Oxygen Species Regulate Activation-Induced T Cell Apoptosis. Immunity, 1999, 10:735 - 744.
[114] Hinz B, Brune K, Pahl A. Nitric Oxide Inhibits Inducible Nitric Oxide Synthase mRNA Expression in RAW 264.7 Macrophages. Biochem Biophys Res Commun, 2000, 271:353 - 357.
[115] Hiraku Y, Kawanishi S, Ichinose T, et al. The Role of iNOS-Mediated DNA Damage in Infection- and Asbestos-Induced Carcinogenesis. Ann N Y Acad Sci, 2010, 1203:15 - 22.
[116] Hrabak A, Bajor T, Csuka I. The Effect of Various Inflammatory Agents on the Alternative Metabolic Pathways of Arginine in Mouse and Rat Macrophages. Inflamm Res, 2006, 55:23 - 31.
[117] Hucke C, MacKenzie CR, Adjogble KD, et al. Nitric Oxide-Mediated Regulation of Gamma Interferon-Induced Bacteriostasis: Inhibition and Degradation of Human Indoleamine 2,3-Dioxygenase. Infect Immun, 2004, 72:2723 - 2730.
[118] Hussain SP, Hofseth LJ, Harris CC. Radical Causes of Cancer. Nat Rev Cancer, 2003, 3:276 - 285.
[119] Hussain SP, Trivers GE, Hofseth LJ, et al. Nitric Oxide, a Mediator of Inflammation, Suppresses Tumorigenesis. Cancer Res, 2004, 64:6849 - 6853.
[120] Ibiza S, Victor VM, Bosca I, et al. Endothelial Nitric Oxide Synthase Regulates T Cell Receptor Signaling at the Immunological Synapse. Immunity, 2006, 24:753 - 765.
[121] Ichinoe M, Mikami T, Shiraishi H, et al. High Microvascular Density Is Correlated with High VEGF, iNOS and COX-2 Expression in Penetrating Growth-Type Early Gastric Carcinomas. Histopathology, 2004, 45:612 - 618.
[122] Iniesta V, Gomez-Nieto LC, Corraliza I. The Inhibition of Arginase by N(Omega)-Hydroxy-L-Arginine Controls the Growth of Leishmania inside Macrophages. J Exp Med, 2001, 193:777 - 784.

[123] Ishii Y, Ogura T, Tatemichi M, et al. Induction of Matrix Metalloproteinase Gene Transcription by Nitric Oxide and Mechanisms of MMP-1 Gene Induction in Human Melanoma Cell Lines. Int J Cancer, 2003, 103:161 - 168.

[124] Iyer RK, Yoo PK, Kern RM, et al. Mouse Model for Human Arginase Deficiency. Mol Cell Biol, 2002, 22:4491 - 4498.

[125] Jadeski LC, Chakraborty C, Lala PK. Nitric Oxide-Mediated Promotion of Mammary Tumour Cell Migration Requires Sequential Activation of Nitric Oxide Synthase, Guanylate Cyclase and Mitogen-Activated Protein Kinase. Int J Cancer, 2003, 106:496 - 504.

[126] Jaiswal M, LaRusso NF, Burgart LJ, et al. Inflammatory Cytokines Induce DNA Damage and Inhibit DNA Repair in Cholangiocarcinoma Cells by a Nitric Oxide-Dependent Mechanism. Cancer Res, 2000, 60:184 - 190.

[127] Jayasekera JP, Vinuesa CG, Karupiah G, et al. Enhanced Antiviral Antibody Secretion and Attenuated Immunopathology During Influenza Virus Infection in Nitric Oxide Synthase-2-Deficient Mice. J Gen Virol, 2006, 87:3361 - 3371.

[128] Jost MM, Ninci E, Meder B, et al. Divergent Effects of GM-CSF and TGFbeta1 on Bone Marrow-Derived Macrophage Arginase-1 Activity, MCP-1 Expression, and Matrix Metalloproteinase-12: A Potential Role During Arteriogenesis. FASEB J, 2003, 17:2281 - 2283.

[129] Kai H, Ito M, Kitadai Y, et al. Chronic Gastritis with Expression of Inducible Nitric Oxide Synthase Is Associated with High Expression of Interleukin-6 and Hypergastrinaemia. Aliment Pharmacol Ther, 2004, 19:1309 - 1314.

[130] Karin M, Greten FR. NF-KappaB: Linking Inflammation and Immunity to Cancer Development and Progression. Nat Rev Immunol, 2005, 5:749 - 759.

[131] Kasic T, Colombo P, Soldani C, et al. Modulation of Human T-Cell Functions by Reactive Nitrogen Species. Eur J Immunol, 2011, 41:1843 - 1849.

[132] Kasuno K, Takabuchi S, Fukuda K, et al. Nitric Oxide Induces Hypoxia-Inducible Factor 1 Activation That Is Dependent on MAPK and Phosphatidylinositol 3-Kinase Signaling. J Biol Chem, 2004, 279:2550 - 2558.

[133] Kato H, Miyazaki T, Yoshikawa M, et al. Nitrotyrosine in Esophageal Squamous Cell Carcinoma and Relevance to p53 Expression. Cancer Lett, 2000, 153:121 - 127.

[134] Keskinege A, Elgun S, Yilmaz E. Possible Implications of Arginase and Diamine Oxidase in Prostatic Carcinoma. Cancer Detect Prev, 2001, 25:76 - 79.

[135] Kim SF, Huri DA, Snyder SH. Inducible Nitric Oxide Synthase Binds, S-Nitrosylates, and Activates Cyclooxygenase-2. Science, 2005, 310:1966 - 1970.

[136] Kimura H, Weisz A, Kurashima Y, et al. Hypoxia Response Element of the Human Vascular Endothelial Growth Factor Gene Mediates Transcriptional Regulation by Nitric Oxide: Control of Hypoxia-Inducible Factor-1 Activity by Nitric Oxide. Blood, 2000, 95:189 - 197.

[137] Kinnula VL, Torkkeli T, Kristo P, et al. Ultrastructural and Chromosomal Studies on Manganese Superoxide Dismutase in Malignant Mesothelioma. Am J Respir Cell Mol Biol, 2004, 31:147 - 153.

[138] Kisley LR, Barrett BS, Bauer AK, et al. Genetic Ablation of Inducible Nitric Oxide Synthase Decreases Mouse Lung Tumorigenesis. Cancer Res, 2002, 62:6850 - 6856.

[139] Kleinert H, Schwarz PM, Forstermann U. Regulation of the Expression of Inducible Nitric Oxide Synthase. Biol Chem, 2003, 384:1343 - 1364.

[140] Klotz T, Bloch W, Volberg C, et al. Selective Expression of Inducible Nitric Oxide Synthase in Human Prostate Carcinoma. Cancer, 1998, 82:1897 - 1903.

[141] Knowles RG, Moncada S. Nitric Oxide Synthases in Mammals. Biochem J, 1994, 298(Pt 2):249 - 258.

[142] Koblish HK, Hunter CA, Wysocka M, et al. Immune Suppression by Recombinant Interleukin (rIL)-12 Involves Interferon Gamma Induction of Nitric Oxide Synthase 2 (iNOS) Activity: Inhibitors of NO Generation Reveal the Extent of rIL-12 Vaccine Adjuvant Effect. J Exp Med, 1998, 188:1603 - 1610.

[143] Koh KP, Wang Y, Yi T, et al. T Cell-Mediated Vascular Dysfunction of Human Allografts Results from Ifn-Gamma Dysregulation of NO Synthase. J Clin Invest, 2004, 114:846 - 856.

[144] Kolb H, Kolb-Bachofen V. Nitric Oxide in Autoimmune Disease: Cytotoxic or Regulatory Mediator? Immunol Today, 1998, 19:556 - 561.

[145] Kong SK, Yim MB, Stadtman ER, et al. Peroxynitrite Disables the Tyrosine Phosphorylation Regulatory Mechanism: Lymphocyte-Specific Tyrosine Kinase Fails to Phosphorylate Nitrated Cdc2(6-20)Nh2 Peptide. Proc Natl Acad Sci USA, 1996, 93:3377 - 3382.

[146] Kropf P, Baud D, Marshall SE, et al. Arginase Activity Mediates Reversible T Cell Hyporesponsiveness in Human Pregnancy. Eur J Immunol, 2007, 37:935 - 945.

[147] Kung JT, Brooks SB, Jakway JP, et al. Suppression of in vitro Cytotoxic Response by Macrophages Due to Induced Arginase. J Exp Med, 1977, 146:665 - 672.

[148] Kuraishy A, Karin M, Grivennikov SI. Tumor Promotion via Injury– and Death–Induced Inflammation. Immunity, 2011, 35:467 - 477.

[149] Kusmartsev S, Gabrilovich DI. STAT1 Signaling Regulates Tumor–Associated Macrophage–Mediated T Cell Deletion. J Immunol, 2005, 174:4880 - 4891.

[150] Kusmartsev S, Li Y, Chen S–H. Gr–1+ Myeloid Cells Derived from Tumor–Bearing Mice Inhibit Primary T Cell Activation Induced through CD3/CD28 Costimulation. J Immunol, 2000, 165:779 - 785.

[151] Kusmartsev S, Nefedova Y, Yoder D, et al. Antigen–Specific Inhibition of CD8+ T Cell Response by Immature Myeloid Cells in Cancer Is Mediated by Reactive Oxygen Species. J Immunol, 2004, 172:989 - 999.

[152] Lala PK, Chakraborty C. Role of Nitric Oxide in Carcinogenesis and Tumour Progression. Lancet Oncol, 2001, 2:149 - 156.

[153] Laniewski NG, Grayson JM. Antioxidant Treatment Reduces Expansion and Contraction of Antigen–Specific CD8+ T Cells During Primary but Not Secondary Viral Infection. J Virol, 2004, 78:11246 - 11257.

[154] Laroux FS, Pavlick KP, Hines IN, et al. Role of Nitric Oxide in Inflammation. Acta Physiol Scand, 2001, 173:113 - 118.

[155] Lee J, Ryu H, Ferrante RJ, et al. Translational Control of Inducible Nitric Oxide Synthase Expression by Arginine Can Explain the Arginine Paradox. Proc Natl Acad Sci USA, 2003, 100:4843 - 4848.

[156] Leon L, Jeannin JF, Bettaieb A. PostTranslational Modifications Induced by Nitric Oxide (NO): Implication in Cancer Cells Apoptosis. Nitric Oxide, 2008, 19:77 - 83.

[157] Lewis ND, Asim M, Barry DP, et al. Arginase II Restricts Host Defense to Helicobacter Pylori by Attenuating Inducible Nitric Oxide Synthase Translation in Macrophages. J Immunol, 2010, 184:2572 - 2582.

[158] Li W, Lidebjer C, Yuan XM, et al. Cell Apoptosis in Coronary Artery Disease: Relation to Oxidative Stress. Atherosclerosis, 2008, 199:65 - 72.

[159] Loibl S, Buck A, Strank C, et al. The Role of Early Expression of Inducible Nitric Oxide Synthase in Human Breast Cancer. Eur J Cancer, 2005, 41:265 - 271.

[160] Loibl S, von Minckwitz G, Weber S, et al. Expression of Endothelial and Inducible Nitric Oxide Synthase in Benign and Malignant Lesions of the Breast and Measurement of Nitric Oxide Using Electron Paramagnetic Resonance Spectroscopy. Cancer, 2002, 95:1191 - 1198.

[161] Lopez–Rivera E, Lizarbe TR, Martinez–Moreno M, et al. Matrix Metalloproteinase 13 Mediates Nitric Oxide Activation of Endothelial Cell Migration. Proc Natl Acad Sci USA, 2005, 102:3685 - 3690.

[162] Lundberg JO, Lundberg JM, Alving K, et al. Nitric Oxide and Inflammation: The Answer Is Blowing in the Wind. Nat Med, 1997, 3:30 - 31.

[163] Ma N, Adachi Y, Hiraku Y, et al. Accumulation of 8–Nitroguanine in Human Gastric Epithelium Induced by Helicobacter Pylori Infection. Biochem Biophys Res Commun, 2004, 319:506 - 510.

[164] Macarthur M, Hold GL, El–Omar EM. Inflammation and Cancer Ii Role of Chronic Inflammation and Cytokine Gene Polymorphisms in the Pathogenesis of Gastrointestinal Malignancy. Am J Physiol Gastrointest Liver Physiol, 2004, 286:G515 - G520.

[165] MacMicking J, Xie QW, Nathan C. Nitric Oxide and Macrophage Function. Annu Rev Immunol, 1997, 15:323 - 350.

[166] Macphail SE, Gibney CA, Brooks BM, et al. Nitric Oxide Regulation of Human Peripheral Blood Mononuclear Cells: Critical Time Dependence and Selectivity for Cytokine Versus Chemokine Expression. J Immunol, 2003, 171:4809 - 4815.

[167] Malmberg K, Arulampalam V, Ichihara F, et al. Inhibition of Activated/Memory (CD45RO(+)) T Cells by Oxidative Stress Associated with Block of NF–KB Activation. J Immunol, 2001, 167:2595 - 2601.

[168] Mandruzzato S, Callegaro A, Turcatel G, et al. Gene Expression Signature Associated with Survival in Metastatic Melanoma. J Transl Med, 2006, 4:50.

[169] Mandruzzato S, Solito S, Falisi E, et al. IL4Ralpha+ Myeloid–Derived Suppressor Cell Expansion in Cancer Patients. J Immunol, 2009, 182:6562 - 6568.

[170] Mann GE, Yudilevich DL, Sobrevia L. Regulation of Amino Acid and Glucose Transporters in Endothelial and Smooth Muscle Cells. Physiol Rev, 2003, 83:183 - 252.

[171] Mannick JB, Hausladen A, Liu L, et al. Fas–Induced Caspase Denitrosylation. Science, 1999, 284:651 - 654.

[172] Mantovani A, Sozzani S, Locati M, et al. Macrophage Polarization: Tumor–Associated Macrophages as a Paradigm for Polarized M2 Mononuclear Phagocytes. Trends Immunol, 2002, 23:549 - 555.

[173] Margalit O, Eisenbach L, Amariglio N, et al. Overexpression of a Set of Genes, Including WISP–1, Common to Pulmonary Metastases of Both Mouse D122 Lewis Lung Carcinoma and B16–F10.9 Melanoma Cell Lines. Br J Cancer, 2003, 89:314 - 319.

[174] Mariotto S, Cuzzolin L, Adami A, et al. Effect of a New Non-Steroidal Anti-Inflammatory Drug, Nitroflurbiprofen, on the Expression of Inducible Nitric Oxide Synthase in Rat Neutrophils. Br J Pharmacol, 1995, 115:225 - 226.

[175] Marnett LJ, Riggins JN, West JD. Endogenous Generation of Reactive Oxidants and Electrophiles and Their Reactions with DNA and Protein. J Clin Invest, 2003, 111:583 - 593.

[176] Marrogi A, Pass HI, Khan M, et al. Human Mesothelioma Samples Overexpress Both Cyclooxygenase-2 (COX-2) and Inducible Nitric Oxide Synthase (NOS2): In vitro Antiproliferative Effects of a COX-2 Inhibitor. Cancer Res, 2000, 60:3696 - 3700.

[177] Massi D, Franchi A, Sardi I, et al. Inducible Nitric Oxide Synthase Expression in Benign and Malignant Cutaneous Melanocytic Lesions. J Pathol, 2001, 194:194 - 200.

[178] Massi D, Marconi C, Franchi A, et al. Arginine Metabolism in Tumor-Associated Macrophages in Cutaneous Malignant Melanoma: Evidence from Human and Experimental Tumors. Hum Pathol, 2007, 38:1516 - 1525.

[179] Matsuda M, Petersson M, Lenkei R, et al. Alterations in the Signal-Transducing Molecules of T Cells and NK Cells in Colorectal Tumor-Infiltrating, Gut Mucosal and Peripheral Lymphocytes: Correlation with the Stage of the Disease. Int J Cancer, 1995, 61:765 - 772.

[180] Matsui K, Nishizawa M, Ozaki T, et al. Natural Antisense Transcript Stabilizes Inducible Nitric Oxide Synthase Messenger Rna in Rat Hepatocytes. Hepatology, 2008, 47:686 - 697.

[181] Matthiesen S, Lindemann D, Warnken M, et al. Inhibition of NADPH Oxidase by Apocynin Inhibits Lipopolysaccharide (LPS) Induced up-Regulation of Arginase in Rat Alveolar Macrophages. Eur J Pharmacol, 2008, 579:403 - 410.

[182] Mazzoni A, Bronte V, Visintin A, et al. Myeloid Suppressor Lines Inhibit T Cell Responses by an NO-Dependent Mechanism. J Immunol, 2002, 168:689 - 695.

[183] McKnight R, Nassar A, Cohen C, et al. Arginase-1: A Novel Immunohistochemical Marker of Hepatocellular Differentiation in Fine Needle Aspiration Cytology. Cancer Cytopathol 2012: 10 1002/cncy. 21184.

[184] Medeiros R, Morais A, Vasconcelos A, et al. Endothelial Nitric Oxide Synthase Gene Polymorphisms and Genetic Susceptibility to Prostate Cancer. Eur J Cancer Prev, 2002, 11:343 - 350.

[185] Melillo G, Musso T, Sica A, et al. Hypoxia-Responsive Element Mediates a Novel Pathway of Activation of the Inducible Nitric Oxide Synthase Promoter. J Exp Med, 1995, 182:1683 - 1693.

[186] Mencacci A, Montagnoli C, Bacci A, et al. $CD80^+$ $Gr-1^+$ Myeloid Cells Inhibit Development of Antifungal Th1 Immunity in Mice with Candidiasis. J Immunol, 2002, 169:3180 - 3190.

[187] Mendes RV, Martins AR, de Nucci G, et al. Expression of Nitric Oxide Synthase Isoforms and Nitrotyrosine Immunoreactivity by B-Cell Non-Hodgkin's Lymphomas and Multiple Myeloma. Histopathology, 2001, 39:172 - 178.

[188] Meurs H, Maarsingh H, Zaagsma J. Arginase and Asthma: Novel Insights into Nitric Oxide Homeostasis and Airway Hyperresponsiveness. Trends Pharmacol Sci, 2003, 24:450 - 455.

[189] Michel T, Feron O. Nitric Oxide Synthases: Which, Where, How, and Why? J Clin Invest, 1997, 100:2146 - 2152.

[190] Mielczarek M, Chrzanowska A, Scibior D, et al. Arginase as a Useful Factor for the Diagnosis of Colorectal Cancer Liver Metastases. Int J Biol Markers, 2006, 21:40 - 44.

[191] Mills CD, Kincaid K, Alt JM, et al. M-1/M-2 Macrophages and the Th1/Th2 Paradigm. J Immunol, 2000, 164:6166 - 6173.

[192] Mocellin S, Bronte V, Nitti D. Nitric Oxide, a Double Edged Sword in Cancer Biology: Searching for Therapeutic Opportunities. Med Res Rev, 2007, 27:317 - 352.

[193] Mocellin S, Mandruzzato S, Bronte V, et al. Vaccines for Solid Tumours. Part I: Lancet Oncol, 2004, 5:681 - 689.

[194] Mocellin S, Provenzano M, Rossi CR, et al. Induction of Endothelial Nitric Oxide Synthase Expression by Melanoma Sensitizes Endothelial Cells to Tumor Necrosis Factor-Driven Cytotoxicity. Clin Cancer Res, 2004, 10:6879 - 6886.

[195] Mocellin S, Semenzato G, Mandruzzato S, et al. Vaccines for Haematological Malignant Disorders. Part II: Lancet Oncol, 2004, 5:727 - 737.

[196] Mollace V, Muscoli C, Masini E, et al. Modulation of Prostaglandin Biosynthesis by Nitric Oxide and Nitric Oxide Donors. Pharmacol Rev, 2005, 57:217 - 252.

[197] Molon B, Ugel S, Del Pozzo F, et al. Chemokine Nitration Prevents Intratumoral Infiltration of Antigen-Specific T Cells. J Exp Med, 2011, 208:1949 - 1962.

[198] Moncada S, Palmer RM, Higgs EA. Nitric Oxide: Physiology, Pathophysiology, and Pharmacology. Pharmacol Rev, 1991, 43:109 - 142.

[199] Morbidelli L, Donnini S, Ziche M. Role of Nitric Oxide in Tumor Angiogenesis. Cancer Treat Res, 2004, 117:155 - 167.

[200] Mori N, Nunokawa Y, Yamada Y, et al. Expression of Human Inducible Nitric Oxide Synthase Gene in T-Cell Lines Infected with Human T-Cell Leukemia Virus Type-I and Primary Adult T-Cell Leukemia Cells. Blood, 1999, 94:2862 - 2870.

[201] Morin J, Chimenes A, Boitard C, et al. Granulocyte-Dendritic Cell Unbalance in the Non-Obese Diabetic Mice. Cell Immunol, 2003, 223:13 - 25.

[202] Morris Jr SM. Regulation of Enzymes of the Urea Cycle and Arginine Metabolism. Annu Rev Nutr, 2002, 22:87 - 105.

[203] Morrison AC, Correll PH. Activation of the Stem Cell-Derived Tyrosine Kinase/Ron Receptor Tyrosine Kinase by Macrophage-Stimulating Protein Results in the Induction of Arginase Activity in Murine Peritoneal Macrophages. J Immunol, 2002, 168:853 - 860.

[204] Mougiakakos D, Johansson CC, Jitschin R, et al. Increased Thioredoxin-1 Production in Human Naturally Occurring Regulatory T Cells Confers Enhanced Tolerance to Oxidative Stress. Blood, 2011, 117:857 - 861.

[205] Mougiakakos D, Johansson CC, Kiessling R. Naturally Occurring Regulatory T Cells Show Reduced Sensitivity Towards Oxidative Stress Induced Cell Death. Blood, 2009, 113(15): 3541–3545.

[206] Moulian N, Truffault F, Gaudry-Talarmain YM, et al. Vivo and in Vitro Apoptosis of Human Thymocytes Are Associated with Nitrotyrosine Formation. Blood, 2001, 97:3521 - 3530.

[207] Munder M. Arginase: An Emerging Key Player in the Mammalian Immune System. Br J Pharmacol, 2009, 158:638 - 651.

[208] Munder M, Eichmann K, Modolell M. Alternative Metabolic States in Murine Macrophages Reflected by the Nitric Oxide Synthase/Arginase Balance: Competitive Regulation by $CD4^+$ T Cells Correlates with Th1/Th2 Phenotype. J Immunol, 1998, 160:5347 - 5354.

[209] Munder M, Eichmann K, Moran JM, et al. Th1/Th2-Regulated Expression of Arginase Isoforms in Murine Macrophages and Dendritic Cells. J Immunol, 1999, 163:3771 - 3777.

[210] Munder M, Mollinedo F, Calafat J, et al. Arginase I Is Constitutively Expressed in Human Granulocytes and Participates in Fungicidal Activity. Blood, 2005, 105:2549 - 2556.

[211] Munder M, Schneider H, Luckner C, et al. Suppression of T Cell Functions by Human Granulocyte Arginase. Blood 2006 108(5): 1627–1634.

[212] Munn DH, Sharma MD, Baban B, et al. GCN2 Kinase in T Cells Mediates Proliferative Arrest and Anergy Induction in Response to Indoleamine 2,3-Dioxygenase. Immunity, 2005, 22:633 - 642.

[213] Murphy WJ, Welniak L, Back T, et al. Synergistic AntiTumor Responses after Administration of Agonistic Antibodies to CD40 and IL-2: Coordination of Dendritic and $CD8^+$ Cell Responses. J Immunol, 2003, 170:2727 - 2733.

[214] Nagaraj S, Youn JI, Weber H, et al. Anti-Inflammatory Triterpenoid Blocks Immune Suppressive Function of MDSCs and Improves Immune Response in Cancer. Clin Cancer Res, 2010, 16:1812 - 1823.

[215] Nakamura Y, Yasuoka H, Tsujimoto M, et al. Nitric Oxide in Breast Cancer: Induction of Vascular Endothelial Growth Factor-C and Correlation with Metastasis and Poor Prognosis. Clin Cancer Res, 2006, 12:1201 - 1207.

[216] Nelson WG, De Marzo AM, DeWeese TL, et al. The Role of Inflammation in the Pathogenesis of Prostate Cancer. J Urol, 2004, 172:S6 - 11 Discussion S-2.

[217] Niedbala W, Cai B, Liu H, et al. Nitric Oxide Induces $CD4^+$ $CD25^+$ FoxP3 Regulatory T Cells from $CD4^+$ CD25 T Cells Via p53, IL-2, and OX40. Proc Natl Acad Sci USA, 2007, 104:15478 - 15483.

[218] Niedbala W, Wei XQ, Piedrafita D, et al. Effects of Nitric Oxide on the Induction and Differentiation of Th1 Cells. Eur J Immunol, 1999, 29:2498 - 2505.

[219] Norman MU, Zbytnuik L, Kubes P. Interferon-Gamma Limits Th1 Lymphocyte Adhesion to Inflamed Endothelium: A Nitric Oxide Regulatory Feedback Mechanism. Eur J Immunol, 2008, 38:1368 - 1380.

[220] Nosho K, Yamamoto H, Adachi Y, et al. Gene Expression Profiling of Colorectal Adenomas and Early Invasive Carcinomas by cDNA Array Analysis. Br J Cancer, 2005, 92:1193 - 1200.

[221] Nozoe T, Yasuda M, Honda M, et al. Immunohistochemical Expression of Cytokine Induced Nitric Oxide Synthase in Colorectal Carcinoma. Oncol Rep, 2002, 9:521 - 524.

[222] Ohshima H, Tatemichi M, Sawa T. Chemical Basis of Inflammation-Induced Carcinogenesis. Arch Biochem Biophys, 2003, 417:3 - 11.

[223] Okamoto T, Akaike T, Sawa T, et al. Activation of Matrix Metalloproteinases by Peroxynitrite-Induced Protein S-Glutathiolation Via Disulfide S-Oxide Formation. J Biol Chem, 2001, 276:29596 - 29602.

[224] Ostrand-Rosenberg S, Sinha P, Beury DW, et al. Cross-Talk between Myeloid-Derived Suppressor Cells (MDSC), Macrophages, and Dendritic Cells Enhances Tumor-Induced Immune Suppression. Semin Cancer Biol 2012.

[225] Otsuji M, Kimura Y, Aoe T, et al. Oxidative Stress by Tumor-Derived Macrophages Suppresses the Expression of CD3 Zeta Chain of T-Cell Receptor Complex and Antigen-Specific T-Cell Responses. Proc Natl Acad Sci USA, 1996, 93:13119 - 13124.

[226] Ouyang N, Williams JL, Tsioulias GJ, et al. Nitric Oxide-Donating Aspirin Prevents Pancreatic Cancer in a Hamster Tumor Model. Cancer Res, 2006, 66:4503 - 4511.

[227] Park IS, Kang SW, Shin YJ, et al. Arginine Deiminase: A Potential Inhibitor of Angiogenesis and Tumour Growth. Br J Cancer, 2003, 89:907 - 914.

[228] Park SW, Lee SG, Song SH, et al. The Effect of Nitric Oxide on Cyclooxygenase-2 (COX-2) Overexpression in Head and Neck Cancer Cell Lines. Int J Cancer, 2003, 107:729 - 738.

[229] Pauleau AL, Rutschman R, Lang R, et al. Enhancer-Mediated Control of Macrophage-Specific Arginase I Expression. J Immunol, 2004, 172:7565 - 7573.

[230] Pautz A, Art J, Hahn S, Nowag S, et al. Regulation of the Expression of Inducible Nitric Oxide Synthase. Nitric Oxide, 2010, 23:75 - 93.

[231] Peranzoni E, Marigo I, Dolcetti L, et al. Role of Arginine Metabolism in Immunity and Immunopathology. Immunobiology, 2007, 212:795 - 812.

[232] Perez GM, Melo M, Keegan AD, et al. Aspirin and Salicylates Inhibit the IL-4- and IL-13-Induced Activation of STAT6. J Immunol, 2002, 168:1428 - 1434.

[233] Perrella MA, Pellacani A, Wiesel P, et al. High Mobility Group-I(Y) Protein Facilitates Nuclear Factor-Kappab Binding and Transactivation of the Inducible Nitric-Oxide Synthase Promoter/Enhancer. J Biol Chem, 1999, 274:9045 - 9052.

[234] Pignatelli B, Li CQ, Boffetta P, et al. Nitrated and Oxidized Plasma Proteins in Smokers and Lung Cancer Patients. Cancer Res, 2001, 61:778 - 784.

[235] Polat MF, Taysi S, Polat S, et al. Elevated Serum Arginase Activity Levels in Patients with Breast Cancer. Surg Today, 2003, 33:655 - 661.

[236] Porembska Z, Luboinski G, Chrzanowska A, et al. Arginase in Patients with Breast Cancer. Clin Chim Acta, 2003, 328:105 - 111.

[237] Porembska Z, Skwarek A, Mielczarek M, et al. Serum Arginase Activity in Postsurgical Monitoring of Patients with Colorectal Carcinoma. Cancer, 2002, 94:2930 - 2934.

[238] Poschke I, Mougiakakos D, Kiessling R. Camouflage and Sabotage: Tumor Escape from the Immune System. Cancer Immunol Immunother, 2011, 60:1161 - 1171.

[239] Priceman SJ, Sung JL, Shaposhnik Z, et al. Targeting Distinct Tumor-Infiltrating Myeloid Cells by Inhibiting CSF-1 Receptor: Combating Tumor Evasion of Antiangiogenic Therapy. Blood, 2010, 115:1461 - 1471.

[240] Qian BZ, Pollard JW. Macrophage Diversity Enhances Tumor Progression and Metastasis. Cell, 2010, 141:39 - 51.

[241] Qiu H, Orr FW, Jensen D, et al. Arrest of B16 Melanoma Cells in the Mouse Pulmonary Microcirculation Induces Endothelial Nitric Oxide Synthase-Dependent Nitric Oxide Release That Is Cytotoxic to the Tumor Cells. Am J Pathol, 2003, 162:403 - 412.

[242] Radi R. Nitric Oxide, Oxidants, and Protein Tyrosine Nitration. Proc Natl Acad Sci USA, 2004, 101:4003 - 4008.

[243] Raes G, Van den Bergh R, De Baetselier P, et al. Arginase-1 and YM1 Are Markers for Murine, but Not Human, Alternatively Activated Myeloid Cells. J Immunol, 2005, 174:6561.

[244] Rao CV. Nitric Oxide Signaling in Colon Cancer Chemoprevention. Mutat Res, 2004, 555:107 - 119.

[245] Rao CV, Reddy BS, Steele VE, et al. Nitric Oxide-Releasing Aspirin and Indomethacin Are Potent Inhibitors against Colon Cancer in Azoxymethane-Treated Rats: Effects on Molecular Targets. Mol Cancer Ther, 2006, 5:1530 - 1538.

[246] Raspollini MR, Amunni G, Villanucci A, et al. Expression of Inducible Nitric Oxide Synthase and Cyclooxygenase-2 in Ovarian Cancer: Correlation with Clinical Outcome. Gynecol Oncol, 2004, 92:806 - 812.

[247] Ratovitski EA, Bao C, Quick RA, et al. An Inducible Nitric-Oxide Synthase (NOS)-Associated Protein Inhibits Nos Dimerization and Activity. J Biol Chem, 1999, 274:30250 - 30257.

[248] Reth M. Hydrogen Peroxide as Second Messenger in Lymphocyte Activation. Nat Immunol, 2002, 3:1129 - 1134.

[249] Reveneau S, Arnould L, Jolimoy G, et al. Nitric Oxide Synthase in Human Breast Cancer Is Associated with Tumor Grade, Proliferation Rate, and Expression of Progesterone Receptors. Lab Invest, 1999, 79:1215 - 1225.

[250] Rodriguez-Pascual F, Hausding M, Ihrig-Biedert I, et al. Complex Contribution of the 3' -Untranslated Region to the Expressional Regulation of the Human Inducible Nitric-Oxide Synthase Gene Involvement of the RNA-Binding Protein HuR. J Biol Chem, 2000, 275:26040 - 26049.

[251] Rodriguez PC, Ernstoff MS, Hernandez C, et al. Arginase I-Producing Myeloid-Derived Suppressor Cells in Renal Cell Carcinoma Are a Subpopulation of Activated Granulocytes. Cancer Res, 2009, 69:1553 - 1560.

[252] Rodriguez PC, Hernandez CP, Quiceno D, et al. Arginase I in Myeloid Suppressor Cells Is Induced by COX-2 in Lung Carcinoma. J Exp Med, 2005, 202:931 - 939.

[253] Rodriguez PC, Ochoa AC. T Cell Dysfunction in Cancer: Role of Myeloid Cells and Tumor Cells Regulating Amino Acid Availability and Oxidative Stress. Semin Cancer Biol, 2006, 16:66 - 72.

[254] Rodriguez PC, Quiceno DG, Zabaleta J, et al. Arginase I Production in the Tumor Microenvironment by Mature Myeloid Cells Inhibits T-Cell Receptor Expression and Antigen-Specific T-Cell Responses. Cancer Res, 2004, 64:5839 - 5849.

[255] Rodriguez PC, Zea AH, Culotta KS, et al. Regulation of T Cell Receptor Cd3zeta Chain Expression by L-Arginine. J Biol Chem, 2002, 277:21123 - 21129.

[256] Rodriguez PC, Zea AH, DeSalvo J, et al. L-Arginine Consumption by Macrophages Modulates the Expression of CD3 Zeta Chain in T Lymphocytes. J Immunol, 2003, 171:1232 - 1239.

[257] Roman V, Zhao H, Fourneau JM, et al. Expression of a Functional Inducible Nitric Oxide Synthase in Hairy Cell Leukaemia and ESKOL Cell Line. Leukemia, 2000, 14:696 - 705.

[258] Rosenberg SA, Yang JC, Restifo NP. Cancer Immunotherapy: Moving Beyond Current Vaccines. Nat Med, 2004, 10:909 - 915.

[259] Rothe H, Hausmann A, Kolb H. Immunoregulation During Disease Progression in Prediabetic Nod Mice: Inverse Expression of Arginase and Prostaglandin H Synthase 2 Vs Interleukin-15. Horm Metab Res, 2002, 34:7 - 12.

[260] Rotondo R, Barisione G, Mastracci L, et al. IL-8 Induces Exocytosis of Arginase 1 by Neutrophil Polymorphonuclears in Nonsmall Cell Lung Cancer. Int J Cancer, 2009, 125:887 - 893.

[261] Rotondo R, Bertolotto M, Barisione G, et al. Exocytosis of Azurophil and Arginase 1-Containing Granules by Activated Polymorphonuclear Neutrophils Is Required to Inhibit T Lymphocyte Proliferation. J Leukoc Biol, 2011, 89:721 - 727.

[262] Routledge MN. Mutations Induced by Reactive Nitrogen Oxide Species in the Supf Forward Mutation Assay. Mutat Res, 2000, 450:95 - 105.

[263] Sandler RS, Halabi S, Baron JA, et al. Randomized Trial of Aspirin to Prevent Colorectal Adenomas in Patients with Previous Colorectal Cancer. N Engl J Med, 2003, 348:883 - 890.

[264] Schluns KS, Lefrancois L. Cytokine Control of Memory T-Cell Development and Survival. Nat Rev Immunol, 2003, 3:269 - 279.

[265] Schmidt N, Pautz A, Art J, et al. Transcriptional and Post-Transcriptional Regulation of iNOS Expression in Human Chondrocytes. Biochem Pharmacol, 2010, 79:722 - 732.

[266] Schmielau J, Finn OJ. Activated Granulocytes and Granulocyte-Derived Hydrogen Peroxide Are the Underlying Mechanism of Suppression of T-Cell Function in Advanced Cancer Patients. Cancer Res, 2001, 61:4756 - 4760.

[267] Schopfer FJ, Baker PR, Freeman BA. NO-Dependent Protein Nitration: A Cell Signaling Event or an Oxidative Inflammatory Response? Trends Biochem Sci, 2003, 28:646 - 654.

[268] Scott DJ, Hull MA, Cartwright EJ, et al. Lack of Inducible Nitric Oxide Synthase Promotes Intestinal Tumorigenesis in the $Apc^{(Min/+)}$ Mouse. Gastroenterology, 2001, 121:889 - 899.

[269] Semenza GL. HIF-1 and Mechanisms of Hypoxia Sensing. Curr Opin Cell Biol, 2001, 13:167 - 171.

[270] Semenza GL. Targeting HIF-1 for Cancer Therapy. Nat Rev Cancer, 2003, 3:721 - 732.

[271] Serafini P, Borrello I, Bronte V. Myeloid Suppressor Cells in Cancer: Recruitment, Phenotype, Properties, and Mechanisms of Immune Suppression. Semin Cancer Biol, 2006, 16:53 - 65.

[272] Serafini P, De Santo C, Marigo I, et al. Derangement of Immune Responses by Myeloid Suppressor Cells. Cancer Immunol Immunother, 2004, 53:64 - 72.

[273] Sercan O, Hammerling GJ, Arnold B, et al. Innate Immune Cells Contribute to the IFN-Gamma-DependenTregulation of Antigen-Specific $CD8^+$ T Cell Homeostasis. J Immunol, 2006, 176:735 - 739.

[274] Sharara AI, Perkins DJ, Misukonis MA, et al. Interferon (IFN)-Alpha Activation of Human Blood Mononuclear Cells in vitro and in vivo for Nitric Oxide Synthase (NOS) Type 2 mRNA and Protein Expression: Possible Relationship of Induced NOS2 to the Anti-Hepatitis C Effects of IFN-Alpha in vivo. J Exp Med, 1997, 186:1495 - 1502.

[275] Sharda DR, Yu S, Ray M, et al. Regulation of Macrophage Arginase Expression and Tumor Growth by the Ron Receptor Tyrosine Kinase. J Immunol, 2011, 187:2181 - 2192.

[276] Shi O, Morris Jr SM, Zoghbi H, et al. Generation of a Mouse Model for Arginase II Deficiency by Targeted Disruption of the Arginase II Gene. Mol Cell Biol, 2001, 21:811 - 813.

[277] Shi Q, Xiong Q, Wang B, et al. Influence of Nitric Oxide Synthase II Gene Disruption on Tumor Growth and Metastasis. Cancer Res, 2000, 60:2579 - 2583.

[278] Shinoda J, McLaughlin KE, Bell HS, et al. Molecular Mechanisms Underlying Dexamethasone Inhibition of iNOS Expression and Activity in C6 Glioma Cells. Glia, 2003, 42:68 - 76.

[279] Sica A, Bronte V. Altered Macrophage Differentiation and Immune Dysfunction in Tumor Development. J Clin Invest, 2007, 117:1155 - 1166.

[280] Siegert A, Rosenberg C, Schmitt WD, et al. Nitric Oxide of Human Colorectal Adenocarcinoma Cell Lines Promotes Tumour Cell Invasion. Br J Cancer, 2002, 86:1310 - 1315.

[281] Singh R, Pervin S, Karimi A, et al. Arginase Activity in Human Breast Cancer Cell Lines: N(Omega)-HydroxyL-Arginine Selectively Inhibits Cell Proliferation and Induces Apoptosis in MDA-MB-468 Cells. Cancer Res, 2000, 60:3305 - 3312.

[282] Singh S, Gupta AK. Nitric Oxide: Role in Tumour Biology and iNOS/NO-Based Anticancer Therapies. Cancer Chemother Pharmacol, 2011, 67:1211 - 1224.

[283] Sinha P, Clements V, Ostrand-Rosenberg S. Reduction of Myeloid-Derived Suppressor Cells and Induction of M1 Macrophages Facilitate the Rejection of Established Metastatic Disease. J Immunol, 2005, 174:636 - 645.

[284] Sinha P, Clements VK, Fulton AM, et al. Prostaglandin E2 Promotes Tumor Progression by Inducing Myeloid-Derived Suppressor Cells. Cancer Res, 2007, 67:4507 - 4513.

[285] Solito S, Falisi E, Diaz-Montero CM, et al. Human Promyelocytic-Like Population Is Responsible for the Immune Suppression Mediated by Myeloid-Derived Suppressor Cells. Blood, 2011, 118:2254 - 2265.

[286] Sonoki T, Nagasaki A, Gotoh T, et al. Coinduction of Nitric-Oxide Synthase and Arginase I in Cultured Rat Peritoneal Macrophages and Rat Tissues in Vivo by Lipopolysaccharide. J Biol Chem, 1997, 272:3689 - 3693.

[287] Sousa MS, Latini FR, Monteiro HP, et al. Arginase 2 and Nitric Oxide Synthase: Pathways Associated with the Pathogenesis of Thyroid Tumors. Free Radic Biol Med, 2010, 49:997 - 1007.

[288] Suarez-Pinzon WL, Mabley JG, Strynadka K, et al. An Inhibitor of Inducible Nitric Oxide Synthase and Scavenger of Peroxynitrite Prevents Diabetes Development in NOD Mice. J Autoimmun, 2001, 16:449 - 455.

[289] Suarez-Pinzon WL, Szabo C, Rabinovitch A. Development of Autoimmune Diabetes in Nod Mice Is Associated with the Formation of Peroxynitrite in Pancreatic Islet Beta-Cells. Diabetes, 1997, 46:907 - 911.

[290] Suer Gokmen S, Yoruk Y, Cakir E, et al. Arginase and Ornithine, as Markers in Human Non-Small Cell Lung Carcinoma. Cancer Biochem Biophys, 1999, 17:125 - 131.

[291] Swana HS, Smith SD, Perrotta PL, et al. Inducible Nitric Oxide Synthase with Transitional Cell Carcinoma of the Bladder. J Urol, 1999, 161:630 - 634.

[292] Talmadge JE, Hood KC, Zobel LC, et al. Chemoprevention by Cyclooxygenase-2 Inhibition Reduces Immature Myeloid Suppressor Cell Expansion. Int Immunopharmacol, 2007, 7:140 - 151.

[293] Tatemichi M, Sawa T, Gilibert I, et al. Increased Risk of Intestinal Type of Gastric Adenocarcinoma in Japanese Women Associated with Long Forms of CCTTT Pentanucleotide Repeat in the Inducible Nitric Oxide Synthase Promoter. Cancer Lett, 2005, 217:197 - 202.

[294] Tatemichi M, Tazawa H, Masuda M, et al. Suppression of Thymic Lymphomas and Increased Nonthymic Lymphomagenesis in Trp53-Deficient Mice Lacking Inducible Nitric Oxide Synthase Gene. Int J Cancer, 2004, 111:819 - 828.

[295] Terrazas LI, Walsh KL, Piskorska D, et al. The Schistosome Oligosaccharide Lacto-N-Neotetraose Expands $Gr1^{(+)}$ Cells That Secrete Anti-Inflammatory Cytokines and Inhibit Proliferation of Naive $CD4^{(+)}$ Cells: A Potential Mechanism for Immune Polarization in Helminth Infections. J Immunol, 2001, 167:5294 - 5303.

[296] Tesei A, Ricotti L, Ulivi P, et al. Ncx 4016, a Nitric Oxide-Releasing Aspirin Derivative, Exhibits a Significant Antiproliferative Effect and Alters Cell Cycle Progression in Human Colon Adenocarcinoma Cell Lines. Int J Oncol, 2003, 22:1297 - 1302.

[297] Thengchaisri N, Hein TW, Wang W, et al. Upregulation of Arginase by H2o2 Impairs Endothelium-Dependent Nitric Oxide-Mediated Dilation of Coronary Arterioles. Arterioscler Thromb Vasc Biol 2006.

[298] Thomsen LL, Lawton FG, Knowles RG, et al. Nitric Oxide Synthase Activity in Human Gynecological Cancer. Cancer Res, 1994, 54:1352 - 1354.

[299] Thomsen LL, Miles DW. Role of Nitric Oxide in Tumour Progression: Lessons from Human Tumours. Cancer Metastasis Rev, 1998, 17:107 - 118.

[300] Thomsen LL, Miles DW, Happerfield L, et al. Nitric Oxide Synthase Activity in Human Breast Cancer. Br J Cancer, 1995, 72:41 - 44.

[301] Thoren FB, Betten A, Romero AI, et al. Cutting Edge: Antioxidative Properties of Myeloid Dendritic Cells: Protection of T Cells and NK Cells from Oxygen Radical-Induced Inactivation and Apoptosis. J Immunol, 2007, 179:21 - 25.

[302] Thoren FB, Romero AI, Hermodsson S, et al. The $CD16^{-}/CD56^{bright}$ Subset of NK Cells Is Resistant to Oxidant-Induced Cell Death. J Immunol, 2007, 179:781 - 785.

[303] Thun MJ, Henley SJ, Patrono C. Nonsteroidal Anti-Inflammatory Drugs as Anticancer Agents: Mechanistic, Pharmacologic, and Clinical Issues. J Natl Cancer Inst, 2002, 94:252 - 266.

[304] Torrens I, Mendoza O, Batte A, et al. Immunotherapy with CTL Peptide and Vssp Eradicated Established Human Papillomavirus (HPV) Type 16 E7-Expressing Tumors. Vaccine, 2005, 23:5768 - 5774.

[305] Vakkala M, Kahlos K, Lakari E, et al. Inducible Nitric Oxide Synthase Expression, Apoptosis, and Angiogenesis in Situ and Invasive Breast Carcinomas. Clin Cancer Res, 2000, 6:2408 - 2416.

[306] Veltman JD, Lambers ME, van Nimwegen M, et al. COX-2 Inhibition Improves Immunotherapy and Is Associated with Decreased Numbers of Myeloid-Derived Suppressor Cells in Mesothelioma Celecoxib Influences Mdsc Function. BMC Cancer, 2010, 10:464.

[307] Vickers SM, MacMillan-Crow LA, Green M, et al. Association of Increased Immunostaining for Inducible Nitric Oxide Synthase and Nitrotyrosine with Fibroblast Growth Factor Transformation in Pancreatic Cancer. Arch Surg, 1999, 134:245 - 251.

[308] Vig M, Srivastava S, Kandpal U, et al. Inducible Nitric Oxide Synthase in T Cells Regulates T Cell Death and Immune Memory. J Clin Invest, 2004, 113:1734 - 1742.

[309] Villalta F, Zhang Y, Bibb KE, et al. The Cysteine-Cysteine Family of Chemokines Rantes, MIP-1alpha, and MIP-1beta Induce Trypanocidal Activity in Human Macrophages Via Nitric Oxide. Infect Immun, 1998, 66:4690 - 4695.

[310] Vincendeau P, Gobert AP, Daulouede S, et al. Arginases in Parasitic Diseases. Trends Parasitol, 2003, 19:9 - 12.

[311] Vouldoukis I, Riveros-Moreno V, Dugas B, et al. The Killing of Leishmania Major by Human Macrophages Is Mediated by Nitric Oxide Induced after Ligation of the Fc Epsilon RII/CD23 Surface Antigen. Proc Natl Acad Sci USA, 1995, 92:7804 - 7808.

[312] Wallace JL, Ignarro LJ, Fiorucci S. Potential Cardioprotective Actions of No-Releasing Aspirin. Nat Rev Drug Discov, 2002, 1:375 - 382.

[313] Wang B, Xiong Q, Shi Q, et al. Intact Nitric Oxide Synthase Ii Gene Is Required for Interferon-Beta-Mediated Suppression of Growth and Metastasis of Pancreatic Adenocarcinoma. Cancer Res, 2001, 61:71 - 75.

[314] Wang X, Zhao Q, Matta R, et al. Inducible Nitric-Oxide Synthase Expression Is Regulated by Mitogen-Activated Protein Kinase Phosphatase-1. J Biol Chem, 2009, 284:27123 - 27134.

[315] Wei D, Richardson EL, Zhu K, et al. Direct Demonstration of Negative Regulation of Tumor Growth and Metastasis by Host-Inducible Nitric Oxide Synthase. Cancer Res, 2003, 63:3855 - 3859.

[316] Wei XQ, Charles IG, Smith A, et al. Altered Immune Responses in Mice Lacking Inducible Nitric Oxide Synthase. Nature, 1995, 375:408 - 411.

[317] Weigert A, Brune B. Nitric Oxide, Apoptosis and Macrophage Polarization During Tumor Progression. Nitric Oxide, 2008, 19:95 - 102.

[318] Weinberg JB. Nitric Oxide Production and Nitric Oxide Synthase Type 2 Expression by Human Mononuclear Phagocytes: A Review. Mol Med, 1998, 4:557 - 591.

[319] Weiss JM, Back TC, Scarzello AJ, et al. Successful Immunotherapy with IL-2/Anti-CD40 Induces the Chemokine-Mediated Mitigation of an Immunosuppressive Tumor Microenvironment. Proc Natl Acad Sci USA, 2009, 106:19455 - 19460.

[320] Weiss JM, Ridnour LA, Back T, et al. Macrophage-Dependent Nitric Oxide Expression Regulates Tumor Cell Detachment and Metastasis after IL-2/Anti-CD40 Immunotherapy. J Exp Med, 2010, 207:2455 - 2467.

[321] Weisser SB, McLarren KW, Voglmaier N, et al. Alternative Activation of Macrophages by IL-4 Requires SHIP Degradation. Eur J Immunol, 2011, 41:1742 - 1753.

[322] Weninger W, Rendl M, Pammer J, et al. Nitric Oxide Synthases in Kaposi' s Sarcoma Are Expressed Predominantly by Vessels and Tissue Macrophages. Lab Invest, 1998, 78:949 - 955.

[323] West MB, Hill BG, Xuan YT, et al. Protein Glutathiolation by Nitric Oxide: An Intracellular Mechanism Regulating Redox Protein Modification. FASEB J, 2006, 20:1715 - 1717.

[324] Williams JL, Kashfi K, Ouyang N, et al. No-Donating Aspirin Inhibits Intestinal Carcinogenesis in Min ($Apc^{(Min/+)}$) Mice. Biochem Biophys Res Commun, 2004, 313:784 - 788.

[325] Wilson KT, Fu S, Ramanujam KS,et al. Increased Expression of Inducible Nitric Oxide Synthase and Cyclooxygenase-2 in Barrett' s Esophagus and Associated Adenocarcinomas. Cancer Res, 1998, 58:2929 - 2934.

[326] Wink DA, Vodovotz Y, Laval J, et al. The Multifaceted Roles of Nitric Oxide in Cancer. Carcinogenesis, 1998, 19:711 - 721.

[327] Witherell HL, Hiatt RA, Replogle M, et al. Helicobacter Pylori Infection and Urinary Excretion of 8-Hydroxy-2-Deoxyguanosine, an Oxidative DNA Adduct. Cancer Epidemiol Biomarkers Prev, 1998, 7:91 - 96.

[328] Wu CW, Chung WW, Chi CW, et al. Immunohistochemical Study of Arginase in Cancer of the Stomach. Virchows Arch, 1996, 428:325 - 331.

[329] Wu G, Morris Jr SM. Arginine Metabolism: Nitric Oxide and Beyond. Biochem J, 1998, 336(Pt 1):1 - 17.

[330] Xia Y, Roman LJ, Masters BS, Zweier JL. Inducible Nitric-Oxide Synthase Generates Superoxide from the Reductase Domain. J Biol Chem, 1998, 273:22635 - 22639.

[331] Xia Y, Zweier JL. Superoxide and Peroxynitrite Generation from Inducible Nitric Oxide Synthase in Macrophages. Proc Natl Acad Sci USA, 1997, 94:6954 - 6958.

[332] Xie QW, Kashiwabara Y, Nathan C. Role of Transcription Factor NF-Kappa B/Rel in Induction of Nitric Oxide Synthase. J Biol Chem, 1994, 269:4705 - 4708.

[333] Zabaleta J, McGee DJ, Zea AH, et al. Helicobacter Pylori Arginase Inhibits T Cell Proliferation and Reduces the Expression of the Tcr Zeta-Chain (CD3zeta). J Immunol, 2004, 173:586 - 593.

[334] Zea AH, Culotta KS, Ali J, et al. Decreased Expression of CD3zeta and Nuclear Transcription Factor Kappa B in Patients with Pulmonary Tuberculosis: Potential Mechanisms and Reversibility with Treatment. J Infect Dis, 2006, 194:1385 - 1393.

[335] Zea AH, Rodriguez PC, Atkins MB, et al. Arginase-Producing Myeloid Suppressor Cells in Renal Cell Carcinoma Patients: A Mechanism of Tumor Evasion. Cancer Res, 2005, 65:3044 - 3048.

[336] Zhu W, Chandrasekharan UM, Bandyopadhyay S, et al. Thrombin Induces Endothelial Arginase through AP-1 Activation. Am J Physiol Cell Physiol, 2010, 298:C952 - C960.

[337] Ziche M, Morbidelli L, Choudhuri R, et al. Nitric Oxide Synthase Lies Downstream from Vascular Endothelial Growth Factor-Induced but Not Basic Fibroblast Growth Factor-Induced Angiogenesis. J Clin Invest, 1997, 99:2625 - 2634.

Cancer Immunotherapy：Immune Suppression and Tumor Growth （2nd Edition）
George C. Prendergast，Elizabeth M. Jaffee
ISBN: 978-0-12-394296-8

《癌症的免疫治疗：免疫抑制与肿瘤生长》（第 2 版）（鲁翔　苏东明　主译）
ISBN: 978-7-5641-8581-7

注意

本书涉及领域的知识和实践标准在不断变化。新的研究和经验拓展我们的理解，因此须对研究方法、专业实践或医疗方法作出调整。从业者和研究人员必须始终依靠自身经验和知识来评估和使用本书中提到的所有信息、方法、化合物或本书中描述的实验。在使用这些信息或方法时，他们应注意自身和他人的安全，包括注意他们负有专业责任的当事人的安全。在法律允许的最大范围内，爱思唯尔、译文的原文作者、原文编辑及原文内容提供者均不对因产品责任、疏忽或其他人身或财产伤害及 / 或损失承担责任，亦不对由于使用或操作文中提到的方法、产品、说明或思想而导致的人身或财产伤害及 / 或损失承担责任。